Dr. Miriam Stoppard

# Empfängnis, Schwangerschaft und Geburt

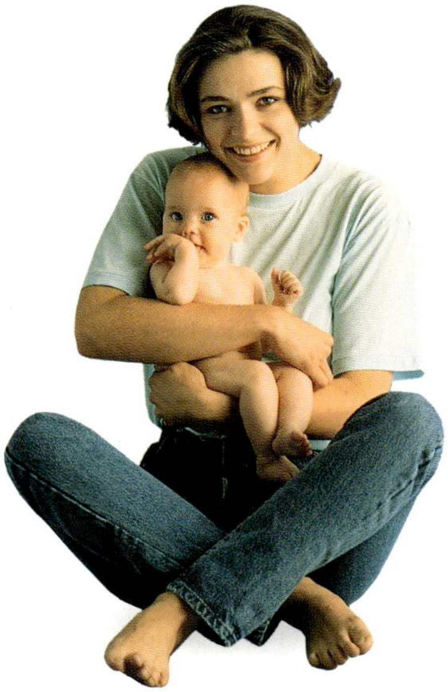

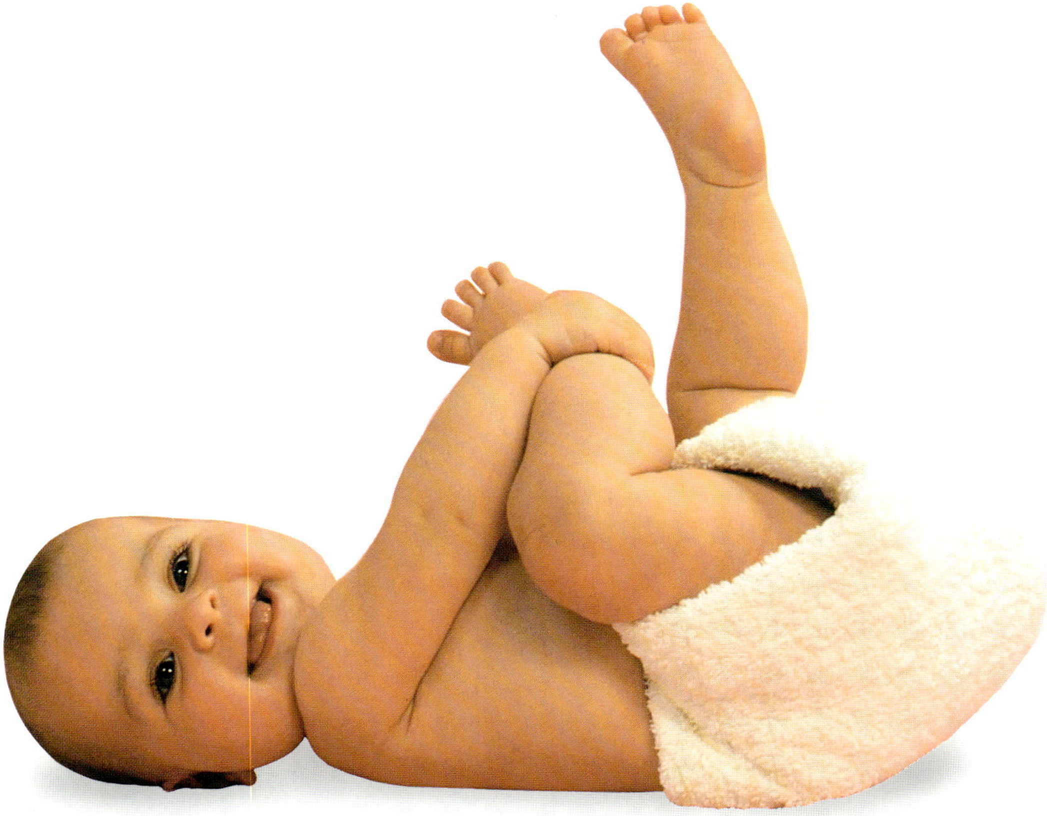

Dr. Miriam Stoppard

# Empfängnis, Schwangerschaft und Geburt

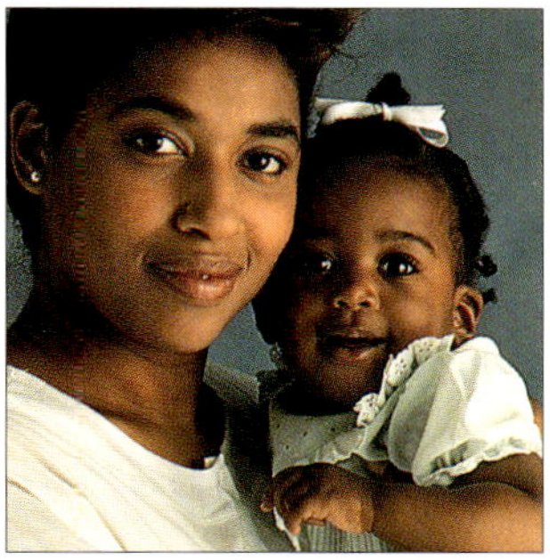

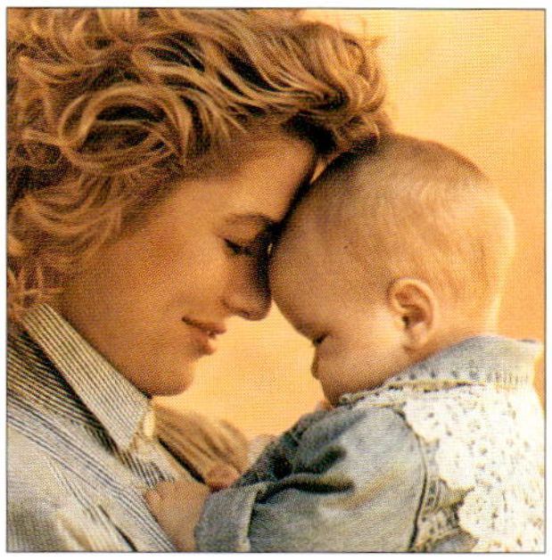

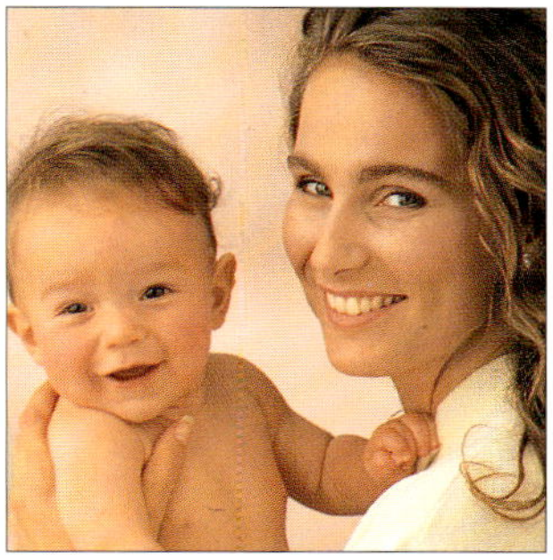

Ravensburger Buchverlag

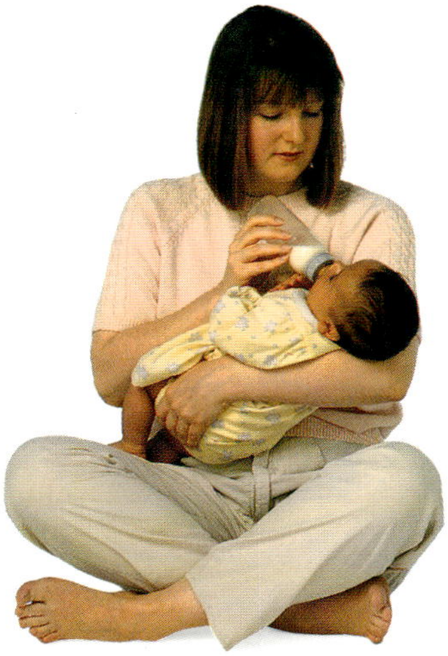

EIN DORLING-KINDERSLEY-BUCH

Die Originalausgabe erschien erstmals 1993
in Großbritannien unter dem Titel:
„Conception, Pregnancy and Birth“

Übersetzung: Ursula Bischoff
Ärztliche Beratung: Dr. Ingrid Sonntag
Umschlaggestaltung:
Ekkehard Drechsel BDG
Satz: E. Weishaupt, Meckenbeuren
Gesamtherstellung: Star Standard
Printed in Great Britain

4 3 2 97 96 95

ISBN 3-473-42381-5

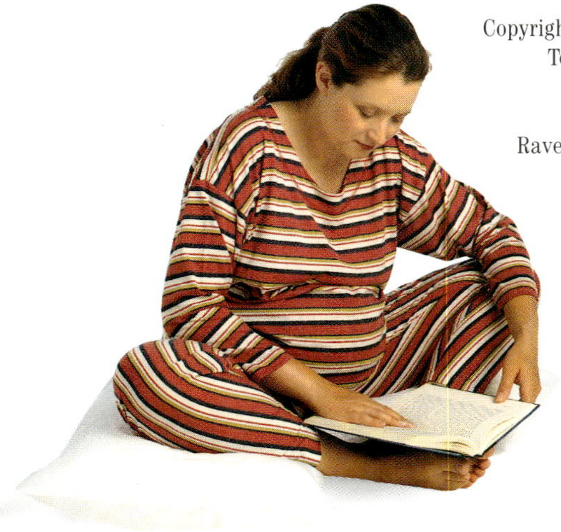

# Vorwort

Mit diesem Buch über Empfängnis, Schwangerschaft und Geburt habe ich mehrere Dinge zu erreichen versucht; das wichtigste Ziel aber bestand darin, auch die Position des Babys einzubeziehen. Für die meisten Frauen, mich selbst eingeschlossen, ist das Austragen eines Kindes ein gewaltiges und geheimnisvolles Erlebnis. Trotz aller Bücher, die über dieses Thema verfaßt wurden, trotz der vielfältigen Vorbereitungskurse, die informieren und praktische Anleitungen geben, trotz der Kliniken, die den Verlauf des Geschehens überprüfen und überwachen, bleibt die Schwangerschaft in vieler Hinsicht eine Reise ins Unbekannte.

Es zahlt sich von Anfang an aus, wenn Sie sich gedanklich auf die Entwicklung Ihres Babys konzentrieren. Die Ratschläge, die Ärzte schwangeren Frauen geben, machen in der Regel nur dann wirklich Sinn, wenn wir sie aus der Perspektive des ungeborenen Kindes betrachten. Beispielsweise wird den werdenden Müttern in den meisten Büchern eine Ernährung empfohlen, die sich stark auf eisenhaltige Nahrungsmittel wie Grüngemüse stützt. Das erscheint mir sinnvoll, denn eigentlich sollte man ja wirklich regelmäßig frisches Grüngemüse auf den Tisch bringen. Sie sollten wissen, daß ein Fetus das Eisen im Blut (das er dem Eisen im mütterlichen Blut entzieht) so schnell abbaut, daß er rein theoretisch ständig unter Eisenmangel leidet. Möchten Sie nun Grüngemüse essen? Ganz sicher, denn plötzlich haben Sie ein Bedürfnis danach.

Verhaltensweisen, Gefühle und Einstellungen der Mutter wirken sich bis zu einem gewissen Grad auch auf den Fetus und sein Wachstum aus. Deshalb habe ich mich im Verlauf des Buches bemüht, Sie auf alle wichtigen Dinge aufmerksam zu machen, die Sie für Ihr Baby tun können, und seine mögliche Reaktion auf Ihr Verhalten beschrieben. Die Schwangerschaft, in der Sie eine enge Beziehung zu Ihrem ungeborenen Kind entwickeln, erhält damit eine neue, faszinierende Bedeutung.

Gleich welche Kriterien man auch zugrunde legen mag, dieses Buch ist ein groß angelegtes Projekt und bietet daher Raum für viele Diskussionspunkte, die in anderen Abhandlungen aus Platzmangel unangesprochen bleiben. Dieses Buch behandelt auch Bereiche, die werdende Eltern zusätzlich interessieren und die ihnen auch mal Kopfzerbrechen bereiten können. Sie finden hier eine breitgefächerte Themenpalette, die auch genetische Störungen und Beratung, künstliche Befruchtung, fetale Chirurgie und verschiedene Geburtsmethoden, die heute zur Wahl stehen, anspricht. (Die im Text mit einem Sternchen gekennzeichneten medizinischen Fachbegriffe finden Sie im Glossar erklärt.) Das Buch liefert nicht nur eine Fülle von Fakten, sondern befaßt sich auch ausführlich mit Fragen, Ängsten und Zweifeln zukünftiger Eltern.

Da ich als Ärztin bemüht bin, mich für das Wohl meiner Patientinnen einzusetzen, habe ich mit diesem Buch vor allem ein grundlegendes Anliegen verfolgt: Es soll Ihnen helfen, die Schwangerschaft mit gesundem Menschenverstand, Gelassenheit und Zuversicht anzugehen. Nur so können Sie Ihren Zustand genießen und genau die Geburtsmethode wählen, die Ihren individuellen Vorstellungen entspricht.

# Inhalt

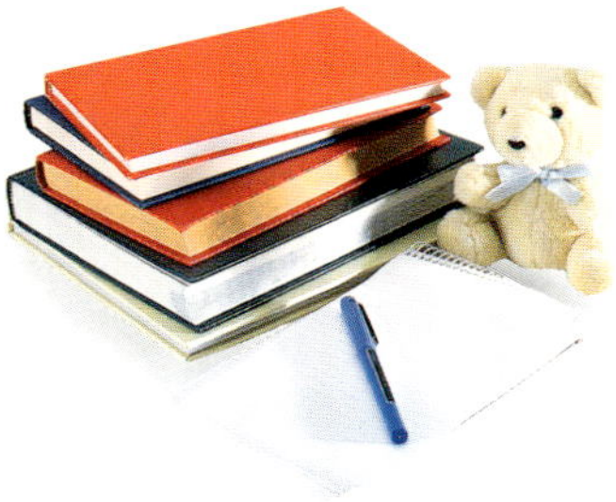


Kapitel 1
**Vorbereitung auf die Schwangerschaft 14**
Fit in der Schwangerschaft • Schwangerenvorsorge • Was ist ein Gen? • Ein Baby erwarten • Probleme bei der Empfängnis • In-vitro-Fertilisation • Schwanger! • Ihre Rechte

Kapitel 2
**Sie und Ihr Baby 56**
Erstes Trimester • Zweites Trimester • Drittes Trimester • Die ersten 4 Wochen • Bis zur 8. Woche • Bis zur 12. Woche • Bis zur 16. Woche • Bis zur 20. Woche • Bis zur 24. Woche • Bis zur 28. Woche • Bis zur 32. Woche • Bis zur 38. Woche

Kapitel 3
**Entbindung nach eigener Wahl 84**
Geburtsmethoden • Geburtsphilosphien • Hausgeburt • Klinikgeburt • Ihre professionelle Betreuer • Geburtsplan • Geburtsvorbereitungskurse

Kapitel 4
**Ernährung während der Schwangerschaft 110**
Essen in der Schwangerschaft


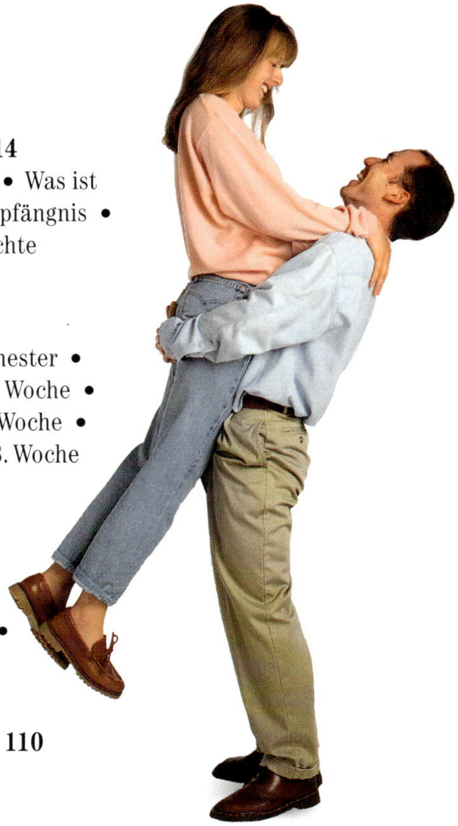

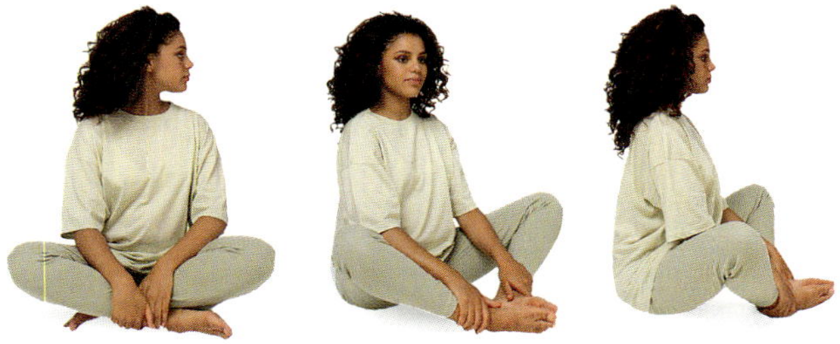

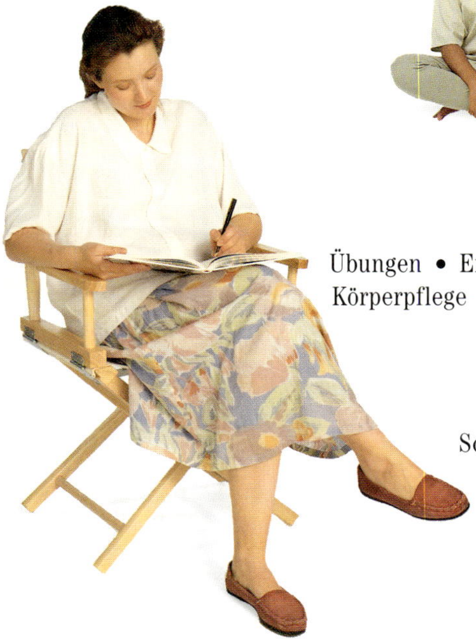


Kapitel 5
**Topfit in der Schwangerschaft 124**
Übungen • Entspannende Massage • Emotionale Veränderungen • Körperpflege • Umstandskleidung • Schwangerschaft und Beruf • Risiken vermeiden

Kapitel 6
**Pränatalüberwachung 154**
Schwangerenvorsorge • Sind Sie überfällig?

Kapitel 7
**Die Beziehung zu Ihrem ungeborenen Kind 127**
Der Kontakt mit Ihrem Kind • Fetale Probleme • Pränatalchirurgie

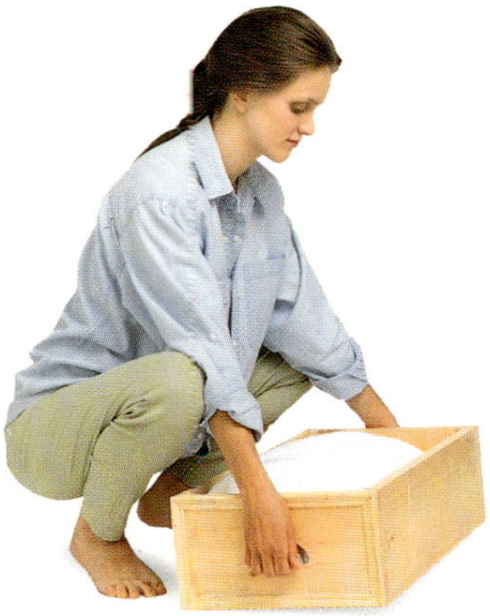


Kapitel 8
**Weit verbreitete Beschwerden 186**

Kapitel 9
**Medizinische Notfälle 198**

Kapitel 10
**Sexualität in der Schwangerschaft 208**

Kapitel 11
**Vorbereitungen für Ihr Baby 220**
Vorbereitungen • Brust- oder Flaschenernährung • Einen Namen aussuchen • Kinderbetreuung arrangieren • Die Spätphase der Schwangerschaft • Eine Hausgeburt vorbereiten • Aufbruch in die Klinik • Vorkehrungen


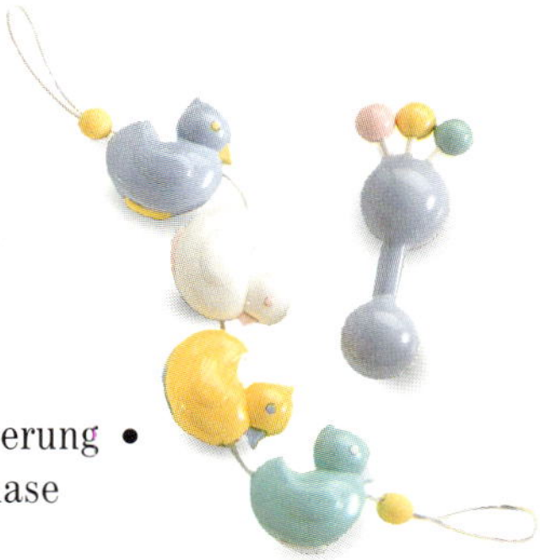


Kapitel 12
**Die Wehentätigkeit 248**
Vorwehen und Wehen • Verfahren in der Klinik • Schmerzlinderung • Die Rolle Ihres Partners • Positionen in der Eröffnungsphase

Kapitel 13
**Die Geburt Ihres Kindes 272**
Die Austreibungsperiode • Die Rolle des Partners bei der Geburt • Komplizierte Geburt • Die Nachgeburtsperiode • Die ersten Stunden des Babys • Wenn ein Kind stirbt


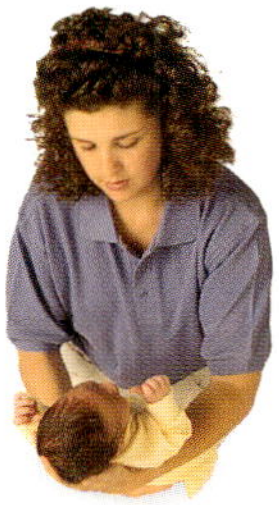

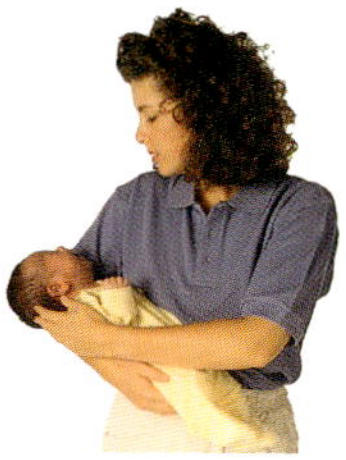

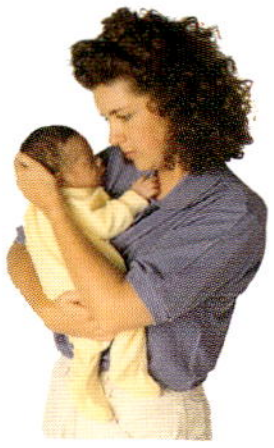

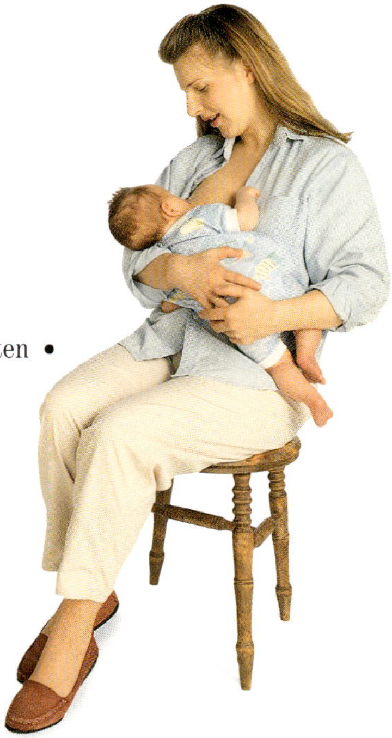


Kapitel 14
**Sich kennenlernen 294**
Ihr Baby • Ihr Aufenthalt in der Klinik • Wie Sie Ihr Baby halten • Stillen • Mit der Flasche füttern • Wahl der Windeln • Das Baby baden • Die Gesundheit des Neugeborenen

Kapitel 15
**Gewöhnung an die Elternrolle 324**
Die ersten Wochen • Wechselbad der Gefühle • Ihre Gesundheit nach der Geburt • Wiederaufnahme der sexuellen Beziehung • Veränderungen in der gewohnten Lebensführung

**Anhang 344**
Glossar • Register

# Einführung

### Vorbereitung auf die Schwangerschaft

Da wir inzwischen immer mehr Erkenntnisse über Ei- und Samenzellen und die Faktoren gewinnen, die zu ihrer gesunden Entwicklung beitragen, ist es sinnvoll, sich durch einen gesunden Lebensstil auf die Schwangerschaft vorzubereiten. Mindestens drei Monate vor der Empfängnis auf Nikotin und Alkohol zu verzichten, erweist sich immer als sehr positiv. Wenn Ihr Körper gesund und fit ist, bietet er dem Fetus die besten Voraussetzungen, sich einzunisten und bis zum errechneten Geburtstermin ohne Schaden ausgetragen zu werden. Gene und Chromosomen können manchmal Mängel aufweisen aber viele dieser Probleme lassen sich inzwischen rechtzeitig ermitteln und einige sogar erfolgreich behandeln.

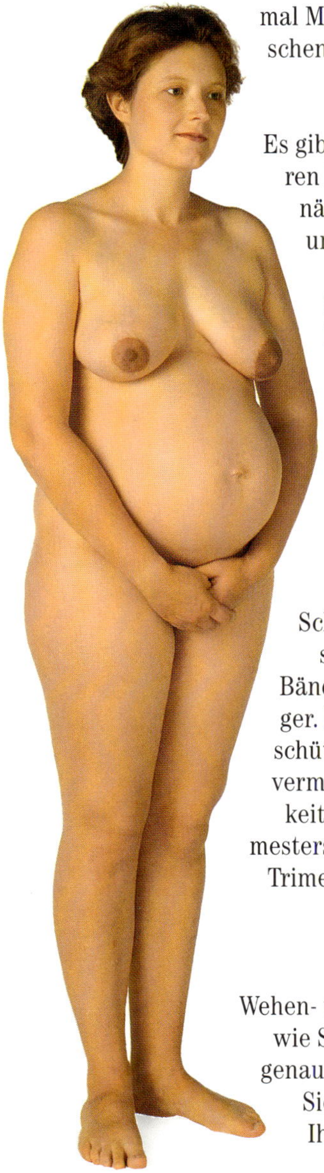

### Die Entwicklung Ihres Kindes

Es gibt kaum etwas Aufregenderes als die Beobachtung der ungeheuren Entwicklungsfortschritte, die Ihr Baby von einem Monat zum nächsten macht. Bei keinem anderen lebenden Organismus auf unserer Erde finden so vielschichtige Wachstumsprozesse statt, und wenn Sie diese genau verstehen, wird es Ihnen leichter fallen, schon jetzt eine enge Beziehung zu Ihrem ungeborenen Kind zu knüpfen. Die Abfolge der Entwicklungsstufen läßt sich grob in drei aufeinanderfolgende Phasen unterteilen: in das erste, zweite und dritte Trimester oder Schwangerschaftsdrittel (Trimenon*); die Einteilung stützt sich auf bestimmte physiologische Veränderungen, die bei Mutter und Kind eintreten. Im ersten Schwangerschaftsdrittel bilden sich die Organe Ihres Babys ansatzweise heraus, im zweiten erhalten sie ihren Feinschliff, und im dritten wächst ihr Umfang. Für Sie ist das erste Trimester die Zeitspanne, in der sich Ihr Körper für die Schwangerschaft rüstet: Die Brüste wachsen, die inneren Organe stellen sich auf die neuen Belastungen ein, und Muskeln und Bänder werden, in Vorbereitung auf die Wehentätigkeit, geschmeidiger. Die Schwangerschaftshormone, die nun in hoher Menge ausgeschüttet werden, bringen die typische „morgendliche Übelkeit", den vermehrten Drang, Wasser zu lassen und eine größere Empfindlichkeit und Weichheit der Brüste mit sich. Während des zweiten Trimesters konsolidieren sich die Anpassungen im Körper. Und im dritten Trimester bereitet er sich auf die Niederkunft vor und sorgt für ein gesundes Wachstum Ihres Babys.

### Geburt nach Wahl

Wehen- und Geburtsverlauf sollten medizinisch so gehandhabt werden, wie Sie es gerne möchten. Rein theoretisch kann die Entbindung genau nach Ihren Vorstellungen erfolgen, aber das setzt voraus, daß Sie sich durch entsprechende Lektüre umfassend informieren, Ihre Wünsche erforschen und sich mit Ihrem Partner beraten. Sie müssen außerdem mit Pflegepersonal und Ärzten

* = Alle Begriffe mit Sternchen werden im Glossar Seite 344 erklärt.

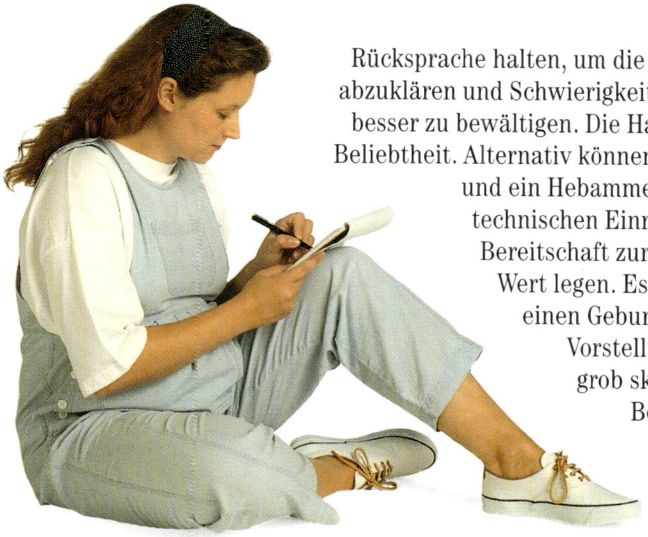

Rücksprache halten, um die Geburtsmöglichkeiten in der Klinik abzuklären und Schwierigkeiten, die später auftauchen könnten, besser zu bewältigen. Die Hausgeburt gewinnt zunehmend an Beliebtheit. Alternativ können Sie sich auch für eine Klinikgeburt und ein Hebammenteam entscheiden, das Ihnen die technischen Einrichtungen, die Atmosphäre und die Bereitschaft zur Zusammenarbeit bietet, auf die Sie Wert legen. Es ist außerordentlich nützlich, vorab einen Geburtsplan aufzustellen, in dem Sie Ihre Vorstellungen hinsichtlich der Niederkunft grob skizzieren und mit Ihren medizinischen Betreuern darüber sprechen, wie sich diese Wünsche verwirklichen lassen. Es ist Aufgabe der Frauen und ihrer Partner, in stärkerem Maß die Initiative zu ergreifen und mitzubestimmen, auf welche Weise die Entbindung und Geburt ihrer Kinder vor sich gehen soll.

**Ernährung während der Schwangerschaft**

Essen Sie viel frisches Obst und Gemüse, Vollkornprodukte und rohe Erzeugnisse, und vergewissern Sie sich, daß Ihr Eiweißbedarf durch den Verzehr von Fisch, Geflügel, fettarmen Milchprodukten sowie gelegentlich rotem Fleisch und Eiern gedeckt ist. Fisch enthält außerdem Vitamin $B_{12}$ und Vitamin A, das man auch in grünen und gelben Gemüsesorten findet. Und wenn Sie sich vor Augen halten, daß Ihr Baby Eisen blitzschnell verbraucht und seinen Vorrat täglich auffüllen muß, dann werden Sie bestimmt nicht vergessen, eisenreiche Nahrungsmittel wie Aprikosen, Rosinen, Pflaumen, rotes Fleisch und Fisch zu essen.

**Fit in der Schwangerschaft**

Während der Schwangerschaft und bei der Geburt werden ganz spezielle Anforderungen an Ihren Körper gestellt. Deshalb ist eine Gymnastik wichtig, die Ihre Muskulatur stärkt, aber keine Überanstrengung zur Folge hat. Regelmäßig durchgeführt, sorgen die Übungen dafür, daß Sie in Topform sind. Sie bewirken, daß der Körper beruhigende Substanzen freisetzt, fördern die Entspannung und helfen, Nervosität und Ängste abzubauen. Da der Blutkreislauf dabei richtig in Schwung kommt, werden Ihr Körper und Ihr Baby hervorragend mit Sauerstoff versorgt. Sehr wahrscheinlich werden Sie auch die Wehen leichter und besser ertragen, wenn Ihre Muskeln einen guten Tonus aufweisen. Lernen Sie, mit Ihrer Energie hauszuhalten, achten Sie darauf, daß Sie genug Schlaf bekommen, und legen Sie sich so oft wie möglich zwischendurch hin.

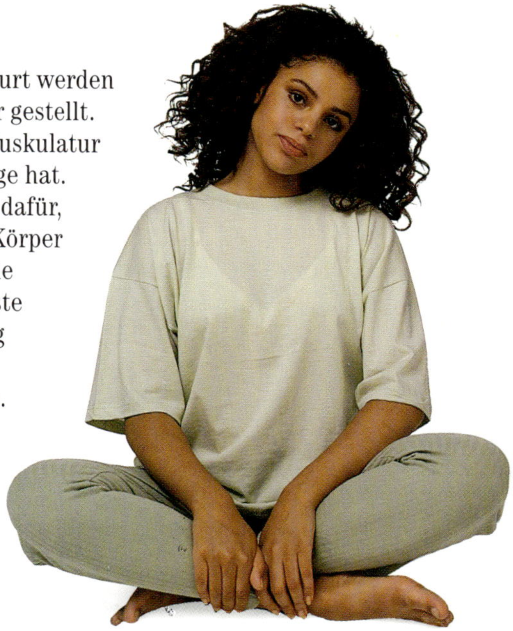

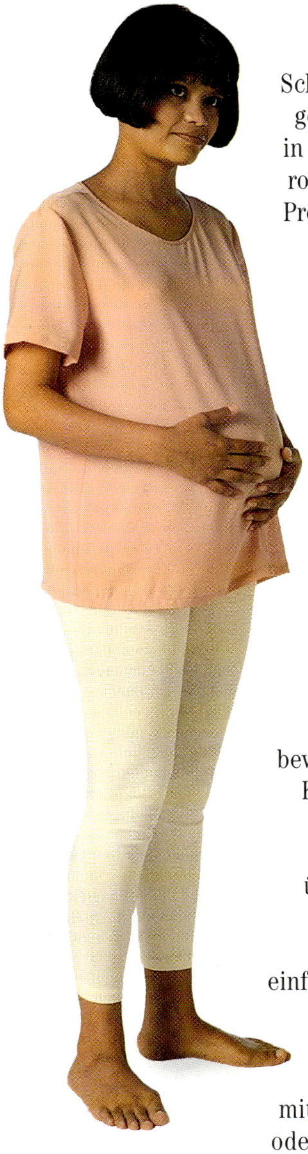

**Schwangerenvorsorge**

Die Inanspruchnahme der Beratung und Überwachung der Schwangerschaft durch Arzt und Hebamme wird für gewöhnlich mit gesunden Müttern und Babys belohnt. Bei Ihrem Frauenarzt oder in der Klinik, in der Sie entbinden wollen, werden bei jedem Besuch routinemäßige Untersuchungen durchgeführt. Sie zielen darauf ab, Problemen schon in der Entstehungsphase auf die Spur zu kommen, Dauerschäden möglichst vorzubeugen und, falls notwendig, unverzüglich die erforderliche Behandlung einzuleiten. Die Kliniken verfügen über eine Ausrüstung, die es ermöglicht, bei einer Risikoschwangerschaft Spezialuntersuchungen wie Ultraschall oder Amniozentese* durchzuführen. Die sozialen und zwischenmenschlichen Aspekte der Vorsorge sind jedoch ebenso wichtig wie die medizinischen. Wenn Sie mit anderen werdenden Müttern, Ärzten und Hebammen sprechen, entwickeln Sie mehr Selbstvertrauen hinsichtlich der Sie erwartenden Wehen und Geburt. Die Klinik gibt Ihnen die Gelegenheit, Fragen zu stellen, die verschiedenen Möglichkeiten der Entbindung zu besprechen und im voraus die Geburt zu planen, die Sie und Ihr Partner sich wünschen.

**Die Fürsorge für Ihr ungeborenes Kind**

Wenn Sie die Veränderungen in Ihrem Körper beobachten und bewußt erleben, können Sie während der gesamten Schwangerschaft Kontakt mit Ihrem Kind halten. Es kommuniziert zum erstenmal mit Ihnen, wenn es sich bewegt. Reagieren Sie darauf, indem Sie mit ihm sprechen. Das ungeborene Baby verfügt über ein ausgezeichnetes Gehör und ist in der Lage, bei der Geburt sowohl die Stimme der Mutter als auch die des Vaters zu erkennen, einfach weil es diese während des Wachstums und der Entwicklung in der Gebärmutter oft genug gehört hat. Sie müssen sich nicht töricht vorkommen, wenn Sie mit Ihrem Kind reden, ihm etwas vorsingen oder es sanft durch die Bauchdecke massieren. Nicht alle Babys entwickeln sich normal, aber die modernen medizinischen Techniken sind inzwischen so ausgefeilt, daß man Therapien und chirurgische Eingriffe schon im Uterus durchführen kann, so daß ein Kind die besten Chancen hat, normal und gesund geboren zu werden. Nicht alle Feten wachsen unter optimalen uterinen Bedingungen heran, doch selbst Frauen Beispiele zu nennen, können bei sorgfältiger Überwachung und Behandlung ihr Baby bis zum errechneten Geburtstermin austragen und gesund zur Welt bringen.

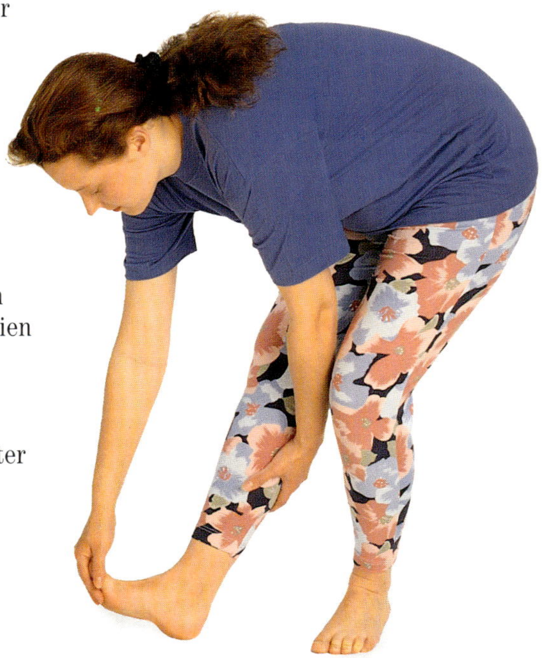

### Häufige Beschwerden

Nur sehr wenige Frauen haben das Glück, die Schwangerschaft ohne die geringsten gesundheitlichen Beschwerden durchzustehen. In der Regel handelt es sich dabei eher um Unpäßlichkeiten als um richtiggehende Erkrankungen. Es gibt eine Reihe gesundheitlicher Probleme, die für die Schwangerschaft charakteristisch sind. Wenn man mental darauf vorbereitet ist, hat man den Kampf gegen sie schon halb gewonnen, vor allem wenn man auch noch die verfügbaren Behandlungsmöglichkeiten kennt.

### Medizinische Notfälle

Die Gefahr, daß ein medizinischer Notfall eintritt, konzentriert sich häufig auf das erste und letzte Schwangerschaftsdrittel. Fast alle Notfälle gehen mit klassischen Symptomen einher, und sollten Sie einen dieser Vorboten bei sich entdecken, gilt es, sofort Ihren Arzt zu benachrichtigen. Zu den Gefahrensignalen gehören starke Schmerzen im Unterleib, Blutungen, Fieber (mehr als 37,5 °C), starke Übelkeit oder Erbrechen, Kopfschmerzen, die nicht abklingen, verschwommene Sicht, das Anschwellen von Knöcheln, Fingern und Gesicht, das Fehlen von Kindsbewegungen über mehr als 24 Stunden und ein vorzeitiger Blasensprung. Im ersten Drittel sind die meisten Notfälle mit einer vorzeitigen Beendigung der Schwangerschaft verbunden, zurückzuführen auf übermäßige Blutungen, eine Fehlgeburt oder die Entwicklung der Leibesfrucht außerhalb der Gebärmutter, wie bei einer ektopen Schwangerschaft*. Dessen ungeachtet wird die überwiegende Mehrheit der Babys unbeschadet geboren.

### Eine sinnliche Schwangerschaft

Bei den meisten Frauen sind bestimmte Teile des Körpers, wie Brüste, Brustwarzen und Genitalbereich, während der Schwangerschaft empfindsamer als je zuvor. Die Sexualorgane lassen sich in dieser Zeit wirksamer stimulieren. Das verstärkte sexuelle Interesse ist auf einen sehr hohen Hormonspiegel zurückzuführen und hat zur Folge, daß die Frau in der Lage ist, alle Aspekte der Sexualität in vollem Maß zu genießen, handelt es sich nun um den Geschlechtsakt selbst oder aber um die Massage erogener Zonen, Streicheln oder andere Formen der Intimität. Aller Wahrscheinlichkeit nach wird Ihr Partner Ihren schwangeren Körper als sehr aufreizend und erotisch empfinden. In dieser Zeit kommt es in der Sexualität häufig zu einer gesteigerten Erlebnisfähigkeit, zu früher eintretenden Erregungsphasen und intensiveren Höhepunkten. Während der Schwangerschaft können natürlich auch sexuelle Probleme auftreten.

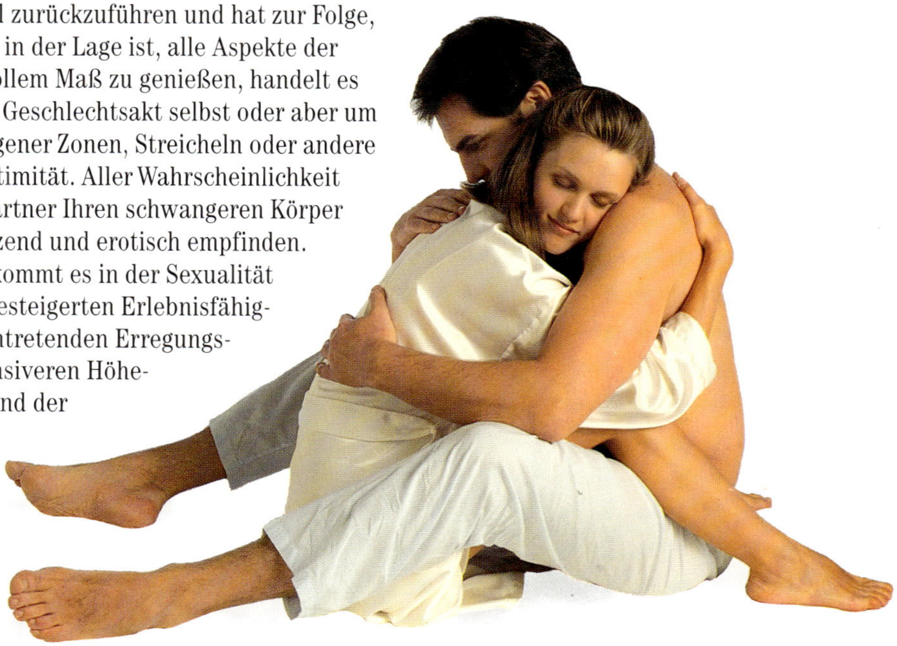

**Machen Sie sich für Ihr Baby bereit**

Von der 36. Woche an wird es mit dem „Nestbau" allmählich ernst. Sie werden vermutlich nicht mehr berufstätig sein (oder Mutterschutz genießen) und auch bei Ihren gesellschaftlichen Verpflichtungen und häuslichen Aufgaben das Tempo drosseln. Trotzdem bleibt noch viel zu tun: Sie müssen das Kinderzimmer vorbereiten, Mobiliar und Grundausstattung fürs Baby kaufen, sich auf den Vornamen Ihres Kindes einigen, sich – falls Sie berufstätig gewesen sind – überlegen, ob Sie nach Ablauf der gesetzlichen Schutzfrist noch Erziehungsurlaub in Anspruch nehmen wollen und welche Form der Betreuung danach für Ihr Kind und/oder Ihre weiteren Kinder in Frage käme. Wenn Sie sich für eine Hausgeburt entscheiden, gilt es, einen Raum für die Entbindung herzurichten und alles, was Sie dafür brauchen, zu beschaffen und übersichtlich zu verwahren.

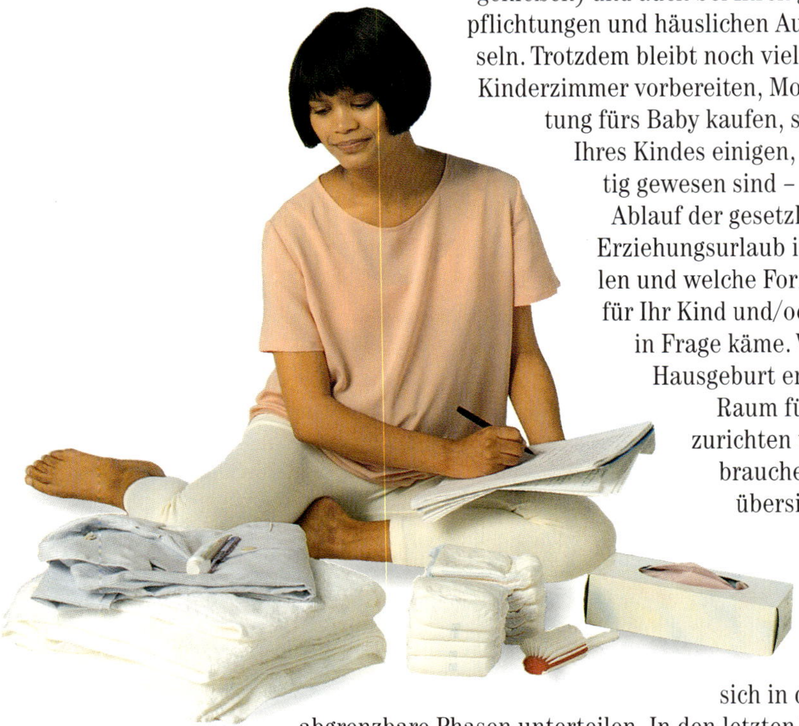

**Wehen**

Die Wehen sind der Höhepunkt der Schwangerschaft und lassen sich in drei klar voneinander abgrenzbare Phasen unterteilen. In den letzten Wochen und Tagen der Schwangerschaft bis kurz vor der Geburt können Vorwehen eintreten, oft begleitet von dumpfen Rückenschmerzen, einem Blasensprung und Blutabgang (Zeichnen*). Die Wehen in der Eröffnungsperiode, dienen ausschließlich der allmählichen Erweiterung des Muttermunds auf eine Größe, die dem Baby gestattet, aus der Gebärmutterhöhle aus- und in den Geburtskanal einzutreten. Diese Phase verläuft normalerweise unkompliziert, vor allem wenn Sie mobil bleiben und durch eine aufrechte Position mittels Schwerkraft die Dehnung des Muttermunds unterstützen. Aktive Hilfestellung und Zuspruch von seiten Ihres Partners können von unschätzbarem Wert für einen glatten, schnellen und erträglichen Wehenverlauf sein. Nur sehr wenige Geburten verlaufen völlig schmerzfrei.

**Ihr Baby wird geboren**

Die zweite Phase, die Austreibungsperiode, dauert bei Erstgebärenden selten länger als zwei Stunden (im Schnitt rund eine Stunde) und, wenn Sie bereits Kinder geboren haben, unter Umständen nur 15 bis 20 Minuten. Während dieser Zeit verspüren Sie den instinktiven Drang, nach unten zu pressen, das Baby auszustoßen, verursacht durch den Druck des Köpfchens auf Beckenboden und Damm. Die Wehen in der dritten Phase, der Nachgeburtsperiode, dienen dem Ausstoßen der Plazenta und werden in Gang gesetzt, indem sich die Gebärmutter zu einem festen, harten Ball zusammenzieht.

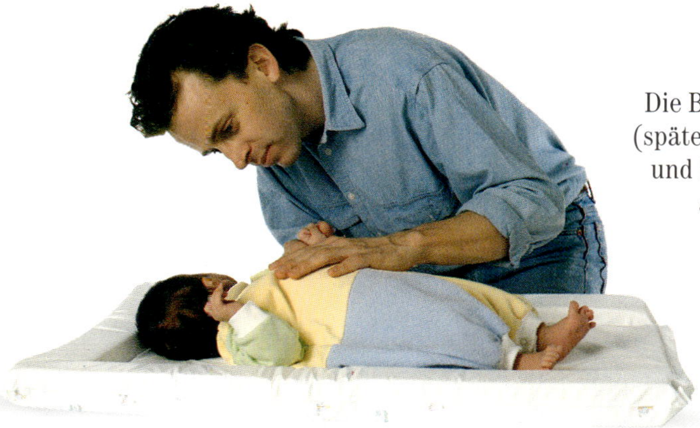

### Sich kennenlernen

Die Beziehung zu Ihrem Baby beginnt (spätestens) im Augenblick seiner Geburt, und Sie und Ihr Partner sollten diese Zeit allein und möglichst ungestört mit ihm verbringen. Eltern, die eine enge Beziehung zu ihren Kindern entwickeln, sind konstruktiver und einfühlsamer. Die Bedeutung des Vaters kann nicht oft genug betont werden, und deshalb sollte auch Ihr Partner die Gelegenheit haben, sein Kind unmittelbar nach der Geburt im Arm zu halten. Die ersten Tage werden härter sein, als Sie denken. Das Füttern dauert unter Umständen länger als erwartet, genauso wie die tägliche Pflege des Babys. Es ist nicht immer leicht, zu einem geregelten Tagesablauf zu finden, aber halten Sie sich an die unumstößliche Faustregel, sich dem Rhythmus Ihres Kindes anzupassen. Falls Ihr Baby noch im Krankenhaus auf der Intensivstation bleiben muß, brauchen Sie sich keine Sorgen zu machen, daß Ihre Beziehung zu ihm darunter leiden könnte. Solange Sie sich unter Anleitung des Personals aktiv in die alltägliche Betreuung einbinden, erwachsen ihm daraus keine Nachteile.

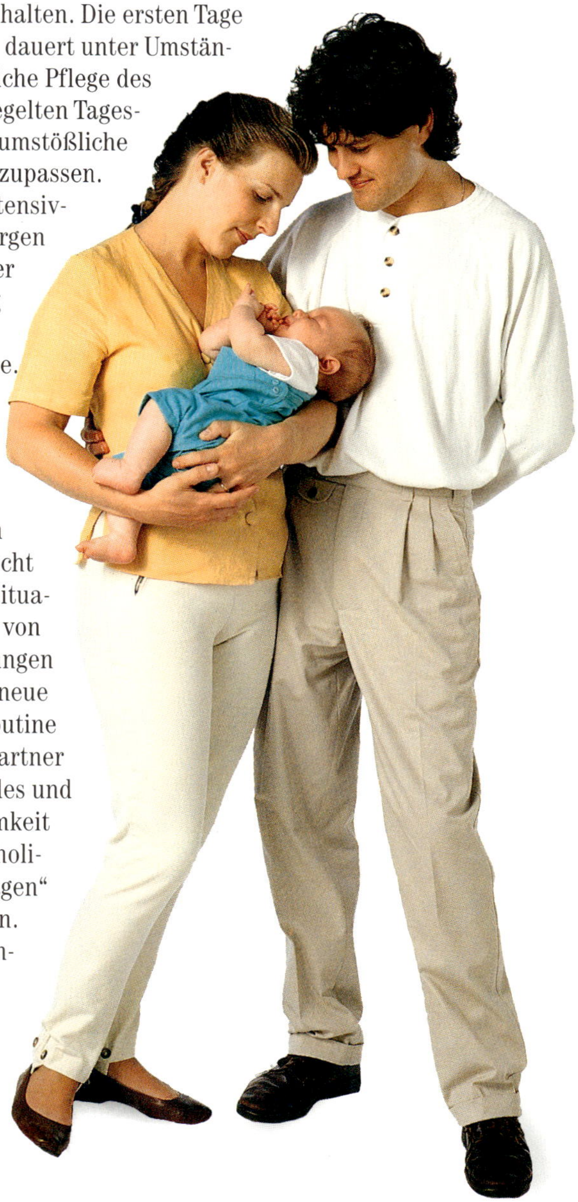

### Anpassungen an die Elternrolle

Das neugeborene Baby allmählich kennenzulernen, ist ein faszinierendes Erlebnis. Sie sollten jedoch nicht überrascht sein, wenn Sie sich dann und wann auch ein wenig enttäuscht fühlen. Auch Sie müssen sich erst an die neue Situation gewöhnen, und das geht schließlich nicht von heute auf morgen. Sie müssen vielen Anforderungen gleichzeitig gerecht werden: zum Beispiel das neue Familienmitglied in die gewohnte häusliche Routine einpassen, die liebevolle Beziehung zu Ihrem Partner aufrechterhalten und die Bedürfnisse Ihres Kindes und seine ständigen Forderungen nach Aufmerksamkeit befriedigen. Viele Frauen leiden unter melancholischen Anwandlungen, die den typischen „Heultagen“ in der ersten Woche nach der Niederkunft folgen. Wesentlich ernster sind die sogenannten Wochenbettdepressionen, die unverzüglich ärztlicher Hilfe bedürfen. Die elterlichen Pflichten lasten möglicherweise schwer auf Ihnen, doch zu verfolgen, wie Ihr Baby wächst und gedeiht, sollte Ihnen mehr als genug Freude machen und die negativen Gefühle aufwiegen.

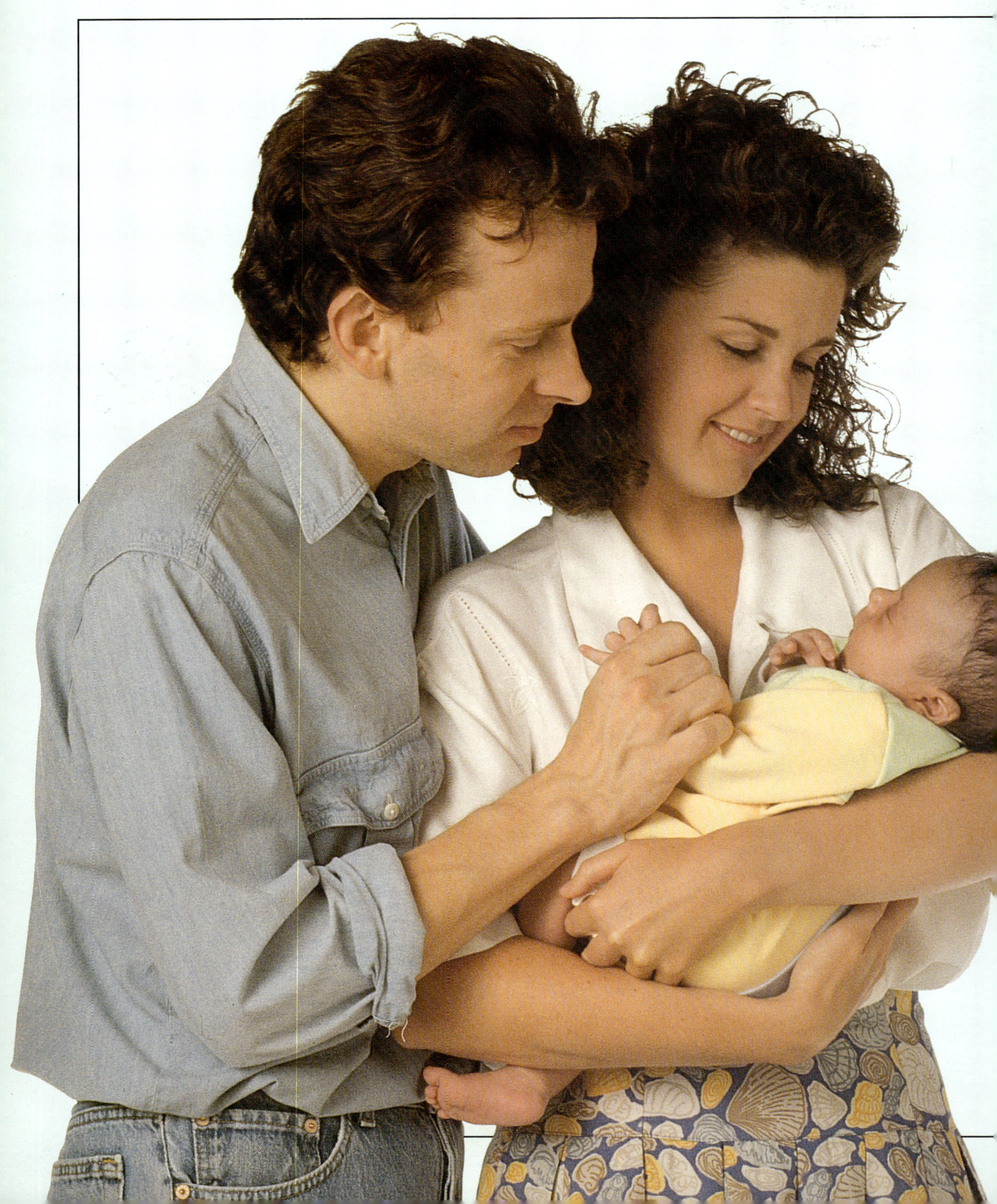

Kapitel 1

# Vorbereitung auf die Geburt

*Seit wir mehr über Ei- und Samenzellen und die Faktoren wissen, die deren positive Entwicklung begünstigen, scheint es Sinn zu machen, sich durch eine gesunde Lebensweise auf die Schwangerschaft vorzubereiten. Natürlich treten immer wieder auch mal Probleme auf, wenn es um die Erfüllung eines Kinderwunsches geht. Doch inzwischen konnte man die Ursachen vieler Schwierigkeiten erkennen und manche bei entsprechender Behandlung beheben.*

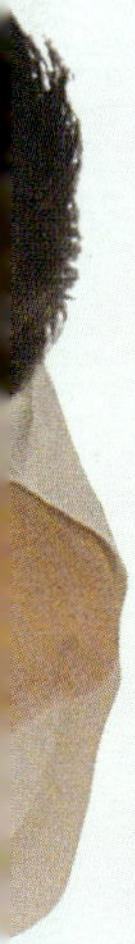

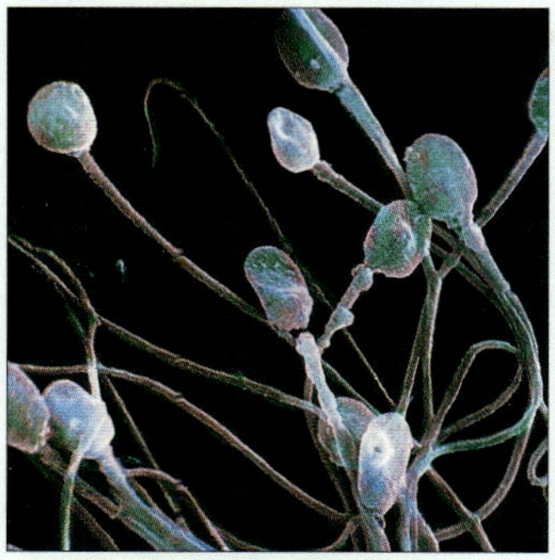

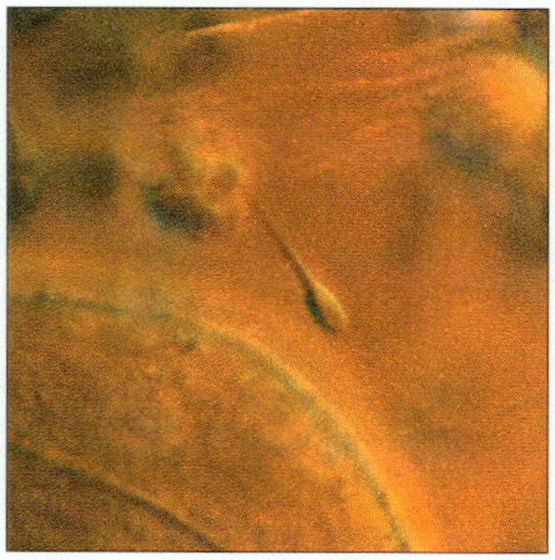

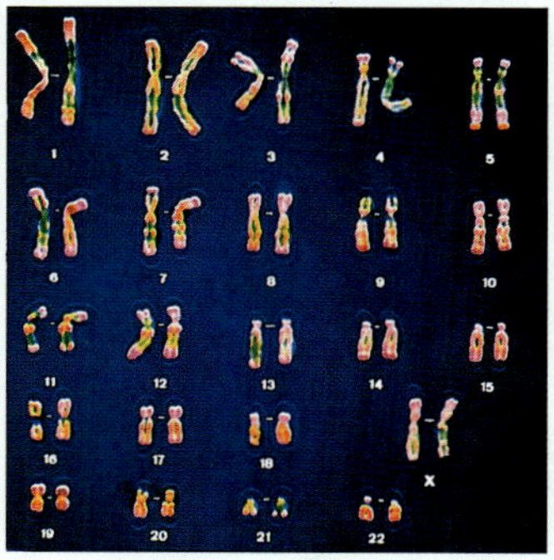

# Eltern in Höchstform

*Auf eine erfolgreiche Schwangerschaft bis zur Niederkunft und die Geburt eines gesunden Kindes hinzuarbeiten, liegt in der Verantwortung beider Elternteile. Der allgemeine Gesundheitszustand des Neugeborenen hängt in hohem Maß von der Gesundheit seiner Eltern im Augenblick der Empfängnis ab. Sein Wohlbefinden kann durch verschiedene Faktoren beeinträchtigt werden, zum Beispiel durch schwere Erkrankungen oder Erbleiden (genetische Defekte in der Familie), aber auch durch die Lebensführung der Eltern vor der Empfängnis.*

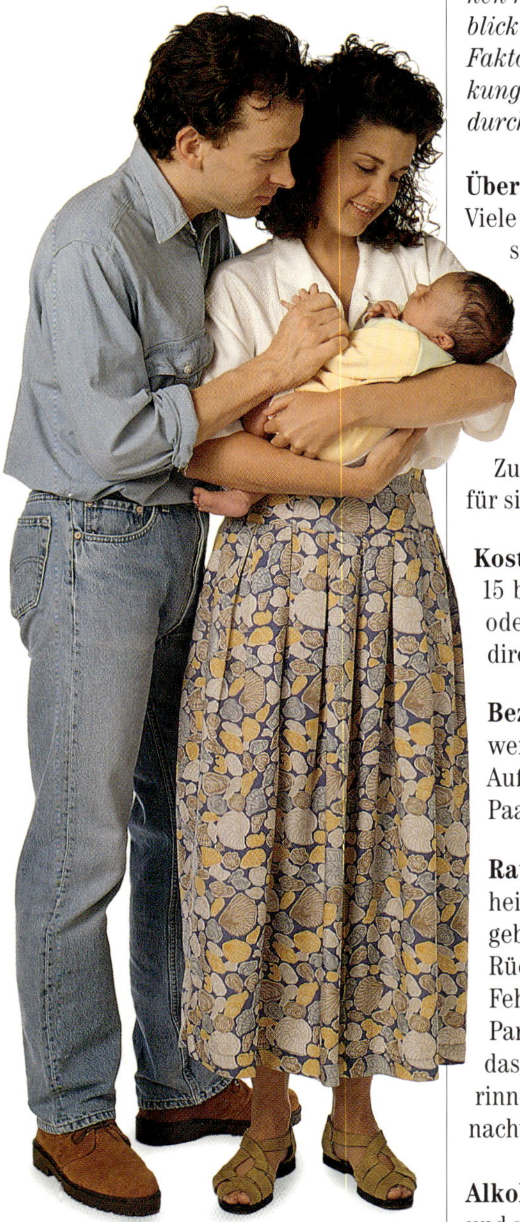

**Gut vorbereitete Eltern**
Glückliche, gesunde Eltern haben glückliche, gesunde Kinder! Also vergewissern Sie sich, daß Sie in Topform sind, bevor Sie an ein Baby denken.

## Überlegungen zur Lebensführung

Viele Gegebenheiten, die wir als selbstverständlich hinnehmen – zum Beispiel wer wir sind und was wir tun –, haben Einfluß auf ein Baby oder werden von ihm beeinflußt.

**Zeit** Die meisten Leute führen ein äußerst geschäftiges Leben, und viele frischgebackene Eltern nehmen einfach an, daß ihr Baby sich schon irgendwie in den Rhythmus einpassen wird. Dies ist ein Trugschluß. Säuglinge und Kinder brauchen viel Aufmerksamkeit und Zuwendung, und die Eltern haben ausnahmslos weniger Zeit als vorher – für sich selbst, füreinander und für andere Menschen.

**Kosten** Nach allgemeiner Erfahrung sollten Sie damit rechnen, daß Sie 15 bis 25% Ihres Verdienstes – ungeachtet der Höhe Ihres Einkommens oder der Größe Ihrer Familie – für Aufwendungen aufbringen müssen, die direkt mit dem neuen Erdenbürger in Verbindung stehen.

**Beziehungen** Nicht nur die Beziehung zu Ihrem Partner ändert sich, wenn das Baby erst da ist, sondern auch das Verhältnis zu Ihren Eltern. Außerdem stellen Sie vielleicht fest, daß Sie zunehmend Kontakt zu Paaren suchen, die Kinder im gleichen Alter haben.

**Rauchen** Nikotin ist einer der abträglichsten Faktoren für die Gesundheit Ihres ungeborenen Kindes. Zu den Risiken gehören Fehl- und Totgeburt, Schädigung der Plazenta, untergewichtige Neugeborene, die den Rückstand nur schwer aufholen, und eine erhöhte Gefahr angeborener Fehlbildungen. Auch ein Mann, der während der Schwangerschaft seiner Partnerin weiterraucht, wird die Gesundheit seines ungeborenen Kindes, das passiv mitraucht, gefährden. Kinder starker Raucher und Raucherinnen, die mit fünf, sieben und elf Jahren untersucht wurden, litten nachweislich unter Entwicklungs- und Lernstörungen.

**Alkohol** Dieses Gift kann Samen- und Eizellen schon vor der Empfängnis und später den Embryo in seiner Entwicklung beeinträchtigen. Die größten Risiken für das ungeborene Kind sind geistige Retardierung, Wachstumshemmungen und Schäden an Gehirn und Nervensystem – hinlänglich dokumentiert unter dem Begriff Alkoholembryopathie. Übermäßiger Alkoholkonsum kann auch eine Totgeburt zur Folge haben.

Untersuchungen zeigen, daß die Auswirkungen dieses Suchtmittels unterschiedlich sind: Manche Frauen, die während der Schwangerschaft Alkohol im Übermaß trinken, scheinen ungestraft davonzukommen, während andere, die nur geringe Mengen konsumieren, Kinder mit Anomalien zur Welt bringen. Frauen vertragen in der Regel weniger als Männer und haben einen höheren Fett- als Wasseranteil; folglich kann es zu hohen Alkoholkonzentrationen im Blut kommen, das Ihr Baby im Mutterleib ernährt.

**Medikamente / Drogen** Rezeptfreie Medikamente sollte man nur einnehmen, wenn es unumgänglich ist, und den Konsum von Drogen vor der Empfängnis einstellen. Marihuana beeinträchtigt die normale Spermaproduktion, und es dauert drei bis neun Monate, bis die Nachwirkungen abklingen. Harte Drogen wie Kokain, Heroin oder Morphium können die Chromosomen in Samen- und Eizellen schädigen und Entwicklungsanomalien zur Folge haben. Wenn mehrere Fixerinnen eine Spritze benutzen, besteht ein hohes Risiko, sich mit der Immunschwäche Aids zu infizieren, die sich auf die prä- und postnatale Entwicklung des Kindes auswirkt. Bisher hat kein aidskrankes Baby länger als einige wenige Jahre überleben können.

**Ernährung und Gymnastik** Beides ist für Ihre Gesundheit und die Ihres Babys ungeheuer wichtig. Achten Sie auf eine ausgewogene Ernährung, die wenig Fett, vor allem wenig tierisches Fett enthält, und setzen Sie dafür viel rohes Obst und Gemüse auf den Speiseplan (siehe Seite 112). Solche gesunden Eßgewohnheiten sollten mit einer nicht zu anstrengenden Gymnastik einhergehen (siehe Seite 126). Während der Schwangerschaft werden alle Bänder und Knorpel lockerer und weicher, so daß sich das Becken leichter dehnt. Dadurch kann beträchtlicher Druck auf Ihre Muskeln und Gelenke entstehen; je besser also Ihre körperliche Verfassung ist, desto leichter werden Sie diese Umstellungen verkraften.

**Alter** Viele Frauen warten mit der Schwangerschaft, bis sie das dreißigste oder sogar vierzigste Lebensjahr überschritten haben. Das ist nicht riskanter, als wenn Sie mit zwanzig Jahren ein Kind bekommen, solange Sie körperlich in Topform sind. Zu welcher Altersgruppe Sie auch gehören, Sie werden höchstwahrscheinlich eine ganz normale Schwangerschaft und Geburt erleben, obwohl einige Probleme mit zunehmendem Alter beider Elternteile häufiger auftreten können, zum Beispiel Unfruchtbarkeit und Chromosomenanomalien wie beim Down-Syndrom (siehe Seite 20).

**Andere Risikofaktoren** Meiden Sie Risikofaktoren in Ihrer Umwelt: Nahrungsmittel, die wir zu uns nehmen, der Arbeitsbereich, in dem wir tätig sind und Orte an die wir reisen.

**Gesundheitliche Überlegungen**
Falls Sie als Frau an einer chronischen Erkrankung leiden, wie Diabetes, an einem Herzfehler oder Epilepsie, sollten Sie sich nicht entmutigen lassen, ein Kind zur Welt zu bringen. Sprechen Sie jedoch vorher mit einem Arzt, damit es während der Schwangerschaft zu keinen unvorhergesehenen Komplikationen kommt.

## Absetzen von Empfängnisverhütungsmitteln

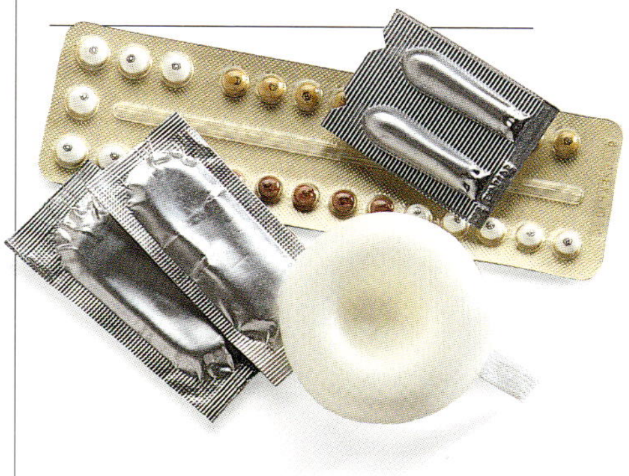

**Empfängnisverhütungsmittel wie das Diaphragma oder Kondome lassen sich auf Anhieb absetzen. Wenn Sie jedoch die Antibabypille nehmen oder ein Intrauterinpessar (Spirale) tragen, ist ein wenig mehr Planung erforderlich.**

**Die Pille** Es ist ratsam, die Antibabypille mindestens einen Monat, bevor Sie schwanger werden möchten, abzusetzen, damit Sie einen normalen Menstruationszyklus vor Beginn der Schwangerschaft haben.
Einige Indizien weisen jedoch darauf hin, daß Frauen unmittelbar nach Absetzen der Pille fruchtbarer sind, so daß dieser Zeitpunkt ideal wäre, falls Ihre Aussichten, schwanger zu werden, vor der Einnahme der Pille gering waren oder wenn Sie eine Fehlgeburt hatten. Wenn Sie glauben, schwanger geworden zu sein, während Sie noch die Antibabypille nehmen, sollten Sie unverzüglich Ihren Arzt aufsuchen. Einige Präparate enthalten eine hohe Dosis Progestagen, das sich negativ auf die fetale Entwicklung während der ersten Lebenswochen auswirken kann.

**Intrauterinpessar** Das IUP (Spirale) löst eine entzündliche Reaktion in der Gebärmutterschleimhaut aus und verhindert somit ein Einnisten des befruchteten Eis. Eine sehr kleine Anzahl von Frauen wird trotz Spirale schwanger. Die Spirale wird aber meist nicht herausgenommen, da sich das Fehlgeburtsrisiko erhöht, wenn man sie zu entfernen versucht. Meist wird sie nach der Geburt mit der Plazenta ausgestoßen.

## Urintest

**Wenn erhöhter Harnzucker festgestellt wird, könnte das ein Zeichen für einen Diabetes sein. Wahrscheinlicher ist jedoch, daß die Nierenschwelle durch die Schwangerschaft gesenkt wurde, wodurch es zu einer Zuckerausscheidung kommt. Weitere Tests wären nun erforderlich, um Gewißheit zu erlangen.**

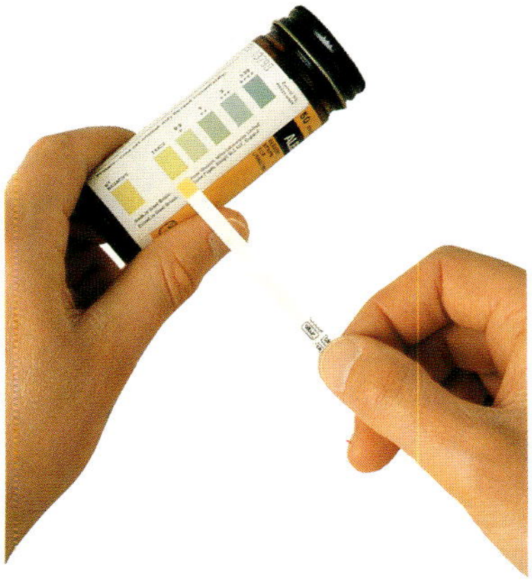

**Harnuntersuchung**
Ein chemisch imprägnierter Streifen wird in eine Urinprobe getaucht. Die Verfärbung zeigt an, ob mehr als eine minimale Spur von Zucker vorhanden ist, wenn man den Streifen mit einem Diagramm vergleicht, das die verschiedenen Glukosespiegel anzeigt.

**Asthma** Dieses am weitesten verbreitete Atemwegsproblem werdender Mütter läßt sich in der Regel durch Inhalieren von bronchuserweiternden Medikamenten und Steroiden steuern. Die Entwicklung des Fetus scheint durch die Arzneimittel keinen Schaden zu nehmen, obwohl Soor (siehe Seite 294) – eine Mundschleimhautentzündung, die in der Schwangerschaft verstärkt auftritt – zu den Nebenwirkungen für die Mutter zählen kann und in manchen Fällen die Wehen vorzeitig ausgelöst werden. Falls Sie unter Asthma leiden, sollten Sie während der Schwangerschaft besonders auf Ihre Lebensführung achten. Streß und innere Anspannung, aber auch Hausstaub, Pollen und Umweltschadstoffe können Kurzatmigkeit und Atemnot verursachen, wodurch sich die Risiken einer Fehlgeburt erhöhen.

**Epilepsie** Unter Epilepsie – von kurzfristigen Trübungen des Bewußtseins bis hin zum großen Krampfanfall (Grand mal) – leidet nur einer von zweihundert Menschen. In Untersuchungen wurde festgestellt, daß die Schwangerschaft unterschiedliche Auswirkungen auf die Häufigkeit und Dauer der Anfälle hat: Für 50 % der werdenden Mütter änderte sich nichts, bei 40 % trat eine leichte Besserung und bei 10 % eine Verschlechterung des Zustands ein.

Während der Schwangerschaft wird die medikamentöse Behandlung fortgesetzt, aber die Betroffenen müssen sich regelmäßig von einem Neurologen untersuchen lassen, der die Dosierung anpassen kann. Bei Einnahme von Phenytoin kann der Körper keine Folsäure absorbieren, und es besteht das Risiko fetaler Mißbildungen; die meisten Frauen können jedoch auf Natriumvalproat umsteigen, das nicht dieselben Gefahren birgt. Falls Phenytoin verordnet wurde, gibt man immer zusätzlich Folsäure-Präparate, um eine Schädigung des ungeborenen Kindes zu vermeiden. Während der Wehen werden die Medikamente unter Umständen nicht resorbiert, und daher ist eine strikte medizinische Überwachung erforderlich, um Anfällen vorzubeugen. Falls Sie unter Epilepsie leiden, sollten Sie die Situation mit Ihrem Arzt besprechen, bevor Sie eine Schwangerschaft ins Auge fassen.

**Diabetes mellitus** Wenn es durch unzureichende Insulinproduktion der Bauchspeicheldrüse zu einer Erhöhung des Blutzuckerspiegels (Glukose) im Körper kommt, ist Diabetes die Folge. Schwangerschaftshormone bewirken einen Insulinabbau, der die klinisch manifestierte Erkrankung noch erschwert, und können bei anfälligen Frauen zur Entwicklung eines Schwangerschaftsdiabetes führen. Der Harn aller werdenden Mütter wird auf Zucker und Ketonkörper untersucht (normalerweise ein Anzeichen für Diabetes), und jede erblich vorbelastete Frau sollte sich vor der geplanten Empfängnis einem Urintest unterziehen.

Für insulinabhängige Diabetikerinnen ist es wichtig, den Blutzuckerspiegel außerordentlich sorgfältig zu beobachten. Die Krankheit kann nämlich zur Geburt sehr großer Babys und zu pränatalen Fehlbildungen führen, zum Beispiel Herz- und Atemwegserkrankungen. Doch auch bei den Müttern stellen sich unter Umständen Komplikationen ein, die von chronischem Soor bis zur Präeklampsie reichen können. Unter strenger Kontrolle hat jedoch jede zuckerkranke Mutter eine gute Chance, ein gesundes Baby zur Welt zu bringen.

**Herzleiden** Frauen mit diagnostiziertem Herzleiden werden eine besonders intensive Schwangerenberatung in bezug auf die spezielle Beschaffenheit ihrer Erkrankung erhalten. Im allgemeinen ist es ratsam, jede Überanstrengung zu vermeiden. Versuchen Sie, sich jeden Nachmittag mindestens zwei Stunden hinzulegen und nachts zehn Stunden zu schlafen.
Die meisten herzkranken Frauen haben eine leichte, spontan einsetzende Geburt. Während der Wehentätigkeit tritt die zusätzliche Belastung für das Herz periodisch auf und ist insgesamt geringer als während des dritten Trimesters. Es gibt keinen Grund, von vornherein mit einer vorzeitigen Einleitung der Geburt oder einer Schnittentbindung zu rechnen.

**Nierenerkrankung** Kinder zu haben, ist in einem solchen Fall nicht grundsätzlich ausgeschlossen. Solange die Nieren die Schlackenstoffe wirksam entsorgen, kann die Schwangerschaft fortgesetzt werden; ist das fetale Wachstum jedoch unzureichend, wird eine frühzeitige Einleitung der Geburt empfohlen. (Die Dialysebehandlung stellt ein Risiko dar, da die Nieren der Mutter höchstwahrscheinlich nicht in der Lage sind, die zusätzlichen fetalen Schlackenstoffe zu bewältigen.)

**Geschlechtskrankheiten** Herpes birgt das größte Ansteckungsrisiko für Ihr Baby, wenn Sie in den letzten drei Monaten der Schwangerschaft an einer Primärinfektion leiden. Eine Infektion mit dem sogenannten genitalen Herpesvirus-Stamm, dem HSV 2, kann zu einer Wachstumsretardierung* Ihres Babys führen, und rund die Hälfte aller Säuglinge entwickelt nach der Geburt eine Form der Herpesinfektion, die Augen, Mund und Haut in Mitleidenschaft zieht. Wenn Sie symptomfrei sind ist das Ansteckungsrisiko für Ihr Baby geringer als 1 : 1000.
Auch wenn Sie schon öfter unter Herpes genitalis gelitten haben, können Sie mit einer normalen vaginalen Entbindung rechnen, es sei denn, während der Schwangerschaft tritt erneut ein Herpesbefall auf. Falls Herpesgeschwüre vorhanden sind oder eine Kultur im Gebärmutterhals genau vor Beginn der Wehen aktiv ist, wird ein Kaiserschnitt vermutlich unumgänglich sein. Damit verringert sich das Risiko, daß sich Ihr Baby infiziert, da es nicht durch den Geburtskanal ausgestoßen wird. Wenn Herpes genitalis nach der 34. Schwangerschaftswoche zum erstenmal oder erneut auftritt, wird Ihr Arzt mittels verschiedener Tests das Vorhandensein der Viren diagnostizieren und vermutlich zu einem Kaiserschnitt raten.

**Aids** Bei aidsinfizierten Frauen, die schwanger werden, besteht ein sehr hohes Risiko, daß sie das Virus auf ihr Baby übertragen (entweder in utero oder durch Stillen). Für die Mutter selbst hat die HIV-Infektion keine negative Auswirkung auf die Schwangerschaft, und umgekehrt wirkt sich die Schwangerschaft nicht nachteilig auf den Verlauf der Krankheit aus. Doch da das HIV-Virus nicht nur das Fruchtwasser, sondern auch das Blut und andere Körperflüssigkeiten der Mutter infiziert, werden für die Entbindung alle nur denkbaren Vorkehrungen getroffen, die die Ansteckungsgefahr verringern.
Aufgrund der zahlreichen mit einer HIV-Infektion verbundenen Probleme wird man Schwangeren nahelegen, sich für einen Abbruch zu entscheiden.

## Röteln

**Vor der Empfängnis sollten Sie Ihren Arzt konsultieren, um zu überprüfen, ob Sie Antikörper gegen das Rötelvirus entwickelt haben.**

Nehmen Sie nicht einfach an, daß Sie immun gegen diese Erkrankung sind, selbst wenn Sie früher einmal dagegen geimpft wurden; die Antikörper verlieren ihre Wirksamkeit im Lauf der Zeit, und deshalb empfiehlt sich eine Überprüfung. Falls Sie nicht immun sind, sollten Sie sich impfen lassen und danach mindestens drei Monate mit dem Versuch warten, schwanger zu werden, da es sich um einen lebenden Impfstoff handelt.
Wenn Sie mit jemandem in Kontakt kommen, der Röteln hat oder bei dem der Verdacht auf eine solche Erkrankung besteht, sollten Sie unverzüglich Ihren Arzt darüber informieren. Dann wird eine Blutprobe entnommen und im Labor auf Antikörper untersucht.
Je nach Ergebnis sollte der Test nach zehn Tagen wiederholt werden. Falls sich herausstellt, daß Sie an Röteln erkrankt sind, werden Sie und Ihr Partner vor der Entscheidung stehen, die Schwangerschaft an diesem Punkt abzubrechen oder aber zu versuchen, durch die Einnahme von Antikörpern (wie sie von einigen Ärzten verschrieben werden) in Form von Gammaglobulin Schäden am ungeborenen Kind vorzubeugen.

### Vorsicht

Röteln (Rubeola) können, vor allem bei einer Ansteckung während der ersten drei Schwangerschaftsmonate, fetale Fehlbildungen hervorrufen und zu Taubheit, Blindheit oder Herzerkrankungen des Kindes führen.

## Down-Syndrom (Mongolismus)

**Diese Chromosomenaberration (siehe rechte Spalte) tritt auf, wenn die befruchtete Eizelle 47 Chromosomen statt der üblichen 46 aufweist.**

In den meisten Fällen ist die Eizelle selbst defekt, die mit dem Extrachromosom gebildet wird, oder das Sperma weist ähnliche Störungen auf. Diese Form des Down-Syndroms wird auch klassische Trisomie genannt. Weniger oft kommt es vor, daß ein Elternteil eine Chromosomenanomalie hat und dem Kind das zusätzliche Chromosom 21 vererbt, ein Phänomen, das als Translokation bezeichnet wird. Das Down-Syndrom läßt sich durch eine Chorionzottenbiopsie* oder Amniozentese diagnostizieren. Der Alphafetoprotein-Spiegel* im mütterlichen Blut ist in der Regel niedriger, wenn der Fetus am Down-Syndrom erkrankt ist.
Das Risiko, ein mongoloides Kind zur Welt zu bringen, nimmt bei Frauen ab dem 35. Lebensjahr zu (siehe Seite 165). Das Syndrom kann aber auch von einem älteren Vater verursacht werden. Wenn einer der beiden Elternteile das 35. Lebensjahr überschritten hat, ist eine genetische Beratung zu empfehlen.

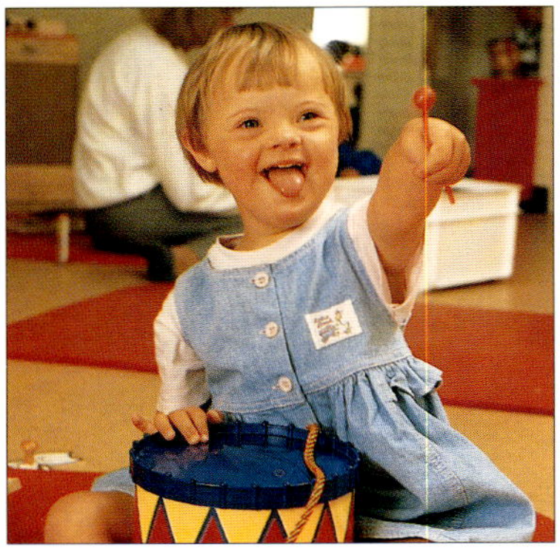

**Mongoloides Kind**
Jedes 1000. Baby kommt mit dem Down-Syndrom zur Welt. Es kann aus einer Trisomie entstehen, einer zufälligen Chromosomenabweichung, oder durch Translokation, die familiär bedingt ist.
Es ist es wichtig, die medizinische Vorgeschichte der eigenen Familien auf eine mögliche Ursache hin zu überprüfen.

### Genetische Überlegungen

In jedem Zellkern sind Gene und Chromosomen vorhanden, die DNS (Desoxyribonukleinsäure) enthalten; sie entscheiden über Wachstum und Funktionsweise des Körpers (siehe auch Seite 22). Genetische Erkrankungen treten auf, wenn es zu Fehlbildungen bei Genen und Chromosomen kommt. Für diese genetischen Defekte kann es drei Ursachen geben:
1. ein einzelnes Gen ist funktionsuntüchtig; 2. es liegen Abweichungen in der Zahl oder Struktur der Chromosomen vor; 3. mehrere Gene sind fehlerhaft. Auch Umweltfaktoren können erschwerend hinzukommen. Ein einzelnes defektes Gen, das zu einer Erbkrankeit führt, kann dominant oder rezessiv, eine Mutation oder an das X-Chromosom gebunden sein (siehe unten).
Wenn mehrere Gene oder Umweltfaktoren bei der Entstehung krankhafter Erbanlagen eine Rolle spielen, gibt es keine hieb- und stichfeste Methode, den Ursachen auf die Spur zu kommen. Wenn es in der medizinischen Vorgeschichte eines der Partner einen Hinweis auf eine solche Erbkrankheit gibt oder Ihr Partner/Ihre Partnerin aus einer genetischen Risikofamilie stammt, ist eine genetische Beratung zu empfehlen (siehe Seite 24). Die Entscheidung, ob Sie überhaupt ein Kind bekommen, die bereits vorhandene Schwangerschaft fortsetzen oder einen Abbruch in die Wege leiten sollen, liegt letztlich immer bei Ihnen, den Eltern.

### Dominante genetische Störungen

Tödlich verlaufende Krankheiten, verursacht durch dominante Gene, sind selten, weil die Betroffenen normalerweise sterben, bevor sie die Gene weitervererben können.

**Hypercholesterinämie** Dies ist die am weitesten verbreitete genetische Störung. Hier ist der Cholesterinspiegel im Blut so hoch, daß infolge der Arterienverengung die Gefahr eines Herzanfalls oder anderer Komplikationen besteht. An diesem Leiden ist jeder 500. erkrankt; es läßt sich anhand einer Blutprobe des Babys direkt nach der Geburt feststellen.

### Rezessive genetische Störungen

Ein defektes rezessives Gen wird in der Regel von einem dominanten verdeckt. Wenn jedoch beide Eltern Träger eines rezessiven Gens sind, besteht bei jedem Kind eine Wahrscheinlichkeit von 1 : 4, daß es beide rezessiven Gene oder keines der beiden erbt, und das Risiko, sie später an die eigenen Nachkommen weiterzugeben, liegt bei 2 : 4. Folglich sind mehr Menschen Überträger von Erbleiden als daran erkrankt.

**Mukoviszidose** Sie ist die am weitesten verbreitete rezessive genetische Störung. Jeder 20. Weiße trägt das defekte Gen in sich, und jedes 2000. Baby, das geboren wird, ist an Mukoviszidose erkrankt. Bei Nichtweißen wird die Häufigkeit mit 1 : 90000 beziffert. Diese Erkrankung zieht vor allem die Lungenflügel und das Verdauungssystem in Mitleidenschaft. Der Schleim in der Lunge wird dick, zäh und staut sich, wodurch Infektionen im Brustraum entstehen. Außerdem blockiert er die Gänge verschiedener Organe, vor allem der Bauchspeicheldrüse, und verhindert somit den normalen Transport der Verdauungsenzyme. Wenn die Mukoviszidose nicht sofort behandelt wird, kann sie zu einer schweren Fehl- oder Mangelernährung führen. Eine schnelle und exakte Untersuchung der Krankheitsüberträger, die eine Analyse der Blut- oder Mundzellen einschließt, ist möglich. Mehr als 60 % der Erkrankten erreichen das Erwachsenenalter, davon allerdings nur wenige in gutem Gesundheitszustand.

**Sichelzellenanämie** Das ist die am weitesten verbreitete genetische Erkrankung bei Schwarzen (von der jeder 400. betroffen ist). Sie wird so genannt, weil die roten Blutkörperchen aufgrund des Hämoglobindefekts die Form einer Sichel annehmen. Das führt zum Zusammenbruch der roten Blutkörperchen und zum Verklumpen der kleinen Blutgefäße, was einen Hirnschlag zur Folge haben kann. Normalerweise läßt sich die Sichelzellenanämie in einem Test nachweisen. Die Erkrankten sind anfällig für Hirnhautentzündung und andere schwerwiegende Infektionskrankheiten.

**Thalassämie** Diese Erkrankung, auch Mittelmeeranämie genannt, ist bei Menschen, die ursprünglich aus dem Mittelmeerraum stammen, verbreitet. Sie führt zu Blutarmut und chronisch schlechter Gesundheit, und bei manchen Betroffenen können sogar Bluttransfusionen erforderlich sein. Mit einer Blutuntersuchung kommt man dieser Krankheit auf die Spur.

**Tay-Sachs-Krankheit** Diese tödliche Erkrankung, die besonders unter Menschen osteuropäischer Herkunft zu finden ist, führt zu einer Zerstörung der Nervenzellen im Gehirn, verursacht durch einen Enzymmangel. Nur wenige Kinder, die an dieser Krankheit leiden, werden älter als drei Jahre, und es ist keine angemessene Behandlung bekannt.

**Geschlechtsgebundene Erkrankungen**
Das sind Störungen, die von defekten X-Chromosomen verursacht werden. Wenn ein zweites normales X-Chromosom vorhanden ist, wie bei einer gesunden Frau, wird die Wirkung kaschiert und ist nicht sichtbar. Frauen sind daher Überträgerinnen dieser Krankheit. Sofern jedoch ein Y-Chromosom vorhanden ist, wie bei einem Mann, wird die Krankheit zur Ausprägung kommen, da ein Y-Chromosom ein X-Chromosom nicht überdecken kann. Männer sind daher von der Krankheit betroffen.

**Hämophilie** Die Bluterkrankheit tritt ein, wenn der lebenswichtige Blutgerinnungsfaktor VIII fehlt, so daß es zu einem exzessiven Blutverlust bei inneren und äußeren Verletzungen kommt. Eine wirksame Behandlung mit Faktor-VIII-Präparaten, die aus normalem Blut gewonnen werden, ist Blutern zugänglich, und sie können ein relativ normales Leben führen.

**Duchenne-Muskeldystrophie** Das ist die am weitesten verbreitete geschlechtsgebundene Krankheit, von der nur Jungen betroffen sind (einer von 5000). Zwischen dem vierten und dem zehnten Lebensjahr tritt bei einem erkrankten Kind ein Schwund der Beinmuskulatur ein, so daß es in der Regel für den Rest seines verhältnismäßig kurzen Lebens an den Rollstuhl gefesselt ist. Die Erkrankung kann vor der Geburt festgestellt werden.

## Chromosomenaberrationen

**Sie lassen sich gewöhnlich auf irgendeinen Fehler im Prozeß der Chromosomenteilung zurückführen, bei der Entwicklung von Eizelle oder Spermium oder während der Reduktionsteilung der befruchteten Eizelle. Seltener ist es, daß ein Elternteil eine anormale Chromosomenanordnung aufweist.**

Schwere und Art der Anomalie hängt davon ab, ob ein Geschlechtschromosom oder beide oder eines der anderen 44 Chromosome (Autosomen) fehlerhaft ist. Letzteres kommt seltener vor als geschlechtschromosomale Abweichungen, hat jedoch schwerwiegendere und komplexere Auswirkungen. Ein zusätzliches Autosom bedeutet, daß eines der 22 Autosomenpaare nicht zwei- sondern dreifach vertreten ist, was man als Trisomie-Syndrom bezeichnet (siehe Seite 180). Die am häufigsten verbreitete Trisomie ist das Down-Syndrom.
Von Trisomie spricht man dann, wenn ein Teil eines Chromosoms fehlt oder ein zusätzliches vorhanden und an ein anderes Chromosom angeheftet ist. Trisomie kann geistige und körperliche Schäden hervorrufen.
Gelegentlich ist aber auch eine Translokation die Ursache. Hier ist zwar ein normaler Chromosomensatz vorhanden, aber die Chromosomen sind nicht richtig angeordnet (eines ist an ein anderes Autosom angeheftet). Der übertragende Elternteil ist davon nicht betroffen, aber das Kind könnte unter der Anomalie leiden, wenn es das zusätzliche Chromosomenmaterial erbt.
Anomalien der Geschlechtschromosomen können zu Störungen in der sexuellen Entwicklung, Unfruchtbarkeit und zu einer gelegentlich auftretenden geistigen Retardierung führen. Jungen erkranken mitunter am Klinefelter-Syndrom, Mädchen am Turner-Syndrom.
Anomalien lassen sich durch eine Chromosomenanalyse feststellen, eine der diagnostischen Maßnahmen, die man Ihnen bei einer genetischen Beratung vorschlagen wird (siehe Seite 24).

## Genetisches Erbe

**Ein Baby erhält die Hälfte seiner Gene von der Mutter über die Eizelle, die andere Hälfte vom Vater über die Samenzelle.**

Jede Ei- und jede Samenzelle weist eine ureigene „Mischung“ elterlicher Gene auf. Jedes Kind erbt also eine einmalige Auswahl genetischer Informationen, die sich von denen seiner Geschwister unterscheiden.
Die meisten unserer individuellen Genmixturen verschmelzen miteinander; einige Gene sind jedoch ihren Entsprechungen gegenüber dominant. Wenn beispielsweise das Gen für braune Augen dominant ist, dann setzt es sich gegenüber einem rezessiven, zum Beispiel für blaue Augen, durch.

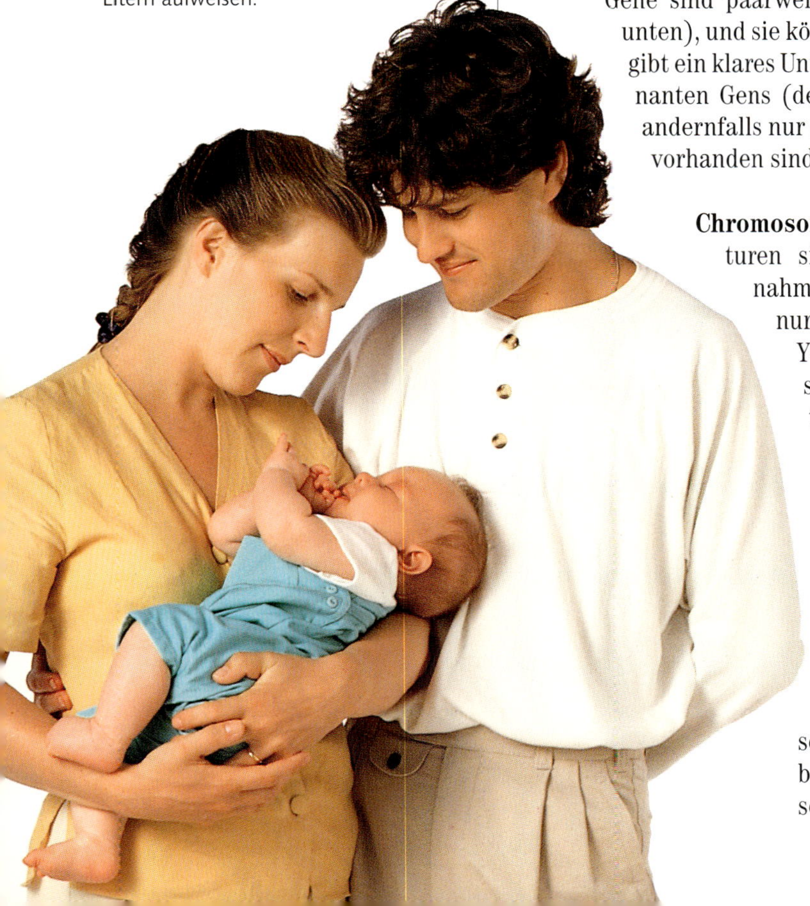

**Die genetische Mischung**
Ihr Baby wird eine einzigartige Kombination aus den Genen seiner Eltern aufweisen.

# Was ist ein Gen?

*Ein Gen ist eine winzige DNS-Einheit (Desoxyribonukleinsäure) auf einem Chromosom, das ebenfalls aus DNS besteht. Im Kern jeder Körperzelle befinden sich rund 50 000 einzigartige Gene, die sich auf 23 Chromosomenpaare verteilen.*

### Die Blaupause des Körpers

Gene beeinflussen und steuern die Entwicklung und Funktion sämtlicher Organe und Körpersysteme. Sie entscheiden über Wachstum, Überleben, Reproduktion, ja möglicherweise sogar über das Altern und Sterben jedes einzelnen Menschen. Da sich alle Zellen aus einem einzigen befruchteten Ei ableiten, wird das genetische Material in jeder Zelle des Körpers (mit Ausnahme von Ei- und Samenzellen) verdoppelt. Gleichwohl sind nicht alle Gene innerhalb einer Zelle aktiv; die Aktivität eines Gens ist von der Lage und Funktion der Zelle abhängig. In den Knochen- und Blutzellen sind beispielsweise unterschiedliche Gengruppen aktiv.
Mit Ausnahme eineiiger Zwillinge variiert die Zusammensetzung der Gene sehr stark, und sie allein ist für Unterschiede in Körpergröße, Haar- und Augenfarbe, Körperbau oder Geschlecht verantwortlich. Das genetische Erbe eines Menschen hat auch entscheidenden Einfluß auf seine Anfälligkeit für bestimmte Erkrankungen und gesundheitliche Störungen.
Gene sind paarweise auf den Chromosomen angeordnet (siehe unten), und sie können entweder dominant oder rezessiv sein. Es gibt ein klares Unterscheidungsmerkmal: Das Ergebnis des dominanten Gens (der Gene) ist immer sichtbar, während es sich andernfalls nur dann erkennen läßt, wenn zwei rezessive Gene vorhanden sind.

**Chromosomen** 23 Paare dieser fadenähnlichen Strukturen sind in jedem Zellkern zu finden, mit Ausnahme von Ei- und Samenzellen. Letzte enthalten nur 22 Chromosomen, zuzüglich eines X- oder Y-Geschlechtschromosoms. In jedem Chromosom befinden sich Tausende von Genen, die kettenartig hintereinandergeschaltet sind. Chromosomen bestehen aus zwei DNS-Strängen, die zu einer leiterähnlichen Struktur zusammengefügt sind; ihre Seiten bestehen aus Zukker-Phosphat-Molekülen. Sie drehen sich zu Spiralen um sich selbst und werden als Doppelhelix bezeichnet. DNS hat vier Basen – Adenin, Zytosin, Guanin und Thymin –, die je nach Funktion der Gene auf den verschiedenen Teilen des Chromosoms unterschiedlich sind. Die Basenfolge bestimmt den genetischen Code, der die verschiedenen Aktivitäten des Körpers steuert.

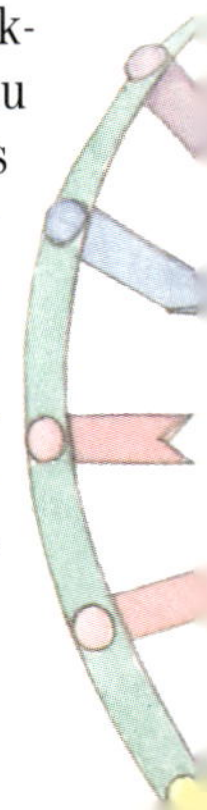

## Chromosomen, Gene und DNS

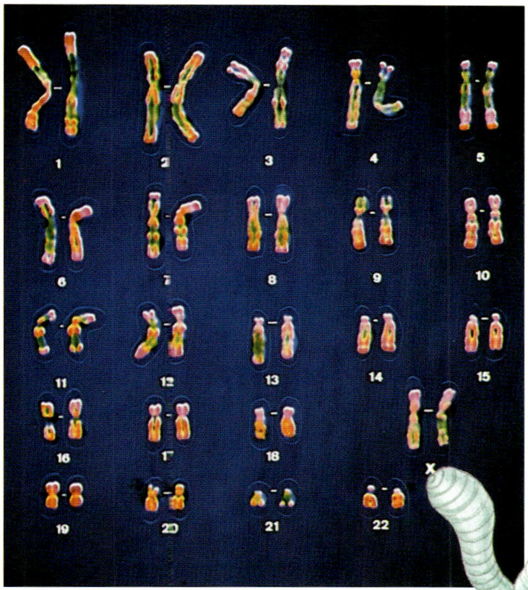


**Chromosomen**
Es befinden sich 23 Paare (22 allgemeine, die sogenannten Autosomenpaare, plus ein Paar Geschlechtschromosomen – siehe links –) dieser fadenförmigen Strukturen im Kern jeder Körperzelle, mit Ausnahme der Ei- und Samenzellen, die nur die Hälfte tragen. Sie enthalten die Erbinformationen, die Wachstum und Funktionsweise des Körpers regulieren.

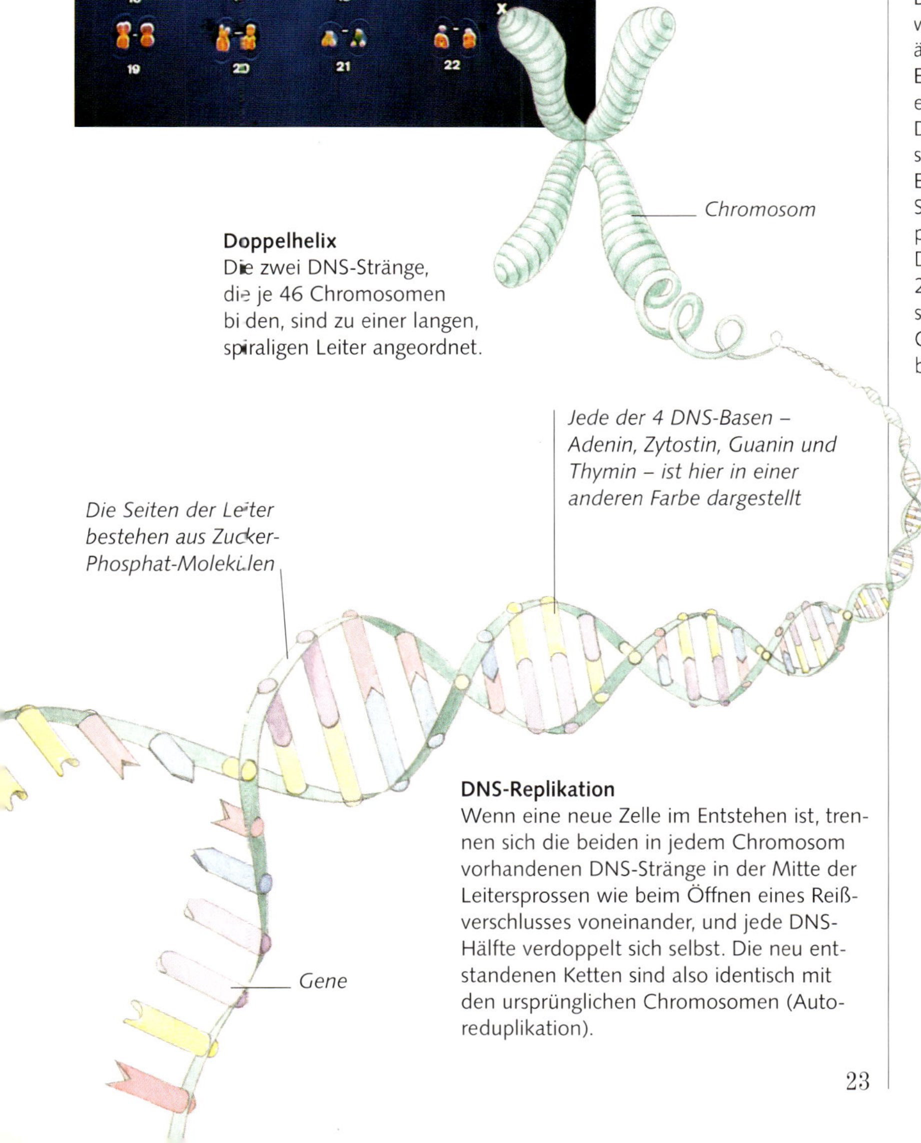


**Doppelhelix**
Die zwei DNS-Stränge, die je 46 Chromosomen bilden, sind zu einer langen, spiraligen Leiter angeordnet.

**DNS-Replikation**
Wenn eine neue Zelle im Entstehen ist, trennen sich die beiden in jedem Chromosom vorhandenen DNS-Stränge in der Mitte der Leitersprossen wie beim Öffnen eines Reißverschlusses voneinander, und jede DNS-Hälfte verdoppelt sich selbst. Die neu entstandenen Ketten sind also identisch mit den ursprünglichen Chromosomen (Autoreduplikation).

## Mutante Gene

**Manchmal, wenn sich eine Zelle teilt und sich ihr genetisches Material verdoppelt, ist der Reduplikationsprozeß fehlerhaft. Das führt zu einer kleinen Veränderung oder Mutation in der Struktur des genetischen Materials.**

Ein mutantes Gen hat normalerweise eine neutrale oder harmlose Wirkung; bei den meisten Menschen, wenn nicht sogar bei allen, findet sich ein solcher „Irrläufer" im genetischen Code. Gelegentlich kann er jedoch nachteilige Folgen haben oder, was seltener vorkommt, von Vorteil sein.
Die Auswirkungen der Mutation hängen weitgehend davon ab, ob sich das veränderte Gen in der verschmolzenen Ei- und Samenzelle befindet oder ob es sich um einen Fehler im späteren Duplikationsprozeß der Zellen (somatische oder Körperzellen) handelt.
Eine Erbänderung in der Ei- oder Samenzelle wiederholt sich in allen Körperzellen; sie verursacht genetische Defekte wie Mukoviszidose (siehe Seite 20). Eine mutierte Körperzelle wird sich schlimmstenfalls vermehren und eine Gruppe anormaler Zellen in einem bestimmten Bereich bilden. Die Auswirkung könnte nur geringfügig und lokal begrenzt sein, verursacht möglicherweise aber auch Mißbildungen und Erkrankungen. Diese Form der Mutation wird in der Regel durch äußere Einflüsse hervorgerufen (wie Strahlen oder Kontakt mit karzinogenen, also krebserregenden Substanzen).

# Genetische Beratung

Die genetische Beratung zielt darauf ab, einzuschätzen, wie hoch das Risiko ist, ein Kind mit erblichem Krankheitsbild zur Welt zu bringen. Das zweite Ziel besteht darin, Ihnen bei der Entscheidung zu helfen, ob Sie in Anbetracht der neuen Erkenntnisse an Ihrem Wunsch nach einem Kind festhalten. Sie machen sich vielleicht Sorgen, weil Sie einen Blutsverwandten haben der an einer genetischen Störung leidet.

### Wie die genetische Beratung abläuft

Bei einer genetischen Beratung, durchgeführt von einem Arzt und Experten auf diesem Gebiet, wird man Sie und Ihren Partner nach Ihrer Gesundheit befragen und über die medizinische Vorgeschichte Ihrer beider Familien (bis zu den Großeltern zurück) sprechen. Buchstäblich jede Situation ist ein Einzelfall. Die Empfehlungen hängen von einer genauen Diagnose der Krankheit und der Entwicklung eines Familienstammbaums ab, in dem alle Blutsverwandtschaften und erbliche wie nichterbliche Krankheitsbilder in allen Einzelheiten erfaßt sind. Man kann, falls erforderlich, Geburts- und Sterbeurkunden für die Nachforschungen heranziehen; hier ist es wichtig, daß Sie so viele Informationen wie möglich zusammentragen. Die Berater sind auf genetischem und psychologischem Gebiet geschult. Sie werden das Ausmaß des Risikos einschätzen und Ihnen dabei helfen, auf der Grundlage umfassender Informationen eine Entscheidung zu treffen. Bei geringer Gefahr gelangen Sie vielleicht zu der Schlußfolgerung, sich weiterhin um eine Schwangerschaft zu bemühen. Sind die Risiken jedoch ziemlich groß, könnten Sie es vorziehen, auf eigene Kinder zu verzichten.

Bei vielen genetischen Störungen, wie Sichelzellenanämie oder Tay-Sachs-Krankheit (siehe Seite 21), läßt sich heute feststellen, ob die Eltern die Überträger sind. Die Diagnose kann gestellt werden, wenn die Symptome sichtbar werden (zum Beispiel die Sichelzellen in einer Blutprobe), indem nach den Produkten der Erkrankung Ausschau gehalten wird (zum Beispiel den Proteinen bei der Tay-Sachs-Krankheit) oder indem ein Gen oder Chromosom markiert wird. Das Markieren ist eine moderne Technik, mit der man feststellen kann, ob sich ein DNS-Fragment an das Chromosom eines Patienten anheftet. Wenn ja, ist das Gen latent vorhanden; wenn nein, besteht keine Gefahr.

Bei den meisten Erbleiden ist jedoch mehr als ein Gen beteiligt, so daß es schwierig sein kann, alle Elemente zu überprüfen. Das gilt beispielsweise für die Mukoviszidose, obwohl die Sicherheit der Diagnoseverfahren heute bei 90% liegt. In manchen Fällen, wie zum Beispiel bei der Huntingtonschen Chorea,

## Für Sie von Vorteil?

**Es ist wichtig, Rat bei Experten zu suchen, wenn Sie einer der nachfolgenden Gruppen angehören:**

- wenn Sie schon ein Kind mit einer genetischen Störung geboren haben, zum Beispiel mit Mukoviszidose oder mit einer Chromosomenaberration wie das Down-Syndrom
- wenn Sie ein Kind haben, das mit einer angeborenen Fehlbildung auf die Welt gekommen ist, zum Beispiel mit einem Klumpfuß (siehe Seite 181)
- wenn es in Ihrer Familie geistig Behinderte oder Entwicklungsanormalien gab/gibt
- wenn zwischen Ihnen und Ihrem Partner Blutsverwandtschaft besteht
- Wenn Sie mehrfach Fehlgeburten hatten (siehe Seite 220, 206)
- wenn Sie oder Ihr Partner das 35. Lebenjahr überschritten haben

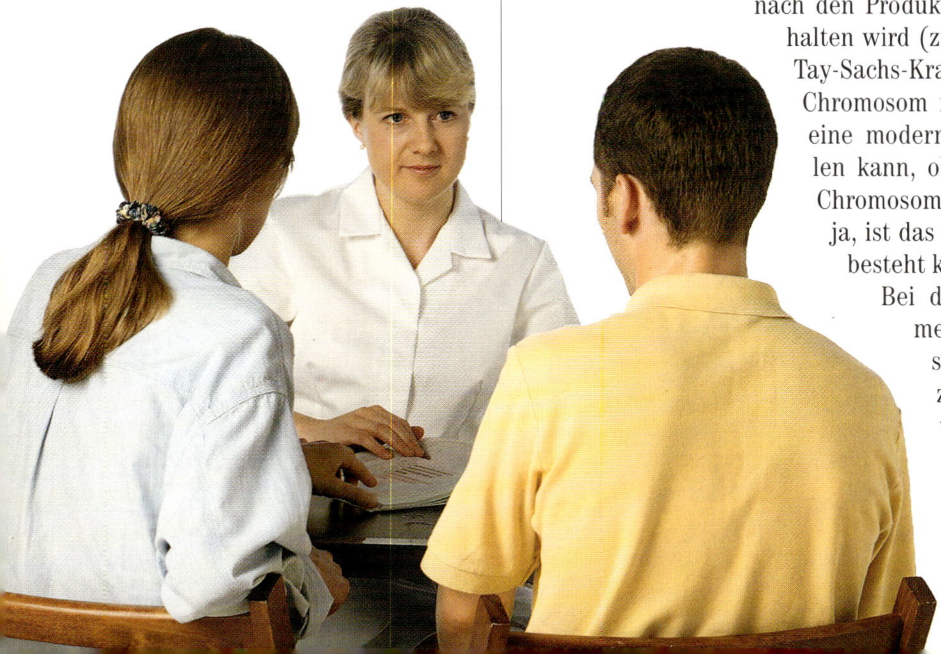

**Genetische Beratung**
Wenn Sie der Ansicht sind, daß es für Sie von Vorteil ist, sollten Sie vor der Empfängnis eine genetische Beratungsstelle aufsuchen.

kann der für die Krankheit verantwortliche Teil des Chromosoms, nicht aber das spezifische defekte Gen mittels Ausschlußverfahren bestimmt werden. Folglich ist es möglich vorauszusagen, daß jemand aller Wahrscheinlichkeit nach eine Krankheit wie Huntingtonsche Chorea entwickelt. Wenn ein Paar bereits ein krankes Kind hat, versucht der Arzt, der die genetische Beratung durchführt als erstes, alle nichterblichen Ursachen auszuschließen, zum Beispiel Röteln (siehe Seite 19). Mögliche Ursachen wie Strahleneinwirkung, Medikamente oder Verletzungen werden ebenfalls in Betracht gezogen. Dann wird das Kind untersucht und eine genetische Analyse der Blutkörperchen oder Mundzellen durchgeführt.
Der Berater/die Beraterin wird eine möglichst genaue Diagnose erstellen und Ihnen erklären, wie hoch die Wahrscheinlichkeit ist, ein weiteres krankes Kind zur Welt zu bringen.

## Warum eine Familienanamnese so wichtig ist

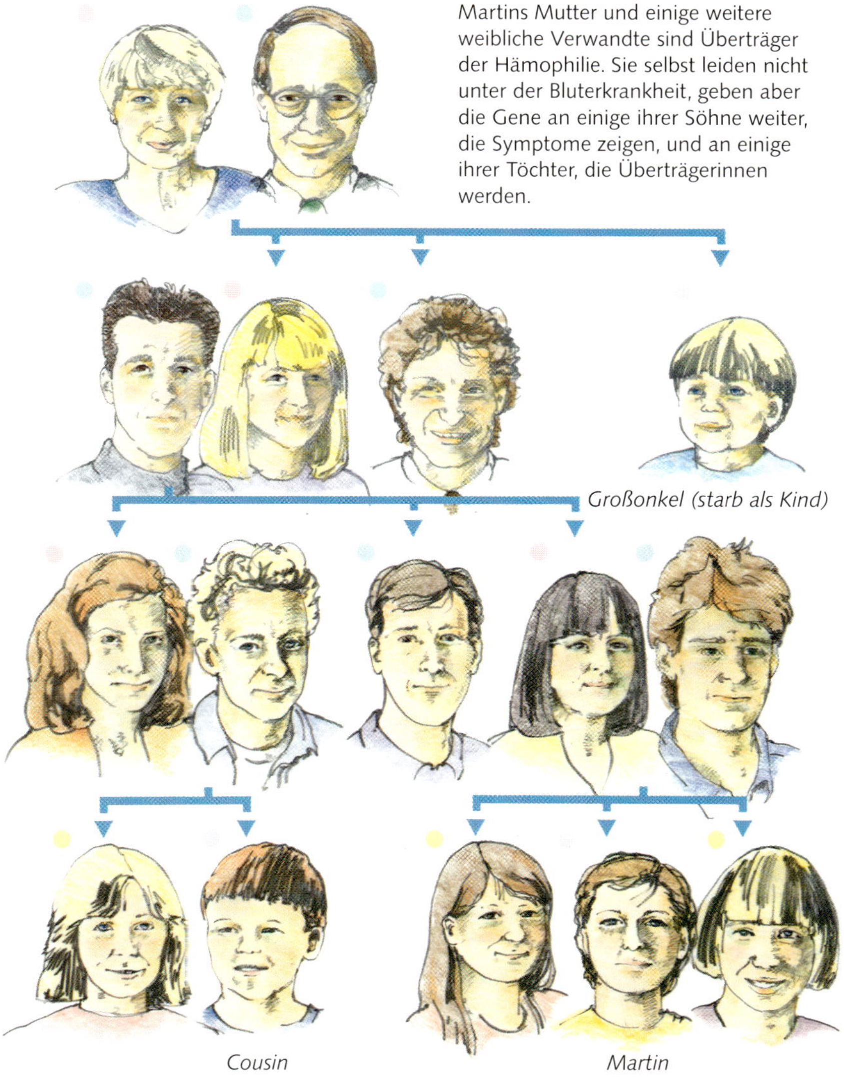


Martins Mutter und einige weitere weibliche Verwandte sind Überträger der Hämophilie. Sie selbst leiden nicht unter der Bluterkrankheit, geben aber die Gene an einige ihrer Söhne weiter, die Symptome zeigen, und an einige ihrer Töchter, die Überträgerinnen werden.

**Familienstammbaum**
Wenn sich ein genetischer Berater intensiv mit der medizinischen Vorgeschichte Ihrer Familie befaßt, ist er in der Lage, ein Krankheitsbild über mehrere Generationen zurückzuverfolgen. Der sechsjährige Martin litt zum Beispiel unter schmerzhaften geschwollenen Gelenken. Während des Gesprächs mit den Eltern erfuhr die Beraterin, daß ein Cousin und vermutlich ein Großonkel Bluter waren (siehe Familienstammbaum links). Diese Information wies sofort auf die mutmaßliche Diagnose hin – auch Martin hatte Hämophilie. Die Schmerzen und Schwellungen wurden von dem Blut verursacht, das in die Gelenke sickerte.

*Hämophiliekranke Männer*

*Gesunde Männer*

*Wahrscheinliche weibliche Überträgerinnen der Hämophilie-Gene*

*Mögliche weibliche Überträgerinnen der Hämophilie-Gene*

## Ihre Hormone

**Der Ovarialzyklus wird vornehmlich von Hormonen wie Östrogen, Progesteron, follikelstimulierenden Hormonen (FSH) und luteinisierenden Hormonen (LH) gesteuert.**

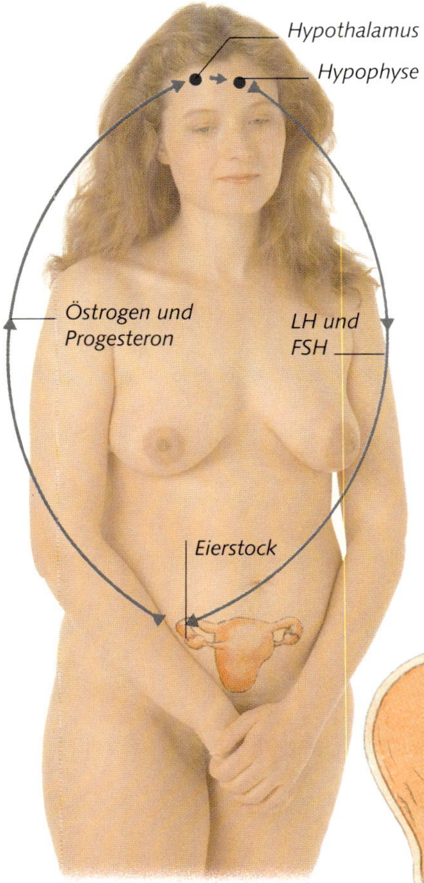


**Hormonale Steuerung**
Die Follikelreifung im Ovarium wird durch FSH ausgelöst, die im Hypophysenvorderlappen gebildet werden. Die Follikel produzieren Östrogen, das die Hirnanhangdrüse stimuliert, große LH-Mengen auszuschütten, wodurch die FSH-Menge verringert wird. Das LH löst die Follikelreifung, die Ovulation und die Entwicklung des Gelbkörpers aus, der sich nach Ausstoßen der Eizelle bildet und dann Progesteron produziert.

# Empfängnis

*Das Wunder der Geburt beginnt, wenn eine Samenzelle des Vaters mit einer Eizelle der Mutter verschmilzt, um eine einzelne Zelle mit einem ureigenen, unverkennbaren genetischen Code zu bilden. Diese Zelle teilt sich so lange, bis ein neues menschliches Wesen entstanden ist. Bei der überwiegenden Mehrzahl normal fruchtbarer Paare sind die Zeugungsversuche innerhalb der beiden ersten Jahre von Erfolg gekrönt.*

Der gesamte Ovum- oder Eizellenvorrat der Frau wird schon vor ihrer Geburt in den beiden Eierstöcken angelegt. Bis zum 5. Schwangerschaftsmonat enthalten die Ovarien eines weiblichen Fetus rund 7 Millionen Eizellen. Viele sterben, bevor das Mädchen das Licht der Welt erblickt, und bei der Geburt sind noch ca. 2 Millionen vorhanden. Dieser Prozeß setzt sich bis zur Pubertät fort; zu diesem Zeitpunkt haben zwischen 200 000 und 500 000 Eizellen überlebt. Davon reifen nur 400 bis 500 und werden während der fruchtbaren Jahre einer Frau ausgestoßen – ungefähr eines je Lunarmonat (Mondmonat mit 28 Tagen).
Die Keimzellen, die sich letztlich in den Eierstöcken der Frau entwickeln, werden im Dottersack gebildet, der dem Embryo in den ersten Lebenswochen als Nahrung dient. Ist der Embryo männlichen Geschlechts, werden diese Zellen wieder absorbiert, wenn sich die Plazenta entwickelt. Bei einem weiblichen Embryo begeben sich dagegen rund 100 Keimzellen

## Der weibliche Fortpflanzungstrakt

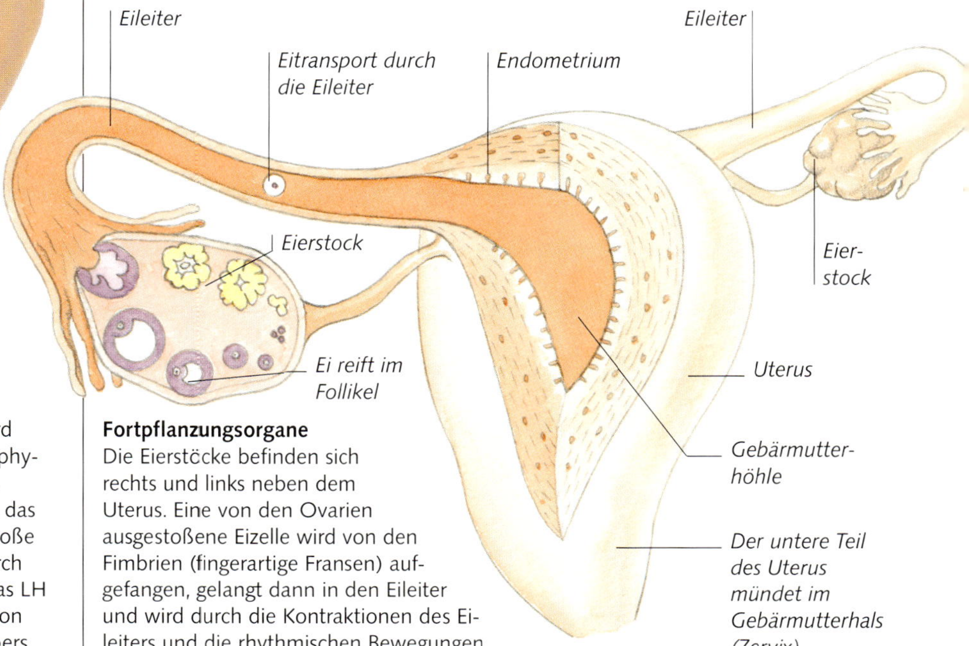


**Fortpflanzungsorgane**
Die Eierstöcke befinden sich rechts und links neben dem Uterus. Eine von den Ovarien ausgestoßene Eizelle wird von den Fimbrien (fingerartige Fransen) aufgefangen, gelangt dann in den Eileiter und wird durch die Kontraktionen des Eileiters und die rhythmischen Bewegungen der haarähnlichen Flimmerzellen (Kinozilien) in der Schleimhaut weiterbefördert.

auf die Wanderschaft: Sie gelangen aus dem Dottersack am Nabelschnurgewebe entlang in den winzigen Körper. Hier nisten sie sich in den Gewebeteilen ein, aus denen sich später die Eierstöcke entwickeln, und beginnen sich zu vermehren.

**Der Ovarialzyklus**

In der fortpflanzungsfähigen Lebensperiode einer Frau setzen die Eierstöcke in bestimmten Zeitabständen Eizellen frei. Jeder Ovarialzyklus dauert ungefähr 28 Tage, und die Entwicklung und Ausstoßung einer reifen Eizelle, die durch ein Spermium befruchtet werden könnte, wird Ovulation genannt. Sie erfolgt abwechselnd im linken und rechten Eierstock. In der ersten Phase jedes Ovarialzyklus beginnen rund 20 Eizellen zu reifen und sich in Bläschen einzunisten, die mit Flüssigkeit gefüllt sind (Follikel). Einer dieser Follikel wächst schneller als die anderen, reift, platzt (Follikelsprung) und setzt somit seine Eizelle frei. Das geschieht am oder um den 14. Tag vor Ende des Zyklus, ungeachtet seiner Gesamtlänge. Die übrigen Follikel schrumpfen, und die Eizellen sterben ab.

Der gesprungene Follikel entwickelt sich zum Gelbkörper, dem sogenannten Corpus luteum; er wächst einige Tage und sondert dann das Hormon Progesteron ab, das für die embryonale Entwicklung von grundlegender Bedeutung ist. Kam es jedoch zu keiner Schwangerschaft, beginnt ein Rückbildungsprozeß, und ein neuer Zyklus fängt an, wenn das Endometrium – die Schleimhaut des Gebärmutterkörpers mit dem Menstrualblut ausgeschieden wird.

## Fakten über die Fruchtbarkeit

**Die Fruchtbarkeit ist bei jedem Menschen und in verschiedenen Lebensabschnitten unterschiedlich. Folgendes gilt jedoch für die meisten Menschen:**

- Im Alter von ca. 24 Jahren erreichen Mann und Frau den Höhepunkt ihrer Fruchtbarkeit.
- Bei Paaren, die ohne Verhütung Geschlechtsverkehr haben, werden 25 % der Frauen innerhalb des ersten Monats, 60 % innerhalb von sechs Monaten, 75 % innerhalb von neun Monaten, 80 % innerhalb eines Jahres und 90 % innerhalb von 18 Monaten schwanger.
- Nach der Ovulation kann eine Eizelle nur ungefähr 12 bis 24 Stunden lang befruchtet werden.

## Der monatliche Zyklus

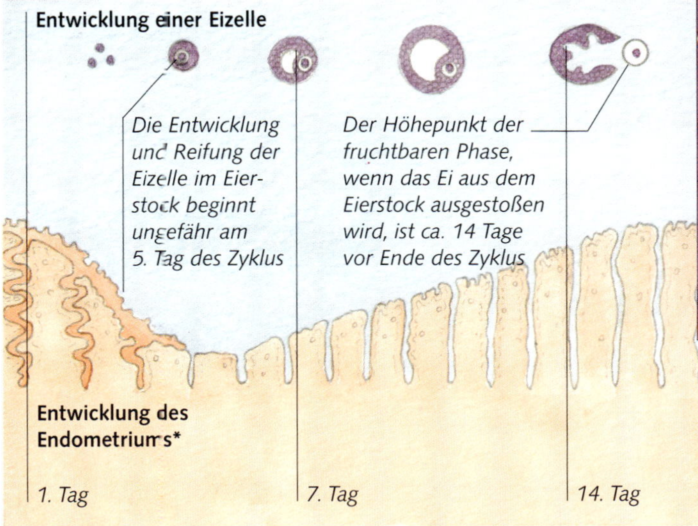


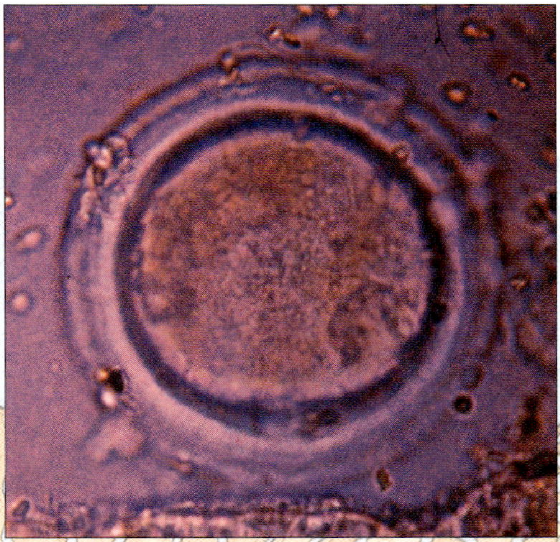

**Die reife Eizelle**
Nach Verlassen des Eierstocks wird die Eizelle in den Eileiter gezogen, wo sie auf ihre Befruchtung wartet.

**Beginn des Zyklus**
Die Menstruation, die Ausscheidung der Gebärmutterschleimhaut, kündigt den Beginn des Ovarialzyklus an. Unter dem Einfluß von Östrogen wird das Endometrium dann erneut aufgebaut.

**Fruchtbare Phase**
Nach der Ovulation, unter Mitwirkung von Östrogen und Progesteron, wird das Endometrium dicker und schwammähnlich, so daß es eine befruchtete Eizelle aufnehmen kann.

**Ende des Zyklus**
Wenn die Eizelle nicht befruchtet wurde, bildet sich der Gelbkörper zurück. Das Endometrium wird mit dem Menstrualblut ausgeschieden.

## Entwicklung der Spermien

**Die Entwicklung der Spermien wird Spermatogenese/Spermiogenese genannt. Die Produktion findet fortlaufend statt, und der gesamte Prozeß – von der primären Entwicklung eines Spermiums bis hin zur Reifung und Ejakulation – dauert rund sieben Wochen.**

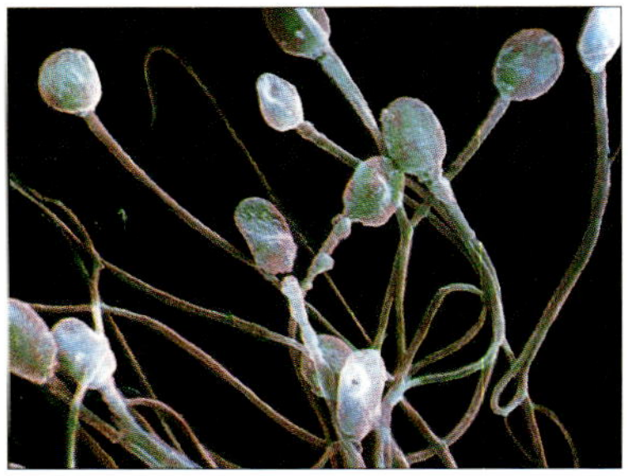

**Samenzelle**
Jede Samenzelle besteht aus einem Kopf, der das genetische Material birgt, und einem langen, dünnen Schwanz zur Fortbewegung. Ein weitverzweigtes Netz mikroskopisch kleiner Kanäle innerhalb der Hoden produziert die Spermatiden, die Vorläufer der Spermien.

**Die Hoden**
Ein Querschnitt vom Hoden zeigt das Geflecht der winzigen Tubuli, die Spermatogonien (Ursamenzellen) enthalten, aus denen die Spermatiden entstehen. Diese Kanäle sind mit den acht größeren Hodenausführungsgängen verbunden; sie transportieren die sich entwickelnden Samenzellen in die Nebenhoden, wo sie reifen und Schwänze herausbilden. Die Hoden produzieren außerdem Hormone, wobei das männliche Sexualhormon Testosteron zu den wichtigsten zählt. Testosteron ist das stärkste Androgen, ein Hormon, das für die sekundären männlichen Geschlechtsmerkmale wie Gesichtsbehaarung und Stimmbruch, aber auch für den männlichen und weiblichen Geschlechtstrieb verantwortlich ist.

# Die Rolle des Mannes

Spermien, der Beitrag des Mannes zur Empfängnis, werden in den Hoden erzeugt. Die Entwicklung der Samenzellen beginnt in der Pubertät unter dem Einfluß von Testosteron, das in den Hoden gebildet wird, und von luteinisierenden Hormonen (LH) und follikelstimulierenden Hormonen (FSH), die im Hypophysenvorderlappen entstehen und die gleiche Wirkung auf die Hoden wie auf die Eierstöcke ausüben. Die Produktion, Spermiogenese genannt, bleibt während der fruchtbaren Jahre des Mannes bestehen, und obwohl Anzahl und Qualität der Spermien vom 40. Lebensjahr an zurückgehen, weiß man, daß sogar Neunzigjährige noch Kinder gezeugt haben. Die Produktion der Samenzellen beschleunigt sich zum Zeitpunkt der sexuellen Aktivität; bei häufiger Ejakulation verringert sich jedoch die Anzahl der Spermien und somit auch die Fruchtbarkeit des Mannes.

**Das reife Spermium** Jedes Spermium ähnelt einer Kaulquappe und ist aufgrund seiner mikroskopischen Länge (maximal ein 20stel Millimeter lang) nicht mit dem bloßen Auge sichtbar. Es besteht aus einem Kopfteil, der eine dunkle Farbe hat, weil sich darin das genetische Material konzentriert, und einem kräftigen Schwanz, der fünf- bis sechsmal länger als der Kopf ist und der Fortbewegung, dem „Schwimmen", dient. Der Schwanz ist durch einen kurzen Mittelabschnitt mit dem Kopf verbunden.
Die Spermien wandern sofort nach ihrer Bildung in die Nebenhoden, die sich am Ende der beiden Hoden befinden, wo sie reifen. Von den Nebenhoden macht sich das reife Spermium dann auf den Weg durch die Hodenausführungsgänge zu einem kleinen, sackähnlichen Gebilde, Samenbläschen genannt. Wenn ein Mann ejakuliert, vermischt sich das Sperma mit einer Flüssigkeit, die von den Samenbläschen produziert wird. Die Samenflüssigkeit wird vom Penis über die Harnröhre ausgestoßen.

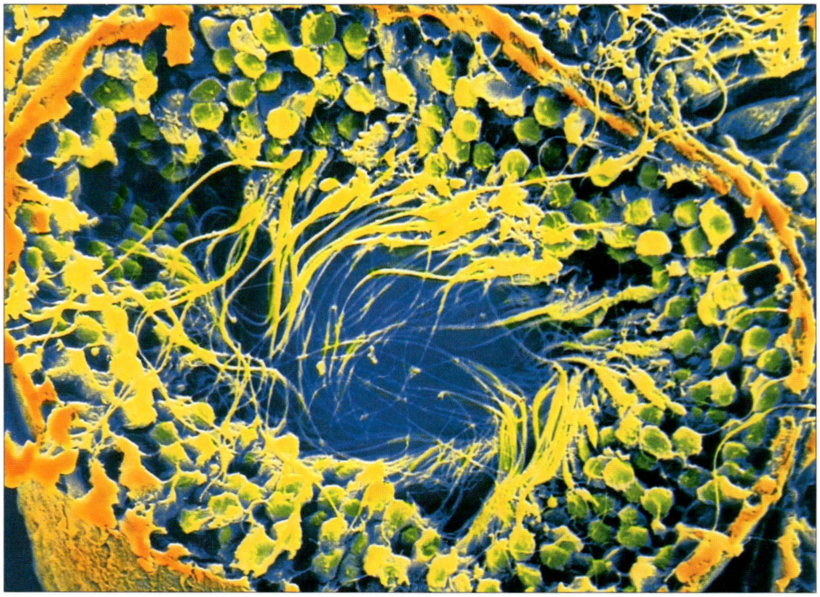

## Der männliche Fortpflanzungstrakt

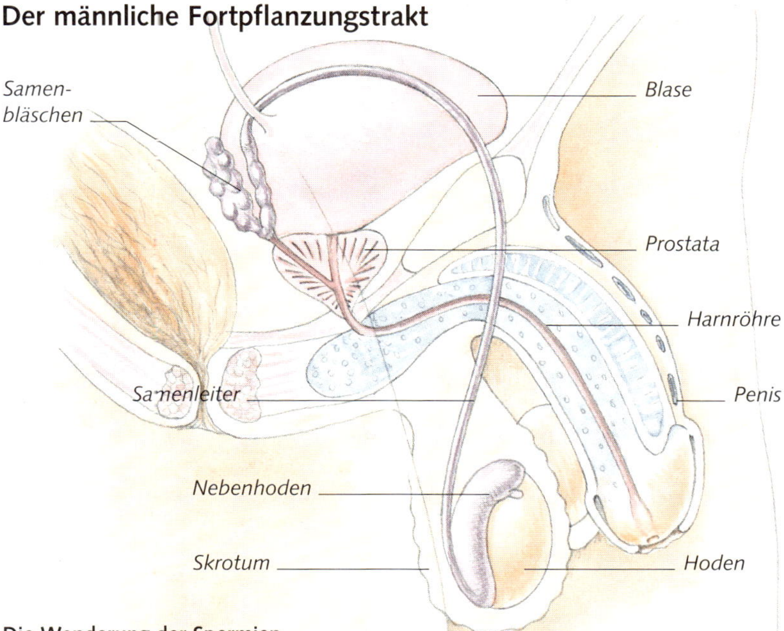


**Die Wanderung der Spermien**
Die Samenzelle verläßt den Nebenhoden über den Hodenausführungsgang. Jeder Hodenausführungsgang mit rund 4 mm Durchmesser läuft am Samenstrang entlang bis zu dem Punkt hinauf, an dem der Hoden aufgehängt ist. Von dort aus beschreibt er eine Schlaufe rund um die Blase, führt wieder zurück, an den Samenbläschen vorbei und in die Prostata (Vorsteherdrüse). Vom Samenbläschen an wird der Hodenausführungsgang Samenleiter (Ausspritzungsgang) genannt; an der Prostata verbindet er sich mit der Urethra, der Harnröhre innerhalb des Penis, durch die die Samenflüssigkeit ejakuliert wird.

### Ejakulation

Die durchschnittliche Menge Spermaflüssigkeit beträgt 3,5 ml, wobei der Bereich zwischen 2 und 6 ml rangiert. Jeder Milliliter Ejakulat enthält 60 bis 150 Millionen Spermien; davon weist fast ein Viertel Anomalien am Kopfteil auf, und nur rund drei Viertel sind bewegungsfähig.

**Die Jagd auf die Eizelle** Obwohl Spermien imstande sind, sich in der Minute 2 bis 3 Millimeter fortzubewegen, hängt ihre tatsächliche Geschwindigkeit vom Säuregehalt ihrer jeweiligen Umgebung ab – je höher der Säuregehalt, desto langsamer die Bewegung. Die Scheidensekrete sind leicht säurehaltig, und so reagieren die Spermien ziemlich verhalten, bis sie in die Gebärmutterhöhle gelangen, wo das alkalische Umfeld günstiger ist. Nachdem sie die Säureangriffe der Vagina überstanden haben, sehen sie sich indessen einer wesentlich längeren und noch gefahrvolleren Reise gegenüber, bevor sie am Ziel angekommen sind: bei der Eizelle im weit entfernten Eileiter. Oft bleiben von rund 300 Millionen Spermien je Ejakulation nur ein paar hundert übrig, die das Ei tatsächlich erreichen. Ein großer Teil der restlichen Spermien sickert aus der Vagina oder wird von der Säure im Scheidenbereich zerstört. Andere werden von den Reinigungszellen im Uterus einverleibt, begeben sich in den falschen Eileiter oder gelangen zwar in den richtigen, verpassen das Ei aber vollständig.

## Das Geschlecht Ihres Kindes

**Welches Geschlecht Ihr Kind haben wird, hängt davon ab, ob die befruchtende Geschlechtszelle weiblich (X) oder männlich (Y) ist, da die Eizelle immer weiblich, X ist.**

Weibliche und männliche Geschlechtszellen besitzen unterschiedliche Eigenschaften. Die weibliche (X) ist größer, langsamer und langlebiger als die männliche (Y). Sie scheint außerdem von den Säurebedingungen in der Scheide begünstigt zu werden. Folgende Hypothesen könnten Sie interessieren, falls Sie versuchen, das Geschlecht Ihres Babys zu beeinflussen. Halten Sie sich jedoch vor Augen, daß es wenig wissenschaftlich gesicherte Nachweise für ihre Richtigkeit gibt:

**Zeitpunkt** Wenn Sie sich ein Mädchen wünschen, sollten Sie zwei bis drei Tage vor der Ovulation miteinander schlafen, weil nur weibliche Geschlechtszellen so lange überleben; wünschen Sie sich einen Sohn, sollten Sie am gleichen Tag oder unmittelbar nach der Ovulation Geschlechtsverkehr haben, da die schnellere männliche Geschlechtszelle das Ei vor der weiblichen erreicht.

**Häufigkeit** Wenn Sie sich ein Mädchen wünschen, sollten Sie ziemlich häufig miteinander schlafen, da sich dadurch der Anteil männlicher Geschlechtszellen im Samen verringert; versuchen Sie, einen Jungen zu zeugen, dann sollten Sie in größeren Abständen miteinander schlafen, da sich dadurch der Anteil männlicher Geschlechtszellen erhöht.

# Befruchtung

Eine Befruchtung tritt ein, wenn eine Samenzelle auf eine Eizelle trifft und in sie eindringt. Alle menschlichen Zellen enthalten 46 Chromosomen, fadenähnliche Strukturen, die ihren genetischen Code tragen.
Samen- und Eizellen besitzen dagegen nur 23 Chromosomen. Wenn sie miteinander verschmelzen, besitzt die befruchtete Zelle also den vollen Satz von 46 Chromosomen. Die neue Zelle (Zygote) spaltet sich zunächst in zwei identische Zellen mit je 46 Chromosomen und teilt sich dann langsam weiter, während sie durch den Eileiter zur Gebärmutter wandert. Sie wird nun Blastozyste oder Blastula genannt, eine Ansammlung von rund 100 Zellen, die einen Hohlraum bildet.

## Penetration

**Die Bildfolge, mit dem Elektronenmikroskop aufgenommen, zeigt den Augenblick der Befruchtung – eine Samenzelle dringt durch die widerstandsfähige Eihaut in das Ei ein.**

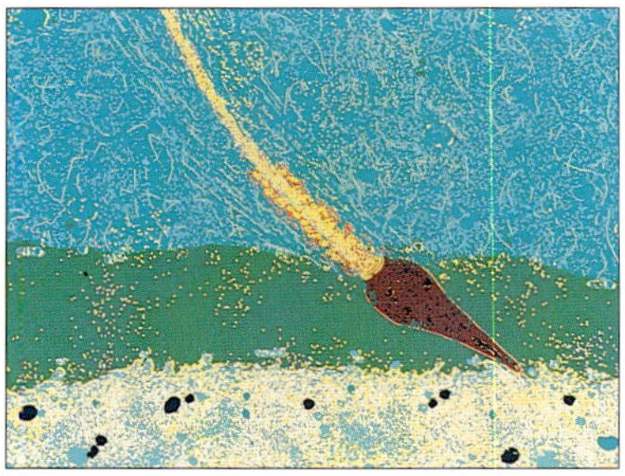

**Durchdringen der Eihaut**
Das Spermium durchdringt die Eihaut, indem es Enzyme freisetzt, die ein Loch in die Membran bohren.

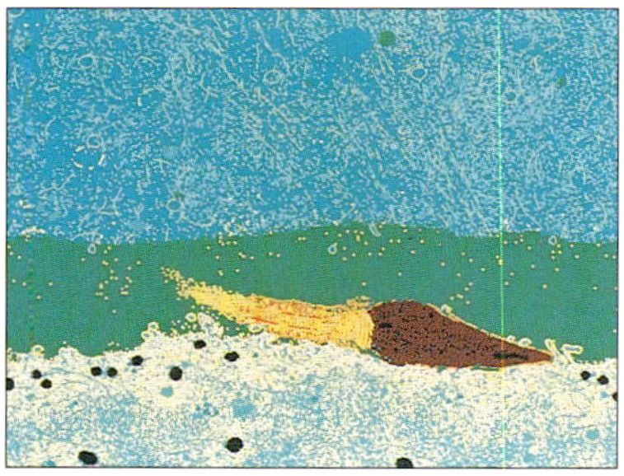

**Durchdringen der Oozyte**
Das Spermium beginnt, die Oozyte zu durchdringen, den innersten Teil der Eizelle.

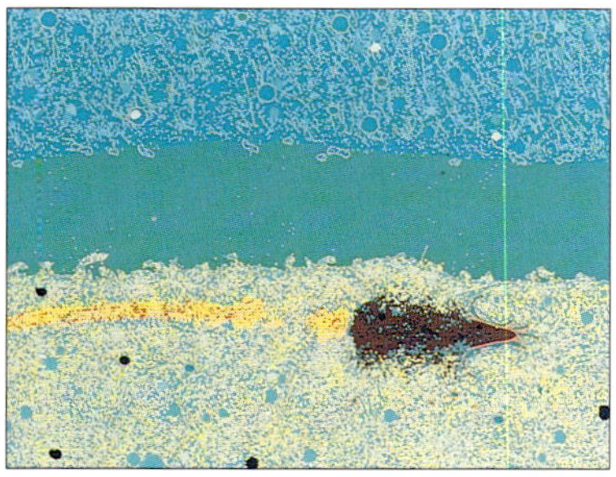

**Chromosomentransfer**
Spermienkörper und Schwanz lösen sich auf, bevor die Chromosomen der Samen- und Eizelle verschmelzen.

## Empfängnis

**Ei trifft Sperma**
Das Ei wird aus dem Follikel ausgestoßen. Wenn es den Weg durch den Eileiter zu einem Drittel bewältigt hat, wird es befruchtet.

*Die befruchtete Eizelle teilt sich fortwährend auf ihrem Transport durch den Eileiter*

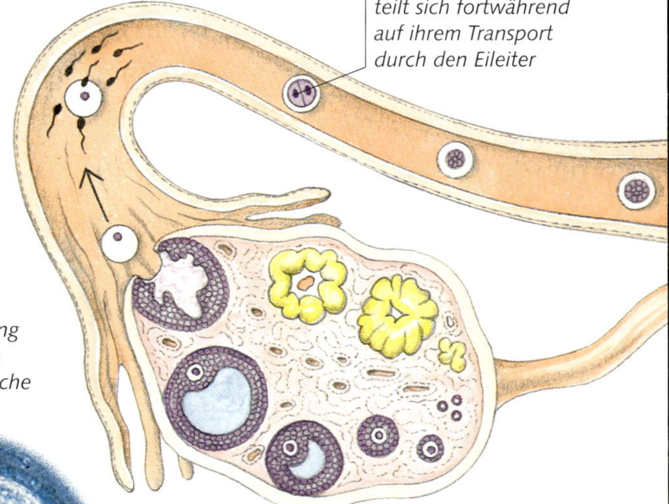

*Bei der ersten Furchung teilt sich die einzellige Zygote in zwei identische Zellen*

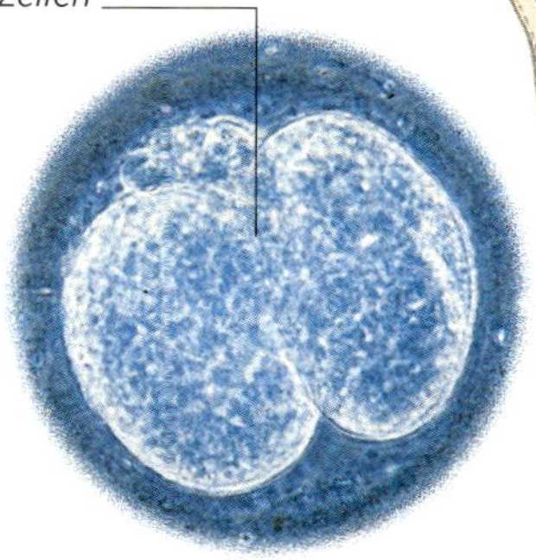

*Bei der dritten Teilung verdoppeln sich die Zellen von vier auf acht*

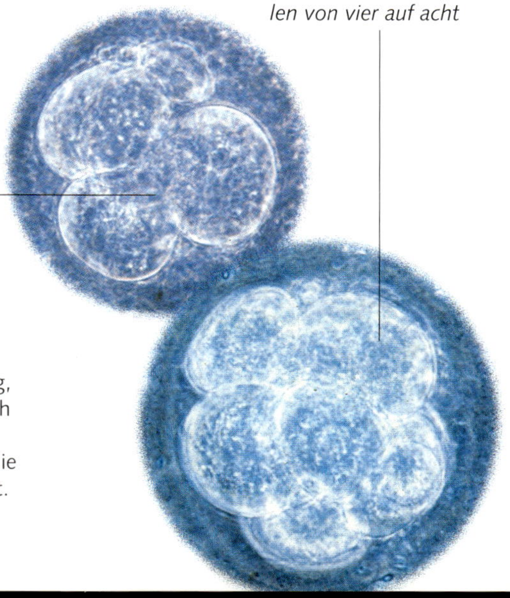

*Bei der zweiten Furchung teilt sich jede Zelle zweimal, so daß eine vierzellige Zygote entsteht*

**Zellteilung**
Die befruchtete Eizelle, Zygote genannt, teilt sich fortwährend und bildet eine kugelige Zellansammlung, die Morula. Diese Zellen furchen sich weiter und entwickeln sich zu einer Blastozyste, eine Zellansammlung, die innen eine Höhle (Keimblase) bildet.

**Einnistung** Eine Woche nach der Befruchtung sondert die Blastozyste ein Hormon ab, das ihr hilft, sich den Weg ins Endometrium, die Schleimhaut der Gebärmutter, zu bahnen. Sie nistet sich im oberen Drittel des Uterus ein. Die Schwangerschaft ist nun eingetreten, und die Plazenta bildet sich.

**Zwillinge** Wenn eine Frau mehr als eine Eizelle gleichzeitig entwickelt, können zweieiige Zwillinge aus zwei getrennten Eizellen entstehen, befruchtet von zwei getrennten Samenzellen. Jedes Kind hat seine eigene Plazenta. Eineiige Zwillinge dagegen entwickeln sich aus einer einzigen befruchteten Eizelle, die von einem einzigen Spermium befruchtet worden ist. Das Ei teilt sich in zwei gleiche Embryonalanlagen; jede entwickelt sich unabhängig zu einem erbgleichen Zwilling, und beide teilen sich eine Plazenta. Andere Mehrlingsschwangerschaften entstehen gleichermaßen.

*Sieben Tage nach der Befruchtung nistet sich die Blastozyste in der Gebärmutterschleimhaut ein*

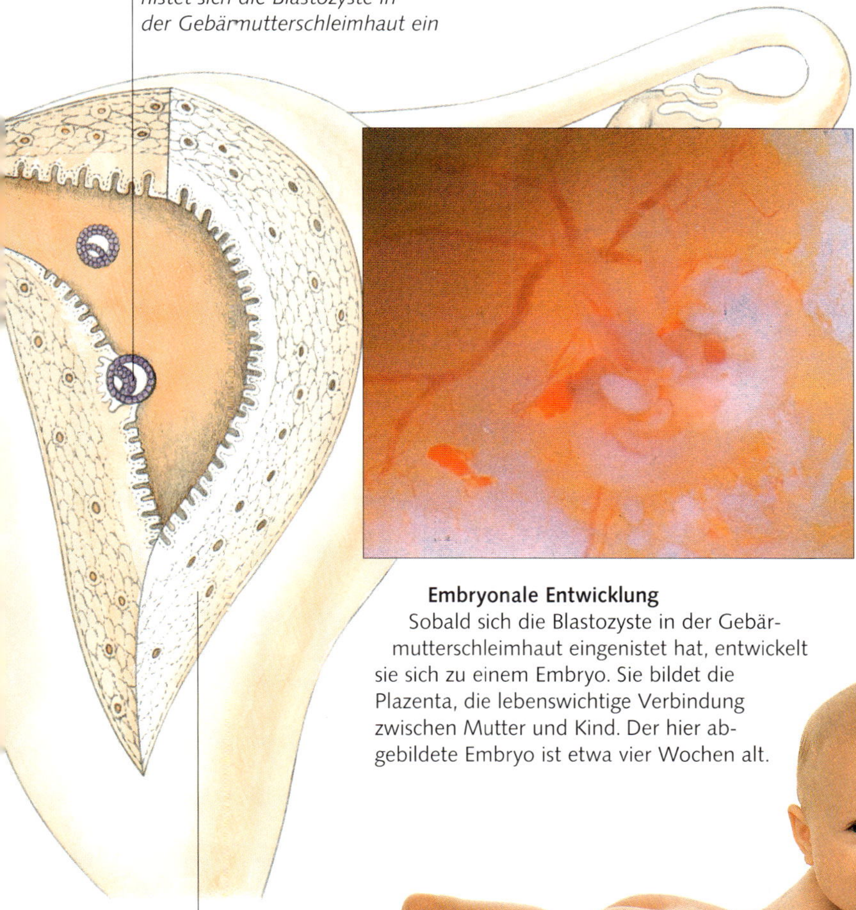

*Uterus*

**Embryonale Entwicklung**
Sobald sich die Blastozyste in der Gebärmutterschleimhaut eingenistet hat, entwickelt sie sich zu einem Embryo. Sie bildet die Plazenta, die lebenswichtige Verbindung zwischen Mutter und Kind. Der hier abgebildete Embryo ist etwa vier Wochen alt.

## Junge oder Mädchen?

**Von den 46 Chromosomen, die den gesamten genetischen Bauplan des Menschen tragen, wird das Geschlecht des Kindes von nur zwei Chromosomen bestimmt, den sogenannten X- und Y-Chromosomen.**

**Die Geschlechtschromosomen** Die Eizelle der Frau enthält ein X-Chromosom, während jede Samenzelle des Mannes entweder ein X- oder ein Y-Chromosom aufweist. Wenn eine Eizelle von einem Spermium mit einem X-Chromosom befruchtet wird, entsteht ein Mädchen (XX), bei einem Spermium mit Y-Chromosom ein Junge (XY).

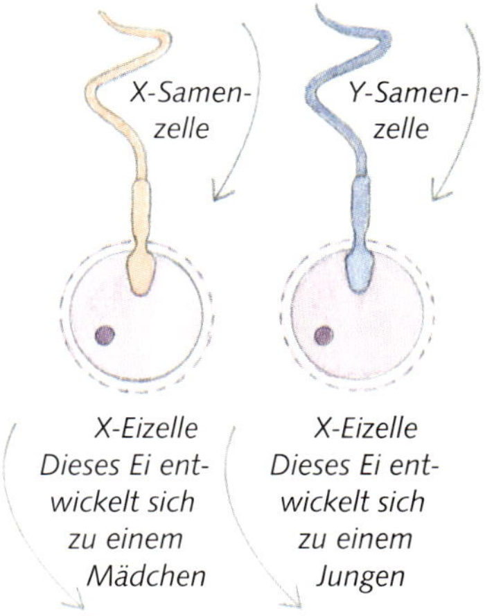


**Samenzelle mit X- und Y-Chromosom** Ein Mann produziert Samenzellen, die sowohl X- als auch Y-Chromosomen aufweisen. Spermien mit Y-Chromosom „schwimmen“ schneller, sind aber kleiner und kurzlebiger als Samenzellen mit X-Chromosom.

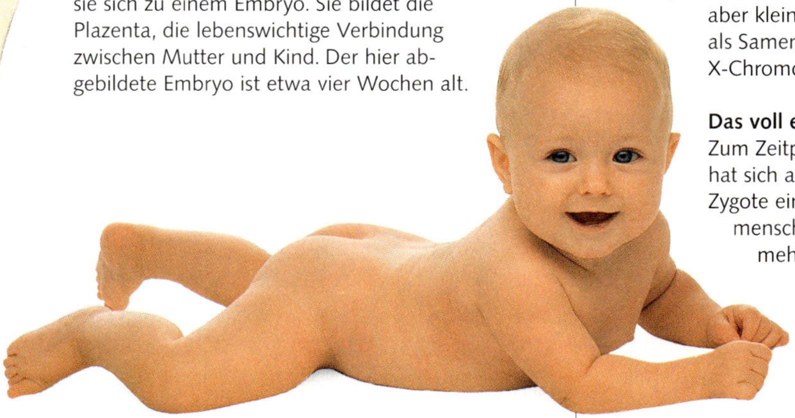

**Das voll entwickelte Baby** Zum Zeitpunkt der Geburt hat sich aus der einzelligen Zygote ein hochkomplexes menschliches Wesen mit mehreren Trillionen Zellen entwickelt.

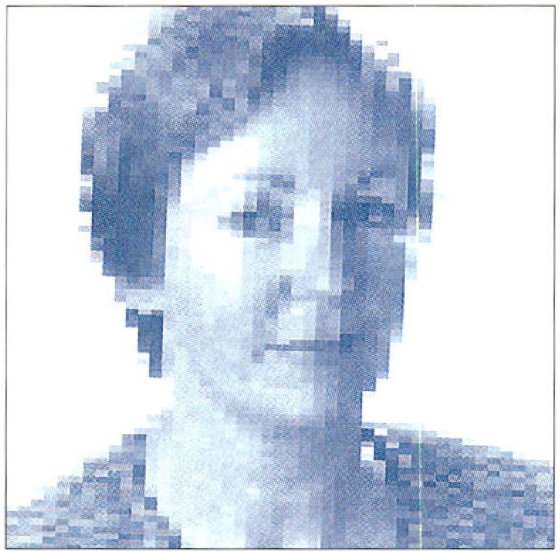

| | |
|---|---|
| **Name:** | Penny Stone |
| **Alter:** | 42 Jahre |
| **Medizinische Vorgeschichte:** | Gallenblasenoperation mit 35 Jahren |
| **Familien-anamnese:** | Mutter hatte acht Kinder, das letzte im Alter von 47 Jahren geboren |
| **Geburtshilflicher Hintergrund:** | Keine früheren Schwangerschaften |

Penny und ihr Mann Ken hatten die Karriere vorangestellt und erst später Kinder haben wollen. Penny ist leitende Angestellte in einer Bank. Als sie und ihr Mann befürchteten, daß es bald zu spät sein könnte, um ein Kind zu bekommen, hatten sie ein Jahr lang mit allen Mitteln, aber erfolglos versucht, ein Baby zu zeugen. Weihnachten machten sie Skiurlaub, um der Tretmühle aus Beruf und häuslichen Pflichten zu entfliehen. Penny kehrte entspannt, körperlich fit und voller Energie nach Hause zurück; ein paar Wochen später stellte sie fest, daß sie schwanger war.

**Fallstudie**

# Die ältere Mutter

*Es gibt viele Gründe, die dafür sprechen, erst nach dem 35. Lebensjahr ein Kind zu bekommen – berufliche Entwicklung, späte Heirat, Zweitehe oder Schwierigkeiten mit der Empfängnis. Die Anzahl der Frauen, die wie Penny Stone erst in späteren Jahren Mutter werden, wächst; der größte Anstieg in der Geburtenrate Großbritanniens war in der Altersgruppe zwischen 35 und 40 Jahren und darüber zu verzeichnen.*

## Ist das Alter ein wichtiger Faktor?

Die meisten Ärzte in der westlichen Welt würden darin übereinstimmen, daß das optimale Alter für eine Schwangerschaft zwischen dem 20. und 35. Lebensjahr liegt, da sich bestimmte Risiken häufen können (siehe Seite 20), wenn eine Frau über 35 ein Baby bekommt. Diese beiden Zahlen sind weder eine magische Grenze oder Garantie dafür, daß keine Probleme auftreten, noch eine starre Regel. Statistiken können irreführend sein. In Wirklichkeit unterscheiden sich die Erfahrungen einer 36jährigen und einer 34jährigen Schwangeren selten voneinander. Solange die ältere werdende Mutter und ihre medizinischen Betreuer sich der möglichen Komplikationen bewußt sind, können Schwierigkeiten vermieden oder bewältigt werden.

Penny hatte das Gefühl, daß im Hinblick auf ihren Lebensstil der richtige Augenblick für ein Kind gekommen war. Sie liebt ihre berufliche Tätigkeit und hat großen Erfolg, aber sie beabsichtigt, sich nach der Geburt ihres Kindes mit der Rückkehr ins Erwerbsleben einige Jahre Zeit zu lassen. Da sie so lange gewartet hat, möchte sie ihre Mutterrolle voll genießen.

Statistiken über das Alter der Eltern zeigen, daß Penny gute Chancen hat, die Schwangerschaft problemlos durchzustehen. Auf der Grundlage von Untersuchungen an älteren Frauen mit normalen Schwangerschaften ist man heute allgemein zu der Schlußfolgerung gelangt, daß der Gesundheitszustand der Mutter wesentlich wichtiger ist als ihr Alter. Penny legt großen Wert auf ihr körperliches Befinden. Sie trainiert viermal in der Woche in einem Fitneßcenter und ernährt sich sehr bewußt. Sowohl sie als auch ihr Mann bevorzugen eine gute, ausgewogene und gesunde Ernährung mit viel frischem Obst und Gemüse. In Anbetracht dessen, daß Penny topfit und gesund ist, sind die Chancen, ein völlig normales Baby zu bekommen und normal zu entbinden, ausgezeichnet.

## Pennys besondere Bedürfnisse

Aufgrund ihres Alters wird Penny als „ältere Erstgebärende“ oder „Primagravida“ (medizinischer Fachbegriff) bezeichnet, bei der der gesundheitliche Zustand während der Schwangerschaft und die Entwicklung des Embryos ärztlich strikt überwacht werden. Sie muß häufiger zum Gynäkologen gehen als eine jüngere Mutter. Wie bei allen Schwangeren wird bei jedem Besuch der Blutdruck gemessen, da eine Erhöhung bei einer Frau über 40 als besonders gravierend gilt, und regelmäßig der Urin untersucht, um mögliche Frühwarnzeichen für eine Präeklampsie rechtzeitig zu erkennen. Aus demselben Grund wird man sie bitten, auf Schwellungen an

Füßen, Händen oder im Gesicht zu achten. Wahrscheinlich empfiehlt man ihr, sich jeden Tag mindestens eine halbe Stunde hinzulegen, die Ruhepause im zweiten Trimester auf eine Stunde zu verlängern und im dritten am Nachmittag zusätzlich Siesta zu halten.

**Amniozentese** Die meisten Frauen über 35 machen sich Sorgen, daß ihre Kinder Anomalien aufweisen könnten, und viele Ärzte raten, ungefähr in der 16. Woche eine Amniozentese durchführen zu lassen. Zu diesem Verfahren gehört die Entnahme von Fruchtwasser, das das Baby im Uterus umgibt; hier finden sich abgestoßene fetale Hautzellen, die untersucht werden. Außerdem kann man auf diesem Weg geschlechtsgebundene genetische Störungen entdecken (siehe Seite 21) und auch das Geschlecht des Babys erkennen. Pennys Mann ist farbenblind, ein geschlechtsgebundener, geringfügiger Defekt; folglich interessiert es sie, zu erfahren, ob das Kind ein Junge oder Mädchen sein wird, weil mehr Jungen (einer von zwölf) als Mädchen (eins von 250) farbenblind sind.
Genauso wichtig sind chromosomale Anomalien, wie das Down-Syndrom; die Gefahren nehmen mit dem Alter zu, und die Amniozentese wird eingesetzt, um Mongolismus und einer Reihe weiterer Defekte auf die Spur zu kommen, wie Spina bifida*.

**Klinikaufenthalt** Penny möchte ihr Kind in der Klinik bekommen, weil sie großen Wert darauf legt, daß absolut nichts schiefgehen kann. Ich schlug ihr vor, in einem großen Krankenhaus zu entbinden, in dem die Hebammen einer möglichst natürlich verlaufenden Geburt den Vorzug geben. Bei den Vorsorgeuntersuchungen in der Klinik wird sie das Betreuerteam und die Hebamme kennenlernen, die bei der Geburt zugegen sein werden. Je sicherer, zufriedener und entspannter Penny der Geburt ihres Kindes entgegengeht, desto leichter wird ihr die Entbindung fallen.
Geburtshelfer behalten immer das Risiko im Blick, daß bei Frauen über 35 vor dem Geburtstermin eine Plazentainsuffizienz* eintritt. Pennys Arzt hat daher die Möglichkeit angesprochen, die Geburt künstlich einzuleiten, obwohl dies aufgrund ihres Alters nicht automatisch erforderlich ist. Penny erklärte, sie wolle lieber die spontane Wehentätigkeit abwarten, erklärte sich aber bereit, beim ersten Anzeichen eines fetalen Gefahrenzustands (Fetal distress) einer medizinischen Intervention zuzustimmen.

**Gymnastik** Penny möchte auch während der Schwangerschaft ihre sportlichen Aktivitäten fortsetzen. Das ist kein Problem, vorausgesetzt, sie beachtet die nachfolgenden Grundregeln, die für alle schwangeren Frauen gelten: Sie sollten regelmäßig Gymnastik treiben und nicht nur sporadisch, sich dabei nicht überanstrengen und nicht verlangen, daß sich ihr Körper ausgerechnet jetzt auf eine neue Sportart einstellt. Verzichten Sie aufs Joggen, da das Laufen eine Belastung für Brüste und Wirbelsäule darstellt. Vermeiden Sie, Rucksäcke zu tragen oder Sportarten auszuüben, bei denen Sie Gewichte heben müssen, und später in der Schwangerschaft sollten Sie auch nicht mehr Ski fahren oder reiten (siehe Seite 126). Während eine nichtschwangere Frau schon Energie auftanken kann, wenn sie sich eine halbe Stunde hinlegt, braucht eine Schwangere unter Umständen einen ganzen Tag, um sich von ihrer Erschöpfung zu erholen.

## Pennys Baby

**Reife Eltern zu haben ist für das Baby von Vorteil:**

- seine Eltern haben eine stabile, eingespielte Beziehung entwickelt
- sein häusliches Umfeld bietet emotionale und finanzielle Sicherheit
- seine Mutter hat ihre beruflichen Ambitionen befriedigt und betrachtet es nicht als hinderlich für ihre Karriere
- da sich die Eltern dieses Kind so sehr gewünscht haben, wird es sich zutiefst geborgen fühlen
- sein Vater möchte unbedingt eine aktive Rolle bei der Betreuung übernehmen
- sowohl Penny als auch Ken fühlen sich entspannt und zuversichtlich in Anbetracht der Aussicht, Eltern zu werden

# Unfruchtbarkeit

*Es ist nicht einfach, wenn ein Paar feststellt, daß es unfruchtbar ist. Unfruchtbarkeit kann für jeden eine andere Bedeutung haben, und ganz sicher verstehen Ärzte und die betroffenen Paare nicht dasselbe darunter. Bei den meisten Paaren, die sich für unfruchtbar halten, liegt nur eine Subfertilität vor, und mit medizinischer Unterstützung kann der Kinderwunsch erfüllt werden.*

## Was ist Sterilität?

Für die meisten Menschen bedeutet Sterilität ungewollte Kinderlosigkeit, aber das ist nicht alles. Ein Paar hatte vielleicht keine Schwierigkeiten mit der Zeugung seines ersten Kindes, aber beim zweitenmal wird die Frau trotz ungeschützten Geschlechtsverkehrs nicht schwanger. Hier liegt eine sekundäre Sterilität vor. Ein anderes Paar hat Kinder mit den Partnern aus erster Ehe und stellt jetzt fest, daß es kein gemeinsames Kind zeugen kann. Das nennt man Subfertilität, weil hier die Fruchtbarkeit beider Partner in die Waagschale geworfen wird. Wenn beide nur geringfügig fruchtbar sind, kommt es unter Umständen zu keiner Schwangerschaft; ist einer der beiden dagegen hochgradig fruchtbar, kann durchaus eine Schwangerschaft eintreten.
Es gibt viele Möglichkeiten, einem Paar bei der Erfüllung des Kinderwunsches zu helfen. Die emotionalen Belastungen können indessen außerordentlich groß sein.

## Der Streß, den Unfruchtbarkeit mit sich bringt

Die Feststellung, daß Sie steril oder subfertil sind, kann für Sie ein Schlag sein und starke Emotionen hervorrufen, zum Beispiel Depressionen, Wut, heimlichen Groll oder Schuldgefühle. Einige unfruchtbare Menschen haben berichtet, daß sie sich in Gedanken und Träumen selbst verstümmeln, eine Folge der Wut, die sie gegen ihren Körper und vor allem gegen ihre Fortpflanzungsorgane empfinden. Hinzu kommt ein starkes Gefühl der Isolation (obwohl jedes sechste Paar den Arzt aufsucht, weil es beginnt, sich wegen der erfolglosen Versuche, ein Kind zu bekommen, Sorgen zu machen), und die Belastungen, denen sich ein Paar ausgesetzt sieht, können unerträglich und für manche letztlich zerstörerisch sein.

## Der Kinderwunsch

In der Lage zu sein, sich für oder gegen Kinder zu entscheiden, ist ein verhältnismäßig neues Phänomen, weil es erst seit dreißig Jahren verläßliche Methoden zur Empfängnisverhütung gibt, die allen Bevölkerungsteilen (westliche Welt) zugänglich sind. Doch trotz dieser Entscheidungsfreiheit bleibt für die Mehrzahl der Menschen der Wunsch nach einem Kind untrennbar mit der Sexualität verbunden. Es gibt viele verschiedene Gründe, sich Kinder zu wünschen. Die Fortpflanzungsfähigkeit scheint für das Selbstbild der meisten Menschen von grundlegender Bedeutung zu sein. Kinder zu haben ist eine Art „Übergangsritus" und vermutlich die wichtigste Lebenserfahrung, die Sie je machen werden. Sie sind nicht länger nur das Kind Ihrer Eltern, sondern selber Mutter oder Vater.

### Der Kinderwunsch

**Menschen wünschen sich aus den unterschiedlichsten Gründen Kinder; die Skala der Motive reicht von einfach bis hochkompliziert.**

- „Ich möchte, daß ein Teil von mir in meinen Kindern fortlebt."
- „Ein Kind ist ein Beweis der Liebe zwischen mir und meinem Partner."
- „Mit unseren Kindern stirbt unsere Linie der Familie nicht aus."
- „Kinder vertiefen die Beziehungen zwischen meiner Familie und der meines Partners."
- „Ich möchte ein Kind aus meinem eigenen Fleisch und Blut, weil ich adoptiert bin."
- „Ich glaube, mein Partner und ich wären gute Eltern."
- „Ich möchte einen Menschen entdekken, der eine einzigartige Kombination aus meinem Partner und mir darstellt."
- „Wenn ich meine Kinder anständig erziehe und positiv beeinflusse, habe ich mein Scherflein zur nächsten Generation beigetragen."
- „Kinder in die Welt zu setzen ist ein wichtiges Ereignis im Leben, ein Übergangsritus, ein Symbol des Erwachsenseins."
- „Ich möchte jemanden, den ich lieben kann und der mich liebt."
- „Ich möchte meinen Kindern eine unbeschwerte Kindheit bereiten."
- „Ich will im Alter nicht allein sein – ich möchte Kinder und Enkelkinder um mich haben."
- „Mit einem Kind erhält mein Leben einen Sinn – da ist jemand, für den es sich zu arbeiten lohnt."

**Ethische Überlegungen** Wie allen wichtigen Entscheidungen im Leben sind auch der bevorstehenden Ankunft eines Kindes eine Reihe ethischer Überlegungen vorgeschaltet, vor allem wenn die Schwangerschaft mit medizinischer Hilfe zustande gekommen ist. Dieser Prozeß kann Probleme mit sich bringen, die man vor Beginn der Behandlung, der Empfängnis oder sogar vor Eintritt des Kindes ins Erwachsenenalter nicht vorausgesehen hat (siehe Spalte rechts).

Wie würden Sie beispielsweise reagieren, wenn man nach komplizierten und traumatischen Verfahren zur Schaffung neuen Lebens bei dem Fetus Anomalien feststellte? Und was wäre, wenn sich bei einer Übertragung von Embryonen alle erfolgreich einnisteten und es so zu einer Mehrlingsschwangerschaft käme? Würden Sie sich ein Medikament einspritzen lassen, das einen Spontanabort bei einem oder mehreren der Feten auslöst, um ihre Zahl zu verringern? Die Verbleibenden hätten dann zwar eine bessere Überlebenschance, aber es bestünde auch das Risiko, daß Sie alle Feten verlören. Oder würden Sie beschließen, allen eine Chance zu geben, so gering sie auch sein mag? Die Verwendung von anonym gespendeten Samen, Eizellen oder Embryonen – sofern gesetzlich erlaubt – kann eine Reihe von Problemen mit sich bringen. Obwohl das Kind fast immer als das eigene des Paares ins Geburtsregister eingetragen ist, spricht man nicht immer über seine Herkunft, so daß die Geheimniskrämerei bei der Geburt beginnt. Es könnte auch erbrechtliche Schwierigkeiten geben, so daß eine anwaltliche Beratung notwendig sein könnte.

**Wann beginnt Leben?** Kann man einen Embryo schon als einzigartiges menschliches Lebewesen bezeichnen, oder verfügt er lediglich über das Potential, zu einem voll entwickelten Menschen heranzuwachsen, ähnlich wie eine Eichel die Anlagen hat, sich zu einer Eiche zu entwickeln? Ihr eigener Standpunkt zu dieser Frage wirkt sich zweifellos auf die Entscheidung aus, wie Sie bei einer künstlichen Befruchtung über „überflüssige“ Eier oder Embryonen verfügen, vorausgesetzt natürlich, Sie haben die Wahl.

Vielleicht möchten Sie die Spermien, Eier oder Embryonen einem anderen unfruchtbaren Paar spenden oder sie der Genforschung zur Verfügung stellen. Und wenn Sie sich für die Spende entscheiden, wären Sie dann glücklich zu wissen, daß irgendwo auf der Welt ein volles oder Halbgeschwister Ihres Kindes lebt? Die Antworten auf diese Fragen sind nicht einfach, und jeder muß tun, was er persönlich für das Beste hält. Eine gute IVF-Klinik (In-vitro-Fertilisation) wird Sie beraten und Ihnen bei der Entscheidung helfen.

**Sind Sie steril?**

Bevor Sie als ein Paar die Bestätigung erhalten, daß Sie unfruchtbar sind, und an eine Klinik verwiesen werden, die In-vitro-Fertilisationen durchführt, wird Ihr Arzt Sie befragen. Er wird wissen wollen, wie lange Sie und Ihr Partner versucht haben, ein Kind zu bekommen, ob Sie Kinder mit einem früheren Partner hatten, ob einer von Ihnen raucht, Alkohol trinkt oder Drogen nimmt; ob Sie bisher irgendwelche Arzneimittel regelmäßig nehmen mußten, ob Sie eine schwere Krankheit oder Operationen hatten, wann und wie oft Sie miteinander schlafen und wie die Monatsblutungen verlaufen.

## Probleme, die Sie überdenken sollten

**Es sind einige Probleme zu lösen, wenn ein Paar mit Hilfe einer Sterilitätsbehandlung ein Kind zu bekommen versucht.**

- Wenn Sie mittels Spende von Samen oder Eizellen ein Kind haben könnten, würde dann die Tatsache, daß es nicht „Ihres“ ist, Sie daran hindern, es wie Ihr eigenes zu lieben?
- Wären Sie eifersüchtig, wenn ein Samenspender schafft, was Ihnen nicht gelungen ist?
- Würden Sie Ihrem Kind erzählen, was es mit seiner Herkunft auf sich hat, oder würden Sie es geheimhalten?
- Wie würden Sie, wenn Sie ein Kind mittels Ei- oder Samenspende (oder beides) zur Welt gebracht hätten, später auf die Bitte reagieren, seine genetische Herkunft zurückzuverfolgen? Und was wäre, wenn dies nicht möglich ist, weil die Unterlagen vernichtet wurden, was häufig der Fall ist?
- Wie lange würden Sie die Sterilitätsbehandlung fortsetzen?
- Was soll mit dem überzähligen gefrorenen Sperma, den Eizellen oder Embryonen geschehen? Was wäre, wenn man Ihnen kein Mitspracherecht darüber einräumt?
- Würden Sie eine Mehrlingsschwangerschaft emotional bewältigen? Was wäre, wenn ein Embryo, mehrere oder alle Embryonen noch im Mutterleib sterben?
- Wie leicht oder schwer würde es Ihnen später fallen, Ihr heranwachsendes Kind „abzunabeln“, da Sie so viel Zeit und Geld investiert haben, um schwanger zu werden?

# Männliche Sterilität

Die männliche Fruchtbarkeit ist in der westlichen Welt insgesamt seit einiger Zeit rückläufig, und viele Wissenschaftler mutmaßen, dies sei auf Schadstoffe in der Umwelt und Genußgifte zurückzuführen (siehe Spalte links). Manche Kliniken bieten inzwischen andrologische Dienste an, die sich mit den männerspezifischen Ursachen der Sterilität befassen, und gynäkologische, für die frauenspezifische Probleme und Erkrankungen im Vordergrund stehen. Auf diese Weise bestehen bessere Chancen als je zuvor, subfertilen oder sterilen Männern zu helfen, auf natürliche Weise Vater zu werden.
Die Sterilität des Mannes oder der Frau ist ein heikles Thema und für viele Männer offenbar noch immer eng mit der Sexualpotenz verknüpft. Die Spermien eines Mannes mögen nicht imstande sein, eine Eizelle zu befruchten, aber das tut seiner Qualität als Liebhaber keinen Abbruch. Dagegen kann ein Mann, der nicht fähig ist, Geschlechtsverkehr mit einer Frau zu vollziehen, über voll bewegliche, lebensfähige und fruchtbare Samenzellen verfügen.

### Spermienprobleme

Samenzellen sind hochempfindlich; es dauert mehrere Wochen, bis sie sich entwickelt haben, und der Reifeprozeß kann, ganz gleich zu welchem Zeitpunkt, von äußeren Faktoren beeinträchtigt werden. Deshalb ist es bei einem Mann durchaus möglich, daß die Spermienbefunde bei Untersuchungen des Ejakulats zu verschiedenen Zeitpunkten (Spermiogramm) sowohl qualitativ als auch quantitativ erheblich voneinander abweichen.

**Hodenversagen** Dieses Problem kommt selten vor, und es resultiert in einem Ejakulat, das keine Spermien enthält. Die Ursache läßt sich zumeist schwer ermitteln; es könnte sein, daß eine chromosomale Störung wie das Klinefelter-Syndrom (wenn der Mann nicht ein, sondern zwei oder mehr X-Chromosomen hat) vorliegt, eine Hodenverletzung, die zum Beispiel durch einen Sportunfall erfolgt, oder auch durch Mumps im Erwachsenenalter. Völliges Versagen der Hoden ist in der Regel, wie ein völliges Versagen der Eierstöcke, nicht heilbar.

**Niedrige Spermienzahl** Dieses Problem ist nicht mit Sterilität gleichzusetzen. Viele Männer mit niedriger Spermienzahl sind biologische Väter, obwohl es in der Regel länger dauert, bis die Befruchtung stattfindet. Leider kommt es jedoch häufig vor, daß hier die Mehrzahl der Spermien auch noch Anomalien aufweist. Geringe Spermienzahl und Anomalien können auf hormonale Störungen, anatomische Probleme, immunologische Probleme oder Umweltfaktoren zurückzuführen sein.

### Hormonale Störungen

Die ausreichende Produktion hodenstimulierender Hormone in der Hypophyse, einschließlich luteinisierender Hormone (LH) und follikelstimulierender Hormone (FSH), ist von ausschlaggebender Bedeutung für eine gesunde Spermiogenese. Wenn die Hirnanhangdrüse nicht genügend FSH und LH ausschüttet, ist die Fähigkeit beeinträchtigt, Spermien zu erzeugen, ebenso wie bei einer Fehlfunktion der Schilddrüse oder Nebenniere.

## Umweltfaktoren

**Die Auswirkungen von lebensstil- oder umweltbedingten Schadstoffen auf die Fruchtbarkeit des Mannes beginnt man gerade erst zu erforschen.**

**Polychlorierte Biphenyle (PCB)** Forschungsergebnisse deuten darauf hin, daß chemische Schadstoffe wie diese nichtabbaubaren Substanzen für die insgesamt abnehmende Fertilität der Männer in westlichen Ländern verantwortlich sein könnten. PCB wurden ausgiebig in der Plastikindustrie und während der 50er und 60er Jahre als elektrisches Isoliermaterial verwendet, Ende der 70er Jahre wegen der Gesundheitsrisiken jedoch verboten. Diese Schadstoffe sind indessen in der Umwelt verblieben und in die Nahrungskette eingedrungen. PCB werden in Fettzellen gespeichert und haben eine leicht östrogenähnliche Wirkung, die eine Störung der Spermiogenese verursachen kann.

**Rauchen, Alkohol und Streß** Der Konsum von Zigaretten und/oder Alkohol kann ebenso wie Streß die Spermienqualität und -menge beeinträchtigen. Wenn ein Mann ohnehin schon zur Unterproduktion von Samenzellen neigt, kann die Spermienzahl durch übermäßigen Genuß von Nikotin oder Alkohol schlagartig absinken.
Kaffee sollte ebenfalls nur in Maßen konsumiert werden, denn das Koffein scheint Defekte in den Samenzellen (und Eizellen) zu verursachen. Streß könnte ebenfalls eine Ursache für die Sterilität des Mannes sein, und die Wirkung wird noch verstärkt, wenn er in Streßsituationen übermäßig viel raucht, Alkohol oder Kaffee trinkt.

**Drogen/Medikamente** Sogenannte „Gesellschaftsdrogen/Genußgifte“ wie Marihuana und Kokain verringern die Spermienzahl und -motilität erheblich; gleichzeitig erhöht sich der Prozentsatz defekter Spermien. Medikamente wie Antidepressiva und Mittel gegen Malaria können ebenfalls negative Auswirkungen haben.

**Anatomische Probleme**
Einige dieser Störungen können bereits bei der Geburt vorhanden und nicht diagnostiziert worden sein; andere werden später verursacht, zum Beispiel durch eine Verletzung, Infektion oder Erkrankung.

**Abnormer Zustand der Hoden** Hier könnte Hydrozele (Wasserbruch, übermäßige Menge der normalen Gleitflüssigkeit rund um die Hoden) oder Varikozele (Krampfadervorfall, wenn sich die Venen des Hodensacks und der Hoden vergrößern) vorliegen. Beides scheint einen Temperaturanstieg der Hoden und damit eine Spermiogenesehemmung zu bewirken.

**Retrograde Ejakulation** Ungefähr 1% der Männer stellt fest, daß sie zwar einen Orgasmus haben, aber nicht ejakulieren. Das liegt an einer rückläufigen („trockenen") Ejakulation, wenn der Samen rückwärts in die Blase statt nach vorn entlang der Harnröhre ausgespritzt wird.

**Behinderung der Samenleiter** Eine Behinderung eines Ganges oder beider Tubuli, die Hoden mit Samenbläschen verbinden, kann von Geburt an bestehen oder die Folge einer Infektion sein, zum Beispiel einer Gonorrhoe.

**Immunologische Probleme**
In manchen Fällen bildet ein steriler Mann Antikörper, die seine Spermien angreifen. Diese werden vom Immunsystem erzeugt, das aus irgendeinem Grund die Samenzelle als Eindringling identifiziert. Ein solches Problem kann infolge einer Verletzung oder Infektionskrankheit auftreten und läßt sich durch das Vorhandensein weißer Blutkörperchen im Samen nachweisen.

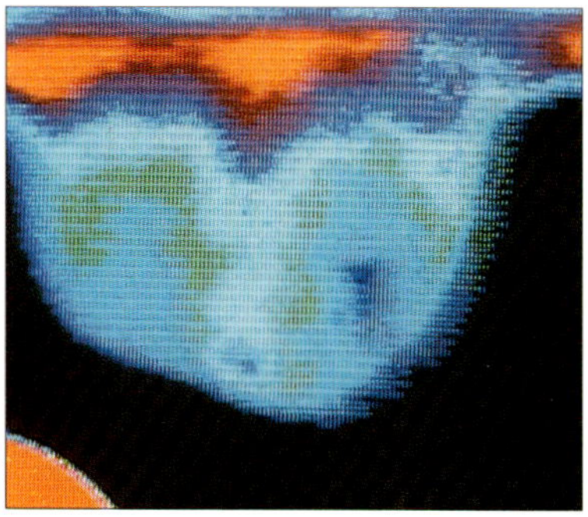

**Gesunde Hoden**
Dieses Thermogramm zeigt, daß gesunde Hoden (blau) eine niedrigere Temperatur als der Körper (orange, oberer Bildrand) haben.

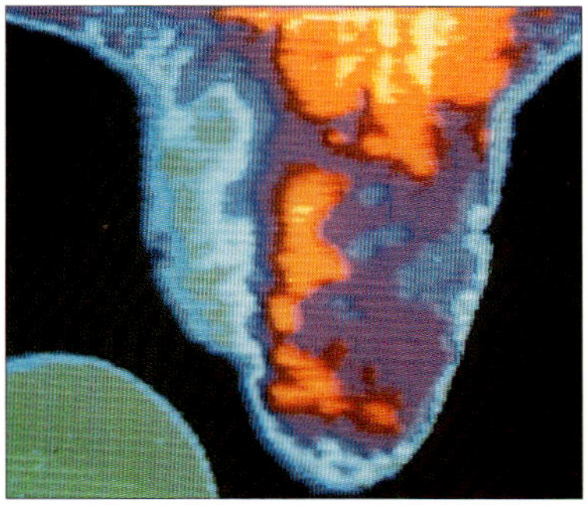

**Varikozele**
Die orangefarbenen Flecken auf dem nächstliegenden Hoden zeigen einen Krampfadervorfall; die orangefarbene Tönung läßt auf eine erhöhte Temperatur schließen, die eine Spermiogenese verhindern kann.

## Ursachen der Sterilität beim Mann

Für den Zustand der Unfruchtbarkeit verantwortlich ist zu etwa 35% die Sterilität des Mannes, zu 50% die Sterilität der Frau, und der Rest betrifft beide Partner (oder bleibt ungeklärt). Zu den Ursachen der Sterilität beim Mann gehört: die völlige Unfähigkeit der Hoden, Spermien zu produzieren (zum Glück sehr selten), eine Anomalie wie Hydrozele oder Varikozele, die eine Spermiogenesehemmung zur Folge hat, Impotenz, vorzeitiger Samenerguß oder die Unfähigkeit, eine Erektion aufrechtzuerhalten.
Darüber hinaus schließt sich während der Ejakulation normalerweise ein Ventil am Blasenansatz; wenn es versagt, wird der Samen zurück in die Blase statt durch die Harnröhre ausgespritzt. Die retrograde Ejakulation kommt am häufigsten bei Männern vor, die an Diabetes erkrankt sind, eine Harnröhrenoperation hatten oder an einer Rückenmarksverletzung leiden.

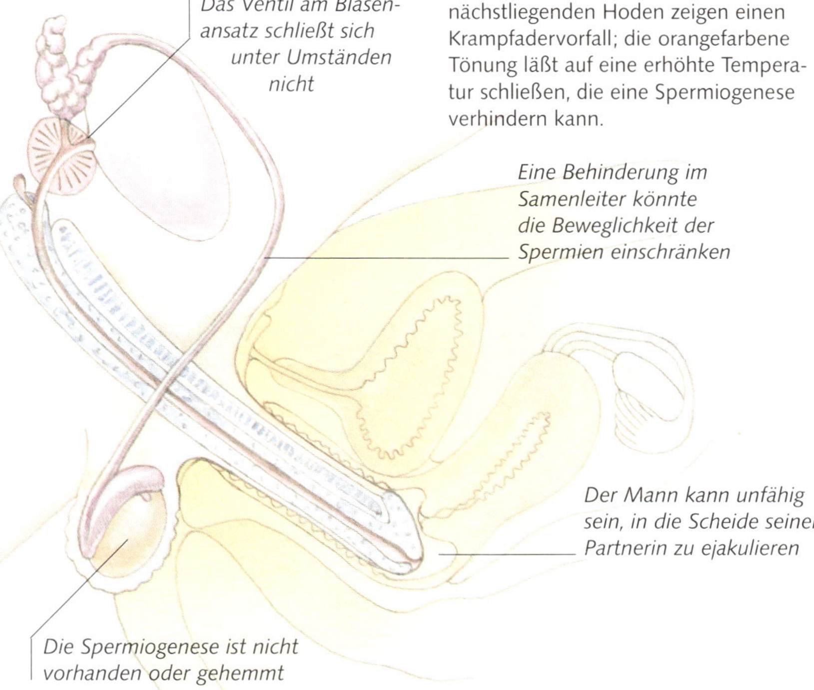

# Nachforschungen bei männlicher Sterilität

Es gibt eine Reihe von Möglichkeiten zur diagnostischen Klärung der Frage, was mit gesunden Spermien passiert, wenn sie in Kontakt mit dem Zervixschleim (Mukus) kommen, den sie durchschwimmen müssen, um ein reifes Ei zu erreichen und zu befruchten. Folgende Voraussetzungen müssen erfüllt sein, damit ein Mann nicht unfruchtbar ist, wenn in Tests mehr oder weniger gesichert nachgewiesen wurde, daß die Spermien befruchtungsfähig sind: Die Ejakulatmenge sollte mehr als 30 Millionen Spermien je Milliliter enthalten, und davon müssen mindestens 60 % beweglich sein. Der Anteil pathologischer Spermien sollte unter 30 % liegen, und es sollten keine weißen Blutkörperchen oder Bakterien vorhanden sein.

### Vorläufige Beurteilung der Spermienqualität

Ihr Arzt wird Spermatests anordnen, um sich einen groben Überblick zu verschaffen, bevor er sich eingehender mit dem Grad Ihrer Fertilität befaßt. Das Ejakulat wird von einer Fachkraft mit Hilfe des Mikroskops und eines rechnergestützten Geräts zur Analyse der Spermamotilität untersucht. Anhand des Spermiogramms kann man voraussagen, wie befruchtungsfähig Ihre Spermien höchstwahrscheinlich sind.

### Postkoitaltest

Der Postkoitaltest untersucht das Verhalten der Spermien, sobald sie sich innerhalb der Vagina befinden. Ihre Partnerin sollte die Klinik möglichst um den errechneten Zeitpunkt des Eisprungs aufsuchen. In dieser Phase des Menstruationszyklus ist der Zervixschleim besonders empfänglich für Spermien. Dieses Sekret, das ansonsten ziemlich zähflüssig sein kann, ist dann reichlich vorhanden, durchsichtig, sehr spinnbar (zu einem Faden ausziehbar), speichelähnlich und leicht durchgängig.

Im Idealfall sollten Sie mehrere (am besten 6 bis 12) Stunden vorher Geschlechtsverkehr gehabt haben. Für einige Paare ist das Wissen um den Test so belastend, daß sie nicht miteinander schlafen können.

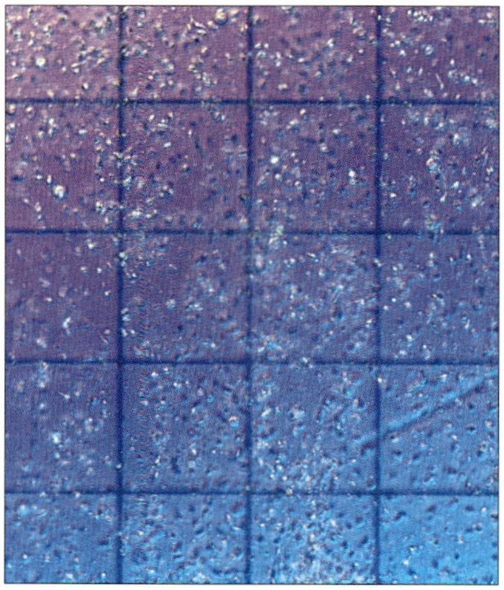

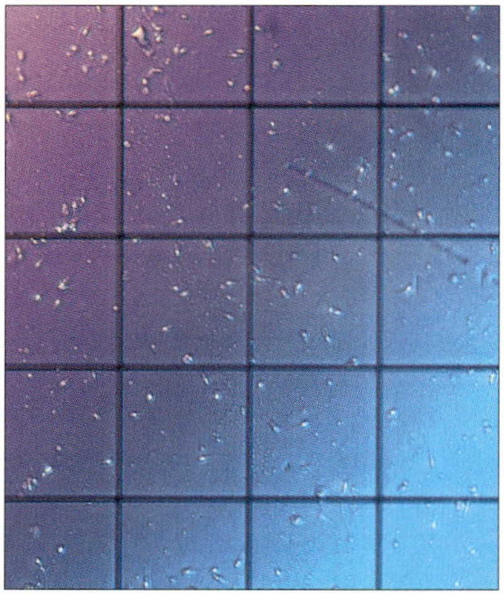

**Spermienzahl**

Die Befruchtungsfähigkeit des Mannes wird in zwei Spermiogrammen untersucht, die sich auch mit Spermienanomalien befassen. Jeder Milliliter Ejakulat sollte mindestens 30 Millionen Spermien enthalten und die Mehrzahl normale Formen aufweisen. Im Bild links ist ein zufriedenstellender, unauffälliger Befund zu sehen. Wenn weniger als 20 Millionen Spermien auszumachen sind und ein hoher Anteil pathologischer Formen erkennbar ist, eignet sich das Sperma nicht für eine Schwangerschaft, wie es im rechten Bild der Fall ist.

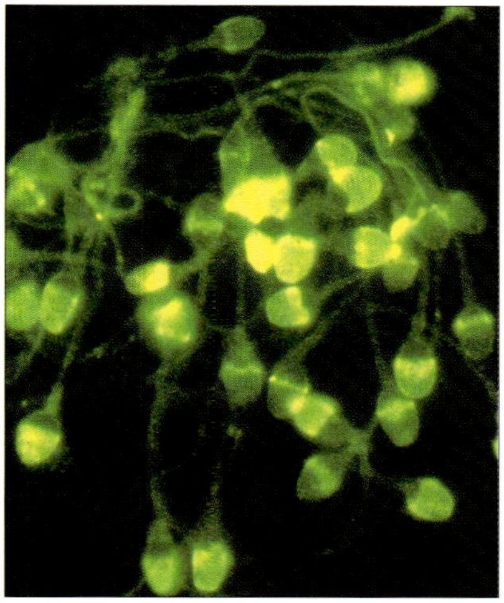

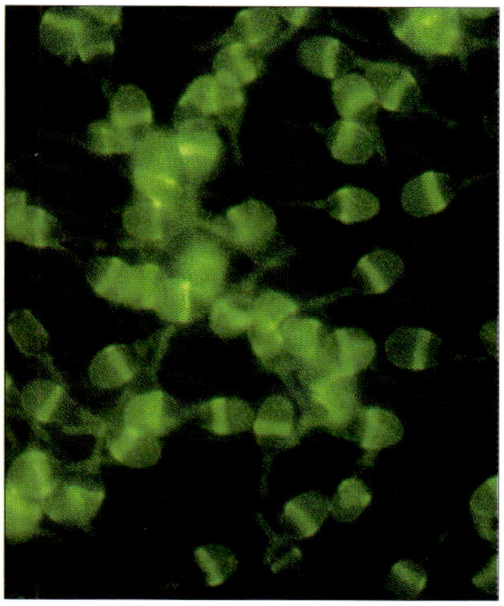

**Spermien-Akrosomentest**
Der Kopfteil eines Spermiums ist von einer Kappe umgeben, dem sogenannten Akrosom. Es enthält die Enzyme, die der Samenzelle ermöglichen, die Außenhaut der Eizelle zu durchdringen. Fehlt den Spermien diese akrosomale Kappe, sind sie außerstande, eine Eizelle zu befruchten. Bei Spermatests werden Chemikalien verwendet, die leuchten, wenn sie mit einem Akrosom reagieren. Diese Bilder zeigen funktionsuntüchtige Samenzellen (links) und normale Spermien.

Man wird Ihre Partnerin in der Klinik fragen, wann der Geschlechtsverkehr stattgefunden hat, und sie dann vaginal untersuchen. Eine Zervixschleimprobe wird entnommen, die Spinnbarkeit beurteilt und dann unter dem Mikroskop auf Spermien untersucht. Bei einem positiv zu bewertenden Postkoitaltest ist die Spermienzahl zufriedenstellend, die Beweglichkeit ausreichend und der Zervixschleim nicht aggressiv.

**Der Test ist negativ** Dafür kann es verschiedene Ursachen geben: falsch gewählter Zeitpunkt; kein Eisprung in diesem Zyklus; der Zervixschleim ist dick und klebrig statt klar und dünnflüssig; Antikörper haben die Spermien angegriffen, die in Zervixschleim oder Samenflüssigkeit vorhanden waren; Unfähigkeit, in die Scheide zu ejakulieren; Zerstörung der Spermien, weil ein Spermizid zur Verhütung benutzt wurde; oder die Spermien wurden herausgewaschen, weil sich Ihre Partnerin für den Klinikbesuch säubern wollte. Es könnte auch sein, daß Sie dieses Mal einfach Pech und ein Ejakulat mit wenig oder gar keinen Spermien hatten. Nur wenn der zweite Test ebenfalls negativ ausfällt, werden zusätzliche Untersuchungen angeordnet.

## Sperma-Untersuchungen

Sperma-Untersuchungen werden durchgeführt, um festzustellen, ob Ihre Spermien in der Lage sind, zu den Eizellen Ihrer Partnerin zu schwimmen und sie zu penetrieren.
Im Spermieninvasionstest wird die Wechselwirkung zwischen Sperma und Zervixschleim Ihrer Partnerin unter dem Mikroskop untersucht. Wenn die Spermien unfähig sind, in das Sekret einzudringen oder ungehindert hindurchzugelangen, dann könnte der Postkoitaltest negativ sein; diese Entdeckung allein sagt aber nicht aus, ob das Problem bei den Spermien oder beim Zervixschleim liegt. Der gekreuzte Invasionstest soll diese Frage beantworten. Hier wird das gleiche Verfahren wie beim Spermieninvasionstest angewendet, aber zuerst werden Ihr Sperma und der normale Zervixschleim einer Spenderin benutzt, und dann das Sperma eines Spenders mit dem Mukus Ihrer Partnerin kombiniert. Sind die Ursachen dann noch immer nicht geklärt, sind weitere Untersuchungen wie der Spermien-Akrosomentest und der Eizellen-Penetrationstest erforderlich.

### Eizellen-Penetrationstest

Die Fähigkeit der Spermien, eine Eizelle zu befruchten, kann mit dem Eizellen-Penetrationstest sicherer als mit dem Akrosomentest (siehe oben) untersucht werden.
Bei diesem Test wird das Sperma mit Transfer-Oozyten (Hamster-Eizellen, in vitro) in Kontakt gebracht und gemessen, wie gut die Spermien sie durchdringen.
Das bedeutet, daß Ihre Partnerin sich nicht der streßreichen IVF-Behandlung (siehe Seite 46) unterziehen muß, um Eizellen für den Test bereitzustellen. Es besteht keine Gefahr, daß aus der Verschmelzung von Spermien und Transfer-Oozyten ein Embryo entsteht.

## Myome und Unfruchtbarkeit

**Myome sind gutartige Muskelgeschwülste, die sich überall in der Gebärmutter bilden können. Sie sind allerdings nur selten die Ursache der Sterilität.**

Diese Geschwülste bestehen aus Muskelsträngen und rangieren in der Größe zwischen Erbse und Grapefruit. Sie können Deformationen der Gebärmutter verursachen und einen oder beide Eileiter zusammenpressen. Wenn sie nahe an der Oberfläche der Uterusschleimhaut liegen, können sie eine normale Einnistung des Eis verhindern, und falls sie sich dicht neben der Einmündung der Eileiter befinden, ist die Blastozyste möglicherweise nicht imstande, die Gebärmutter zu erreichen. Myome wirken sich unter Umständen auch auf die Muskelkontraktionen während der Wehentätigkeit aus, obwohl dies vor allem davon abhängt, wo sie sitzen und wie groß sie sind. Jede fünfte Frau über 30 Jahre hat Myome, aber keine Symptome. Am häufigsten treten sie bei Frauen auf, die das 35. Lebensjahr überschritten haben, und falls sie Probleme verursachen, lassen sie sich operativ entfernen. Der Eingriff (Myomenukleation genannt) ist einfach und unkompliziert; Gebärmutter und Eierstöcke bleiben dabei unangetastet.

# Sterilität der Frau

Die Unfruchtbarkeit, unter der manche Frauen leiden, wurde in den letzten 30 Jahren gründlich untersucht, und inzwischen hat man große Fortschritte bei Diagnose und Behandlung erzielt. Die Ursachen für die Subfertilität der Frau kann man vier Hauptbereichen zuordnen; alle lassen sich inzwischen medizinisch therapieren, jedoch mit unterschiedlichem Erfolg.

### Funktionsschwäche der Ovarien*

Das Ausbleiben des Eisprungs ist die häufigste Ursache für die Sterilität der Frau. Diese sogenannte Anovulation ist häufig auf hormonale Störungen zurückzuführen. Gelegentlich sind jedoch die Eierstöcke beschädigt, oder – was aber selten vorkommt – der Eizellenvorrat ist ganz einfach versiegt.

**Hormonale Störungen** Wir haben bereits beim normalen Ovarialzyklus gesehen (siehe Seite 26), daß Hormone aus der Hypophyse und dem Eierstock für Wachstum und Erhalt der Eizelle zuständig sind. Wenn Sterilität vorliegt, dann ist jedoch oft zuwenig von einem oder zuviel von einem anderen Hormon vorhanden. Beispielsweise sollte in der Mitte des Zyklus der Hypothalamus die Hypophyse anregen, eine große Menge FSH und LH auszuschütten, um einen Eisprung herbeizuführen; in 20 % der Fälle bleibt die Stimulation indessen aus. Es ist zwar ein gewisses FSH- und LH-Volumen vorhanden, aber für eine Ovulation reicht es nicht aus. Die Hypophyse könnte auch infolge einer Fehlfunktion gar keine oder zuviel FSH und LH produzieren. Oder die Eierstöcke werden aufgrund einer übermäßigen LH-Bildung und des verhältnismäßig geringen FSH polyzystisch: Aufgrund einer doppelseitigen Vergrößerung beider Eierstöcke auf das Zwei- bis Dreifache durch Zysten sind sie nicht mehr imstande, reife Eizellen zu erzeugen. Probleme, die durch eine unausgewogene Hormonproduktion entstehen, können mit fertilitätsfördernden Medikamenten behandelt werden. Dazu gehören unter anderem Clomiphen, HCG* und HMG – ein aus dem Harn von Frauen nach der Menopause gewonnenes Gemisch aus LH und FSH –, zusätzlich zu den weiblichen Sexual- und Hypophysenhormonen. Bei 90 % aller Frauen, deren Fertilitätsprobleme hormonal bedingt sind, kann die moderne Medikamententherapie einen regelmäßigen Eisprung zur Folge haben.

**Ovariell bedingte Probleme** Narbengewebe können infolge einer Zystenoperation, einer Infektion oder als Nebenwirkung einer Strahlenbehandlung den Eierstock schädigen. Der Eizellenvorrat einer Frau kann sich auch erschöpfen, bedingt durch die Wechseljahre, chirurgische Läsionen oder Strahlentherapie. In solchen Fällen ist die künstliche Befruchtung, manchmal unter Verwendung gespendeter Eizellen, die einzige Möglichkeit, eine Schwangerschaft herbeizuführen.

### Hormonales Ungleichgewicht

Hormone können die Empfängnis nicht nur durch Beeinflussung des Eisprungs verhindern. Progesteron ist zum Beispiel unerläßlich für das Überleben der befruchteten Eizelle. Wird es in zu kleiner Menge oder nur kurze Zeit produziert, hat das Ei unter Umständen keine Überlebenschance.

**Strukturprobleme**

Gesunde Eileiter sind eine Voraussetzung für eine natürlich entstehende Schwangerschaft, denn durch diese Tuben erreicht das aufsteigende Spermium die Eizelle und der sich entwickelnde Embryo den Uterus, um sich dort einzunisten. Eine frühere ektope Schwangerschaft*, eine Beckenentzündung, chirurgische Eingriffe oder eine Infektion gleich welcher Art können einen Tubenverschluß oder eine Tubenschädigung verursachen und eine natürliche Empfängnis verhindern.

Bei mindestens 10 % aller unfruchtbaren Frauen ist das Problem im Gebärmutterbereich zu finden. Der Uterus kann angeborene Fehlbildungen, Verwachsungen, Polypen oder Myome (siehe Spalte links) aufweisen. Oder es liegt eine Endometriose vor: Hier wächst endometriumähnliches Gewebe außerhalb der Gebärmutterhöhle (wo es normalerweise als Schleimhautauskleidung dient), zum Beispiel im Eileiter, in den Ovarien und innen an der Bauchdecke. Diese Schleimhautwucherungen können zur Bildung von Narbengewebe und Verwachsungen führen.

Um ein Ei zu erreichen müssen die Spermien Schleim durchschwimmen, der von der Zervix abgesondert wird. Wenn die Sekretmenge nicht ausreicht, für die Spermien undurchgängig ist oder wenn Antikörper angreifen, haben die Samenzellen keine Chance, die Eizellen zu erreichen, und es kann keine Befruchtung stattfinden. Bisher hat sich noch keine Behandlungsmethode hundertprozentig bewährt; hier wäre die künstliche Befruchtung eine Möglichkeit, die man in Betracht ziehen könnte.

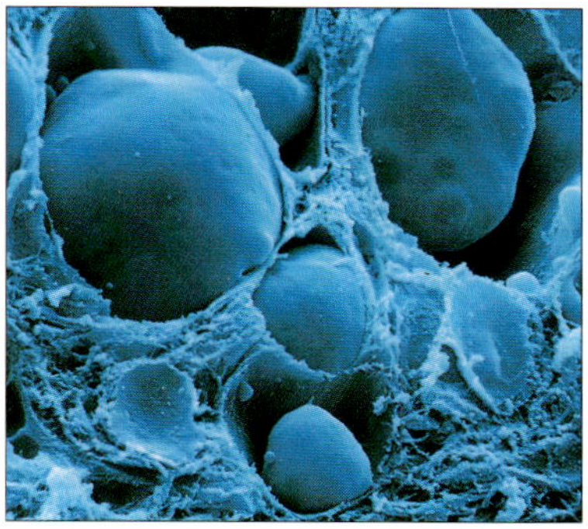

**Entwicklung der Eizellen**
Dieses Bild eines normalen Eierstocks, durch ein Elektronenmikroskop betrachtet, zeigt die Entwicklung von Eiern. Eine Anomalie, wie ein Tumor im Eierstock, kann verhindern, daß Eier produziert und ausgestoßen werden.

## Ursachen für die Sterilität der Frau

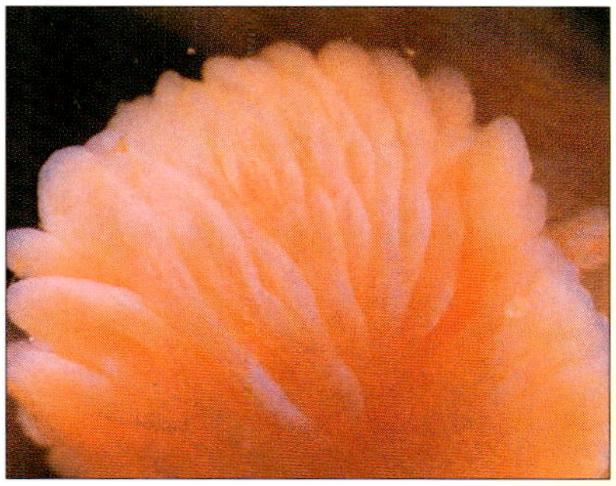

**Tubenverschluß**
Das Bild zeigt die Fimbrien eines Eileiters. Diese zarten, fingerähnlichen Zotten fangen die Eier auf, die von den nahe gelegenen Ovarien ausgestoßen werden, und transportieren sie in den Eileiter weiter, wo sie auf die Befruchtung warten. Wenn der Eileiter blockiert ist, kann das Spermium das Ei nicht erreichen.

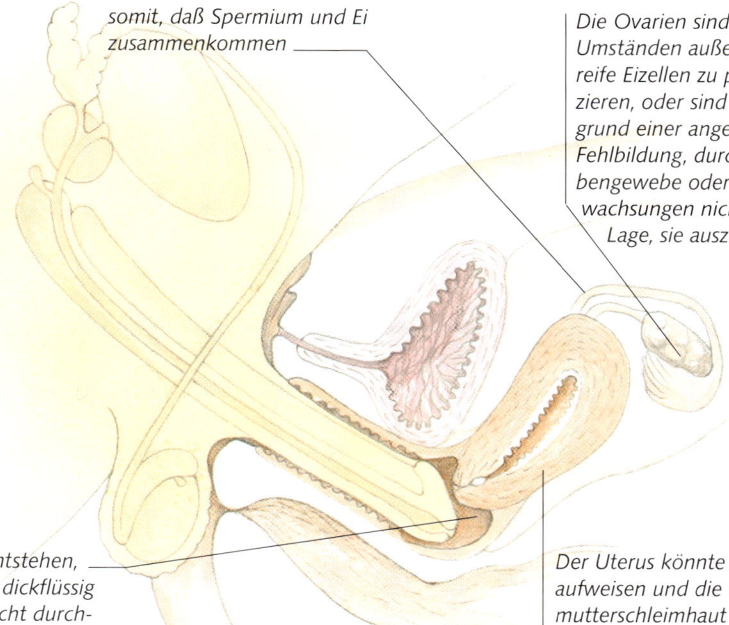

## Überprüfung der Ovulation

**Der erste Schritt bei Sterilitätsuntersuchungen besteht darin, festzustellen, ob Sie einen Eisprung haben. Wenn diese einfachen Tests die Ovulation bestätigen, wird Ihr Arzt Ihnen empfehlen, weitere Nachforschungen anzustellen.**

**Basaltemperaturmessung** Ihr Arzt wird Ihnen zeigen, wie man die Basal- oder Aufwachtemperatur mißt und über einen Zeitraum von drei Monaten regelmäßig auf einer Tabelle einträgt. Daran können Sie ablesen, ob Ihre Körpertemperatur zum Zeitpunkt des Eisprungs ansteigt und für den Rest des Monats erhöht bleibt. Falls ja, zeigt das normalerweise an, daß die Ovulation in regelmäßigen Abständen stattfindet.

**Progesteronbestimmung** Anhand einer Bestimmung der Progesteronmenge im Blut kann überprüft werden, ob ein Eisprung stattgefunden hat. Nach der Ovulation beträgt der normale Progesteronspiegel 10 ng (Nanogramm, zehntausend Millionstel eines Gramms) pro Liter. Wenn Ihr Blut gegen Mitte des Menstruationszyklus diese Progesteronmenge enthält, geht man davon aus, daß Sie einen normalen Eisprung haben.

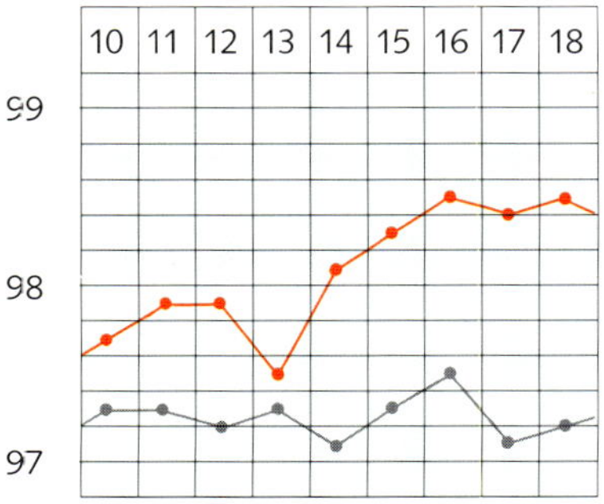


**Normale und anormale Zyklen**
Diese Tabelle zeigt (oben Datum, links die Temperatur in °Celsius) die typische Körpertemperatur während eines normalen Zyklus (rote Linie) und bei Ausbleiben des Eisprungs (graue Linie).

# Nachforschungen bei weiblicher Sterilität

Wenn erste Tests darauf hindeuten, daß Sie aller Wahrscheinlichkeit nach einen Eisprung haben, leiten die Kliniken eine Reihe weiterer Untersuchungen ein, um herauszufinden, warum Sie bisher nicht schwanger geworden sind. Mit diesen Tests versucht man, sich ein Bild über Zustand und Funktionsfähigkeit Ihrer Hormone, Ovarien, Ihrer Gebärmutter und Ihrer Eileiter zu machen.

## Hormon- und Ovulationstests

Wenn man während eines vollen Menstruationszyklus jeden Tag den Hormonspiegel im Blut oder Urin mißt, kann man wertvolle Informationen über die Wechselbeziehungen zwischen Ovarien, Gehirn, Hypophyse und Hypothalamus gewinnen und ein Ungleichgewicht im Hormonhaushalt ausmachen, wenn es ein Problem mit dem Eisprung gibt. Normalerweise werden Ihre Östrogen-, luteinisierende Hormon- (LH) und Progesteronmengen gemessen und mit denen von Frauen verglichen, die bekanntermaßen einen normalen Eisprung haben. Andere Hormone, die man bei Ovulationsproblemen ebenfalls untersuchen kann, sind die follikelstimulierenden Hormone (FSH), Testosteron und Prolaktin.

**Ultraschall** Eine der aufschlußreichsten Untersuchungen ist das Ultraschallverfahren (Sonographie), mit dem der Arzt die Entwicklung der Eifollikel im Eierstock verfolgen und feststellen kann, ob eine Ovulation erfolgt. Diese Überprüfung kann auch dann nützlich sein, wenn eine bestimmte Behandlung durchgeführt werden soll, zum Beispiel eine Insemination*, da sich der Zeitpunkt des Eisprungs sehr präzise bestimmen läßt (siehe Seite 48).

**Endometriumbiopsie** Das Endometrium (die Schleimhaut des Gebärmutterkörpers) unterliegt zyklischen, von den Hormonen Östrogen und Progesteron beeinflußten Veränderungen. Infolge der erhöhten Progesteronbildung wird das Wachstum der Außenschicht und die Größe des Endometriums in der zweiten Zyklushälfte, nach dem Eisprung, deutlich beschleunigt. Falls die ausgeschüttete Progesteronmenge nicht ausreicht, ist die Entwicklung des Endometriums unter Umständen noch nicht weit genug vorangeschritten, um ein Einnisten der befruchteten Eizelle zu gestatten. Die Biopsie, bei der eine winzige Probe der Schleimhaut entnommen und unter dem Mikroskop untersucht wird, führt man in der zweiten Häfte des Menstruationszyklus durch, so daß progesteronbedingte Veränderungen sichtbar werden.

## Tubendurchgängigkeitsprobe

Die Eileiter weisen hochempfindliche Strukturen auf; sie haben an der schmalsten Stelle nicht mehr als 4 mm Durchmesser und sind leicht zu beschädigen. Bei rund 30 bis 40 % aller Frauen, die wegen Sterilität eine Klinik aufsuchen, liegt ein Tubenproblem vor. Es gibt eine Reihe von Tests, mit deren Hilfe man feststellen kann, ob die Eileiter funktionstüchtig sind.

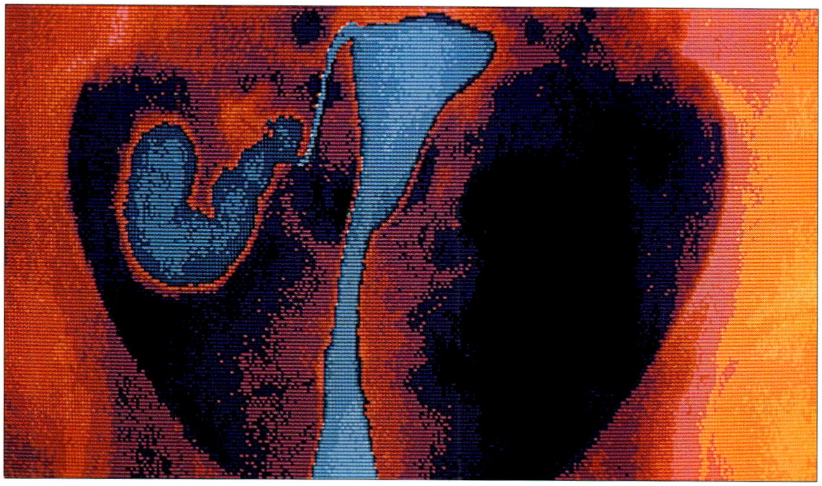

**Hysterosalpingographie (HSG)**
Die Hysterosalpingographie ist eine Röntgendarstellung von Uterus und Tuben, die, mit Kontrastmittel gefüllt auf dem Röntgenbild sichtbar werden. Das Kontrastmittel wird langsam durch den Gebärmutterhals in die Gebärmutter gespritzt und dann auf dem Röntgenschirm beobachtet. In der HSG ist das Kontrastmittel hellblau dargestellt und der Uterus der obere, rechteckige Bereich. Das Kontrastmittel ist nicht in den rechten Eileiter eingedrungen, so daß man davon ausgehen kann, daß er nahe dem Uterus undurchlässig ist. Die linke Tube scheint ebenfalls blockiert zu sein, ist jedoch weiter von der Gebärmutter entfernt und leicht geschwollen.

**Hysterosalpingographie** Sie enthüllt, ob in dem Bereich, in dem die Eileiter in den Uterus münden, oder in der Eileiterschleimhaut narbiges Gewebe oder Polypen* sind.

**Laparoskopie** Sie ist die wichtigste und aufschlußreichste Untersuchung. Damit läßt sich nicht nur bestimmen, ob die Eileiter beschädigt oder blockiert sind, sondern es lassen sich auch andere innere Organe auf Endometriose, Verwachsungen, Myome oder Fehlbildungen überprüfen.

**Gesunder Eierstock**
Die Laparoskopie kann gesunde Organe zeigen, aber auch Unregelmäßigkeiten aufdecken. Dieses Bild, das mit Hilfe eines Bauchendoskops gemacht werden konnte, zeigt einen gesunden Eierstock mit einem reifen Follikel, der bald aufplatzen und das Ei ausstoßen wird.

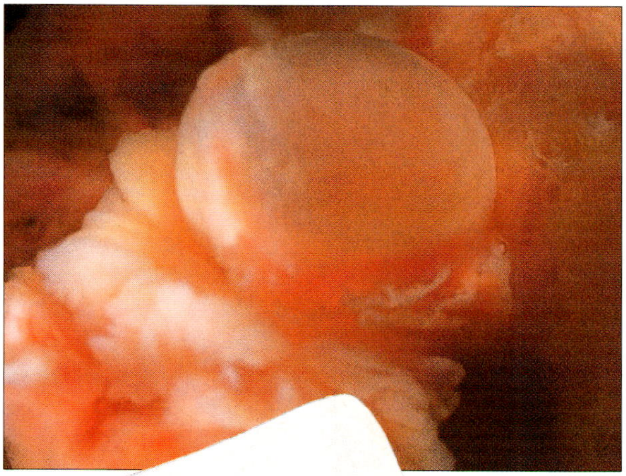

**Laparoskopie**
Der Chirurg benutzt zum Besichtigen der Bauchhöhle ein Laparoskop, ein dünnes Röhrchen, das durch einen winzigen Schnitt im Oberbauch der Patientin eingeführt wird.

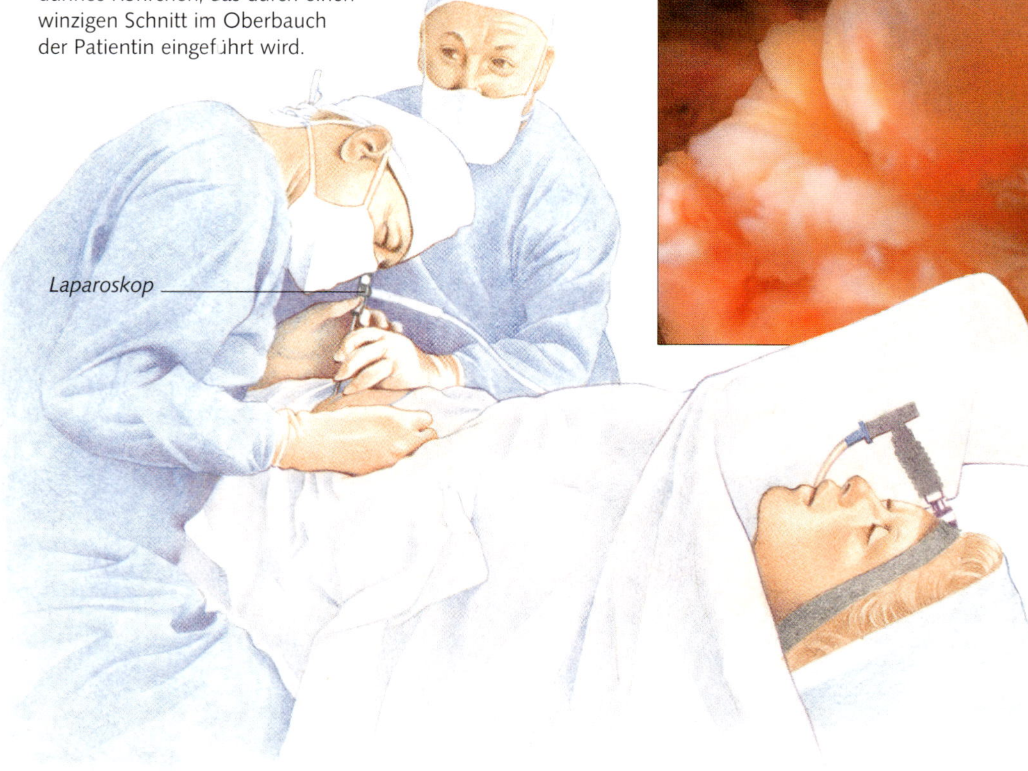


*Die Patientin erhält eine Vollnarkose, so daß sie für die Dauer der Laparoskopie, etwa 10 bis 40 Minuten, schläft*

# Extrakorporale Befruchtung

*Extrakorporale Befruchtung – durch Sperma- beziehungsweise Eispende oder In-vitro-Fertilisation – hat bisher vielen Paaren geholfen, Eltern zu werden. Die emotionale Belastung kann indessen groß sein, und es ist wichtig, daß alle Fragen, die ein solches Verfahren aufwirft, ausführlich besprochen werden. Beratung wird in vielen Spezialkliniken und gynäkologischen Praxen angeboten.*

## Samenspende

Die unkomplizierteste Form der extrakorporalen Befruchtung ist die künstliche Befruchtung einer Frau mit dem Sperma ihres Partners (homologe Insemination genannt). Die Befruchtung mit dem Samen eines anderen Mannes ist ebenfalls möglich und wird als heterologe Insemination bezeichnet.

**Homologe Insemination** Das Sperma Ihres Partners wird mit Hilfe einer Portiokappe, einem Scheidendiaphragma ähnlich, vor den Gebärmutterhals gesetzt. Es kann auch in den Zervikalkanal oder Uterus eingespritzt werden. Vor der Insemination sollten Sie Ihre Basaltemperatur regelmäßig gemessen oder einen LH-Bestimmungstest durchgeführt haben, um sicherzugehen, daß Sie einen Eisprung hatten. Mittels einer Ultraschalluntersuchung vor der Ovulation läßt sich das Follikelwachstum prüfen.
Die künstliche Befruchtung mit dem Sperma des Partners ist nicht immer empfehlenswert. Wenn der Mann eine sehr geringe Spermienzahl hat, verschwenden beide nur Zeit und setzen sich unnötig den Belastungen einer homologen Insemination aus. Für Paare, deren Problem darin besteht, daß der Mann das Sperma nicht in der Vagina ablagern kann, ist diese Methode dagegen besonders geeignet.

**Heterologe Insemination** Sie kann in folgenden Fällen in Betracht gezogen werden: wenn ein Mann steril ist oder nur über eine geringe Menge reifer Spermien verfügt (subfertil), die nicht auf eine Behandlung reagieren; bei einer starken Blutgruppenunverträglichkeit der Partner (zum Beispiel wenn eine Rhesus-negative Frau Antikörper gegen den Rhesusfaktor entwickelt hat); wenn bekannt ist, daß der Mann Überträger eines schwerwiegenden Erbleidens ist; oder wenn eine reife, psychisch gefestigte, alleinstehende Frau ein Kind, aber keinen festen Partner möchte.
Die heterologe Insemination kann vielen Paaren auf den ersten Blick als Ideallösung erscheinen, aber es gibt einige Punkte, die gründlich überlegt sein wollen. Zuallererst geht es um die Gefühle des männlichen Partners. Es ist nicht ungewöhnlich, daß ein Mann sich minderwertig fühlt oder eifersüchtig reagiert, weil die Ehefrau nicht von ihm, wohl aber von einem Spender schwanger werden konnte. Das kann sich auf die Partnerbeziehung und nach der Geburt auf das Kind auswirken. Hinzu kommt, daß einige Frauen die Umstände der Empfängnis oder die Tatsache abschreckt, daß bei einem erneuten Versuch der Samen eines anderen Mannes verwendet wird (da der erste Versuch nicht immer erfolgreich ist). Anderen bereitet es Kopfzerbrechen, nichts über den anonymen Spender zu wissen.

## Wahl eines Samenspenders

**Von großer Bedeutung für ein Paar, das eine heterologe Insemination in Betracht zieht, ist die Frage, wie eine Klinik die Spender auswählt. Es sollte gewährleistet sein, daß sie den Spender auf Herz und Nieren überprüft, Spender und Partner aufeinander abstimmt und die künstliche Befruchtung streng vertraulich behandelt.**

Die Spender sind häufig Studenten. Spezial- und andere Kliniken, die eine heterologe Insemination durchführen, achten sehr darauf, daß alle Spender körperlich und geistig gesund sind und in ihrer Familie keine Erbleiden vorkommen.
Vor der Insemination möchte sich das Paar vielleicht vergewissern, daß der Spender ähnliche körperliche Merkmale wie einer der Partner aufweist. Die Kliniken dürfen bestimmte Auskünfte geben, zum Beispiel über Haar- und Augenfarbe, Größe, Teint, Körperbau und Blutgruppe. Es könnten auch Spender zur Verfügung stehen, die einer bestimmten von Ihnen bevorzugten ethnischen oder religiösen Gruppe angehören.
Alle Informationen über den Spender sind streng vertraulich. Normalerweise werden die Unterlagen vernichtet, um die Anonymität des Spenders zu wahren.

Wenn das Sperma eines Spenders verwendet wird, den man kennt oder mit dem einer der Partner verwandt ist, kann man einigen dieser Probleme vorbeugen, während andere dadurch noch größer werden. Außerdem könnte dann die Frage auftauchen, was passiert, wenn der biologische Vater Besuchsrecht für sein Kind verlangt.

Es ist noch immer üblich, daß Ärzte die Identität des Spenders im dunklen lassen (Unterlagen werden in der Regel beseitigt), dies kann aber für ein Paar zu einer schweren Bürde werden. Die heterologe Insemination könnte auch für das Kind zu einer großen Belastung werden, vor allem wenn andere darüber Bescheid wissen und ihnen versehentlich eine Anspielung entschlüpft oder wenn in Krisenzeiten, zum Beispiel anläßlich einer Scheidung, die Wahrheit ans Licht kommt. Da diese Zeugungsmethode außerordentlich großen Streß mit sich bringt, ist eine gute Beratung wichtig.

Sie können darauf bestehen, daß die Tatsache, daß Sie mit Hilfe einer heterologen Insemination schwanger wurden, in den Unterlagen über Ihre Sterilitätsbehandlung nicht erwähnt wird. Auf der Geburtsurkunde tauchen nur Ihr Name und der Ihres Partners auf.

### Gespendete Eizellen

Wenn eine Frau außerstande ist, Eizellen zu produzieren, können von einer anderen Frau gespendete Eizellen während der IVF verwendet werden. Das hat den Vorteil, daß beide Partner in den Prozeß einbezogen sind: Der Mann befruchtet das Ei, seine Partnerin trägt das Kind aus und bringt es zur Welt. Dieses Verfahren ist jedoch komplizierter als die Samenspende. Es ist schwer, an Eizellen heranzukommen. Sie stammen in erster Linie von anonymen Spenderinnen IVF-Patientinnen, die manchmal überschüssige Eizellen zur Verfügung stellen, oder von Verwandten. Damit sind indessen Probleme verbunden: Die gespendeten Eizellen von IVF-Patientinnen weisen ein erhöhtes Risiko chromosomaler Störungen auf, weil die Spenderfrauen in der Regel älter sind, und die Eispende von Verwandten oder Freundinnen kann zu Spannungen innerhalb der Familie führen. Auch hier werden die Unterlagen oft vernichtet, und die oftmals damit verbundene Geheimniskrämerei kann sich später nachteilig auf das Leben des Kindes auswirken.

Wenn Sie keine Eier produzieren, haben Sie vermutlich auch keine Monatsblutungen, und das bedeutet, daß die Gebärmutterschleimhaut (Endometrium) dünn und nicht in der Lage ist, den wachsenden Embryo zu ernähren. Daher wird man Ihnen zusätzlich Medikamente verabreichen, um die Zellvermehrung anzuregen, so daß sich der Embryo einnisten kann.

### Embryospende

Sie kommt gelegentlich vor, wenn Paare nach einer erfolgreichen IVF keinen weiteren Bedarf an den eingefrorenen und in Samenbanken gelagerten Embryonen haben und diese einem kinderlosen Ehepaar zur Verfügung stellen. Diese Form der Spende ist sehr umstritten, wird lebhaft diskutiert und wirft zahlreiche heikle Fragen auf, zum Beispiel, welche Gefühle die Spendereltern haben, wenn ihre eigenen Kinder sterben, oder aber was passiert, wenn sich die Halbgeschwister begegnen und unter Umständen sogar Kinder miteinander zeugen. Bei dieser Methode handelt es sich vom juristischen Standpunkt aus gesehen um eine „Adoption".

## Einlagern und Prüfen des Samens

**Für die künstliche Befruchtung mit Samen des Partners wird in der Regel frischer Samen verwendet, während der des Spenders eingefroren und in sogenannten Kryobanken konserviert wird, so daß die Klinik Zeit hat, sowohl das Sperma als auch den Spender auf Infektionen zu untersuchen.**

Der gespendete Samen wird in sterile Ampullen gefüllt und durch Eintauchen in flüssigen Stickstoff gefroren. Dann wird das gefrorene Ejakulat einige Monate gelagert; in dieser Zeit führt man Tests beim Spender durch, um sich zu vergewissern, daß er keine Infektionskrankheit wie Hepatitis B oder HIV hat, die mittels seines Samens übertragen werden könnten.

Wenn nachgewiesen ist, daß der Mann zum Zeitpunkt der Samenspende frei von Infektionen war, wird das Ejakulat selbst untersucht, um zu gewährleisten, daß es keine schädlichen Mikroorganismen, zum Beispiel Bakterien enthält.

Wenn diese Tests negativ sind, kann das Sperma für die künstliche Befruchtung verwendet werden.

Bis zu 50 % der Spermien in der Samenflüssigkeit überleben das Tiefkühlen und Auftauen nicht – eine Ausfallquote, die durch die Tatsache wettgemacht wird, daß nur die widerstandsfähigsten Spermien diesen Prozeß durchstehen.

Die heterologe Insemination wird unter den gleichen Bedingungen durchgeführt wie die künstliche Befruchtung mit dem Samen des Partners.

## Leihmütter

**Das Thema Leih- oder Surrogatmütter – wenn eine Frau ein Kind für eine andere austrägt – ist medizinisch unkompliziert, birgt aber Probleme auf emotionaler, juristischer und moralischer Ebene.**

**Volle Leihmutterschaft** Die einfachste Form ist, wenn eine Ersatzmutter das Kind des Partners einer sterilen Frau empfängt und austrägt. Die Insemination kann indirekt (die Leihmutter wird künstlich mit dem Sperma des Mannes befruchtet) oder auf direktem Weg (durch Geschlechtsverkehr mit dem Mann) erfolgen.

**Partielle Leihmutterschaft** Hier wird eine Eizelle der Frau, die nicht empfangen kann, mit dem Samen ihres Partner befruchtet und anschließend in den Uterus der Leihmutter implantiert.

**Probleme** Theoretisch soll das Baby nach der Geburt dem genetischen Vater und seiner Frau überlassen werden, die es dann adoptieren müssen (in Deutschland gesetzlich vorgeschrieben). Die Leihmutter hat danach wenig Bezug oder Kontakt zum Kind. Es könnte ihr jedoch schwerfallen, sich von ihm zu trennen, vor allem wenn sie die genetische Mutter ist. Oft möchte die Leihmutter nach der Geburt in engem Kontakt zum Kind bleiben, erhält aber nicht die Erlaubnis dazu. In einigen Fällen, die Schlagzeilen machten, mußten die Paare langwierige und teure rechtliche Schritte einleiten, um das Sorgerecht zu erhalten. Andere Probleme können entstehen, wenn das Baby behindert ist. Es kommt aber auch vor, daß es dem genetischen Vater und/oder seiner Frau schwerfällt, das Kind voll zu akzeptieren und zu lieben.

### In-vitro-Fertilisation (IVF)

Seit 1978, als das erste Retortenbaby unter den Argusaugen von Patrick Steptoe und Robert Edwards das Licht der Welt erblickte, sind mehrere tausend Kinder mittels IVF geboren worden. Die Paare wären andernfalls kinderlos geblieben. In vitro bedeutet „im Glas“ oder „im Labor“, daher der Name Retortenbabys. Diese Form der künstlichen Befruchtung findet in einer flachen Glas- oder Porzellanschale statt. Die Methode ist sehr kompliziert. Vereinfacht dargestellt wird sie schrittweise folgendermaßen durchgeführt: Absaugen der Eier aus dem Ovarium, Befruchtung mit Spermien im Labor und schnellstmögliche Übertragung der Embryonen in die Gebärmutter. Die IVF ist eine Technik, die für Schlagzeilen gesorgt hat, aber die Erfolgsrate ist nicht immer so spektakulär, wie die Medien uns glauben machen wollen; für viele Frauen bleibt sie gleichwohl die einzige Hoffnung, schwanger zu werden.

**Beweglichkeitsbestimmung** Bevor die IVF eingeleitet wird, untersucht man die Lebensfähigkeit der Spermien mit Hilfe eines „Aufschwimmtests“. Hier wird Samen mit einem Nährsubstrat gemischt, in einer Zentrifuge geschleudert und dann in den Brutschrank gestellt.
Die beweglichsten Spermien schwimmen an die Oberfläche; dann läßt sich das Verhältnis zwischen beweglichen und unbeweglichen errechnen. Die Spermienzahl muß höher als 20 Millionen je Milliliter sein, mindestens 40 % müssen sich nach zwei Stunden sehr gut bewegen, und einige sollten 24 Stunden lang aktiv bleiben. Sind die Spermien motil, kann die nächste Phase der IVF beginnen; wenn nicht, muß das Paar entscheiden, ob es die Behandlung mit Spendersamen fortsetzen will.

**Eizellenentnahme** Der Eisprung wird mittels verschiedener Medikamente stimuliert. Wenn der führende Follikel um den 10. Tag das Reifestadium erreicht (17 mm Durchmesser), was man bei der Ultraschalluntersuchung feststellen kann, erhält die Frau 33 bis 36 Stunden vor der geplanten Eientnahme HCG (menschliches Choriongonadotropin, ein Proteohormon). Die meisten Eizellen werden frühmorgens entnommen – andernfalls müßte die HCG-Spritze mitten in der Nacht oder in den frühen Morgenstunden verabreicht werden. Die Technik ist auf Seite 48 beschrieben. Die abgesaugten Eizellen werden dann 2 bis 24 Stunden, je nach Reifestadium, in einem Nährsubstrat im Inkubator aufbewahrt.
Sobald die Eizellen voll ausgereift sind, lagert man sie einzeln in Nährsubstratblasen um und fügt 100 000 bis 200 000 Spermien des Partners hinzu. In der Regel stellt der Mann ein frisches Ejakulat zur Verfügung, das, in der Klinik, häufig mittels Masturbation gewonnen wird. Es können auch gefrorene Spermien verwendet werden, sie sind aber in der Regel weniger beweglich. Bis zu acht Nährsubstratblasen, die Ei- und Samenzellen enthalten, werden 12 bis 15 Stunden (dies ist die Zeitdauer der Befruchtung) in einer Petrischale aufbewahrt.

**Embryonentransfer** Nachdem die Embryonen zwei oder drei Tage im Brutschrank aufbewahrt wurden, werden sie in die Gebärmutter eingepflanzt. Unter dem Mikroskop kann man nun sehen, daß sie das 4-Zellen-Stadium erreicht haben. Der Embryonentransfer ist ein schmerzloses

Verfahren und dauert nur wenige Minuten. Die Patientin erhält vielleicht ein leichtes Sedativ zum Entspannen; dann wird ein hauchdünnes Röhrchen in den Gebärmutterhals eingeführt und die Embryonen vorsichtig in die Uterushöhle implantiert.

**Nachsorge** Nach dem Embryonentransfer und einer kurzen Ruhepause kann die Patientin nach Hause zurückkehren und ihr normales Leben fortsetzen, wobei Belastungen jedoch vermieden werden sollten. Eine Woche danach wird anhand einer Blutprobe der Progesteronspiegel bestimmt. In manchen Kliniken erfolgt dann eine zusätzliche hormonelle Stimulation. Wenn bis zum 16. Tag nach dem Transfer die Periode ausgeblieben ist, fahndet man in einer Blutuntersuchung nach Anzeichen des Schwangerschaftshormons Beta-HCG. Entdeckt man es im Serum, kann man den Schluß ziehen, daß sich zumindest ein Embryo erfolgreich eingenistet hat. Die tatsächliche Anzahl der implantierten Embryonen kann schon 35 Tage nach der Übertragung mittels Ultraschall festgestellt werden.

**Erfolgsaussichten** Bis zum 34. Lebensjahr ist die IVF laut einer Studie, die in „The Lancet" veröffentlicht wurde, genauso erfolgreich wie die Schwangerschaftsmethoden bei fruchtbaren Paaren. In der Studie kam man zu dem Ergebnis, daß 55 % der Frauen mit einer Schwangerschaft rechnen können und 45 % eine Lebendgeburt innerhalb von fünf Behandlungszyklen haben. Die Erfolgsrate nimmt jenseits dieser Altersgrenze jedoch stark ab: Bei Frauen zwischen 35 und 39 Jahren liegen die Chancen, ein Baby zu bekommen, nur noch bei 30 %, und bei Frauen mit 40 und darüber bei weniger als 15 %.

IVF ist zweifellos die emotional belastendste Inseminationsmethode. Wenn sich eine Frau nicht für eine Privatklinik entscheidet, muß sie vom Zeitpunkt der Überweisung an unter Umständen monatelang auf den ersten Untersuchungstermin warten. Dies kann für Sie eine Nervenzerreißprobe sein, wenn Sie mit der Gründung einer Familie bis Mitte Dreißig gewartet haben. Da es sich bei der IVF um eine nervlich besonders belastende Therapie handelt und das Sexualleben viel stärker in Mitleidenschaft gezogen wird, als die meisten Ärzte zugeben wollen, behandelt ein Großteil der Kliniken nur heterosexuelle Paare, die seit langem in einer stabilen Beziehung leben und dies möglichst mit einem Trauschein belegen können.

### GIFT (Gamete Intra-Fallopian Transfer)

Diese Technik (bei der Spermien und entnommene Eizellen in einen Eileiter injiziert werden) gleicht der IVF, bis auf die Tatsache, daß Samen- und Eizellen gemeinsam in das offene Ende eines Eileiters gebracht werden und die Befruchtung auf natürlichem Weg erfolgen kann. Der Embryo, der sich daraus entwickelt, kann dann zum richtigen Zeitpunkt im Zyklus den Uterus erreichen und sich dort einnisten. Wesentliche Voraussetzung für dieses Verfahren ist, daß mindestens ein Eileiter hundertprozentig gesund und durchlässig sein muß. Der Nachteil besteht darin, daß die Patientin nicht weiß, ob tatsächlich eine Befruchtung stattgefunden hat, und falls ja, ob die Einnistung gelungen ist. Die Nachsorge ist genau die gleiche wie bei der IVF.

## Alternative Techniken

**Einige Fertilitätsspezialisten ziehen andere Techniken heran, um eine Schwangerschaft herbeizuführen. Manche dieser Techniken sind mit der IVF verwandt, andere weniger invasiv. Alle stecken jedoch noch in der Experimentierphase.**

**ZIFT** (Zygote Intra-Fallopian Transfer). Eine GIFT-Variante, die wiederum eine Art IVF ist. Beim GIFT-Verfahren findet die Befruchtung im Eileiter statt, beim ZIFT wird die Eizelle erst nach der Befruchtung, aber noch vor der Teilung in den Eileiter übertragen.

**TEST** (Tubal Embryo Stage Transfer) ist eine IVF-Version; hier wird der Embryo in den Eileiter statt in die Uterushöhle implantiert.

**POST** (Peritoneal Ovum and Sperm Transfer). Bei dieser Methode wird Sperma des Partners auf eine Spritze gezogen; die Spritze injiziert man dann durch die Bauchdecke der Frau und saugt damit die reifen Eizellen ab, die sich im Anschluß daran mit den Spermien vermischen. Dann wird die Samen-Eizellen-Mischung in Nähe der Eileiterenden injiziert, so daß sie in die Tuben vordringen und die Befruchtung stattfinden kann.

**DIPI** (Direct Intra-Peritoneal Insemination) ist eine vereinfachte POST-Methode. Die ausgewaschenen Spermien werden durch den hinteren Bereich der Vagina in eine Stelle nahe dem offenen Ende eines Eileiters injiziert, wo sie die Eizellen „abfangen" können, sobald diese den Eierstock verlassen.

# IVF-Techniken

*Die Erzeugung eines „Retortenbabys" hängt von der erfolgreichen Eizellenentnahme, der Befruchtung durch ein einziges gesundes Spermium, der Einnistung von mindestens einem Embryo in der Gebärmutter und der Geburt eines lebensfähigen Kindes ab.*

**Sicherung eines ausreichenden Eizellenbestands**

Um die Chancen für eine erfolgreiche Schwangerschaft mittels IVF zu erhöhen, entnimmt man mehr als eine Eizelle für die Befruchtung. In der Regel wird während jedes Ovarialzyklus nur ein Ei ausgestoßen, und deshalb besteht einer der ersten Schritte im IVF-Behandlungszyklus (der einige Tage nach Beendigung der Periode beginnt) darin, die Eierstöcke zu verstärkter Produktion anzuregen. Das geschieht durch die Gabe von ovulationsstimulierenden Medikamenten, so daß die Eierstöcke mehrere Eier

**Entnahme der reifen Eizellen**
Mit Hilfe des Ultraschallgeräts, das ein klares Bild des Fortpflanzungstrakts liefert, führt der Gynäkologe eine dünne Sonde durch die Vagina und den Uterus an einer Tube entlang zu den reifen Eizellen. Die Eizellen gelangen durch vorsichtiges Absaugen in die Sonde.

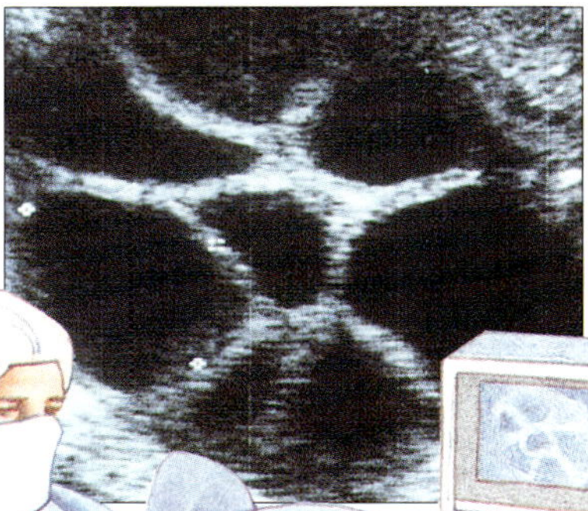

**Überwachung der Follikel**
Das medizinische Team kann die geschwollenen Follikel klar auf dem Monitor erkennen, wenn es die reifen Eizellen entnimmt. Diese Methode ist unkomplizierter und angenehmer als eine Laparoskopie.

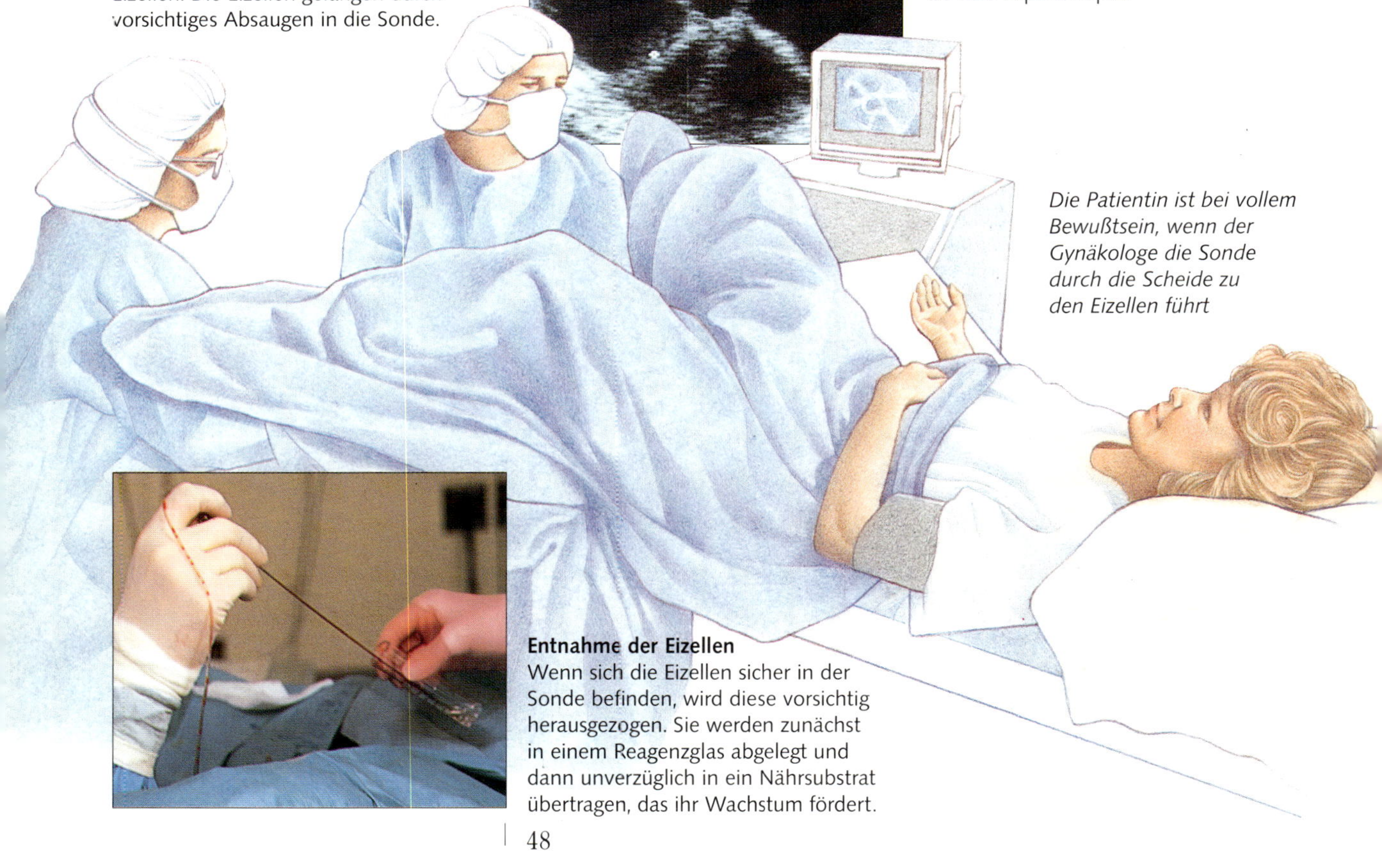

*Die Patientin ist bei vollem Bewußtsein, wenn der Gynäkologe die Sonde durch die Scheide zu den Eizellen führt*

**Entnahme der Eizellen**
Wenn sich die Eizellen sicher in der Sonde befinden, wird diese vorsichtig herausgezogen. Sie werden zunächst in einem Reagenzglas abgelegt und dann unverzüglich in ein Nährsubstrat übertragen, das ihr Wachstum fördert.

gleichzeitig produzieren. Im Verlauf der nächsten Wochen wird die Entwicklung der Eizellen täglich überwacht. Mit dem Reifen der Eizellen beginnen die Follikel, die sie enthalten, anzuschwellen und zunehmend Östrogen zu bilden. Dieser Östrogenanstieg läßt sich in Blutuntersuchungen beobachten, und das Follikelwachstum wird täglich mittels Ultraschall gemessen.

**Eizellenentnahme**

Wenn der Eisprung fällig ist, werden die Eizellen in der Klinik entnommen – Ultraschall oder Laparoskop dienen dem behandelnden Arzt als Orientierungshilfe – und dann mit dem Samen des Partners befruchtet.

**Ultraschall als Orientierungshilfe** Die Eizellenentnahme unter Ultraschallkontrolle ist ein einfacheres Verfahren als die Verwendung eines Laparoskops (Bauchspiegels). Sie wird unter leichter Narkose oder Lokalanästhesie durchgeführt, und die Patientin muß nur wenige Stunden in der Klinik bleiben statt, wie bei einer Laparoskopie, über Nacht.

**Laparoskopie** Bei dieser Methode benutzt der Arzt ein Laparoskop – ein kleines, dünnes Teleskop –, um die Eierstöcke zu begutachten und eine hauchdünne Sonde einzuführen, mit der die reifen Eizellen eingesammelt werden.
Die Patientin erhält eine Vollnarkose, und mittels Spritze wird $CO_2$-Gas in die Bauchhöhle eingeblasen, so daß die darin befindlichen Organe getrennt werden und besser sichtbar sind. Dann wird das Laparoskop durch einen kleinen Schnitt im Nabel eingeführt, und die Eizellen werden vorsichtig mit der Sonde entnommen.

## Retortenbabys

**Das erste Retortenbaby war Louise Brown. Sie wurde 1978 in Großbritannien geboren. Damals war das eine Sensation. Heute wird dieses Verfahren längst routinemäßig angewandt.**

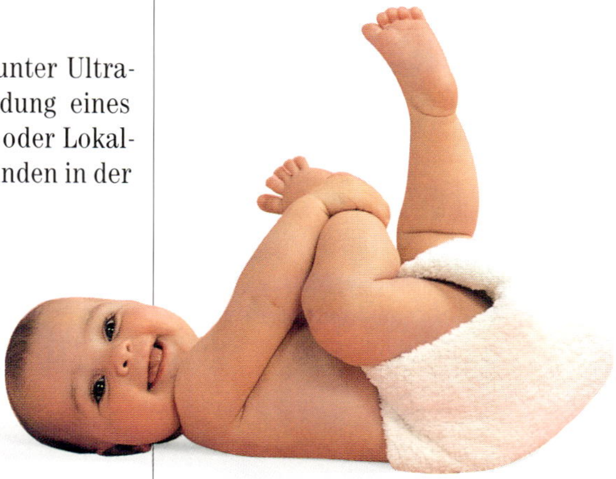

**Ein gesundes Baby**
Retortenbabys unterscheiden sich nicht im geringsten von Kindern, die auf natürliche Weise empfangen wurden.

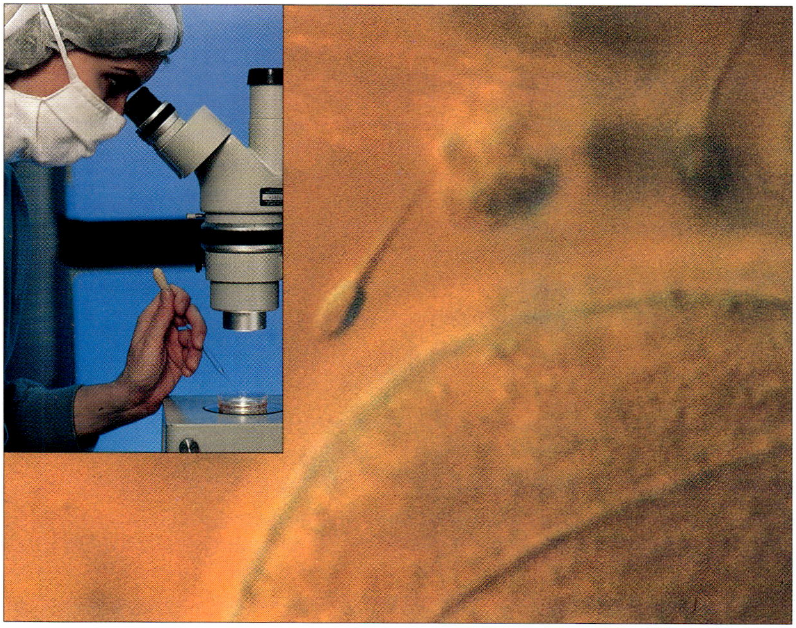

**Bestätigung der Schwangerschaft**
18 Stunden nachdem die Eizellen mit dem Samen des Partners vermischt wurden, untersucht man sie unter dem Mikroskop, um festzustellen, ob sie befruchtet worden sind. Es kommt höchst selten vor, daß alle Eier befruchtet werden und sich zu Embryonen entwickeln; in der Regel sind es jedoch zwei oder drei. Falls Eizellen befruchtet sind, verbleiben sie 48 Stunden und länger im Inkubator. Dort teilen Sie sich und erreichen in der Regel das 2- bis 4-Zellen-Stadium, obwohl die Entwicklung auch weiter fortgeschritten sein kann. Falls keine Anomalien erkennbar sind, werden sie in die Gebärmutter übertragen. Auf dem Bild rechts sehen Sie, wie sich ein einzelnes Spermium einer Eizelle nähert.

# Schwanger!

*Viele Frauen „wissen" es, wenn sie schwanger sind. Dieses intuitive Gefühl ist vermutlich auf die sehr frühe Ausschüttung weiblicher Hormone zurückzuführen. Der Progesteronspiegel erhöht sich (nur bei Schwangerschaft der Fall), gefolgt von der HCG-Produktion (menschliches Choriongonadotropin) des fetalen Gewebes, sobald sich der Embryo einnistet, ungefähr sieben Tage nach der Befruchtung.*

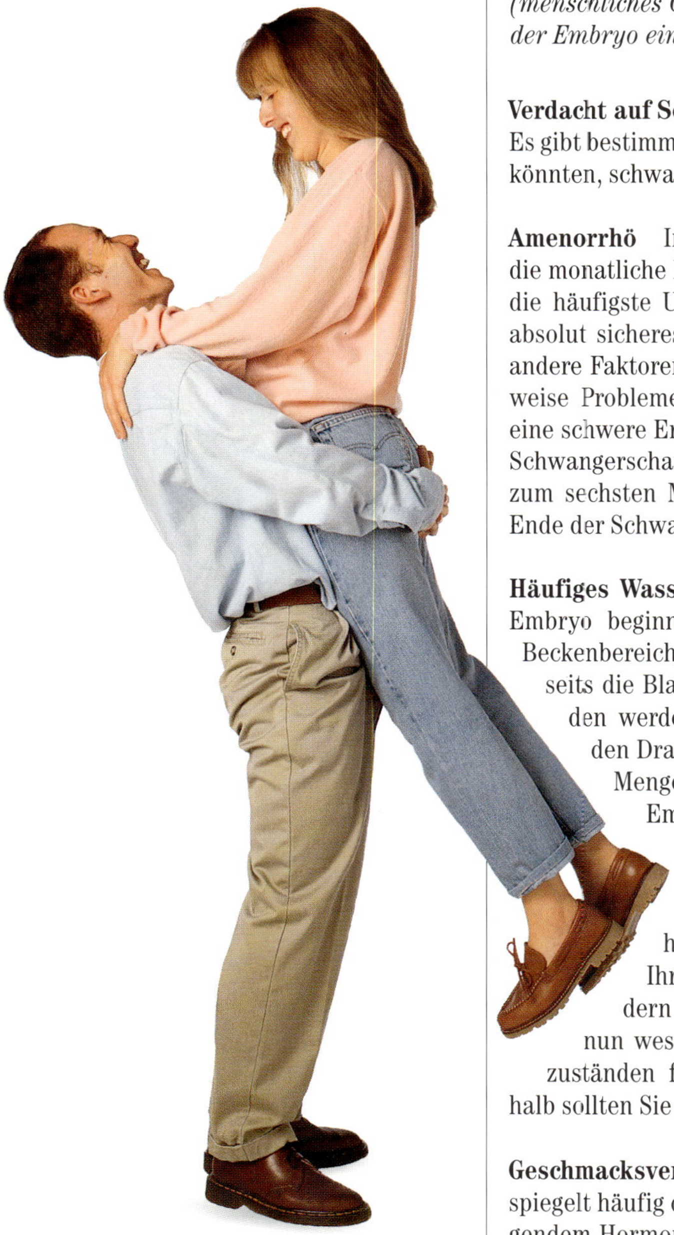

**Der große Augenblick**
Zu erfahren, daß Sie schwanger sind, gehört zu den ganz besonderen Augenblicken in Ihrem Leben.

## Verdacht auf Schwangerschaft

Es gibt bestimmte klassische Merkmale, die bei Ihnen den Verdacht wecken könnten, schwanger zu sein, bevor Sie sich eine Bestätigung verschaffen.

**Amenorrhö** Innerhalb von zwei Wochen nach der Befruchtung bleibt die monatliche Regelblutung vielleicht aus. Obwohl eine Schwangerschaft die häufigste Ursache für eine Amenorrhö ist, sollten Sie sie nicht als absolut sicheres Zeichen für eine Schwangerschaft werten. Verschiedene andere Faktoren können das Einsetzen der Periode verhindern, beispielsweise Probleme mit der Zeitverschiebung nach Langstreckenflugreisen, eine schwere Erkrankung oder großer Streß. Die Menstruation hört in der Schwangerschaft zudem nicht immer auf: Manche Frauen haben noch bis zum sechsten Monat leichte Blutungen und gelegentlich sogar bis zum Ende der Schwangerschaft.

**Häufiges Wasserlassen** Sobald der Progesteronspiegel steigt und der Embryo beginnt, HCG auszuschütten, erhöht sich die Blutzufuhr im Beckenbereich und führt hier zu einem Blutandrang. Dadurch wird ihrerseits die Blase gereizt, so daß schon geringe Harnmengen ausgeschieden werden wollen. Die meisten Frauen verspüren daher ständig den Drang, Wasser zu lassen (Miktion), wenn auch in sehr kleinen Mengen. Dieses Symptom kann sich bereits eine Woche nach der Empfängnis bemerkbar machen.

**Extreme Müdigkeit** Sie ist auf die sehr hohen Progesteronmengen zurückzuführen, die eine sedative Wirkung haben. Zu Beginn der Schwangerschaft beschleunigt sich Ihr Stoffwechsel, um die Entwicklung des Embryos zu fördern und Ihre lebenswichtigen Organe zu unterstützen, die nun wesentlich mehr leisten müssen. Das kann zu Erschöpfungszuständen führen, die Sie nur durch Schlaf überwinden, und deshalb sollten Sie sich auch am Tage hinlegen.

**Geschmacksveränderungen und Heißhungeranfälle** Der Speichel spiegelt häufig die chemische Zusammensetzung des Blutes wider. Mit steigendem Hormonspiegel kann sich der Geschmack im Mund verändern; er wird oft als metallisch beschrieben. Dadurch finden Sie unter Umständen den Geschmack bestimmter Nahrungsmittel, die Sie sonst genießen (zum Beispiel Kaffee), plötzlich unerträglich. Für Heißhungeranfälle gibt es keine gesicherte wissenschaftliche Erklärung. Man glaubt, daß es sich hier um eine Reaktion des Körpers auf den Mangel an bestimmten Mineralien und Spurenelementen handelt. Versuchen Sie, den Heißhunger auf „Kalorienbomben" in den Griff zu bekommen. Ansonsten dürfen Sie alles, in Maßen, genießen.

**Morgendliche Übelkeit** Sie macht sich zwar meistens am Morgen bemerkbar, kann aber zu jeder Tageszeit auftreten, vor allem wenn Sie nicht oft genug essen und Ihr Blutzuckerspiegel sinkt.

**Geruch** Die Schwangerschaft schärft oft den olfaktorischen Sinn, und Sie stellen vielleicht fest, daß weitverbreitete Gerüche, wie sie in der Küche entstehen, einen regelrechten Brechreiz bei Ihnen auslösen. Parfum an anderen kann die gleiche Wirkung haben, und möglicherweise entdecken Sie, daß Ihr eigenes Parfum ebenfalls anders duftet, eine Tatsache, die auf chemische Veränderungen in Ihrer Haut zurückzuführen ist.

**Veränderung der Brüste** Selbst zu Beginn der Schwangerschaft können sich Ihre Brüste schon sichtbar verändern: Es ist möglich, daß sie anschwellen und bei Berührung schmerzen, die Brustwarzen weich und empfindlich und intensiver in der Farbe werden und die Venen entlang der Oberfläche der Brüste stärker hervortreten.

**Bestätigung der Schwangerschaft**

Wenn Sie vermuten, schwanger zu sein, sollten Sie sich so bald wie möglich Gewißheit verschaffen. In Apotheken und Drogerien sind verschiedene Tests erhältlich, die jeweils ab einem bestimmten Zeitpunkt nach der Empfängnis durchgeführt werden können. Bei einigen sind die Ergebnisse zuverlässiger als bei anderen.

**Bluttest** Dieser Test muß von einem Arzt durchgeführt werden. Damit läßt sich schon zwei Wochen nach der Empfängnis das Schwangerschaftshormon HCG (menschliches Choriongonadotropin) im Serum zuverlässig nachweisen, ungefähr zu der Zeit, in der die nächste Regelblutung fällig wäre.

**Urintests** Auch im Harn lassen sich HCG-Konzentrationen aufspüren. Urintests können in der Apotheke gekauft und zu Hause, in der Klinik, Arztpraxis oder von Familienberatungsstellen durchgeführt werden. Die Verläßlichkeitsrate liegt bei mehr als 90 %, und sie können schon zwei Wochen nach der Empfängnis die Schwangerschaft nachweisen, obwohl sie noch verläßlicher sind, wenn Sie weitere vier Wochen warten (siehe Seite 52).

**Vaginale Untersuchung** Diese Methode ist sehr verläßlich und kann von Ihrem Arzt durchgeführt werden, sobald die Anzeichen offenkundig sind. Die Schwangerschaftshormone bewirken, daß Zervix und Uterus weicher werden und mehr Blut ins Becken strömt (siehe häufiges Wasserlassen), wodurch Scheide und Gebärmutterhals eine purpurfarbene Tönung annehmen. Der Uterus vergrößert sich leicht. Die vaginale Untersuchung kann ein wenig unangenehm sein, dürfte aber nicht schmerzhaft sein.

## Alle sollen es erfahren

**Sicher werden Sie es Ihrem Partner sagen und vermutlich auch den engsten Familienangehörigen, sobald Sie absolut sicher sind.**

**Arzt/Ärztin** Die Schwangerschaft ist vielleicht von Ihrem Arzt bestätigt worden, und deshalb wird er oder sie es Sie unverzüglich wissen lassen. Andernfalls sollten Sie sich baldmöglichst mit ihm oder ihr in Verbindung setzen, um Entbindungsmöglichkeiten und eine pränatale Betreuung/Schwangerenvorsorge zu besprechen.

**Arbeitgeber** Sie sollten Ihren Arbeitgeber benachrichtigen, bevor Sie die erste Vorsorgeuntersuchung durchführen lassen (siehe Seite 156), die ungefähr im 3. Monat anfällt.

**Freunde und Verwandte** Viele Frauen heben die Neuigkeit auf, bis sie das erste Drittel der Schwangerschaft hinter sich haben. Obwohl eine solche Reaktion verständlich ist, ist sie dennoch unnötig, wenn der Arzt die Schwangerschaft bestätigt hat.

## Haben Sie das richtige Ergebnis?

**Nachfolgende Faktoren können Einfluß darauf haben, ob die Ergebnisse des Schwangerschaftstests richtig sind.**

- Bei älteren Frauen können hormonale Veränderungen, verursacht durch die Wechseljahre, falsche Ergebnisse, und zwar positiver als auch negativer Art, hervorbringen.
- Unsachgemäß gesammelter oder aufbewahrter Urin kann zu Fehlern führen.
- Wird der Test zu früh durchgeführt, ist die HCG-Konzentration zu gering. Deshalb sollte man wissen, wann die Periode fällig wäre. Unregelmäßige Zyklen (Länge des Zeitraums zwischen den Monatsblutungen) können eine zuverlässige Bestimmung der Schwangerschaft erschweren.
- Antidepressiva oder fertilitätsfördernde Medikamente, die HCG oder HMG* enthalten, können die Ergebnisse verändern. Antibabypille, Antibiotika und Schmerzmittel haben normalerweise keine Auswirkung auf das Resultat.
- Falls die Testausrüstung zu warm ist, können die Ergebnisse verfälscht werden. Der Urin sollte zum Zeitpunkt der Untersuchung Zimmertemperatur haben.

### Tests, die Sie zu Hause durchführen können

Daheim herauszufinden, ob Sie schwanger sind, mindert vielleicht das Gefühl der Nervosität und ist eine Gewähr für absolute Vertraulichkeit. In Apotheken sind verschiedene Tests erhältlich, die sich einfach anwenden lassen und eine Verläßlichkeitsrate von mehr als 90% aufweisen.

**Wie die Tests funktionieren** Bei allen Urintests wird geprüft, ob HCG (menschliches Choriongonadotropin) im Harn vorhanden ist, ein von der Blastozyste produziertes Hormon. Bei zwei der Hauptvarianten, dem Ring- und Farbtest, wird eine der Packung beigefügte chemische Lösung mit einer Probe Ihres Urins gemischt. Die Chemikalien reagieren je nach HCG-Menge im Harn. Die Reaktion wird durch eine Farbänderung im Röhrchen oder Gitterstreifen angezeigt, oder die Gerinnung wird verhindert, was bewirkt, daß ein dunkler Ring im Röhrchen erscheint. Bei einem anderen Test wird einfach der saugfähige Teil des Teststreifens in Kontakt mit Urin gebracht. Ab der zweiten Woche nach der Empfängnis läßt sich HCG im Urin nachweisen. Die meisten Beipackzettel raten, den Test einen bis vier Tage nach dem ersten Tag der ausgebliebenen Periode anzuwenden. Dann sollten Sie ihn allerdings zwei Wochen später wiederholen, wenn die HCG-Konzentration höher und das Ergebnis verläßlicher ist.

**Erforderliche Vorsichtsmaßnahmen** Achten Sie darauf, daß die Probe vom ersten Urin am Morgen stammt (hier ist die HCG-Konzentration höher) und in ein sauberes Behältnis gefüllt wird. Trinken Sie nichts vor dem Test, um die Probe nicht zu verwässern. Halten Sie sich genau an die Anweisungen auf dem Beipackzettel, und verwenden Sie den Test nicht, wenn das Verpackungsmaterial beschädigt oder das Haltbarkeitsdatum abgelaufen ist. Wenn Sie den Test nicht sofort durchführen können, verwahren Sie ihn im Kühlschrank, jedoch nicht länger als 12 Stunden.

**Unerwartete Ergebnisse** Es besteht die Möglichkeit, daß der erste Test positiv ist, bei der Wiederholung negativ wird und einige Tage danach Ihre Periode einsetzt. Machen Sie sich keine Sorgen, falls dies der Fall sein sollte. Die Hälfte aller befruchteten Eizellen ist nicht imstande, sich in der Uterusschleimhaut einzunisten, so daß es zu keiner Schwangerschaft kommt und das negative Ergebnis des zweiten Tests richtig ist. Der Test war vielleicht positiv, weil er vor Ausstoß der befruchteten Eizelle durchgeführt wurde. Um diesen Irrtum zu vermeiden, sollten Sie ihn ungefähr zu dem Zeitpunkt durchführen, an dem zum erstenmal Ihre Periode ausbleibt. Falls ein schwaches, aber positives Ergebnis vorliegt, wiederholen Sie den Test einige Tage später mit einer frischen Urinprobe.

### Voraussichtlicher Geburtstermin

Sobald die Schwangerschaft bestätigt ist, wird Ihre nächste Frage vermutlich lauten: „Wann kommt mein Baby zur Welt?"
Die Tragezeit kann 1. post conceptionem berechnet werden, das sind durchschnittlich 266 Tage oder 38 Wochen zwischen Empfängnis und Geburtstermin, oder 2. post menstruationem, das heißt vom ersten Tag der letzten Regel bis zum Tag der Geburt. Das sind 40 Wochen, weil der Eisprung und

daher die Empfängnis normalerweise 14 Tage nach Beginn Ihrer letzten Periode eintritt (siehe Tabelle unten). Sie können den ungefähren Ankunftstermin Ihres Babys errechnen, wenn Sie den ersten Tag der letzten Periode zugrunde legen und 280 Tage (40 Wochen) dazurechnen. Ist Ihr Menstruationszyklus kürzer oder länger als 28 Tage, wird die Niederkunft höchstwahrscheinlich zu einem früheren oder späteren Termin erfolgen. Wenn Sie sofort nach Absetzen der Antibabypille schwanger geworden sind, könnte es für Ihren Arzt schwierig sein, Ihnen das genaue Datum zu nennen, und sie müssen sich vermutlich an der Entwicklung Ihres Babys orientieren.
Ärzte und Pflegepersonal legen den errechneten Geburtstermin bei der Überwachung der fetalen Entwicklung zugrunde, um sicherzugehen, daß Ihr Baby erwartungsgemäß wächst. Man sollte diesen Daten allerdings nicht zu viel Gewicht beimessen und die Geburt nicht künstlich einleiten, nur weil man glaubt, Ihr Baby sei überfällig. Risiken für Sie und Ihr Kind sind aller Wahrscheinlichkeit nach bis zum Ende der 42. Woche auszuschließen.

### Wie Sie die Tabelle benutzen

Ermitteln Sie den ersten Tag Ihrer letzten Periode indem Sie den fettgedruckten Monat suchen und bis zum jeweiligen Datum gehen. Die Zahl darunter ist der Geburtstermin.

## Die Ankunft Ihres Babys

**Keine Angst, wenn Ihr Kind keine Anstalten macht, am errechneten Tag auf die Welt zu kommen. Rund 85 % aller Babys werden eine Woche vor oder nach dem errechneten Termin geboren.**

Der Geburtstermin soll Ihnen eine ungefähre Vorstellung vermitteln, wann Sie mit der Ankunft Ihres Babys rechnen können. Sie sollten ein wenig Spielraum einkalkulieren und das Datum nicht als genau den Tag betrachten, an dem die Wehen einsetzen. Eine normale Schwangerschaft dauert zwischen 38 und 42 Wochen.

## Voraussichtlicher Geburtstermin

| | | | | | | | | | | | | | | | | | | | | | | | | | | | | | | | |
|---|---|---|---|---|---|---|---|---|---|---|---|---|---|---|---|---|---|---|---|---|---|---|---|---|---|---|---|---|---|---|---|
| **Januar** | 1 | 2 | 3 | 4 | 5 | 6 | 7 | 8 | 9 | 10 | 11 | 12 | 13 | 14 | 15 | 16 | 17 | 18 | 19 | 20 | 21 | 22 | 23 | 24 | 25 | 26 | 27 | 28 | 29 | 30 | 31 |
| *Okt./Nov.* | 8 | 9 | 10 | 11 | 12 | 13 | 14 | 15 | 16 | 17 | 18 | 19 | 20 | 21 | 22 | 23 | 24 | 25 | 26 | 27 | 28 | 29 | 30 | 31 | 1 | 2 | 3 | 4 | 5 | 6 | 7 |
| **Februar** | 1 | 2 | 3 | 4 | 5 | 6 | 7 | 8 | 9 | 10 | 11 | 12 | 13 | 14 | 15 | 16 | 17 | 18 | 19 | 20 | 21 | 22 | 23 | 24 | 25 | 26 | 27 | 28 | | | |
| *Nov./Dez.* | 8 | 9 | 10 | 11 | 12 | 13 | 14 | 15 | 16 | 17 | 18 | 19 | 20 | 21 | 22 | 23 | 24 | 25 | 26 | 27 | 28 | 29 | 30 | 1 | 2 | 3 | 4 | 5 | | | |
| **März** | 1 | 2 | 3 | 4 | 5 | 6 | 7 | 8 | 9 | 10 | 11 | 12 | 13 | 14 | 15 | 16 | 17 | 18 | 19 | 20 | 21 | 22 | 23 | 24 | 25 | 26 | 27 | 28 | 29 | 30 | 31 |
| *Dez./Jan.* | 6 | 7 | 8 | 9 | 10 | 11 | 12 | 13 | 14 | 15 | 16 | 17 | 18 | 19 | 20 | 21 | 22 | 23 | 24 | 25 | 26 | 27 | 28 | 29 | 30 | 31 | 1 | 2 | 3 | 4 | 5 |
| **April** | 1 | 2 | 3 | 4 | 5 | 6 | 7 | 8 | 9 | 10 | 11 | 12 | 13 | 14 | 15 | 16 | 17 | 18 | 19 | 20 | 21 | 22 | 23 | 24 | 25 | 26 | 27 | 28 | 29 | 30 | |
| *Jan./Feb.* | 6 | 7 | 8 | 9 | 10 | 11 | 12 | 13 | 14 | 15 | 16 | 17 | 18 | 19 | 20 | 21 | 22 | 23 | 24 | 25 | 26 | 27 | 28 | 29 | 30 | 31 | 1 | 2 | 3 | 4 | |
| **Mai** | 1 | 2 | 3 | 4 | 5 | 6 | 7 | 8 | 9 | 10 | 11 | 12 | 13 | 14 | 15 | 16 | 17 | 18 | 19 | 20 | 21 | 22 | 23 | 24 | 25 | 26 | 27 | 28 | 29 | 30 | 31 |
| *Feb./März* | 5 | 6 | 7 | 8 | 9 | 10 | 11 | 12 | 13 | 14 | 15 | 16 | 17 | 18 | 19 | 20 | 21 | 22 | 23 | 24 | 25 | 26 | 27 | 28 | 29 | 30 | 31 | 1 | 2 | 3 | 4 |
| **Juni** | 1 | 2 | 3 | 4 | 5 | 6 | 7 | 8 | 9 | 10 | 11 | 12 | 13 | 14 | 15 | 16 | 17 | 18 | 19 | 20 | 21 | 22 | 23 | 24 | 25 | 26 | 27 | 28 | 29 | 30 | |
| *März/April* | 8 | 9 | 10 | 11 | 12 | 13 | 14 | 15 | 16 | 17 | 18 | 19 | 20 | 21 | 22 | 23 | 24 | 25 | 26 | 27 | 28 | 29 | 30 | 31 | 1 | 2 | 3 | 4 | 5 | 6 | |
| **Juli** | 1 | 2 | 3 | 4 | 5 | 6 | 7 | 8 | 9 | 10 | 11 | 12 | 13 | 14 | 15 | 16 | 17 | 18 | 19 | 20 | 21 | 22 | 23 | 24 | 25 | 26 | 27 | 28 | 29 | 30 | 31 |
| *April/Mai* | 7 | 8 | 9 | 10 | 11 | 12 | 13 | 14 | 15 | 16 | 17 | 18 | 19 | 20 | 21 | 22 | 23 | 24 | 25 | 26 | 27 | 28 | 29 | 30 | 1 | 2 | 3 | 4 | 5 | 6 | 7 |
| **August** | 1 | 2 | 3 | 4 | 5 | 6 | 7 | 8 | 9 | 10 | 11 | 12 | 13 | 14 | 15 | 16 | 17 | 18 | 19 | 20 | 21 | 22 | 23 | 24 | 25 | 26 | 27 | 28 | 29 | 30 | 31 |
| *Mai/Juni* | 8 | 9 | 10 | 11 | 12 | 13 | 14 | 15 | 16 | 17 | 18 | 19 | 20 | 21 | 22 | 23 | 24 | 25 | 26 | 27 | 28 | 29 | 30 | 31 | 1 | 2 | 3 | 4 | 5 | 6 | 7 |
| **September** | 1 | 2 | 3 | 4 | 5 | 6 | 7 | 8 | 9 | 10 | 11 | 12 | 13 | 14 | 15 | 16 | 17 | 18 | 19 | 20 | 21 | 22 | 23 | 24 | 25 | 26 | 27 | 28 | 29 | 30 | |
| *Juni/Juli* | 8 | 9 | 10 | 11 | 12 | 13 | 14 | 15 | 16 | 17 | 18 | 19 | 20 | 21 | 22 | 23 | 24 | 25 | 26 | 27 | 28 | 29 | 30 | 1 | 2 | 3 | 4 | 5 | 6 | 7 | |
| **Oktober** | 1 | 2 | 3 | 4 | 5 | 6 | 7 | 8 | 9 | 10 | 11 | 12 | 13 | 14 | 15 | 16 | 17 | 18 | 19 | 20 | 21 | 22 | 23 | 24 | 25 | 26 | 27 | 28 | 29 | 30 | 31 |
| *Juli/Aug.* | 8 | 9 | 10 | 11 | 12 | 13 | 14 | 15 | 16 | 17 | 18 | 19 | 20 | 21 | 22 | 23 | 24 | 25 | 26 | 27 | 28 | 29 | 30 | 1 | 2 | 3 | 4 | 5 | 6 | 7 | |
| **November** | 1 | 2 | 3 | 4 | 5 | 6 | 7 | 8 | 9 | 10 | 11 | 12 | 13 | 14 | 15 | 16 | 17 | 18 | 19 | 20 | 21 | 22 | 23 | 24 | 25 | 26 | 27 | 28 | 29 | 30 | |
| *Aug./Sept.* | 8 | 9 | 10 | 11 | 12 | 13 | 14 | 15 | 16 | 17 | 18 | 19 | 20 | 21 | 22 | 23 | 24 | 25 | 26 | 27 | 28 | 29 | 30 | 31 | 1 | 2 | 3 | 4 | 5 | 6 | |
| **Dezember** | 1 | 2 | 3 | 4 | 5 | 6 | 7 | 8 | 9 | 10 | 11 | 12 | 13 | 14 | 15 | 16 | 17 | 18 | 19 | 20 | 21 | 22 | 23 | 24 | 25 | 26 | 27 | 28 | 29 | 30 | 31 |
| *Sept./Okt.* | 7 | 8 | 9 | 10 | 11 | 12 | 13 | 14 | 15 | 16 | 17 | 18 | 19 | 20 | 21 | 22 | 23 | 24 | 25 | 26 | 27 | 28 | 29 | 30 | 1 | 2 | 3 | 4 | 5 | 6 | 7 |

## Beurkundung der Geburt

**Laut Gesetz ist die Geburt innerhalb einer Woche dem Standesbeamten des Geburtsorts anzuzeigen, damit der Eintrag ins Familienstammbuch – ein standesamtliches Register – erfolgen kann.**

Für die Anmeldung sind folgende Dokumente erforderlich: die Geburtsanzeige, Heiratsurkunde, (Original-Geburtsurkunde der Mutter bei nichtehelichen Kindern), Paß/Personalausweis, (Scheidungsurteil und die Heiratsurkunde bei Geschiedenen).
Eine beglaubigte Abschrift, der sogenannte Auszug aus dem Familienstammbuch, mit dem Namen des Kindes, Geschlecht, Geburtsdatum und Geburtsort ist gleich und unentgeltlich erhältlich. Eine ausführliche Geburtsurkunde (Eintrag ins Stammbuch der Familie) wird später gegen Gebühr ausgestellt. Sie brauchen die Geburtsurkunde, um Zuschüsse für Ihr Baby beantragen zu können.



# Ihre Rechte

*Schwangere haben bestimmte Rechte und Anspruch auf Zuschüsse je nach Lebensumständen, Versicherungssituation und sozialer Gesetzgebung in ihrem jeweiligen Bundesland. Die Leistungsansprüche, vor allem für Einkommensschwache und alleinerziehende Mütter, sind kompliziert, aber Sozialämter, Versorgungsamt/Landratsamt, gesetzliche Krankenkassen und Beratungsstellen wie Pro familia können Ihnen die nötigen Informationen über Mutterschutz, Mutterschaftsgeld und Beihilfen, Erziehungsurlaub und Regelleistungen der gesetzlichen Krankenversicherungen geben. Siehe gegenüberliegende Tabelle.*

**Nehmen Sie Ihre Rechte wahr**
Das Mutterschutzgesetz gilt für alle berufstätigen Frauen. Ihr Arbeitgeber wird meist gerne bereit sein, Ihrem Wunsch, während und nach der Schwangerschaft weiterzuarbeiten, Rechnung zu tragen. Sie haben jedoch die Pflicht, ihn über die Schwangerschaft zu informieren, sobald Gewißheit besteht und der voraussichtliche Entbindungstermin feststeht.

**Kündigungsschutz** Die werdende Mutter genießt während der Schwangerschaft und in den ersten vier Monaten nach der Geburt Kündigungsschutz. Entlassungen dürfen nur in besonderen Fällen mit Zustimmung des Gewerbeaufsichtsamts erfolgen.

**Schutz der Gesundheit** Schwangere Frauen dürfen keine schweren körperlichen Arbeiten und Tätigkeiten verrichten, bei denen sie schädlichen Einwirkungen von gesundheitsgefährdenden Stoffen oder Strahlen, Staub, Gasen, Dämpfen, Hitze, Kälte oder Wasser, Erschütterungen oder Lärm ausgesetzt sind. Verboten ist auch Akkordarbeit.

**Schutzfristen** Schwangere dürfen sechs Wochen vor der Entbindung nur noch dann ihrer beruflichen Tätigkeit nachgehen, wenn sie diesen Wunsch ausdrücklich erklären. Nach der Entbindung darf die Frau acht Wochen (bei Früh- und Mehrlingsgeburten 12 Wochen) nicht beschäftigt werden.

**Stillzeiten** Mütter, die stillen, müssen auf Verlangen zweimal eine halbe Stunde oder einmal täglich eine Stunde frei erhalten.

**Erziehungsurlaub** Mütter oder Väter, die ihr Kind selbst betreuen, haben Anspruch auf Erziehungsgeld (siehe staatliche Beihilfen) und Erziehungsurlaub, der bis zum 36. Lebensmonat des Kindes gewährt wird. Wenn beide Eltern berufstätig sind, müssen sie entscheiden, wer das Kind nach der Mutterschutzfrist betreuen will. Der Antrag muß dem Arbeitgeber spätestens einen Monat vor Beginn der Arbeit vorliegen und die verbindliche Erklärung beinhalten, wie lange er dauern soll. Für die Dauer des Erziehungsurlaubs gilt der gleiche Kündigungsschutz wie für Schwangere und Mutterschutzfrist. Dem Antragsteller ist gestattet, einer geringfügigen Erwerbstätigkeit, bis zu 19 Wochenstunden, nachzugehen.

**Vorsorgeuntersuchungen** Der Arbeitgeber ist verpflichtet, Ihnen regelmäßige Arztbesuche ohne Lohnausfall zu ermöglichen.

## Staatliche Beihilfen

| | |
|---|---|
| **Sozialhilfe** | *Zu den gesetzlichen Leistungen zählt vor allem die Sozialhilfe, deren Höhe sich nach dem jeweiligen Bedarf richtet und unter anderem vom Einkommen der im Haushalt lebenden Personen abhängig ist. In diesem Rahmen werden auch einmalige Beihilfen anläßlich Schwangerschaft und Geburt gezahlt, zum Beispiel für Umstandskleidung, Babyausstattung, aber auch Hilfe zur Weiterführung des Haushalts. Die Sozialhilfe ist beim Sozialamt der Stadt oder des Landkreises zu beantragen.* |
| **Erziehungsgeld oder Familienbeihilfe** | *Es wird von der Geburt des Kindes bis zum 6. Lebensmonat einkommensunabhängig, ab dem 7. Monat nur noch bei geringer Erwerbstätigkeit (meistens bis 19 Wochenstunden) gewährt und beträgt maximal 600 DM monatlich. Die Familienbeihilfe in Höhe von 1 000 DM wird einmalig gezahlt, wenn das Landeserziehungsgeld nicht in Anspruch genommen wurde. Beide Hilfen sind beim Versorgungsamt, Familienkasse, zu beantragen.* |
| **Kindergeld** | *Das Kindergeld bekommt man für das erste Kind einkommensunabhängig, für weitere Kinder einkommensabhängig. Es beträgt für das erste Kind 70 DM, für das zweite 130 DM ,für das dritte 220 DM und für jedes weitere Kind 240 DM. Die Anträge sind beim Arbeitsamt, Kindergeldkasse, zu stellen.* |
| **Kinderfreibetrag** | *Hier werden die Kinder auf der Lohnsteuerkarte berücksichtigt. Zu beantragen ist diese Steuervergünstigung beim Einwohnermeldeamt.* |
| **Kindergeldzuschlag** | *Erhalten Familien mit niedrigem Einkommen, die den Kinderfreibetrag nicht ausnutzen können. Er beträgt höchstens 48 DM je Kind und ist beim Arbeitsamt, Kindergeldkasse, zu beantragen.* |
| **Mutterschaftsgeld** | *Wird Frauen gezahlt, die während der Schwangerschaft in einem Arbeitsverhältnis stehen. Es beläuft sich für die Dauer der Schutzfrist auf maximal 25 DM am Tag. Die Krankenkassen zahlen einen Zuschuß zum Mutterschaftsgeld bis zur Höhe des letzten Durchschnittseinkommens. Zu beantragen ist das Mutterschaftsgeld bei Krankenkassen und Arbeitgeber.* |
| **Unterhaltszuschuß** | *Wird Alleinerziehenden bis zum 6. Lebensjahr des Kindes zuerkannt, wenn der andere Elternteil keinen, einen unzureichenden oder unregelmäßigen Unterhalt leistet. Er beträgt monatlich 226 DM und muß beim Jugendamt beantragt werden.* |
| **Wohngeld** | *Dieser Mietzuschuß ist einkommensabhängig und wird bei den Wohngeldstellen und Landratsämtern beantragt.* |
| **Freiwillige Leistungen** | *Landesstiftung Hilfe für Mutter und Kind. Die in diesem Rahmen gebotenen Leistungen sind von der Gesamtsituation (Notlage) abhängig und darauf abgestimmt. Die Hilfen werden zumeist für Anschaffungen gewährt, die in Zusammenhang mit der Geburt und der Betreuung des Kindes stehen. Anträge müssen vor der Geburt gestellt werden und sind bei den Schwangerenberatungsstellen, Gesundheitsämtern, oder Familienkassen der Versorgungsämter erhältlich.* |
| **Sozialwohnungen** | *Werden nach Prüfung der Anspruchsberechtigung vom Wohnungsamt vergeben. Informationen erhalten Sie bei Ihrer Gemeinde oder auf dem Landratsamt.* |
| **Einrichtungen für Mutter und Kind** | *In diesen Apartmenthäusern und Heimen werden in der Regel Schwangere oder Mütter mit Kindern unter drei Jahren aufgenommen, die keine Wohnung oder Unterkunft haben. Auskünfte und Adressen für Ihren Einzugsbereich erhalten Sie von den jeweiligen Trägern, wie zum Beispiel Caritasverband, Frauenverbände der Kirchen, Deutscher Paritätischer Wohlfahrtsverband oder Arbeiterwohlfahrt.* |

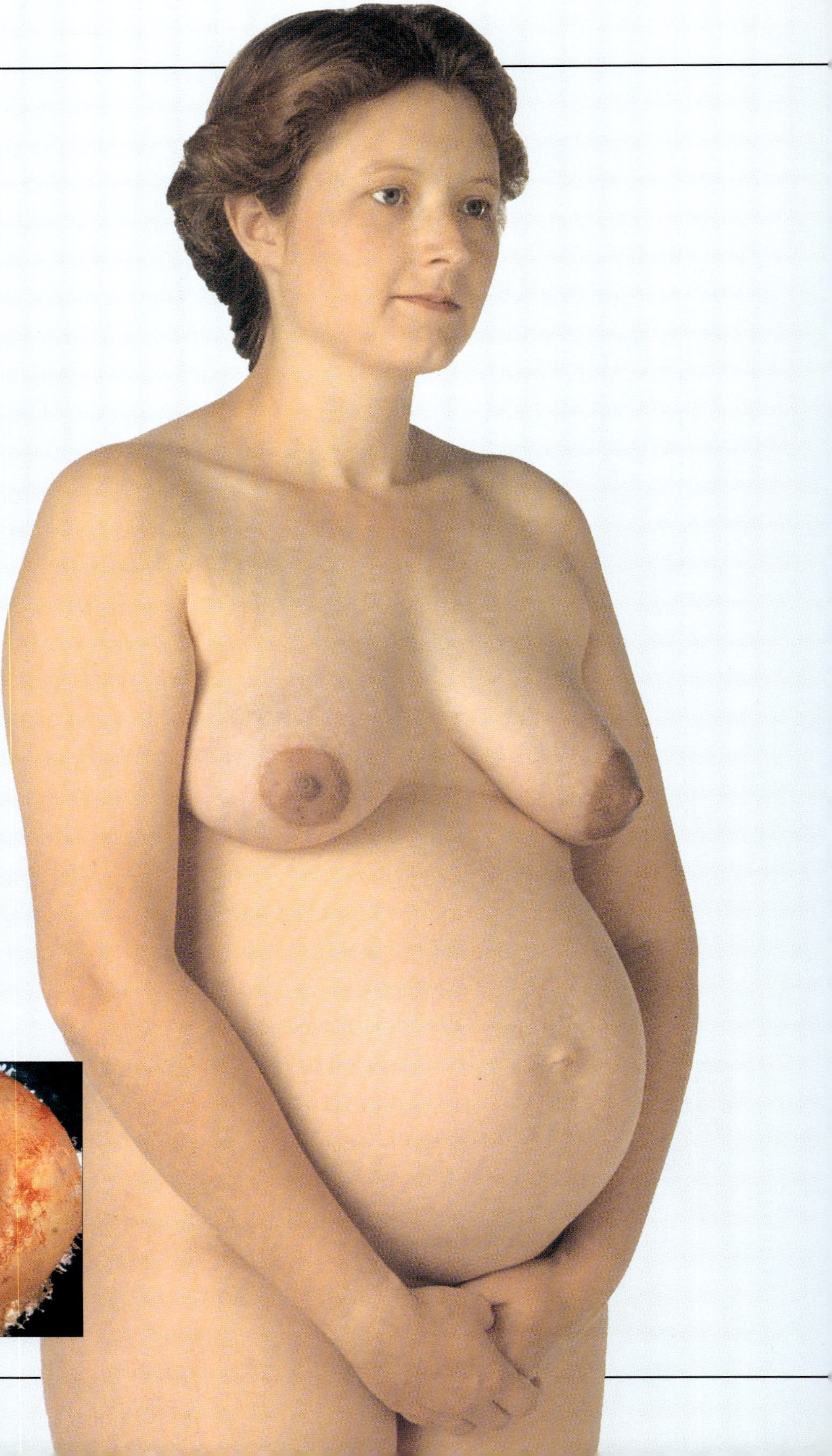

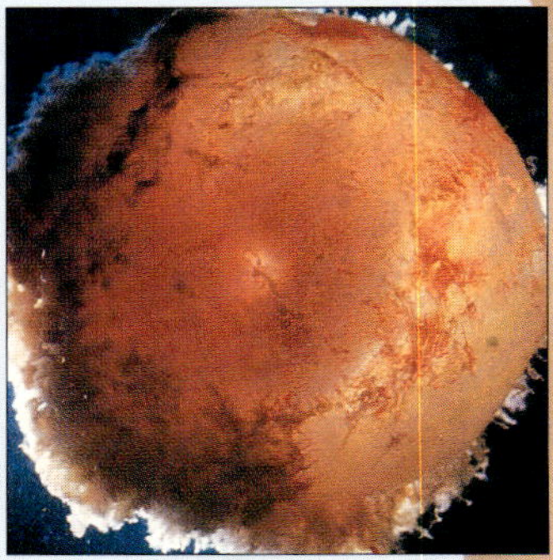

Kapitel 2

# Sie und Ihr Baby

*Nur wenige Dinge im Leben sind so faszinierend wie die Entwicklung eines Kindes im Mutterleib. Wenn Sie genau verstehen, wie der Wachstumsprozeß verläuft, werden Sie schon vor der Geburt eine enge Beziehung zu Ihrem Kind aufbauen.*

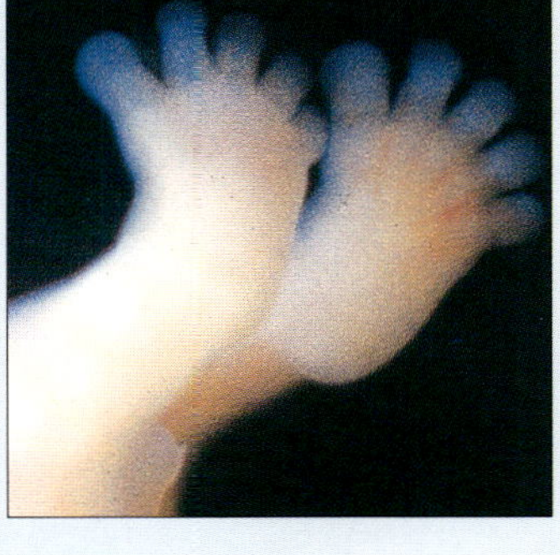

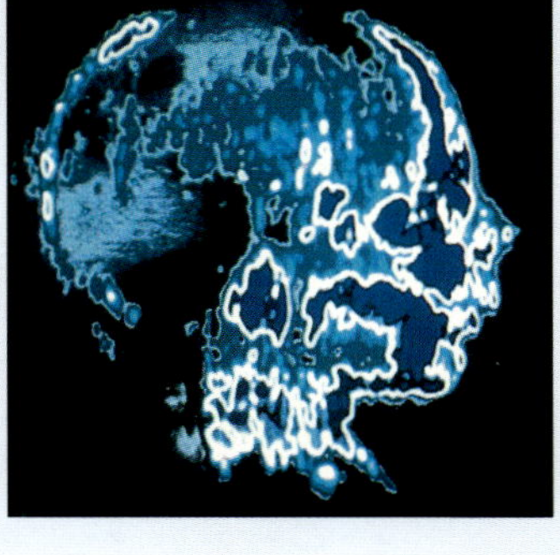

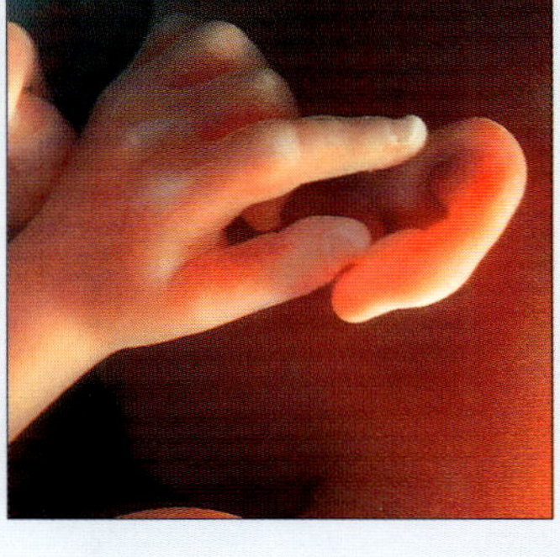

# Erstes Trimester

**Gewichtszunahme**

Während der ersten drei Monate werden Sie ungefähr 1 bis 2 kg zunehmen, falls Sie nicht unter Übelkeit und Erbrechen leiden. Davon entfallen nicht mehr als 48 g auf Ihr Baby. Der Rest verteilt sich auf das fetale Unterstützungssystem (Plazenta und Fruchtwasser), die vergrößerte Gebärmutter, die schwereren Brüste, das erhöhte Blutvolumen. Die mütterlichen Fettdepots haben das gleiche Gewicht wie das Baby.

*Während der Schwangerschaft sind die Trimester (Drittel) wichtige Meilensteine für die werdende Mutter. Statt in Abschnitte von jeweils drei Monaten teilt man die Zeitspanne in Perioden von unterschiedlicher Länge ein, die von den physiologischen Merkmalen des fetalen Wachstums bestimmt werden. Der Bequemlichkeit wegen rechnet man die Trimester vom Zeitpunkt der mutmaßlichen Empfängnis (zwei Wochen nach Beginn Ihrer letzten Periode) an. Das erste Trimester/Trimenon umfaßt also die ersten 12 Lebenswochen Ihres Kindes, das zweite endet mit der 28. Woche, und das dritte umfaßt den Rest der Schwangerschaft.*

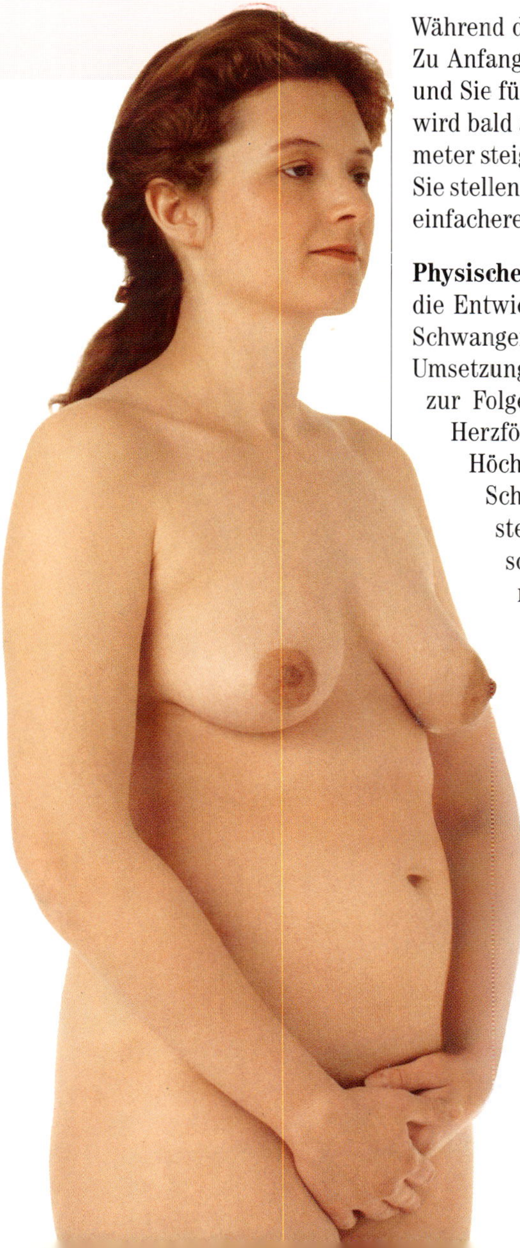

Während des ersten Drittels paßt sich Ihr Körper der Schwangerschaft an. Zu Anfang sehen Sie vielleicht noch nicht wie eine werdende Mutter aus, und Sie fühlen sich auch nicht schwanger, aber die Aktivität der Hormone wird bald auf verschiedene Weise ihre Wirkung zeigen. Ihr Stimmungsbarometer steigt und fällt rapide, Ihr sexuelles Interesse nimmt ab oder zu, und Sie stellen fest, daß sich Ihr Geschmack verändert hat und Sie plötzlich eine einfachere Kost und weniger raffiniert gewürzte Speisen bevorzugen.

**Physische Veränderungen** Ihr Körper muß nun harte Arbeit leisten, um die Entwicklung des Embryos und der Plazenta zu gewährleisten. In der Schwangerschaft werden die Stoffwechselvorgänge angekurbelt – die Umsetzungsrate ist zwischen 10 und 25 % höher als normal –, und das hat zur Folge, daß sämtliche Körperfunktionen beschleunigt werden. Die Herzförderleistung pro Minute steigt kräftig an und erreicht fast ihre Höchstgrenze, und dieses Minutenvolumen wird für den Rest der Schwangerschaft aufrechterhalten. Auch die Herzfrequenz nimmt stetig zu, bis zur Mitte des zweiten Trimesters. Ihre Atmung wird schneller, weil Sie mehr Sauerstoff an den Fetus weitergeben und mehr Kohlendioxid ausatmen.

Infolge der Östrogen- und Progesteronaktivität werden Ihre Brüste bald größer und schwerer und fühlen sich weich an. Die Fettdepots werden aufgestockt, und es entstehen neue Milchgänge. Der Warzenhof nimmt eine dunklere Färbung an, und es entwickeln sich kleine Erhebungen, Tubercula Montgomery genannt. Unter der Haut entdecken Sie plötzlich ein Netz bläulicher Äderchen; es zeigt an, daß sich die Blutzufuhr zu den Brüsten erhöht.

Die Gebärmutter vergrößert sich schon zu Beginn der Schwangerschaft, aber man kann sie erst gegen Ende des ersten Trimesters durch die Bauchwand ertasten. Solange der Uterus noch tief im Becken liegt, drückt er mit zunehmendem Umfang auf die Blase, so daß Sie höchstwahrscheinlich häufiger Wasser lassen müssen. Dazu kommt, daß die Muskelfasern der Gebärmutter dicker werden, bis sie ziemlich kompakt sind. Am Ende dieses Trimesters merken Sie wahrscheinlich, daß Ihr Taillenumfang zunimmt.

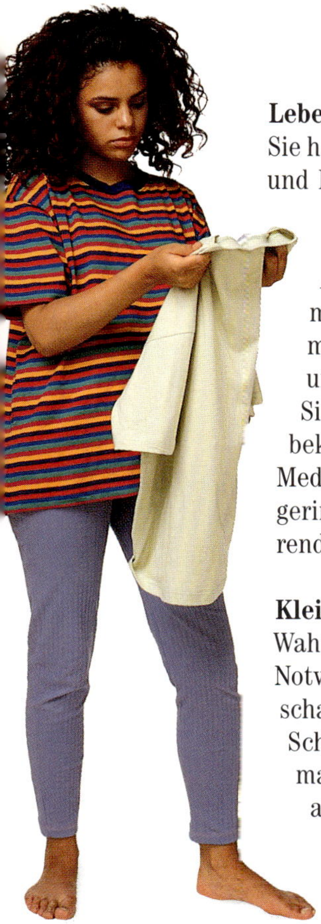

## Lebensführung

Sie haben nun einen erhöhten Bedarf an Kohlenhydraten und Proteinen, die für die Entwicklung des Kindes, der Plazenta, des Uterus und der Brüste erforderlich sind. Deshalb ist es unerläßlich, daß Sie sich von Anfang an gesund ernähren. Sie brauchen jetzt vermehrt Flüssigkeit und sollten sich zum Ziel setzen, mindestens acht Gläser (Mineralwasser, Kräutertee, ungesüßte Fruchtsäfte) am Tag zu trinken. Achten Sie auch darauf, daß Sie genug Schlaf und Ruhe bekommen. Drogen und nicht vom Arzt verordnete Medikamente, Koffein, kalorienreiche Lebensmittel mit geringem Nährwert, Alkohol und Nikotin sollten während der gesamten Schwangerschaft gemieden werden.

**Kleidung** Achten Sie auf bequem sitzende Kleidung. Wahrscheinlich besteht jetzt im Moment noch keine Notwendigkeit, Geld in eine komplette Schwangerschaftsgarderobe zu investieren, aber es gibt nichts Schlimmeres als enge, unbequeme Sachen, selbst wenn man nur einen Tag darin eingezwängt ist. Sie werden allerdings schon ziemlich früh einen größeren Büstenhalter brauchen, am besten einen gut sitzenden Spezial-BH für Schwangere (siehe Schwangerschaftsgarderobe Seite 145).

## Medizinische Vorsorge

Ihr Gynäkologe ist vermutlich derjenige, der Ihnen Ihre Schwangerschaft bestätigt. Beim ersten Besuch wird man Sie über Ihre medizinische Vorgeschichte und die Ihrer Familie befragen, Sie gründlich untersuchen und Urin- und Bluttests durchführen.

## Planen

Ihr Gynäkologe wird Ihnen Tips und Informationen hinsichtlich der verschiedenen Möglichkeiten geben, wie und wo Sie Ihr Kind zur Welt bringen können und Ihnen anbieten, die Vorsorgeuntersuchungen durchzuführen. Außerdem sollten Sie sich Gedanken über die Geburtsmethode machen, die Ihnen vorschwebt, und herausfinden, wo sie praktisch umgesetzt werden kann. Bücher wie dieses sollen Ihnen dabei helfen, sich über die derzeitigen Wahlmöglichkeiten im klaren zu werden, und sie bieten Ihnen außerdem umfassende Informationen über viele Aspekte der Schwangerschaft, Geburt und Babypflege. Wenn Sie Lust dazu haben, sollten Sie nun beginnen, ein Tagebuch zu führen, so daß Sie während Ihrer Schwangerschaft oder später einmal alles über deren Verlauf nachlesen können.

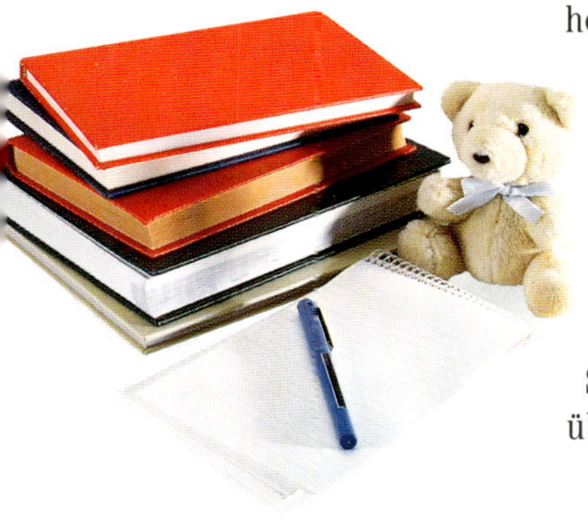

## Entwicklung der Schwangerschaft

**Die Entdeckung, schwanger zu sein, vor allem wenn es sich um Ihr erstes Kind handelt, ist ungeheuer aufregend. Sie werden vermutlich fieberhaft nach Anzeichen Ausschau halten, die die Schwangerschaft bestätigen.**

- Ihre Brüste werden größer, schwerer und empfindlicher.
- Die Pigmentierung von Brustwarzen, Muttermalen und Sommersprossen nimmt zu.
- Sie fühlen sich erschöpft oder ständig müde.
- Ihnen ist übel, vor allem morgens nach dem Aufwachen.

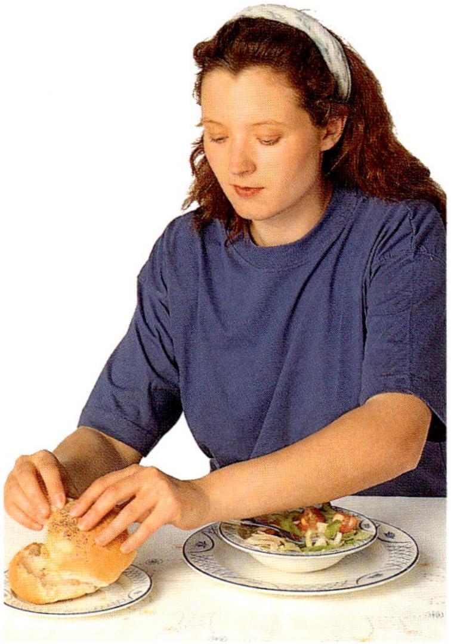

**Ihr Appetit in der Schwangerschaft**
Vielleicht haben Sie merkwürdige Gelüste oder mögen keine Gerichte mehr, die Ihnen sonst immer geschmeckt haben.

# Zweites Trimester

**Gewichtszunahme**

Während des zweiten Schwangerschaftsdrittels werden Sie vermutlich rund 6 kg zunehmen. Davon entfällt nur ein einziges Kilo auf Ihr Kind. Der Rest verteilt sich auf das fetale Unterstützungssystem (wie Plazenta und Fruchtwasser), die vergrößerte Gebärmutter und schwereren Brüste und das erhöhte Blut- und Flüssigkeitsvolumen. Die mütterlichen Fettdepots haben in etwa das gleiche Gewicht wie das Baby.

*Nun ist die Schwangerschaft einigermaßen gesichert, und viele der Beschwerden, die häufig mit der Anfangsphase einhergehen, sind verschwunden. Jetzt stehen unter Umständen spezielle Untersuchungen an: Frauen, die älter sind als 35, mehrmals eine Fehlgeburt hatten oder aus einer Familie stammen, in der angeborene Fehlbildungen bekannt sind, wird man zum Beispiel eine Amniozentese nahelegen.*

## Physische Veränderungen

Die Brustwarzen beginnen, ein Sekret abzusondern, die sogenannte Kolostralmilch. Ihre Taille schwindet, und Sie sehen jetzt wirklich „schwanger" aus. Die Pigmentierung nimmt möglicherweise zu. Ihr Zahnfleisch fühlt sich infolge der Aktivität der Schwangerschaftshormone leicht schwammig an. Es gibt jedoch keine hieb- und stichfesten Beweise für eine Verschlechterung der Zähne während der Schwangerschaft und nicht den geringsten Hinweis darauf, daß der alte Spruch „Jedes Kind kostet einen Zahn" auch nur ein Körnchen Wahrheit enthält.

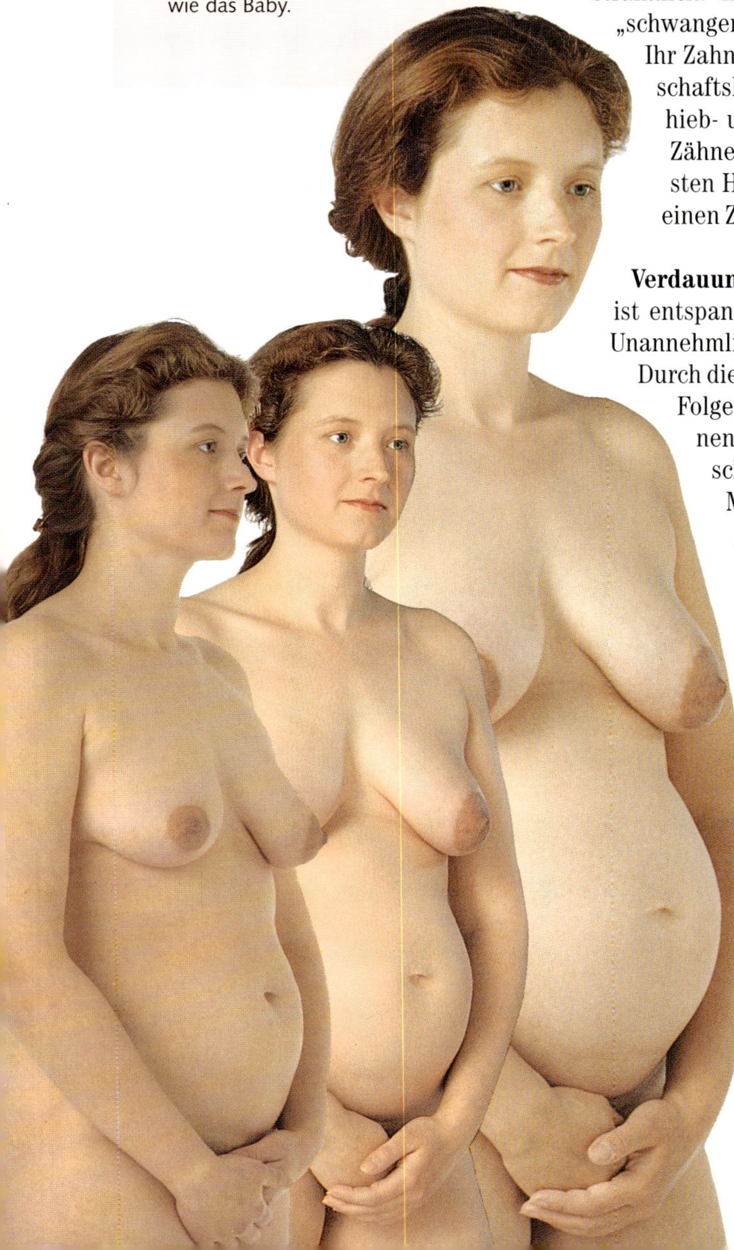

**Verdauung** Die gesamte Muskulatur Ihres Verdauungstrakts ist entspannt, und das ist auch die Ursache vieler geringfügiger Unannehmlichkeiten während der Schwangerschaft.
Durch die Rückführung von Mageninhalt in die Speiseröhre, eine Folge der Erschlaffung des Ringmuskels, kann es zu Sodbrennen kommen. Die Magensekretion kann ebenfalls eingeschränkt sein und bewirken, daß die Nahrung länger im Magen verbleibt. Der erschlaffte Darmmuskel verringert die Peristaltik – die Darmbewegungen –, und obwohl dadurch eine vollständigere Aufschließung der Nahrung ermöglicht wird, treten in der Schwangerschaft oft Verstopfungen auf.

**Wachsender Leibesumfang** Sobald der Uterus über den Beckenrand hinausgewachsen ist, verschwindet Ihre Taille, und Sie müssen größere und lockere Kleidung tragen (siehe auch Seite 144).
Andererseits bekommen Frauen im zweiten Schwangerschaftsdrittel oft zu hören, daß man ihnen angesichts des fortgeschrittenen Stadiums kaum etwas ansieht. Falls Ihnen das passiert, sollten Sie sich keine Sorgen machen. Wie „schwanger" Sie wirken, hängt von vielen Faktoren ab, einschließlich Körpergröße und Körperbau. Es spielt auch eine Rolle, ob es sich um Ihre erste oder eine weitere Schwangerschaft handelt, weil sich die Uterusmuskulatur nach dem ersten Kind meistens dehnt. Aber auch die Größe des Babys schlägt zu Buche.

**Lebensführung** Im zweiten Trimester werden Sie insgesamt am meisten zunehmen (etwa 6 kg), und es ist wichtig, daß Sie sich weiterhin gesund ernähren (siehe auch Seite 112). Ihre Körperhaltung könnte sich ändern, weil sich die Muskeln der Bauchwand infolge der vergrößerten Gebärmutter dehnen. Der wachsende Uterus hat auch eine Verlagerung des Körperschwerpunkts zur Folge, weil Sie nun vorne ein zunehmendes Gewicht tragen. Der Versuch, sich zurückzulehnen, um einen Ausgleich zu schaffen, könnte zu Rückenschmerzen führen (siehe auch Seite 142).

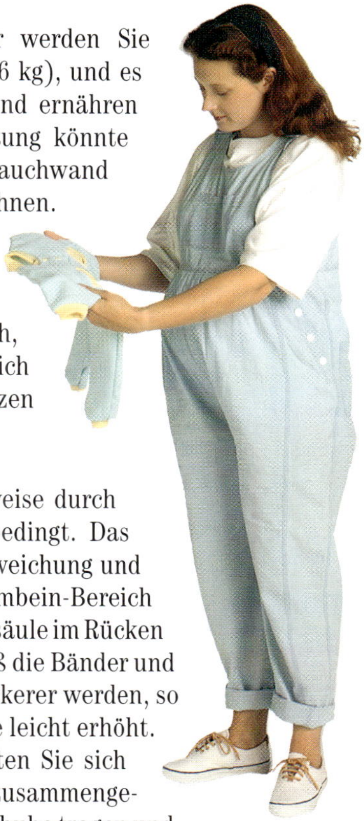

**Rückenschmerzen** Sie sind normalerweise durch die verstärkte Blutzufuhr ins Becken bedingt. Das erhöhte Blutvolumen verursacht eine Erweichung und Erschlaffung der Bänder im Kreuz-Darmbein-Bereich (Sakrum), die Beckenknochen und Wirbelsäule im Rücken miteinander verbinden. Hinzu kommt, daß die Bänder und Knorpel im vorderen Becken ebenfalls lockerer werden, so daß sich die Beweglichkeit dieser Gelenke leicht erhöht. Um Rückenschmerzen vorzubeugen, sollten Sie sich mit aufrechter Wirbelsäule und nicht zusammengekrümmt hinsetzen, keine hochhackigen Schuhe tragen und vorzugsweise auf einem harten Stuhl oder auf dem Fußboden Platz nehmen. Bücken Sie sich stets mit geradem Rücken, oder gehen Sie, wenn Sie etwas hochheben wollen, in die Hocke, und drücken Sie beim Aufstehen die Knie durch. Wenn möglich, sollten Sie nicht schwer heben.

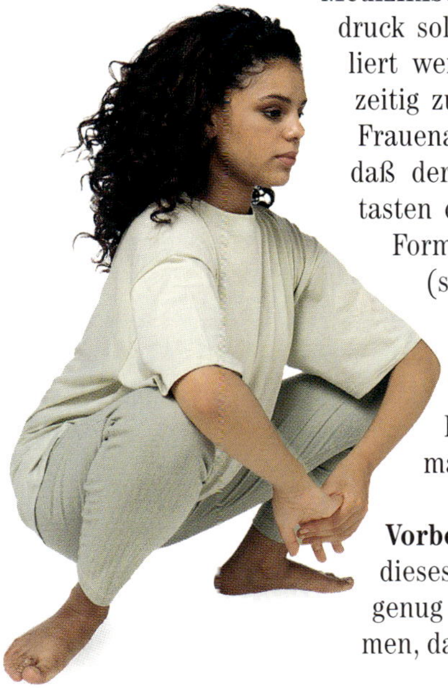

**Medizinische Vorsorge** Urin, Gewicht und Blutdruck sollten noch häufiger und strikter kontrolliert werden, um Chromosomenanomalien frühzeitig zu erkennen. In dieser Zeit wird sich Ihr Frauenarzt auch verstärkt davon überzeugen, daß der Fetus angemessen wächst. Durch Abtasten der Bauchdecke spürt er die Größe und Form des Uterus, prüft den Fundusstand (siehe Seite 160) und die Herztöne des Kindes. Im 4. Monat wird wahrscheinlich eine Ultraschalluntersuchung durchgeführt, und es ist ein unbeschreibliches Erlebnis, wenn Sie Ihr Baby zum erstenmal zu Gesicht zu bekommen.

**Vorbereitungen für das Baby** Gegen Ende dieses Trimesters, wenn Sie sind und sich fit genug fühlen, ist der ideale Zeitpunkt gekommen, das Kinderzimmer herzurichten.

## Entwicklung der Schwangerschaft

**Im zweiten Trimester werden Sie die Schwangerschaft erstmals richtig genießen. Sie spüren, wie sich das Baby bewegt, und fühlen sich lebensfroh und voller Energie.**

- Das sexuelle Interesse kehrt zurück oder nimmt zu. Es ist nicht ungewöhnlich, daß Frauen nun erstmals einen Orgasmus oder mehrere Orgasmen hintereinander erleben.
- Ihr Bauch rundet sich. Die Taille verschwindet, und Sie beginnen, schwanger „auszusehen".
- Die Pigmentierung nimmt weiter zu. Vielleicht entdecken Sie eine dunklere Linie, die senkrecht über die Bauchmitte verläuft, die sogenannte Linea nigra.
- Sie leiden möglicherweise unter Verdauungsbeschwerden, und die Rippen tun Ihnen weh.

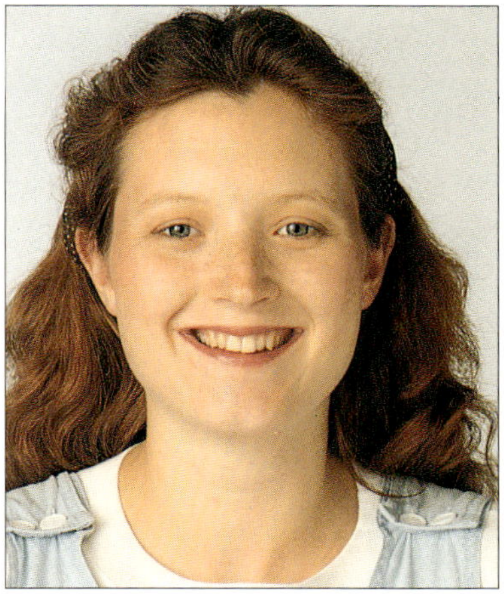

**Hormonale Wirkungen**
Wenn die Plazenta die Produktion von Schwangerschaftshormonen übernimmt, wird Ihr Hormonspiegel bald ausgewogen sein. Das bedeutet, daß Sie heiterer sind und positivere Gefühle entwickeln als im ersten Trimester. Die Hormonbildung kommt auch Ihrem äußeren Erscheinungsbild zugute: Ihre Haare wirken kräftiger und glänzender, und Ihr Teint ist klar und leuchtend.

# Drittes Trimester

**Gewichtszunahme**

Während der letzten Monate werden Sie wahrscheinlich rund 5 kg zunehmen. Davon entfallen schätzungsweise 3 bis 4 kg auf Ihr Kind. Der Rest verteilt sich auf das fetale Versorgungssystem (wie Plazenta und Fruchtwasser), die vergrößerte Gebärmutter und schwereren Brüste und das erhöhte Blutvolumen. Die mütterlichen Fettdepots haben in etwa das gleiche Gewicht wie das Baby.

*Sie können die Wehen wahrscheinlich gar nicht mehr abwarten und würden das Kind am liebsten auf der Stelle bekommen. Das bedeutet nicht, daß mit Ihrem Baby etwas nicht stimmt. Diese fieberhafte Ungeduld ist auf Stoffwechselveränderungen im Gehirn zurückzuführen. In jedem Trimester haben subtile emotionale Veränderungen stattgefunden: im ersten war das Gefühl der Abgeschlagenheit dominierend, im zweiten standen Euphorie und Kraft im Vordergrund, und nun, im letzten Schwangerschaftdrittel, macht sich innere Unruhe breit.*

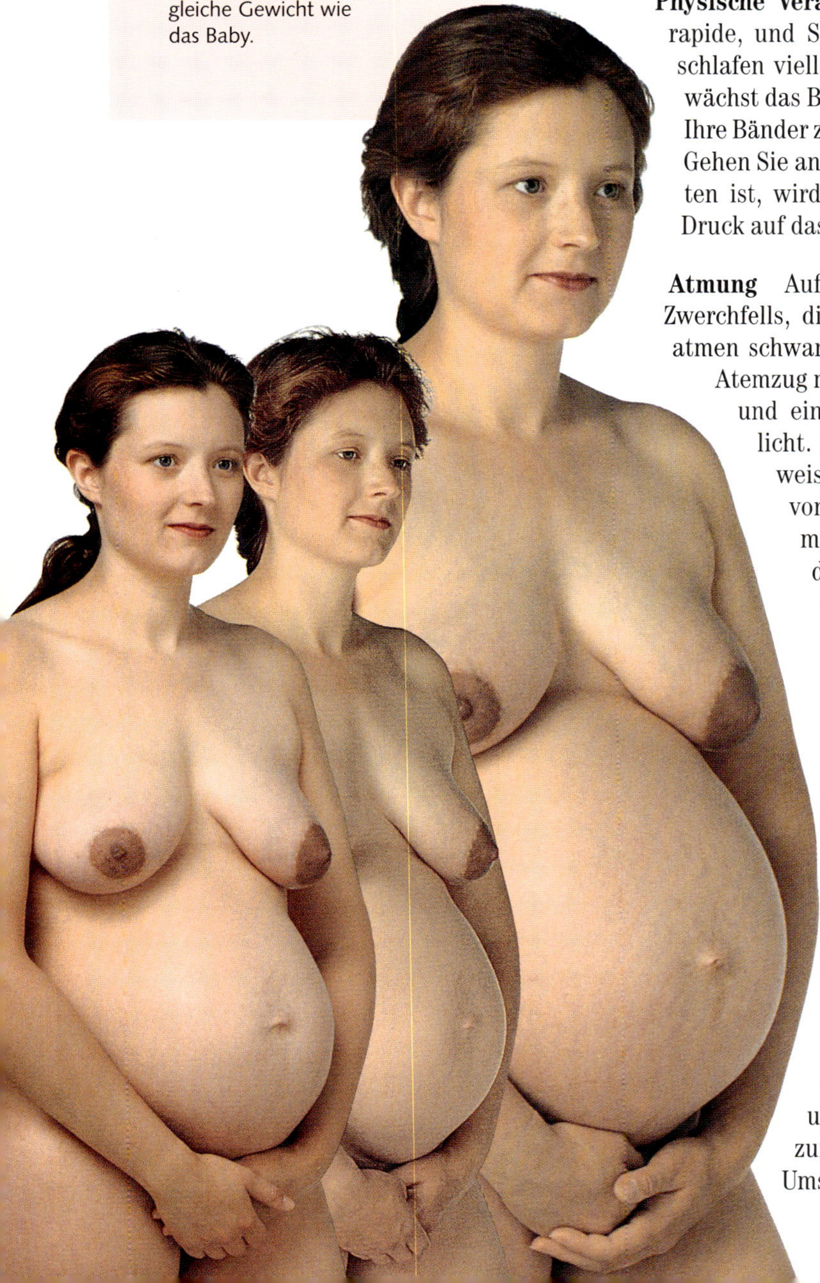

**Physische Veränderungen** Ihr Leibesumfang wächst nun rapide, und Sie fühlen sich wahrscheinlich oft müde. Sie schlafen vielleicht nicht mehr so gut wie sonst, und somit wächst das Bedürfnis nach Ruhe und Entspannung. Da sich Ihre Bänder zunehmend dehnen und nachgeben, könnte das Gehen Sie anstrengen. Sobald Ihr Baby ins Becken eingetreten ist, wird die Kurzatmigkeit abnehmen, weil sich der Druck auf das Zwerchfell verringert.

**Atmung** Aufgrund der eingeschränkten Bewegung des Zwerchfells, die mit dem Wachstum des Babys einhergeht, atmen schwangere Frauen tiefer und inhalieren mit jedem Atemzug mehr Luft, was eine bessere Mischung der Gase und einen sparsameren Sauerstoffverbrauch ermöglicht. Das Atemvolumen erhöht sich von normalerweise 7 l Luft pro Minute auf 10 l, eine Zunahme von mehr als 40 %. Die erforderliche Sauerstoffmenge wächst aber nur um 20 %. Das führt dazu, daß mehr Kohlendioxid mit jedem Atemzug abgegeben wird als sonst. Der niedrige $CO_2$-Gehalt im Blut verursacht die Kurzatmigkeit, die während des dritten Trimesters sehr lästig sein kann. Leichter wird es, wenn der Kopf des Kindes in das Becken eintritt. Sie sollten sich beim Sitzen Kissen in den Rücken stopfen und allzu große Anstrengungen vermeiden.

**Mögliche Probleme** Hypertonie (Bluthochdruck) könnte bei fortgeschrittener Schwangerschaft zum Problem werden. Warnzeichen sind geschwollene, aufgedunsene Hände, Handgelenke, Füße, Fußknöchel und Gesicht. Eine Präeklampsie könnte die Funktion der Plazenta beeinträchtigen und verhindern, daß sie wirksam Nährstoffe zur Versorgung Ihres Babys transportiert. Unter Umständen müssen Sie dann ins Krankenhaus.

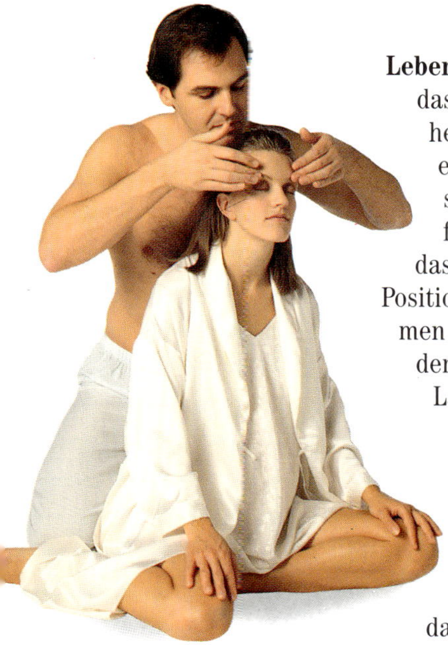

**Lebensführung** Im dritten Trimester kann das zusätzliche Gewicht, das Sie mit sich herumschleppen, Rückenschmerzen und ein ständiges Müdigkeitsgefühl verursachen. Mit zunehmendem Körperumfang fällt Ihnen unter Umständen auch das Schlafen schwer, da Ihnen nur wenige Positionen im Bett bequem erscheinen. Nehmen Sie trotzdem keine Schlaftabletten, denn sie machen auch Ihr Baby müde. Lassen Sie sich im letzten Monat Zeit mit allem, was Sie tun, und achten Sie auf ausreichende Ruhepausen. Wenn sich die Lust auf Sex verringert oder Sie sich wegen Ihres wachsenden Umfangs unwohl fühlen, kann eine Massage vielleicht dazu beitragen, daß Sie sich physisch und emotional besserfühlen, besonders wenn Sie Ihr Partner massiert. Essen Sie weiterhin viel frisches Obst und Gemüse, und nehmen Sie mindestens acht Gläser Flüssigkeit pro Tag zu sich.

**Medizinische Vorsorge** Während des dritten Trimesters werden Sie häufiger untersucht. Es gibt viele Tests, mit deren Hilfe Ihr Arzt Gesundheit und Wohlbefinden Ihres Babys überprüft, zum Beispiel die Ultraschalluntersuchung, die Überwachung der fetalen Herzschlagfrequenz und die Messung des Hormonspiegels. Ihr Frauenarzt wird Ihnen jede der Maßnahmen in diesem Stadium und die Gründe dafür erklären. Im Gegensatz zu den Sonderuntersuchungen im zweiten Schwangerschaftsdrittel – Amniozentese, Chorionzottenbiopsie und Nabelvenenportographie (Seite 164 und 165) – ist keiner der Tests, die in dieser Zeit durchgeführt werden, invasiv für die Gebärmutter. Harnuntersuchungen und Blutdruckmessungen finden nun häufiger statt, genauso wie eine Überprüfung Ihrer Hände und Füße auf mögliche Schwellungen.

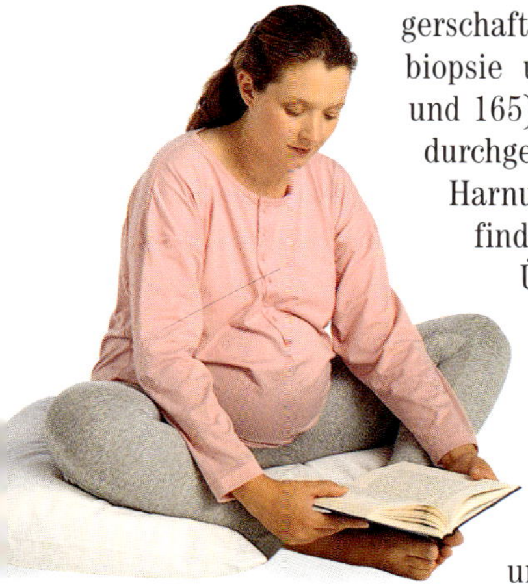

**Vorbereitungen für Ihr Baby** Gegen Ende dieses Trimesters sollten Sie die komplette Babyausstattung beisammen, das Kinderzimmer in Schuß gebracht und die nötige Ausrüstung gekauft haben. Falls Sie berufstätig sind, ist 6 bis 8 Wochen vor der Entbindung die im Gesetz verankerte Schutzfrist in Kraft getreten. Obwohl niemand hundertprozentig voraussagen kann, wie die Geburt verlaufen wird, weil jede Frau sie auf ihre eigene Weise erlebt, können Sie beruhigt sein, denn die meisten Geburten verlaufen reibungslos.

## Entwicklung der Schwangerschaft

**Praktische Dinge wie Geburtsvorbereitungskurse, die Zusammenstellung der Babykleidung und das Herrichten des Kinderzimmers wechseln sich mit Tagträumen und Phantasievorstellungen über die Ankunft des neuen Familienmitglieds ab.**

- Sie ermüden vermutlich schnell, obwohl Sie es gleichermaßen schwerfinden, sich auszuruhen.
- Sie spüren zunehmend die Braxton-Hicks-Kontraktionen (siehe Seite 250).
- Sie haben der Klinik einen Besuch abgestattet und sich mit den Räumlichkeiten und dem Personal vertraut gemacht, oder Sie haben alles Notwendige für eine Hausgeburt besorgt und griffbereit gelegt.

Vielleicht machen Sie sich Sorgen, ob Sie auch erkennen, wann die Wehen einsetzen. Selbst für erfahrene Hebammen oder Ärzte ist es oft schwer zu sagen, wann die Wehentätigkeit unwiderruflich begonnen hat. Regelmäßig wiederkehrende Kontraktionen und Blutabgang (Zeichnen) sind klassische Signale.

**Babykleidung und Zubehör**
Sie sollten vor der Entbindung eine Auswahl an Babykleidung, Windeln und ein Bettchen vorbereitet haben.

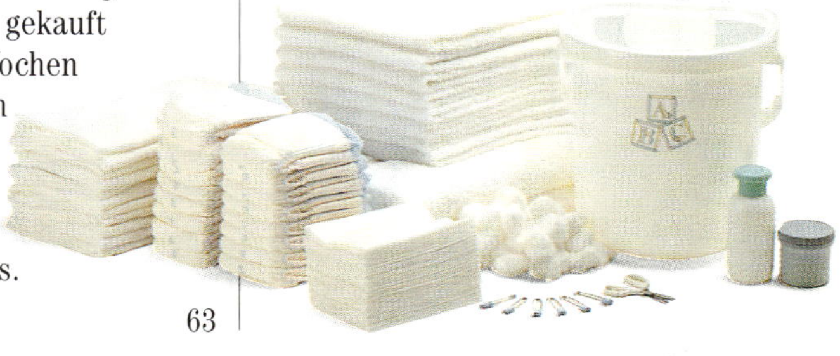

# Die ersten vier Wochen

*Die befruchtete Eizelle wird zu einer kugeligen Zellansammlung (Blastozyste), die in den Uterus gelangt und sich dort in der Schleimhaut einnistet. Das Fundament für die künftige Entwicklung Ihres Babys ist nun gelegt.*

### Die Fortschritte Ihres Babys

Sobald sich das befruchtete Ei eingenistet hat, sondert es chemische Substanzen ab, die zwei Funktionen erfüllen. Erstens signalisieren sie Ihrem Körper, daß der Embryo am Ziel angekommen ist. Die Botschaft löst eine Reihe von Veränderungen in Ihrem Körper aus: Der Ovulationsprozeß kommt zum Stillstand, der Zervixschleim wird dicker, die Gebärmutterwand weicher, und die Brüste werden größer. Zweitens wird Ihr Immunsystem in Schach gehalten, so daß der Embryo nicht als Fremdkörper eingestuft und angegriffen wird, sondern wachsen kann. Außerdem bildet eine Außenschicht der Blastozyste einen schützenden Kokon um den Embryo. Aus diesem Kokon entstehen die groben Strukturen der Plazenta und des fetalen Versorgungssystems – der Amnionsack (Fruchtblase, an dessen Oberfläche der Embryo treibt), das Chorion (Zottenhaut, ein Schutzpolster rund um den Amnionsack) und der Dottersack (der Blutzellen produziert, bis die Leber diese Aufgabe übernimmt). Die Zottenhaut entwickelt dann fingerähnliche Ausbuchtungen, die Chorionzotten, mit denen sich der Kokon fest in die Gebärmutterschleimhaut eingräbt.

**Die Zellen spezialisieren sich** Während dieser ersten Wochen findet eine Aufgabenteilung unter den embryonalen Zellen statt. Sie sind nun in drei Schichten angeordnet, und jede ist dazu bestimmt, verschiedene Körperorgane aufzubauen. Die innerste Schicht bildet eine provisorische Röhre, aus der sich später Lunge, Leber, Schilddrüse, Bauchspeicheldrüse, Harnröhre und Blase entwickeln. Aus der mittleren Schicht entstehen Knochengerüst, Muskeln (einschließlich Herzmuskel), Hoden oder Eierstöcke, Nieren, Milz, Blutgefäße, Blutzellen und die tiefste Hautschicht, die Lederhaut. Die Außenschicht ist für den Aufbau von Haut, Schweißdrüsen, Brustwarzen (und Brüste bei einem Mädchen), Haaren, Nägeln, Zahnschmelz und Augenlinsen verantwortlich. Diese drei Zellschichten spezialisieren sich, um einen vollständigen menschlichen Körper zu schaffen.

### Das embryonale Versorgungssystem

Die Zotten der wachsenden Plazenta vermischen sich mit den mütterlichen Blutgefäßen der Uteruswand, so daß sie schließlich von „Blutseen" umgeben sind. Der Raum zwischen den Zotten wird von mütterlichem Blut durchströmt. Da es nur durch eine oder zwei Zellen vom fetalen Blut getrennt ist, können hier Nähr- und Ausscheidungsstoffe zwischen Mutter und Kind ausgetauscht werden. Die Plazenta produziert gewissermaßen Hormone am Fließband, zum Beispiel HCG (humanes Choriongonadotropin), die eine gesunde Schwangerschaft fördern. Bis zur 6. Woche werden die Blutzellen Ihres Babys vom Dottersack versorgt; am Ende der 3. Woche wird die Blutzirkulation von seinem eigenen Herzen übernommen.

## Mutter

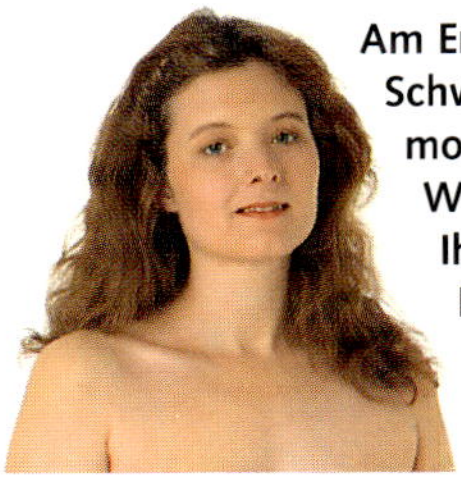

**Am Ende des ersten Schwangerschaftsmonats, sechs Wochen nach Ihrer letzten Periode und vier Wochen vom Zeitpunkt der Empfängnis an, wissen Sie vermutlich noch nicht sicher, ob Sie schwanger sind, obwohl Sie es vielleicht vermuten. Es gibt einige Schwangerschaftstests, mit denen sich selbst im Frühstadium verläßliche Ergebnisse erzielen lassen.**

**Symptome** Sie werden, falls überhaupt, einige wenige Symptome entdecken: Sie könnten sich genauso fühlen wie kurz vor der Periode, nur daß Sie häufiger als gewöhnlich Wasser lassen müssen. Die Brüste schmerzen, oft schon sehr früh, sie sind schwer, und die Brustwarzen jucken. Kurz danach werden die Venen unter der Haut auf der Oberfläche der Brüste sichtbar. Möglicherweise leiden Sie zu diesem Zeitpunkt schon unter Übelkeit.

**Ovulationszyklus** Sobald sich der Embryo in der Uterusschleimhaut eingenistet hat, endet Ihr normaler Ovulationszyklus. Das Corpus luteum (siehe Seite 26) im Eierstock produziert weiterhin Progesteron: Dieses Hormon ist für die gesunde Entwicklung und den Erhalt der Schwangerschaft unabdingbar und verhindert das Einsetzen der Menstruation.

**Zervix** Unter dem Einfluß des Progesterons, wird normaler Zerxixschleim zähförmig, dick und bildet einen Pfropf. Dieser Schleimpfropf bleibt bis kurz vor Beginn der Wehentätigkeit an Ort und Stelle. Er wird ausgestoßen, sobald der äußere Muttermund weicher und weiter wird.

**Uterus** Die Gebärmutterwand wird weicher, so daß sich der Embryo fest einnisten kann. Der Uterus vergrößert sich, beinahe vom Augenblick der Implantation an.

## Ihr Kind in der 4. Lebenswoche

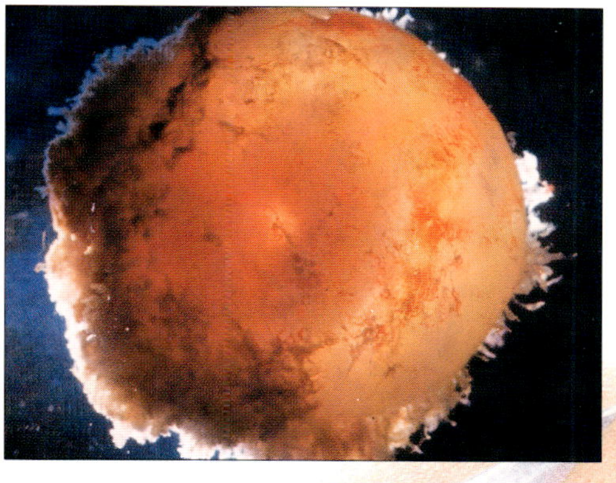

**Die 4. Woche**
Chorionzotten und Amnionzellschichten umgeben schützend den Embryo. Gewebeblöcke, aus denen die ersten Ansätze der Wirbelsäule entstehen, sind ebenfalls erkennbar. Dazwischen wachsen Nervenbündel.

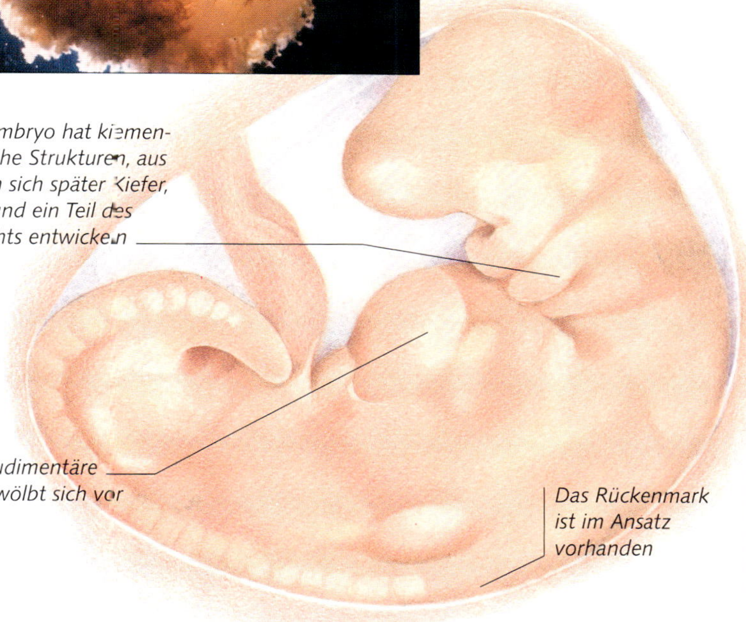


**Die Form ändert sich**
Am Ende dieser Zeitspanne ist der Embryo keine hohle Ansammlung von Zellen mehr. Er ähnelt einer Garnele – lang, schmal und mit einer kleinen Ausbuchtung in der Mitte. Man kann den oberen vom unteren Teil unterscheiden und die Seiten erkennen. Der untere Teil läuft spitz zu, wie ein Schwanz. In der Mitte bildet die obere Zellschicht, aus der sich Gehirn und Nervensystem entwickeln, zwei Längsfalten. Die dazwischenliegende Furche schließt sich dann und bildet eine Röhre, aus der das Rückenmark entsteht. Der obere Teil dieser Röhre wächst, und daraus formt sich das Gehirn.

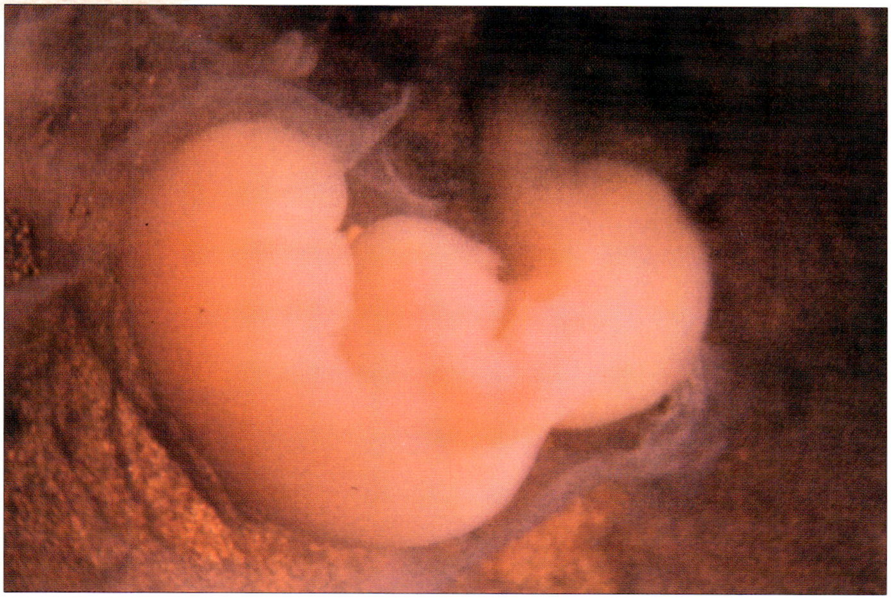

## Ihr Baby

**Bevor Sie wissen, daß Sie schwanger sind, hat Ihr Baby bereits ein kritisches Stadium in seiner Entwicklung erreicht. Deshalb ist es wichtig, die Schwangerschaft zu planen.**

**Rückenmark** Während der zweiten Woche erscheint ein dunkler Fleck auf dem Rücken des Embryos, der die Position des Rückenmarks anzeigt.

**Herz** Gegen Ende der 3. Woche ist das Herz ausgebildet und beginnt zu schlagen.

**Empfindlichkeit** In der 3. Woche tritt der Embryo in eine kritische Entwicklungsphase ein, in der sich alle wichtigen Organe bilden. Embryonen sind in der Regel robust, aber sie können gesundheitliche Schäden erleiden, zum Beispiel durch Drogen oder Medikamente, Alkohol, Nikotin, Infektionskrankheiten usw.

### Meßdaten Ihres Babys

Am Ende dieses Monats ist der Embryo rund 4 mm lang. Er wiegt weniger als 1 Gramm.

## Mutter

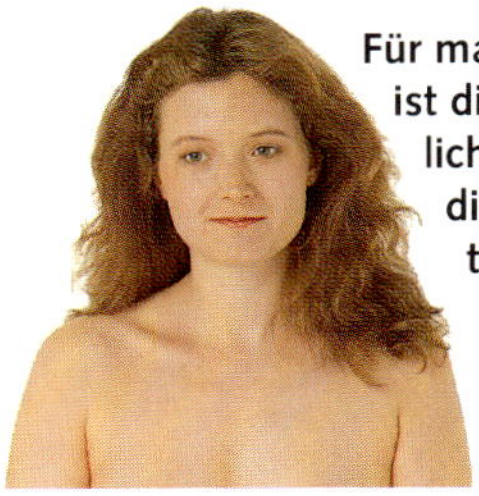

**Für manche Frauen ist die morgendliche Übelkeit, die vom leichten Unwohlsein bis zum starken Erbrechen reichen und jederzeit auftreten kann (siehe auch Seite 192), eines der ersten Anzeichen der Schwangerschaft. Jetzt treten auch andere, klar erkennbare Veränderungen ein.**

**Stoffwechselbedürfnisse** Schon zu Beginn der Schwangerschaft erhöht sich der Grundumsatz, und deshalb braucht eine schwangere Frau mehr Proteine und Kalorien.

**Veränderungen im Blutkreislauf** Das gesamte Blutvolumen erhöht sich; rund 25 % dieses zusätzlichen Volumens wird von der Plazenta beansprucht.

**Genitalien** Die Blutzufuhr zu Vagina und Vulva wächst rapide, und beide nehmen eine purpurfarbene Tönung an. Die Scheidenwände werden weicher und entspannter, und in zunehmendem Maß wird eine wäßrige Substanz produziert. Dadurch und infolge der Abstoßung von Vaginalzellen vermehren sich die Scheidensekrete während der Schwangerschaft.

**Brüste** Ihre Brüste beginnen zu schwellen oder sich weicher und schwerer als sonst anzufühlen. Die Haut um den Warzenvorhof entwickelt einen weicheren, gerunzelten Bereich, Sekundärareola genannt.

**Erschöpfung** Sie ermüden vielleicht schneller als sonst, und manchmal können Schwindelgefühle auftreten.

**Hautprobleme** Wenn Sie vor der Schwangerschaft Hautunreinheiten hatten, werden Sie auch jetzt vermutlich darunter leiden. Andernfalls könnte Ihre Haut trocken werden und jucken.

# Bis zur 8. Woche

*In dieser Zeit durchläuft Ihr Baby eine ungeheuer rapide und wichtige Entwicklungsphase, da es sich um das Vierfache vergrößert. Es liegt in der Mitte des großen Plazenta-Kokons und ist noch sehr winzig. Die Zellen spezialisieren sich zunehmend, um neue Strukturen zu bilden. In diesen ersten Monaten ist Ihr Baby am verletzlichsten und Sie sollten daher besonders verantwortungsbewußt leben. Überprüfen Sie, ob Ihre Arbeitsbedingungen gefährlich sind und stellen Sie hohe Ansprüche an die Hygiene.*

### Die Fortschritte Ihres Babys

Innerhalb der Röhre, aus der am Schluß Gehirn und Rückenmark entstehen, vervielfachen sich die Zellen des Embryos mit rasender Geschwindigkeit und verteilen sich dann auf diejenigen Bereiche, in denen sie aktiv werden. Die Nervenzellen, die später das Gehirn bilden, bewegen sich entlang der Bahnen, die von den Gliazellen (Nervenstützgewebe) gebildet werden. Sie ermöglichen den Nervenzellen, zusammenzulaufen, sich zu vernetzen und aktiv zu werden.

Der Kopf wächst schnell, um dem wachsenden Gehirn Platz zu bieten, und der Körper verliert seine Rundungen. Der Hals beginnt sich zu entwickeln, und der urzeitliche Schwanz verschwindet.

Die Haut teilt sich nun in zwei Schichten, und die Schweiß- und Talgdrüsen entstehen. Das Haar wächst aus den Haarfollikeln, so daß die Kopfhaut mit Flaum bedeckt ist. Alle wichtigen Organe entwickeln sich. Das Herz nimmt seine endgültige Form an und schlägt kräftig. Magen, Leber, Milz, Blinddarm und Eingeweide formen sich. Der Darm wird so lang, daß er eine Schlinge bildet, der Blutkreislauf nimmt seine Funktion auf, und die meisten Muskeln lassen langsam ihre endgültige Form erkennen.

**Gesichtszüge** Unter der Gesichtshaut sind nun in grober Form die Gesichtsknochen entstanden und verschmelzen miteinander. Der eine verläuft zwischen den Augen und endet zu beiden Seiten der Nasenlöcher; er bildet die Nase und die Mitte der Oberlippe. Die beiden anderen erscheinen unter den Augen; sie formen die Wangen und die Seiten der Oberlippe. Zwei weitere wachsen unter dem Mund und vereinigen sich zu Unterlippe und Kinn. An diesem Gerüst bilden sich die Gesichtsmuskeln, die eine Mimik ermöglichen.

**Arme und Beine** Die Gliedmaßen des Embryos entwickeln sich weiter. Handgelenke und Finger erscheinen an den Armknospen, die länger werden und nach vorn vorstoßen. Die Arme biegen sich am Ellenbogen. An den Fingerspitzen formen sich Tastkörper. Die Beinknospen sprießen und teilen sich dann in drei Abschnitte auf – Oberschenkel, Unterschenkel und Fuß. Die Zehen werden gebildet. Zu diesem Zeitpunkt entwickeln sich Arme und Hände Ihres Babys schneller als Beine und Füße. Diese Entwicklung setzt sich nach der Geburt fort: Ihr Baby ist imstande, Gegenstände zu greifen, lange bevor es gehen kann.

## Ihr Kind in der 8. Lebenswoche

**Farbsonographie**
Die Nabelschnur und die Plazenta sind in der rechten oberen Ecke des Ultraschallbildes klar sichtbar

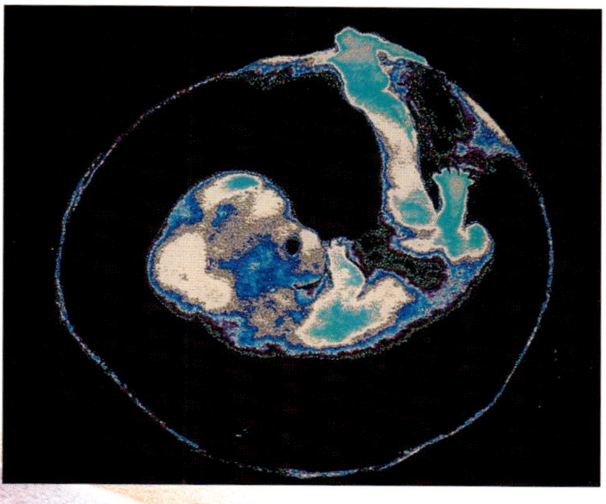

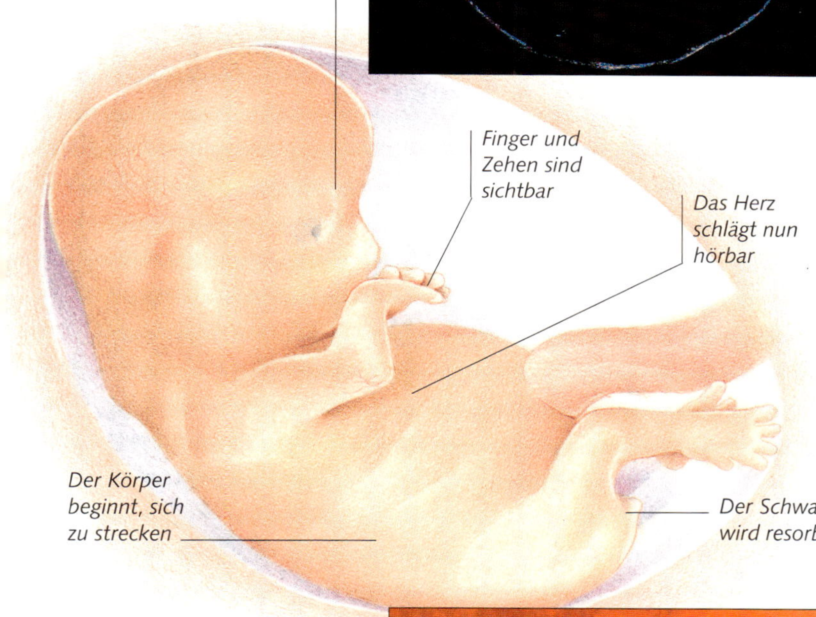


**Äußere Merkmale**
Die Augen des Embryos erhalten ihre Pigmentierung. Die ersten Anzeichen von Nasenlöchern, Lippen und Ohren werden sichtbar. Die rudimentären Ohren lassen sich nach Außen- und Innenbereichen unterscheiden, die Augenlider entstehen, und die Nasenspitze ist sichtbar. Die Muskeln bilden sich, und in der 7. Lebenswoche kann man mittels Ultraschall die ersten embryonalen Bewegungen verfolgen.
Das Bild zeigt den Embryo in der 6. Woche nach der Empfängnis.

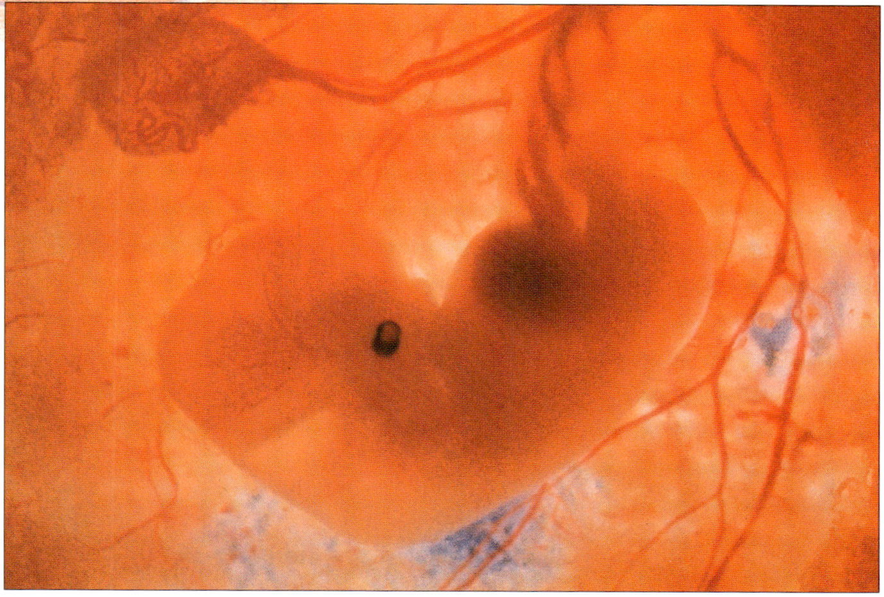

## Ihr Baby

**Immer mehr Nährstoffe werden aus Ihrem Körper an Plazenta und Nabelschnur weitergeleitet, um das rapide Wachstum des Embryos zu stützen.**

**Herzfrequenz** Das Herz schlägt 140- bis 150mal in der Minute, ungefähr doppelt so schnell wie Ihres.

**Körperform** Der Kopf des Embryos ist noch sehr groß im Vergleich zum Körper und nach vorn auf die Brust gebeugt. Der Körper beginnt sich zu strecken und länger zu werden.

**Innere Organe** Alle Organe sind nun vorhanden, und die wichtigsten Strukturen haben sich herausgebildet.

**Reflexe** Der Embryo ist imstande, auf Berührung zu reagieren, obwohl Sie noch keine Bewegung spüren können.

### Meßdaten Ihres Babys

Am Ende des Monats wird Ihr Baby vom Scheitel bis zum Steiß 2,5 cm messen und rund 3 g schwer sein.

## Mutter

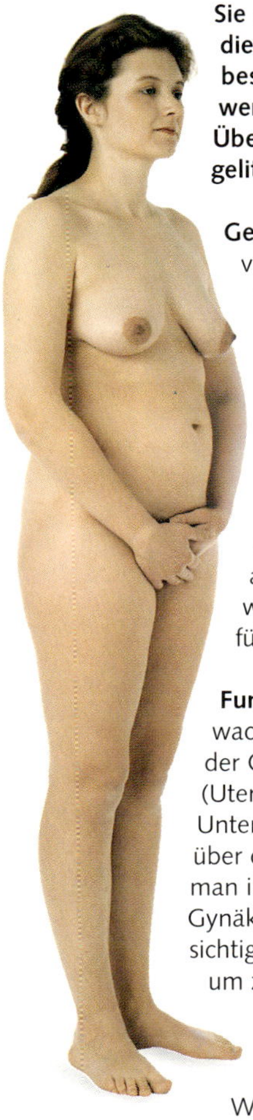

**Sie werden sich im Verlauf dieses Monats sicher besserfühlen, vor allem wenn Sie stark unter Übelkeit und Erbrechen gelitten haben.**

**Gewicht** Sie werden vermutlich zunehmen, weil Ihr Baby und sein Versorgungssystem rapide wachsen.

**Hormone** Der schwankende Hormonspiegel pendelt sich ein, und Sie werden sich emotional ausgewogener und weniger verletzlich fühlen.

**Fundusstand** Durch das wachsende Baby hebt sich der Gebärmuttergrund (Uterusfundus, siehe externe Untersuchung Seite 160) über den Beckenrand, wo man ihn spüren kann. Ihr Gynäkologe wird Ihnen vorsichtig den Bauch abtasten, um zu überprüfen, wie sich Ihr Baby entwickelt.

**Erfolgsaussichten** Wenn Sie Angst hatten, eine Fehlgeburt zu haben, können Sie sich nun entspannen, denn dieses Risiko ist jetzt fast ausgeschlossen.

**Kreislauf** Ihr Herzminutenvolumen hat beinahe seinen höchsten Stand erreicht, den er während der Schwangerschaft beibehalten wird. Um den Blutdruck zu senken, entspannen sich Arterien und Venen in Ihren Extremitäten, so daß Ihre Hände und Füße fast immer warm sind.

# Bis zur 12. Woche

*14 Wochen nach Ihrer letzten Periode haben sich alle kindlichen Organe entwickelt, und die Gedärme sind in der Bauchhöhle eingeschlossen. Nun beginnt der Wachstums- und Reifeprozeß. Informieren Sie sich über das Angebot an Geburtsvorbereitungskursen vor Ort.*

### Die Fortschritte Ihres Babys

Neun Wochen nach der Empfängnis ist Ihr Baby schon als menschliches Wesen zu erkennen und wird nun Fötus oder Fetus statt Embryo genannt. Der Kopf ist groß und macht in der 12. Lebenswoche etwa ein Drittel der gesamten Körperlänge aus. Die Augen sind vollständig ausgebildet, obwohl sich die Augenlider noch entwickeln und geschlossen bleiben. Auch sein Gesicht ist vollkommen ausgeprägt. Der Torso hat sich gestreckt, und das erste Knochengewebe und die Rippen haben sich entwickelt. Finger und Zehen haben Nägel, und es könnten sogar schon Haare gewachsen sein. Die äußeren Sexualorgane entwickeln sich nun, und das Geschlecht Ihres Kindes ist bereits auf dem Ultraschallbildschirm auszumachen. Das Herz schlägt 110- bis 160mal in der Minute, und das Kreislaufsystem entwickelt sich weiter. Der Fetus schluckt Fruchtwasser und scheidet es als Urin wieder aus. Der Saugreflex entsteht, Ihr Baby kann die Lippen schürzen, den Kopf drehen und die Stirn runzeln. Die Muskeln, die es nach der Geburt zum Atmen und Schlucken braucht, werden jetzt ebenfalls trainiert.
Gegen Ende des Monats hat Ihr Kind die Bewegung entdeckt; es beginnt, sich kräftig hin und her zu drehen, obwohl Sie wahrscheinlich erst im 4. Monat in der Lage sind, seine Bewegungen zu spüren.

**Blutzellenproduktion** Ihr Baby ist weiterhin auf die Plazenta angewiesen, die bis zur Geburt für Nahrungs- und Sauerstoffzufuhr und den Abtransport von Abfallstoffen zuständig sein wird. Aber die Entwicklung eines eigenen Systems der Blutzellenproduktion, das unabhängig für den Erhalt des Lebens sorgt, ist von entscheidender Bedeutung. Gegen Ende dieses Monats wird der Dottersack überflüssig und die Blutzellenproduktion von Knochenmark, Leber und Milz übernommen.

### Das fetale Versorgungssystem

Die Plazenta entwickelt sich sehr rasch und gewährleistet, daß ein umfangreiches Netz von Blutgefäßen Ihr Baby mit den lebenswichtigen Nährstoffen versorgt. Die Schichten werden nun dicker und wachsen, bis das Innere der Gebärmutter vollständig von einer Chorionplatte und Häuten überzogen ist. Die Nabelschnur ist nun reif; sie besteht aus spiralig umeinander gedrehten, mit einer fetthaltigen Schutzschicht überzogenen Blutgefäßen. Die große Vene transportiert Nährstoffe und sauerstoffhaltiges Blut zum Fetus, während die beiden kleineren Arterien die Abfallstoffe und sauerstoffarmes Blut vom Fetus zur Plazenta bringen. Die Nabelschnur ist wie ein Seil gedreht, weil die Außenschicht länger ist als die Blutgefäße. Dadurch erhält Ihr Kind viel Bewegungsfreiraum, ohne Gefahr zu laufen, die eigene Lebensader zu zerstören.

## Ihr Kind in der 12. Lebenswoche

**Füße und Hände**
Finger und Zehen Ihres Babys entwickeln sich rapide und nehmen ihre endgültige Form an.

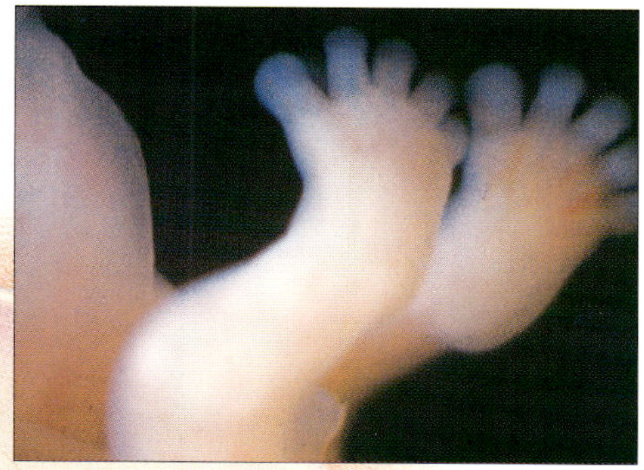

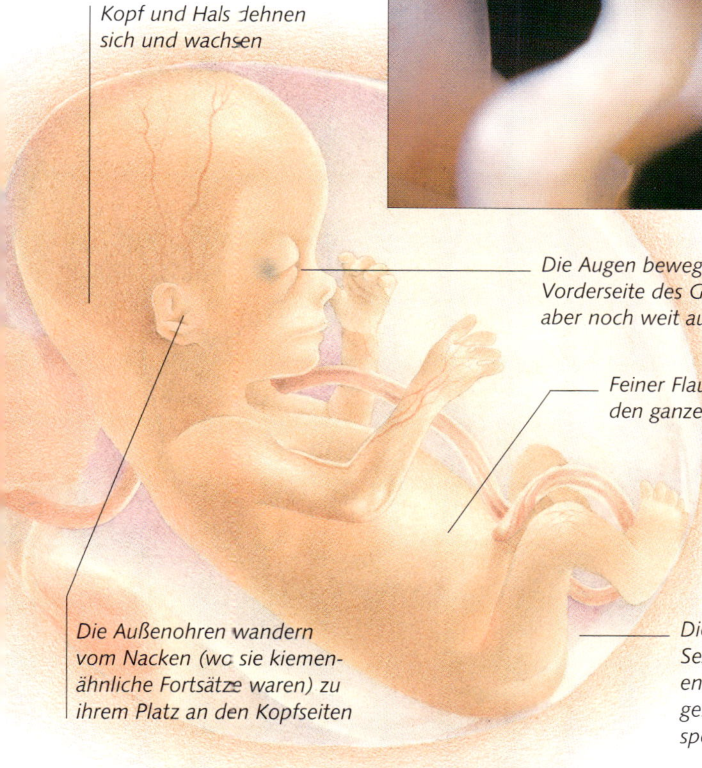


## Ihr Baby

**Ihr Baby ist nun ein vollständiger kleiner Mensch, der nur noch reifen muß. Er ist sehr aktiv in diesem Stadium, obwohl Sie es noch nicht spüren.**

**Knochen** Seine Knochen entwickeln sich in Windeseile und haben die Form dehnbarer Knorpel.

**Bewegungen** Es dreht seinen Körper, beugt Arme und Beine und hat gelegentlich einen Schluckauf.

**Ober- und Unterkiefer** Es sind bereits 32 bleibende Zahnknospen zu sehen.

**Amnionsack** Der Fetus läßt sich im warmen Fruchtwasser (bei 37,6 °C) treiben; die Temperatur ist höher als die Ihres Körpers). Er hat viel Bewegungsfreiraum.

### Meßdaten Ihres Babys

Am Ende des Monats wird Ihr Baby vom Scheitel bis zum Steiß 9 cm messen und rund 48 g schwer sein.

**12 Wochen alter Fetus**
Das Profil ist menschenähnlicher geworden und die Merkmale ausgeprägter. Der Fetus hat jetzt ein klar erkennbares Kinn, eine hohe Stirn und eine Knopfnase. Die Augenlider entstehen über den voll entwickelten Augen, und Ihr Baby beginnt, auf Reize von außen zu reagieren – wenn auf den Bauch der Mutter gedrückt wird, weicht es aus. Bei einer Ultraschalluntersuchung zu diesem Zeitpunkt würde man vermutlich fetale Bewegungen auf dem Monitor erkennen können; sie sind aber frühestens im nächsten Monat für die Mutter spürbar.

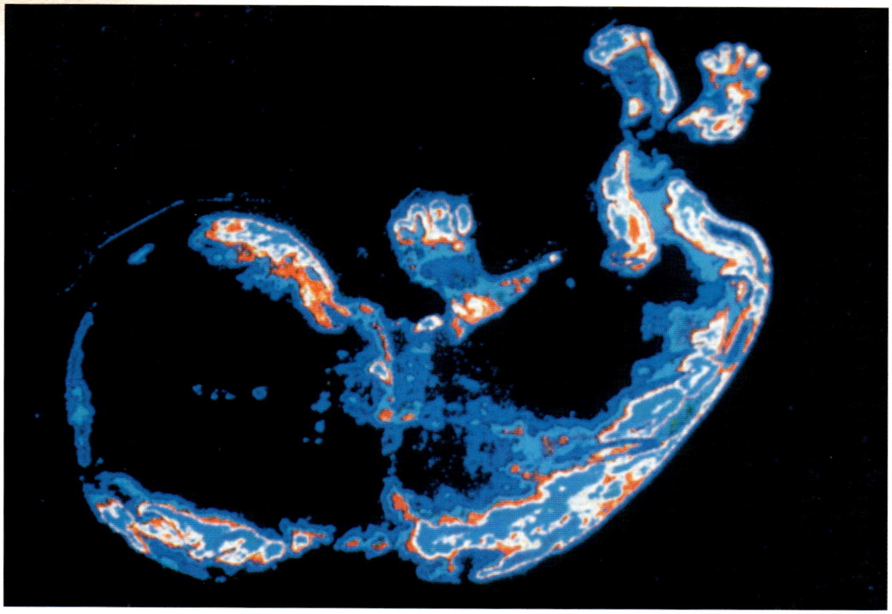

# Bis zur 16. Woche

*Das zweite Schwangerschaftsdrittel beginnt in der 12. Woche, vom Zeitpunkt der Empfängnis an gerechnet – also in der 14. Schwangerschaftswoche. Vermutlich wird jetzt eine Ultraschalluntersuchung stattfinden, und vielleicht können Sie schon erkennen, ob es ein Junge oder ein Mädchen ist. Ihr Arzt mißt die Länge des Oberschenkelknochens und den Durchmesser des Köpfchens; letzteres dient zur Bestätigung des errechneten Geburtstermins.*

## Mutter

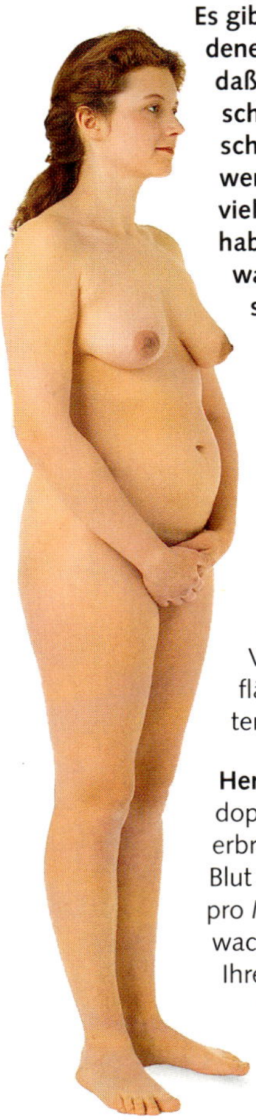

**Es gibt viele Zeichen, an denen Sie erkennen, daß die Schwangerschaft gute Fortschritte macht, auch wenn Sie nicht allzuviel Gewicht zugelegt haben. Sie fühlen sich wahrscheinlich besonders vital und strotzen vor Kraft.**

**Brustwarzen** Mit zunehmend tieferer Pigmentierung der Haut werden sie dunkler. Sie können jucken, sich wund anfühlen, und die Venen an der Oberfläche der Brüste treten stärker hervor.

**Herz** Es muß nun die doppelte Leistung erbringen und genug Blut herauspumpen (6 l pro Minute), um den wachsenden Bedarf Ihrer lebenswichtigen Organe zu befriedigen. Uterus und Haut brauchen im Vergleich zu vorher die doppelte Menge Blut und die Nieren 25 % mehr.

**Bauch** Eine dunkle Linie, Linea nigra genannt, könnte in der Bauchmitte abwärts verlaufen. Ihre Gebärmutter ist durch das wachsende Baby aus der Beckenhöhle heraus nach oben, in die Bauchhöhle, gedrängt worden und läßt sich bei der ärztlichen Untersuchung durch die Bauchwand ertasten.

**Flattern** Gegen Ende des Monats werden Sie vermutlich erstmals spüren, wie sich Ihr Kind bewegt – dem Perlen von Sekt, dem Flattern von Schmetterlingen oder einem zarten Windhauch ähnlich! Erstgebärende werden oft später darauf aufmerksam als werdende Mütter mit Erfahrung, die wissen, worauf sie achten müssen (siehe auch Seite 176).

### Die Fortschritte Ihres Babys

Ihr Baby sieht zunehmend menschlicher aus; seine Beine sind länger als seine Arme, und die Ober-Unterschenkel-Proportionen stimmen. Das Skelett entwickelt weitere Knochen, und die Teile, die genug Kalzium enthalten, sind auf dem Röntgenschirm sichtbar.

Der Fetus verfügt nun über die gleiche Anzahl Nervenzellen wie ein Erwachsener. Die vom Gehirn wegführenden Nervenzellen bedecken sich langsam mit einer schützenden Fettschicht, Myelin genannt. Das ist ein wichtiger Schritt im Reifeprozeß, weil dadurch die Weitergabe der Botschaften vom Gehirn an den Körper und umgekehrt erleichtert wird. Es entstehen Verbindungen zwischen Nerven und Muskulatur, so daß sich die voll ausgebildeten Gliedmaßen nun um die Gelenke drehen können, wenn sie stimuliert werden, sich zusammenzuziehen und zu lockern. Da die Arme inzwischen lang genug sind, kann Ihr Kind schon seine Händchen fassen, wenn sie sich zufällig berühren, und sie zu Fäusten ballen. Die Bewegungen werden jedoch noch nicht vom Gehirn gesteuert und sind für Sie nicht spürbar, weil der Fetus noch zu klein ist, um die Nervenenden in der Uteruswand zu aktivieren. Frauen, die bereits ein Kind geboren haben, nehmen die fetalen Aktivitäten meistens früher wahr (siehe Seite 176).

Die äußeren Geschlechtsorgane des Fetus nehmen nun eine ausgeprägtere Form an. Die Vaginalplatte, Vorläufer der Scheide, entwickelt sich, und die tief im Leistenring eingebetteten Hoden wandern nach unten in das Skrotum, den Hodensack.

### Das fetale Versorgungssystem

Die Plazenta produziert zunehmende Mengen HCG, Östrogen und Progesteron, die während der Schwangerschaft gebraucht werden. Sie schüttet außerdem eine Reihe weiterer Hormone aus, die für eine gesunde Funktion des Uterus sorgen und eine wesentliche Rolle für Wachstum und Entwicklung der Brüste spielen, die auf die Laktation vorbereitet werden – die Produktion und Sekretion von Muttermilch. Die Plazenta hat gegen allgemeine Infektionen Schutzfunktion, mit Ausnahme von Viren wie Röteln, HIV und Giftstoffen wie Alkohol und Nikotin. Am Ende der 16. Woche hat die Plazenta eine Dicke von etwa 1 cm und einen Durchmesser von 7 bis 8 cm. Das Wachstum hält an, bis die Plazenta zum Zeitpunkt der Geburt ein Gewicht von 500 g, eine Dicke von 3 cm und einen Durchmesser von 20 bis 25 cm erreicht hat. Sie ist fest mit der Uteruswand (normalerweise dem oberen Teil) verbunden.

## Ihr Kind in der 16. Lebenswoche

**Ultraschallbild**
Zu diesem Zeitpunkt sind Nase, Finger und Zehen klar sichtbar. Der Kopf ist noch groß im Vergleich zum Körper.

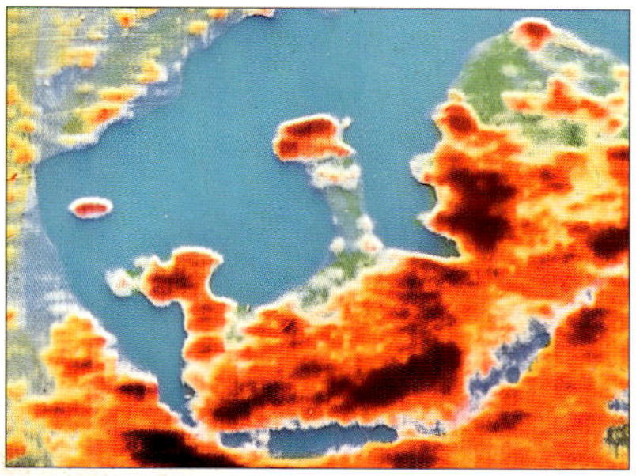

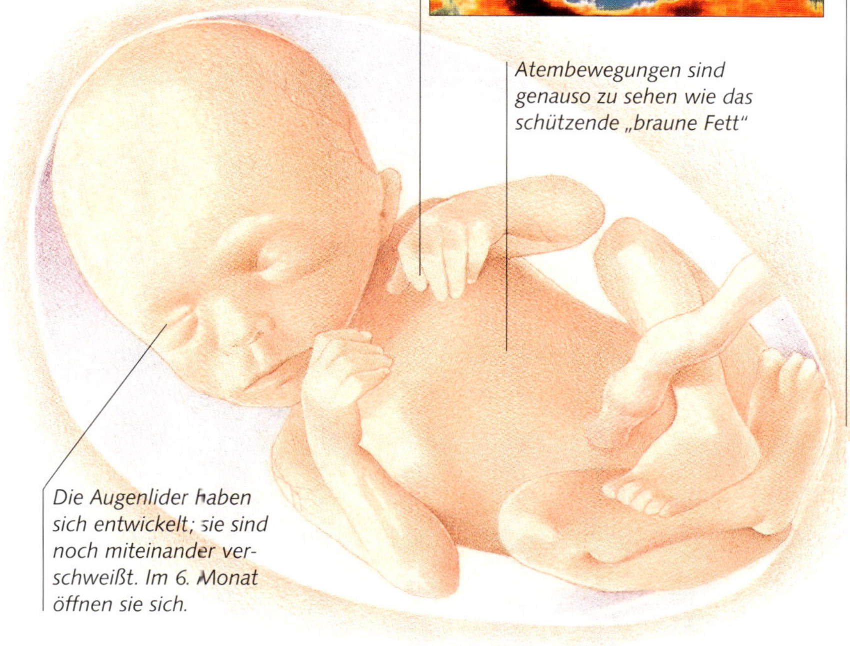


## Ihr Baby

**Die Haut Ihres Kindes ist durchscheinend, und die Blutgefäße sind klar zu erkennen, wie auch die Knochen, die im ganzen Körper hart zu werden beginnen.**

**Geschmacksknospen** Sie haben sich auf der Zunge entwickelt.

**Ohren** Wenn die zarten Knöchelchen in den Ohren härter werden, hört Ihr Baby Geräusche – Ihre Stimme, Ihren Herzschlag und das leise Grollen Ihres Verdauungssystems.

**Lungen** Sie entwickeln sich und „atmen" das Fruchtwasser ein. Ihr Baby erhält weiterhin Sauerstoff über die Plazenta, bis zur Geburt.

### Meßdaten Ihres Babys

Am Ende des Monats mißt Ihr Baby vom Scheitel bis zum Steiß 13,5 cm und wiegt ca. 180 g.

**Kopf und Gesicht**
Das Gesicht wird menschenähnlicher und entwickelt seinen mimischen Ausdruck. Ihr Baby kann die Stirn runzeln, blinzeln und Grimassen schneiden. Augenbrauen und Wimpern wachsen, das Haupthaar wird dichter und durch besondere Pigmentzellen gefärbt. Die Ohren stehen vom Kopf weg, und die Augen sind nun nach vorn gerichtet, obwohl sie noch weit auseinanderstehen. Die Netzhaut ist lichtempfindlich geworden, obwohl sie von den Augenlidern bedeckt bleibt, und das Kind erkennt das Licht, das durch die Bauchwand der Mutter zu ihm hereindringt.

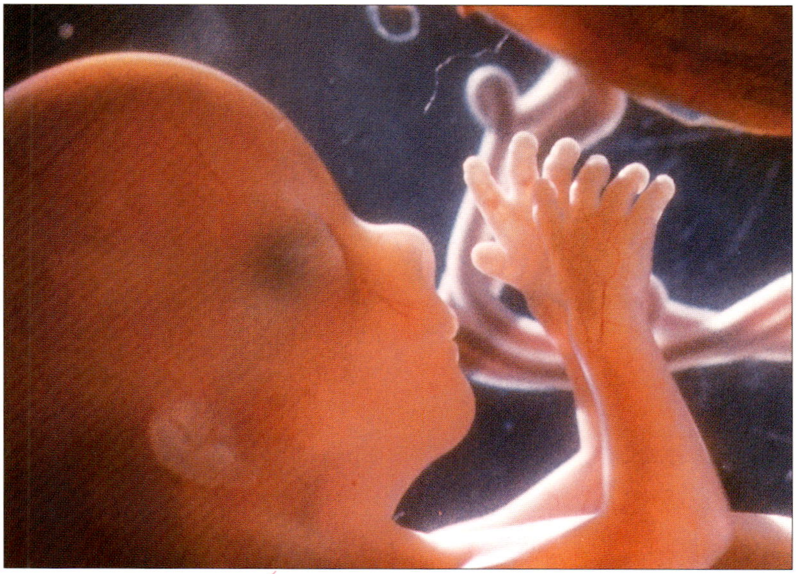

## Mutter

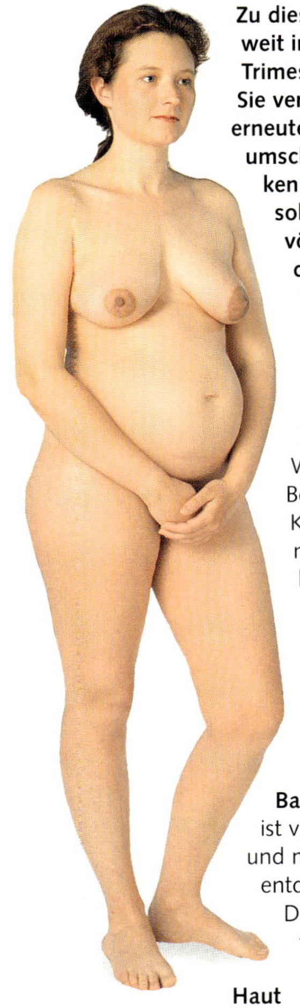

**Zu diesem Zeitpunkt, weit im zweiten Trimester, werden Sie vermutlich einen erneuten Stimmungsumschwung bemerken. Die Übelkeit sollte eigentlich völlig verschwunden sein, und Ihre Energie und gute Laune sind wahrscheinlich zurückgekehrt.**

**Bewegungen** Wenn Sie die Bewegungen Ihres Kindes bisher nicht gespürt haben, werden Sie sie jetzt wahrnehmen. Diese Erfahrung ist wundervoll und unbeschreiblich.

**Bauch** Ihre Taille ist verschwunden, und möglicherweise entdecken Sie Dehnungsstreifen (Striae).

**Haut** Die erweiterten Blutgefäße können die Entstehung feiner roter Gefäßreiser (Spinnennaevi) im Gesicht, auf den Schultern und Armen verursachen, die nach der Geburt meistens verschwinden.

**Geringfügige Beschwerden** Das Zahnfleisch könnte anschwellen, vermutlich durch den hormonalen Einfluß bedingt. Sie leiden vielleicht unter Sodbrennen und Verstopfung. Das Risiko einer Blaseninfektion wächst, weil der glatte Muskel im Harntrakt erschlafft.

**Stoffwechselveränderungen** Die Schilddrüse wird aktiver, was dazu führen kann, daß Sie mehr schwitzen als gewöhnlich. Ihre Atmung wird tiefer, und bei den Gymnastikübungen sind Sie vielleicht etwas kurzatmig.

# Bis zur 20. Woche

*Ihr Baby ist inzwischen so kräftig gewachsen, daß Nerven und Muskeln entstanden sind, die es befähigen, sich zu bewegen. Da es noch so klein ist, kann es nach oben und unten schwimmen und jederzeit eine andere Position einnehmen. Beginnen Sie nun mit einem Geburtsvorbereitungskurs.*

### Die Fortschritte Ihres Babys

Von nun an, 19 Wochen nach der letzten Periode, verlangsamt sich das Wachstum Ihres Kindes, abgesehen von der Gewichtszunahme, und es reift auf andere Weise. Es beginnt, sein körpereigenes Abwehrsystem aufzubauen. Eine Schutzhülle bildet sich um die Nerven im Rückenmark, die es vor möglichen Schäden bewahrt. Es verfügt auch über ein eigenes, noch primitives Immunsystem, mit dem es sich gegen einige Infektionen schützen kann. Um Körperwärme zu erzeugen und seine Temperatur zu halten, braucht Ihr Baby spezielles Fettgewebe. Das wird vom sogenannten „braunen Fett“ geliefert, einer Substanz, die sich im 4. Monat gebildet hat. Nun bauen sich Fettdepots in Körperbereichen wie Hals, Brustraum und Schritt auf, eine Entwicklung, die sich bis zur Geburt fortsetzt. Ein Grund für die große Anfälligkeit von Frühgeborenen ist der Mangel an braunem Fett: Sie sind unfähig, sich warm zu halten.

Die Haut des Babys wächst weiter, auch wenn sie noch rot und runzlig wirkt, weil das darunter liegende Fettpolster noch dünn ist. Von diesem Monat an wird sein Körper praller. Die Talgdrüsen werden aktiv und produzieren eine schmierige Substanz (Vernix caseosa, Frucht- oder Käseschmiere); sie überzieht die Haut des Fetus in der langen Zeit, in der er in Fruchtwasser eingetaucht ist.

Ihr Kind ist mit feinem Flaum bedeckt, den Lanugohaaren. Niemand weiß bisher, welchem Zweck sie dienen, aber vielleicht tragen sie dazu bei, die Körpertemperatur zu regulieren oder die Fruchtschmiere an Ort und Stelle zu halten.

**Bewegungen** Da sich die Nervenfasern vernetzen und die Muskelentwicklung und Stärke Ihres Babys zunimmt, werden seine Bewegungen zielgerichteter und koordinierter. Es hat sein eigenes „Gymnastikprogramm“ aufgestellt – Dehnen, Greifen, Wenden –, um die Muskulatur aufzubauen, seine motorischen Fähigkeiten zu verbessern und die Knochen zu festigen. Diese „Turnübungen“ können Ihnen Bauchschmerzen verursachen.

**Geschlechtsorgane** Bei einem Jungen ist das Skrotum in diesem Stadium schon fest. Bei einem Mädchen wird die Vagina nun hohl, und die Ovarien enthalten rund 7 Millionen Eizellen, die sich zum Zeitpunkt der Geburt auf ca. 2 Millionen verringern. Wenn es die Pubertät erreicht, sind zwischen 200 000 und 500 000 Eier übrig; 400 bis 500 werden während seines Erwachsenenlebens ausgestoßen, ungefähr eines pro Monat. Die Brustwarzen und die darunterliegenden Brustdrüsen entwickeln sich bei beiden Geschlechtern.

## Ihr Kind in der 20. Lebenswoche

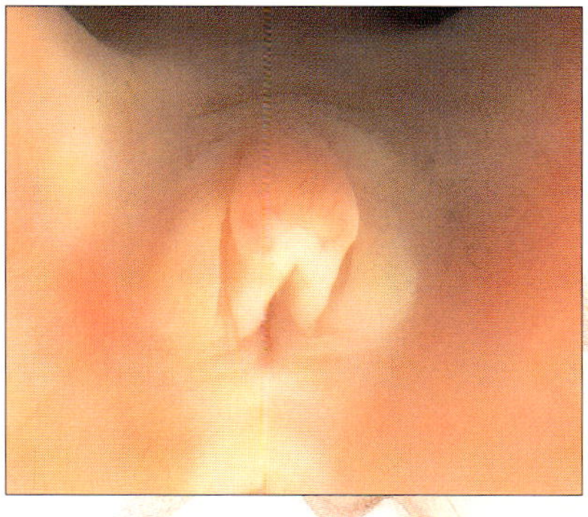

**Die Genitalien**
Das Geschlecht Ihres Kindes wird bei der Empfängnis festgelegt. Es läßt sich mittels Ultraschall oder Fetoskopie nur dann feststellen, wenn die äußeren Genitalien sichtbar sind. Das Bild links zeigt die Sexualorgane eines 17 Wochen alten männlichen Fetus.

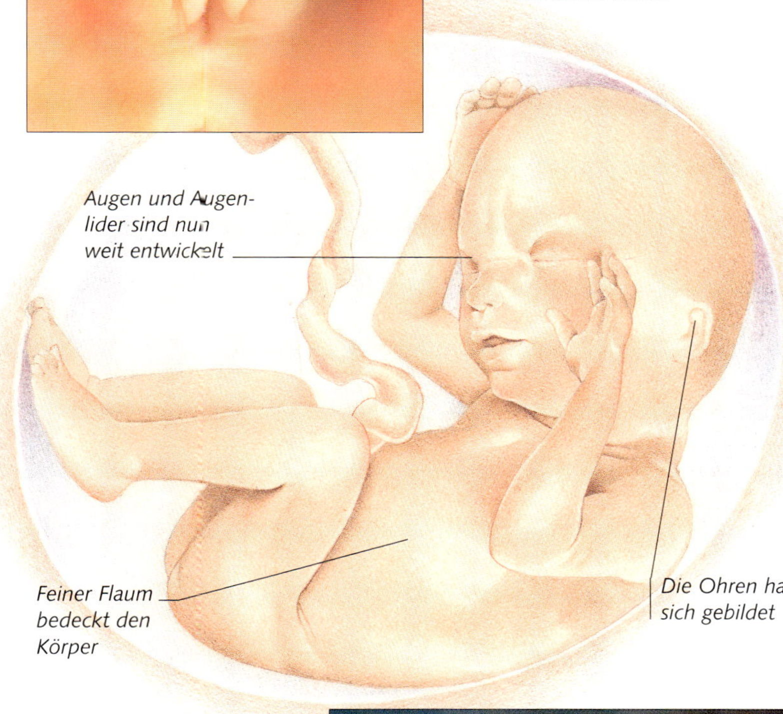


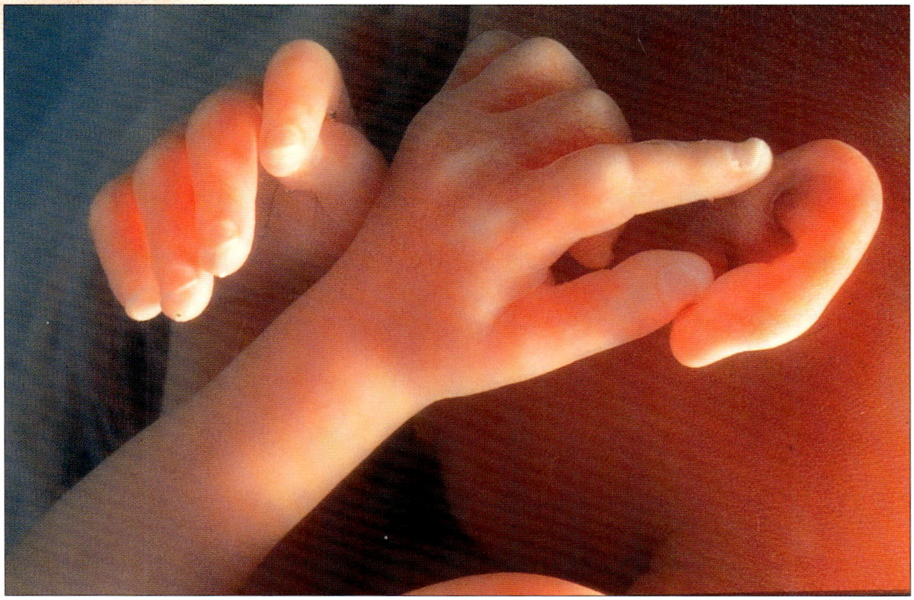

**Das Gehör**
Ihr Kind kann nun das Rauschen des Bluts in Ihren Blutgefäßen, Ihren Herzschlag und das Grollen Ihrer Eingeweide hören. Es ist imstande, Laute zu vernehmen, die aus der Außenwelt zu ihm dringen, und es reagiert von jetzt an auf Geräusche, Rhythmen und Melodien. Singen Sie Ihrem Kind etwas vor, und sprechen Sie oft mit ihm. Nach der Geburt wird es dieselben Lieder beruhigend finden und sich sicher und geborgen fühlen, wenn es die Stimmen seiner Eltern hört.

## Ihr Baby

**Obwohl der Fetus schon gut entwickelt ist, könnte er außerhalb der Gebärmutter nicht überleben. Lungen und Verdauungssystem sind nicht ausgebildet, er könnte seine Körpertemperatur nicht halten.**

**Vernix caseosa** (Käse-/Fruchtschmiere). Diese Schutzschicht hält die Haut des Babys geschmeidig.

**Geschmack** Ihr Kind kann nun süß von bitter unterscheiden.

**Berührung** Es reagiert empfindlich auf Berührung.

**Zähne** Im Zahnfleisch verborgen sind bereits die „Milchzähne".

**Herzschlag** Kann durch ein Stethoskop gehört werden.

### Meßdaten Ihres Babys

Am Ende des Monats mißt Ihr Baby vom Scheitel bis zum Steiß 18,5 cm und wiegt ca. 500 g.

# Bis zur 24. Woche

*Ihr Kind wird zunehmend größer und kräftiger, und es ist zu komplexeren Bewegungen fähig. Es zeigt, daß es Sensibilität, Bewußtsein und Intelligenz besitzt. Führen Sie nun regelmäßig Gymnastik- und Entspannungsübungen durch.*

## Mutter

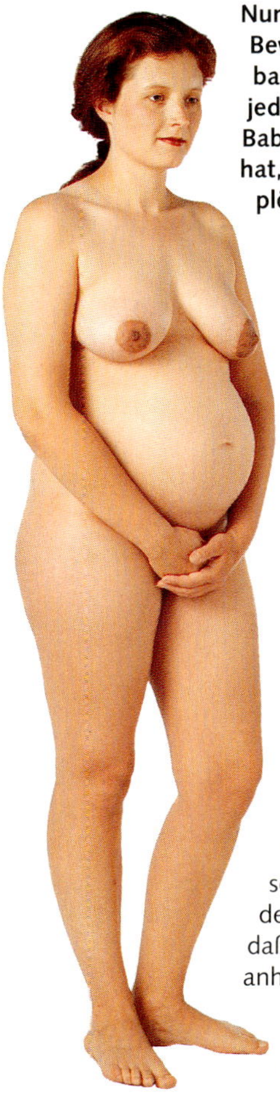

**Nun sind die fetalen Bewegungen gut spürbar, und das vermutlich jeden Tag. Wenn Ihr Baby einen Schluckauf hat, nehmen Sie einen plötzlichen Ruck wahr.**

**Gewicht** Sie nehmen jetzt ungefähr 500 g pro Woche zu. Machen Sie sich keine Sorgen, wenn man Ihnen sagt, Sie sähen gar nicht so aus, als ob Ihre Schwangerschaft schon so weit fortgeschritten wäre. Ihr Leibesumfang hängt von vielen Faktoren ab, wie Körperbau, Statur, Haltung und Fruchtwassermenge.

**Beschwerden und Schmerzen** Wenn Kind und Uterus wachsen, stoßen sie gegen den Rippenbogen, so daß sich dieser um 5 cm anhebt und die unteren Rippen nach außen ausscheren. Das kann Rippenschmerzen und sporadisch Verdauungsstörungen und Sodbrennen zur Folge haben (siehe Seite 190), da Ihr Baby jetzt nach oben gegen den Magen drückt. Da sich der Uterusmuskel streckt, verspüren Sie vielleicht stichartige Schmerzen auf beiden Seiten des Bauchs.

### Die Fortschritte Ihres Babys

Es ist noch immer rot und sehr dünn, wird aber bald zunehmen. Die Runzeln der Haut sind auf den Mangel an Fett in der Unterhaut und die relativ schnelle Vergrößerung der Hautoberfläche zurückzuführen.

Der Körper wächst nun schneller als der Kopf, so daß am Ende dieses Monats die Proportionen in etwa denen eines Neugeborenen entsprechen. Arme und Beine verfügen jetzt über die endgültige Muskelmenge, die Beinlänge ist dem Körper angemessen, und die Knochenmitte beginnt hart zu werden. Auf den Handinnenflächen erscheinen Linien. Die Gehirnzellen, die bewußtes Denken ermöglichen, reifen jetzt, und Ihr Kind ist imstande, sich zu erinnern und zu lernen. (In einem Experiment wurde Babys im Uterus beigebracht, tretend auf eine bestimmte Vibration von außen zu reagieren.) Die Genitalien weisen nun ihre geschlechtsspezifische Form auf; bei einem Jungen wächst die Anzahl der Zellen in den Hoden, die das männliche Sexualhormon Testosteron produzieren.

**Das Gehör** Ihr Kind ist imstande, Tonfrequenzen zu hören, die Sie nicht mehr wahrnehmen, und es wird stärker auf die hohen als auf die tiefen reagieren. Es bewegt den Körper auch im Rhythmus Ihrer Worte, und von diesem Monat an bewegt es sich bei lauten Trommelgeräuschen auf und ab. Manche Mütter haben berichtet, daß sie ein Konzert verlassen mußten, weil ihre ungeborenen Babys keine Ruhe gaben.

Wenn Sie Ihrem Kind jetzt immer wieder ein bestimmtes Musikstück vorspielen, könnte es ihm im Erwachsenenalter vertraut vorkommen – auch wenn es sich nicht erinnert, es je gehört zu haben. Einige Musiker erklärten, daß sie Melodien „kannten", deren Noten sie nie zu Gesicht bekommen hatten; später entdeckten sie, daß sie ihnen von ihren Müttern in der intrauterinen Zeit vorgespielt worden waren.

Ihr Baby erkennt von diesem Monat an auch die Stimme seines Vaters. Wenn Ihr Partner oft mit ihm spricht, kann es sofort nach der Geburt seine Stimme selbst in einem Raum voller Menschen von anderen unterscheiden. Es reagiert emotional darauf und wird sich, wenn es zum Beispiel geschrien hat, beruhigen.

**Die Atmung** Innerhalb der Lungen bilden sich immer mehr Luftbläschen, deren Zahl bis zum achten Lebensjahr des Menschen weiterwächst. Rundherum vermehren sich die Blutgefäße, die der Aufnahme von Sauerstoff und dem Ausstoß von Kohlendioxid dienen, um ein vielfaches. Darüber hinaus haben sich nun die Nasenlöcher geöffnet, und Ihr Kind beginnt, mit Hilfe der Muskulatur Atembewegungen zu machen, so daß die extrauterine Atmung vor der Geburt kräftig trainiert wird.

## Ihr Kind in der 24. Lebenswoche

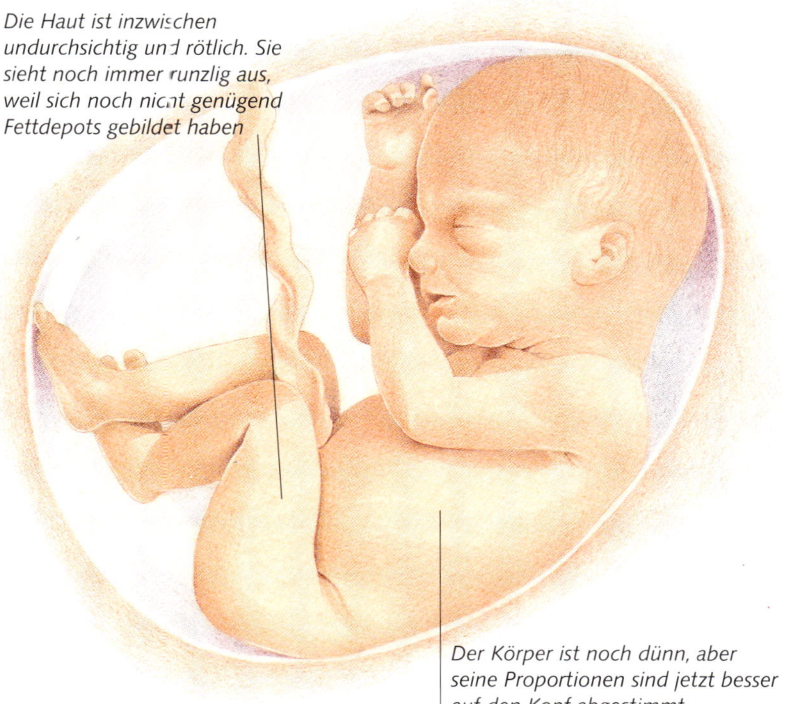

*Die Haut ist inzwischen undurchsichtig und rötlich. Sie sieht noch immer runzlig aus, weil sich noch nicht genügend Fettdepots gebildet haben*

*Der Körper ist noch dünn, aber seine Proportionen sind jetzt besser auf den Kopf abgestimmt*

## Ihr Baby

**Ihr Kind wächst langsam und stetig. Wenn es jetzt, also verfrüht, geboren würde, hätte es eine winzige Überlebenschance.**

**Lungen** Die Bronchien der Lungenflügel entwickeln sich weiter, auch wenn sie noch nicht voll ausgereift sind.

**Gehirn** Die Hirnstromwellen-Muster ähneln nun denen eines reifen Neugeborenen. Ausgangspunkt dieser Wellen ist, so glaubt man, die Großhirnrinde, der hochentwickelte Teil des Gehirns. Ihr Kind hat nun zu einem bestimmten Schlaf- und Wachrhythmus gefunden.

### Meßdaten Ihres Babys

Am Ende des Monats mißt Ihr Baby vom Scheitel bis zum Steiß 25 cm und wiegt nicht ganz 1000 g.

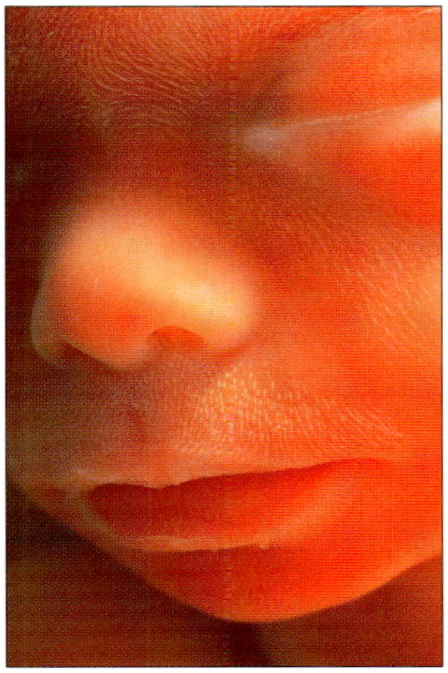

**Gesichtszüge**
Die Gesichtsmerkmale dieses sechs Monate alten Fetus haben große Ähnlichkeit mit denen eines Neugeborenen. Die flaumigen Lanugohaare bilden Muster, weil die Haarwurzeln schräg in die Haut eingesenkt sind.

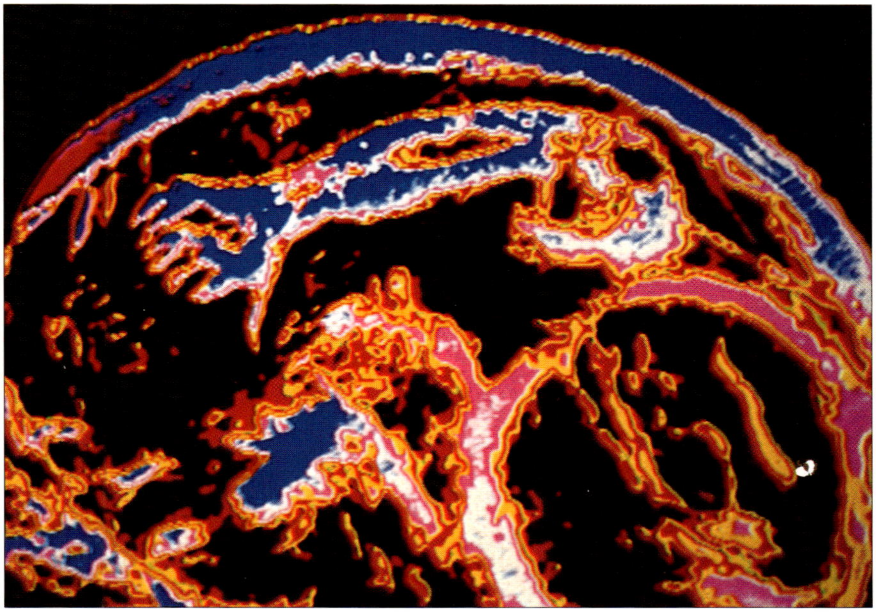

**Ultraschall**
Das Baby wird größer, legt Gewicht zu und beansprucht immer mehr Platz im Uterus. Oben im Bild, das mit dem Ultraschallgerät aufgenommen und dann koloriert wurde, sehen Sie eine voll ausgebildete Hand, den Arm und die Schulter, dicht neben dem Kopf.

# Bis zur 28. Woche

*Ihr Baby hat eine Größe erreicht, die es dem Frauenarzt oder der Hebamme möglich macht, beim Abtasten des Bauchs seine Position festzustellen. Das ist der letzte Monat, in dem es Platz hat, Purzelbäume zu schlagen.*

## Mutter

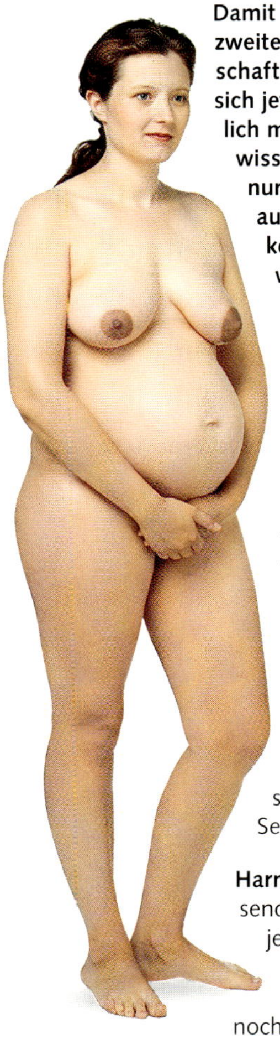

**Damit endet nun das zweite Schwangerschaftsdrittel. Sie fühlen sich jetzt vielleicht ziemlich müde, und da Sie wissen, daß Ihr Kind nur noch ein wenig ausreifen muß, denken Sie möglicherweise häufig an die Geburt.**

**Kolostralmilch** Diese süße, wäßrige Substanz, die weniger reichhaltig als die Muttermilch und leichter verdaulich ist, wird sich jetzt vermutlich in Ihren Brüsten gebildet haben. Sie versorgt Ihr Baby mit ersten Mahlzeiten, bis die Muttermilch einschießt (siehe auch Seite 304).

**Harndrang** Ihr wachsendes Baby drückt jetzt gegen Ihre Blase, was zur Folge hat, daß Sie noch häufiger Wasser lassen müssen.

**Schlafprobleme** Sie werden nur sehr wenige Stellungen als angenehm empfinden, falls Ihr Leibesumfang ziemlich groß sein sollte. Am bequemsten könnte es sein, sich auf die Seite zu legen, ein Knie an die Brust zu ziehen und das andere auszustrecken.

**Schmerzen im unteren Rückenbereich** Aufgrund des veränderten Körperschwerpunkts haben Sie manchmal Rückenschmerzen. Sie können dem entgegenwirken, indem Sie Schuhe mit niedrigen Absätzen tragen und sich mit gerader Wirbelsäule auf einen harten Stuhl setzen. Vermeiden Sie es nach Möglichkeit, schwer zu heben.

### Die Fortschritte Ihres Babys

In diesem Monat finden gewichtige Veränderungen im fetalen Nervensystem statt. Das Gehirn nimmt an Umfang zu (damit es im Schädel Platz hat, muß es sich übereinander- und dann so lange zusammenfalten, bis es einer Walnuß ähnelt). Eine schützende Fettschicht bildet sich um die Nervenfasern, ähnlich wie diejenige, die früher um die Nabelschnur entstanden ist, und sie wächst weiter bis ins Erwachsenenalter. Infolgedessen können die Nervenimpulse schneller weitergegeben werden, und Ihr Baby ist in der Lage, zunehmend komplizierte Lerninhalte und Bewegungen zu meistern.
Es beginnt nun, sich auf die Geburt vorzubereiten. (Im Falle einer Frühgeburt besäße es eine ausgezeichnete Überlebenschance. Obwohl es Probleme haben könnte, zu atmen und die Körpertemperatur zu regulieren, gibt es heute Geräte, die es in seiner Entwicklung unterstützend fördern.) Es entwickelt sich ein gewisses Maß an Fett unter der Haut, die jetzt glatter wird, ihre Falten verliert und sich mehr und mehr rundet.
Die Lanugohaarschicht kann bis auf einen Flecken an Rücken und Schultern verschwinden. Die Häute, die seine Augen während des Wachstums versiegelt und geschützt hatten, haben mit Beginn dieses Monats ihre Aufgabe erfüllt: Die Augenlider trennen sich, und die nun voll ausgebildeten Augen können geöffnet werden. Ihr Kind entwickelt seine Fähigkeiten zu schlucken und zu saugen weiter.

**Atmung** Ihr Baby hat nun seinen Atemrythmus gefunden, und die Lungenalveolen (Luftbläschen) bereiten sich auf den ersten Atemzug vor, den es in der Welt außerhalb des Uterus tun wird.
Sie überziehen sich mit einer Schicht, die aus besonderen Zellen und einer oberflächenaktiven Substanz (Surfactant) besteht, die ein Zusammenfallen beim Ausatmen verhindert.

**Bewegungen** Im Verlauf dieses Monats stellt Ihr Kind fest, daß es weniger Platz hat und beginnt langsam, seine Bewegungen einzuschränken. Es windet sich hin und her, wenn Sie eine Körperposition einnehmen, die ihm nicht behagt (siehe Seite 176).

**Orientierung** Während der wochenlangen „Turnübungen“ hat Ihr Kind mehr als nur seinen Muskeltonus erhöht – es hat sein räumliches Orientierungsvermögen entwickelt. Es liegt wahrscheinlich auch in diesem Monat noch mit dem Kopf nach oben im Uterus; wenn es jedoch sehr schnell reift, könnte es sich drehen und früher als gewöhnlich die Geburtslage einnehmen. Das kommt allerdings häufiger bei Erstgeborenen vor.

## Ihr Kind in der 28. Lebenswoche

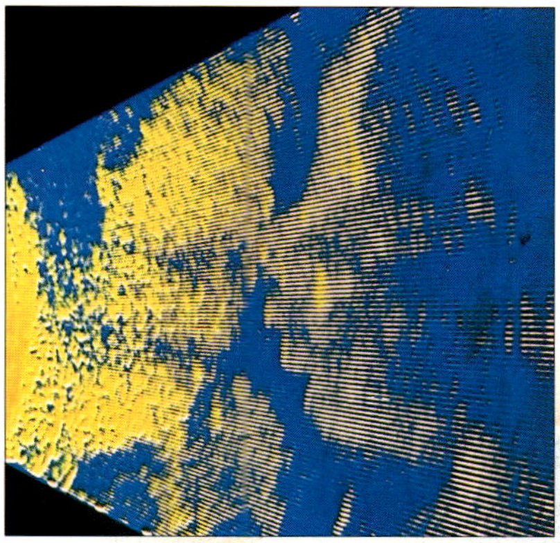

**Gesicht**
Das ausgeprägtere Profil des Kindes ist deutlich auf dem Ultraschallbild links zu sehen.

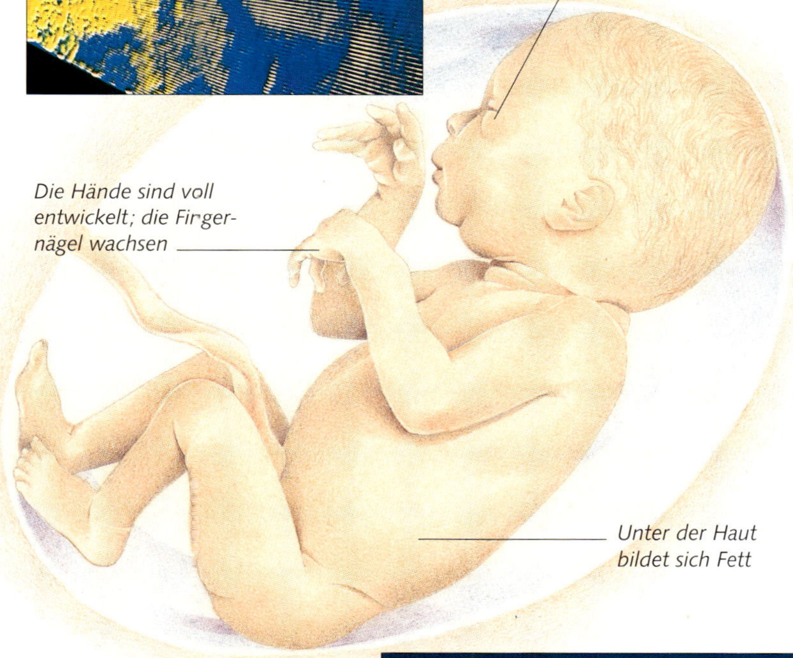


**Ihr Baby wächst**
Der Körper ist nun glatter, weil sich in der Unterhaut Fett gebildet hat. Es hat voll entwickelte Augenbrauen und Wimpern, und die Kopfhaare werden länger. Die Augenlider sind geöffnet, und es beginnt, das Sehen und Fixieren der Augen zu üben. Die Einschränkung seines Gesichtsfeldes (20 bis 25 cm) nach der Geburt soll, wie man meint, damit in Zusammenhang stehen, wie weit es im Uterus sehen konnte. Wie die Ultraschallaufnahme rechts zeigt, stehen Kopf- und Körpergröße nun in einem ausgewogeneren Verhältnis zueinander. Ihr Baby hat nun die Proportionen eines Neugeborenen.

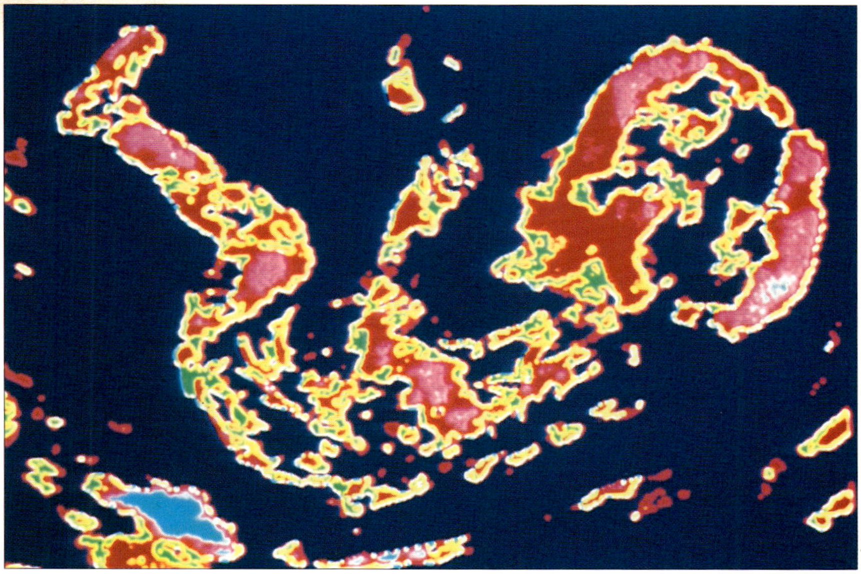

## Ihr Baby

**Ihr Kind wird fortlaufend schwerer und reifer. Es verständigt sich mit Ihnen durch Bewegungen und Tritte.**

**Körpertemperatur** Es beginnt nun, seine Körpertemperatur selbst zu regulieren.

**Fett** Weißes Fett bildet sich unter der Haut.

**Rote Blutkörperchen** Das Knochenmark hat nun die alleinige Verantwortung für die Produktion der roten Blutkörperchen übernommen.

**Urin** Jeden Tag scheidet Ihr Baby etwa einen halben Liter Harn ins Fruchtwasser aus.

**Genitalien** Die Hoden wandern nach unten in den Leistenkanal und von dort aus in den Hodensack. (Bei frühgeborenen Jungen haben sich die Hoden noch nicht verlagert.)

### Meßdaten Ihres Babys

Am Ende des Monats mißt Ihr Baby vom Scheitel bis zum Steiß 28 cm und wiegt ca. 1500 g.

## Mutter

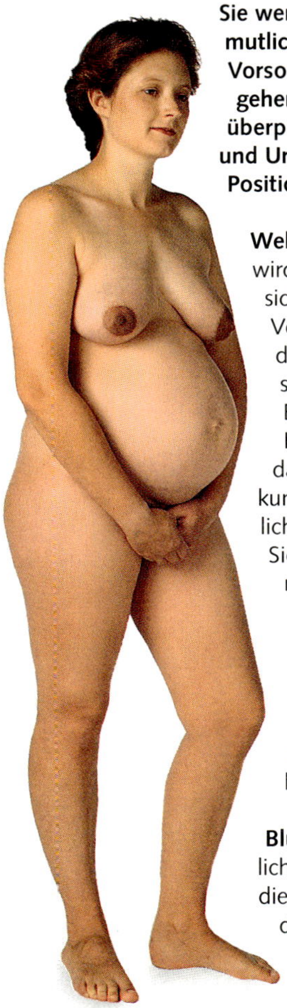

**Sie werden jetzt vermutlich häufiger zur Vorsorgeuntersuchung gehen. Ihr Frauenarzt überprüft Blutdruck und Urin, aber auch die Position Ihres Kindes.**

**Wehen** Der Uterus wird härter und zieht sich zusammen in Vorbereitung auf die Wehen. Diese sogenannten Braxton-Hicks-Kontraktionen dauern nur 30 Sekunden, und möglicherweise merken Sie überhaupt nichts davon.

**Becken** Ihr Becken hat sich gedehnt und könnte schmerzen, vor allem im hinteren Bereich.

**Blut** Wahrscheinlich haben Sie in diesem Stadium der Schwangerschaft einen niedrigen Hämoglobinspiegel.

**Bauch** Ihr Baby nimmt an Umfang zu, so daß der Uterus hart gegen die unteren Rippen gepreßt wird und der Brustkorb schmerzen könnte. Der Bauch ist so gedehnt, daß sich der Nabel nach außen kehrt, und die zunehmende Pigmentierung der Linea nigra läßt ihn vielleicht stark vorgewölbt erscheinen.

# Bis zur 32. Woche

*34 Wochen nach Ihrer letzten Periode ist Ihr Kind vollständig entwickelt. Alle Proportionen stimmen und ändern sich bis zum Zeitpunkt der Geburt nicht mehr. Trotzdem muß es noch einige Reifungsprozesse durchlaufen und an Gewicht zunehmen, bevor es für die große Stunde bereit ist.*

### Die Fortschritte Ihres Babys

Seine Organe sind nun fast ausgereift. Eine Ausnahme stellt die Lunge dar, die noch nicht vollständig entwickelt ist; sie bildet gleichwohl in zunehmender Menge eine oberflächenaktive Substanz (Surfactant), die ein Zusammenbrechen der Alveolen verhindert, sobald Ihr Kind Luft zu atmen beginnt. Es kann kräftige Bewegungen machen, die Sie auf der Bauchoberfläche verfolgen und spüren können. Fast alle Babys, die zu diesem Zeitpunkt geboren werden, überleben.

**Haut, Nägel und Haare** Die Haut ist nun, aufgrund der darunter gelagerten Fettdepots, rosa. Diese Fettablagerungen sind Energiereserven und regulieren die Körpertemperatur nach der Geburt. Die schützende Käseschmiere, die die Haut bedeckt, ist nun sehr dick. Die Fingernägel reichen bis zum Ende der Finger, die Fußnägel sind dagegen noch nicht voll ausgewachsen. Das Baby kann schon sehr viele Haare auf dem Kopf haben.

**Augen** Die Iris ist nun imstande, sich zu weiten und sich bei Lichteinwirkung zusammenzuziehen. Ihr Baby kann seine Augen bereits auf einen Punkt fixieren, obwohl es diese Eigenschaft erst nach der Geburt nutzen kann. Es schließt die Augenlider und blinzelt.

**Lage** Einige Babys haben inzwischen die Schädellage (hier ist der Kopf der führende Teil) eingenommen, aber es bleibt noch viel Zeit; meistens erfolgt die Veränderung der Lage erst nach 36 Wochen. Es könnte auch bis zur Geburt in der Beckenendlage (der vorangehende Teil ist hier der Steiß) verbleiben, obwohl sich die meisten Babys von allein drehen.

### Das fetale Versorgungssystem

Von diesem Zeitpunkt an dünnen die Schichten der Plazenta aus. Um Östrogen zu produzieren, wandelt die Plazenta ein testosteronähnliches Hormon um, das von den Nebennieren des Kindes gebildet wird. Die Nebennieren haben inzwischen die gleiche Größe wie die eines Erwachsenen, und sie schütten jeden Tag zehnmal soviel Hormone wie die eines Erwachsenen aus. Nach der Geburt schrumpfen sie zusehends.

Der Amnionsack (die Fruchtblase) enthält eine große Menge Flüssigkeit, überwiegend Harnstoffe Ihres Babys; es gibt jeden Tag etwa einen halben Liter Urin von sich. Im Fruchtwasser befinden sich außerdem überschüssige Käseschmiere, Nährstoffe und für den Reifeprozeß der Lunge erforderliche Substanzen.

Die Nabelschnur ist stark und widerstandsfähig. Eine feste, gallertartige Substanz schützt die Blutgefäße der Nabelschnur.

## Ihr Kind in der 32. Lebenswoche

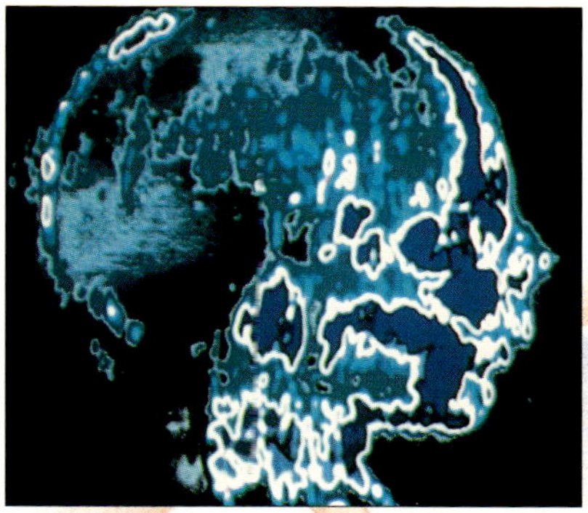

### Kopf und Gesicht

Die Ultraschallaufnahme links zeigt klar, daß sich Kopfform und Profil entwickelt haben, so daß der Fetus nun wie ein „richtiges" Baby aussieht.

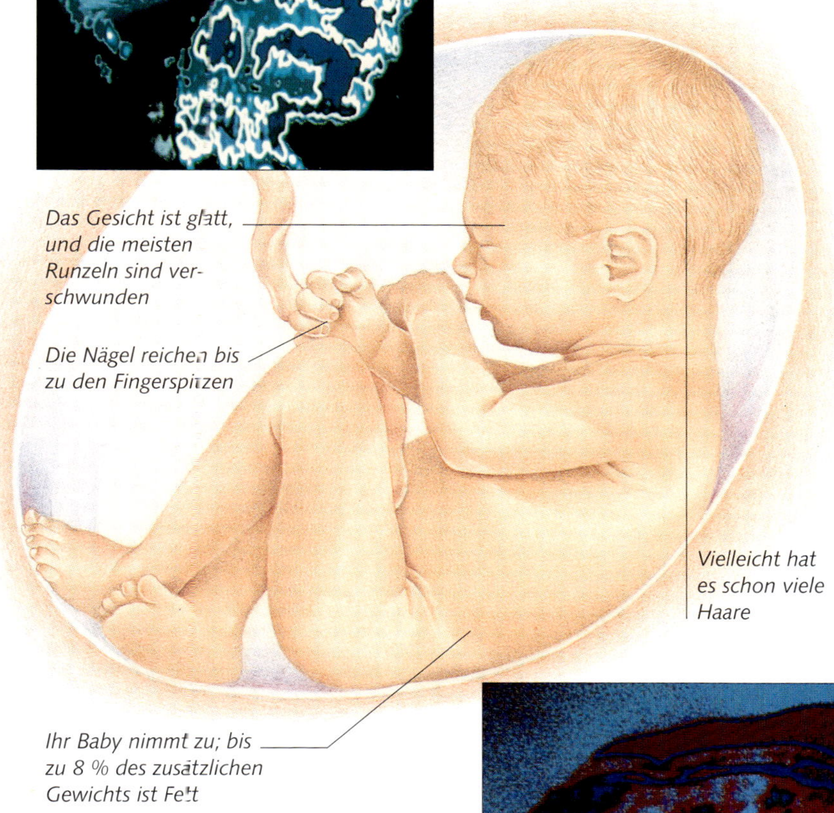


### Größe und Umfang des Babys

Es wird jetzt ziemlich eng im Uterus, vor allem wenn Ihr Baby groß ist. Infolgedessen bewegt es sich weniger, trotzdem sollten Sie die Bewegungen noch spüren (siehe Seite 176 und 177). Der Körper, wie in der Ultraschallaufnahme rechts zu sehen ist, rollt sich nun leicht zusammen, da der Raum für Ellenbogen und Knie eingeschränkt ist. Zu Beginn des Monats befinden sich noch einige Babys in der Beckenendlage (siehe Spalte, Seite 239), aber die meisten drehen sich vor der Geburt und nehmen eine Schädellage ein.

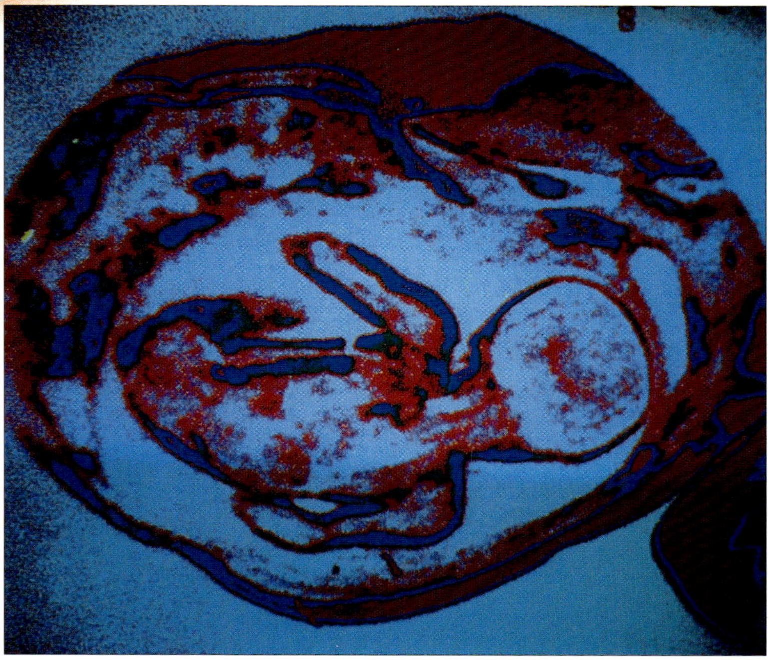

## Ihr Baby

**Die Hauptbeschäftigung Ihres Kindes besteht nun darin, sich in die Schädellage zu drehen und sich dem Platzmangel im Uterus anzupassen.**

**Augen** Es kann seine Augen auf einen Punkt fixieren und blinzeln.

**Gewichtszunahme** Seit dem letzten Monat hat es mindestens 1 000 g zugenommen. Das Zusatzgewicht entfällt vor allem auf Muskelgewebe und Fett.

**Lunge** Die Lungenreifung dauert an, damit sich Ihr Kind bei der Geburt an die extrauterine Atmung anpassen kann. Wenn es jetzt geboren würde, hätte es höchstwahrscheinlich Probleme, eigenständig zu atmen, obwohl die Überlebenschancen (dank der Möglichkeiten, die Atmung zu unterstützen) ausgezeichnet wären.

### Meßdaten Ihres Babys

Am Ende des Monats mißt Ihr Baby vom Scheitel bis zum Steiß 32 cm und wiegt ca. 2 500 g.

## Mutter

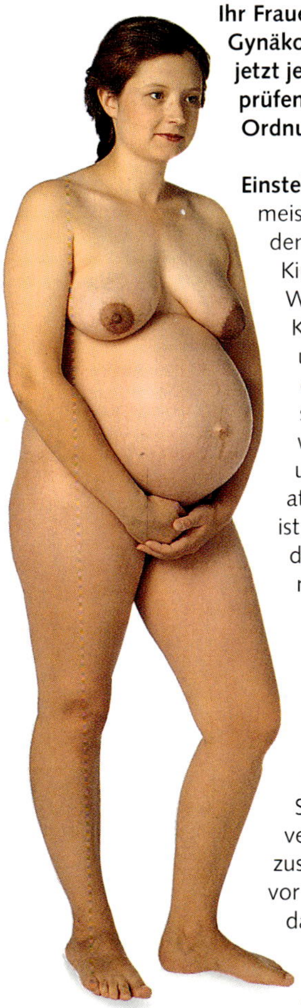

**Ihr Frauenarzt oder Ihre Gynäkologin werden jetzt jede Woche überprüfen, ob alles in Ordnung ist.**

**Einstellung** Bei den meisten Erstgebärenden dreht sich das Kind um die 36. Woche, und der Kopf tritt nach unten ins Becken ein. Sie werden sich dadurch wohler fühlen und leichter atmen können. Es ist ganz normal, daß sich der Kopf mancher Babys erst später – manchmal nicht vor Beginn der Wehen – einstellt.

**Körperhaltung** Sie sollten nicht versuchen, das zusätzliche Gewicht vor dem Körper dadurch auszugleichen, daß Sie sich nach hinten lehnen. Damit verändern sich Gesichtsfeld und Körperschwerpunkt, so daß Sie sich vielleicht häufig irgendwo anstoßen oder alle möglichen Dinge fallen lassen.

**Schlafen und Ruhen** Es könnte zunehmend schwierig für Sie sein, nachts Schlaf zu finden, da der Leibesumfang eine bequeme Position erschwert. Versuchen Sie jedoch, sich so oft wie möglich auszuruhen, und legen Sie, wenn möglich, dabei die Füße hoch.

**Nestbau-Instinkt** Er macht sich oft während der Vorwehen bemerkbar (siehe Seite 250), zum Beispiel als ungeheuer starkes Bedürfnis, den Herd zu putzen! Versuchen Sie, diesem Drang zu widerstehen – Sie brauchen jeden Funken Energie für die Geburt.

# Bis zur 38. Woche

*Bei der intrauterinen Reifebestimmung legt man oft die Schwangerschaftsdauer, gemessen am Zeitpunkt der Empfängnis, zugrunde, die sich auf 38 Wochen beläuft. Oder man geht von einer Tragezeit aus, die sich vom ersten Tag der letzten Periode bis zum Geburtstermin errechnet (40 Wochen). Das ist ein Zeitrahmen, den Ärzte setzen – Babys müssen sich keineswegs daran halten.*

### Die Fortschritte Ihres Babys

In diesem Monat verliert Ihr Baby in der Regel seinen gesamten Körperflaum (Lanugohaare). An manchen Stellen können Flecken zurückbleiben, zum Beispiel an Schultern, Armen, Beinen und in den Körperfalten.

Die Haut ist glatt und weich und noch immer mit einer dünnen Schicht Käseschmiere überzogen (vor allem auf dem Rücken), die das Gleiten durch den Geburtskanal erleichtert. Ihr Kind ist vor der Geburt schon fast rundlich. Es hat lange Fingernägel, mit denen es vielleicht schon sein Gesicht zerkratzt hat. Die blauen Augen, deren Farbe sich in den Wochen nach der Geburt ändern kann, sind geöffnet, wenn es wach ist.

In den letzten Wochen produziert Ihr Baby in den Nebennieren zunehmende Mengen Kortison, ein Hormon, das die Lunge reifen läßt und sie für den ersten Atemzug rüstet.

**Mekonium** Die Gedärme Ihres Babys sind mit einer schwärzlich-grünen Substanz gefüllt, Mekonium oder Kindspech genannt. Das ist eine Mischung aus den Sekreten, die von den Nebennieren abgesondert werden, auch Lanugohaaren, Pigment und Zellen von der Darmwand. Die erste Bewegung nach der Geburt Ihres Kindes besteht darin, das Mekonium auszuscheiden (siehe Fetoskopie, Seite 166), obwohl es auch während des Geburtsvorgangs abgesetzt werden kann.

**Immunsystem** Das körpereigene Immunsystem ist noch nicht ausgereift; als Ausgleich erhält es Antikörper von Ihnen über die Plazenta, die es gegen alles schützt, wogegen Sie Abwehrstoffe entwickelt haben, zum Beispiel gegen Grippe, Mumps und Röteln. Nach der Geburt wird die Versorgung mit Antikörpern über die Muttermilch fortgesetzt.

### Das fetale Versorgungssystem

Die Plazenta mißt nun 20 bis 25 cm im Durchmesser und hat eine Dicke von 3 cm. Sie bietet also eine ausreichende Fläche für den Austausch von Nähr- und Stoffwechselprodukten zwischen Ihnen und dem Baby. Im Amnionsack befindet sich jetzt mehr als 1 l Fruchtwasser.

Die Hormone, die von der Plazenta produziert werden, stimulieren Ihre Brüste, größer zu werden und sich mit Milch zu füllen. Sie lassen auch die Brüste Ihres Kindes anschwellen, ganz gleich, ob Junge oder Mädchen. Die Schwellung geht nach der Geburt zurück. Bei einem Mädchen lösen dieselben Hormone einige Tage nach der Geburt eine leichte Vaginalblutung aus (wie die Periode).

## Ihr Baby vor der Geburt

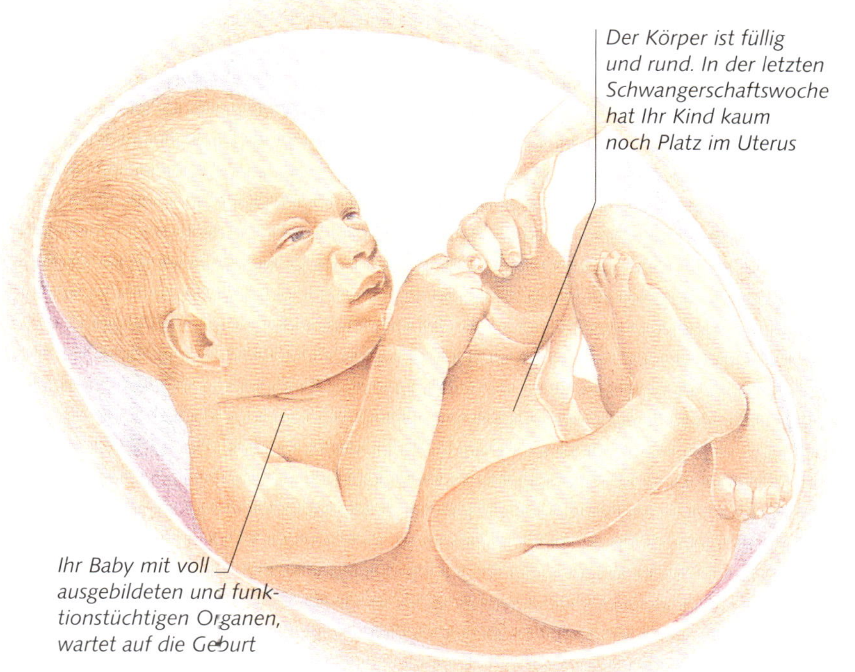


## Ihr Baby

**Ihr Baby bereitet sich auf die Geburt vor; seine Lungen sind fast ausgereift, und die letzten braunen Fettdepots werden angelegt.**

**Reproduktionsorgane** Die Hoden der meisten Jungen sind nun abgesenkt. Bei Mädchen befinden sich die Eierstöcke noch über dem Beckenrand; sie erreichen ihre endgültige Position erst nach der Geburt.

**Bewegungen** Obwohl die Bewegungen nur noch einen Bruchteil ihrer früheren Stärke besitzen, spüren Sie, wie Ihr Kind tritt und boxt.

### Meßdaten Ihres Babys

Nun mißt Ihr Baby vom Scheitel bis zum Steiß ca. 35 bis 37 cm und ist rund 3000 bis 4000 g schwer.

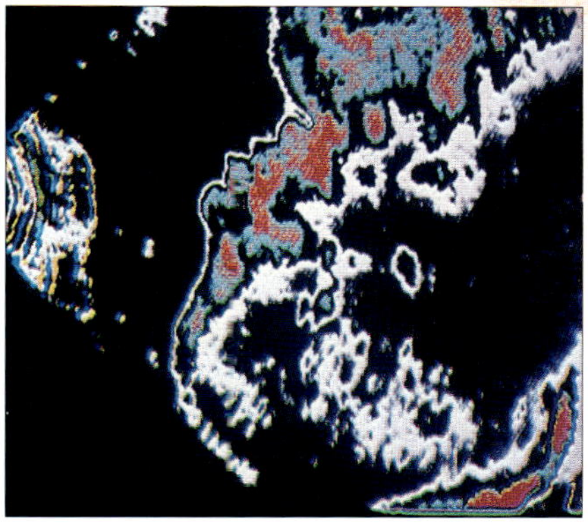

**Einstellung des Kopfes**
Die Ultraschallaufnahme (oben) zeigt, daß der Kopf des Babys unten ist und auf dem Muttermund liegt (untere rechte Ecke).

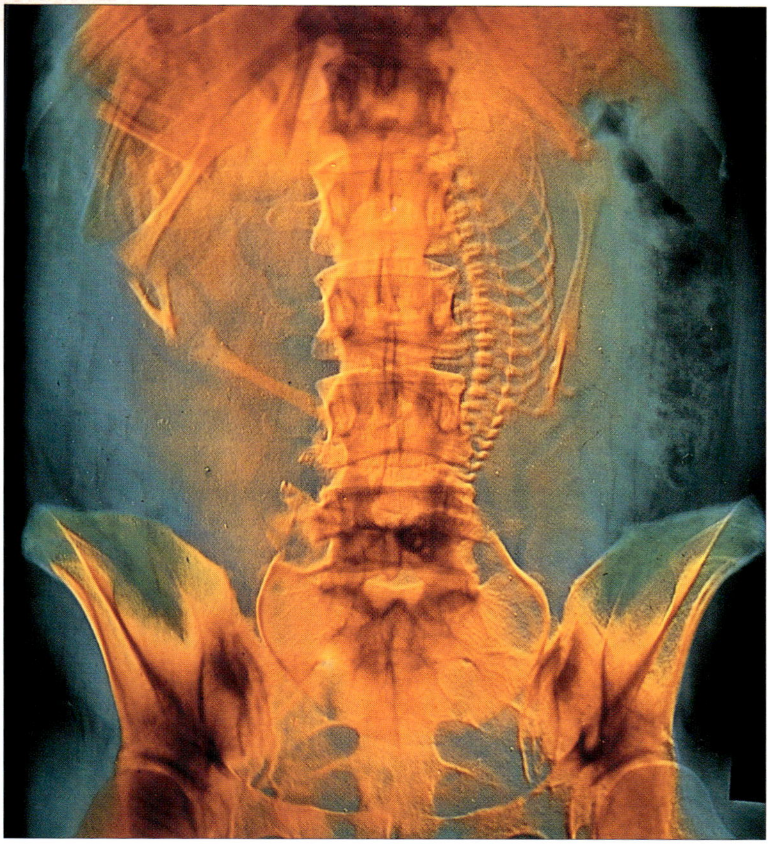

**Für die Geburt gerüstet**
Wenn Ihr Baby schwerer und reifer wird, dreht es sich im Uterus und nimmt die Schädellage ein. In der kolorierten Röntgenaufnahme rechts sieht man den Kopf, der tief ins Becken der Mutter eingetreten ist.

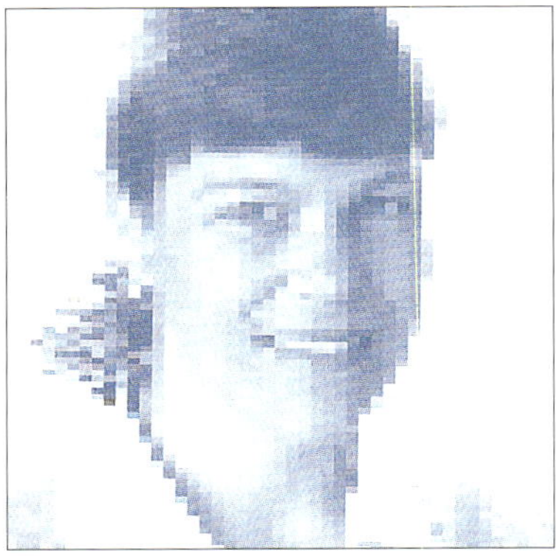

| | |
|---|---|
| **Name:** | Karen Phillips |
| **Alter:** | 36 Jahre |
| **Medizinische Vorgeschichte:** | Nichts Ungewöhnliches |
| **Familien-anamnese:** | Keine Zwillings-geburten bekannt |
| **Geburtshilflicher Hintergrund:** | Zwei frühere Schwangerschaften; bei beiden im letzten Monat Ödeme |

Die Diagnose Zwillinge wurde bei Karen in der 16. Woche mittels Ultraschall gestellt. Sie wußte von Anfang an, daß irgend etwas anders war, da sie – im Gegensatz zu den früheren Schwangerschaften – in den ersten Monaten ständig unter Übelkeit litt. Außerdem sah sie im 3. Monat aus, als sei sie bereits im 5. Monat schwanger! Es traf sie also nicht völlig überraschend, als die Zwillinge auf dem Monitor sichtbar wurden.

Fallstudie

# Zwillinge

*Sobald sie den anfänglichen Schreck angesichts der Mitteilung, Zwillinge zu bekommen, überwunden hatten, freuten sich Karen und Peter. Sie waren aber auch besorgt, wie Karen und die Kinder Schwangerschaft und Geburt meistern würden.*

### Verdacht auf Mehrlingsschwangerschaft

Viele Frauen vermuten schon früh, daß irgend etwas nicht stimmt, wenn sie Zwillinge erwarten. Bauchumfang und -form sind häufig verräterische Anzeichen einer Mehrlingsschwangerschaft: Zwillinge drücken den Bauch oft nicht nur nach vorne, sondern auch an den Seiten heraus, so daß er eher oval als rund wirkt. Die Ultraschalluntersuchung bestätigt das Vorhandensein zweier Embryos – Zwillinge können ab der 8. Schwangerschaftswoche diagnostiziert werden.

### Karens besondere Bedürfnisse

Manche Frauen stehen eine Mehrlingsschwangerschaft sehr gut, mit nur wenigen oder gar keinen Nebenwirkungen, durch. Andere sind deutlich stärker davon betroffen. Zwei Kinder zu tragen ist eine doppelte Belastung; Müdigkeit und Übelkeit können verstärkt auftreten, während sich der Körper den Umständen anpaßt. Darüber hinaus müssen Zwillingsschwangerschaften besonders sorgfältig überwacht werden, um Gefahren wie erhöhten Blutdruck, Anämie, Ödeme und Präeklampsie rechtzeitig zu erkennen (siehe Seite 204). Wenn eine Frau Zwillinge erwartet, muß sie öfter zum Arzt als eine Schwangere, die nur ein Kind austrägt. Er achtet verstärkt

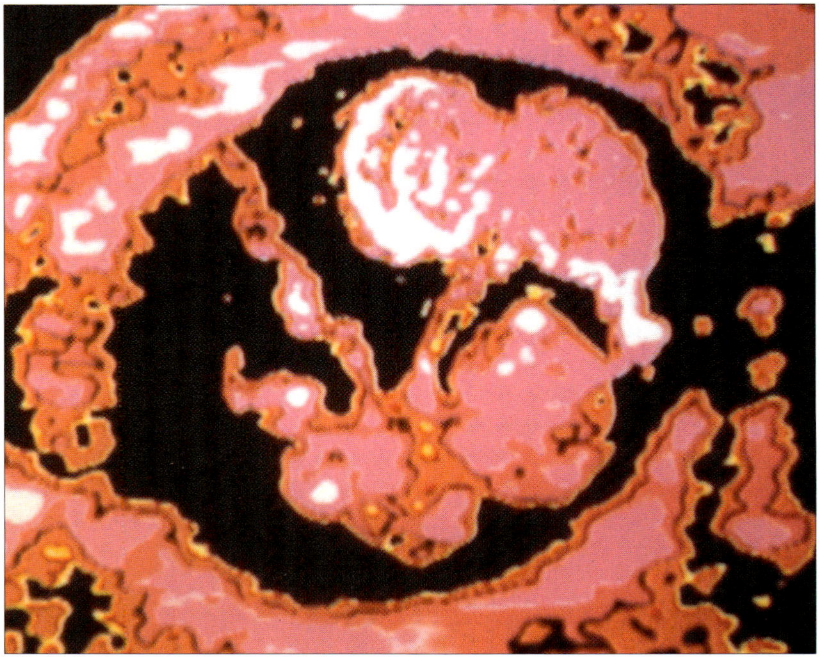

**Zwillinge auf dem Ultraschallbildschirm**
Auf dem Monitor läßt sich normalerweise klar erkennen, ob Sie Zwillinge erwarten. Manchmal „versteckt" sich das eine Kind jedoch hinter dem anderen und ist nicht so leicht auszumachen. Wenn der Verdacht auf eine Zwillingsschwangerschaft weiterbesteht, obwohl nur ein Kind sichtbar ist, wird in 5 bis 6 Wochen vermutlich die nächste Ultraschalluntersuchung durchgeführt.

auf wiederkehrende Ödeme und wird sie beim ersten Anzeichen einer beginnenden Präeklampsie in die Klinik einweisen. Eine qualitativ hochwertige, eiweißreiche Kost ist wichtig.

Allein der Körperumfang kann gegen Ende der Schwangerschaft ein Problem sein, und es fällt mitunter schwer, im Sitzen und Liegen eine bequeme Position zu finden. Da Wasser die Auswirkungen der Schwerkraft verringert, kann behutsames Schwimmen eine Hilfe sein, sofern der Arzt zustimmt. Vielleicht besteht auch die Möglichkeit, einen Geburtspool auszuleihen, den Sie für die Niederkunft und vorher zum Entspannen benutzen können. Geschlechtsverkehr ist in der Regel nicht untersagt, doch hielt sich Karen an den Rat ihres Arztes, ihn sofort aufzusuchen, wenn Probleme auftauchten, wie Ausfluß, Blutungen oder Kontraktionen, die verfrühte Wehen signalisieren könnten.

Bei Frauen, die Zwillinge erwarten und sich nicht genug Ruhe gönnen, ist die Gefahr einer Frühgeburt wesentlich größer als bei solchen, die ab dem 5. Monat strikte Bettruhe einhalten. Die Aktivitäten während der Schwangerschaft, sowohl die beruflichen als auch häuslichen (vor allem die Versorgung jüngerer Kinder), sollten nicht zu anstrengend sein. Am besten ist es, wenn Sie sich eine Hilfe bei der Kinderbetreuung und Hausarbeit suchen und sich jeden Tag mindestens drei Stunden ins Bett legen.

### Zwillingsgeburt

Die Geburt sollte wegen der Risiken (siehe Spalte rechts) stets unter Aufsicht in der Klinik stattfinden. Da Ärzte und Hebammen die Probleme kennen, die auftreten könnten, sind 20 Minuten der längste Zeitraum, den sie zwischen den Geburten verstreichen lassen. Das zweite Kind wird in dieser Zeitspanne besonders gründlich überwacht, um frühzeitig Zeichen von Fetal distress* zu erkennen. Entdeckt man bei einem der beiden Zwillinge eine solche fetale Gefahrensituation, könnte sofort eine Schnittentbindung als Notfallmaßnahme durchgeführt werden.

## Karens Babys

**Es gibt einige Unterschiede zwischen einem einzelnen Kind und einer Zwillingsschwangerschaft und -geburt:**

**Kürzere Schwangerschaftsdauer**
Zwillinge werden normalerweise nach 37 anstatt 40 Wochen geboren. Das ist vor allem auf den Platzmangel zurückzuführen, obwohl äußere Faktoren ebenfalls eine Rolle spielen können.

**Niedrigeres Geburtsgewicht** Aufgrund der kürzeren Tragezeit wiegen Zwillinge weniger als Einzelkinder.

**Zusätzliche Risiken für das zweitgeborene Kind** Es muß die Austreibungswehen zweimal über sich ergehen lassen (zweite Geburtsphase). Es leidet unter Umständen unter einer verringerten Sauerstoffversorgung der Plazenta, weil sich der Uterus nach der Geburt des ersten Zwillings zusammenzieht.

**Ein- oder zweieiig?**
Ein Drittel aller Zwillinge sind eineiig und gleichgeschlechtlich. Sie teilen sich normalerweise eine Plazenta, obwohl dies davon abhängig ist, wie spät sich die Eizelle in zwei gleiche Embryonalanlagen teilt. Die Hälfte aller zweieiigen Zwillinge ist verschiedengeschlechtlich, die andere Hälfte gleichgeschlechtlich. Sie haben zwei Chorien, können aber die gleiche Gefäßverbindung mit der Plazenta besitzen. Ob eine Frau eineiige Zwillinge zur Welt bringt, wird ausschließlich vom Zufall bestimmt, während zweieiige oft mehrmals in einer Familie vorkommen und diese Anlage mütterlicherseits über Generationen vererbt wird. In Karens Familie gab es bisher keine Zwillingsgeburten. Die Wahrscheinlichkeit, ohne erbliche Prädisposition zweieiige Zwillinge zu bekommen, erhöht sich bis zum 35. Lebensjahr der Frau und ist danach rückläufig.

**Eineiige Zwillinge**

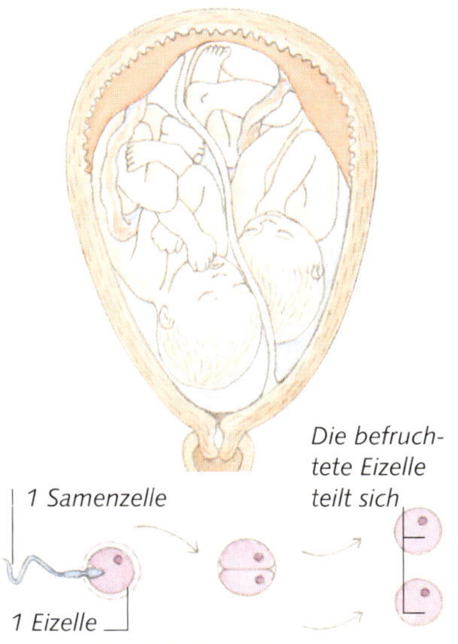


**Zweieiige Zwillinge**

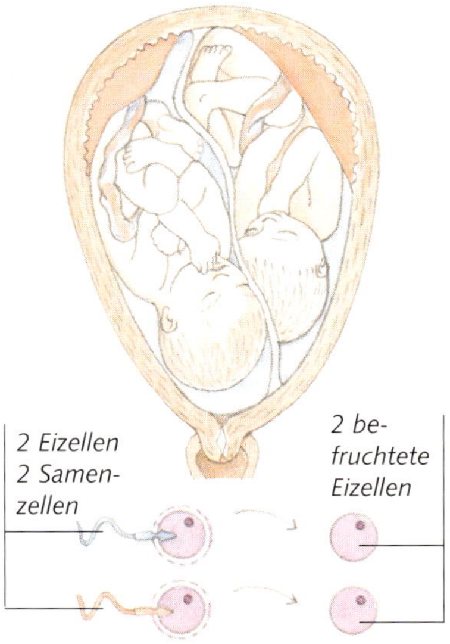

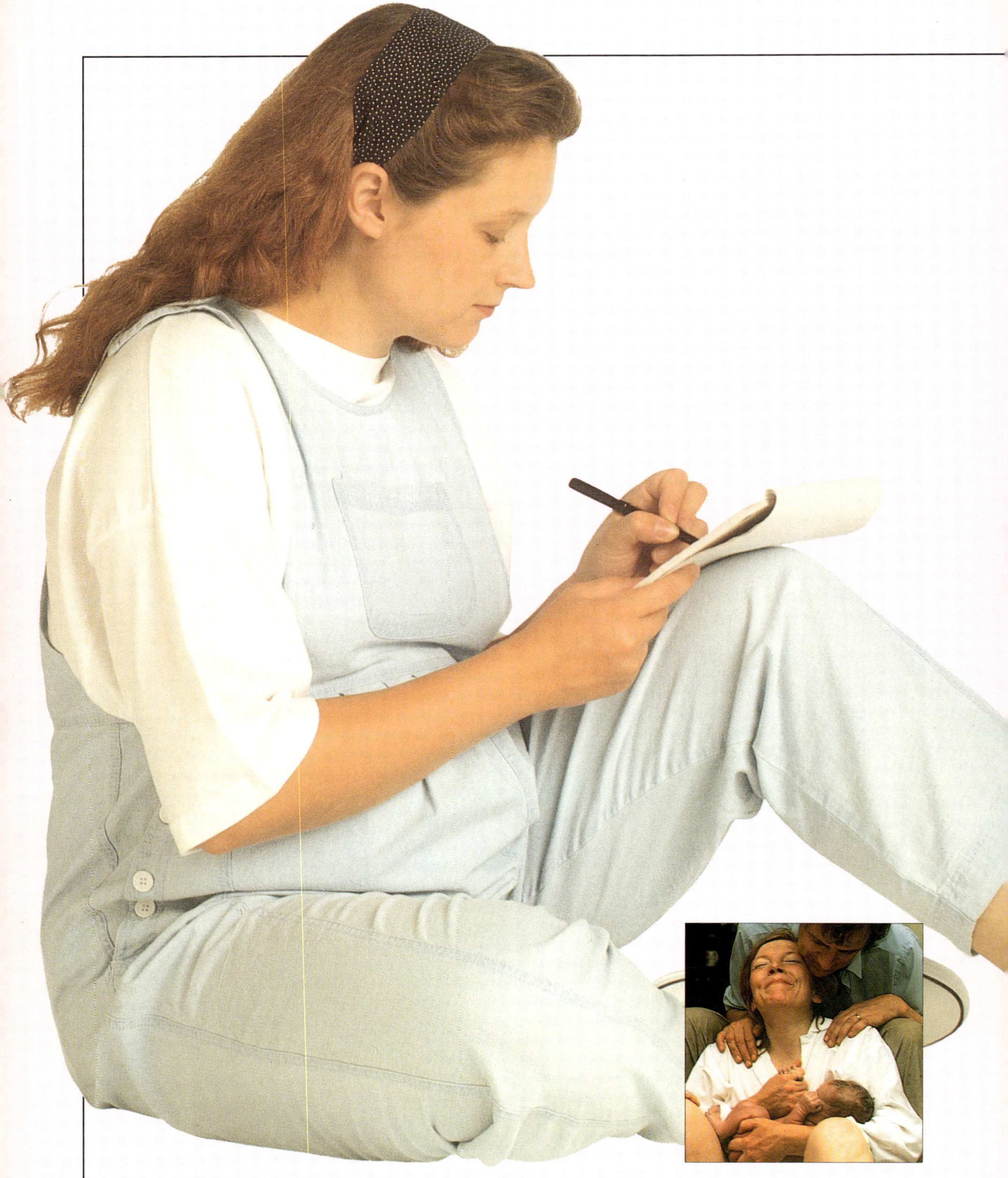

Kapitel 3

# Entbindung nach eigener Wahl

*Es gibt verschiedene Möglichkeiten, wie und wo Sie Ihr Kind zur Welt bringen können, und Sie sollten alle, die Ihnen zur Verfügung stehen, kennen. Theoretisch ist es möglich, genauso zu entbinden, wie Sie es sich wünschen. Die Entscheidung, auf der Grundlage umfassender Informationen eine aktivere Rolle während der Wehen und der Geburt zu übernehmen, liegt allein bei Ihnen und Ihrem Partner.*

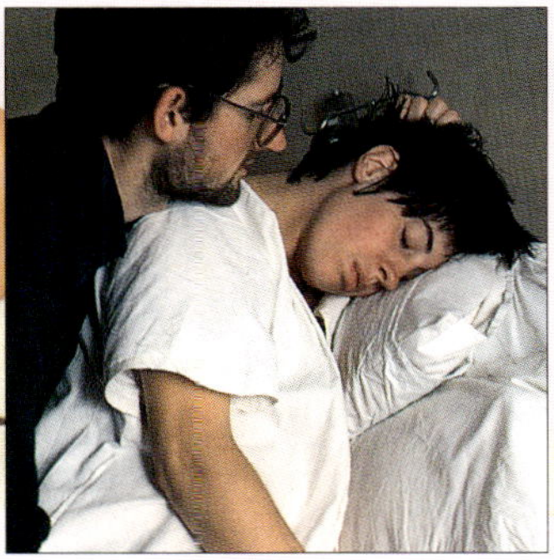
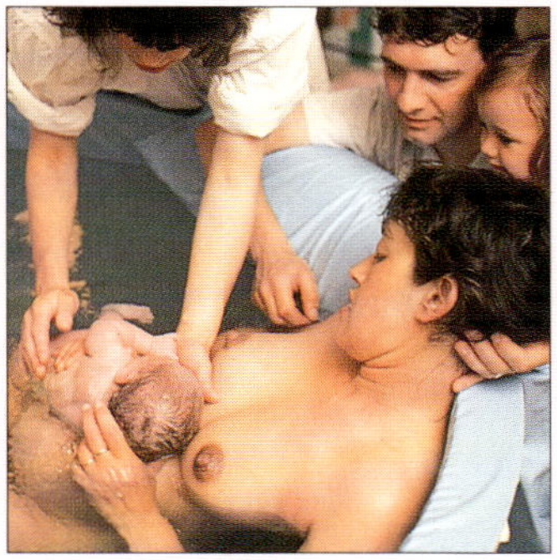
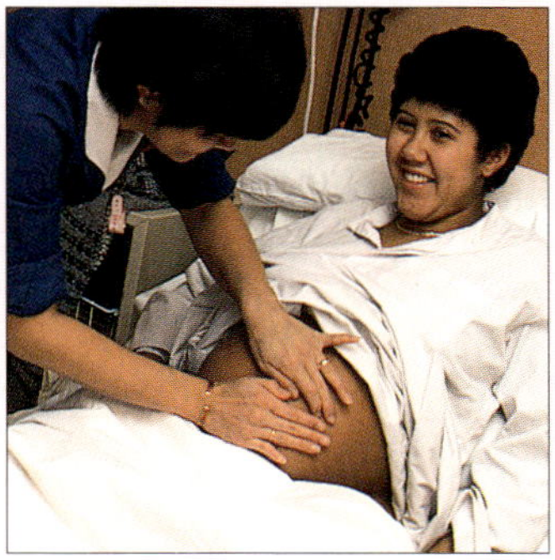

## Gedanken über die Geburt

**Die Mehrzahl der Ärzte und Vertreter bestimmter Geburtsphilosophien, die sich Gedanken über die Entbindung gemacht haben (siehe Seite 94), haben sich mit den Methoden der natürlichen Geburt befaßt.**

„Die natürliche Geburt ist mit einer normalen physiologischen Geburt gleichzusetzen. Wenn die Entbindung mit Angst und folglich auch mit innerer Anspannung erwartet wird, wobei es bei der Angst und der inneren Anspannung immer graduelle Unterschiede gibt, wird sie unphysiologisch oder pathologisch, wobei es natürlich auch hier Abstufungen gibt."

*Grantley Dick-Read*

„Ärzte und Hebammen, die sich der Tortur des Geborenwerdens bewußt geworden sind, pflegen den neuen Erdenbürger mit mehr Einfühlungsvermögen, mehr Verständnis und mehr Achtung zu empfangen."

*Frederick Leboyer*

„Überall um uns herum war zu beobachten, wie die Ärzte immer häufiger zu Medikamenten und künstlicher Intervention griffen; wir beschränken die Intervention dagegen auf ein absolutes Mindestmaß und betrachten Medikamente als unnötig und schädlich."

*Michel Odent*

„Die Geburt ist nicht in erster Linie ein medizinischer Vorgang, sondern eine psychosexuelle Erfahrung. Daher überrascht es wohl nicht, daß es sich bei den Reaktionen auf die Reize, die die Geburt auslöst, um ein subtiles und fein abgestimmtes Zusammenspiel von Geist und Körper handelt."

*Sheila Kitzinger*

# Geburtsmethoden

*In den letzten Jahrzehnten haben Frauen in stärkerem Maß über ihre eigenen gesundheitlichen Belange entschieden. Die Wahlmöglichkeiten hinsichtlich der Geburtsmethode waren nie breiter gefächert, und nie wurde den Anliegen der werdenden Mütter größerer Stellenwert beigemessen. Die meisten Frauen wollen ihre Kinder heute auf möglichst natürliche Weise bekommen, und dieser Weg sollte eigentlich allen offenstehen, ganz gleich, ob sie zu Hause oder in der Klinik entbinden. Wir sollten die Vorteile, die mit einer medizinisch kontrollierten Geburt verbunden sind, jedoch nicht außer acht lassen, vor allem wenn es während der Geburt zu unerwarteten Komplikationen kommt.*

### Medizinisch kontrollierte Geburt

Die medizinisch kontrollierte Geburt (Hochtechnologiegeburt in der Klinik) entwickelte sich aus der berechtigten Sorge um Mutter und Kind und infolge des zunehmenden medizinischen Wissens um die physiologischen Aspekte der Niederkunft. In der Klinik werden die Wehen aktiv vom medizinischen Personal gesteuert, so daß es zu einem Wehenverlauf kommt, der der Norm entspricht (diese kann je nach Klinik und Geburtshelfer voneinander abweichen).

Die kontrollierte Geburt ist in den meisten Kliniken die üblichste Geburtsmethode. Im wesentlichen beinhaltet sie die geburtshilfliche Betreuung. Eine solche Betreuung ist wichtig für Frauen, bei denen sich während der Schwangerschaft, Wehen oder Entbindung Komplikationen einstellen, wie zum Beispiel eine Beckenendlage des Kindes. Oft findet bereits die Schwangerenvorsorge in der Klinik statt, und möglicherweise werden Sie von verschiedenen Ärzten und Hebammen untersucht. Dieser häufige Wechsel von Betreuerpersonen kann die Herstellung eines persönlichen, sich während der gesamten Schwangerschaft fortsetzenden Kontaktes erschweren.

In diesem Umfeld müssen Sie auch mit medizinischer Intervention rechnen, die modernste Verfahren in der Geburtshilfe miteinschließt. Die Periduralanästhesie* und fetale elektronische Überwachung zählen vermutlich zu den Standardmaßnahmen. Ihre Betreuer registrieren selbst die kleinsten Veränderungen im Zustand Ihres Babys und fühlen sich unter Umständen gezwungen, unverzüglich zu handeln. Folglich sind bei dieser Art von Entbindung medizinische Eingriffe wie zum Beispiel die Geburtseinleitung, der Kaiserschnitt und die Benutzung der Geburtszange keine Seltenheit. Obwohl diese Verfahren zweifellos Vorteile mit sich bringen, vor allem in Fällen, wo eine Intervention unabdingbar ist, ist der routinemäßige Einsatz oft kaum durch hieb- und stichfeste Argumente zu rechtfertigen. Frauen, die ihre Niederkunft also in allen Phasen aktiv steuern möchten, könnten Vorbehalte gegen ihre Anwendung geltend machen (siehe Seite 90). Auf andere Frauen wirkt das klinische Umfeld beruhigend, es entspricht genau ihren Erwartungen für einen reibungslosen Ablauf der Geburt, und sie würden sich betrogen oder sogar zweitklassig fühlen, wenn sie keinen Geburtshelfer zur Betreuung hätten und die technische Ausstattung nicht in ihrer Nähe wäre.

### Natürliche Geburt

Es erscheint widersinnig, daß eine natürliche Geburt etwas ist, um das man bitten muß, aber selbst heute noch muß man leider feststellen, daß es in der Geburtshilfe immer noch einige Ärzte und Hebammen gibt, die den Verlauf der Geburt mit altmodischen Vorstellungen bestimmen und den Müttern wenig Mitspracherecht zubilligen. Wenn Sie Ihre Wünsche nicht rechtzeitig und klar äußern, könnte es schwierig werden, eine natürliche Geburt zu arrangieren.
Es ist durchaus vernünftig, daß die meisten Frauen eine natürliche Geburt vorziehen – sie haben keine Angst vor der Geburt, weil sie über den Prozeß der Entbindung hinreichend informiert sind, müssen keine unnötige medizinische Intervention befürchten und können ihr Kind in einer entspannten, anheimelnden Atmosphäre zur Welt bringen. Ihren Wünschen wird entsprochen, alle Geburtspositionen, die sie als bequem empfinden, sind ihnen gestattet, und niemand drängt sie, während der Geburt schmerzstillende Mittel einzunehmen. Der weibliche Körper ist für die Geburt bestens gerüstet: Alle weichen Gewebe des Geburtskanals dehnen sich, so daß Ihr Baby sanft herausgepreßt wird. Mit Hilfe von Atem- und Entspannungstechniken läßt sich die Entbindung oft noch einfacher bewältigen.
Obwohl es Unterschiede gibt, haben alle Geburtsmethoden ein gemeinsames Ziel: Sie befähigen Frauen, ihr Kind auf genau die Weise zu bekommen, die ihnen vorschwebt. In unserer modernen Gesellschaft haben Frauen eine gewisse Distanz zu Geburt und Tod, und viele kennen nur unzureichend die Vorgänge bei einer Entbindung. Noch immer kursieren Schauermärchen über die Geburt, die zur Folge haben, daß sich viele Frauen überflüssige Sorgen über Schmerzen und Gefahren während der Niederkunft machen.
Die meisten Philosophien/Methoden der natürlichen Geburt setzen ein psychologisches Umdenken voraus, so daß die Schmerzerwartung verringert und die Schmerzschwelle erhöht wird. Dabei stehen die Atemtechniken im Mittelpunkt. Sie unterscheiden sich leicht voneinander, haben aber alle eine Konzentration auf bestimmte Atemmuster zum Ziel und betonen die erlernbare Fähigkeit, den Körper willentlich zu entspannen. Am besten erleben Sie die natürliche Geburt in einer Klinik, die sich für die Atemtechniken stark macht, oder aber zu Hause (siehe unten). Entbindungen im Geburtspool und die Möglichkeit, außerhalb des Betts entbinden zu können, gewinnen zunehmend an Beliebtheit, lassen sich aber nicht immer auf Anhieb verwirklichen.

### Hausgeburt

In vielen europäischen Ländern entscheiden sich gesunde Frauen für eine Hausgeburt, wenn die Schwangerschaft problemlos verlaufen ist (und nicht mit einer Gefährdung von Mutter und/oder Kind vor, während oder nach der Geburt gerechnet werden muß). Sie zu arrangieren, kann schwierig sein und Sie sollten mit Ihrem Arzt klären, ob er diese Lösung befürwortet. Beim geringsten Anzeichen einer Komplikation müssen Sie allerdings mit dem Transport ins Krankenhaus rechnen. Bei einer Hausgeburt werden Sie von einer Hebamme betreut, die im Notfall alles in die Wege leiten wird. Falls Sie sich also für eine Hausgeburt entscheiden, sollten Sie so früh wie möglich Kontakt mit einer freiberuflichen Hebamme aufnehmen.

## Was für eine Hausgeburt spricht

**Eine umsichtig geplante Hausgeburt kann eine absolut sichere Entbindungsmöglichkeit darstellen.**

In einem kürzlich in Großbritannien erschienenen Bericht hieß es, daß zwar 94 % aller Geburten in Kliniken stattfinden, sie aber nicht weniger, sondern möglicherweise sogar mehr Risiken bergen als Hausgeburten.
In Australien fand man in einer Studie heraus, daß die perinatale Sterblichkeitsrate bei den 3 400 untersuchten Hausgeburten niedriger war und weniger Kaiserschnitte und Zangengeburten erforderlich waren als in Kliniken und auch Dammschnitte oder -risse seltener vorkamen. Nicht bei allen 3 400 Müttern konnte man von einer Schwangerschaft oder erwarteten Geburt mit „geringem Risiko" sprechen: 15 der Befragten hatten früher eine Mehrlingsschwangerschaft, eine Steißgeburt, einen Kaiserschnitt oder eine Totgeburt erlebt. Die Gruppe war insgesamt älter als der landesweite Durchschnitt. Weniger als 10 % mußten während des Geburtsverlaufs in die Klinik eingeliefert werden.

### Vorbereitungen

Eine Hausgeburt zu arrangieren ist nicht immer ein Kinderspiel!

Sprechen Sie mit Ihrem Frauenarzt über die Hausgeburt.

Wenn Ihr Arzt sie befürwortet machen Sie Termine für die Vorsorgeuntersuchungen aus.

Falls Ihr Arzt aus nichtmedizinischen Gründen abrät, suchen Sie jemanden, der eine Hausgeburt unterstützen würde. (Adressen von freiberuflichen Hebammen stehen im Branchenverzeichnis oder lassen sich bei Krankenhäusern, Krankenkassen usw. erfragen.

Arrangieren Sie die Schwangerenvorsorgeuntersuchungen mit der neuen Betreuungsperson.

## Wassergeburt

**Bei der Benutzung eines Geburtspools besteht kein Grund zur Sorge, daß ein Baby ertrinkt, wenn es unter Wasser geboren wird.**

Solange sich das Kind nicht länger als einige Sekunden unter Wasser befindet, ist seine Sicherheit gewährleistet, da es noch Sauerstoff über die Plazenta erhält. Die meisten Neugeborenen machen automatisch kräftige Bewegungen, und sobald das Baby an die Oberfläche gelangt, wird es sofort aus dem Wasser gehoben. Dann wird es stimuliert, den ersten Atemzug zu tun, und die Mutter kann es in den Arm nehmen und begrüßen.

**Risiken** Ihr Arzt rät Ihnen vielleicht von einer Hausgeburt mit der Begründung ab, die Gefahr sei für Mutter und/oder Kind zu groß. Mit jeder Entbindung ist ein gewisses Risiko verbunden, und es wurde statistisch nachgewiesen, daß eine Klinikgeburt unter bestimmten Umständen sogar riskanter sein kann als eine umsichtig geplante Hausgeburt (siehe Seite 96). Eine unvorbereitete Entbindung außerhalb der Klinik kann dagegen außerordentlich gefährlich sein, ganz gleich, ob es sich dabei um einen Teenager handelt, der eine ungewollte Schwangerschaft zu verbergen versucht, oder um ein Paar, dessen Baby unterwegs geboren wird, weil es den Weg ins Krankenhaus nicht mehr rechtzeitig schafft.

### Wassergeburt

In den letzten Jahrzehnten hat die Benutzung von Wasserbecken während der Wehen stetig an Beliebtheit gewonnen. Dr. Michel Odent (siehe Seite 95) war einer der ersten Geburtshelfer der westlichen Welt, der Frauen den flachen Geburtspool zur Entspannung anbot, wenn die Wehentätigkeit ihren Höhepunkt erreichte. Anfangs hatte man zwar eine Entbindung im Wasser nicht geplant, aber kam das Kind zufällig in dem Moment, wo die Mutter im Becken saß, stellte man sich darauf ein.

Diese Becken sind in erster Linie ein Mittel, die Schmerzen während der Wehen zu lindern; die Geburt selbst findet nicht zwangsläufig unter Wasser statt, wie viele Leute meinen. Es könnte für das Baby nicht ganz ungefährlich sein, wenn es unter Wasser geboren und der Kopf nicht sofort herausgehoben wird (siehe Spalte links).

Erkundigen Sie sich also, ob es in Ihrem Umkreis Kliniken oder Geburtshäuser gibt, die über solche Geburtspools verfügen.

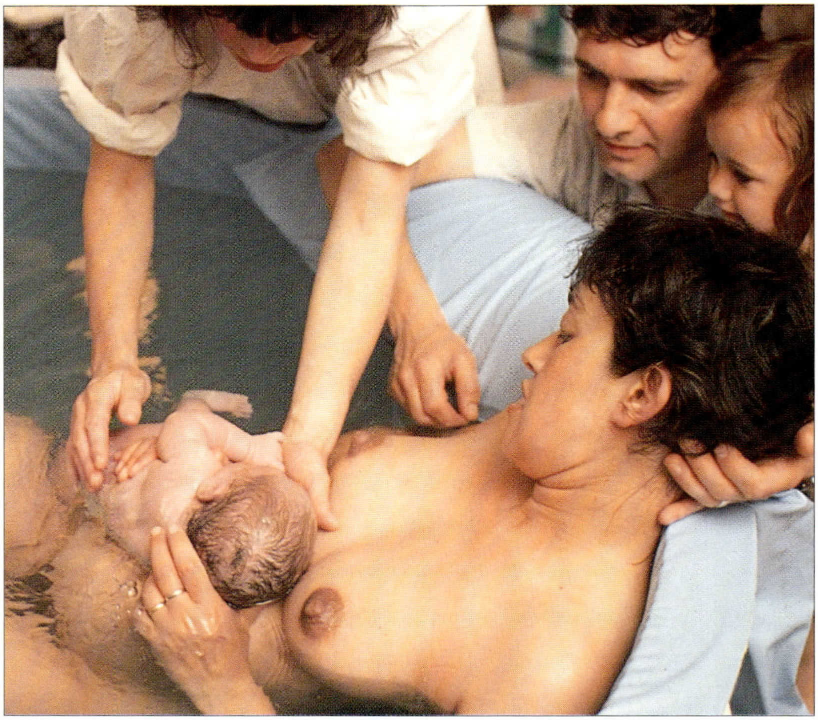

**Geburt im Wasser**
Die Verwendung eines Geburtspools während der Wehen kann zur Entspannung beitragen und die Schmerzen während der Kontraktionen mindern. Die Wahrscheinlichkeit einer medizinischen Intervention ist wegen der zeitlichen Begrenzung, die mit der Benutzung einhergeht, geringer. Das bedeutet wiederum, daß Gewebe und Muskeln Zeit haben, sich zu öffnen und zu dehnen. Ihr Partner kann bei der Wassergeburt dabeisein, und sie beide können gleich nach der Geburt Hautkontakt zu Ihrem Kind herstellen und es begrüßen.

## Aktive Geburt

Aktive Geburt bedeutet im wesentlichen, daß Sie nicht im Bett oder flach auf dem Rücken entbinden, sondern mobil bleiben. Früher, als die Frauen des Hauses das Regiment im Entbindungszimmer und bei der Niederkunft führten, konnte sich die werdende Mutter nach Belieben bewegen und jede Gebärposition einnehmen, die ihr behagte. Sobald die Ärzte das Sagen hatten, mußten die Frauen im Bett auf dem Rücken liegen, weil diese Stellung die geburtshilflichen Handgriffe erleichterte. Heute haben Frauen die natürlicheren Positionen für Wehen und Geburt wiederentdeckt. Werdende Mütter werden angespornt – oft von ihren Partnern unterstützt –, sich zu bewegen, sich aktiver am Geburtsvorgang zu beteiligen und eine für sie bequeme Position während der Wehen und Geburt einzunehmen.
Die Methoden der aktiven Geburt werden in den Vorbereitungskursen angesprochen. Es ist inzwischen erwiesen, daß Bewegung und solche Positionen, die nach unten zielende Uteruskontraktionen ermöglichen und somit das Baby Richtung Fußboden ausstoßen, den Wehen mehr Wirksamkeit verleihen. Hocken, Knien, Sitzen oder Stehen können die Schmerzen verringern und mehr Bequemlichkeit bieten, und eine Mutter, die sich frei bewegen darf, verringert unter Umständen das Risiko einer Episiotomie*, einer Zangengeburt oder eines Kaiserschnitts. Es hat sich außerdem gezeigt, daß die Rückenlage die Wehentätigkeit verlängern und zu Komplikationen führen kann (siehe Spalte, Seite 90), während die aufrechte Haltung möglicherweise bewirkt, daß die Wehen erträglicher und von kürzerer Dauer sind. Ein weiteres Hilfsmittel aus der Vergangenheit, das derzeit eine „Wiedergeburt“ erlebt, ist der Gebärstuhl, eine niedrige Stütze. Hier nimmt die Mutter eine aufrechte Position knapp oberhalb des Fußbodens ein und kann mittels Schwerkraft die Austreibung des Babys unterstützen.

## Partnergestützte Geburt

Jede Frau, bei der die Wehen einsetzen, sollte außer der medizinischen Betreuung und dem Pflegepersonal jemanden zur Seite haben, der sie tatkräftig unterstützt und ihr während der Geburt beisteht. Hierfür am besten geeignet ist Ihr Partner, vor allem wenn er gemeinsam mit Ihnen einen Geburtsvorbereitungskurs absolviert hat und weiß, wie er Ihnen in jeder Wehenphase helfen kann (siehe auch Seite 108 und 268).
Es muß jedoch nicht Ihr Partner sein. Auch Ihre Mutter, Schwester oder beste Freundin können diese Rolle übernehmen, besonders wenn sie eigene Kinder haben und Ruhe bewahren, sobald eine unerwartete Situation eintritt. Für wen Sie sich auch entscheiden (vielleicht wollen Sie ja Ihren Partner und eine Freundin dabeihaben) – es sollte eine Person sein, der Sie voll und ganz vertrauen, die Ihren körperlichen und mentalen Zustand beurteilen und notfalls Entscheidungen für Sie und in Ihrem Sinn treffen kann (vergewissern Sie sich daher, daß diese Person Ihre Ansichten kennt).
Ein Beispiel: Sie wollten eigentlich keine Schmerzmittel nehmen, stellen aber fest, daß Sie die Schmerzen, die Ihnen die Wehen verursachen, nicht mehr aushalten können, so daß Sie am liebsten etwas dagegen nehmen würden. Ihr(e) Assistent(in) schlägt daraufhin eine Positionsänderung vor und ermuntert Sie zum Durchhalten, so daß Sie schließlich ohne Arzneimittel auskommen (siehe auch Seite 266). Studien haben gezeigt, daß die

### Endorphine

**Während der Wehen werden körpereigene Betäubungsmittel, die sogenannten Endorphine, in großen Mengen ausgeschüttet.**

Endorphine sind kleine, von den Körperzellen produzierte Eiweißmoleküle mit einer chemischen Struktur, die Morphium ähnelt. Sie dienen als schmerzlindernde Enzyme in spezifischen Bereichen des Gehirns, im Rückenmark und in sämtlichen Nervenenden. Darüber hinaus glaubt man, daß sie bei der Steuerung der Körperreaktionen auf Streß eine Rolle spielen, die Kontraktionen in Darm- und Uteruswänden regulieren und unsere jeweilige Stimmung beeinflussen.
Jeder Mensch verfügt über ein ureigenes Endorphin-Reaktionsmuster, von dem man annimmt, daß es Frauen bei der Entbindung hilft, die Schmerzen auszuhalten.
Bei den meisten Frauen scheint sich die Endorphin-Reaktion an einem bestimmten Zeitpunkt während der Geburt „einzuschalten“; von da an sind die Wehen zwar noch anstrengend, aber erträglich.

## Entbindung im Liegen

**Obwohl die fetale Überwachung Sie vielleicht ans Bett fesselt (siehe Seite 92), kann es viele Nachteile haben, wenn Sie während des Geburtsvorgangs auf dem Rücken liegen.**

- Sie müssen härter arbeiten, weil Sie das Baby nicht nach unten ausstoßen, und ermüden schneller als in aufrechter Stellung.
- Die Schmerzen können in dieser Lage stärker sein als in aufrechter Position.
- Das Gewebe des Geburtskanals wird durch das hinuntergleitende Baby nicht erweitert und stimuliert; somit kann sich die Wehentätigkeit verlängern.
- Es ist häufiger ein Dammschnitt erforderlich.
- Die Gefahr einer Zangengeburt könnte wachsen.
- Die spontane Ausstoßung der Plazenta wird verhindert.
- Es besteht eher die Möglichkeit, daß Sie in dieser Position Rückenschmerzen haben.

emotionale und physische Unterstützung eines Menschen, dem Sie uneingeschränkt vertrauen, den Schmerzmittelbedarf einer Frau während der Wehen verringern kann.

### Umstrittene Punkte zum Thema Geburt

Bestimmte Verfahrensweisen, die von alters her für die Geburtshilfe herangezogen wurden, werden derzeit neu bewertet. Manche haben sich als unnötig erwiesen, andere als ungerechtfertigt. Andererseits glauben die meisten Geburtshelfer unserer Zeit, sie könnten eine risikolosere Geburt für Mutter und Kind gewährleisten, wenn sie alle verfügbaren Geschütze der modernen Technologie auffahren. Im ersten Stadium der Wehentätigkeit kann man zum Beispiel die werdende Mutter von ihren Schmerzen mittels einer Periduralanästhesie befreien, die fetale Herzaktion kann mittels Kardiographie* und die Uteruskontraktionen mittels Tokographie* überwacht werden. Eine Oxytozininfusion kann die Wiederkehr und Regelmäßigkeit der Wehentätigkeit sicherstellen.
Der Einsatz der Technik während der Geburt soll an anderer Stelle des Buches ausführlich erörtert werden, an dieser Stelle soll nur ein kurzer Überblick über Themen folgen, die Ihre Wahl der Klinik und/oder der Betreuung beeinflussen könnten. Ich möchte Ihnen Argumente an die Hand geben, die Sie befähigen, sich besser gegen unnötige Standardverfahren oder Gepflogenheiten von Medizinern und Betreuungspersonal in Kliniken zur Wehr zu setzen. In der Regel wird man sich nach Ihren Wünschen richten, vor allem wenn Sie alle Beteiligten einige Wochen vorher davon in Kenntnis setzen. Man könnte Ihnen aber auch mitteilen, daß Sie mit der Wahl einer bestimmten Geburtsmethode Ihr Baby und sich selbst einem großen Risiko aussetzen – zum Beispiel, wenn Zeichen eines fetalen Gefahrenzustands zu erkennen sind und Sie unbeirrt an einer völlig natürlichen Geburt festhalten. Das kommt jedoch selten vor, und deshalb sollten Sie erst dann einer medizinischen Intervention zustimmen, wenn alle Ihre diesbezüglichen Fragen zufriedenstellend beantwortet wurden. Der Eingriff könnte erfolgen, weil Hebammen und Ärzte daran interessiert sind, das Baby schnellstmöglich zu entbinden. Oft ist beispielsweise ein Dammschnitt unvermeidlich, wenn Sie ermutigt wurden, den Kopf des Babys auszupressen, bevor Haut und Muskeln des Perineums* Gelegenheit hatten, sich zu dehnen. Nur sehr wenige Frauen brauchen wirklich eine Episiotomie, vorausgesetzt, man läßt ihnen genug Zeit – wie Michel Odent bewiesen hat.

**Rasur** „Sie müssen nicht rasiert werden." Zu Beginn des 20. Jahrhunderts war die Rasur ein Standardverfahren in der Geburtshilfe. Damals entfernte man die Schamhaare, weil man glaubte, sie wären ein Infektionsherd, und das Perineum ließe sich nicht sterilisieren, wenn ein Dammschnitt notwendig würde. Die Infektionsgefahr läßt sich bannen, wenn man die Vulva mit Gaze auswischt, um verunreinigende Substanzen zu entfernen, und einfach ein antiseptisches Spray benutzt. Rasieren ist heute in der Regel unnötig, wenn kein Kaiserschnitt erfolgt. Von sachkundiger Hand ausgeführt, gibt es zwar keine Schnitte oder Druckstellen, aber das Nachwachsen der Haare ist oft von Jucken und Hautreizungen begleitet.

**Einlauf** „Klistiere sind überflüssig." Ebenso wie die Rasur der Schamhaare wurde der Einlauf als Teil der „antiseptischen Geburt" in Frauenkliniken eingeführt. Moderne Krankenhäuser verzichten darauf, weil er in der Regel überflüssig ist. Die meisten Frauen entleeren den Darm zu Beginn der Wehentätigkeit von selbst.

**Fasten** „Es ist unlogisch, auf Essen und Trinken verzichten zu müssen." In anderen Kulturen wird eine Frau während der Wehen angespornt, zu essen und zu trinken, um bei Kräften zu bleiben. Es gibt keinen medizinischen oder wissenschaftlich hieb- und stichfesten Grund, eine Frau während der Wehen fasten zu lassen. Im Gegenteil: Manchmal entsteht unvermutet ein Energiebedarf, und den kann sie mit Zucker decken. Andere Frauen haben keinen Appetit, aber das Bedürfnis, etwas zu trinken. Wehen sind harte Arbeit, bei der viel Energie verbraucht wird. Dadurch schwitzt man mehr, und eine Frau muß die Flüssigkeit ersetzen, die sie über die Haut verloren hat.
Bevor sich die Periduralanästhesie bei Schnittentbindungen durchsetzte, konnte keine Vollnarkose verabreicht werden, wenn eine Frau kurz zuvor gegessen hatte, weil die Gefahr bestand, daß Sie Erbrochenes einatmete. Aber selbst in einem solchen Fall bestand kein Grund, alle Frauen Hunger und Durst leiden zu lassen, denn nur bei sehr wenigen Patientinnen war ein chirurgischer Eingriff unumgänglich.

**Verlegung in den Kreißsaal** „Erkundigen Sie sich, ob es Alternativen gibt." In vielen Kliniken haftet dem Kreißsaal eine sterile und mechanische Fließbandatmosphäre an. Hinzu kommt, daß Sie im streßreichsten Augenblick der Wehen die physische und emotionale Belastung auf sich nehmen müssen, den bisherigen Raum zu verlassen und in den Kreißsaal umzuziehen. Im Idealfall sollte der Geburtsverlauf nicht durch die Hektik einer Verlegung unterbrochen werden, und solange ein Raum mit genug Licht, Sauerstoff und einem Absauggerät zur Reinigung der Atemwege des Babys ausgestattet ist, sehe ich keinen Grund, warum eine Frau mit normalem Wehenverlauf in einem solchen Kreißsaal ihr Kind auf die Welt bringen muß. Viele progressive Kliniken haben Entbindungszimmer, die persönlicher gehalten sind.

**Amniotomie** „Ist sie unbedingt nötig?" Hierbei wird die Fruchtblase gesprengt, damit das Fruchtwasser abfließen kann. Dieses Verfahren gehört bei einer Klinikgeburt inzwischen zur Routine und wird normalerweise im Anfangsstadium der Wehen angewandt.
Die Amniotomie wird aus drei Gründen durchgeführt. Erstens, um elektronische Überwachungsinstrumente am Fetus anzubringen; zweitens, um zu prüfen, ob das Fruchtwasser Mekonium enthält (der Stuhl Ihres Babys, der während der Intrauterinzeit gebildet wurde und normalerweise erst nach der Geburt abgesetzt wird; mekoniumhaltiges Fruchtwasser könnte auf eine fetale Notsituation hindeuten); und drittens kann der Kopf des Babys, sobald die Fruchtblase gesprengt ist, mit aller Kraft gegen den Muttermund pressen und auf diese Weise die Erweiterung erleichtern und die Beendigung des ersten Wehenstadiums beschleunigen.

## Der unerfreulichste Schnitt?

**Eine Episiotomie (Dammschnitt) wird durchgeführt, um die Geburt des Kopfes zu erleichtern; er ist nicht immer notwendig (siehe Seite 92).**

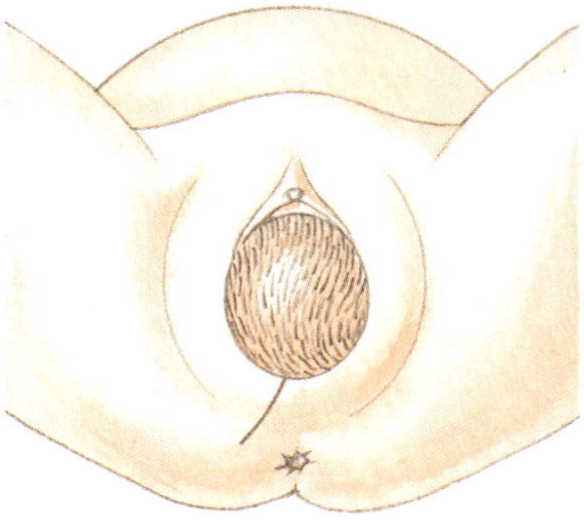

**Mediolaterale Episiotomie**
Dieser Scheidendammschnitt verläuft im Winkel nach unten und von Vagina und Damm weg in den Muskel.

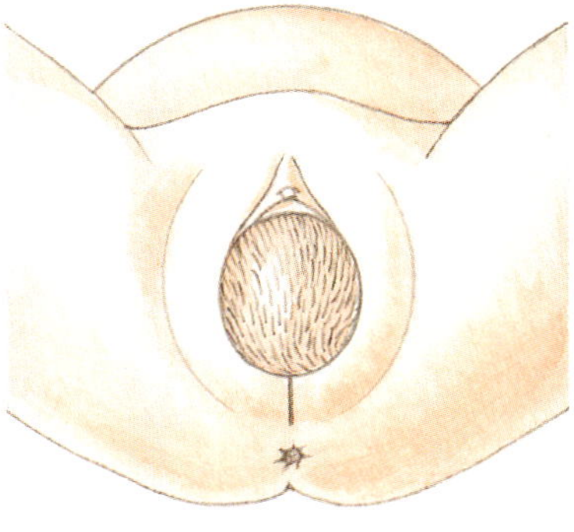

**Mediane Episiotomie**
Dieser Schnitt wird genau in der Mittellinie des Damms ausgeführt, zwischen Scheide und After.

Falls Sie bereits eine Periduralanästhesie erhalten haben, brauchen Sie vermutlich keine weitere Betäubung mehr. Andernfalls wird eine Lokalanästhesie im Dammbereich notwendig sein.

## Wann ein Dammschnitt nötig ist

**Es gibt bestimmte Umstände bei der Geburt von Kopf und Körper Ihres Babys, die einen Dammschnitt unumgänglich machen.**

- Die Geburt steht kurz bevor, und das Perineum hatte keine Zeit, sich langsam zu dehnen.
- Der Kopf Ihres Kindes ist zu groß für die vaginale Öffnung.
- Sie können die Preßwehen nicht kontrollieren, das heißt, Sie sind nicht imstande, aufzuhören, wenn es nötig ist, und dann langsam und sanft zu pressen.
- Es sind Anzeichen einer fetalen Gefahrensituation erkennbar.
- Eine Zangengeburt oder Vakuumextraktion ist erforderlich (siehe Seite 280 und 281).
- Ihr Baby befindet sich in Beckenendlage, und es kommt während der Entbindung zu einer Komplikation.

**Fetale Überwachung** „Nur das absolute Minimum." Die traditionelle Überwachung besteht darin, daß die Hebamme, oft mit einem Herztönerohr, die Herzschlagfrequenz Ihres Babys durch die Bauchdecke verfolgt, obwohl die meisten heute ein CTG benutzen (siehe Spalte Seite 161). Die fortlaufende elektronische Überwachung, bei der Geräte an den Bauch der Mutter angeschlossen werden, ist in vielen Kliniken üblich. Wenn Sie während der Wehen herumlaufen möchten, bitten sie darum.

Während der Wehen nach „innen" schauen zu können, ist medizinisch von großem Wert; es dürfte Ihnen jedoch schwerfallen, Ihre Position zu ändern, wenn die Geräte erst angeschlossen sind (obwohl zunehmend tragbare verwendet werden), und das Stilliegen könnte die Wehen verlangsamen. Maschinen können außerdem Fehler machen, und es ist geschultes Personal erforderlich, um sie richtig zu bedienen. Falls die Geräte ungenau sind oder Daten falsch interpretiert werden, besteht die Möglichkeit einer unnötigen medizinischen Intervention. Außerdem könnte bei dieser mechanischen Form der Überwachung die Aufmerksamkeit von der Mutter auf die Geräte verlagert werden, was für eine Frau in den Wehen sehr frustrierend sein kann.

**Geburtszange** „Nur mit Ihrer vorherigen Zustimmung." Mit der Geburtszange, die unter dem Kopf des Kindes liegt, wird das Baby aus dem Geburtskanal extrahiert. Dieses Instrument hat vielen Babys und Müttern das Leben gerettet und macht einen Kaiserschnitt oft überflüssig, wenn das Kind im Becken steckenbleibt. Mitunter wird sie aber nur benutzt, weil Ärzte und Hebammen die Geburt verkürzen wollen. Setzen Sie sich zur Wehr! Bitten Sie um mehr Zeit (siehe Zeit, Seite 93). Der Gebrauch einer Geburtszange erfordert einen Dammschnitt, häufig einen ziemlich großen. In Europa wird statt der Geburtszange oft die Saugglocke (Vakuumextraktor, siehe Seite 280 und 281) benutzt; sie wird am Schädel des Kindes angesetzt und haftet durch Erzeugung von Unterdruck.

**Episiotomie** „Der Dammschnitt ist ein viel zu häufig angewendetes und oft unnötiges chirurgisches Verfahren." Dieser Schnitt, mit dem die vaginale Öffnung zum Zeitpunkt der Geburt erweitert wird, ist die in westlichen Ländern am häufigsten durchgeführte Operation. Damit will man einem Dammriß vorbeugen, der gezackte, schwer zusammennähbare Ränder hinterläßt und unter Umständen nicht so gut verheilt. Risse lassen sich jedoch vermeiden, wenn eine Frau während der Geburt des Kopfes aufhört zu pressen und dem Uterus somit ermöglicht, den Kopf sehr langsam statt plötzlich auszutreiben. Wenn der Kopf blitzschnell geboren wird, ist ein Riß in der Regel unvermeidlich.

Führt ein Arzt die Episiotomie zu früh durch, das heißt, bevor das Perineum ausgedünnt ist, können Muskel, Haut und Blutgefäße verletzt und starke Blutungen ausgelöst werden. Auch Gewebe wird dabei zerstört, und das hat möglicherweise Blutergüsse, Schwellungen und zu straffe Fäden der Dammnaht zur Folge. Das ist sehr unangenehm in der Phase nach der Geburt und kann sogar eine schmerzhafte Narbe hinterlassen, die noch Monate danach den Geschlechtsverkehr verhindert. Wenn Sie diesen Komplikationen aus dem Weg gehen wollen, sollten Sie in Ihren Notizen klar vermerken, daß ein Dammschnitt nur im äußersten Notfall durchgeführt werden soll.

Es ist ein Ammenmärchen, daß es im Damm keine Nervenenden gibt und eine Frau ohnehin so große Schmerzen hat, wenn der Kopf geboren wird, daß sie den Dammschnitt überhaupt nicht mehr spürt. Das ist völliger Unfug und zudem brutal. Falls unvermeidlich, muß das Perineum vor Durchführung der Episiotomie lokal betäubt werden. Das ist Ihr gutes Recht, und darauf sollten Sie bestehen!

**Beckenendlage (Steißgeburt)** „Ziehen Sie alle Möglichkeiten sorgfältig in Erwägung." Viele Frauen sind der Meinung, daß eine sanfte Geburtsmethode ohne Eile und eine geschickte Hebamme einem Baby in Beckenendlage ermöglichen, vaginal und mit einem Minimum an Risiken geboren zu werden. In einer Ausgabe des British Medical Journal hieß es, die Gefahr für ein Kind in Beckenendlage, während oder kurz nach der Geburt – sei es durch normale vaginale Entbindung oder Kaiserschnitt – zu sterben, sei sehr gering, aber bei vaginaler Entbindung dennoch größer (1 %, verglichen mit 1 von 300). Während einige Ärzte weniger verkrampfte Ansichten über die Beckenendlage haben, sind in den USA die meisten Geburtshelfer der Ansicht, das Baby müsse mit Kaiserschnitt geholt werden.
Da es inzwischen üblich ist, bei Beckenendlage eine Periduralanästhesie zu verabreichen, läßt sich eine Schnittentbindung, falls nötig, ohne weitere Betäubung durchführen. Fast alle Steißgeburten verlaufen normal, und Babys und Mütter sind gesund.

**Zeit** „Lassen Sie sich nicht hetzen." Die „normale" Geburtsdauer kann von Klinik zu Klinik verschieden sein. Die „richtige" Länge für die Austreibungsperiode kann zum Beispiel bei zwei Stunden liegen oder 30 Minuten lang sein, oder irgendwo dazwischen, je nach Arzt und Hebamme. Die „normale" Geburtslänge ist auch von Frau zu Frau und von Geburt zu Geburt verschieden. Ihre individuelle Dauer und jene, die in der Klinik für richtig erachtet wird, könnten differieren. Dies könnte zu Problemen führen.
Oft wird, wenn die Eröffnungsperiode nach Meinung des medizinischen Personals zu lange dauert, die Fruchtblase gesprengt (wenn nicht bereits geschehen) oder Frequenz und Stärke der Wehen mit einer Oxytozininfusion stimuliert. Gilt die Austreibungsperiode als zu lang, greift man häufig zu Dammschnitt und Zangengeburt. Viele Hebammen sagen, daß es in der Regel offenkundig ist, ob die Geburt gute Fortschritte macht und nur noch ein wenig Zeit braucht, oder ob sie sehr langsam verläuft, weil etwas nicht stimmt. Die Wehen können in der Regel beschleunigt werden, wenn Sie herumgehen oder sich in warmes Wasser setzen.

**Zusammensein** „Verlangen Sie, sooft wie möglich mit Ihrem Baby zusammenzusein." In manchen Kliniken werden die Kinder von den Müttern getrennt und verbringen die meiste Zeit auf der Säuglingsstation. Das ist heute nicht mehr üblich, weil sich viele Frauen für ein Rooming-in entscheiden (Unterbringung von Mutter und Kind im selben Raum). Wahrscheinlich wird man Ihrem Partner nicht gestatten, wenigstens die erste Nacht mit Ihnen im Krankenhaus zu verbringen. Das kann dazu führen, daß er nach den Aufregungen und emotionalen Belastungen, die mit der Geburt verbunden waren, niedergeschlagen nach Hause zurückkehrt.

## Ihre Position während der Wehen

**Sie sollten Ihr Baby genau in der Position bekommen, die Sie als angenehm empfinden.**

Nur wenige Kliniken bestehen darauf, daß Frauen in der sogenannten Steinschnitt-Position entbinden (Rückenlage mit gespreizten, im Hüftgelenk nach oben gestreckten, gebeugten Beinen; die Kniekehlen ruhen dabei auf einer Ablage). Diese Lage sollte Ärzten ursprünglich ermöglichen, genau zu sehen, wie das Kind geboren wird. Solche Praktiken sind längst überholt. Sie werden es, wie die meisten Frauen, vermutlich natürlich finden, eine halbaufgerichtete Position einzunehmen; diese Haltung ist nicht nur bequemer, sondern auch wirksamer. Und wenn Sie Ihr Baby nicht im Bett bekommen wollen, sondern in der Hocke, stehend oder auf allen vieren, ist auch dagegen nichts einzuwenden.

# Geburtsphilosophien

*Es gibt eine Reihe von Menschen, die mit ihren Denkanstößen großen Einfluß auf die heutige Einstellung von Frauen, Ärzten und Hebammen zu Wehen und Geburt hatten. Ihre Methoden und Ideen haben die prä- und postnatale Behandlung von Grund auf gewandelt und einen stetigen Entwicklungsprozeß in Gang gesetzt, der sich allmählich auch auf die Atmosphäre und auf Verfahren rund um die Geburt in der westlichen Welt auswirkt. Die meisten ermutigen und befähigen Frauen, sich auf sich selbst zu konzentrieren und zu wissen, was sie sich selbst und ihrem Kind zumuten können und wollen.*

### Dr. Grantley Dick-Read

Er war der erste Geburtshelfer, der feststellte, daß die Angst vor der Entbindung zu den Hauptursachen der Schmerzen während der Wehen gehört. Er lenkte die Aufmerksamkeit der Mediziner und Mütter gleichermaßen auf die Prinzipien der natürlichen Geburt. Er sorgte für eine gründliche Aufklärung der Frauen durch Vorbereitungskurse und machte sich für ihre emotionale Unterstützung stark, um den Teufelskreis aus Angst – Anspannung – Schmerz zu durchbrechen. Das Read-Verfahren war ein Meilenstein in der Weiterentwicklung der Geburtshilfe und von so grundlegender Bedeutung, daß es heute in allen Entbindungskliniken als bekannt vorausgesetzt wird. Es gibt kaum eine Geburtsmethode, die nicht auf das Read-Verfahren aufbaut und Atem- und Entspannungstechniken einschließt. Dick-Reads Zauberformel hieß „Vorbereitung". Vorbereitung bedeutet hierbei aber nicht nur Information. Den Frauen zu helfen, ihnen beizustehen und die Bereitschaft, sich in sie hineinzuversetzen, sind ebenso ein Teil der Vorbereitung.

### Frederick Leboyer

Die Leboyer-Methode der „sanften Geburt" stützt sich auf das Bemühen, besser zu verstehen, was ein Neugeborenes bei der Geburt sieht, hört und empfindet. Leboyer wurde von den Psychiatern Reich, Rank und Janov beeinflußt, die Probleme im späteren Leben auf das Geburtstrauma zurückführten. Leboyer richtete daher sein Augenmerk nicht in erster Linie auf das Wohl der Mutter, sondern vielmehr auf die Erfahrungen, die das Kind während der Wehen und Geburt macht, und deren mögliche schädigende Auswirkungen auf sein Erwachsenendasein.

In seinem Buch „Geburt ohne Gewalt" vertritt er die Ansicht, man müsse den Kreißsaal abdunkeln und alle lauten Geräusche und Bewegungen auf ein Mindestmaß beschränken, um dieses traumatische Erlebnis abzuschwächen. Außerdem befürwortet er den sofortigen Hautkontakt zur Beschwichtigung des Babys, das der Mutter nach der Geburt unverzüglich auf den Bauch gelegt und danach in ein lauwarmes Bad gehoben werden soll, da dieses dem schwerelosen Dasein im Uterus am nächsten komme.

Nicht alle Leboyer-Thesen lassen sich mit den physiologischen Vorgängen und Notwendigkeiten während der Geburt vereinbaren. Ein Baby muß Luft auf dem Gesicht spüren, damit die Lungen angeregt werden, den ersten

## Die Bradley-Methode

**Diese Methode ist mit dem Read-Verfahren verwandt. Sie wurde von dem amerikanischen Arzt Dr. Robert Bradley entwickelt und ist auch als partnergestützte Entbindung bekannt.**

Hier lernen Frauen, die Schmerzen zu akzeptieren und sich unter der Anleitung eines Coach (Partner, Ehemann, Freundin usw.) mit Hilfe eines bestimmten Entspannungstrainings von ihnen tragen zu lassen. Der Partner besucht die Geburtsvorbereitungskurse zusammen mit der werdenden Mutter, hilft ihr, sich zu entspannen und normal weiterzuatmen (Bradley lehnt spezielle Atemtechniken ab), und unterstützt sie während der Wehentätigkeit und Geburt, indem er sie anspornt und anleitet.

Die meisten Frauen ertragen die Schmerzen besser, wenn sie abgelenkt werden und sich auf etwas anderes als den eigenen Körper konzentrieren können; sich ausschließlich auf sich selbst zu konzentrieren, kann unerträglich sein.

Jede Frau erlebt Geburt und Wehen auf ihre ureigene Weise, oft ganz anders, als sie es sich vorgestellt hat. Problematisch ist allerdings auch, daß manche Geburtspartner sich von ihrer Aufgabe, bei der Entspannung Anleitung zu geben, so sehr hinreißen lassen, daß sie dabei die Frau und ihre Bedürfnisse aus den Augen verlieren.

Atemzug zu tun. Das warme Wasser könnte als Stimulans nicht ausreichen. Viele Experten behaupten, es sei nicht erwiesen, daß die Leboyer-Methode Hand und Fuß hätte. Es ist jedoch nur recht und billig, jedem Kind bei seiner Ankunft liebevoll zu begegnen, und selbst wenn Sie den Leboyer-Theorien nichts abgewinnen können, sollten Sie an einer sanfteren Geburt interessiert sein.

### Dr. Michel Odent

Der Chirurg Dr. Odent war entsetzt, als er zum erstenmal miterlebte, wie Frauen während der Preßwehen gegen die Schwerkraft ankämpfen mußten, weil ihre Füße in Schlaufen hingen. Für die Austreibung mußten also stärkere Kontraktionen erfolgen, die schmerzvoller, langsamer und erschöpfender waren, und es traten häufiger Komplikationen ein, weil sich die Mütter in einer Stellung befanden, die die Geburt ihres Kindes erschwerte.

Daraufhin entwickelte er seine eigenen Methoden, die in der Klinik in Pithiviers, Frankreich, zur Anwendung kommen und sich auf die Grundlagen althergebrachter Gepflogenheiten bei der Geburt stützen. Odent vertritt die These, Frauen sollten die Möglichkeit haben, sich während der Wehen in einen biologischen Urzustand zurückzuversetzen. Auf dieser Ebene sei der animalische Spürsinn wieder lebendig und sie erreichten einen Zustand der Bewußtheit, in dem sie ihren grundlegenden Instinkten folgen könnten. Seiner Ansicht nach sind die natürlichen Schmerzmittel des Körpers, die Endorphine (siehe Spalte, Seite 89), dafür verantwortlich. Pithiviers hat in ganz Frankreich die wenigsten Dammschnitte, Zangengeburten und Kaiserschnitte zu verzeichnen, und medizinische Interventionen werden auf ein Minimum beschränkt. Die Frauen, die hier entbunden haben, waren beileibe nicht alle völlig ungefährdet. Bei vielen mußte man mit einer komplizierten Entbindung rechnen (zum Beispiel Beckenendlage), und sie erlebten in Pithiviers eine erfolgreiche natürliche Geburt.

### Sheila Kitzinger

Sheila Kitzinger, eine namhafte und im Westen sehr einflußreiche Geburtshelferin, hält die Entbindung für eine sehr persönliche Erfahrung und ist der Meinung, die Mutter solle den Geburtsverlauf „aktiv steuern".

Sie hat die moderne, überwachte High-Tech-Geburt in einer Klinik mit einer Geburt in Gefangenschaft, in diesem Fall mit einem Zoo, verglichen. Der Zoo mag nach humanen und wissenschaftlichen Gesichtspunkten geführt werden: Die Wärter sind nett, rücksichtsvoll und stolz auf die niedrige Sterblichkeitsrate und den guten Gesundheitszustand ihrer Schützlinge, die Besuchszeitenregelung ist großzügig, das Gelände optisch ansprechend und einladend, und es fehlt nicht an Platz, um sich in den Käfigen zu bewegen. Kitzinger glaubt, daß sich Entbindungsdienste in erster Linie vor die Herausforderung gestellt sehen, Eltern echte Wahlmöglichkeiten zu bieten, ganz gleich, ob es sich dabei um eine technisch gesteuerte Geburt, eine völlig natürliche Geburt oder eine andere Methode handelt. Ärzte und Pflegepersonal müssen lernen, die Wünsche der Mütter zu respektieren, wo und auf welche Weise sie ihr Kind gebären wollen. Außerdem vertritt sie die Auffassung, daß die Ärzte Mütter und Väter wie mündige Erwachsene behandeln sollten, die das letzte Wort bei allen Entscheidungen haben.

## Die Lamaze-Methode

**Diese Methode der Psychoprophylaxe wurde in Rußland entwickelt und dann in Frankreich von Dr. Lamaze übernommen.**

Über 90 % aller russischen und 70 % der französischen Frauen lernen in Geburtsvorbereitungskursen inzwischen wesentliche Dinge, die der Lamaze-Methode oder einer ihr verwandten Methode entstammen. Die Lamaze-Methode ist auch in den USA beliebt und steht in Großbritannien noch immer auf dem Lehrplan des National Childbirth Trust.

Lamaze hatte sich mit den Berichten Iwan Pawlows über die Reizreaktion-Konditionierung bei Hunden befaßt. Er erkannte, welchen Wert das konditionierte Lernen haben kann, um die Schmerzen bei der Geburt zu bewältigen.

Die Methode stützt sich auf drei Hauptthesen: Erstens, daß die Angst vor den Wehen durch Information und Verständnis der Vorgänge verringert wird. Zweitens, daß die Frauen, wenn sie lernen, sich zu entspannen, ihren Körper bewußt wahrnehmen und somit dem Schmerz wirksam begegnen können. Und drittens, daß rhythmisches Atmen während jeder Wehe die Gedanken von den Schmerzen abzulenken vermag.

## Was mit Ihnen geschieht

**Zu Hause wird die Vorwehenphase (siehe Seite 259) unmerklich in die volle Wehentätigkeit übergehen, ohne Wechsel der Örtlichkeit oder der Betreuer.**

- Sie bleiben in vertrauter Umgebung, ohne einen „Tapetenwechsel" über sich ergehen lassen zu müssen.
- Sobald Ihre Hebamme benachrichtigt ist, wird Sie zu Ihnen nach Hause kommen und die ganze Zeit über bei Ihnen bleiben.
- Sie dürfen sich nach Lust und Laune bewegen und jede Position einnehmen, die Ihnen behagt.
- Sie werden während der Wehen ermutigt, sich nach Ihrem eigenen Zeitrhythmus zu richten.
- Die Blase wird nicht gesprengt, so daß die Eihäute normalerweise von allein zerreißen.
- Man wird Sie anspornen, die Schmerzen ohne Medikamente zu bewältigen oder auf natürliche Weise zu lindern (siehe Seite 266), obwohl Arzneimittel, wenn erwünscht, zur Verfügung stehen.
- Ihre Hebamme wird sich die größte Mühe geben, einen Dammriß oder Dammschnitt zu verhindern.
- Ihr Partner und Ihre Familie können voll in den Geburtsvorgang einbezogen werden.
- Sie werden Ihr Baby die ganze Zeit bei sich haben.
- Nach der Geburt können Sie ganz nach Ihren Vorstellungen feiern.

# Hausgeburt

*Der Hauptunterschied zwischen Haus- und Klinikgeburt ist, daß die Hausgeburt in Ihrer eigenen Verantwortung liegt und Sie den Verlauf bestimmen. Sie stehen an der Spitze eines Teams, das bestrebt ist, Sie nach besten Kräften zu unterstützen. Der größte Nachteil besteht darin, daß Ihnen nicht auf Anhieb die medizinische Ausrüstung einer Klinik zur Verfügung steht, falls ernsthafte Komplikationen eintreten sollten; doch das Risiko ist infolge der entspannten Atmosphäre sehr gering. Das „Entbindungszimmer" sollte unter Anleitung Ihrer Hebamme vorbereitet und mit den erforderlichen Dingen ausgestattet sein.*

### Der Ablauf

Während der Wehenphasen werden Sie es vermutlich bequemer finden, herumzugehen. Viele Frauen verspüren vor Geburtsbeginn einen Energieschub und den unwiderstehlichen Drang, die Küche zu putzen oder den Geschirrschrank aufzuräumen. Dieser Drang entspringt dem Nestbauinstinkt und zeugt von dem unbewußten Bestreben, sich auf die bevorstehende Geburt vorzubereiten. Richten Sie rechtzeitig das Entbindungszimmer und stellen Sie alles in Griffweite, was Sie, Ihre Hebamme und das Baby während der Geburt und nachher brauchen werden. Sobald die Wehen richtig in Gang gekommen sind, sollten Sie oder Ihr Partner die Hebamme anrufen und andere Leute benachrichtigen, die Sie bei der Geburt begleiten sollen.

Während der Wehen wird die Hebamme ständig anwesend sein und die Herztöne des Babys alle fünf Minuten mit einem Hörrohr oder CTG (siehe Spalte, Seite 161) überwachen. Die Hebamme und Ihr Partner ermutigen Sie und helfen Ihnen, die bequemste Position einzunehmen. Schmerzmittel stehen ebenfalls zur Verfügung, falls notwendig.

Sie werden es sicher als angenehm empfinden, Ihr Kind in der Hocke zu gebären. Ihr Partner kann es „auffangen", bevor Sie es an die Brust legen, wo es vielleicht sofort zu saugen beginnt. Die Hebamme klemmt die Nabelschnur ab, die durchtrennt wird, sobald sie nicht mehr pulsiert; dann überprüft sie den allgemeinen Zustand des Babys (siehe Apgar-Schema, Seite 290) und hilft Ihnen beim Ausstoßen der Nachgeburt. Danach untersucht sie das Neugeborene gründlicher und wiegt es auf einer Federwaage. Sie werden gesäubert und, falls nötig, genäht. Und dann können Sie sich in aller Ruhe mit dem neuen Familienmitglied bekannt machen.

### Die Vorteile

Die Hausgeburt vermittelt Ihnen ein Gefühl von Sicherheit, weil Sie sich in vertrauter Umgebung befinden und die Privatsphäre spüren, die Sie brauchen. Ihr Partner kann eine wichtige Rolle bei der Geburt spielen. Sie entscheiden über Wehen- und Geburtsverlauf, und es gibt keine medizinische Intervention. Zu Hause müssen Sie sich nicht nach vorgefaßten medizinischen Meinungen richten, die darüber bestimmen, was „normal" ist; Sie haben Ihren eigenen individuellen Geburtsverlauf. Die ganze Zeit über steht Ihnen dieselbe Hebamme zur Seite, und niemand wird Sie nachher von Ihrem Baby oder Ihrem Partner trennen. Sie beugen der Gefahr einer

Ansteckung von seiten des medizinischen Personals oder anderer Mütter und Kinder vor. Die emotionale Bindung und das Stillen erfolgen in der Regel ganz spontan. Einer der größten Pluspunkte bei dieser Form der Entbindung ist, daß Ihr Partner einen unverzichtbaren aktiven Beitrag zur Geburt seines Babys leisten, es in den Arm nehmen, mit ihm schmusen und es im Auge behalten kann, während Sie versorgt werden.

**Die Nachteile**

Ich darf Ihnen versichern, daß die überwiegende Mehrheit der Hausgeburten völlig problemlos verläuft. Sollten allerdings ernsthafte Komplikationen eintreten, müssen Sie in die Klinik. Ihre Hebamme wird Sie begleiten. Es gibt drei schwerwiegende Probleme, die auftreten können: Ihr Baby bleibt während der Austreibungsphase „stecken"; es hat Schwierigkeiten, nach der Geburt zu atmen (obwohl dies häufig auf schmerzstillende Mittel zurückzuführen ist – ein Risiko, das zu Hause normalerweise entfällt); oder die Geburt der Plazenta verzögert sich (Plazentaretention).
Nicht alle genannten Probleme erfordern einen sofortigen Transport in die Notaufnahme der Klinik. Atemschwierigkeiten können meistens durch eine Reinigung der Atemwege, Sauerstoffgabe und Massage behoben werden. Alle Hebammen führen für einen solchen Fall Sauerstoff mit sich. Eine Plazentaretention bedeutet jedoch, daß Sie und Ihr Baby ins Krankenhaus müssen.
Einige wenige Babys sind zu schwach oder unfähig, aus eigener Kraft um ihr Überleben zu kämpfen. Sie müssen in die Obhut einer Klinik, die über eine Intensivstation für Säuglinge verfügt, oder in die nächstgelegene Geburtshilfeabteilung – obwohl sich dadurch wenig für Neugeborene ändern wird, die mit schweren Geburtsschäden zur Welt kommen. Einige Mütter sind der Überzeugung, daß Ihr Kind lieber friedlich zu Hause sterben soll, wenn es zu schwer geschädigt ist, um zu überleben.

## Was mit Ihrem Baby geschieht

**Ihr Baby wird die entspannte häusliche Atmosphäre genießen und von der Hebamme genau die gleiche medizinische Betreuung erhalten wie bei einer Klinikgeburt.**

- Seine Herzfrequenz wird mit einem Fetalstethoskop oder einem tragbaren CTG überwacht.
- Es wird von den geschulten Händen der Hebamme oder von Ihrem Partner in Empfang genommen.
- Sobald es atmet, wird es Ihnen sofort übergeben, und es könnte spontan saugen.
- Die Nabelschnur wird abgeklemmt und durchtrennt, sobald sie nicht mehr pulsiert.
- Der Hautkontakt und die liebevolle Umarmung erleichtern ihm den ersten Atemzug.
- Es wird gewogen und von der Hebamme genau untersucht. Es besteht nicht die geringste Eile, es zu säubern und zu wickeln.

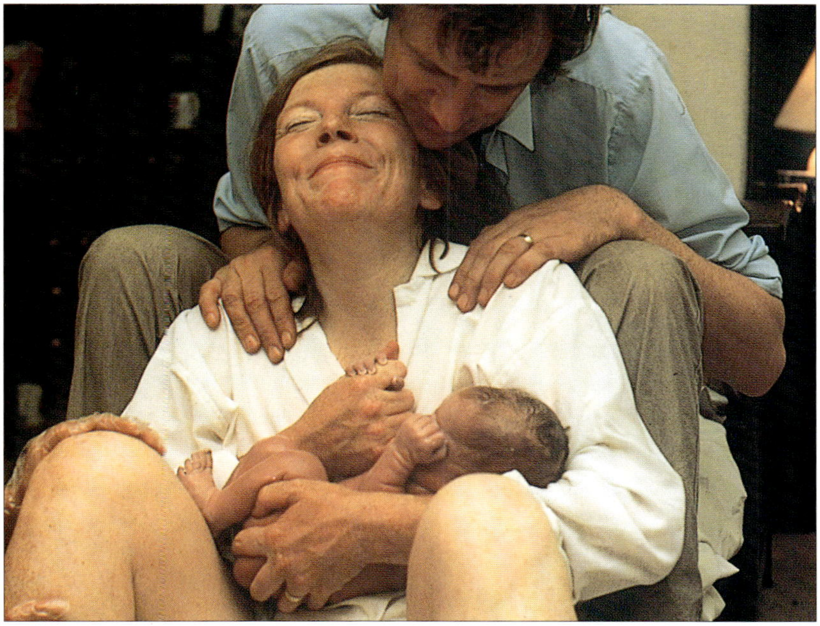

**Hausgeburt**
Die Ankunft Ihres Babys wird eine ganz private Feier sein, da es in die vertraute Umgebung seiner Familie hineingeboren wird. Sie sind in der Lage, es in Ruhe und sanft zu begrüßen, ohne grelle Beleuchtung und Lärm. Wenn Sie weitere Kinder haben, können sie das neue Familienmitglied unverzüglich kennenlernen oder bei der Geburt dabeisein, wenn Sie das möchten.

## Was mit Ihnen geschieht

**Wie Sie die Geburt erleben, hängt weitgehend von der Wahl der Klinik und Ihren Betreuern ab (siehe Seite 102). Wahrscheinlich wird der Ablauf jedoch in etwa so verlaufen, wie nachfolgend beschrieben. Falls Sie andere Vorstellungen haben, sprechen Sie unbedingt mit Ihrem Arzt oder der Hebamme.**

- Sie werden vermutlich während der Wehen in die Klinik fahren.
- Sie müssen kurz die Aufnahmeformalitäten erledigen.
- Möglicherweise sprengt man nun die Fruchtblase und schließt die Geräte zur fetalen Überwachung an (siehe Seite 263).
- Wenn sich die Wehen verlangsamen oder ganz zum Stillstand kommen, verabreicht man ihnen vermutlich Oxytozin, um Uteruskontraktionen herbeizuführen.
- Schmerzmittel verschiedener Art stehen zur Verfügung.
- Ihr Partner darf normalerweise während der Wehen und Geburt dabeisein.
- Vermutlich werden Sie bei Schichtwechsel von verschiedenen Ärzten und Hebammen betreut, vor allem wenn die Wehen nachts begonnen haben.
- Es könnte ein Dammschnitt durchgeführt werden, um die Geburt des Kopfes zu erleichtern und Perineum und Vaginalgewebe vor möglichen Verletzungen zu schützen.
- Wahrscheinlich verabreicht man Ihnen Syntometrin (siehe Seite 289), um die Ausstoßung der Plazenta zu erleichtern.
- Nach der Geburt wird man Ihnen das Baby vermutlich in den Arm legen und Sie ermutigen, es anzulegen.
- Nachts trennt man Sie von Ihrem Kind (falls Sie kein Rooming-in haben), und Sie müssen sich in eine bestimmte Klinikroutine fügen.

# Klinikgeburt

*Die meisten Kinder kommen in der Klinik zur Welt. Obwohl sich inzwischen immer mehr Frauen für eine Hausgeburt entscheiden, zieht die Mehrzahl, ermutigt von ihren Ärzten und aufgrund eigener Neigung, die Entbindung im Krankenhaus vor. Informieren Sie sich rechtzeitig über den normalen Ablauf der Geburt, stellen Sie Fragen und äußern Sie Ihre Wünsche.*

### Der Ablauf

Das Gefühl der Fremdheit kann die situationsbedingte Nervenbelastung noch vergrößern, aber hier sind einige Tips, um Ihren Aufenthalt angenehmer zu gestalten. Man wird Ihnen wahrscheinlich raten, Schmuck daheimzulassen, aber dafür können Sie Bücher, eigene Nachthemden und kleine Dinge mitnehmen, die eine persönlichere Atmosphäre im Zimmer schaffen. Selbst heute noch herrscht in einigen Kliniken die verstaubte Regel, daß Schwangere im Bett bleiben müssen. Falls Ihnen diese Gepflogenheit nicht behagt, sollten Sie unmißverständlich klarmachen, daß Sie bei Bedarf herumgehen möchten. Das könnte in manchen Kliniken am Platzmangel scheitern; also erkunden Sie vorher das Terrain.

**Nach der Ankunft** Bei der Ankunft werden Ihr Arzt und die Hebamme Sie nach dem bisherigen Geburtsverlauf befragen – zum Beispiel nach der Häufigkeit der Wehen und ob die Fruchtblase bereits geplatzt ist. Dann wird ein Mitglied des Geburtshelferteams Ihren Bauch abtasten und die Herztöne des Kindes überprüfen. Danach wird man Blutdruck und Temperatur messen und eine vaginale Untersuchung durchführen, um zu sehen, wie weit der Muttermund eröffnet ist. Nun könnten die Geräte zur fetalen Überwachung angeschlossen werden. Da es schwierig ist, sich danach zu bewegen, sollten Sie darauf achten, daß Sie eine bequeme Position einnehmen und es Ihnen an nichts fehlt.

**Geburt** Falls Sie die Wehen so lange wie möglich ohne Medikamente durchstehen wollen, wird die Hebamme in der Regel sehr gerne bereit sein, Sie bei Ihren eigenen Schmerzlinderungsmethoden zu unterstützen (siehe Seite 266). Die Arzneimittel stehen jedoch zur Verfügung, und Sie können um eine geringere Dosis bitten, wenn Sie meinen, damit auszukommen.
Wenn die Austreibungsperiode beginnt, wird man Ihnen helfen, eine halbliegende Position einzunehmen. Sobald das Köpfchen sichtbar ist, erfolgt in der Regel eine Episiotomie (siehe Seite 92), um zu verhindern, daß der Damm reißt. Bei einer Zangengeburt ist immer ein Dammschnitt erforderlich (siehe Seite 280). Ihr Baby wird entbunden und auf Ihren Bauch gelegt, und während Sie es sich zum erstenmal ansehen können, erhalten Sie eine Syntometrin-Spritze in den Oberschenkel, so daß Uteruskontraktionen und Ausstoß der Plazenta erfolgen. Danach wird man den Zustand Ihres Kindes nach dem Apgar-Schema bestimmen (siehe Seite 290), während man Sie säubert. Entweder sind Sie schon von der Hebamme genäht worden, oder Sie müssen auf den Arzt warten.

**Vorteile**
In manchen Situationen bieten Kliniken die besten Chancen für einen glücklichen Ausgang der Schwangerschaft: zum Beispiel wenn Sie an einer Herzerkrankung oder Diabetes leiden, wenn Sie Zwillinge erwarten, wenn sich Ihr Kind in Beckenendlage befindet oder wenn Ihr geburtshilflicher Hintergrund als Erstgebärende einfach zu viele unbekannte Risikofaktoren aufweist.
Sollte irgend etwas schiefgehen, haben Sie das ganze Arsenal der notfallmedizinischen Ausrüstung zur Verfügung und während der Wehen alle nur erdenklichen Schmerzmittel zur Hand. Vielleicht fühlen Sie sich auch ruhiger, wenn Sie wissen, daß Ihr Kind jederzeit in der Intensivstation von Experten behandelt werden kann, falls dies unvermeidbar ist. Und während des Klinikaufenthalts nach der Geburt können Sie sich vielleicht mehr Ruhe gönnen, als es zu Hause möglich wäre.

**Nachteile**
Wenn Sie die Klinik betreten, fühlen Sie sich vielleicht überwältigt und eingeschüchtert von der Atmosphäre, obwohl sie heute oft einladender ist als in früheren Jahren.
Denken Sie daran, daß sich jeder im Krankenhaus an bestimmte Regeln und Gepflogenheiten hält, denen auch Sie sich anpassen müssen. Das heißt jedoch nicht, daß Sie irgend etwas tun müßten, was Ihnen absolut widerstrebt. Ihr Partner könnte sich ein bißchen isoliert und von der Geburt seines Kindes ausgeschlossen fühlen; versuchen Sie also, ihn nach Möglichkeit in alles einzubeziehen.

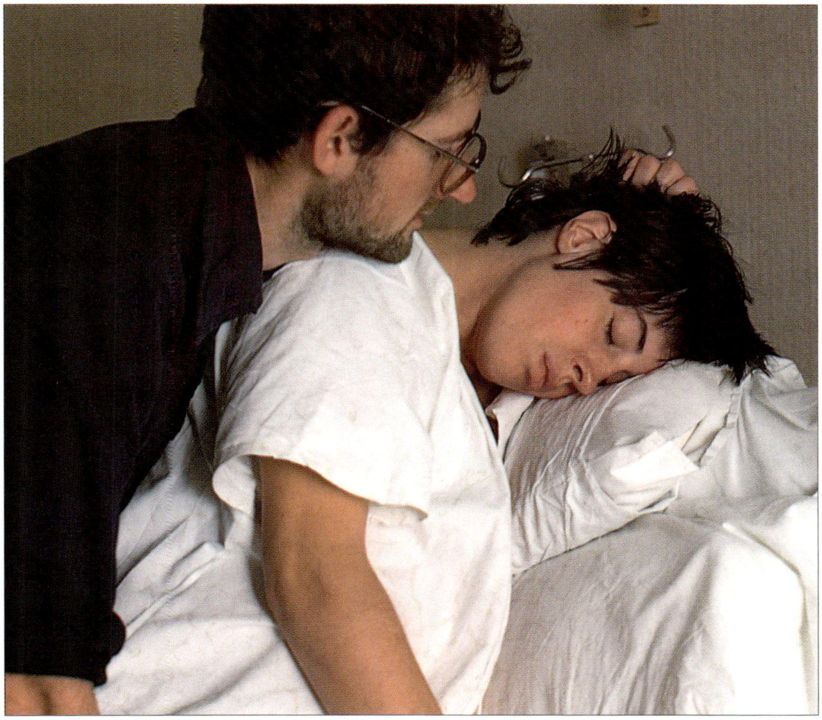

## Was mit Ihrem Baby geschieht

**Ihr Baby kommt inmitten eines medizinischen Teams zur Welt, das über die Erfahrung verfügt, jedes auftauchende Problem zu bekämpfen.**

- Während der Wehen wird vielleicht eine Kopfschwartenelektrode zur Messung der Herzschlagfrequenz an seinem Köpfchen angebracht.
- Mit Ausnahme der Periduralanästhesie wirken sich alle Medikamente, die man Ihnen verabreicht, auch auf das Baby aus; das bedeutet, es ist benommen oder nicht in der Lage, nach der Geburt kräftig zu saugen.
- Es hat nur wenige Minuten Zeit, um in Ihrem Arm zu sein und Sie kennenzulernen.
- Seine Nabelschnur wird sofort nach der Geburt abgeklemmt und durchtrennt.
- Mund und Nase werden routinemäßig abgesaugt, um Schleim zu entfernen.
- Es wird von Arzt und Hebamme gewogen und untersucht (siehe Seite 290).
- Später wird es genauer von einem Arzt untersucht, der prüft, ob eventuell Anomalien vorliegen.

**Klinikgeburt**
Soweit wie möglich sollten Sie Positionen einnehmen dürfen, die für Sie bequem sind, und Ihren Partner bei der Geburt dabeihaben.

# Wahl der Klinik

*Informationen über die Kliniken in Ihrem Einzugsbereich erhalten Sie von Ihrem Gynäkologen, von Krankenkassen, Mütterberatungsstellen, Freunden und Bekannten. Die einzige Möglichkeit, herauszufinden, was eine Klinik Ihnen bieten kann und ob es die richtige für Sie ist, besteht darin, ihr einen Besuch abzustatten und Fragen zu stellen, die Sie vorher aufgelistet haben sollten. Vergewissern Sie sich, daß Sie zufriedenstellende Auskünfte erhalten, so daß Sie mit gutem Gefühl und aus ganzem Herzen eine Entscheidung treffen können. Sie allein wissen, was am besten für Sie ist.*

### Klinikarten

Es gibt verschiedene Arten von Kliniken, von denen die meisten eine Entbindungsstation haben. Die modernste Ausrüstung findet man zweifellos in Lehrkrankenhäusern. Hier stehen rund um die Uhr Ärzte zur Verfügung. Dazu kommt, daß sie in der Regel mehr Erfahrung mit komplizierten Geburten haben. In den kleineren Gemeindekrankenhäusern ist man dagegen oft freundlicher und flexibler und die Bürokratie infolge des geringeren Personal- und Patientenbestands auf ein Mindestmaß beschränkt. Es dürfte Ihnen leichter fallen, Ihre späteren Betreuer kennenzulernen, und die Entbindung wird sich auf einer persönlicheren Ebene arrangieren lassen.

### Klinikbesichtigung

Um eine endgültige Entscheidung zu treffen, sollten Sie mit Ihrem Partner möglichst mehrere Kliniken unter die Lupe nehmen. Bitten Sie jemanden vom Personal, Sie durch die Entbindungsstation zu begleiten. Wenn man Ihnen den Rundgang nicht gestattet, stellen Sie Fragen. Eine Klinik, die Besuchern gegenüber eine so starre Haltung an den Tag legt, wird in ihrer Einstellung zur Betreuung der Mütter genauso rigide sein.

### Machen Sie sich mit Ihrer Klinik vertraut

Krankenhäuser können einschüchternd wirken, ein Eindruck, der bei näherem Kennenlernen schwindet. Deshalb sollten Sie der Klinik Ihrer Wahl mindestens einmal und wenn möglich häufiger einen Besuch abstatten. Auf diese Weise lernen Sie das Personal kennen, das Sie betreuen wird, bekommen ein Gespür für die Stationsroutine und werfen einen Blick auf den Kreißsaal und andere Einrichtungen. Je mehr Gelegenheit Sie haben, sich überall umzusehen, desto vertrauter wird Ihnen das Umfeld, und desto entspannter werden Sie später bei der Geburt sein. Dieses Wissen zahlt sich aus. Sie sollten die Stippvisiten gemeinsam mit Ihrem Partner machen, sich vielleicht auch schon nach den Besuchszeiten auf der Säuglingsstation erkundigen und sich bei dieser Gelegenheit gleich mit den Kinderschwestern bekannt machen.

Gehen Sie mit Ihrem Partner auch um das Gebäude herum, damit Sie wissen, wo sich der Nachteingang befindet. Bei vielen Frauen setzen die Wehen nachts ein, und Sie sollten es sich ersparen, bei Dunkelheit nach dem Eingang suchen zu müssen.

## Ihre Überlegungen

**Sie müssen über viele Dinge nachdenken oder Nachforschungen anstellen, wenn Sie die Klinik auswählen, in der Sie entbinden wollen. Hier sind einige Fragen, die Sie sich selbst und anderen stellen sollten, bevor Sie eine Entscheidung treffen.**

- Welche Geburtsmethode ist mir die liebste?
- Welche Entbindungsmöglichkeiten werden in meinem Umkreis angeboten?
- Bin ich bereit oder imstande, die Anfahrt zu den Schwangerenvorsorgeuntersuchungen zu bewältigen? Kann mein Arzt sie durchführen?
- Welchen Ruf haben die Kliniken in meinem Umkreis? Habe ich mehrere Meinungen aus unterschiedlichen Quellen eingeholt?
- Was für einen Eindruck machen die Mitarbeiter in den verschiedenen Kliniken? Welche Einstellung haben sie zu Wehen und Geburt? Stimme ich mit ihnen überein? Es könnte auch Diskrepanzen zwischen Theorie und Praxis geben.
- Wäre es mir lieb, wenn eine Intensivstation für Säuglinge angeschlossen/in unmittelbarer Nähe ist?
- Wie lange möchte ich in der Klinik bleiben, und welche Rooming-in-Möglichkeiten werden angeboten?
- Möchte ich mein Kind nach eigenem Gutdünken stillen/ihm die Flasche geben?
- Möchte ich, daß mein Baby auch nachts in meinem Zimmer untergebracht ist? Die ganze Nacht über?
- Wie steht es mit der Besuchszeitenregelung?
- Kann mein Partner (und meine Kinder) kommen, wann immer ich möchte?
- Kann mein Partner in der ersten Nacht nach der Geburt bei mir bleiben?

### Klinikwechsel

Wenn Sie später feststellen, daß die Klinik Ihrer Wahl den Erwartungen nicht gerecht wird, müssen Sie nicht ganz auf Ihre Form der Geburt verzichten. Krankenhäuser sind dazu da, Ihnen zu helfen; Gesundheitsfürsorge ist eine Dienstleistung für den Verbraucher, und Sie haben das Recht, bestimmte Verfahren abzulehnen. Wenn Sie sehr unzufrieden sind, können Sie sich immer noch für eine andere Klinik (siehe unten, familienorientierte Klinik) oder ein Hebammenteam entscheiden (siehe Seite 103). Außerdem steht es Ihnen frei, sich an die Klinikleitung oder Ihren Geburtshelfer zu wenden und die Mängel zu schildern. Sie entwickeln unter Umständen einen so guten Draht zu letzterem, daß Sie doch beschließen, zu bleiben, obwohl Sie sich vor Augen halten sollten, daß er/sie bei Ihrer Entbindung vielleicht nicht anwesend ist. Falls Sie auf einem Wechsel bestehen, wird Ihr Geburtshelfer Ihnen mit einiger Sicherheit einen anderen Arzt in einer Klinik Ihrer Wahl empfehlen.

### Kreißsaal / Entbindungszimmer

Es gibt heute bereits Kliniken mit Entbindungszimmern, die weniger steril als Kreißsäle der herkömmlichen Art wirken. Hier ist es genauso behaglich wie zu Hause, mit bequemen Sesseln, gedämpfter Beleuchtung, leiser Musik, aufgetürmten Kissen, auf denen Sie es sich bequem machen können, und Getränken oder einem kleinen Imbiß in Reichweite.
Der einzige Zweck eines Entbindungszimmers besteht darin, der Mutter dabei zu helfen, sich zu entspannen und Nervosität abzubauen. Eine normale Geburt wird begünstigt, wenn das Drumherum stimmt; deshalb sollte keine unnötige Hektik verbreitet werden, indem man Sie in den Kreißsaal verlegt. Damit ist gewährleistet, daß die Kontinuität von Bewegungsablauf, Stimmung und Umgebung nicht jäh unterbrochen wird. Sie müssen Ihr Kind nicht im Liegen bekommen oder von einschüchternder technologischer Ausrüstung umgeben sein. In einem Entbindungszimmer können Sie jede beliebige Gebärposition einnehmen. Für viele Frauen ist ein Entbindungszimmer der goldene Mittelweg zwischen Haus- und Klinikgeburt; hier wird ein ähnliches Ambiente wie daheim geboten, aber bei Bedarf steht alles für eine notfallmedizinische Versorgung bereit.

### Familienorientierte Geburt

Einige der progressiveren Kliniken und medizinischen Zentren in Großbritannien haben familienorientierte Entbindungsstationen eingerichtet. Die dahinterstehende Philosophie zielt darauf ab, die Familie während und nach der Entbindung stärker in das Geschehen einzubeziehen. Diese Kliniken akzeptieren die soziale, persönliche und familiäre Bedeutung der Geburt. Sie sind oft bereit, auf Wunsch bestimmte Routineverfahren wegzulassen oder mit neuen, von den Eltern vorgeschlagenen Methoden zu experimentieren. Einige Verfahrensweisen der Kliniken können einen großen Anreiz darstellen, beispielsweise die Entbindung nach der Leboyer-Methode oder wenn Eltern und Baby nach der Geburt nicht getrennt werden, Rooming-in, frühestmögliche Entlassung usw. Da sich die Methoden von Klinik zu Klinik unterscheiden, sollten Sie mehrere aufsuchen und mit dem Personal über das jeweilige Angebot der Klinik sprechen.

## Fragen, die Sie stellen sollten

**Sobald Sie sich für eine Klinik entschieden haben, sollten Sie soviel wie möglich über sie herausfinden, indem Sie Fragen stellen.**

- Kann ich meine eigene Kleidung und persönliche Dinge tragen (Ringe, Kontaktlinsen, Brille)?
- Kann mir mein Partner oder meine Freundin die ganze Zeit über Gesellschaft leisten? Wird man sie irgendwann auffordern, zu gehen?
- Darf ich mich während der Wehen frei bewegen und mein Kind in jeder beliebigen Position gebären?
- Werde ich während der Geburt immer dieselben Betreuer um mich haben?
- Hat die Klinik ein Entbindungszimmer? Gibt es dort dicke Sitzkissen für den Boden, einen Geburtsstuhl und Hocker?
- Bietet die Klinik einen Geburtspool?
- Welche Einstellung hat die Klinik zu Schmerzmitteln, routinemäßiger elektronischer Überwachung des Fetus und Geburtseinleitung?
- Welche Art von Schmerzmitteln sind verfügbar? Habe ich jederzeit Zugang dazu?
- Darf ich während der Geburt essen und trinken, falls ich möchte?
- Wie steht die Klinik zu Klistieren und der Rasur der Schamhaare?
- Wie steht die Klinik zu Episiotomie, Schnittentbindung und Plazentalösung?
- Wie steht die Klinik zur Trennung von Eltern und Kind in den ersten Stunden? Was ist mit dem Rest des Klinikaufenthalts?

# Ihre Betreuer

*Es gibt eine Reihe von Wahlmöglichkeiten bezüglich der Personen, die Sie während der Wehen betreuen. Gleich ob Sie sich für eine Klinik- oder Hausgeburt entscheiden, oft läßt sich das System wunsch- und bedürfnisgerecht zuschneiden. Natürlich sind Ihre professionellen Helfer nicht die einzigen. Viele Frauen werden bei der Entbindung von ihrem Partner oder einer Freundin unterstützt, und die meisten Kliniken begrüßen die Anwesenheit dieser vertrauten Personen.*

### Ihre Betreuer

**Es gibt viele Entbindungsmöglichkeiten, deshalb sollten Sie Ihrem Gynäkologen, Geburtshelfer oder Ihrer Hebamme folgende Fragen stellen, um herauszufinden, was Sie erwartet.**

- Halten Sie Einlauf und Schamhaarrasur für notwendig?
- Was für eine Einstellung haben Sie zur Einleitung von Wehen und Geburt?
- Unter welchen Umständen würden Sie es für erforderlich halten, die Fruchtblase zu sprengen?
- Betrachten Sie die elektronische Überwachung des Kindes als wertvolle Hilfe bei jeder Geburt?
- Wäre es für Sie ein Problem, wenn die einzelnen Phasen der Geburt länger als im Schnitt dauern?
- Wie stehen Sie dazu, wenn Schwangere während der Wehen herumlaufen, im Wasser oder Geburtspool entbinden und Atemtechniken zur Verringerung der Schmerzen einsetzen möchten?
- Welche Schmerzmittel verabreichen Sie normalerweise?
- Hätten Sie etwas dagegen einzuwenden, wenn die Beleuchtung während der Geburt gedämpft ist?
- Wie häufig werden in der Klinik Dammschnitte durchgeführt?
- Sind Sie damit einverstanden, wenn ich mein Kind im Stehen oder in der Hocke zur Welt bringe?
- Unter welchen Umständen würden Sie eine Schnittentbindung für unerläßlich halten?
- Werden wir unmittelbar nach der Geburt einige Zeit mit unserem Baby allein verbringen können?

### Ihr Arzt

Ihr Gynäkologe wird der erste Arzt sein mit dem Sie über Ihre Schwangerschaft sprechen. Vielleicht kennen Sie bereits seine Ansichten bezüglich der verschiedenen Entbindungsmöglichkeiten, vor allem wenn Sie an einer Hausgeburt interessiert sind. Möglicherweise finden Sie einen Arzt, der sich bereit erklärt, bei einer Hausgeburt zu assistieren; etliche lehnen dies inzwischen (aus versicherungstechnischen Gründen) ab, und der eine oder andere erklärt sich unter Umständen einverstanden, wenn Sie vorher mindestens eine Klinikgeburt ohne Komplikationen hatten. Die meisten Gynäkologen führen Schwangerenvorsorgeuntersuchungen durch und empfehlen/überweisen Sie in ein Krankenhaus für die Entbindung. Gelegentlich können Sie die Untersuchungen auch in der Klinik durchführen lassen, in der Ihr Arzt Belegbetten hat. Wichtig: Erkunden Sie alle Möglichkeiten.

**Kleine Frauenkliniken** In manchen Gegenden gibt es immer noch kleine Frauenkliniken, die auf Entbindungen spezialisiert sind, während andere große Krankenhäuser eine Entbindungsstation haben. Die Hauptvorteile ersterer bestehen darin, daß Sie die Leute kennen, die Ihnen bei der Geburt zur Seite stehen, und daß Sie medizinische Erfahrung und Ausrüstung mit den Vorteilen einer anheimelnden Atmosphäre kombinieren können.

### Geburtshelfer

Geburtshelfer haben sich auf medizinische Probleme spezialisiert, die Schwangerschaft und Geburt betreffen. Wenn Sie an eine Klinik überwiesen werden, dann werden Sie einem Geburtshelfer zugeteilt. Geburtshelfer sind meistens männlichen Geschlechts; sollten Sie eine Frau vorziehen, empfiehlt es sich, in der Klinik Ihrer Wahl nachzuprüfen, ob man hier eine Geburthelferin beschäftigt. Wenn ja, sollten Sie diese Präferenz in Ihrem Geburtsplan auflisten. Es gibt jedoch keine Gewähr, daß der Geburtshelfer/die Gebursthelferin Ihrer Wahl Dienst hat, wenn Ihre Wehen beginnen. Vermutlich werden Sie diesen Geburtshelfer während der Schwangerschaft nur dann zu Gesicht bekommen, wenn Probleme auftauchen. Die meisten Routineuntersuchungen werden von Assistenzärzten durchgeführt, die wie die Hebammen zum Geburtshilfeteam gehören.

### Hebammen

Eine moderne professionelle Hebamme ist qualifiziert, vor, während und nach der Entbindung die Verantwortung für Sie zu übernehmen. Sie verfügt über bestimmte Fähigkeiten und Fertigkeiten, um Ihnen während der Wehen und der Geburt mit Rat und Tat zur Seite zu stehen, und sie weiß, wann sie den Geburtshelfer um Empfehlungen oder Beistand bitten muß. Im Gegensatz zu diesem konzentriert sich ihr Augenmerk nicht auf das Anormale, sondern auf das Normale. Sie interessiert sich für den ganzen Menschen, nicht nur für Ihre Gebärmutter und deren mögliche Fehlfunktion.

**Domino-Hebammen** Im Rahmen dieses in Großbritannien angebotenen Systems kommen die Hebammen ins Haus, wenn die Wehen beginnen, und bringen die werdenden Mütter in die Klinik, wo die Geburt stattfindet; Geburtshelfer und Klinikpersonal sind selten einbezogen. Wenn alles gut verläuft, können die frischgebackenen Mütter einige Stunden später nach Hause zurückkehren.

**Freiberufliche Hebammen** Sie bieten fortlaufende Betreuung und führen die Entbindung durch, gleich ob zu Hause oder in der Klinik, und bleiben während Wehen und Geburt bei Ihnen.

**Klinikhebammen** In manchen Kliniken gehören Hebammen zu einem Entbindungsteam, das von einem Geburtshelfer geleitet wird. Sie sind unter Umständen nur für unbedeutende Aufgaben zuständig, zum Beispiel dafür, Sie zu wiegen oder die Patientenkarten zu aktualisieren. In einigen Krankenhäusern gibt es aber inzwischen Hebammen, die Sie mit einem Minimum an geburtshilflicher Intervention beraten, betreuen und entbinden. Männliche nichtärztliche Geburtshelfer werden als Entbindungspfleger bezeichnet.

## Die freiberufliche Hebamme

**Da sie Ihre wichtigste Helferin sein wird, sollten Sie einiges über sie wissen und folgende Fragen stellen.**

- Welche Ausbildung und Erfahrung hat sie?
- Arbeitet sie allein oder mit anderen Hebammen zusammen? Besteht die Möglichkeit, weitere Mitglieder des Teams kennenzulernen?
- Welche Einstellung hat sie zur Steuerung/Bewältigung der Wehen?
- Welches medizinische Unterstützungssystem steht ihr zur Verfügung? Arbeitet sie eng mit Fachärzten zusammen?
- Welche Ausrüstung, Medikamente und Wiederbelebungsgeräte für das Baby befinden sich in ihrem Koffer?
- Welche Form der pränatalen Betreuung bietet sie an? Macht sie Hausbesuche?
- Unter welchen Umständen würde sie eine Wöchnerin in die Klinik bringen?

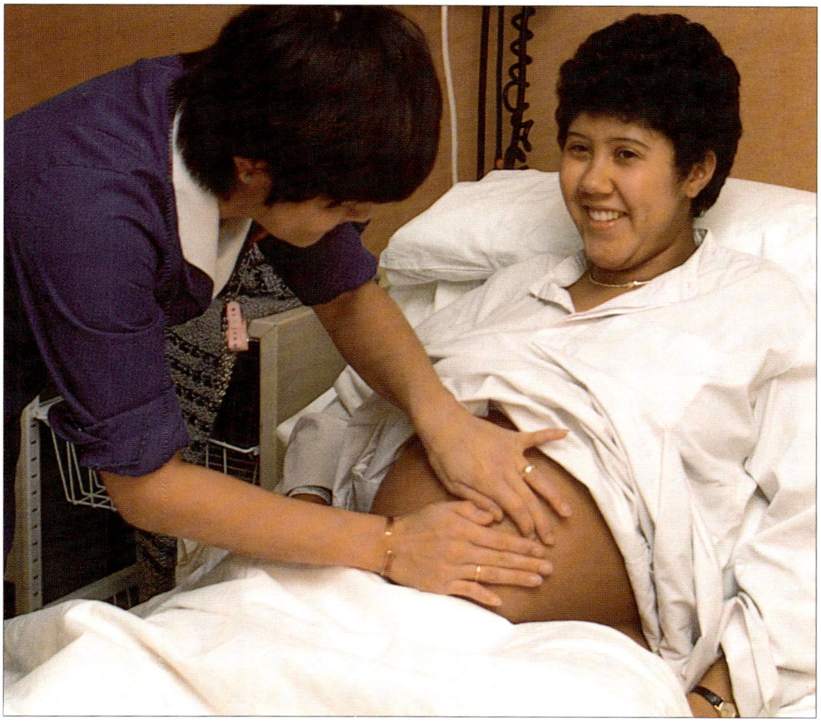

**Ihre professionellen Betreuer**
Ihre Betreuerin bei der Geburt sollte eine Person sein, die Sie kennen und der Sie vertrauen. Sie wird Ihnen die Unterstützung und Aufmerksamkeit angedeihen lassen, die Sie und Ihr Partner brauchen. Sie sollte sich darauf verstehen, eine Atmosphäre zu schaffen, in der Sie sich wohl fühlen und mit Ihrem Körper arbeiten können, um einen neuen Erdenbürger zur Welt zu bringen.

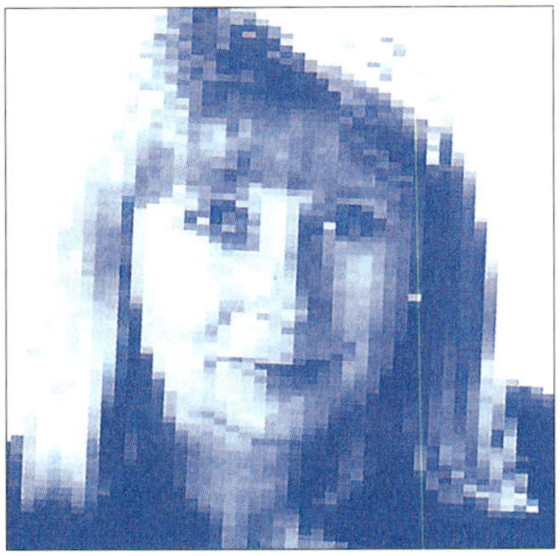

| | |
|---|---|
| **Name:** | Rosemary Hut |
| **Alter:** | 38 Jahre |
| **Medizinische Vorgeschichte:** | Mit 15 Jahren Blinddarm entfernt |
| **Geburtshilflicher Hintergrund:** | Eine Abtreibung in der 11. Woche vor zehn Jahren. Sie ist derzeit 14 Wochen schwanger |

Rosemary hatte die Mutterschaft nie als das A und O des Frauseins empfunden. Sie war immer der Ansicht gewesen, die Arbeit sei erfüllender und Karrieremachen befriedigender. Schon als kleines Mädchen war sie entschlossen, nicht in einer Ehe zu „versauern" oder sich in die Hausfrauenrolle drängen zu lassen. Sie hatte in allen ihren Beziehungen die Verantwortung für die Empfängnisverhütung selbst übernommen und es als ihr Recht betrachtet, zu entscheiden, ob sie ein Kind zur Welt bringen möchte oder nicht. Als sie 28 war, entschloß sie sich zu einem Schwangerschaftsabbruch in der 11. Woche, weil sie ihre berufliche Laufbahn nicht unterbrechen wollte.

### Fallstudie

# Alleinerziehende Mutter

*Rosemary ist Anwältin. Sie hat in Oxford politische Wissenschaften, Philosophie und Volkswirtschaft und danach in Lincoln's Inn Fields Jura studiert. Dazu gehörte auch der Erwerb eines akademischen Grades und ein Berufspraktikum. Heute ist sie eine hochangesehene Anwältin, die sich auf Familienrecht spezialisiert hat.*

Rosemary hatte zwei langjährige Beziehungen hinter sich, war aber bei keinem der beiden Partner überzeugt, den Mann fürs Leben gefunden zu haben. Außerdem wollte sie sich nicht binden und ihre Unabhängigkeit aufgeben.
Diese Unabhängigkeit hatte indessen ihren Preis. Mit dem Alter wuchs in Rosemary die Angst, die fruchtbaren Jahre liefen ihr davon. Sie wünschte sich nun verzweifelt ein Kind, zögerte aber, sich an einen Mann zu binden. Während einer leidenschaftlichen, ziemlich turbulenten Affäre mit einem jüngeren Partner gelangte sie zu der Schlußfolgerung, daß dieser der ideale Vater für ihr Kind wäre, auch wenn die Beziehung in ihren Augen nicht von Dauer sein konnte und sollte. Sie sprach mit Timothy darüber, der ebenfalls bindungsscheu, aber glücklich war, Vater ihres Kindes zu werden. Die Beziehung ist inzwischen beendet; die beiden sind gute Freunde geblieben, und Rosemary ist im zweiten Trimester schwanger.

**Ein gesundes Baby**

Dieses Kind wird Rosemarys einziges sein, und sie will alles in ihrer Macht stehende tun, um es gesund zur Welt zu bringen. Bevor sie schwanger wurde, suchte sie eine genetische Beratung auf, weil ein Cousin ihres Vaters an Hämophilie gelitten hatte (siehe Seite 20). Da ihr Vater aber kein Bluter gewesen war, beruhigte man Rosemary, weil sie das Gen nicht vererben konnte. Nachdem sie mit Timothy über die Möglichkeit einer Schwangerschaft gesprochen hatte, erkundigte sich Rosemary nach der medizinischen Vorgeschichte seiner Familie. Zum Glück schien alles normal zu sein.

**Schwangerenvorsorge**

Bei ihrem ersten Besuch erfuhr Rosemary, daß ihr Lebensstil größeren Einfluß auf den komplikationslosen Verlauf von Schwangerschaft und Geburt hat als ihr Alter. Deshalb achtet sie sehr auf eine gesunde Ernährung (siehe Seite 112) und regelmäßige Gymnastik (siehe Seite 126). Sie raucht nicht, trinkt keinen Alkohol und nimmt keine Medikamente. Alle medizinischen Tests hatten normale Ergebnisse; sie weiß, daß die Gewichtszunahme nicht zu groß sein sollte, daß ihr Blutdruck mit Argusaugen überprüft wird und daß sie auf Anzeichen von Wassereinlagerungen (abschnürende Ringe, geschwollene Knöchel) achten muß, da sie ein Vorbote für eine Präeklampsie sein können (siehe Seite 204). Beim letzten Arztbesuch wurde eine Ultraschalluntersuchung durchgeführt, bei der man unter anderem auch kontrollierte, ob es Anzeichen für fetale Anomalien gab. Alles erwies sich als normal. Rosemary ist trotzdem ruhiger, wenn auch noch die Ergebnisse der Amniozentese (siehe Seite 164) vorliegen, weil manche genetischen oder chromosomalen Erkrankungen nur damit nachgewiesen werden können. Sie wird auch ihr Blut untersuchen lassen, um ihren AFP-Spiegel (Alphafetoprotein) überprüfen zu lassen (siehe Seite 159).

### Schwangerschaft und Wehen

Rosemary hofft, daß sie durch Verringerung und flexible Gestaltung von Arbeitszeit und Arbeitsvolumen bis zum Wehenbeginn ihrem Beruf nachgehen kann. Trotz der gesetzlich vorgeschriebenen Schutzfrist von 28 Wochen (in Großbritannien) möchte sie schon 14 Tage nach der Geburt stundenweise in die Kanzlei zurückkehren.

Angesichts ihres randvollen Terminkalenders weiß sie, wie wichtig Ruhe für sie ist. Schon jetzt legt sie in der Mittagspause 20 Minuten die Füße hoch, und am Nachmittag macht sie ein Nickerchen, entweder im Anwaltsbüro oder auf dem Autositz. Sie achtet strikt darauf, daß sie genug Schlaf bekommt, und geht nur noch an Wochenenden aus; während der Woche liegt sie um Punkt 21.30 Uhr im Bett. Ich riet ihr, Muskel- und mentale Entspannungstechniken zu erlernen und mit ihren Yogaübungen weiterzumachen.

Rosemary war darauf bedacht, während der Wehen die allerbeste medizinische Versorgung zu erhalten. Sie hat sich ein Bett in einem großen Lehrkrankenhaus gesichert, das technologisch an vorderster Front steht. Sie legt Wert auf eine aktive Geburt und ist froh, von einem Hebammenteam betreut und emotional unterstützt zu werden, da der Kindsvater bei der Entbindung nicht dabeisein wird. Sie hat einen Geburtsplan ausgearbeitet (siehe Seite 103), der vorn in ihren Klinikunterlagen abgeheftet wurde.

### Nach der Geburt

Da Rosemary es sich finanziell leisten kann, hat sie eine Vollzeitkinderfrau eingestellt, die nach der Rückkehr aus der Klinik mit ihr und dem Baby zusammenwohnen wird. Gegen Ende der zweiten Woche wird die Kinderfrau den Nachtdienst übernehmen, so daß Rosi durchschlafen kann, bevor sie wieder zu arbeiten beginnt.

Rosemary hat beschlossen, so lange wie möglich zu stillen; sie wird die Milch ausdrücken, im Kühlschrank aufbewahren oder einfrieren, so daß ihr Baby auch dann in den Genuß der Muttermilch gelangt, wenn sie selbst nicht daheim ist. Eines der größten Probleme Alleinerziehender besteht jedoch darin, niemanden zu haben, mit dem sie denkwürdige Ereignisse teilen können, zum Beispiel wenn das Baby zum erstenmal lächelt oder spricht. Auch wenn das Kind nicht darunter leidet, mit nur einem Elternteil aufzuwachsen, wird Rosemary doch vor sehr hohe Anforderungen gestellt. Sie empfindet ihre Tätigkeit zwar als sehr befriedigend, sollte sich aber – sofern es ihre beruflichen Verpflichtungen gestatten – auch aktiv am gesellschaftlichen Leben beteiligen, weil man leicht in die Isolation gerät, wenn man mit einem kleinen Kind ans Haus gebunden ist.

## Rosemarys Baby

**Rosemarys Baby wird von Anfang an nur von einem Elternteil betreut; seine Erfahrungen werden sich also von denen anderer Kinder unterscheiden, die mit beiden Eltern aufwachsen.**

**Füttern** Es wird Muttermilch erhalten, auch wenn Rosemary wieder zur Arbeit geht. Es wird sich allerdings daran gewöhnen müssen, von der Kinderfrau mit der Flasche gefüttert und von der Mutter gestillt zu werden.

**Betreuung** Rosemary wird ihr möglichstes tun, um ihrem Kind Vater und Mutter zu sein. Das Baby wird außerdem eine enge Bindung an seine Kinderfrau entwickeln, eine wichtige Bezugsperson in seinem Leben, wogegen nicht das geringste einzuwenden ist.

**Zeit** Rosemarys Baby wird seine Mutter nicht ständig sehen, doch wenn sie beisammen sind, dann werden sie die Zeit gut nutzen.

**Beziehung** Rosemary und ihr Kind werden einander ganz besonders nahestehen und eine sehr intensive Beziehung zueinander entwickeln.

# Geburtsplan

*Wenn Sie einen Plan für die Geburt Ihres Babys ausarbeiten, haben Sie die Gewähr, daß Sie aktiv in alle Entscheidungen einbezogen sind, die seine Geburt und Ihre Familie in der Zeit danach betreffen. Durch sorgfältiges Abwägen Ihrer Vorstellungen und Wünsche, über die Sie mit Ihren Betreuern und Ihrem Partner sprechen, können Sie eine vertrauensvolle Beziehung aufbauen und somit für eine entspanntere Atmosphäre während der Entbindung sorgen.*

## Ein durchführbarer Plan

Denken Sie über die Themen nach, die wichtig für Sie sind; finden Sie dann heraus, inwieweit sich Ihre Wünsche verwirklichen lassen (siehe Seite 100 und 102 und Spalte rechts). Es hat keinen Sinn, ein Konzept zu entwickeln, das Sie nicht umsetzen können, wenn die Wehen beginnen.

Besprechen Sie mit Ihrem Gynäkologen schon zu Beginn der Schwangerschaft Ihren Plan, so daß er Sie an einen Geburtshelfer überweisen kann, der höchstwahrscheinlich bereit wäre, Ihren Vorstellungen zu entsprechen. Sie sollten sich genau nach den Routineverfahren erkundigen, die in der Klinik Ihrer Wahl durchgeführt werden. Sprechen Sie mit Ihrer Hebamme, dem Lehrpersonal in den Geburtsvorbereitungskursen und anderen Mitgliedern Ihres Betreuerteams über Ihre Erwartungen. Sie werden imstande sein, Sie über die Erfahrungen aufzuklären, die andere Mütter in den Kliniken vor Ort und mit bestimmten Ärzten gemacht haben.

**Reaktion der Klinik** Ihr Betreuerteam in der Klinik ist wahrscheinlich erfreut, daß Sie sich so gründlich auf die Niederkunft vorbereiten, und begrüßt vermutlich Ihre aktive Beteiligung. Einige Mütter haben indessen eine negative Reaktion des Klinikpersonals erfahren, das wohl Angst hatte, ein Geburtsplan könne die Routine stören. Lassen Sie sich nicht einschüchtern, und denken Sie daran: Sie sind für Ihr Baby verantwortlich und somit auch für die Art, wie Sie es zur Welt bringen.

**Zusammenarbeit** Kooperation ist ein wichtiges strategisches Merkmal des Geburtsplans. Wenn Sie ihn mit Ihren Betreuern, einschließlich Ihres Partners, in allen Einzelheiten ausarbeiten, sollten Ihre Ängste eigentlich schwinden und Sie das Gefühl haben, bei der Geburt Ihres Kindes ein Wörtchen mitreden zu können. Vergewissern Sie sich auch, daß Ihr Betreuerteam über die Alternativen Bescheid weiß. Versuchen Sie, eine freundschaftliche Beziehung mit den Mitgliedern des Teams aufrechtzuerhalten, da sie nicht verpflichtet sind, sich nach Ihren Wünschen zu richten. Sobald Sie die Themen, die für Sie im Vordergrund stehen, mit Ihren Betreuern besprochen haben, händigen Sie jedem eine Kopie Ihres Geburtsplans aus; ein Abzug wird Ihren Patientenunterlagen beigefügt. Das ist wichtig, falls Sie während der Wehen von jemandem betreut werden, der Ihre Wünsche nicht kennt.

## Alternativen

**Obwohl Sie Ihren Plan auf die Geburt abstimmen, die Ihnen vorschwebt, empfiehlt es sich, einen Alternativplan auf Abruf bereitzuhalten.**

In diesem Plan umreißen Sie die Verfahren, die Sie vorziehen, falls Komplikationen eintreten sollten. In seltenen Fällen kann es passieren, daß sich die Wehen unerwartet lange hinziehen, die Geburt plötzlich Probleme mit sich bringt oder das Baby fachmedizinische Betreuung braucht. Wenn Sie alle Möglichkeiten schon vorab in Erwägung ziehen, sind Ihre Betreuer imstande, Probleme in Ihrem Sinn zu lösen.

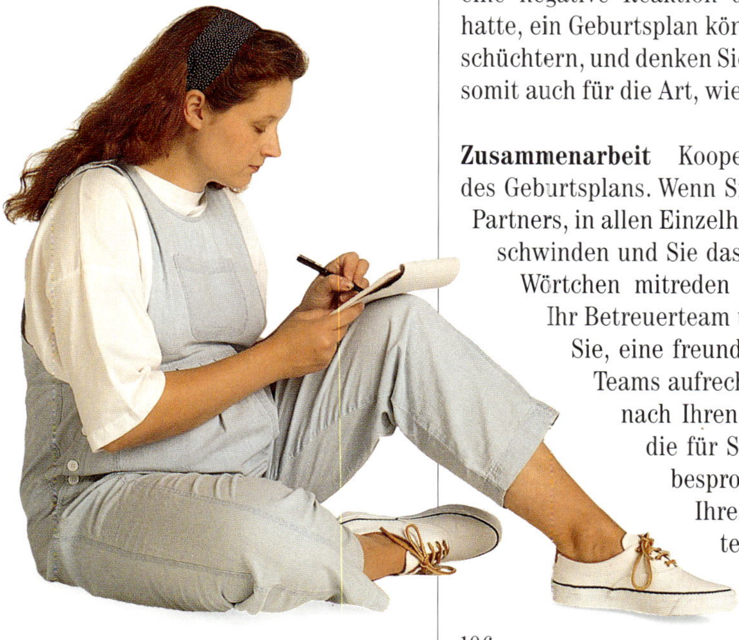

**Planen der Niederkunft**
Notieren Sie alle Themen, die wichtig für Sie sind, und sprechen Sie dann mit Ihrem Gynäkologen darüber.

## Legen Sie Ihren Geburtsplan vor

Diese beiden Muster umreißen grob die verschiedenen Geburtsoptionen, von denen es viele Variationen gibt. Der Plan kann in Form einer Liste, eines Briefes oder eines offiziellen Dokuments abgefaßt sein.

Vielen Dank für die Informationen, die Sie in den Vorbereitungskursen für Schwangerschaft und Geburt vermittelt haben. Ich habe sorgfältig über meine Wünsche bezüglich Wehen und Entbindung nachgedacht.

Mein Partner Walter wird bei der Geburt anwesend sein. Er hat die Vorbereitungskurse mit mir gemeinsam besucht.

Ich habe erfahren, daß die elektronische Überwachung des Kindes automatisch erfolgt, was ich sehr zu schätzen weiß.

Falls ich schmerzlindernde Mittel benötige, ziehe ich eine Periduralanästhesie in geringstmöglicher Dosierung vor, so daß ich noch Gefühl in den Beinen habe und die Kontraktionen spüre. Ich würde es begrüßen, wenn die Wirkung in der zweiten Geburtsperiode nachläßt, weil ich mein Baby aus eigener Kraft gebären möchte.

Falls ein Kaiserschnitt unerläßlich sein sollte, möchte ich, daß mein Partner Walter während der Operation anwesend ist.

Ich beabsichtige, nach Bedarf zu stillen, und würde es begrüßen, wenn mein Baby im gleichen Zimmer untergebracht werden könnte, sofern möglich. Ich möchte auch, daß mein Partner Walter in der ersten Nacht bei uns bleibt.

Ich freue mich, im Elisabethen-Krankenhaus entbinden zu können. Ich möchte einige Punkte schriftlich festhalten, wie von den Hebammen vorgeschlagen wurde:

| | |
|---|---|
| Begleitperson: | Ich werde von meiner Schwester Claudia begleitet werden. |
| Rasur und Einlauf: | Ich ziehe es vor, weder rasiert zu werden noch einen Einlauf zu erhalten. |
| Überwachung: | Die Überwachung soll mit Ultraschall oder Pinnard-Stethoskop erfolgen. |
| Position: | Ich möchte mein Baby in halbsitzender Position gebären, wie meine beiden älteren Kinder. |
| Schmerzmittel: | Wahrscheinlich werde ich Lachgas/Sauerstoff brauchen, wie beim letzten Mal. |
| Episiotomie: | Ich möchte keinen Dammschnitt, wenn es vermeidbar ist. Ich würde mich freuen, vorbeugende Hilfe zu erhalten. |

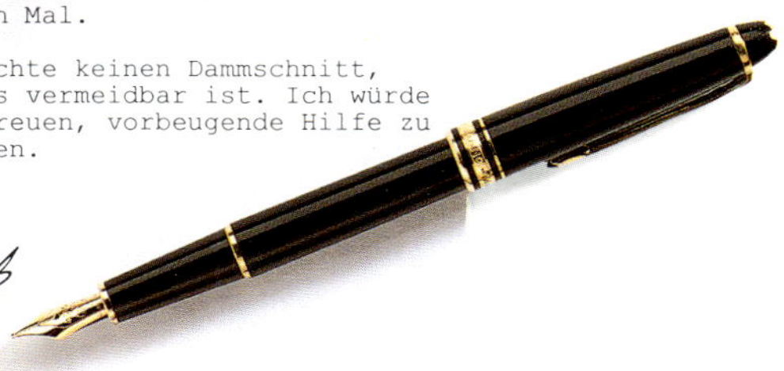

**Wann?**
Der Plan sollte sich im 8. Schwangerschaftsmonat in den Händen Ihrer Betreuer befinden.

## Die Wahl liegt bei Ihnen

**Nehmen Sie alle Möglichkeiten unter die Lupe, die Ihnen dabei helfen, der Niederkunft zuversichtlich entgegenzusehen. Sie müssen sich nicht vor die Wahl zwischen hochtechnologischer und natürlicher Geburt gestellt fühlen; die Entbindung Ihres Babys kann eine Mischung aus vielen Elementen sein. Hier sind einige Alternativen:**

- Klinikgeburt / Hausgeburt
- Anwesenheit des Partners bei bestimmten Verfahren nicht gestattet/ durchgängig gestattet
- Rasur der Schamhaare / Rasur entfällt
- Einlauf oder Zäpfchen / keines von beiden wird verabreicht
- Geburtseinleitung / spontaner Wehenbeginn
- Blasensprengung / spontaner Blasensprung
- Baby elektronisch / mittels Pinnard-Stethoskop überwacht (siehe Seite 161)
- Strikt im Bett während der Eröffnungsperiode / sich nach Belieben bewegen
- Weder essen noch trinken / beides, wann immer gewünscht
- Schmerzlinderung: Pethidin, Periduralanästhesie, Lachgas / Sauerstoff, Atemübungen, Ablenkung
- Katheter / Blase wenn nötig eigenständig entleeren
- Pressen auf Anweisung / spontanes Pressen
- Bewußtes Luftanhalten /kein vorsätzliches Luftanhalten
- Passive Position / aktive Position nach eigenem Ermessen
- Wahlweise Episiotomie / Dammschnitt nur, wenn absolut unerläßlich
- Mutter berührt den Vaginalbereich nicht / hebt Baby mit heraus, wenn der Kopf geboren wird
- Gabe von Syntometrin zur Beschleunigung der Plazentaablösung / natürliches Ausstoßen der Plazenta

## Geburts-vorbereitungskurse

**Sie werden sich vermutlich schon ziemlich früh in der Schwangerschaft für einen Geburtsvorbereitungskurs entscheiden. Sie sollten sich ab dem 7. Monat oder früher anmelden.**

Die Qualität der Kurse kann sich in Form und Inhalt unterscheiden. Manche sind straff strukturiert, mit wenig Zeit für Fragen und Antworten, andere sind eher praktisch orientiert, mit viel Zeit für das Üben bestimmter Techniken. Einige stützen sich in erster Linie auf Vorträge, andere auf die aktive Beteiligung der Kursteilnehmer. Das Lehrpersonal ist oft ein entscheidender Faktor; deshalb sollten Sie mit anderen Paaren sprechen, die einen solchen Kurs belegt haben, bevor Sie eine endgültige Entscheidung treffen.

Versuchen Sie, sich für einen Kurs mit einer Leiterin anzumelden, deren Geburtsphilosophie mit der Art von Entbindung übereinstimmt, die Sie sich vorstellen. Es können Konflikte und Verwirrung entstehen, wenn der Lerninhalt nicht mit den Erfahrungen übereinstimmt, die Sie später in der Klinik oder zu Hause machen.

Erkundigen Sie sich, wie viele Paare an den Kursen teilnehmen. Sechs wäre ideal, da Sie dann noch genügend Aufmerksamkeit von der Kursleiterin erhalten und die Teilnehmer eine Chance haben, sich näher kennenzulernen.

Die Kursleiter haben in der Regel ein besonderes Gespür für die Bedürfnisse und Probleme, die während der Schwangerschaft auftauchen. Sie werden gerne mit Ihnen reden, selbst wenn Sie noch nicht für den Kurs eingeschrieben sind.

# Geburtsvorbereitungskurse

*Als begeisterte Befürworterin der Geburtsplanung glaube ich, daß jeder von solchen Vorbereitungskursen profitieren kann. Außerdem machen sie großen Spaß. Es entsteht ein Gefühl der Zusammengehörigkeit, und Sie werden feststellen, daß sich die Mitglieder der Gruppe bald als große Familie empfinden, wenn man sich nähergekommen ist und Biographien austauscht. Mit Sicherheit werden Sie sich weniger einsam und isoliert fühlen. Es ist eine große Hilfe, mit Menschen über Gefühle und Erfahrungen sprechen zu können, die sich in der gleichen Lage befinden. Dadurch werden Anspannung und Ängste abgebaut. Oft entwickeln sich starke zwischenmenschliche Beziehungen zu anderen Kursteilnehmern, die zur Grundlage lebenslanger Freundschaften werden können.*

### Psychoprophylaktische Geburtsvorbereitung

Diese Kurse sind besonders für Eltern von Nutzen, die ihr erstes Kind erwarten. Hier werden Sie alle Informationen erhalten, die Ihr Selbstvertrauen und das Ihres Partners stärken. Die Kurse haben drei Ziele:

Erstens werden hier die Prozesse während Schwangerschaft und Geburt erklärt, einschließlich der weiblichen Anatomie und Physiologie und der Veränderungen, die in der Schwangerschaft eintreten. Auf diese Weise verstehen Sie besser, welche Faktoren zum Tragen kommen und wie sie sich auswirken. Die Kursleiter werden auch über die medizinischen Verfahren und Maßnahmen sprechen und warum sie eingeleitet werden.

Zweitens lernen Sie Entspannungs-, Atem- und Bewegungsübungen, die Ihnen gestatten, Ihre Wehen zu steuern, Schmerzen zu verringern und Selbstvertrauen zu gewinnen, das sich nur dann einstellt, wenn Sie mit den Geschehnissen vertraut sind. Denken Sie daran, daß der Körper – und nicht der Kopf – die Geburt bewerkstelligt; folglich ist alles, was Sie auf Ihren Körper einzustimmen vermag, von Vorteil. Ihr Partner sollte lernen, Sie zu massieren, um Schmerzen zu lindern (siehe Seite 267).

Drittens werden die Kursleiter mit Ihnen über die einzelnen Phasen der Wehen und Geburt sprechen, Ihnen Tips zum Stillen geben und Ihnen in praktischen Übungen das Abc der Kinderpflege beibringen (Baden, Anziehen, Windelnwechseln, Stillen, Füttern mit der Flasche und Zubereiten der Fertignahrung). Das wird Ihnen dabei helfen, sich den praktischen Aspekten der Betreuung Ihres Babys gewachsen zu fühlen.

### Gymnastik

Wenn Sie die Muskeln stärken, die bei der Entbindung besonders beansprucht werden, könnte die Geburt leichter werden. Viele Kliniken (aber auch Volkshochschulen und andere Organisationen) bieten eine Schwangerschaftsgymnastik an, die Muskeltraining und Entspannungstechniken umfaßt. Manche richten sich sogar an einer bestimmten Geburtsmethode aus. Wenn Sie der Kursleiterin mitteilen, daß Sie Ihr Baby im Stehen oder in der Hocke zur Welt bringen möchten, kann sie Ihnen sicher Übungen empfehlen, die besonders geeignet sind, Rücken, Hüften, Becken und Oberschenkel zu stärken.

**Yoga**
Da hier der Schwerpunkt auf Beherrschung der Körpermuskulatur durch Willenskraft, Atmung und Meditation liegt, ist Yoga eine ausgezeichnete Vorbereitung auf die Schwangerschaft. Dabei handelt es sich allerdings um eine Philosophie, die alle Lebensbereiche durchdringt, und obwohl es schwangerschaftsspezifische Übungen gibt, stellen sie nur einen Bruchteil des gesamten Systems dar. Es empfiehlt sich nicht, Yoga nur gelegentlich zu praktizieren; Sie sollten die Übungen regelmäßig durchführen.

**Schmerzbewältigungstechniken in Vorbereitungskursen**
Untersuchungen haben gezeigt, daß Vorbereitungskurse die Gesamtdauer der Geburt oftmals verkürzen. In einer Studie lag die Durchschnittszeit bei einer Frauengruppe, die Geburtsvorbereitungskurse besucht hatte, bei 13,56 Stunden, während es die Kontrollgruppe ohne Kurs im Schnitt auf 18,33 Stunden brachte. Das liegt vermutlich daran, daß Sie die Wehen entspannter durchstehen, wenn Sie wissen, wie Sie die Schmerzen bewältigen. Zu den Strategien der Schmerzlinderung, die in Vorbereitungskursen umrissen werden, gehören die folgenden:

**Kognitive Kontrolle** Sie lösen Ihren Körper von den Schmerzen, indem Sie sich ein angenehmes Szenario vorstellen, in dem Sie die Schmerzen erleben. Zum Beispiel bewältigen Sie die Wehen besser, wenn Sie bei jeder Kontraktion vor Ihrem inneren Auge sehen, wie Ihr Baby weiter den Geburtskanal hinuntergleitet und der Geburt ein Stück näherrückt. Auf diese Weise konzentrieren Sie sich auf den nichtschmerzhaften Aspekt der Empfindung. Sie können sich auch ablenken, um mit den Schmerzen während der Wehen fertigzuwerden, obwohl diese Methode am besten in den Anfangsphasen funktioniert. Ihr Augenmerk auf einen schönen Film oder ein Musikstück lenken sind Techniken, die verhindern, daß der Schmerz Ihr ganzes Bewußtsein ausfüllt und Sie überwältigt. Wenn Sie Ihre Aufmerksamkeit auf Ihre Atmung richten, halten Sie Ihre Gedanken ebenfalls davon ab, sich auf den Schmerz zu konzentrieren.

**Systematische Entspannung** Um die Angst vor dem Schmerz abzubauen und somit Ihre Toleranzschwelle zu erhöhen, werden Sie in Übungen lernen, bestimmte Muskelgruppen zu entspannen. Auf diese Weise sind Sie imstande, den Schmerz der Uteruskontraktionen zu isolieren, statt zuzulassen, daß er andere Körperbereiche durchdringt.

**Hawthorne-Effekt** Sie erhalten verstärkte Aufmerksamkeit von einer Person, die Sie während der Entbindung betreut. Psychologische Untersuchungen haben gezeigt: Je mehr Zuwendung, desto geringer die Schmerzen, die Sie empfinden.

**Systematische Desensibilisierung** Sie lernen nach und nach, mehr Schmerzen zu ertragen. In den Geburtsvorbereitungskursen kneift die Kursleiterin Sie beispielsweise kräftig ins Bein, um zu demonstrieren, wie schmerzhaft eine Wehe sein kann. Das Kneifen wird an jedem Kursabend wiederholt, so daß Sie im Laufe der Zeit unempfindlich werden und imstande sind, immer längere und intensivere Schmerzen zu ertragen.

## Die Rolle des Vaters

**In den Vorbereitungskursen können Sie Ihrem Partner vielleicht zum erstenmal zeigen, wie wichtig die Rolle ist, die er spielen wird.**

Die Kurse werden Ihren Partner, der Ihnen eine Stütze bei der Entbindung sein wird, auch in einen tatkräftigen Helfer verwandeln, weil er sich hier mit dem Ablauf der Geburt vertraut machen kann.
Manche Geburtsvorbereitungskurse sind ausschließlich auf die Väter zugeschnitten. Hier können sie frei über Probleme oder Ängste sprechen, die sie angesichts des bevorstehenden Ereignisses empfinden. Ein Mann, der sich beunruhigt fühlt, sollte Sicherheit und Zuspruch von seiten der Kursleitung und den anderen werdenden Vätern erhalten.

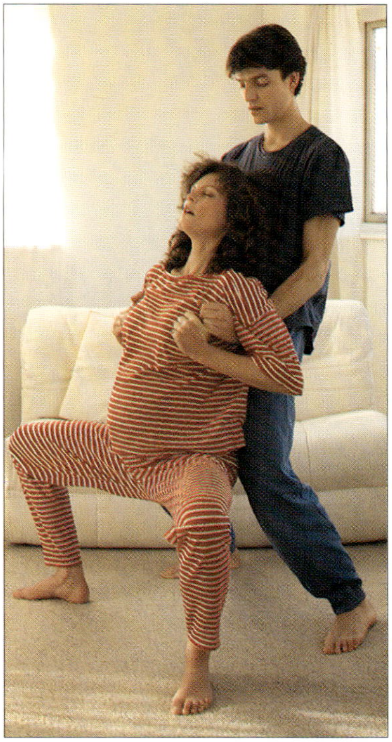

**Teamarbeit**
Vorbereitungskurse bieten Paaren eine hervorragende Gelegenheit, als Team auf ein gemeinsames Ziel hinzuarbeiten – die Geburt ihres Babys. Sehr oft erwächst aus dieser Gemeinsamkeit das Gefühl besonderer Nähe.

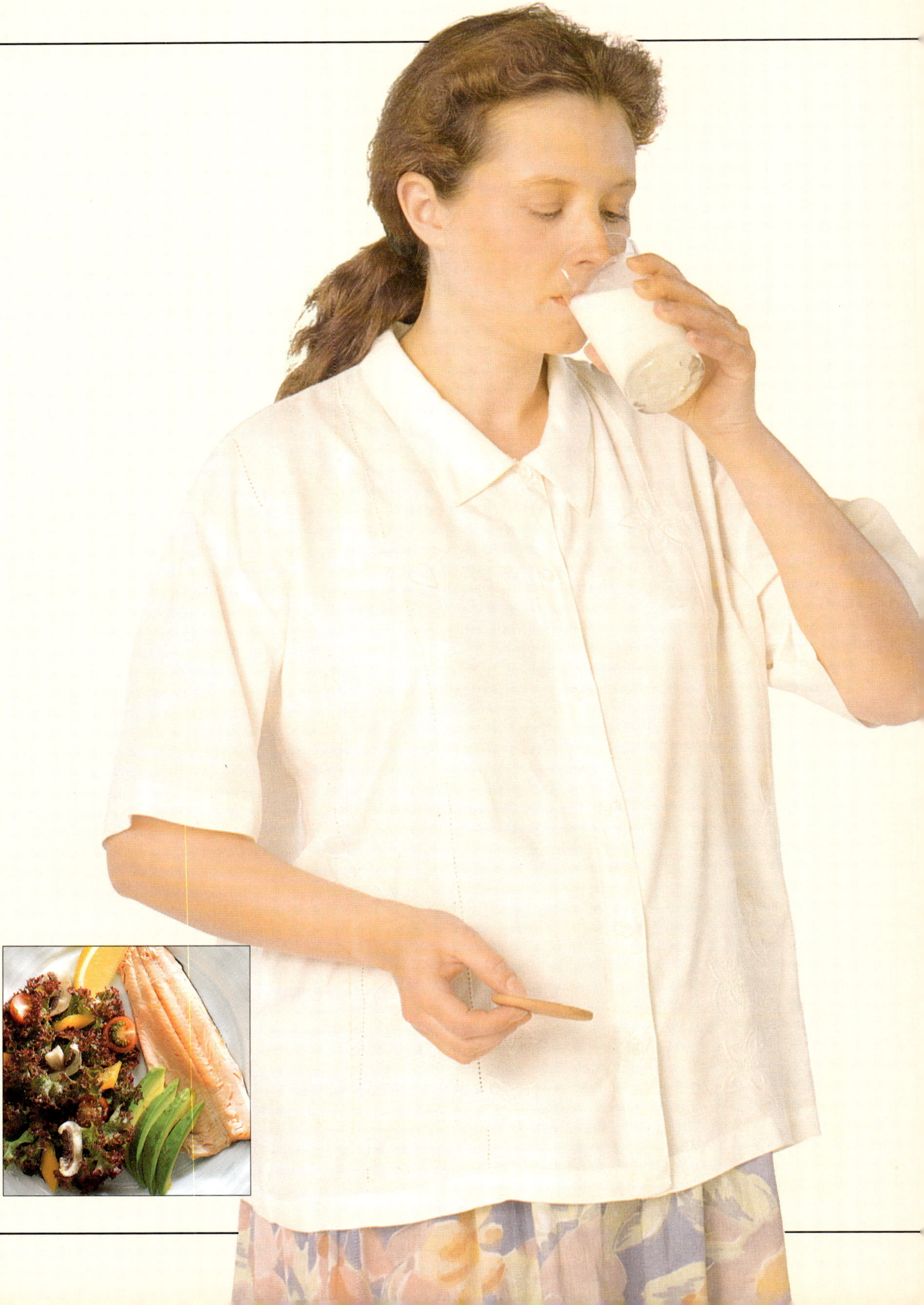

Kapitel 4

# Ernährung während der Schwangerschaft

*Eine gesunde Ernährung während der Schwangerschaft beinhaltet in erster Linie eine abwechslungsreiche Kost aus den richtigen Produkten, nämlich solche, die wichtige Nährstoffe enthalten. Wenn Sie viel frisches Obst und Gemüse, Vollkornerzeugnisse, Fleisch von Tieren aus organischer Aufzucht und fettarme Milchprodukte zu sich nehmen, schaffen Sie ein gesundes intrauterines Umfeld, in dem Ihr Baby gedeihen kann.*

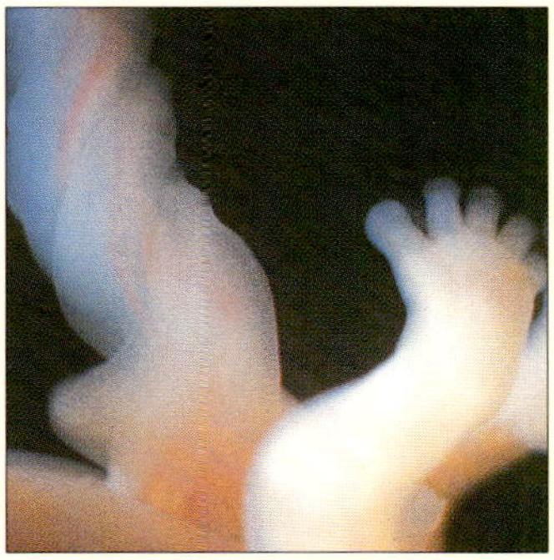

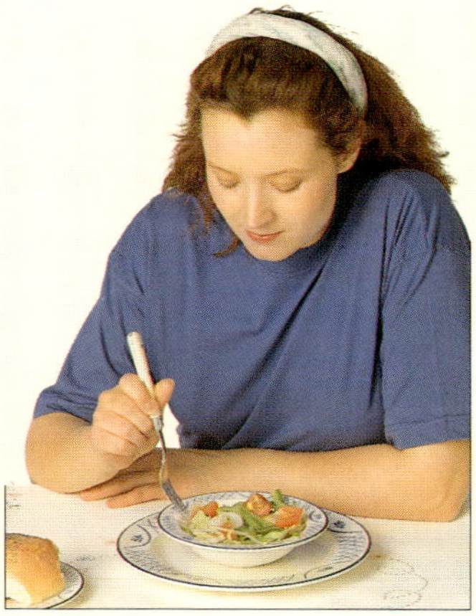

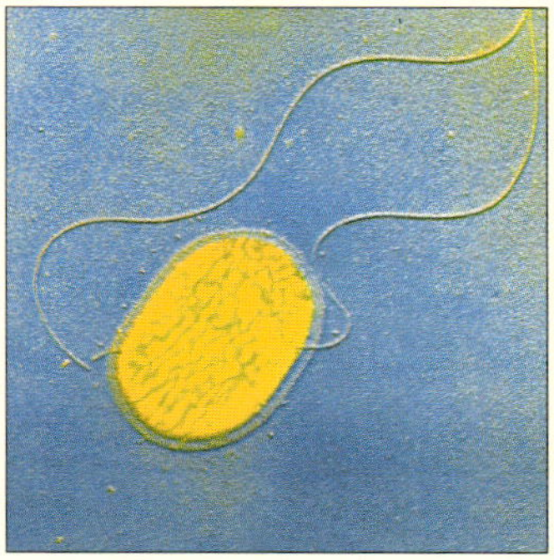

## Für sich selbst essen

**Schwangerschaft und bevorstehende Geburt stellen ungeheuer große Belastungen für Ihren Körper dar. Um die wachsenden Anforderungen bewältigen zu können, die Energie zu bewahren und die Schwangerschaft zu genießen, ist eine gesunde Ernährung unerläßlich.**

- Nehmen Sie 500 Kalorien am Tag mehr als sonst zu sich.
- Vermeiden Sie zwei oder drei üppige Mahlzeiten; essen Sie statt dessen fünf bis sechs kleine Portionen.
- Vergewissern Sie sich, daß Sie genügend Proteine und Kohlenhydrate zu sich nehmen (siehe Seite 116). Erstere sind wichtige Nährstoffe für die Entwicklung Ihres Babys und letztere zur Deckung Ihres Energiebedarfs erforderlich.
- Essen Sie Produkte, die Vitamine (zum Beispiel Vitamin C) und Mineralstoffe enthalten, vor allem Eisen (siehe Seite 117). Sie sind für eine reibungslose Funktionsweise aller Ihrer Organe von entscheidender Bedeutung.

**Gewichtszunahme**
Ärzte empfehlen, daß eine Frau mit durchschnittlichem Gewicht während einer komplikationslosen Schwangerschaft von 40 Wochen Dauer insgesamt rund 10 bis 15 kg zunehmen sollte (siehe Tabelle rechts). Dabei geht man von 3 bis 4 kg für das Baby und ca. 7 bis 12 kg für das fetale Unterstützungssystem aus (Plazenta, Fruchtwasser, erhöhtes Blutvolumen, Körperflüssigkeit, Fett und Brustgewebe). Es kommt häufig vor, daß im ersten Trimester, falls überhaupt, eine sehr geringe Gewichtszunahme erfolgt, die sich dann zwischen dem 4. und 8. Monat auf schätzungsweise 0,5 bis 1 kg je Woche einpendelt und im letzten Monat wieder minimal ist oder ganz endet. Eine derart stetige Gewichtszunahme bedeutet, daß sich Ihre Körperorgane leichter an den wachsenden Leibesumfang anpassen können und Ihr Baby kontinuierlich mit Nährstoffen versorgt wird.

# Essen in der Schwangerschaft

*Schwangere haben, wie viele andere Menschen, weder Zeit noch viel Lust, sich hinzusetzen und genau ein paar Gramm hier und eine Portion da abzumessen und sich krampfhaft an den Kaloriengehalt jedes einzelnen Bissens zu erinnern, den sie zu sich genommen haben. Dazu besteht auch keine Veranlassung, wenn Sie sich an einige grundlegende Leitlinien für eine gesunde Ernährung halten. Eine wichtige Faustregel lautet: Je naturbelassener ein Produkt, desto höher ist sein Nährwert. Folglich sind frische Erzeugnisse die besten, tiefgefrorene rangieren auf Platz zwei, und Konserven sollten Sie nur im Notfall verwenden.*

### Für zwei essen?

Mit Fortschreiten der Schwangerschaft wächst der Appetit; das hat die Natur so eingerichtet, um zu gewährleisten, daß Sie ausreichend Nahrung für sich selbst und Ihr Baby zu sich nehmen. Ihr Energiebedarf erhöht sich nur um 15 % oder 500 Kalorien am Tag, weit weniger, als wenn Sie die doppelte Menge der sonst üblichen Portionen konsumierten. (Manche werdenden Mütter, zum Beispiel solche, die sich auch schon vorher unangemessen oder unausgewogen ernährt haben, haben möglicherweise besondere Bedürfnisse, siehe auch Seite 122).

Der Ausspruch „für zwei essen“ unterstreicht also Ihre Verantwortung, Ihr im Wachstum befindliches Baby mit den notwendigen Nährstoffen zu versorgen. Alles was Sie zu sich nehmen, sollte Ihnen und Ihrem Baby

**Durchschnittliche Gewichtszunahme**

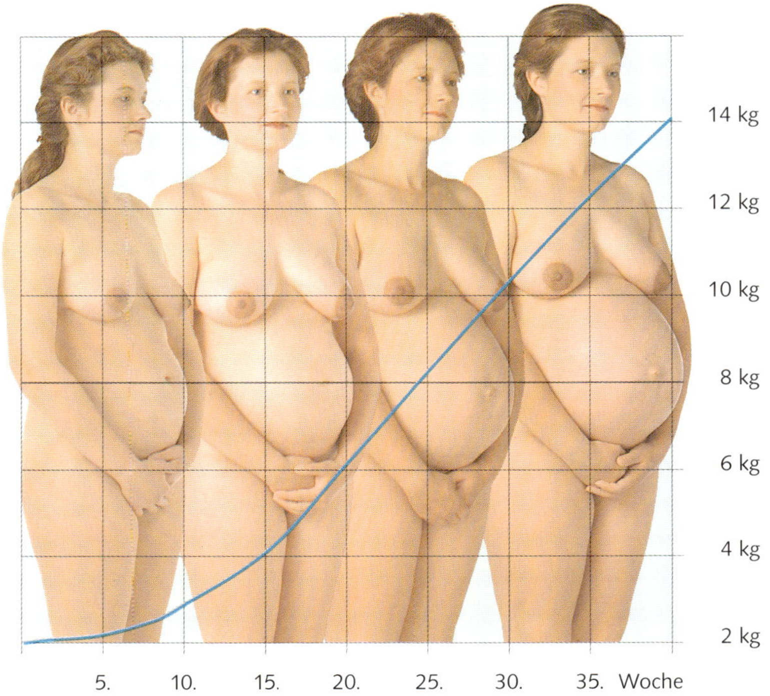

guttun, wobei es eher problematisch sein könnte, wenn Sie zuwenig statt zuviel essen. Wissenschaftlichen Untersuchungen zufolge ist bei Frauen, die sich während der Schwangerschaft unzureichend ernährt haben, die Rate der Spontanaborte, der Säuglingssterblichkeit und der untergewichtigen Babys höher als bei anderen.
Sie sollten allerdings auch darauf achten, daß die Gewichtszunahme nicht zu hoch ist. Überschüssige Pfunde in Form von Fett, das sich an den Oberarmen und Oberschenkeln ablagert, wird man nach der Schwangerschaft nur schwer wieder los. Schokoriegel, Hamburger oder Pommes frites bestehen hauptsächlich aus Fett oder Zucker und sind für Ihr Baby von geringem Nutzen. Eine beträchtliche Menge Fett verlieren Sie beim Stillen, da es speziell angesammelt wurde, um während der Laktation* in Muttermilch umgewandelt zu werden. Einiges wird jedoch bleiben und schwer abzubauen sein, solange Sie stillen.
Deshalb sind Sie es sich selbst und Ihrem Kind schuldig, eine Kost zu sich zu nehmen, die Ihnen beiden zugute kommt. Sie sollten sich an die Empfehlungen auf den Seiten 118 und 119 halten, können aber die angegebenen Mengen auf einen Zeitraum von 24 bis 48 Stunden verteilen, statt zu jeder Mahlzeit die entsprechende Portion zu sich zu nehmen. Achten Sie darauf, daß Sie keine Mahlzeit auslassen – Ihr Baby wächst Tag für Tag ein wenig mehr, und es leidet, wenn Sie hungern.

### Der Nährstoffbedarf Ihres Babys

Während der Schwangerschaft sind Sie die einzige Nahrungsquelle für Ihr Baby. Jede Kalorie, jedes Vitamin und jedes Gramm Eiweiß, das es braucht, müssen Sie ihm zuführen. Sie sind als einzige für die Ernährung Ihres ungeborenen Kindes verantwortlich. Sie – und nur Sie – können gewährleisten, daß es die qualitativ besten Produkte erhält.
Sie werden den ernährungsphysiologischen Bedürfnissen Ihres Kindes gerecht, wenn Sie viel frisches Obst und Gemüse, Bohnen, Erbsen, Vollkornmüsli, Fisch, Geflügel und fettarme Milchprodukte essen. Gestalten Sie Ihren Speiseplan so abwechslungsreich wie möglich, und wählen Sie unter einer breitgefächerten Produktpalette.

### Vergessen Sie sich selbst nicht

Die zweite wichtige Person, für die Sie in der Schwangerschaft essen müssen, sind Sie selbst. Eine qualitativ hochwertige Ernährung bedeutet, daß Sie bessere Reserven haben, um mit den Belastungen der Schwangerschaft und der Schwerstarbeit der Wehen fertigzuwerden und sich von beidem zu erholen. Anämie und Präeklampsie (siehe Seite 204) sind weit stärker bei Müttern verbreitet, die sich schlecht ernähren, und einige Probleme, wie morgendliche Übelkeit und Wadenkrämpfe, können durch die aufgenommene Nahrung oder ein Nährstoffdefizit verschlimmert werden.
Eine gesunde Ernährung trägt außerdem dazu bei, exzessive Stimmungsschwankungen, das Gefühl der Erschöpfung und viele weitverbreitete Schwangerschaftsbeschwerden in Schach zu halten (siehe Seite 188). Darüber hinaus bietet ein vernünftiger Speiseplan, der die Zufuhr von Leerkalorien beendet oder drastisch beschränkt, noch einen weiteren Vorteil: Sie müssen nach der Geburt Ihres Kindes weniger Fettpolster abbauen.

## Leere Kalorien

**Folgende Nahrungsmittel sollten Sie in der Schwangerschaft meiden – sie enthalten in der Regel nichts als Zucker oder Zuckerersatzstoffe und raffiniertes Mehl:**

- Süßstoffe in jeglicher Form – einschließlich weißem oder braunem Zucker, Sirup (aus Rohrzuckersaft), Melasse und künstliche Erzeugnisse wie Saccharin und Aspartam
- Süßigkeiten (Bonbons, Schokolade, Schokoriegel)
- Getränke wie Coca-Cola und gesüßte Fruchtsäfte
- Im Handel erhältliche Kekse, Kuchen, Gebäck, Fettgebackenes und Obsttörtchen; auch Gelee und Marmelade
- Dosenobst (mit Saft oder Sirup)
- gesüßte Müslis
- Eiscreme und Sorbets mit Zuckerzusatz. Sie können statt dessen Fruchtsaft oder pürierte Früchte einfrieren
- pikante Produkte, die Zucker enthalten, wie würzige Saucen, Essiggurken (oder andere sauer eingelegte Gemüse), Salatdressings, Mayonnaise, Spaghettisauce und viele andere Saucen. Lesen Sie unbedingt das Produktetikett!

## Ihre Vorräte am Arbeitsplatz

**Die durchschnittliche Arbeitszeit „von neun bis fünf" kann Ihren Ernährungsplan völlig durcheinanderbringen. Mit ein wenig Vorausplanung und Vorräten an strategisch wichtigen Stellen läßt sich jedoch Abhilfe schaffen.**

**Im Kühlschrank am Arbeitsplatz:**

- Mineralwasser
- Fruchtsäfte
- Naturjoghurt
- Käse
- hartgekochte Eier
- frisches Obst
- Gemüse-„Snacks" – Karotten, Paprikaschoten, Tomaten
- Vollkornbrot
- Glas mit Weizenkeimen

**In der Schreibtischschublade:**

- Vollkorncracker, Knäckebrot oder Sticks, vielleicht mit Kernen/Samen
- Trockenobst
- Nüsse oder Kerne/Samen
- entkoffeinierter Pulverkaffee oder Tee
- Milchpulver, entrahmt, für zusätz liches Kalzium in Getränken

**In der Handtasche:**

- Vollkorncracker, Knäckebrot oder Sticks, vielleicht mit Samen/Kernen
- Trockenobst, Nüsse und Samen/ Kerne
- „Snacks" aus frischem Obst oder Gemüse
- kleine Flasche mit Fruchtsaft oder Milch
- Traubenzuckersüßigkeiten für Notfälle

### Gesunde Ernährung

Qualitativ hochwertige Nahrungsmittel sind so naturbelassen wie möglich und für Sie und Ihr ungeborenes Kind von hohem Nährwert. Eine gesunde Kost sollte nicht nur während, sondern auch nach der Schwangerschaft Ihr Ziel sein.

Achten Sie beim Einkauf darauf, nur absolut frische Erzeugnisse auszuwählen; Obst und Gemüse der Saison sind nicht nur frischer, sondern auch billiger. Nehmen Sie nur solche Produkte, die auch knackig aussehen; weisen Sie alles, was welk erscheint oder Druck- und Schadstellen aufweist, zurück. Wenn Sie es sich finanziell leisten können, dann kaufen Sie Produkte aus organischem Anbau, die nicht mit Pestiziden oder Hormonen behandelt wurden (besonders wichtig bei Innereien). Vergewissern Sie sich aber, daß die Hersteller einen entsprechenden Nachweis beibringen können. Manche sehen im Bioboom eine umsatzträchtige Masche und preisen ihre Erzeugnisse als naturbelassen oder organisch an, obwohl sie nichts dergleichen sind.

Tiefkühlgemüse wie Erbsen und Bohnen sind ein guter Ersatz, den man auf Vorrat haben sollte, vor allem wenn gerade keine Erntezeit für frisches Gemüse ist. Meiden Sie Konserven, mit Ausnahme von passierten Tomaten und Fisch. Lesen Sie immer das Produktetikett – je weiter oben auf der Liste eine Zutat steht, desto größer die Menge, in der sie enthalten ist. Denken Sie daran, daß Zucker viele Namen hat (siehe Kohlenhydrate und Kalorien, Seite 116) und mehr als einmal aufgelistet sein kann, so daß sich die Mengen addieren und insgesamt eines der Hauptingredienzien darstellen.

Raffinierte Lebensmittel wie weißes Mehl und weißer Zucker haben sämtliche Nährstoffe verloren und bieten Ihnen und Ihrem Baby nichts als überschüssige, leere Kalorien. Kaufen Sie Vollkornbrot, Vollkornteigwaren und Vollkornmehl statt der „angereicherten" raffinierten Erzeugnisse, denn es ist höchst unwahrscheinlich, daß durch den Veredelungsprozeß alle Nährstoffe wieder zugeführt werden, die vorher entzogen wurden. Die beiden „Abfallprodukte", die beim Veredeln entstehen, sind Kleie (Ballaststoff) und Weizenkeime (das Herzstück des Weizens), und diese enthalten die meisten Nährstoffe. Kleie ist für viele Schwangere eine unnötige Zugabe zur Kost (obwohl sie hilft, Verstopfungen zu vermeiden), aber jeder kann von der umfangreichen Skala der Vitamine und Mineralstoffe in Weizenkeimen profitieren. Weizenkeime schmecken ähnlich wie Bohnensprossen – knackig und nach Nuß – und können zum Garnieren von Salaten, Sandwiches und Pizzen, aber auch für gekochte und gebackene Gerichte verwendet werden. Weizenkeime sind im Reformhaus (oder Supermarkt) erhältlich und sollten nach dem Öffnen der Packung im Kühlschrank aufbewahrt werden.

### Gesunde Eßgewohnheiten

Zunächst sollten Sie sich bewußtmachen, daß Willenskraft allein vermutlich nicht ausreicht, um dieses Ziel zu erreichen. Willenskraft hat nämlich die unangenehme Eigenschaft, den Menschen angesichts einer Versuchung im Stich zu lassen. Der erste Schritt besteht darin, der Versuchung in Gestalt von Schololadenkeksen, einer Tasse Schwarztee am Nachmittag oder einer Schlemmermahlzeit im Restaurant von vornherein zu entgehen.

Bereiten Sie am Wochenende, wenn Sie sich voller Energie fühlen, größere Portionen vor, die Sie einfrieren, so daß Sie auf diese Mahlzeiten zurückgreifen können, wenn Sie sich zu müde zum Kochen fühlen. Verbannen Sie alle Lebensmittel aus Ihrer Küche, die keinen Nährwert haben.
Sie sollten lernen, daß man auch nahrhafte Produkte „naschen" kann, und essen Sie öfter kleine Portionen, wenn Ihr Appetit schnell gestillt ist. Gegen Ende der Schwangerschaft wird es ohnehin problematisch, große Menge zu vertilgen, deshalb ist es besser, sich bewußtzumachen, daß jeder Bissen zählt. Wenn Sie beispielsweise einen Hamburger mit Pommes frites verputzen und das Ganze mit einer Tasse Kaffee hinunterspülen, fühlen Sie sich so vollgestopft, daß Sie später mit einem Thunfischsalat und einem Glas Milch keinen Nährstoffausgleich mehr schaffen können.
Denken Sie nach, bevor Sie essen! Gegrilltes Huhn mit Salat und Vollkornbrot ist wesentlich besser für Sie und Ihr Baby als kalter Schweinebraten mit Remouladensauce und Bratkartoffeln. Legen Sie sich ein Kochbuch über gesunde Ernährung zu, und probieren Sie Rezepte aus, die wenig Fett und Zucker enthalten, aber trotzdem köstlich schmecken.

**Vegetarische Küche**
Es gibt viele strikte Vegetarier, die kein Fleisch essen, und inzwischen noch mehr Menschen die den Verzehr einschränken. Falls Sie zu einer der beiden Gruppen gehören, sollten Sie besondere Vorkehrungen treffen, um zu gewährleisten, daß Sie genug Eiweiß, Vitamine und Eisen zu sich nehmen, um Ihren eigenen Bedarf und den Ihres Babys zu decken (siehe Seite 120). Es gibt pflanzliche Proteinlieferanten zur Ergänzung, wie Bohnen und Getreidekörner. Wenn sie kombiniert werden, versorgen sie den Körper mit den meisten essentiellen Aminosäuren, die man in tierischem Eiweiß normalerweise vollständig findet (siehe unten).

## Komplementäre Proteine

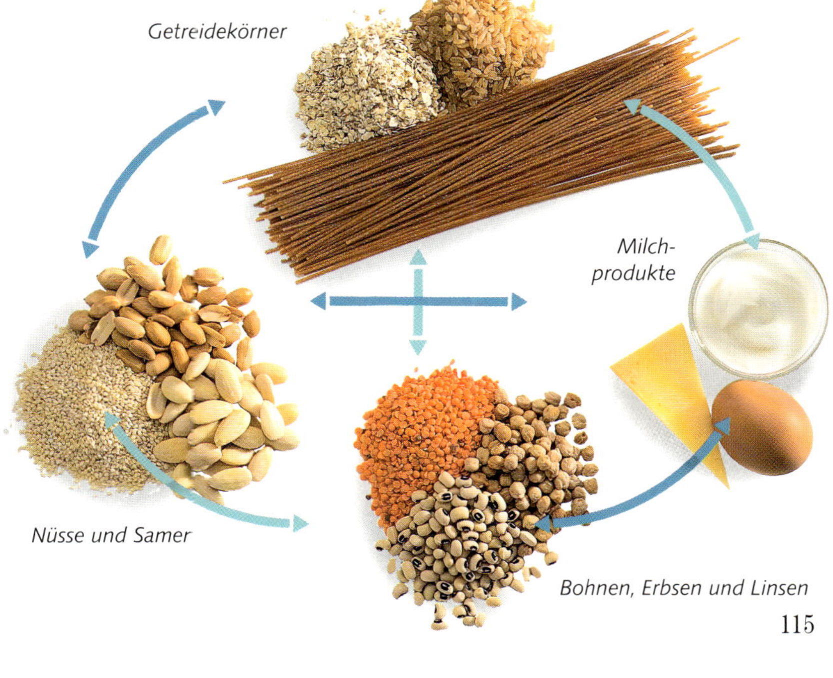


## Erleichterungen

**Wenn es Ihnen an Zeit, Energie oder Geld fehlt, kann die Zubereitung einer ausgewogenen, nährstoffreichen Kost oft ziemlich schwierig erscheinen. Hier einige Tips, die Ihnen helfen, ohne allzuviel Mühe die besten Ergebnisse für sich und Ihr Baby zu erzielen:**

- Legen Sie sich einen tiefgefrorenen Gemüsevorrat zu.
- Kaufen Sie Fleisch und Fisch in größeren Mengen und frieren Sie diese portionsweise ein.
- Kochen Sie im voraus, und frieren Sie die Mahlzeiten ein.
- Kaufen Sie fertige, frische Salate (Salatbar).
- Kochen Sie schnell und nährstoffschonend im Mikrowellenherd.
- Machen Sie sich das Leben leicht – essen Sie viel rohes Gemüse und Obst; dünsten, braten oder grillen Sie, wenn's schnell gehen soll, oder bereiten Sie etwas im Backofen zu, was Sie nicht ständig beaufsichtigen müssen.
- Suchen Sie sich „Hilfspersonal" – die künftigen Großeltern brennen wahrscheinlich darauf, Ihnen zur Hand zu gehen.

**Proteine kombinieren**
Alle tierischen Nahrungsmittel enthalten sogenannte hochwertige Proteine, weil sie alle essentiellen Aminosäuren, die der Körper braucht, im richtigen Verhältnis aufweisen. Pflanzliche Produkte liefern Eiweißstoffe mit Sekundärstruktur, weil die Aminosäuren hier nicht in optimaler Menge vorhanden sind. Um dem Körper alle essentiellen Aminosäuren in ausreichendem Maß zuzuführen, müssen Sie bestimmte Nahrungsmittel kombiniert verzehren. Beispielsweise könnnen Sie Erbsen mit Reis oder Getreide servieren oder einen Reis-Mais-Salat mit Nüssen garnieren.

*Im allgemeinen komplementär*

*Manchmal komplementär*

## Wahl der Proteine

**Aufgrund des rapiden Wachstums Ihres Babys erhöht sich Ihr Eiweißbedarf schon bei Schwangerschaftsbeginn um 30%.**

Das bedeutet, daß Sie statt 45 bis 60 g nun 75 bis 100 g Protein täglich brauchen, je nachdem, wie aktiv Sie sind. Proteine bestehen aus Aminosäuren, die von entscheidender Bedeutung für die einzelnen Körperzellen und Gewebe sind. Insgesamt sind 20 unterschiedliche Aminosäuren bekannt. Der Körper kann davon 12, die sogenannten nichtessentiellen Aminosäuren, aufbauen; die 8 anderen, essentiellen, müssen Sie über die Nahrung aufnehmen. Letztere sind hochwertige Proteine, die nur in tierischen Erzeugnissen wie Fleisch, Milchprodukten, Fisch, Geflügel und Eiern vorkommen. Kaufen Sie diese, wenn möglich, immer aus organischer Aufzucht; das gilt vor allem für Geflügel, Eier, Rind und Innereien.
Die Wahl der Eiweißquelle sollte auch davon abhängen, welche Art proteinreicher Nahrung Sie sonst zu sich nehmen. Innereien und Fleisch liefern hochwertige Proteine und das lebenswichtige Vitamin B. Einige Fleischsorten, vor allem rote, enthalten große Mengen tierischer Fette (Leber sollte in der Schwangerschaft überhaupt nicht gegessen werden, siehe Spalte gegenüber); deshalb sollten Sie statt dessen Fisch essen.
Fisch bietet Ihnen ebenfalls hochwertiges Eiweiß, viele Vitamine und nahrhafte Fischöle, hat aber einen niedrigen Fettgehalt.
Ausreichende Proteinmengen erhalten Sie zum Beispiel, wenn Sie 1 Ei, 1 Scheibe Hartkäse, 2 EL Butter, 2 EL Hüttenkäse und 1/2 Tasse Erbsen oder Bohnen essen.

# Wichtige Nährstoffe

In wissenschaftlichen Untersuchungen wurde nachgewiesen, daß die Ernährung während der Schwangerschaft nicht nur Auswirkungen auf die Geburt, sondern auch langfristig auf das Leben Ihres Kindes haben wird, bis ins hohe Alter hinein.

### Protein

Eiweiß ist vermutlich der wichtigste Nährstoff für Ihr Baby. Die Aminosäuren, die das Protein bilden, sind buchstäblich die Bausteine des Körpers. Eiweißstoffe bilden die Hauptstrukturelemente von Zellen und Gewebe, aus denen Muskeln, Knochen, Bindegewebe und viele Organwände bestehen.
Es gibt Unterschiede in der Art und Qualität der Proteine, die in der Nahrung enthalten sind (siehe Spalte, links). Im allgemeinen zählen teurere Produkte wie Fleisch, Fisch und Geflügel zu den besten Lieferanten, aber wenn Sie preisgünstigere Erzeugnisse kombinieren, können Sie den Eiweißbedarf genausogut decken. Vollkornbrot oder -nudeln mit Bohnen, Käse oder Maismehlfladen/Nudeln mit Sesamkernen, Nüssen und Milch sind billigere Zutaten, mit denen Sie dem Körper hohe Proteinmengen zuführen. Sie brauchen mindestens 3 Portionen eiweißhaltiger Nahrung am Tag (siehe Seite 118).

### Kohlenhydrate und Kalorien

Kohlenhydrate werden den größten Teil Ihrer täglichen Kalorienzufuhr darstellen. Da Sie während der Schwangerschaft den täglichen Verbrauch nur um 500 Kalorien erhöhen sollten, empfiehlt es sich, die qualitativ besten Kohlenhydrate zu sich zu nehmen und leere Kalorien zu meiden.
Unter einfachen Kohlenhydraten ist Zucker in verschiedener Art zu verstehen. Die am meisten verbreiteten Formen und Lieferanten sind Sukrose (Rohr- oder Rübenzucker), Glukose (Traubenzucker), Fruktose (Fruchtzucker), Maltose (Malzzucker), Laktose und Galaktose (Milchzucker). Da sie schnell vom Magen absorbiert werden, liefern sie „Energie auf Knopfdruck".
Unter dem Begriff hochmolekulare Kohlenhydrate (Polysaccharide) faßt man die Stärken zusammen, die in Getreidekörnern, Kartoffeln, Linsen, Bohnen und Erbsen enthalten sind. Der Körper muß sie in einfache Kohlenhydrate zerlegen, bevor er sie verwenden kann, und folglich stellen sie eine stetige Energiequelle über einen längeren Zeitraum dar. Dazu kommt, daß die hochmolekularen Kohlenhydrate (wie Vollkornhafer und brauner Reis) essentielle Nährstoffe, Ballaststoffe, Vitamine und Mineralien liefern.

### Vitamine

Vitamine sind für die Gesundheit unerläßlich. Zu den Vitamin- und Mineralstofflieferanten gehören vor allem Obst und Gemüse. Manche enthalten große Mengen Vitamin C, andere die Vitamine A, B, E, Mineralstoffe und Folsäure; Sie sollten alle in Ihre täglichen Mahlzeiten einschließen. Vitamine sind empfindlich und werden schnell zerstört, wenn man sie Licht, Luft und Hitze aussetzt.

Obwohl Vitamin B in einigen Gemüse- und Obstsorten enthalten ist, sind die Hauptlieferanten Fleisch, Fisch, Milchprodukte, Getreidekörner und Nüsse. Einige Vitamine finden sich nur in tierischen Erzeugnissen, und deshalb sollten Vegetarierinnen besonders auf ihre Kost achten. Wenn Sie keine Milchprodukte konsumieren, müssen Sie täglich ein Vitamin-$B_{12}$-Zusatzpräparat einnehmen, das Sie sich stets von Ihrem Arzt verschreiben lassen sollten. Kaufen Sie Vitamine während der Schwangerschaft nie „über den Ladentisch", da sie – unkontrolliert und in großen Mengen genossen – giftig sein können.

**Mineralstoffe**

Eine gesunde, ausgewogene Kost sollte in ausreichender Menge Mineralstoffe und Spurenelemente liefern, eben jene wichtigen Substanzen, die zum reibungslosen Funktionieren des Körpers beitragen, von ihm aber nicht selbst gebildet werden können. Vor allem Eisen und Kalzium müssen in hoher Dosierung zugeführt werden, um die Entwicklung Ihres Babys zu unterstützen.

**Eisen** Da Eisen für die Hämoglobinproduktion (der sauerstofftragende Teil der roten Blutkörperchen) von grundlegender Bedeutung ist, muß die Zufuhr nicht nur angemessen sein (siehe Spalte rechts), sondern während der Schwangerschaft auch fortlaufend erfolgen. Es ist wichtig, das erhöhte Blutvolumen aufrechtzuerhalten, und Sie sollten daran denken, daß Eisen im Blut Ihres Babys in Sekundenschnelle abgebaut wird. Außerdem gilt es, sich daran zu erinnern, daß Eisen, insbesondere ein ergänzendes Präparat, die Aufnahme von Zink blockieren kann, ein Spurenelement, das für die Entwicklung des fetalen Gehirns und Nervensystems unerläßlich ist. Nehmen Sie also zinkreiche Nahrungsmittel wie Fisch und Weizenkeime getrennt von eisenhaltigen Produkten zu sich.

**Kalzium** Die Knochen Ihres Babys bilden sich zwischen der 4. und 6. Lebenswoche. Deshalb ist es wichtig, dem Körper schon vor und während der Schwangerschaft hohe Kalziummengen zuzuführen. Zu den kalziumreichen Nahrungsmitteln gehören alle Milchprodukte (wählen Sie die fettarmen), Milchpulver, grüne Blattgemüse, Sojaprodukte, Brokkoli und Fische wie zum Beispiel Sardinen oder Sardellen. Wenn Sie aus irgendeinem Grund keine Milch trinken oder Milchprodukte essen können, müssen Sie Kalziumpräparate nehmen. Vitamin D (siehe Kästchen) trägt zur besseren Kalziumabsorption bei.

**Flüssigkeit**

Während der Schwangerschaft erhöhen sich Blutvolumen und Blutplasma ungefähr um die Hälfte; deshalb ist es wichtig, daß Sie genügend Flüssigkeit zu sich nehmen. Mineralwasser ist am besten, aber auch ungesüßte Fruchtsäfte sind zu empfehlen. Wenn Sie unter einer leichten Schwellung der Knöchel, des Gesichts oder der Finger leiden, hilft es auch nicht, wenn Sie die Flüssigkeitsmenge drosseln. Da die Körperflüssigkeit zunimmt, ist es ungeheuer wichtig, daß Sie genug Salz erhalten, um möglichen Nebenwirkungen eines Salzmangels auf Sie oder Ihr Baby vorzubeugen.

## Eisenzufuhr

**Der Eisenbedarf errechnet sich für jede Frau anders, und auch die Form, in der Eisen zugeführt werden sollte, ist umstritten.**

Die bevorzugte Form wäre über Nahrungsmittel aus organischer Zucht, zum Beispiel Innereien, rotes Fleisch und Eier. Diese tierischen Eisenquellen werden leichter absorbiert als Eisen, das aus Obst oder Gemüse stammt. Es ist jedoch ratsam, während der Schwangerschaft auf Leber zu verzichten, da der hohe Vitamin-A-Gehalt (nach Maßgabe des britischen Health Education Council) für das Kind im Mutterleib giftig sein könnte.

Eisenreiche Produkte außer den oben genannten sind Fisch, Bohnen, Aprikosen, Rosinen und Pflaumen.

Säureneutralisierende Medikamente gegen Verdauungsstörungen verringern die Eisenabsorption. Vergewissern Sie sich also, daß Sie Ihre Eisenzufuhr erhöhen, wenn Sie Antazide nehmen müssen.

Wenn Sie schon zu Beginn der Schwangerschaft unter Eisenmangel leiden oder später ein Defizit entwickeln, wird Ihnen Ihr Arzt Eisen in Tablettenform verschreiben oder spritzen, um einer Anämie vorzubeugen.

## Vitamin D

**Vitamin D kann vom Körper hergestellt werden. Die Produktion wird durch die Einwirkung von Licht auf die Haut ausgelöst.**

Hellhäutige Menschen müßten sich rund 40 Minuten am Tag der Sonne aussetzen, um angemessene Mengen Vitamin D zu produzieren.

Dunkelhäutige Menschen, die weit vom Äquator entfernt leben, brauchen eine längere UV-Einstrahlung.

# Nährwerttabellen

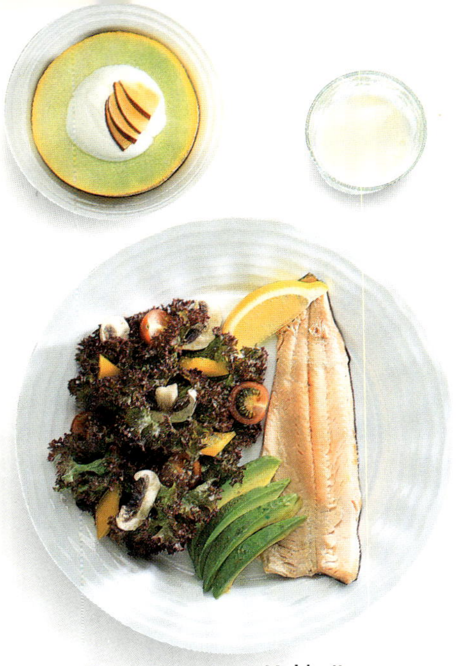

**Eine ausgewogene Mahlzeit**
Das abgebildete ebenso schmackhafte wie nährstoffreiche Gericht besteht aus Lachsforelle und Salat, Melone mit Joghurt und Nektarinen und Milch.

Obwohl es nicht notwendig ist, während der gesamten Schwangerschaft Portionen abzumessen, sollen Ihnen diese Tabellen als Orientierungshilfe dienen, damit Sie sich so gesund wie möglich ernähren. Sie müssen die angegebenen Nährstoffmengen nicht mit einer Mahlzeit zu sich nehmen, sondern dürfen sie auf den ganzen Tag ausgewogen verteilen.

## Täglicher Bedarf

Um sich und Ihr Baby bestmöglich zu ernähren, sollten Sie nach Möglichkeit versuchen, jeden Tag die nachfolgenden Portionen zu essen. Variieren Sie die Nahrungsmittel auf Ihrem Speiseplan!

- Hochwertige Proteine – 3 Portionen
- Vitamin-C-haltige Nahrung – 2 Portionen
- Kalziumhaltige Nahrung – 4 oder 5 Portionen
- Grüne Blattgemüse, gelbe Gemüse- und Obstsorten – 3 Portionen
- Andere Obst- und Gemüsesorten – 1 oder 2 Portionen
- Vollkorngetreidekörner und hochmolekulare Kohlenhydrate – 4 Portionen
- Eisenreiche Nahrung – 2 Portionen
- Flüssigkeit – 8 Gläser am Tag; am besten ist Mineralwasser

| Bedarf | Empfohlene Quellen |
|---|---|
| Calciumhaltige Nahrung | 50 g Hartkäse, 100 g Weichkäse, 325 g Hüttenkäse, 250 ml Joghurt, 200 ml Milch oder ein Getränk aus Milchpulver, 75 g Sardinen (Büchse) |
| Nahrung mit hochwertigem Protein | 75 g Hartkäse, 100 g Weichkäse, 500 ml Milch, 340 ml Joghurt, 3 Eier (Größe 1), 100 g Fisch (frisch oder tiefgefroren), 100 g Garnelen, 75 g Rind, Lamm, Schwein, Geflügel, Innereien ohne Fett (keine Leber) |
| Grünes Blattgemüse und gelbes/rotes Gemüse und Obst | 25 g Spinat, Brokkoliröschen, 13 g Karotten, 250 g Erbsen, Bohnen, 25 g Paprikaschoten, 150 g Tomaten, 50 g Melone, 6 Pflaumen, 1 Mango, Orange, Grapefruit, 2 Aprikosen, 4 Pfirsiche, Äpfel, Birnen |
| Ganze Getreidekörner und hochmolekulare Kohlenhydrate | 73 g gekochte Gerste, brauner Reis, Hirse, Bulgur (Reformhaus), 25 g Vollkorn- oder Sojamehl, 1 Scheibe Vollkorn- oder Sojabrot, 6 Vollkornsticks, 75 g Kidneybohnen, Sojabohnen, Kichererbsen, 100 g Linsen, Erbsen, 1 Vollkorn-Pittabrot oder Tortilla, 6 Vollkornkekse |
| Vitamin-C-haltige Nahrung | 25 g Paprikaschoten, 225 g Tomaten, 200 g Brombeeren oder Himbeeren, 100 ml Zitrusfrüchtesaft, 25 g schwarze Johannisbeeren, 75 g Erdbeeren, 1 große Zitrone oder Orange, $^1/_2$ Grapefruit von mittlerer Größe |

**Vitamin- und Mineralstofflieferanten**

Wir sind zur Deckung unseres gesamten Vitamin- und Mineralstoffbedarfs von Nahrungsmitteln abhängig. Die unten abgebildete Tabelle bietet Ihnen Leitlinien, um die besten Lieferanten essentieller Vitamine und Mineralien ausfindig zu machen. Sie sind hochempfindlich; deshalb sollten Sie die Nahrung so frisch wie möglich verzehren.

| Name | Nahrungsquelle |
|---|---|
| **Vitamin A** (Retinol, Karotin) | Naturbelassene Milch, Butter, Käse, Eidotter, öliger Fisch, Innereien, grünes und gelbes Gemüse und Obst |
| **Vitamin $B_1$** (Thiamin) | Vollkorngetreide, Nüsse, Hülsenfrüchte, Innereien, Schweinefleisch, Bierhefe, Weizenkeime |
| **Vitamin $B_2$** (Riboflavin) | Bierhefe, Weizenkeime, Vollkorngetreide, Grüngemüse, Milch, Käse, Eier |
| **Vitamin $B_3$** (Niacin) | Bierhefe, Vollkorngetreide, Weizenkeime, Innereien, Grüngemüse, öliger Fisch, Milch, Erdnüsse |
| **Vitamin $B_5$** (Pantothensäure) | Innereien, Eier, Erdnüsse, Vollkorngetreide, Käse |
| **Vitamin $B_6$** (Pyridoxin) | Bierhefe, Vollkorngetreide, Sojamehl, Innereien, Weizenkeime, Pilze, Kartoffeln, Avocados |
| **Vitamin $B_{12}$** (Cyanocobalamin) | Fleisch, Innereien, Fisch, Milch, Eier |
| **Folsäure** (Teil des Vitamin-B-Komplexes) | Rohes Blattgemüse, Erbsen, Sojamehl, Orangen, Bananen, Walnüsse |
| **Vitamin C** (Ascorbinsäure) | Hagebuttensaft, Paprikaschoten, Zitrusfrüchte, schwarze Johannisbeeren, Tomaten |
| **Vitamin D** (Calciferol) | (mit Vitaminen) angereicherte Milch, öliger Fisch, Eier (vor allem Eidotter), Butter |
| **Vitamin E** | Weizenkeime, Eidotter, Erdnüsse, Samen, Pflanzenöle, Brokkoli |
| **Kalzium** | Milch, Käse, kleine Fische (Sardinen, Sardellen), Erdnüsse, Walnüsse, Sonnenblumenkerne, Sojaprodukte, Joghurt, Brokkoli |
| **Eisen** | Nieren, Fisch, Eidotter, rotes Fleisch, Müsli, Zuckersirup, Aprikosen, Bohnen |
| **Zink** | Weizenkleie, Eier, Nüsse, Zwiebeln, Schellfisch, Sonnenblumenkerne, Weizenkeime, Vollkornweizen |

## Zubereitung der Nahrung

**Versuchen Sie, Ihre Kochmethoden so umzustellen, daß Sie gesunde Eßgewohnheiten fördern.**

- Schneiden Sie vor dem Zubereiten alles Fett vom Fleisch weg.
- Schöpfen Sie das Fett bei Eintöpfen und Suppen von der Oberfläche ab.
- Statt zu braten, sollten Sie Gerichte backen, dünsten, in der Mikrowelle zubereiten oder grillen.
- „Rührbraten" Sie (kurzes Anbraten unter ständigem Wenden mit dem Pfannenheber) in 1 TL Olivenöl und ein wenig Wasser oder mit einem Brühwürfel, in einer Tasse Wasser aufgelöst.
- Benutzen Sie Antihaftpfannen und nur ein Mindestmaß an Fett, wenn Sie Omeletts oder Rühreier zubereiten.
- Verwenden Sie anstelle von Mayonnaise, Salatcreme oder Sauerrahm verschiedene Würzessigsorten (zum Beispiel Basilikum-, Thymian- oder Knoblauchessig; selbstgemachte sind besser als gekaufte) oder Joghurt als Salatdressing.
- Reichern Sie Milchgetränke oder Kuchenteig mit entrahmtem Trockenmilchpulver an, um eine Extraportion Kalzium zu erhalten.
- Kaufen Sie immer fettarme statt Vollfett-Milchprodukte.
- Essen Sie so oft wie möglich rohes Obst und Gemüse.

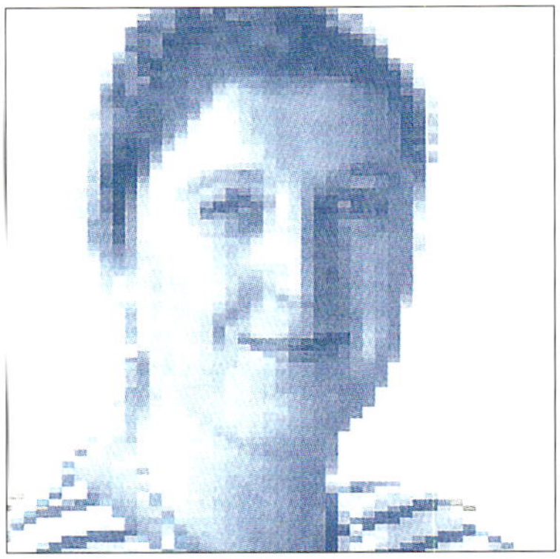

| | |
|---|---|
| **Name:** | Anne Watkins |
| **Alter:** | 31 Jahre |
| **Medizinische Vorgeschichte:** | Keine Besonderheiten |
| **Geburtshilflicher Hintergrund:** | Zwei voll ausgetragene Schwangerschaften, normale Entbindungen, Junge 5 Jahre alt, Mädchen 3 Jahre alt |

Anne wechselte vor zwei Jahren zur vegetarischen Kost über, ein Jahr nach der Geburt ihres zweiten Kindes Katie. Obwohl sie sich mit der fleischlosen Küche, die jedoch Milchprodukte und Eier einschließt, sehr gesund fühlt, machte sie sich Sorgen wegen des zusätzlichen Nährstoffbedarfs während der Schwangerschaft. Sie hatte Angst, ihr Arzt könne Einspruch gegen ihre Ernährungsweise erheben und sie könne sich genötigt fühlen, doch Fleisch zu essen. Sie suchte bei mir Rat und Unterstützung.

**Fallstudie**

# Die Vegetarierin

*Anne machte sich Sorgen, ihre vegetarische Kost könne nicht optimal sein. Wir warfen gemeinsam einen Blick auf die einzelnen Probleme, und nachdem wir mögliche Protein- und Kalziummängel aufgespürt hatten, gab ich ihr Tips, um die Einnahme der erforderlichen Nährstoffmengen sicherzustellen.*

## Haben Vegetarierinnen besondere Ernährungsbedürfnisse?

Da Anne bereits zwei Kinder geboren hatte, war ihr bewußt, daß möglicherweise bestimmte Veränderungen in ihrer Ernährungsweise erforderlich sein würden. Als Vegetarierin lag ihr daran, bestimmte Fragen abzuklären, zum Beispiel: Kann bei rein vegetarischer Kost ein Mangel an Vitamin $B_{12}$ auftreten? Steht die Menge an Folsäure in Zusammenhang mit Spina bifida? Ist die Einnahme eines Zusatzpräparats angeraten, wenn diese Nährstoffe fehlen? Oder die Einnahme von Eisenpräparaten, die einige schwangere Frauen verordnet bekommen?

Anne wußte, die Hauptveränderung in ihrer Ernährungsweise mußte in einer Erhöhung der Proteinzufuhr bestehen; aber welche Art von Eiweiß kam in Frage und aus welchen Quellen? Und da der Körper während der Schwangerschaft mehr Kalzium verbraucht, wollte sie wissen, ob es genüge, kalziumreiche beziehungsweise kalziumangereicherte Produkte auf den Speiseplan zu setzen oder ob sie Tabletten nehmen solle.

## Wie man den erhöhten Nährstoffbedarf deckt

Die Meinungen über vegetarische Kost in der Schwangerschaft klaffen weit auseinander. Manche Experten behaupten, daß Frauen, die kein tierisches Protein zu sich nehmen, auch ohne Vitamin-$B_{12}$-Zusatz ein gesundes Baby

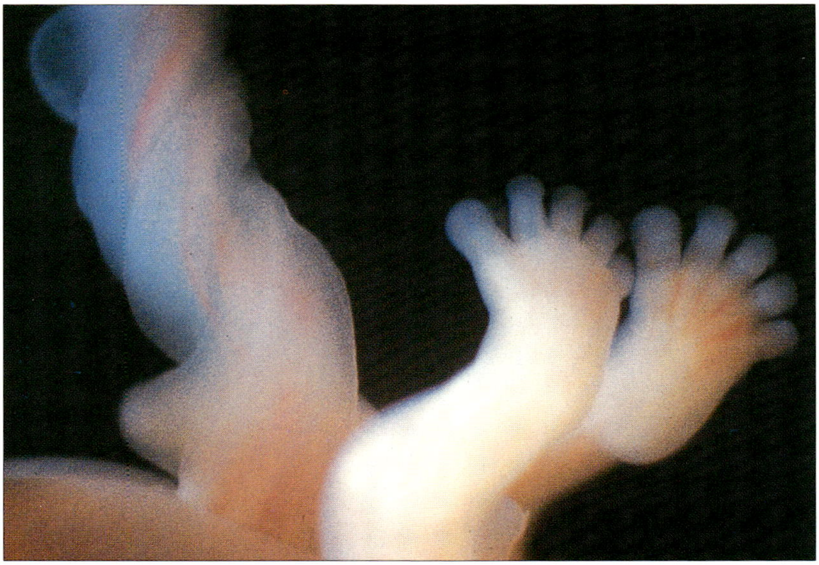

**Die Lebensader Ihres Babys**
Die Nabelschnur verbindet Ihr Baby mit der Plazenta. Alles, einschließlich der Nährstoffe, die für Wachstum und Entwicklung unerläßlich sind, wird Ihrem Kind durch die Nabelschnur zugeführt.

### Empfohlenes Tagesmenü

**Frühstück**
2 Scheiben Vollkorntoast mit Hefeextrakt und Butter;
1 Tasse entkoffeinierter Tee mit entrahmter Milch;
1 Banane

**Zwischenmahlzeit, Vormittag**
Rohes Gemüse und Vollkorn-Pittabrot

**Mittagessen**
Eine große gebackene Kartoffel mit Hüttenkäse, rote Paprika, Tomaten und Brunnenkresse, ein Glas Tomatensaft, Nüsse und Trockenobst

**Zwischenmahlzeit, Nachmittag**
Brokkoli-Käse-Suppe mit gehackten Walnüssen und fettarmem Frischkäse, 2 Scheiben Roggenbrot

**Abendessen**
Pilz-Tofu-Lasagne, Spinat, gedünstete Zuckererbsen und Vollkorn-Knoblauchbrot, frisches Obst mit fettarmem Joghurt, Grapefruitsaft

**Betthupferl**
Gekochtes Ei mit Vollkorntoast, Hering mit Hefeextrakt, ein Glas entrahmte Milch

austragen können, während andere, weniger flexible Ärzte predigen, Fleisch und Fisch seien unverzichtbare Bestandteile einer schwangerschaftszuträglichen Ernährung. Beide Ansichten sind falsch.

Bei strengen Vegetarierinnen, die weder Fleisch noch Milchprodukte zu sich nehmen, sind Vitamin-$B_{12}$-Zugaben absolut unerläßlich. Vitamin $B_{12}$ ist von zentraler Bedeutung für ein gesundes fetales Wachstum und die Entwicklung eines Kindes, das gestillt wird. Deshalb müssen der Kost während Schwangerschaft und Stillzeit Milch und Eier beigefügt oder synthetische Präparate genommen werden. Besprechen Sie das unbedingt mit Ihrem Arzt und lassen Sie sich die entsprechenden Präparate verschreiben.

Lakto-Vegetarierinnen, die auch Milchprodukte zu sich nehmen, haben keine Probleme während Schwangerschaft und späterer Stillzeit, solange die Kalzium- und Proteinzufuhr erhöht wird.

Alle werdenden Mütter sollten mindestens ein Glas Milch am Tag trinken (wählen Sie fettarme statt Vollmilch). Anne kann die zugeführte Eiweiß- und Vitaminmenge auch durch vitaminangereicherte Sojamilch und viele andere Soja- und Milchprodukte erhöhen.

Die einfachste Methode besteht jedoch darin, mindestens vier Eier pro Woche auf den Speisezettel zu setzen. Eier enthalten außerdem Eisen, wenn auch nicht soviel wie rotes Fleisch. Manche Vegetarier behaupten, sie erhielten dieselbe Eisenmenge, wenn sie statt roter Fleischsorten mehr grüne Blattgemüse äßen. Dazu müßten sie allerdings jeden Tag fast 2,5 kg konsumieren! Manchmal enthalten diese Nahrungsmittel sogar Wirkstoffe, die die Aufnahme von Eisen behindern. Vegetarierinnen müssen daher besonders auf Nahrungsmittel mit hohem Eisengehalt achten.

Ich riet Anne, sich an die Empfehlungen ihres Arztes zu halten, falls dieser ihr als Ergänzung Vitamine, Eisen und Kalziumpräparate verordnet.

## Annes Baby

**Bekanntermaßen sorgt die Natur in erster Linie für die Deckung des fetalen Nährstoffbedarfs, und zwar aus den mütterlichen Vorräten. Das Kind könnte also besser ernährt sein als Anne.**

**Eisen** Der Eisenbedarf des Babys ist hoch, um die Blutbildung und das Wachstum der Organe zu stützen. Er kann durch eisenreiche Nahrung gedeckt werden.

**Kalcium** Eine kalziumreiche Kost ist das Fundament für gesunde Knochen und Zähne und daher absolut erforderlich, um sowohl den Bedarf des Babys als auch Annes eigenen zu decken.

**Protein** Um die Entwicklung von Muskeln, Knochen, Haut und lebenswichtigen Organen zu fördern, sollte Anne eine abwechslungsreiche, eiweißhaltige Kost zu sich nehmen.

**Vitamin $B_{12}$** Die Entwicklung des fetalen Gehirns und Nervensystems hängt von einer ausreichenden Versorgung mit diesem Vitamin ab. Deshalb kann sich Anne, wie jede andere werdende Mutter, keinen Mangel leisten.

**Folsäure** Für die Entwicklung des Gehirns, Rückenmarks und der Wirbelsäule ist eine ausreichende Menge unerläßlich.

**Kalorien** Der fetale Blutzuckerspiegel ist immer niedriger als der mütterliche, weil er sehr schnell abgebaut wird. Für ein gesundes Wachstum ist daher eine stetige Kalorienzufuhr erforderlich.

### Vorsicht

Bei streng vegetarischer Kost kann leicht ein Mangel an Vitamin $B_{12}$ entstehen, das nur in tierischen Produkten zu finden ist. Zusatzpräparate könnten erforderlich sein, um eine gesunde und angemessene Entwicklung des Fetus zu gewährleisten.

## Wie ist es um Ihre Ernährung bestellt?

**Wenn Sie zu einer der nachfolgenden Gruppen gehören, dann steht es um Ihre Ernährung nicht zum besten, und Ihr Baby könnte gefährdet sein. Sie sollten um Rat bei Ihrem Arzt oder in der Klinik nachsuchen, in der Ihre Vorsorgeuntersuchungen durchgeführt werden.**

- Wenn Sie vor kurzem eine Fehl- oder Totgeburt hatten oder wenn Ihre Kinder sehr schnell nacheinander geboren wurden (es sollten mindestens 18 Monate dazwischenliegen).
- Wenn Sie starke Raucherin sind oder Alkohol in größeren Mengen trinken.
- Wenn Sie auf bestimmte wichtige Lebensmittel, wie Kuhmilch oder Weizen, allergisch reagieren.
- Wenn Sie unter einer chronischen Erkrankung leiden, die Sie zwingt, langfristig Medikamente einzunehmen.
- Wenn Sie unter 18 Jahre alt sind, Ihr Körperumfang schnell wächst und Ihr Nährstoffbedarf über dem Durchschnitt liegt.
- Wenn Sie Mehrlinge erwarten.
- Wenn Sie großem Streß ausgesetzt waren / sind oder eine körperliche Verletzung erlitten haben.
- Wenn Sie einen Beruf ausüben, der harte körperliche Arbeit mit sich bringt, oder wenn Sie in einem potentiell gefährlichen Umfeld tätig sind (siehe Seite 150).
- Wenn Sie sich, bevor Sie schwanger wurden, in schlechter gesundheitlicher Verfassung befunden haben, untergewichtig waren oder Ihre Ernährung unzureichend oder unausgewogen war.

# Ernährungsbezogene Probleme

Eine schwangere Frau setzt ihre eigene Gesundheit und die ihres Babys aufs Spiel, wenn sie es versäumt, ihren Nährstoffbedarf durch eine gesunde Kost und Produkte von erstklassiger Qualität zu decken. Ganz abgesehen davon können schlechte Nahrungsmittel ein Risiko darstellen.

### Fehlernährung

Eine Fehl- oder Mangelernährung der Mutter kann schwerwiegende Folgen für den Fetus haben. Das Risiko einer Fehlgeburt, einer Frühgeburt oder eines untergewichtigen Kindes, das als Säugling und im späteren Leben anfälliger für Krankheiten sein wird, ist hoch. (Das geringere Geburtsgewicht bedeutet nicht, daß die Entbindung einfacher wäre.) Die mütterliche Fehlernährung bewirkt auch eine Wachstumshemmung der Plazenta, und ein niedrigeres Plazentagewicht steht wiederum in Zusammenhang mit einer höheren Säuglingssterblichkeit. Im letzten Drittel der Schwangerschaft (und im ersten Monat nach der Geburt) entwickelt sich das fetale Gehirn am schnellsten; folglich kann eine stark unterernährte Mutter eine optimale Entwicklung der Gehirnfunktionen ihres Kindes erschweren.

Eine Mangelernährung während der Schwangerschaft kann lebenslange Auswirkungen auf Ihr Kind haben und sogar noch zu gesundheitlichen Problemen beitragen, die in der Lebensmitte auftreten, wie Bluthochdruck, Herzkranzgefäßerkrankungen und Fettleibigkeit. Wenn die Zufuhr beschränkt ist, scheint der Fetus die verfügbaren Nährstoffe an Zellen weiterzuleiten, die für ihn von zentraler Bedeutung sind. Zellen, die erst im späteren Leben wichtig werden, gehen dabei leer aus; das Kind im Mutterleib wirft also faktisch ein langes Leben gegen sein unmittelbares Überleben in die Waagschale.

Mütter, die sich richtig ernähren und Kinder von angemessener Größe zur Welt bringen, haben es mit der Betreuung nach der Geburt auch leichter. Erwiesenermaßen sind solche Babys vitaler, aktiver, geistig rege und weniger anfällig für Koliken, Durchfall, Anämie und Infektionskrankheiten.

Im allgemeinen gilt: Je frischer die Erzeugnisse, desto besser. Wir alle können das Risiko einer falschen Ernährung verringern, wenn wir aufbereitete Lebensmittel meiden, die hohe Mengen unerwünschter Chemikalien aufweisen, und ebenso Produkte, die Zusätze, Geschmacks- und Farbstoffe enthalten.

**Aufbereitete Nahrungsmittel** Viele dieser Produkte enthalten chemische Substanzen, um Geschmack, Nährwert und Haltbarkeit zu verbessern. In der Regel sollte man sie meiden, vor allem behandelten Schmelzkäse, Fleisch, Brotaufstriche und Würstchen. Die Lebensmittelzusätze lassen sich leicht ausmachen, denn die Zutaten sind auf dem Produktetikett aufgelistet. Lebensmittelfarben und Konservierungsstoffe erkennen Sie an den E-Nummern. Lesen Sie immer das Etikett auf der Verpackung, um sicherzugehen, daß das Haltbarkeitsdatum noch nicht abgelaufen ist, und verzichten Sie auf alle Produkte, deren Ingredienzien nicht vermerkt sind. Es empfiehlt sich auch, stark gesalzene Lebensmittel zu meiden, vor allem, wenn sie Glutamat (Natriumsalz der Glutaminsäure) enthalten.

**Konservierte Produkte** Geräucherter Fisch, Fleisch und Käse, in Essig eingelegte Gemüse und Würstchen enthalten häufig Nitrat als Konservierungsmittel. Sie sollten gemieden werden, weil Nitrate mit dem Hämoglobin in Ihrem Blut reagieren und somit seine Fähigkeit verringern können, Sauerstoff zu transportieren.

**Getränke** Koffein (in Tee, Kaffee und Schokolade) ist ein Aufputschmittel, und diese sollten während der Schwangerschaft gemieden werden. Das im Schwarztee enthaltene Tannin stört die Eisenresorption; Sie sollten also statt dessen Kräutertees aus organischem Anbau wählen. Alkoholfreie Getränke enthalten immer Zucker oder künstliche Süßstoffe, also sollten Sie den Konsum beschränken. Zu empfehlen ist Mineralwasser.

**Gefahren durch Lebensmittel**

Wir wissen, daß manche Nahrungsmittel kontaminiert sind und Bakterien in ausreichender Menge enthalten, um Krankheiten zu verursachen. Betroffen sind davon vor allem anfällige Menschen.

**Listeriose** Zu den Lebensmitteln, bei denen große Mengen von Listeria-Stäbchenbakterien gefunden wurden, zählen Weichkäse, unpasteurisierte Milch, fertiger Krautsalat, gekochte und gekühlte Gerichte, Pasteten und unsachgemäß zubereitetes Fleisch. Die Bakterien werden durch Temperaturen beim Pasteurisieren normalerweise zerstört, aber wenn Nahrung damit infiziert und im Kühlschrank aufbewahrt wird, vermehren sie sich weiter. Aus diesem Grund sollten gekühlte Lebensmittel nicht mehr nach Ablauf des Haltbarkeitsdatums verzehrt werden.
Die Symptome ähneln ein wenig der Grippe – erhöhte Temperatur, allgemeines Unwohlsein und Gliederschmerzen. Außerdem können Hals- und Augenschmerzen, Durchfall und Magenschmerzen dazukommen. Wird der fetale Organismus von den Erregern im mütterlichen Blut durchdrungen, kann eine Totgeburt die Folge sein. Eine Listeriose kann zu wiederholten Fehlgeburten führen.

**Salmonellen** Eine Salmonelleninfektion läßt sich oft auf Eier und Hühnerfleisch zurückführen. Kaufen Sie immer Eier von Freilandhühnern und ebensolches Geflügel. Zu den Symptomen einer Salmonellenvergiftung zählen Kopfweh, Übelkeit, Bauchschmerzen, Durchfall, Schüttelfrost und Fieber, die etwa 12 bis 48 Stunden nach der Infektion auftreten und zwei oder drei Tage anhalten.

**Toxoplasmose** Diese Infektionskrankeit kann durch Verzehr von rohem beziehungsweise nicht garem Schweinefleisch oder Rindfleisch verursacht werden oder wenn Sie mit dem Kot infizierter Katzen und Hunde in Berührung kommen (siehe Seite 151).

**Botulismus** Das ist eine sehr seltene, aber schwerwiegende Form der Lebensmittelvergiftung, ausgelöst durch den Genuß unsachgemäß in Dosen abgefüllter oder anderweitig konservierter Nahrung wie gepökeltes Schweinefleisch oder Räucherschinken. Der Giftstoff Botulin kann eine Schädigung des Nervensystems und eine Muskellähmung verursachen.

## Sichere Nahrung

**Gehen Sie nie unnötige Risiken ein, wenn Sie Lebensmittel zubereiten und lagern; Bakterien können sich rasend schnell vermehren.**

- Benutzen Sie stets absolut saubere Küchenutensilien.
- Waschen Sie sich nach dem Besuch der Toilette immer die Hände, bevor Sie Lebensmittel anfassen.
- Vergewissern Sie sich, daß Nahrungsmittel, vor allem Geflügel, völlig aufgetaut und lange genug gegart sind.
- Passen Sie auf, daß rohes Fleisch oder rohe Eier nie mit anderen Nahrungsmitteln in Berührung kommen.
- Meiden Sie eingedellte oder rostige Konservendosen und alle Produkte, die irgendwie „verdorben" aussehen.
- Kaufen Sie pasteurisierte Milchprodukte, oder achten Sie darauf, daß Sie diese durch Abkochen keimfrei machen.
- Frieren Sie keine aufgetauten Lebensmittel ein zweites Mal ein.
- Erhitzen Sie Gerichte nur einmal und gründlich; Reste wegwerfen.

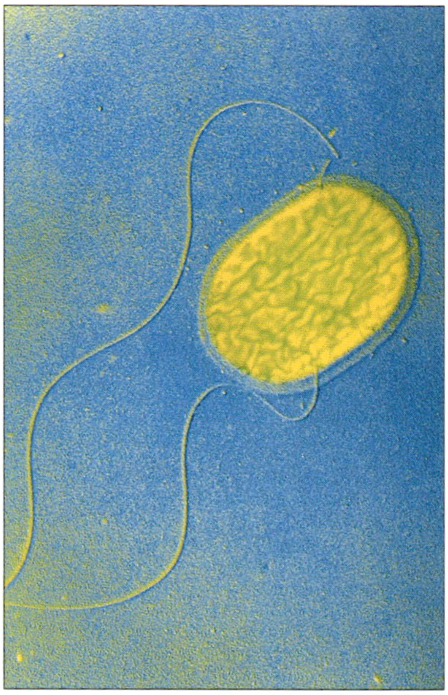

**Salmonellen-Bakterien**
Das Bild zeigt eine von Hunderten verschiedener Bakteriengattungen, die beim Menschen Infektionskrankheiten hervorrufen können.

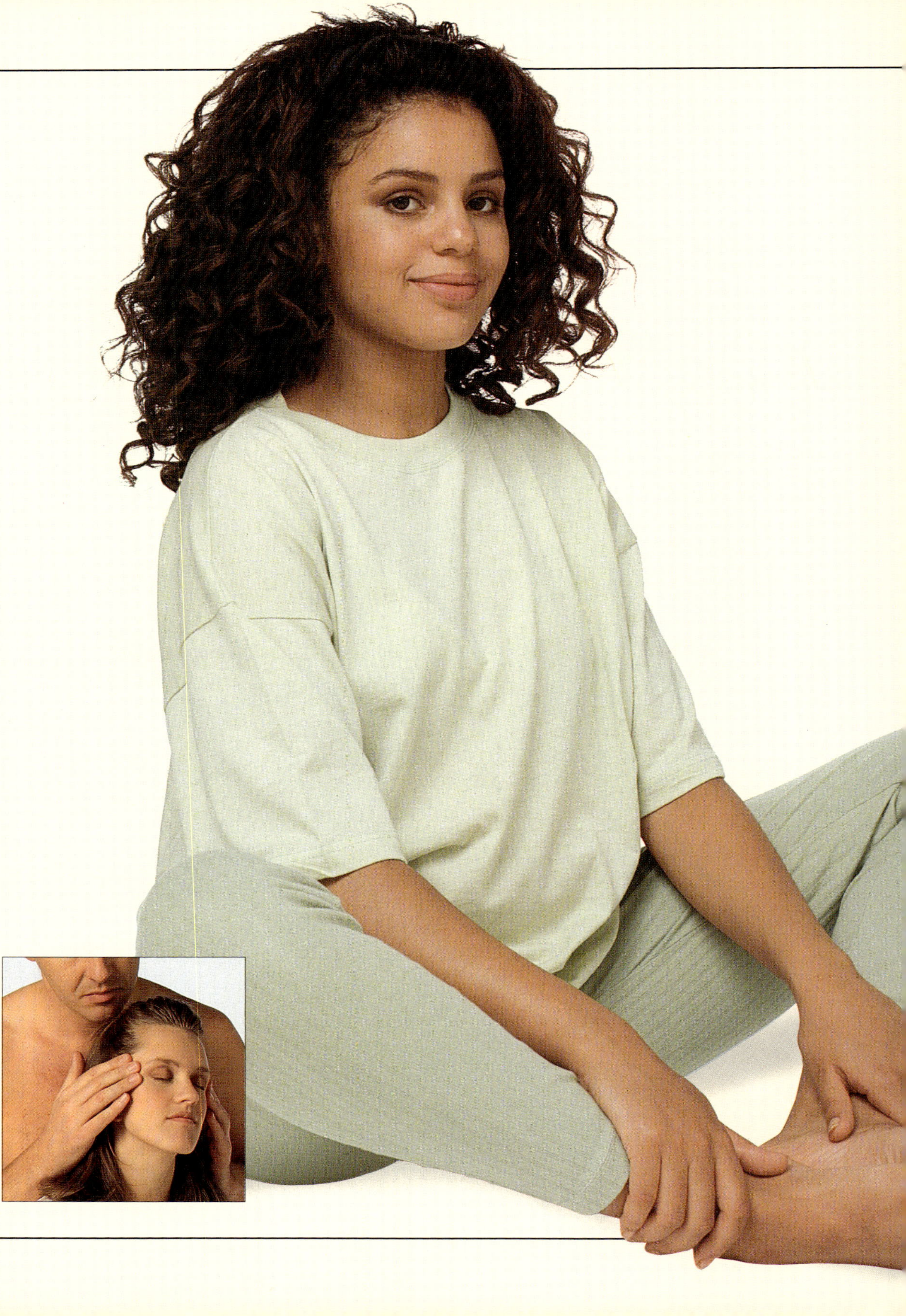

Kapitel 5

# Topfit in der Schwangerschaft

*Während der Schwangerschaft topfit zu bleiben, sowohl körperlich als auch geistig, ist von vorrangiger Bedeutung. Die nachfolgenden Übungen werden Ihnen dabei helfen. Jeder Mensch ist einem bestimmten Maß Streß und Ängsten, ja sogar potentiell gefährlichen Situationen und Substanzen ausgesetzt. Wenn Sie lernen, wie man Probleme meistert und von vornherein vermeidet, werden Sie sich während der Schwangerschaft in persönlicher Bestform befinden.*

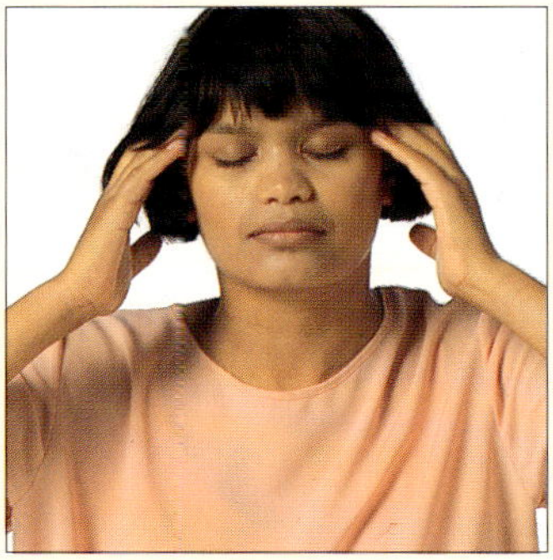
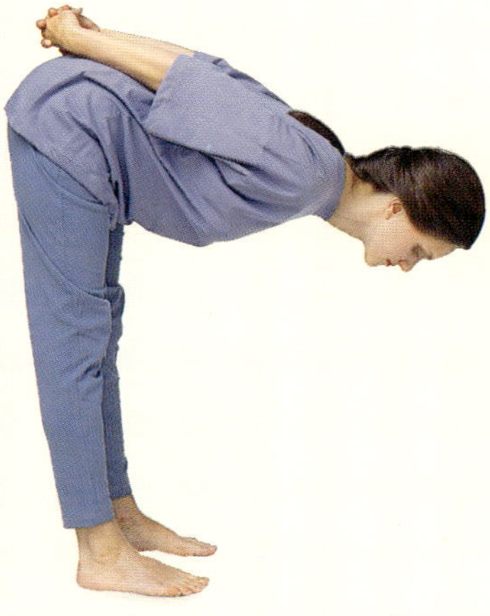
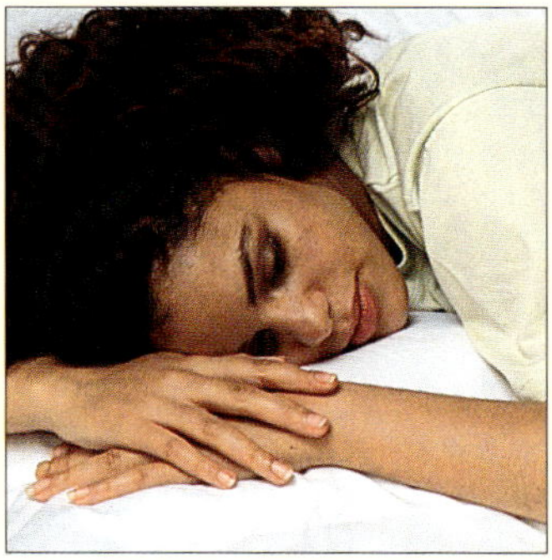

# Übungen

*Die physischen Vorteile der Gymnastik – Verbesserung der Ausdauer, Geschmeidigkeit und Kraft – werden Ihnen helfen, sich den zusätzlichen Belastungen gewachsen zu zeigen, denen sich Ihr Körper gegenübersieht, wenn er sich an die Bedürfnisse der Schwangerschaft und Geburt anpassen muß.*

Psychologisch gesehen wirkt Gymnastik der Neigung entgegen, sich unbeholfen wie ein Schlachtschiff oder reizlos zu fühlen, vor allem in den letzten drei Monaten der Schwangerschaft. Sie verbessern mit Gymnastik außerdem Ihre Blutzirkulation und tragen somit dazu bei, Verspannungen abzubauen. Die Wehen können leichter und erträglicher sein, wenn Sie einen guten Muskeltonus haben, und viele Übungen, die in Kombination mit Entspannungs- und Atemtechniken in den Geburtsvorbereitungskursen gelehrt werden, stärken das Vertrauen, das Sie während der Wehen in die Leistungsfähigkeit Ihres Körpers setzen. Wenn Sie eine gute Kondition bewahren, haben Sie außerdem den Vorteil, daß Sie Ihre alte Figur nach der Geburt des Babys schneller wiedererlangen.

### Ihr Übungsprogramm

Der Gedanke, in Ihren ohnehin schon randvollen Terminkalender jeden Tag auch noch Gymnastikübungen einzubauen, mag zunächst nicht sonderlich reizvoll erscheinen. Aber viele der nachfolgend beschriebenen Übungen können Sie „nebenher" absolvieren: die Übungen für den Beckenboden beim Zähneputzen, Fuß- und Knöchelübungen, während Sie vorm Schreibtisch oder im Bus sitzen, und im Schneidersitz können Sie lesen oder fernsehen. Fangen Sie langsam an, und bauen Sie die Übungen allmählich auf, aber nur in einem Maß, das Sie für sich als das richtige empfinden. Atmen Sie mehrmals tief ein und aus, bevor Sie beginnen. Damit kurbeln Sie die Blutzirkulation im Körper an und versorgen die Muskulatur mit ausreichend Sauerstoff. Wenn Sie Schmerzen verspüren, Krämpfe haben oder kurzatmig werden, hören Sie bitte sofort auf; nehmen Sie die Übungen dann später in gemäßigterem Tempo wieder auf. Falls Ihnen die Luft ausgeht, erhält Ihr Baby nämlich auch keinen Sauerstoff mehr.

Jeden Tag ein bißchen Körperbewegung ist besser als ein sportlicher Kraftakt, auf den eine Weile nichts mehr folgt. Normalerweise kann eine Frau frische Energie tanken, wenn sie sich eine halbe Stunde hinlegt. Dagegen braucht eine Schwangere mitunter einen halben Tag, bis sie sich von ihrer Erschöpfung erholt hat. Also seien Sie nett zu sich selbst, und suchen Sie sich eine der nachfolgend beschriebenen Aktivitäten aus, die sowohl Ihnen als auch Ihrem Kind Spaß machen und Entspannung bringen.

### Empfohlene Aktivitäten

Sie können während der Schwangerschaft die meisten Sportarten betreiben (bis zum letzten Trimester), sofern Sie diese auch vorher schon regelmäßig ausgeübt haben und kontinuierlich weiterverfolgen, so daß der Körper in Kondition bleibt.

## Gut für Sie

**Regelmäßige Körperbewegung kann nicht nur physisch, sondern auch emotional befriedigend sein – eine angenehme Möglichkeit, sich auf die Veränderungen in den kommenden Monaten vorzubereiten.**

- Sie werden durch die Freisetzung körpereigener Hormone, beispielsweise von Endorphinen, einen emotionalen Aufschwung erleben.
- Sie fühlen sich ausgeglichener, weil die Ausschüttung beruhigender Hormone nach den Gymnastikübungen zur Entspannung beiträgt.
- Sie schärfen Ihr Bewußtsein, wenn Sie lernen, wie Sie Ihren Körper auf neue Weise einsetzen.
- Rückenschmerzen, Krämpfe in den Beinen und Kurzatmigkeit können durch regelmäßige Übungen abgebaut werden.
- Ihr Energiespiegel erhöht sich merklich.
- Sie sind besser für die Wehen gerüstet, die Schwerstarbeit darstellen.
- Sie werden nach der Geburt schneller wieder Ihre alte Figur haben.
- Sie erweitern Ihren Bekanntenkreis, wenn Sie mit anderen werdenden Müttern an einer Schwangerschaftsgymnastik teilnehmen.
- Sie können die Übungen mit Ihrem Partner oder anderen Familienmitgliedern durchführen.

**Schwimmen** Der Tonus der meisten Muskeln verbessert sich ebenso wie Ihre Ausdauer. Da das Wasser Ihr Gewicht trägt, werden Muskeln und Gelenke nicht gezerrt, so daß Schwimmen selten zu physischen Verletzungen beiträgt.

**Yoga** Diese Disziplin hat viele Vorteile; unter anderem fördert sie die Geschmeidigkeit des Körpers, wirkt Muskelverspannungen entgegen und baut innere Anspannung ab.

**Spazierengehen** Selbst wenn Sie keine Sportskanone sind, können Sie wenigstens jeden Tag rund einen Kilometer weit spazierengehen; das ist gut für die Verdauung, die Blutzirkulation und Ihre Figur. Versuchen Sie, den Körper dabei aufrecht zu halten: Schieben Sie das Gesäß unter die Wirbelsäule, nehmen Sie die Schultern zurück, und tragen Sie den Kopf hoch, statt ihn herunterhängen zu lassen. Gegen Ende der Schwangerschaft bekommen Sie leicht Rückenschmerzen. Ein Tip: Tragen Sie immer flache Schuhe mit Fußbett.

**Tanzen** Solange Sie dabei keine akrobatischen Verrenkungen machen, können Sie während der Schwangerschaft so oft tanzen, wie Sie wollen.

### Mit Vorsicht zu genießen

Einige Sportarten, zum Beispiel Skifahren oder Reiten, sollten Sie nicht mehr ausüben, wenn Ihr Leibesumfang wächst, weil Sie durch das ungewohnte Gewicht, das Sie vor sich hertragen, schneller die Balance verlieren. Aktivitäten wie die unten aufgelisteten sollten ebenfalls gemieden weden, weil Sie den Körper damit unnötigen Belastungen aussetzen.

**Joggen** Die mit diesen Bewegungen verbundenenen Erschütterungen setzen Brüste und Rücken, Wirbelsäule, Becken, Hüften und Knie großen Belastungen aus. Verzichten Sie während der Schwangerschaft darauf.

**Wandern mit Rucksack** Alle Sportarten, bei denen Sie ein Gewicht tragen, sind schädlich, weil Sie die Bänder im Rücken stark belasten. Denken Sie daran, daß während der Schwangerschaft das ausgeschüttete Progesteron die Bänder lockert, und im Gegensatz zu Muskeln, die wieder ihre alte Form annehmen können, bleiben die Bänder gedehnt.

**Sit-ups** Eine Übung zu absolvieren, bei der Ihre Bauchmuskulatur gedehnt wird, ist keine gute Idee. Die längs verlaufenden Bauchmuskeln sind so angelegt, daß sie sich in der Mitte teilen, um dem wachsenden Uterus Platz zu machen, und wenn Sie sich aus der liegenden Position mit einem Ruck aufsetzen, tragen Sie dazu bei, daß sie noch weiter auseinanderklaffen. Die Belastung könnte die Rückgewinnung Ihres Muskeltonus nach der Geburt verzögern. Um aus der Liege- in die Sitzposition zu gelangen (siehe auch Seite 143), sollten Sie sich immer auf die Seite rollen und die Arme benutzen, mit denen Sie sich seitwärts hochstemmen. Auf diese Weise muß sich die Bauchmuskulatur nicht anstrengen und dehnen, wenn Sie aufstehen.

## Gut für Ihr Baby

**Jedesmal, wenn Sie innerhalb Ihrer persönlichen Grenzen Gymnastik machen, erhält Ihr Baby einen Sauerstoffschub, der den Stoffwechsel ankurbelt und es in Hochstimmung versetzt. Das gesamte Gewebe, vor allem aber das Gehirn, werden auf Spitzenleistung getrimmt.**

- Die Hormone, die während der Gymnastik freigesetzt werden, durchdringen die Plazenta und erreichen Ihr Baby. Zu Beginn der Übungen erhält es also über Ihr Adrenalin emotionalen Auftrieb.
- Während der Gymnastik verspürt Ihr Baby ebenfalls die Wirkungen der Endorphine, der körpereigenen morphiumähnlichen Substanzen, die zu äußerstem Wohlbefinden und Zufriedenheit beitragen.
- Nach den Übungen haben die Endorphine eine beruhigende Wirkung, die bis zu acht Stunden anhalten kann. Ihr Baby ist imstande, auch davon zu profitieren.
- Die schaukelnden Bewegungen sind außerordentlich beruhigend und beschwichtigend.
- Wenn Sie die Übungen für die Bauchmuskulatur absolvieren, sollen Sie Ihr Baby außerdem auf eine Weise massieren, die beruhigend und besänftigend wirkt.
- Während des Bauchmuskeltrainings ist die Blutzirkulation optimal; folglich machen Wachstum und Entwicklung Ihres Babys gute Fortschritte, und es genießt alle Vorteile, die damit einhergehen.

# Stretching (Dehnübungen)

Bevor Sie richtig loslegen, sollten Sie sich immer mit diesen Dehnübungen behutsam aufwärmen (siehe links). Sie regen die Blutzirkulation an und versorgen sich und Ihr Baby mit einem angemessenen Sauerstoffvorrat. Wiederholen Sie jede Übung 5- bis 10mal.

**Warum aufwärmen?**

Eine behutsame Aufwärmphase bereitet den Körper auf anstrengendere Übungen vor und läßt sich leicht in den Tagesablauf einfügen. Außerdem hilft Ihnen das Stretching, Verspannungen zu beseitigen. Die Muskeln und Gelenke werden aufgewärmt, so daß Sie der Verletzungsgefahr durch eine Überdehnung vorbeugen. Wenn Sie auf diese Phase verzichten, könnten Sie sich steif und verkrampft fühlen.

**Hals und Nacken**
Neigen Sie den Kopf vorsichtig zu einer Seite; nun das Kinn heben und den Kopf behutsam zur anderen Seite und nach unten kreisen lassen. Wiederholen Sie die Übung, von der anderen Seite beginnend. Nun den Kopf gerade halten und langsam nach rechts, wieder nach vorn und dann nach links drehen. In die Ausgangsposition zurückkehren, so daß Sie nach vorn sehen.

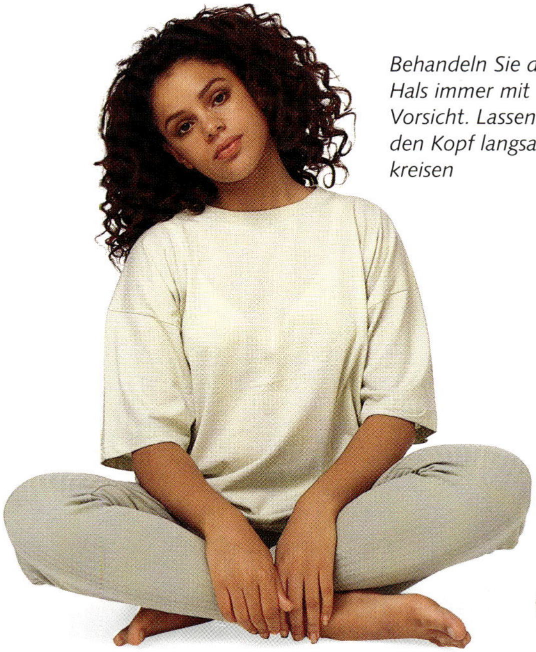

*Legen Sie die Hände locker vor die Beine*

*Behandeln Sie den Hals immer mit Vorsicht. Lassen Sie den Kopf langsam kreisen*

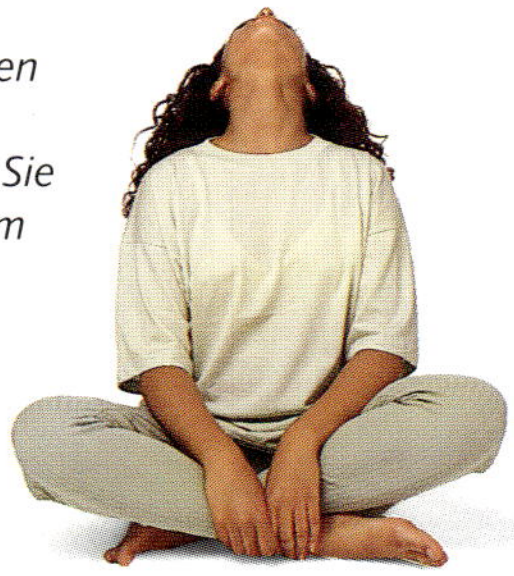

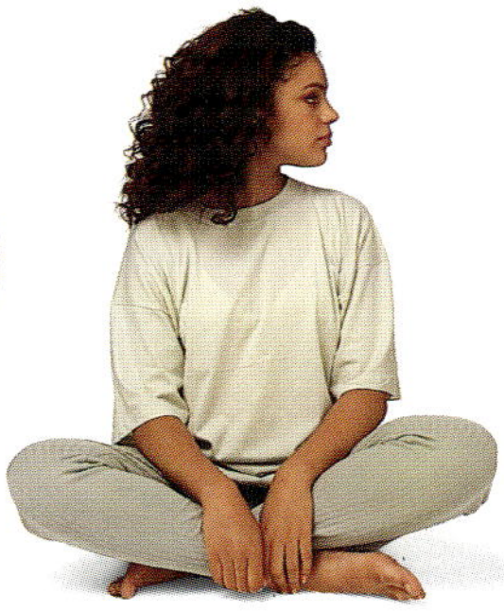

*Halten Sie Kopf und Rücken gerade*

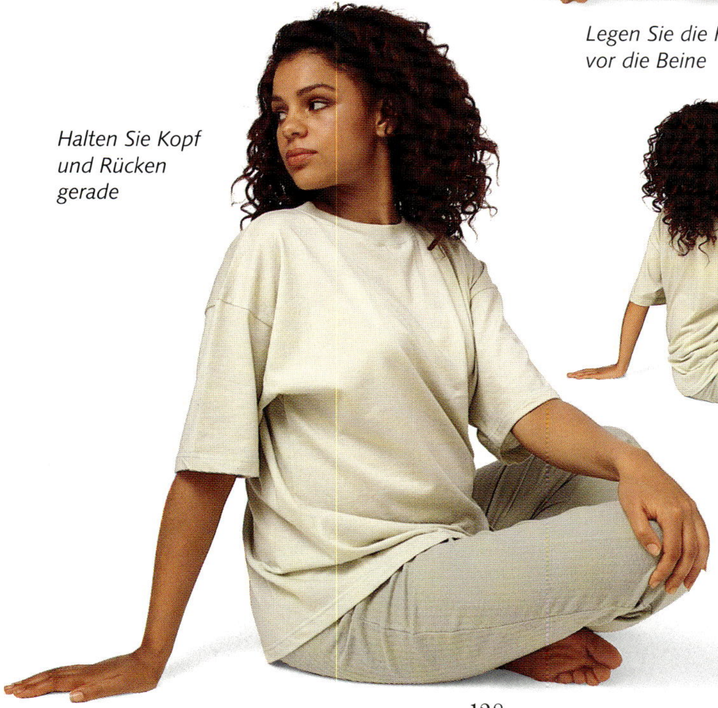

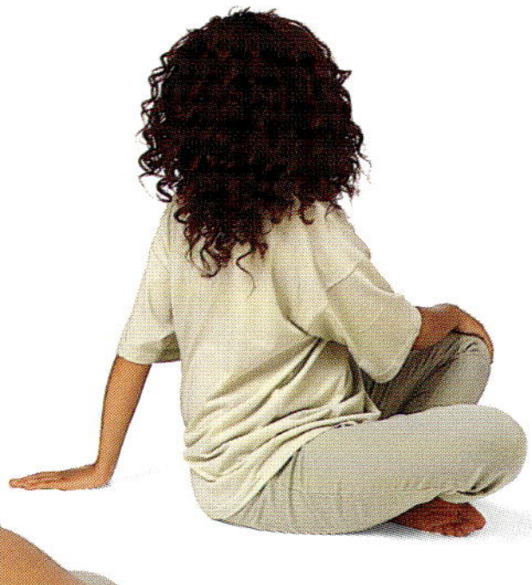

**Taille**
Setzen Sie sich bequem mit gekreuzten Beinen und geradem Rücken hin, und strecken Sie vorsichtig den Hals nach oben. Ausatmen und den Oberkörper nach rechts drehen; dabei die rechte Hand hinter Ihnen auf den Boden stützen. Die linke Hand als „Hebel" auf das rechte Knie legen und den Körper ein wenig weiterdrehen; dabei die Taillenmuskeln behutsam dehnen. In der anderen Richtung wiederholen.

*Legen Sie eine Hand auf das gegenüberliegende Knie, um die Dehnung zu kontrollieren*

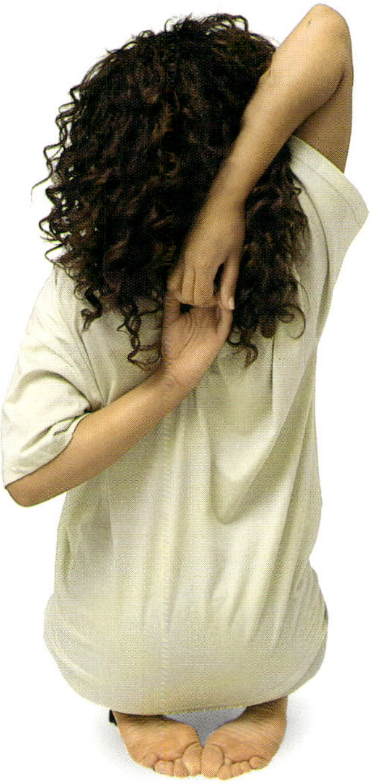

*Die Hände greifen, wenn möglich, leicht ineinander. Keine Sorge, wenn's nicht gleich klappt! Sie werden von Mal zu Mal besser*

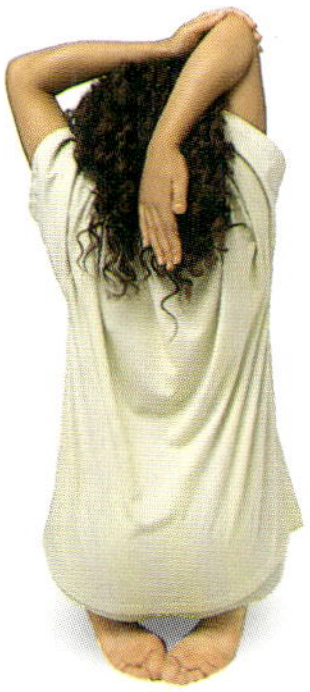

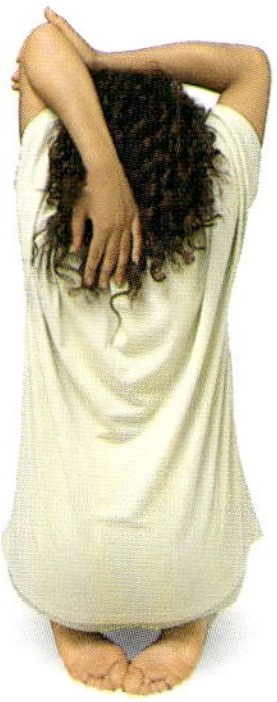

**Arme und Schultern**
Auf die Füße setzen, den rechten Arm heben und langsam zur Decke strecken. Nun am Ellenbogen beugen und die Hand hinten auf den Rücken fallen lassen. Die linke Hand auf den rechten Ellenbogen legen und ihn vorsichtig weiter den Rücken hinunterschieben. Reichen Sie nun mit dem linken Arm von unten den Rücken hinauf, und versuchen Sie, die rechte Hand zu fassen. Die Dehnung 20 Sekunden halten, dann die Muskulatur durch Ausschütteln lockern. Mit dem anderen Arm wiederholen.

## Vorsicht

Arbeiten Sie auf fester Unterlage.

Halten Sie immer Ihren Rücken gerade. Benutzen Sie notfalls die Wand oder ein Kissen, um ihn zu stützen.

Beginnen Sie die Übungen langsam und vorsichtig.

Wenn Sie Schmerzen, Unbehagen oder Müdigkeit fühlen, hören Sie sofort auf.

Denken Sie immer daran, normal zu atmen – andernfalls reduzieren Sie den Blutstrom, der Ihrem Baby zugeführt wird.

Die Zehen sollten nie nach vorn gestreckt, sondern die Füße nach oben gebeugt sein, um Krämpfe zu vermeiden.

**Beine und Füße**
Mit geradem Rücken und ausgestreckten Beinen hinsetzen. Hände auf den Boden neben die Hüften legen, um Ihr Gewicht zu stützen. Knie leicht beugen, dann ausstrecken. Mit dem anderen Bein wiederholen. Das verbessert den Muskeltonus in Wade und Oberschenkel und lindert Krämpfe.

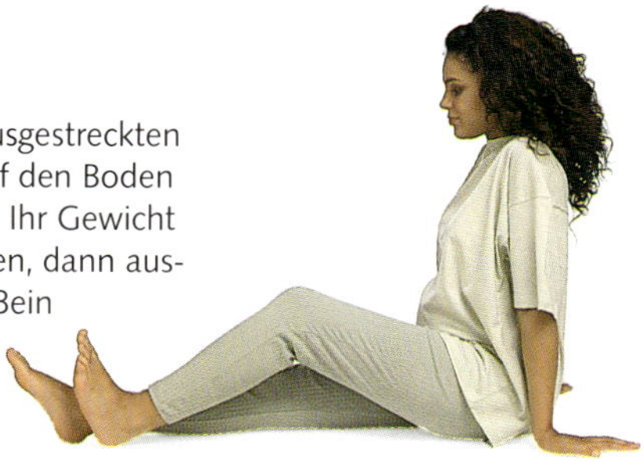

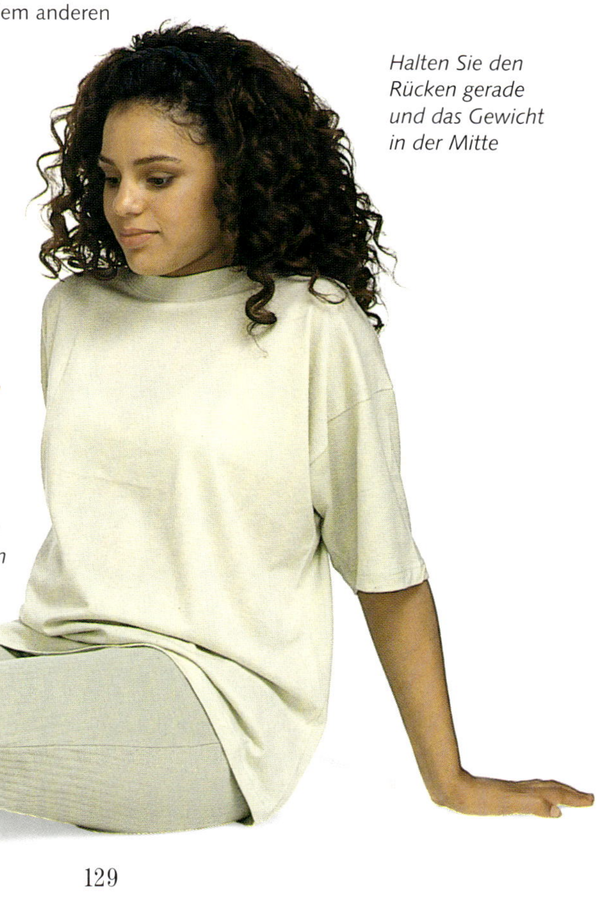

*Halten Sie den Rücken gerade und das Gewicht in der Mitte*

*Der Fuß ist zum Körper hin gebeugt, damit die Muskeln härter arbeiten; nicht überdehnen*

**Verbesserung der Blutzirkulation**
Den Fuß anheben und nach außen beugen. Dann große Kreise in der Luft beschreiben; dabei nur den Knöchel bewegen.

# Übungen für den ganzen Körper

Wenn Sie diese Übungen für den ganzen Körper machen, verringern Sie die Belastungen, die durch das zusätzliche Gewicht entstehen, und stärken wichtige Muskeln. Außerdem lernen Sie, das Becken leichter zu bewegen, so daß Sie während der Geburt problemlos die beste Stellung finden. Hier sind einige dieser Übungen abgebildet.

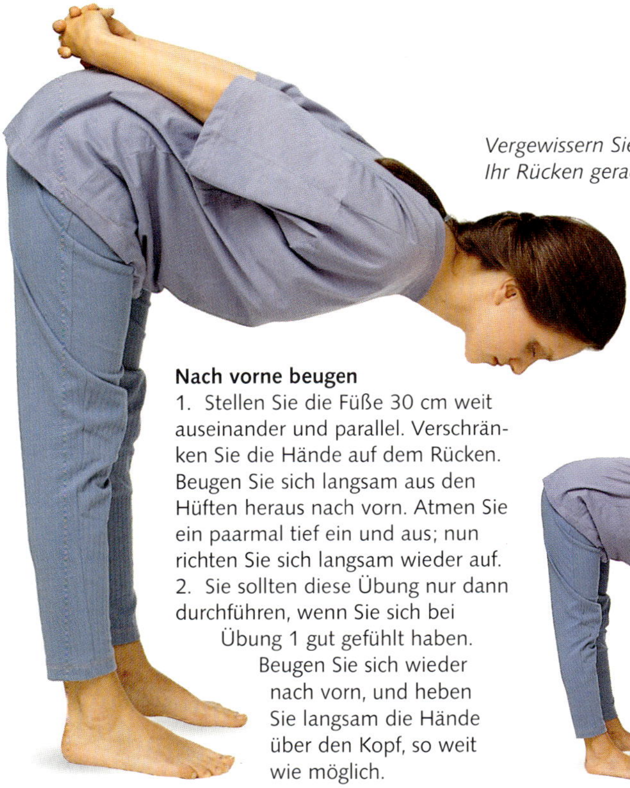

*Vergewissern Sie sich, daß Ihr Rücken gerade ist*

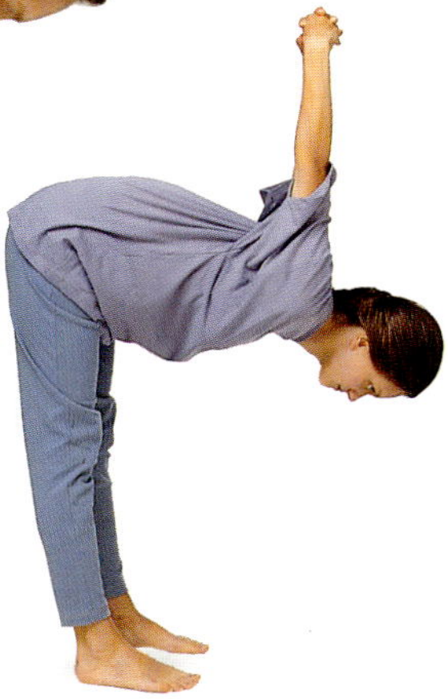

**Nach vorne beugen**

1. Stellen Sie die Füße 30 cm weit auseinander und parallel. Verschränken Sie die Hände auf dem Rücken. Beugen Sie sich langsam aus den Hüften heraus nach vorn. Atmen Sie ein paarmal tief ein und aus; nun richten Sie sich langsam wieder auf.
2. Sie sollten diese Übung nur dann durchführen, wenn Sie sich bei Übung 1 gut gefühlt haben. Beugen Sie sich wieder nach vorn, und heben Sie langsam die Hände über den Kopf, so weit wie möglich.

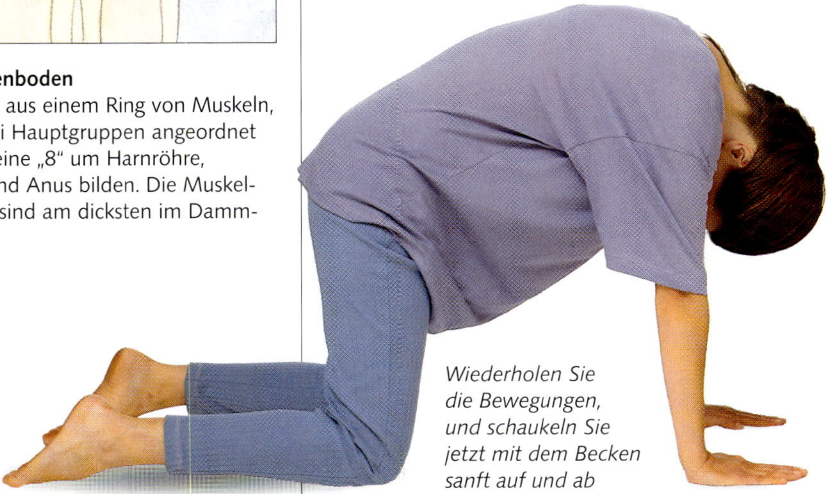

*Wiederholen Sie die Bewegungen, und schaukeln Sie jetzt mit dem Becken sanft auf und ab*

**Becken einziehen**

Knien Sie sich auf alle viere, die Knie ca. 30 cm auseinander. Spannen Sie die Gesäßmuskeln an, und ziehen Sie das Becken ein, so daß sich der Rücken rundet. Die Position einige Minuten halten, dann lockern und darauf achten, daß Sie nicht ins Hohlkreuz fallen. Wiederholen Sie die Übung mehrmals.

## Beckenboden

**Die Beckenbodenmuskulatur bildet einen Trichter, der Uterus, Eingeweide und Blase unterstützt und dazu beiträgt, die Eingänge zu Scheide, Rektum und Harnröhre zu schließen.**

Die erhöhte Progesteronausschüttung während der Schwangerschaft hat zur Folge, daß die Muskeln weicher und entspannter werden. Um dieser Entwicklung gegenzusteuern und einen guten Muskeltonus zu erhalten, sollten Sie folgende Beckenbodenübung durchführen.

Die Muskeln um Vagina und Anus einziehen und anspannen, als wollten Sie den Urinfluß anhalten. Die Spannung so lange wie möglich halten. Lockern. Jeden Tag 25mal oder öfter wiederholen. Sie sollten diese Übungen bald nach der Geburt wieder aufnehmen, um das Risiko eines Gebärmuttervorfalls zu beschränken. Die Festigung der Vaginalmuskulatur kommt Ihnen auch beim Geschlechtsverkehr zugute. Wenn möglich, sollten Sie die Übung fest in Ihren Tagesablauf einbauen.

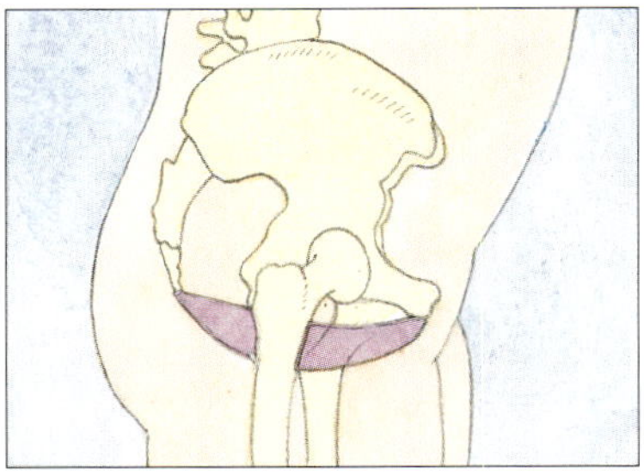

**Der Beckenboden**
Er besteht aus einem Ring von Muskeln, die in zwei Hauptgruppen angeordnet sind und eine „8" um Harnröhre, Scheide und Anus bilden. Die Muskelschichten sind am dicksten im Dammbereich.

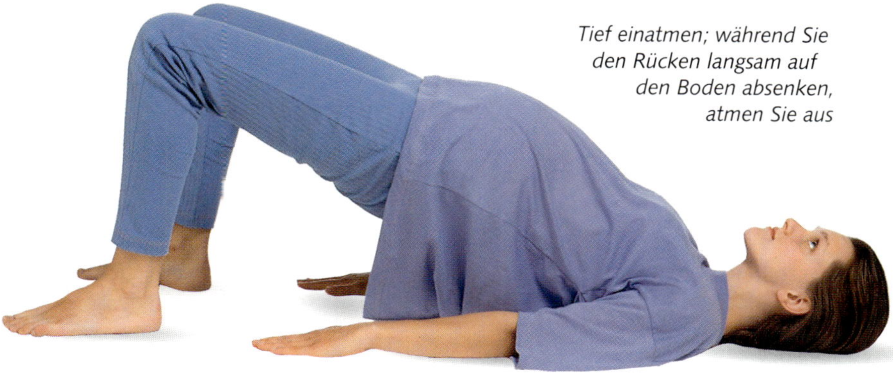

*Tief einatmen; während Sie den Rücken langsam auf den Boden absenken, atmen Sie aus*

*Drücken Sie sich über die aufgestützten Arme nach oben, um Oberschenkel und unteren Rückenbereich zu stärken*

**Entspannung der unteren Rückenmuskulatur**

1. Legen Sie sich flach auf den Rücken, Arme zur Seite gestreckt, Handflächen nach unten. Drücken Sie die Füße fest an den Boden. Das Becken anheben, so daß die Wirbelsäule auf gleicher Höhe wie der Hals liegt. Rollen Sie Wirbel für Wirbel nach unten ab.
2. Das Kreuzbein bleibt in Kontakt mit dem Boden, während Sie vorsichtig Ihre Knie umfassen. Die Position ein paar Minuten halten, tief atmen.
3. Das rechte Bein auf dem Boden ausstrecken und vorsichtig das linke Knie umfassen. Mit dem anderen Bein wiederholen.
4. Beide Knie beugen und die Knöchel kreuzen. Dann die Hüften im Uhrzeigersinn kreisen lassen. Die Bewegung in der anderen Richtung wiederholen.

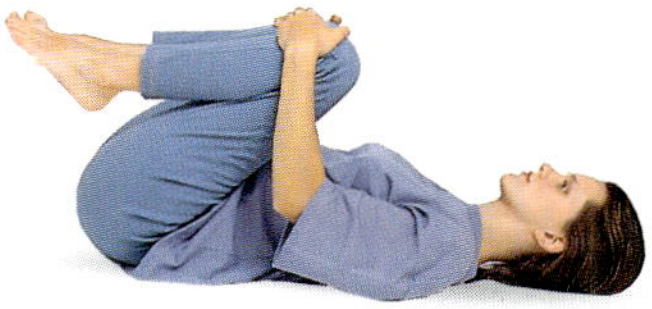

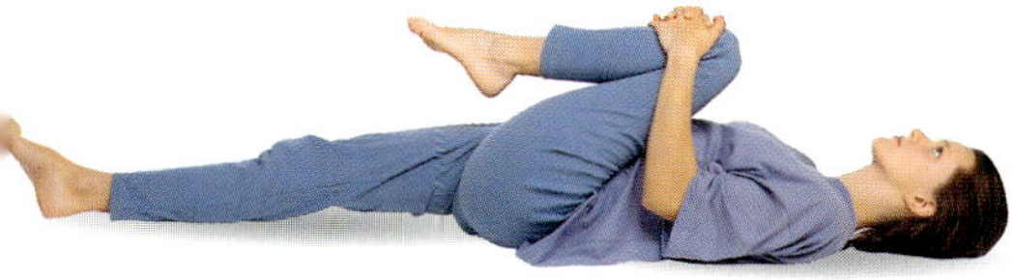

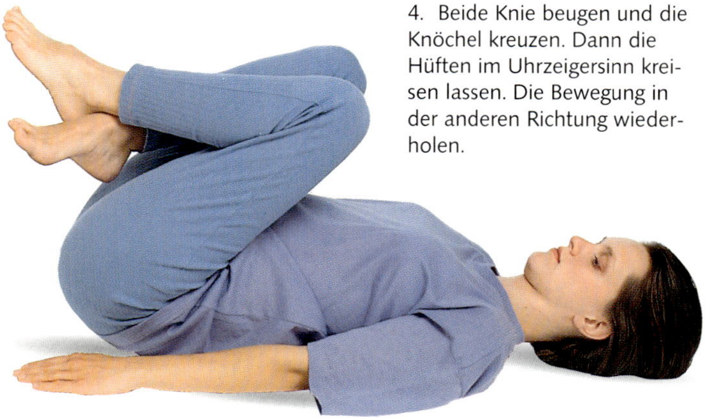

*Halten Sie das Knie einige Minuten; atmen Sie dabei tief ein und aus*

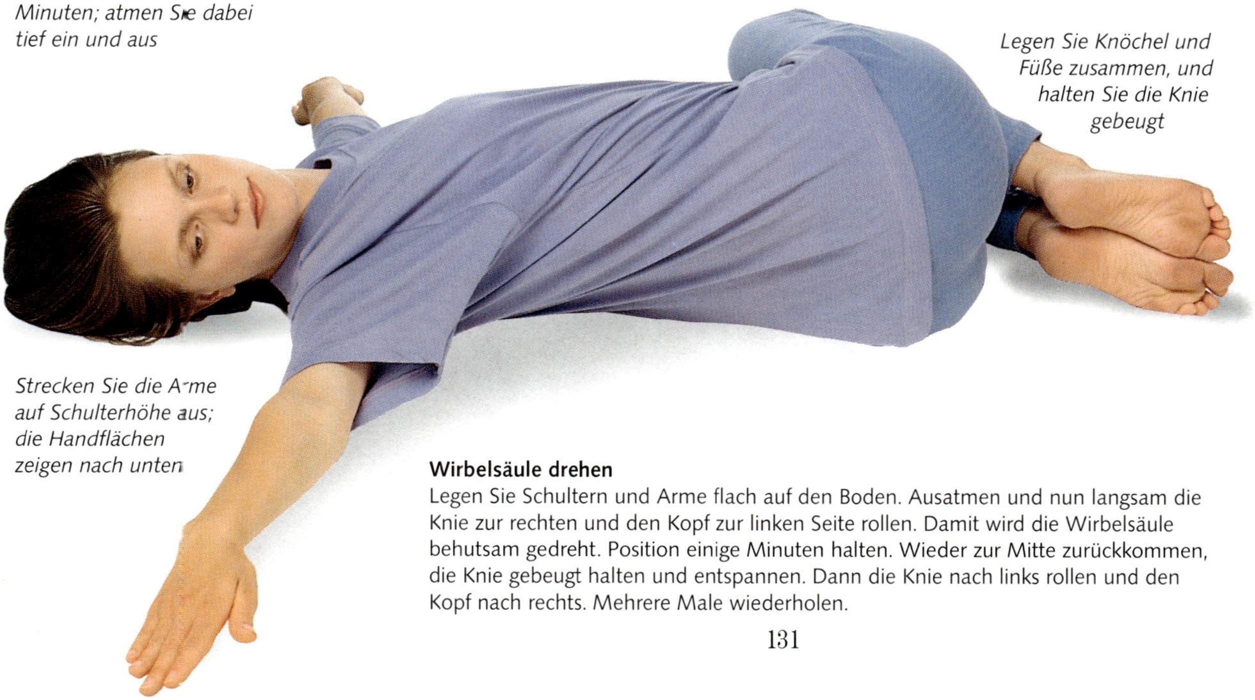

*Legen Sie Knöchel und Füße zusammen, und halten Sie die Knie gebeugt*

*Strecken Sie die Arme auf Schulterhöhe aus; die Handflächen zeigen nach unten*

**Wirbelsäule drehen**

Legen Sie Schultern und Arme flach auf den Boden. Ausatmen und nun langsam die Knie zur rechten und den Kopf zur linken Seite rollen. Damit wird die Wirbelsäule behutsam gedreht. Position einige Minuten halten. Wieder zur Mitte zurückkommen, die Knie gebeugt halten und entspannen. Dann die Knie nach links rollen und den Kopf nach rechts. Mehrere Male wiederholen.

# Vorbereitung auf die Wehen

Sie werden die Wehen erträglicher finden, wenn Sie sich vorab physisch und mental darauf vorbereiten. Die folgenden Übungen sind während der Schwangerschaft sehr nützlich. Vielleicht finden Sie es einfacher, Ihr Kind in der Hocke zur Welt zu bringen; der Schneidersitz stärkt Ihre Oberschenkelmuskulatur und erhöht die Blutzufuhr ins Becken, so daß die Gelenke geschmeidiger werden. Durch diese Übungen dehnen Sie auch das Becken weitmöglichst und lockern das Gewebe des Perineums.

Nach der Gymnastik sollten Sie sich 20 bis 30 Minuten entspannen. Fünf oder zehn Minuten die Füße hochzulegen und die Augen zu schließen kann ausreichen, um Ihre Batterien wieder „aufzuladen". (Sie müssen nicht unbedingt schlafen.) Wenn Sie Entspannungstechniken lernen, kommen Ihnen diese vor allem während der Wehen zugute, wo die innere Anspannung größer sein kann als die Schmerzen. Durch Konzentration auf Ihren Atemrhythmus sind Sie außerdem imstande, Angstgefühle wirksam zu bekämpfen und Kräfte zu schonen.

*Wenn es Ihnen schwerfällt, wie abgebildet einen Fuß zur Leiste zu ziehen, beginnen Sie rund 30 cm vom Körper entfernt und holen den Fuß ganz allmählich näher heran. Durch ständige Übung werden die Muskeln lockerer*

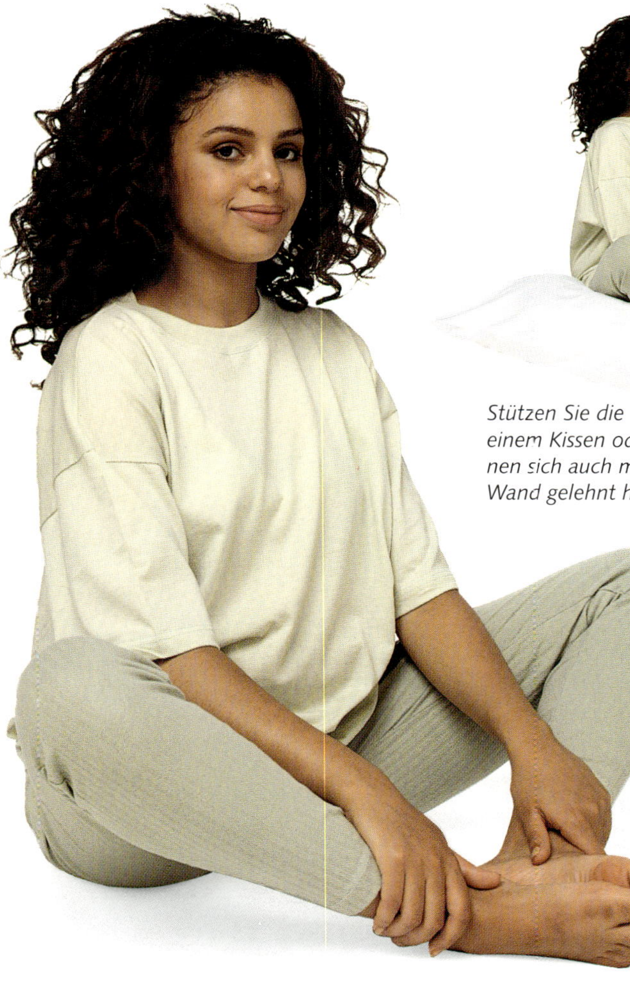

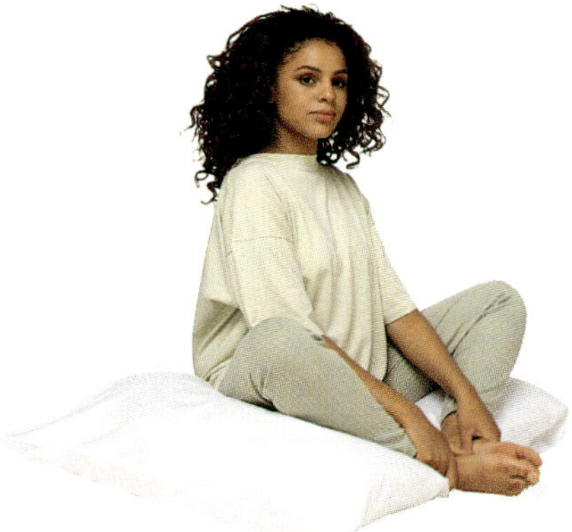

*Stützen Sie die Oberschenkel mit einem Kissen oder Decken. Sie können sich auch mit dem Rücken an die Wand gelehnt hinsetzen*

**Schneidersitz**

Setzen Sie sich auf den Boden, die Beine nach vorn ausgestreckt. Der Rücken ist gerade. Beugen Sie die Knie, bringen Sie die Fußsohlen zusammen, und ziehen Sie diese so weit wie möglich zur Leiste. Öffnen Sie die Oberschenkel, und drücken Sie die Knie zum Boden. Entspannen Sie Schultern und Nacken. Atmen Sie tief ein und aus. Konzentrieren Sie sich darauf, Ihren Atem nach unten zum Becken strömen zu lassen. Beim Einatmen hochrecken und die Wirbelsäule strecken, wobei das Becken auf dem Boden bleibt.

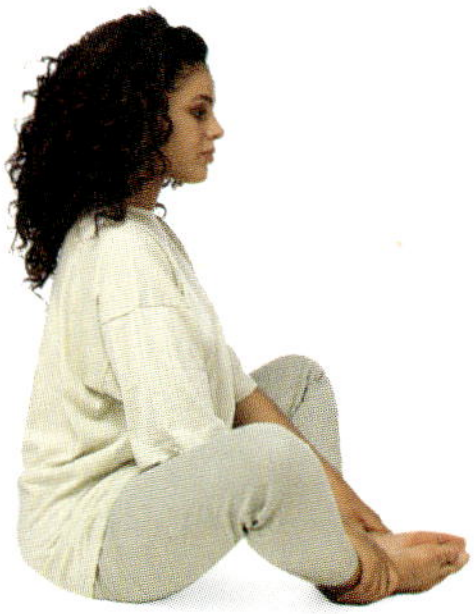

*Richtig*

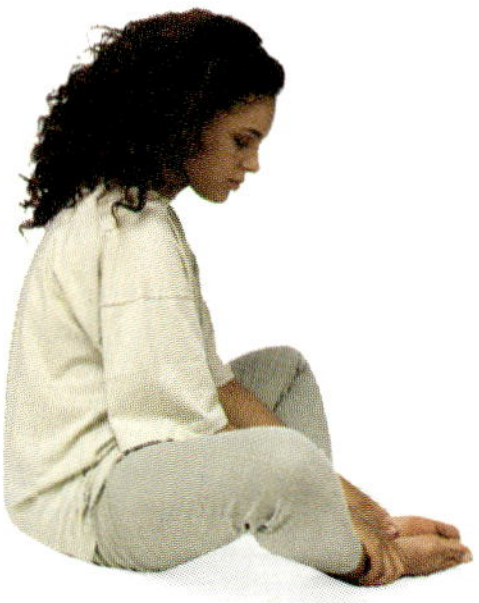

*Falsch*

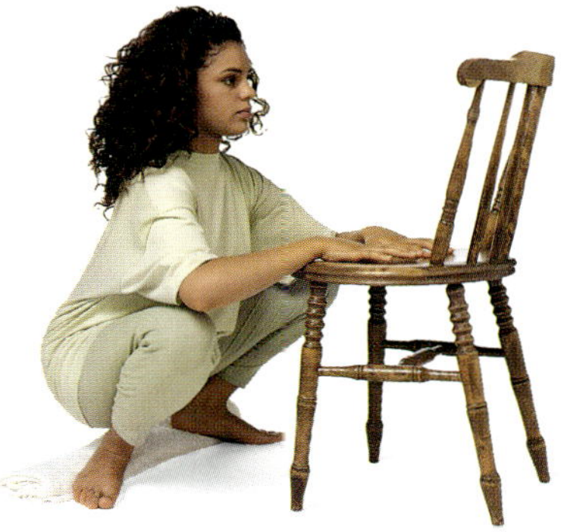

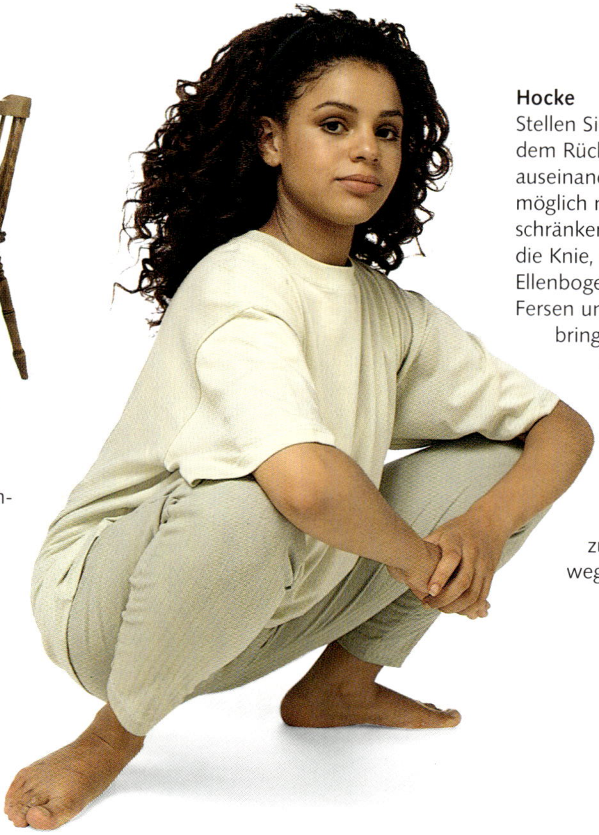

**Hocke**

Stellen Sie sich mit gestrecktem, geradem Rücken hin, die Füße ca. 45 cm auseinander. Gehen Sie so weit wie möglich nach unten in die Hocke. Verschränken Sie die Hände, spreizen Sie die Knie, und halten Sie sie mit den Ellenbogen auseinander. Versuchen Sie, Fersen und Zehen auf den Boden zu bringen; es macht nichts, wenn Sie dabei zunächst die Fersen heben müssen. Halten Sie die Position so lange, wie sie Ihnen angenehm ist. Dann kommen Sie nach vorn auf die Knie oder hoch in den Stand. Hocken kann zu einer ganz natürlichen Bewegung in Ihrem Alltag werden.

**Sichere Balance**

Wenn nötig, halten Sie sich zur Sicherheit an einem Stuhl oder Fensterbrett fest, oder lehnen Sie sich gegen eine Wand, um den Rücken zu unterstützen, und legen Sie ein Handtuch unter die Fersen.

*Gehen Sie in die Hocke, um das Becken gelenkiger zu machen, die Oberschenkel- und Rückenmuskulatur zu stärken und Rückenschmerzen zu lindern*

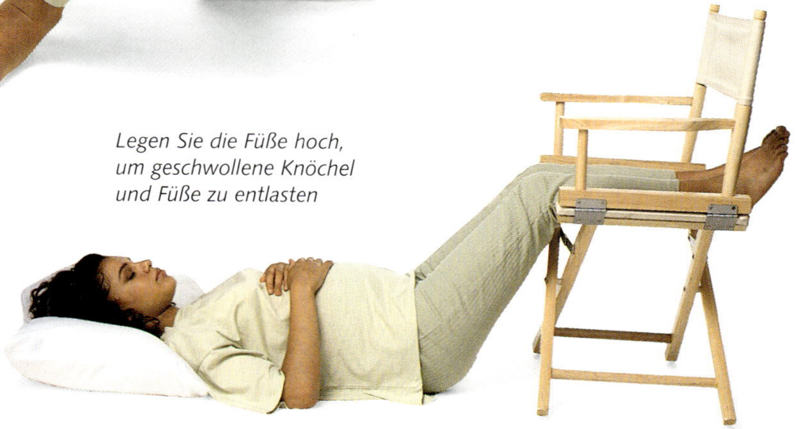

*Legen Sie die Füße hoch, um geschwollene Knöchel und Füße zu entlasten*

**Entspannung**

Wenn Ihr Bauchumfang wächst, finden Sie es vielleicht bequemer, auf dem Rücken zu liegen und den Kopf auf ein Kissen zu stützen. Heben Sie die Füße hoch, und legen Sie die Beine auf einem Stuhl oder auf dem Bett ab. Sie können in dieser Position wunderbar entspannen.

*Versuchen Sie, an nichts zu denken, und atmen Sie tief ein. Halten Sie den Atem an, und zählen Sie innerlich bis fünf; dann langsam ausatmen. Entspannen Sie alle Bereiche Ihres Körpers*

*Wenn Sie diese Stellung einnehmen, mindern Sie den Druck auf Blutgefäße und Bauch*

**Liegen**

Legen Sie sich auf die Seite, mit einem Kissen unter dem Kopf. Winkeln Sie den oberen Arm und das obere Bein an, und legen Sie ein Kissen unter dieses Knie. Lassen Sie das untere Bein ausgestreckt. Schließen Sie die Augen, und atmen Sie tief.

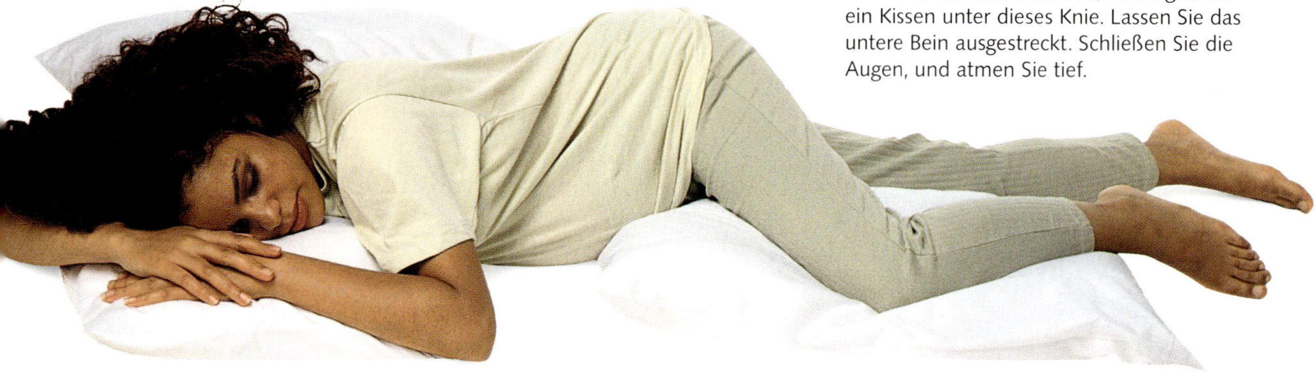

## Massagehilfen

**Es gibt verschiedene Utensilien, die eine Massage noch angenehmer machen. Achten Sie darauf, daß sich alles in Reichweite befindet, bevor Sie beginnen, um den Rhythmus nicht zu unterbrechen.**

Duftöle verbessern die Gleitfähigkeit der Hände und machen die Haut weich und glatt. Das Aroma trägt dazu bei, die richtige Atmosphäre zu schaffen, und macht jede Massage zu einem einmaligen Erlebnis.

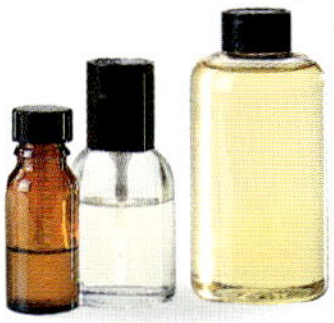

Federn, Schwämme und andere weiche Materialien können benutzt werden, um die Haut abzurubbeln, so daß sie hinterher prickelt.

Warme, flauschige Handtücher sind ideal, um Körperbereiche abzudecken, die gerade nicht bearbeitet werden.

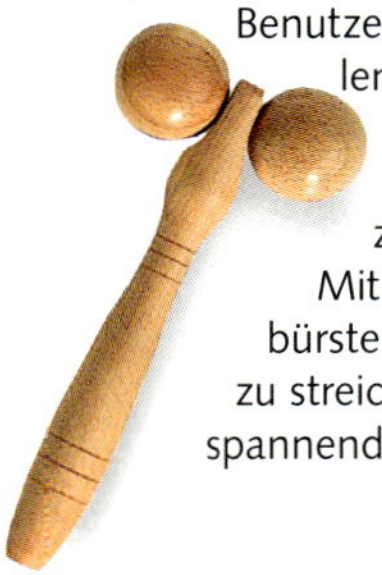

Benutzen Sie eine Wirbelsäulenrolle, um ebenso festen wie sanften Gegendruck auszuüben.

Mit einer weichen Haarbürste leicht über die Haare zu streichen, kann sehr entspannend sein.

# Entspannende Massage

*Eine Partner- oder Selbstmassage ist eine ideale Möglichkeit, zu entspannen und „Druck abzulassen". Sie stimuliert die Nervenenden in der Haut, verbessert die Blutzirkulation, lindert Muskelkater und schafft ein Gefühl des inneren Friedens und allgemeinen Wohlbefindens. Sie kann Sie und Ihren Partner einander näherbringen.*

### Sanfte Berührung

Benutzen Sie ein Massageöl von guter Qualität, um die Reibung zwischen Händen und Haut zu verringern und die Massage angenehmer zu machen. Versuchen Sie, eine entspannende Atmosphäre zu schaffen: Dämpfen Sie die Beleuchtung, und sorgen Sie für leise Musik im Hintergrund. Gegen Ende der Schwangerschaft werden Sie es bequemer finden, beim Massieren auf Kissen gestützt eine Seitenlage einzunehmen oder rittlings auf dem Stuhl zu sitzen.

Abgesehen vom Rücken können Sie die meisten Körperbereiche ganz gut ohne Hilfe massieren. Arbeiten Sie im Uhrzeigersinn rund um jede Brust. Streichen Sie mit Ballen und Fingern einer Hand von der Basis zu den Brustwarzen, dann kneten Sie die Warzen vorsichtig zwischen Fingern und Daumen. Massieren Sie Bauch, Hüften und Oberschenkel mit den Handballen in sanften Kreisbewegungen.

## Selbstmassage

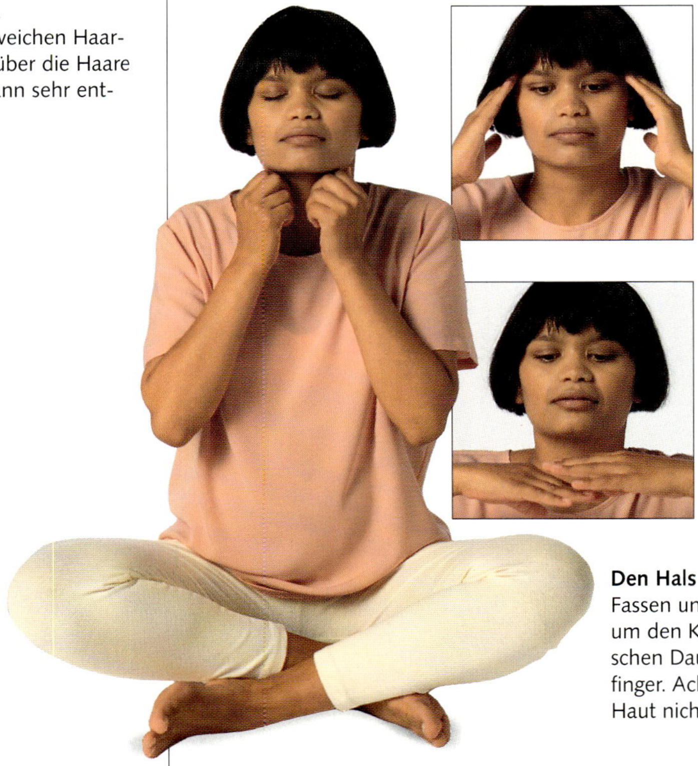

**Stirn glätten**
Bedecken Sie Ihr Gesicht mit den Händen. Legen Sie die Fingerspitzen auf die Stirn, und lassen Sie die Handballen auf Ihrem Kinn ruhen. Nach ein paar Sekunden ziehen Sie die Hände zu den Ohren.

**Durchblutung der Haut**
Regen Sie die Blutzirkulation unter der Haut mit kräftigen Bewegungen an. Klopfen Sie sanft, abwechselnd mit dem rechten und linken Handrücken, von unten gegen das Kinn.

**Den Hals straffen**
Fassen und kneten Sie die Haut rund um den Kieferknochen behutsam zwischen Daumen und Knöchel der Zeigefinger. Achten Sie darauf, daß Sie die Haut nicht zerren.

Wenn Sie sich von Ihrem Partner oder einer Freundin massieren lassen, vergewissern Sie sich, daß die Hände vor Beginn warm sind und Ringe, Armreifen oder Uhren (Verletzungsgefahr oder störendes Rasseln) abgelegt wurden. Sobald Sie beide eine bequeme Stellung gefunden haben, atmen Sie ein paarmal tief ein und aus, um sich zu entspannen. Ihr Partner sollte behutsam beginnen und den Druck allmählich steigern, so lange es Ihnen angenehm ist, wobei die Bewegungen immer langsam erfolgen sollten.

**Kreismassage** Massieren Sie mit beiden Handballen in kreisförmigen Bewegungen von der Wirbelsäule auswärts. Nehmen Sie den Druck weg, wenn Sie Bauch und Brüste bearbeiten.

**Effleurage** Führen Sie federleichte kreisförmige Bewegungen mit den Fingerspitzen aus, als ob Sie die Haut kitzeln wollten. Auf diese Weise kann der Bauch während der gesamten Schwangerschaft massiert werden.

**Gleitmassage** Legen Sie die Handballen rechts und links neben das Kreuzbein; die Finger zeigen dabei zum Kopf. Schieben Sie, ohne Einsatz des Körpergewichts, Ihre Hände nach oben in Richtung Schultern. Dann langsam an den Körperseiten zum Ausgangspunkt zurückgleiten lassen.

### Ätherische Öle

Ätherische Öle können die Wirkung einer Massage beträchtlich intensivieren; Sie fühlen sich danach entspannt und erfrischt. Die verschiedenen Düfte regen außerdem die Phantasie an.

Ätherische Öle werden aus Blumen, Bäumen und Kräutern destilliert, und man sagt ihnen heilende Eigenschaften nach. Lavendelöl hilft beispielsweise bei Kopfschmerzen und Schlafstörungen, und Jasmin wird zur Behandlung von Wochenbettdepressionen empfohlen.

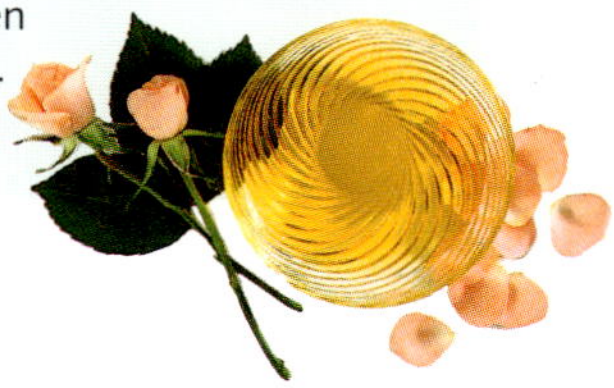

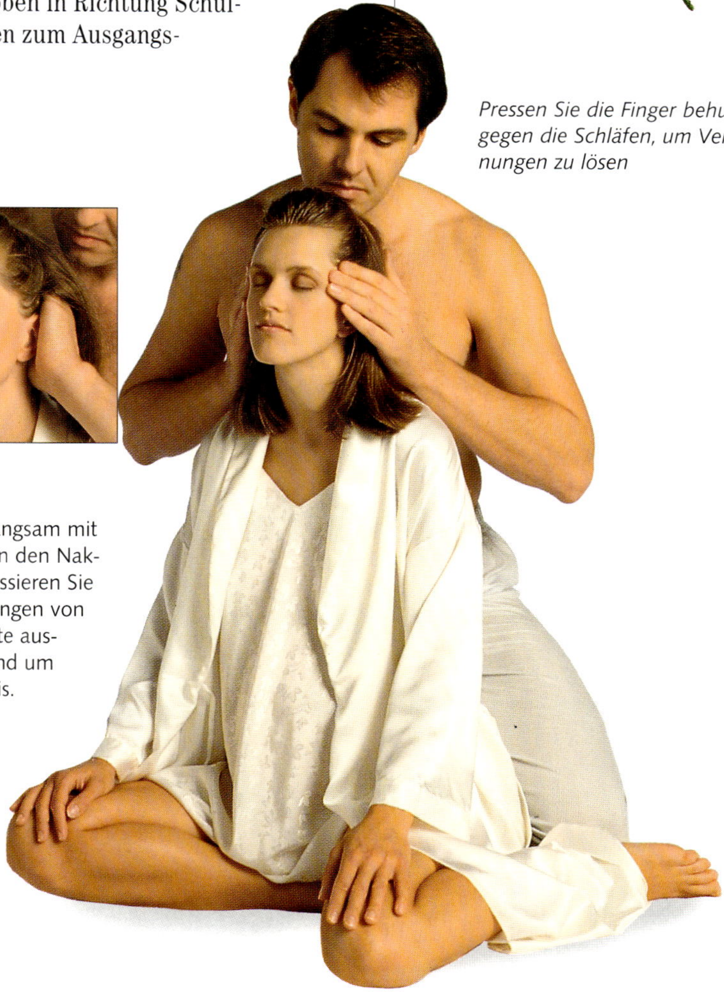

*Pressen Sie die Finger behutsam gegen die Schläfen, um Verspannungen zu lösen*

## Partnermassage

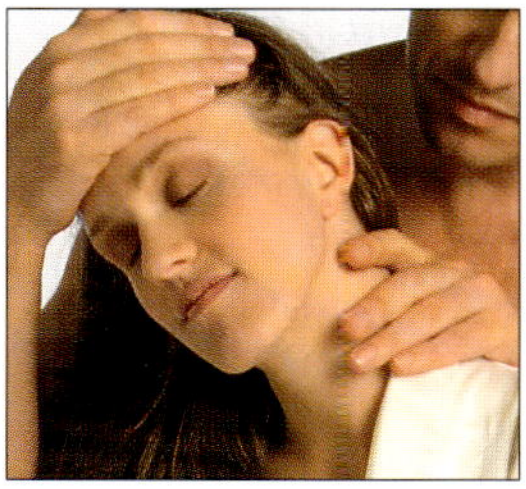

**Den Kopf stützen**
Knien Sie sich hinter Ihre Partnerin, um ihre Nackenmuskulatur zu massieren. Drehen Sie vorsichtig ihren Kopf zur Seite, den Sie mit einer Hand gut stützen. Mit dem Ballen der anderen Hand massieren Sie nun langsam vom Gesicht abwärts.

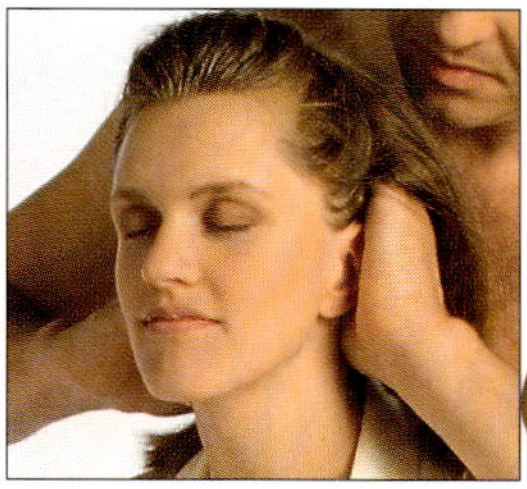

**Entspannende Halsmassage**
Streichen Sie langsam mit beiden Daumen den Nacken hinauf. Massieren Sie in Kreisbewegungen von der Nackenmitte auswärts, dann rund um die Schädelbasis.

**Streichmassage der Schläfen**
Massieren Sie Stirn und Schläfen mit beiden Händen gleichzeitig. Streichen Sie mit den Fingern in leichten, kreisförmigen Bewegungen von der Stirnmitte nach außen, danach durch die Haare.

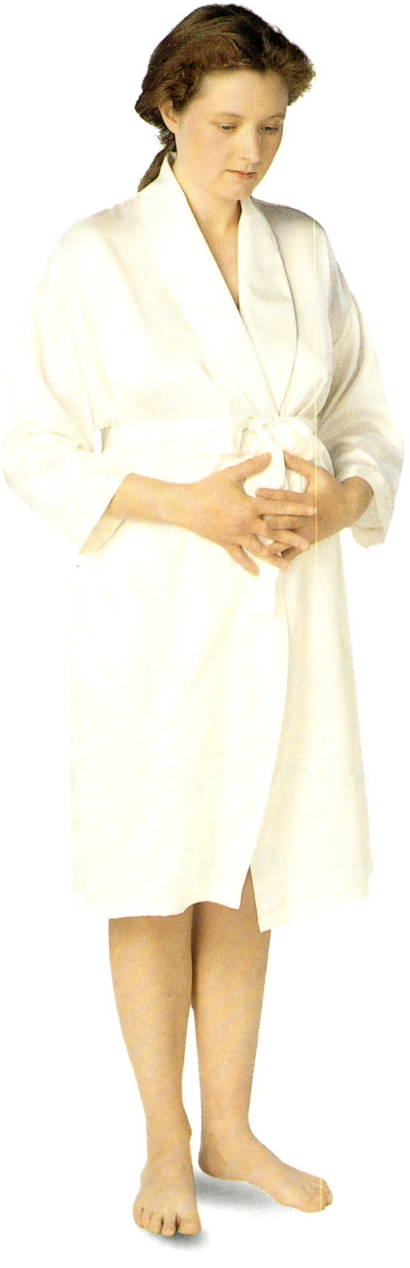
**Ihre Körperform ändert sich**
Eine positive Einstellung zu Ihrem äußeren Erscheinungsbild ist wichtig, weil Sie sich damit Ihren Schwung bewahren.



# Emotionale Veränderungen

*Nicht nur Ihr Körper durchläuft einen Wandel während der Schwangerschaft, sondern auch Ihre Emotionen, und Sie werden ein nie gekanntes Wechselbad der Gefühle erleben. Es ist wichtig zu wissen, daß alle schwangeren Frauen von Zeit zu Zeit leicht aus der Fassung geraten.*

Der pendelnde Hormonspiegel führt zu einem Auf und Ab im Stimmungsbarometer, das von Euphorie bis zu tiefster Niedergeschlagenheit reichen kann. Die veränderte Körperform trübt Ihr Selbstbild. Und dann werden wir alle gelegentlich von Ängsten heimgesucht, ob wir überhaupt für die Elternrolle taugen. Emotional kann eine Schwangerschaft schwer zu bewältigen sein.

**Hormonale Veränderungen**
Während der Schwangerschaft gehen im Körper ungeheure Veränderungen vor, und infolgedessen erleben Sie häufiger Stimmungsschwankungen. Es ist nicht ungewöhnlich, wenn Sie feststellen, daß Sie plötzlich sehr schnell mit Kritik bei der Hand und leicht reizbar sind, dazu neigen, aus einer Mücke einen Elefanten zu machen, sich manchmal verunsichert und einer Panik nahe fühlen oder daß Sie bisweilen unter depressiven Anwandlungen leiden und nahe am Wasser gebaut haben.
Alle diese Gefühle sind normal, weil Sie Ihre Emotionen jetzt weniger unter Kontrolle haben als sonst. Die Hormone haben nun das Sagen und schwingen das Zepter über Ihre Stimmungen wie ein Dirigent den Taktstock. Es besteht also kein Grund, Schuldgefühle zu entwickeln und sich zu schämen, weil Sie Ihre Verärgerung, Wut oder Frustration offen zum Ausdruck gebracht haben. Wenn Sie die Situation erklären, werden die meisten Menschen Verständnis zeigen.

**Veränderte Körperform**
Wenn Sie sich beispielsweise Ihre blonden Haare brünett färben oder ein paar Kilo zu- oder abnehmen, dauert es normalerweise einige Zeit, bis Sie sich an Ihr verändertes Erscheinungsbild gewöhnt haben. Eine schwangere Frau hat keine Zeit, sich langsam auf die physischen Veränderungen einzustellen: vielleicht kommt es Ihnen deshalb so vor, als sei Ihnen der Körper, in dem Sie sich befinden, völlig fremd, ohne den geringsten Bezug zu Ihrer Person zu haben.
Statt Ihre wachsende Leibesfülle mit Verzweiflung zu beäugen, sollten Sie darin eine neue Bestätigung des Lebens sehen.

**Widersprüchliche Gefühle**
Mag Ihre Einstellung zur Schwangerschaft noch so positiv sein, gegen widersprüchliche Gefühle ist kaum jemand gefeit. In der einen Minute empfinden Sie die Aussicht auf das Baby als ungeheuer aufregend, in der nächsten schrecken Sie vor Ihren neuen Aufgaben und Verantwortlichkeiten zurück. Eltern zu werden ist eine Zeit der Neubesinnung und Veränderung, der Sorgen und Ängste.

Die erste und wichtigste psychologische Herausforderung, die Sie bewältigen müssen, besteht darin, die Schwangerschaft zu akzeptieren. Das klingt, als liege das doch wohl auf der Hand, aber einige Frauen durchlaufen die ersten Monate der Schwangerschaft, ohne einen Gedanken daran zu verschwenden; was besonders leichtfällt, da man anfangs noch nicht sieht, daß ein Baby unterwegs ist.

Sie und der Vater des Kindes müssen sich mit der Schwangerschaft auseinandersetzen und über die Realitäten des Lebens nachdenken.

Wenn Sie die bevorstehende Situation nüchtern analysieren, wird es nicht ausbleiben, daß widersprüchliche Gefühle an die Oberfläche dringen. Ich darf Ihnen versichern, daß sie auch etwas Positives haben. Solche Empfindungen sind ganz normal, und Sie sollten sich deswegen keine Sorgen machen. Der Zwiespalt bedeutet, daß Sie beginnen, die Situation aus verschiedenen Blickwinkeln zu durchleuchten und zu begreifen.

### Ängste

Sie zerbrechen sich vielleicht den Kopf wegen der Geburt und fragen sich, ob Sie imstande sein werden, die Schmerzen zu ertragen, ob Sie schreien oder Stuhl entleeren, ob Sie die Beherrschung verlieren oder ob eine Episiotomie oder ein Kaiserschnitt erforderlich sein könnten. Die meisten Frauen haben solche Ängste, obwohl wirklich kein Grund dazu besteht. Die Geburt verläuft in der Regel komplikationslos, und wie gut Sie sich dabei in der Gewalt haben, spielt kaum oder überhaupt keine Rolle. Vielleicht werden Sie überrascht sein, wie ruhig oder wie aufgeregt Sie sind, und auch dagegen ist nichts einzuwenden. Halten Sie sich nur eines vor Augen: Ihre Betreuer kennen das alles aus Erfahrung; also besteht kein Grund, sich zu schämen.

Vielleicht fragen Sie sich besorgt, ob Sie wirklich gute Eltern sein werden, ob Sie Ihr Kind durch eine Ungeschicklichkeit verletzen oder ihm schaden könnten und ob Sie wirklich imstande sind, seinen Bedürfnissen gerecht zu werden. Solche Gedanken sind ziemlich weit verbreitet und stellen völlig legitime Ängste dar. Viele moderne Frauen wissen nicht allzuviel über Säuglingspflege und machen sich Sorgen, wie Ihnen diese Aufgaben wohl von der Hand gehen werden. Die Lösung des Problems liegt darin, praktische Erfahrungen zu sammeln, wenn möglich ein Neugeborenes zu betreuen. Vielleicht können Sie ja mal ein paar Stunden das Kind einer Freundin versorgen. Wenn Sie es wickeln und füttern, wächst vermutlich Ihr Selbstvertrauen.

### Träume

Im letzten Schwangerschaftsdrittel träumen Sie häufiger, manchmal sogar erschreckende Dinge. Viele schwangere Frauen scheinen ähnliche Träume zu haben, und immer kommen darin tiefverwurzelte Gefühle und Ängste zum Ausdruck. Das ist völlig natürlich, denn jede Frau macht sich ab und zu Sorgen, daß irgend etwas schiefgeht oder mit dem Baby passiert. Vielleicht träumen Sie, Ihr Kind zu verlieren, häufig ein Ausdruck der Angst vor einer Fehl- oder Totgeburt. Das könnte eine psychologische Vorbereitung auf ein möglicherweise unerwünschtes Erlebnis oder eine Art sein, solche verdrängten Gefühle an die Oberfläche zu bringen. In gewisser

## Schaden Stimmungsschwankungen dem Baby?

**Sie machen sich vielleicht Sorgen, daß sich Ihre emotionalen Berg-und-Tal-Fahrten nachteilig auf das Baby auswirken könnten.**

Obwohl Ihr Baby auf Ihre Stimmungen reagiert und beispielsweise tritt, wenn Sie wütend oder aufgebracht sind, haben die emotionalen Wechselbäder allem Anschein nach keine schädliche Auswirkung auf Ihr Kind (siehe „Einfluß der Mutter", Seite 174).

Träume und Alpträume können sehr lebendig sein, und vielleicht wachen Sie abrupt auf – erregt, in Schweiß gebadet und mit klopfendem Herzen. Sie dürfen sicher sein, daß Sie Ihrem Baby damit nicht schaden.

Andererseits genießt Ihr Kind es, wenn Sie guter Laune sind – Ihre freudige Erregung, Ihr Glücksgefühl und Ihre Hochstimmung. Wenn Sie sich gut fühlen, fühlt sich Ihr Baby auch wohl. Wenn Sie entspannt sind, ist Ihr Baby ebenfalls gelöst.

Und wenn irgendeine Aktivität zu Ihrer Zufriedenheit und Ihrem Glück beiträgt – Musik hören, vorsichtig tanzen, malen –, dann sollten Sie diese so oft wie möglich genießen und das Gefühl mit Ihrem Baby teilen.

## Tagebuch führen

**Tagebuch zu führen – in gleich welcher Phase Ihres Lebens – kann Ihnen Informationen und Selbsteinsichten verschaffen, an die zu gelangen Ihnen sonst vielleicht die Zeit fehlt.**

Das Tagebuch bietet Ihnen die Möglichkeit, jenen Gedanken und Gefühlen freien Lauf zu lassen, die Sie anderen vielleicht nicht offenbaren möchten. Ihr Kind wird es später einmal genießen, Ihre Aufzeichnungen zu lesen, vor allem wenn er oder sie im Begriff steht, selbst eine Familie zu gründen.

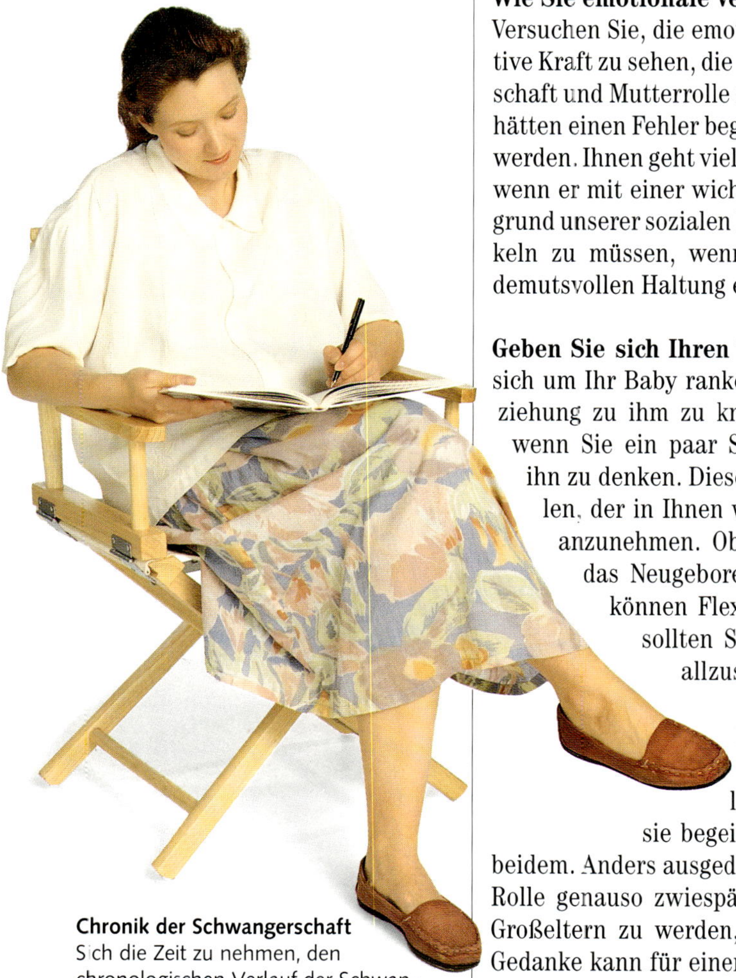

**Chronik der Schwangerschaft**
Sich die Zeit zu nehmen, den chronologischen Verlauf der Schwangerschaft aufzuzeichnen, bedeutet, daß Sie später ein unschätzbar wertvolles Dokument über diese Zeit besitzen.

Hinsicht sind Träume ein Ventil für Ihre Ängste. Träume, Alpträume und Gedanken im allgemeinen können ein Weg sein, feindselige Gefühle gegenüber dem ungeborenen Kind zum Ausdruck zu bringen. Es wird Ihr Leben bestimmen, in Ihre Privatsphäre einbrechen und den bequemen Alltagstrott stören. In den Träumen werden möglicherweise auch Gefühle angesprochen, die Sie nicht in den Griff bekommen konnten oder deren Sie sich nicht einmal bewußt sind.

### Aberglaube

Es ist gut möglich, daß Sie nun abergläubischer sind als gewöhnlich. Aberglaube und Ammenmärchen dienten einst dazu, eine rätselhafte Welt zu erklären. Angesichts der erstklassigen medizinischen Möglichkeiten, die heute zur Verfügung stehen, ist die Gefahr, ein mißgebildetes Kind zur Welt zu bringen, sehr gering.

### Wie Sie emotionale Veränderungen in den Griff bekommen

Versuchen Sie, die emotionalen Turbulenzen, die Sie erleben, als eine positive Kraft zu sehen, die sich bemerkbar macht, wenn Sie sich an Schwangerschaft und Mutterrolle anzupassen versuchen. Reden Sie sich nicht ein, Sie hätten einen Fehler begangen, wenn Sie von Zweifeln oder Ängsten geplagt werden. Ihnen geht vieles im Kopf herum, wie jedem Menschen, der abwägt, wenn er mit einer wichtigen Entscheidung im Leben konfrontiert ist. Aufgrund unserer sozialen Konditionierung glauben wir, Schuldgefühle entwickeln zu müssen, wenn wir nicht mit madonnenhafter Miene und der demutsvollen Haltung einer Heiligen an alle Probleme herangehen.

**Geben Sie sich Ihren Tagträumen hin** Phantasien und Gedanken, die sich um Ihr Baby ranken, tragen dazu bei, schon vor der Geburt eine Beziehung zu ihm zu knüpfen. Sie sollten sich nicht töricht vorkommen, wenn Sie ein paar Stunden lang nichts anderes tun, als an sie oder ihn zu denken. Diese Verbindung zu dem winzigen Menschen herzustellen, der in Ihnen wächst, ist der erste Schritt, um Ihr Kind liebevoll anzunehmen. Obwohl es für die meisten kein Problem ist, wenn das Neugeborene nicht dem gewünschten Geschlecht angehört, können Flexibilität und Umdenken erforderlich sein. Deshalb sollten Sie sich bemühen, sich von Ihren Wünschen nicht allzusehr mitreißen zu lassen!

**Denken Sie auch an Ihre Eltern** Ihre Eltern sind auf dem besten Weg, Großeltern zu werden, vielleicht zum erstenmal. Möglicherweise reagieren sie begeistert oder verstimmt oder mit einer Mischung aus beidem. Anders ausgedrückt: Es ist durchaus möglich, daß sie ihrer neuen Rolle genauso zwiespältige Gefühle entgegenbringen wie Sie der Ihren. Großeltern zu werden, das setzen viele mit Altwerden gleich, und der Gedanke kann für einen Menschen, der sich noch in der Mitte des Lebens wähnt, sehr verunsichernd sein. Versuchen Sie, ihnen mit Verständnis und Liebe zu begegnen; beziehen Sie Ihre Eltern in Ihre Schwangerschaft mit ein, und sprechen Sie über Ihre Gefühle.

**Kämpfen Sie gegen Ihre Isolation** Es ist heutzutage ganz normal für eine Schwangere, sich isoliert und einsam zu fühlen. Viele Frauen wollen zuerst Karriere machen, und manche entscheiden sich ganz gegen Nachwuchs. Vielleicht sind Sie die erste in Ihrem Freundeskreis, die eine Familie gründet, und kennen keine andere Frau, die schwanger oder bereits Mutter ist. Da kann leicht das Gefühl aufkommen, ganz allein auf weiter Flur zu sein. Es gibt sicher einiges, was Sie wissen oder worüber Sie sprechen möchten, oder Sie haben Probleme und Kümmernisse, die nach Ihrer Ansicht zu trivial sind, um Sie bei Vorsorgeuntersuchungen anzusprechen. Wenn das der Fall ist, sollten Sie Kontakt zu Leuten suchen, mit denen Sie offen reden können: Machen Sie bei Elterngruppen mit, sprechen Sie mit anderen schwangeren Frauen in Ihrem Geburtsvorbereitungskurs.

**Kommunikation** Das Bedürfnis, Gefühle und Gedanken auszutauschen, ist während der Schwangerschaft ganz natürlich. Daß die Wahl dabei zuerst auf Ihren Partner fällt, liegt auf der Hand. Es gibt bestimmt eine Reihe von Themen, über die er gerne mit Ihnen reden würde: Sorgen, die er vor Ihnen verborgen hat, weil er glaubte, Sie damit aufzuregen, oder weil er dachte, Sie würden ihn für albern halten, oder weil Sie zu beschäftigt oder zu müde waren. Sie brauchen einander jetzt mehr als zuvor. Dadurch, daß Sie Ängste und Gefühle ignorieren, veschwinden sie nicht. Unterdrückte Gefühle haben die unangenehme Angewohnheit, sich aufzustauen und in einem Augenblick an die Oberfläche zu dringen, wenn Sie am wenigsten gewappnet sind, sie in den Griff zu bekommen.

**Wie Sie materielle Veränderungen in den Griff bekommen**
Alltägliche Schwierigkeiten, die Sie normalerweise ruhig und gelassen angehen würden, können sich während der Schwangerschaft in Katastrophen verwandeln. Behalten Sie einen kühlen Kopf und bemühen Sie sich, wenn möglich aus der sprichwörtlichen Mücke keinen Elefanten zu machen.

**Finanzen** Eine der Hauptursachen für eheliche Differenzen sind finanzielle Probleme; sie können während der Schwangerschaft besonders nervenaufreibend werden. Vielleicht fällt es Ihnen schwer, die Aussicht auf eine Verringerung des gemeinsamen Einkommens zu akzeptieren, selbst wenn Sie in Ihren Beruf zurückzukehren planen. Vergessen Sie eines nicht: Sie müssen gemeinsam einen Weg finden. Arbeiten Sie vor der Entbindung einen Plan aus, wie Sie mit dem Familienbudget auskommen wollen, sobald das Baby da ist.

**Räumlichkeiten** Umzuziehen oder anzubauen könnte eine Möglichkeit sein, die Sie in Betracht ziehen müssen – vielleicht brauchen Sie den zusätzlichen Platz, oder es fehlen wichtige Einrichtungen wie Kinderkrippe oder Kindergarten in Ihrem Einzugsgebiet. Das kann viel Streß mit sich bringen, der in der Schwangerschaft oft noch schlimmer zu Buche schlägt. Wenn Ihnen keine andere Wahl bleibt – aus rein physischer Sicht ist dies nicht sonderlich empfehlenswert –, dann sollten Sie ihn über die Bühne bringen, bevor die Schwangerschaft zu weit fortgeschritten ist.

## Großeltern

**Ein neues Baby bedeutet eine neue Rolle, nicht nur für Sie selbst, sondern vielleicht auch für Ihre Eltern/Schwiegereltern.**

Sie werden zweifellos entzückt sein über ihren Status und ihr Enkelkind abgöttisch lieben, sobald es geboren ist.

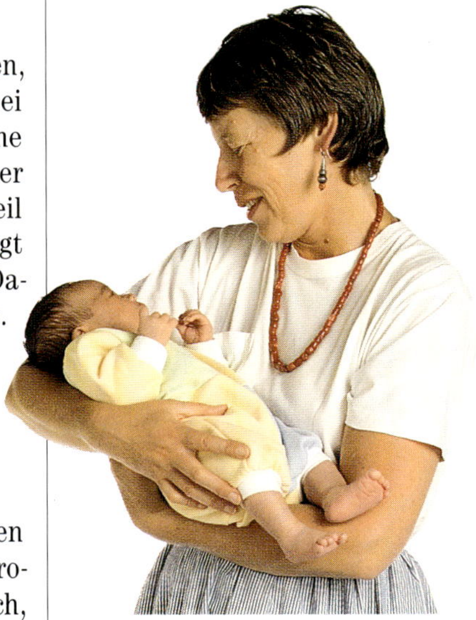

**Eine echte Hilfe**
Noch vor der Geburt Ihres Babys können Ihnen Ihre Eltern eine unschätzbar wertvolle Hilfe sein und Ihnen mit Rat und Tat zur Seite stehen.

# Körperpflege

*Die Schwangerschaftshormone bringen Veränderungen in fast jedem Bereich des Körpers mit sich, einschließlich der Brüste, der Haut, der Haare, der Zähne und dem Zahnfleisch. Sie sollten Ihr tägliches Körperpflegeprogramm den Veränderungen anpassen. Da der zunehmende Leibesumfang Ihre Körperhaltung beeinträchtigen könnte, empfiehlt es sich außerdem, darauf zu achten, wie Sie stehen oder sich bewegen (siehe Seite 142).*

## Haut

Ihre Haut wird während der Schwangerschaft vermutlich „aufblühen". Die Hormone unterstützen sie dabei, Feuchtigkeit zu speichern, wodurch sie meist straffer und geschmeidiger wirkt und weniger ölig oder geneigt Flecken zu entwickeln. Das erhöhte Blutvolumen, das in Ihrem Körper zirkuliert, verleiht Ihrer Haut einen rosigen Schimmer. Bei manchen Frauen tritt leider das genaue Gegenteil ein: Rote Flecken können sich vergrößern, eine Akne sich verschlimmern, bestimmte Bereiche trocken und schuppig werden, und die Pigmentierung im Gesicht nimmt zu.

**Hautpflege** Hier einige generelle Tips während der Schwangerschaft: Seife zerstört das natürliche Hautfett, deshalb sollten Sie möglichst darauf verzichten und statt dessen eine Babylotion oder Seife und Duschgel auf Glyzerinbasis verwenden. Benutzen Sie immer Badeöl, um die austrocknende Wirkung des harten Wassers zu verringern, und bleiben Sie nicht stundenlang in der Badewanne liegen, weil dadurch die Haut besonders trocken wird. Make-up ist nicht nur gut für Ihr Selbstgefühl, sondern auch ein erstklassiger Feuchtigkeitsspender, da es einen Wasserverlust der Haut verhindert (siehe Spalte links). Ätherische Öle, wie man sie in der Aromatherapie verwendet, haben eine phantastische Wirkung: Sie entspannen oder beleben und lassen einen Schutzfilm auf der Haut zurück.

**Tiefere Pigmentierung** Davon ist fast jede Frau betroffen, und sie macht sich vor allem in Körperbereichen bemerkbar, die schon vorher stärker pigmentiert waren, zum Beispiel durch Sommersprossen und Muttermale oder rund um den Warzenhof. Auch die Haut an den Genitalien, an der Innenseite der Oberschenkel, unter den Augen und in den Achselhöhlen könnte dunkler werden. Oft erscheint in der Bauchmitte eine dunkle senkrechte Linie, linea nigra genannt. Sie markiert die Teilung der Bauchmuskulatur, die auseinanderklafft, um dem wachsenden Uterus Platz zu machen, und Sie sollten daher vorsichtig sein, wenn Sie aus dem Liegen aufstehen wollen (siehe Seite 143).

Sonnenlicht intensiviert die Farbe in Bereichen, die ohnehin schon pigmentiert sind, und viele Frauen stellen fest, daß sie während der Schwangerschaft schneller braun werden. Da die ultravioletten Strahlen Hautkrebs verursachen können und die Auswirkung auf das ungeborene Kind noch weitgehend unbekannt ist, ist es am besten, Höhensonnen/ Sonnenbanken zu meiden.

## Make-up-Tips

**Die Schwangerschaft kann die Spannkraft und Farbe Ihrer Haut verändern, und vielleicht möchten Sie Make-up benutzen, um den Auswirkungen entgegenzusteuern.**

**Feine Linien oder Fältchen** Sie sind stärker sichtbar, falls Ihre Haut trockener als gewöhnlich wird; deshalb sollten Sie keine Kosmetika benutzen, die sie noch hervorheben, wie Glitzerlidschatten, dick aufgetragene Grundierung und getönter Puder.

**Extrem fettige Haut** Um Abhilfe zu schaffen, können Sie eine adstringierende Lotion und eine ölfreie Make-up-Grundierung benutzen und das Gesicht mit Transparentpuder bestäuben.

**Extrem trockene Haut** Das ist sehr selten in der Schwangerschaft, aber falls Ihre Haut so trocken wird, daß sie sich schuppt, sollten Sie kein Make-up, dafür aber viel Feuchtigkeitscreme benutzen. Ansonsten empfiehlt es sich, eine Grundierung auf Ölbasis und Puder zu verwenden, um den Wasserverlust zu bremsen. Dicke, cremige Feuchtigkeitsspender stellen ebenfalls eine Barriere gegen den Wasserverlust an trockenen Hautstellen dar.

**Geplatzte Äderchen im Gesicht** Tupfen Sie eine beigefarbene matte Grundierung (ohne rosa Tönung) sparsam auf die Wangen. Nach dem Trocknen können Sie Ihre gewohnte Grundierung und einen Transparentpuder auftragen.

**Dunkle Augenringe** Geben Sie eine dünne Schicht Grundierung und dann einen Tupfer Abdeckcreme unter die Augen, und lassen Sie es antrocknen. Darüber tragen Sie eine weitere dünne Schicht Grundierung auf und vermischen das Ganze vorsichtig. Am Schluß etwas Transparentpuder aufstäuben.

**Chloasma** Das ist eine besondere Form der Pigmentierung, auch Schwangerschaftsmaske genannt, die auf dem Nasenrücken, den Wangen und dem Hals als unregelmäßig gestaltete braune Flecken auftritt. Man kann sie nur mit einem Abdeckstift oder Camouflage-Make-up kaschieren, wie es für Geburtsmale verwendet wird. Versuchen Sie nie, die Flecken zu bleichen: Sie verblassen innerhalb von drei Monaten nach der Entbindung. Umgekehrt zeigen sich bei dunkelhäutigen Frauen blassere Hautflecken auf dem Gesicht und am Hals.

**Besenreiser** Alle Blutgefäße werden während der Schwangerschaft sehr anfällig: Sie erweitern sich rapide, wenn Ihnen heiß ist, und ziehen sich zusammen, wenn Sie frieren. Folglich können sich winzige geplatzte Äderchen, Besenreiser genannt, im Gesicht bemerkbar machen, vor allem auf den Wangen. Keine Sorge, sie werden bald nach der Entbindung verblassen und innerhalb von drei Monaten wahrscheinlich ganz verschwinden.

**Pickel** Wenn Sie dazu neigen, vor der Periode Pickel zu bekommen, dann könnten auch jetzt Hautunreinheiten auftreten. Das gilt vor allem im ersten Trimester, wenn die Schwangerschaftshormone, die für die Stimulation der Talgdrüsen in der Haut zuständig sind, noch kein ausgewogenes Niveau erreicht haben. Versuchen Sie, die Haut so sauber wie möglich zu halten, und benutzen Sie zwei- bis dreimal am Tag eine Reinigungslotion, um Pickeln vorzubeugen.

**Schwangerschaftsstreifen (Striae)** Bei rund 90% aller schwangeren Frauen treten Schwangerschaftsstreifen auf, normalerweise auf dem Bauch, obwohl sie auch Oberschenkel, Hüften, Brüste und Oberarme in Mitleidenschaft ziehen können. Nichts, womit Sie die Haut behandeln (einschließlich Öl), und nichts, was Sie essen oder einnehmen, kann verhindern, daß sie erscheinen, denn sie sind auf den Zusammenbruch der Eiweißstoffe in der Haut durch den hohen Hormonspiegel zurückzuführen. Eine allmähliche Gewichtszunahme sollte der Haut eigentlich ermöglichen, sich ohne Risse zu dehnen, obwohl einige Frauen mit einer elastischeren Haut als andere gesegnet sind. Die roten Streifen können während der Schwangerschaft erhaben sein und stark ins Auge fallen, verblassen und schrumpfen aber meistens in der Woche nach der Entbindung, so daß nicht mehr als kaum sichtbare silbrige Streifen zurückbleiben.

## Zähne

Während der Schwangerschaft sind Sie infolge des erhöhten Blutvolumens und des hohen Progesteronspiegels, der das Gewebe aufweicht, für Zahnfleischprobleme anfälliger als sonst. Die erhöhte Blutmenge drückt außerdem auf die winzigen Kapillaren rund um den Zahnrand, der leicht blutet. Eine ausgewogene Kost hilft vorzubeugen. Genügend Kalcium, hochwertiges Protein und eine ausreichende Menge der Vitamine B, C und D tragen zu Ihrem Schutz bei. Sie sollten mindestens einmal während der Schwangerschaft zum Zahnarzt gehen, um das Risiko einer Zahnfleischentzündung zu verringern. Teilen Sie Ihrem Zahnarzt aber mit, daß Sie schwanger sind, weil Sie Röntgenuntersuchungen vermeiden sollten.

## Ihre Haare

**Während der Schwangerschaft kommt es sehr häufig vor, daß sich Ihr Haar verändert, und zwar hinsichtlich der Qualität, der Menge und der Frisierbarkeit.**

Der hohe Hormonspiegel unterbricht den üblichen Kreislauf von Haarwachstum und -ausfall. Normalerweise verlieren wir jeden Tag einige Haare. Während der Schwangerschaft bleibt das Haar in der Wachstumsphase stecken.
Nach der Geburt geht der Wachstumszyklus in eine Ruhephase über; jetzt gehen Ihnen die Haare unter Umständen büschelweise aus. Der Haarausfall kann bis zu zwei Jahren anhalten und beängstigend sein. Aber ich darf Ihnen versichern, daß er aufhört – Schwangerschaft hat noch nie Kahlköpfigkeit verursacht. Sie verlieren nach der Geburt Ihres Babys genau die gleiche Haarmenge, die Sie normalerweise in den neun Monaten der Schwangerschaft eingebüßt hätten.
Wenn sich Ihre Haare jetzt schwerer bändigen lassen, wäre das vielleicht ein guter Zeitpunkt, eine pflegeleichtere Frisur auszuprobieren. Nehmen Sie außerdem das mildeste Shampoo, das Sie finden können, und tragen Sie es nur einmal auf. Massieren Sie die Kopfhaut sanft, bis das Shampoo schaumig ist, lassen Sie es 30 Sekunden einwirken, und spülen Sie dann mit fließendem Wasser gründlich heraus.
Auch die Körper- und Gesichtsbehaarung kann dichter und dunkler werden.

## Haltung bewahren

**Wenn Sie eine gute Körperhaltung entwickeln und bewahren, können Sie Rückenschmerzen und Müdigkeit verringern; beides macht sich möglicherweise bemerkbar, wenn die Schwangerschaft voranschreitet.**

Eine schlechte Haltung ist ein weitverbreitetes Problem in der Schwangerschaft, verursacht durch das zunehmende Gewicht Ihres Babys. Durch den wachsenden Bauch verlagert sich Ihr Körperschwerpunkt nach vorn, und als Ausgleich neigen Sie dazu, ein Hohlkreuz zu machen und Ihre Rückenmuskulatur zu belasten.
Wenn Sie im Stehen, Sitzen oder Gehen die richtige Körperhaltung einnehmen, bilden Hals und Rücken eine gerade Linie.

# Probleme vermeiden

Die Schwangerschaftshormone dehnen und weichen die Bänder auf, vor allem im unteren Rückenbereich, und machen sie anfälliger für Belastungen. Mit ein wenig Umsicht können Sie unnötige Probleme und das Gefühl der Erschöpfung vermeiden.

**Nicht bücken**
Wenn Sie im Haus oder Garten Arbeiten in Bodenhöhe erledigen müssen, sollten Sie sich dazu hinsetzen oder hinknien, um sie in bequemer Reichweite zu verrichten. Wenn möglich, vermeiden Sie es, sich hinunterzubeugen oder den Rücken extrem zu krümmen.

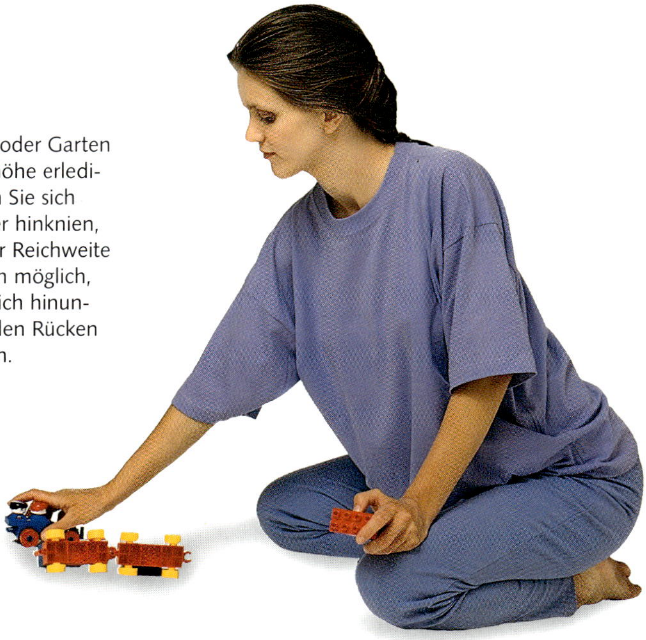

*Setzen Sie sich auf die Fersen zurück; achten Sie jedoch darauf, daß Ihre Beine nicht taub werden*

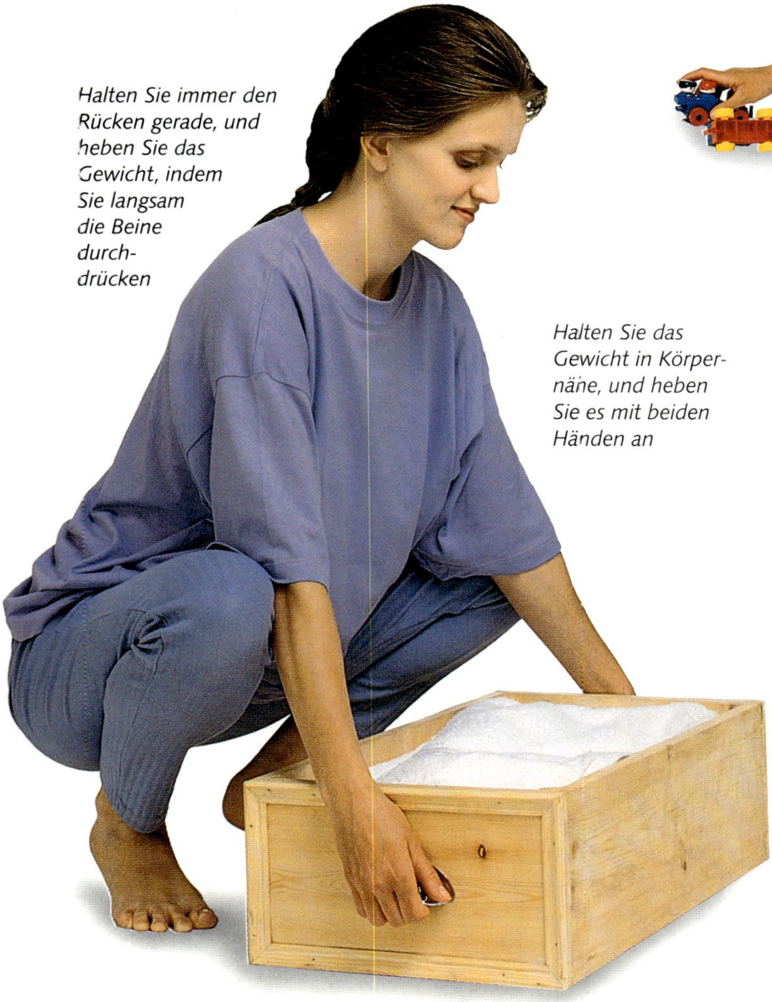

*Halten Sie immer den Rücken gerade, und heben Sie das Gewicht, indem Sie langsam die Beine durchdrücken*

*Halten Sie das Gewicht in Körpernähe, und heben Sie es mit beiden Händen an*

**Heben und tragen**
Um etwas vom Boden aufzuheben, gehen Sie in die Hocke; der Rücken sollte dabei so gerade wie möglich sein. Halten Sie das Gewicht so nahe am Körper wie möglich, und heben Sie es hoch, indem Sie langsam die Knie durchdrücken. Auf diese Weise nutzen Sie die Stärke Ihrer Waden- und Oberschenkelmuskulatur als Hebel. Versuchen Sie nie, mit aller Anstrengung etwas hochzuziehen, was zu schwer ist; bitten Sie lieber jemanden, Ihnen zu helfen. Vermeiden Sie auch, schwere Gegenstände von einem hohen Regal herunterzuholen. Wenn Sie schwere Einkaufstaschen tragen, sollten Sie das Gewicht gleichmäßig auf beide Arme verteilen.

**Aufstehen**
Wenn Sie gelegen haben, sollten Sie stufenweise aufstehen. Als erstes drehen Sie sich auf die Seite (siehe unten); dann stützen Sie sich auf die Hände und gehen in den Kniestand (siehe oben rechts). Nun halten Sie den Rücken gerade und benutzen die Kraft Ihrer Oberschenkelmuskulatur, um sich hochzudrücken in eine sitzende Position (siehe unten rechts). Von hier aus sollten Sie problemlos aufstehen können.

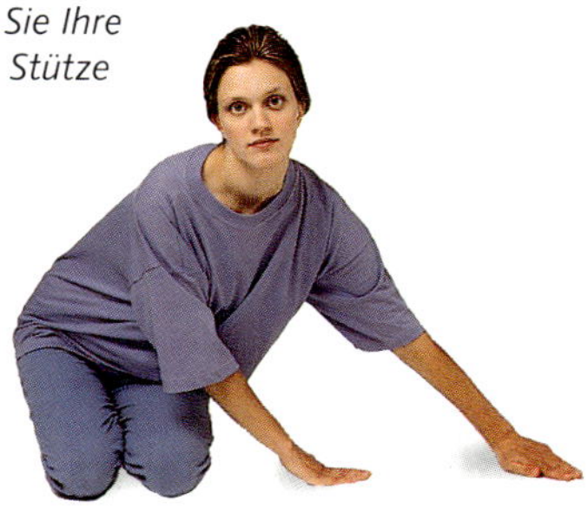

*Benutzen Sie Ihre Hände als Stütze*

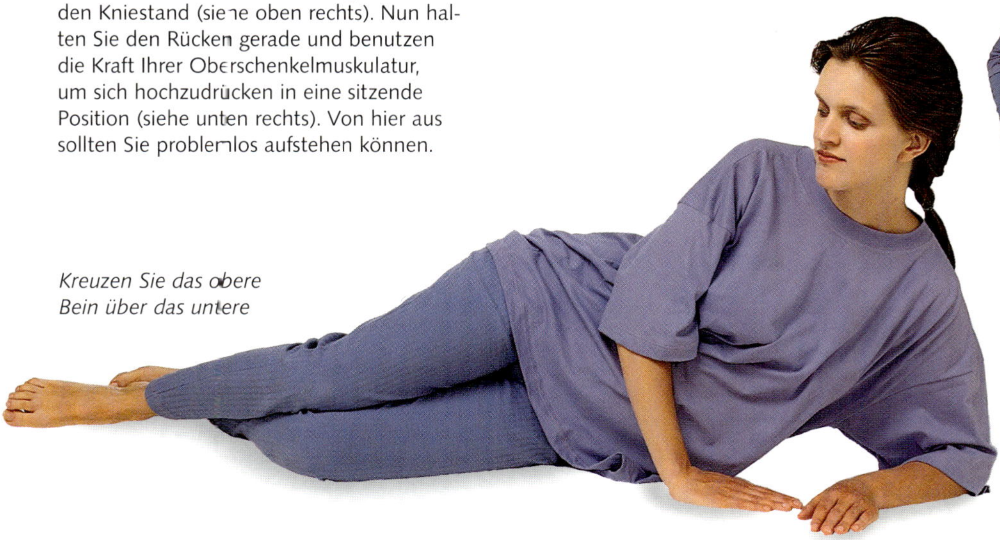

*Kreuzen Sie das obere Bein über das untere*

*Benutzen Sie Ihre Hände, um sich abzustützen*

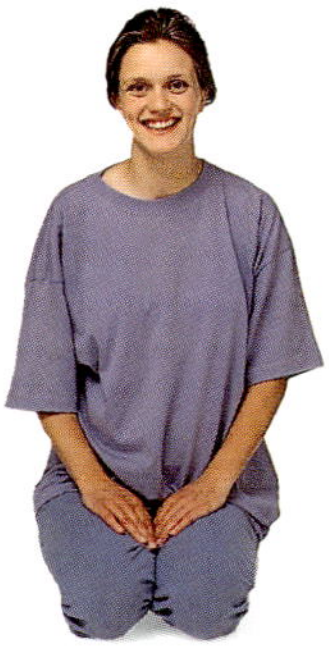

*Drücken Sie sich mit den Oberschenkeln hoch*

| Haut- und Nagelprobleme | Was Sie dagegen tun können |
| --- | --- |
| **Juckende oder wunde Hautstellen** Die Haut am Bauch kann aufgrund der starken Dehnung zu jucken beginnen und der Bereich zwischen den Beinen wund werden. | Massieren Sie die Haut mit Babylotion, um die Blutzufuhr zu stimulieren und das Jucken zu mildern. Halten Sie den Oberschenkelbereich trocken, indem Sie ihn mit Puder einstäuben und Baumwollunterwäsche tragen. |
| **Ausschlag** Ausschlag in der Leistengegend und unter den Brüsten kommt häufiger vor, verursacht durch übermäßige Gewichtszunahme und den Schweiß, der sich in den Hautfalten ansammelt. Eine unzulängliche Körperhygiene vergrößert das Risiko. | Halten Sie Leistengegend und den Bereich unter den Brüsten peinlich sauber, und tragen Sie Talkumpuder oder eine trocknende Lotion auf. Achten Sie auf Ihr Gewicht. Tragen Sie einen festen Stützbüstenhalter. |
| **Pigmentierung** Viele Frauen stellen fest, daß sich die Pigmentierung ihrer Haut ändert, wenn sie schwanger sind. Das betrifft vor allem die bereits dunkleren Bereiche wie Leberflecken und den Warzenvorhof. | Benutzen Sie einen Sunblocker, um Ihre Haut vor den UV-Strahlen der Sonne zu schützen. Die Pigmentierung verschwindet nach der Entbindung. |
| **Nägel** Ihre Fingernägel wachsen während der Schwangerschaft schneller als gewöhnlich; sie können aber auch brüchig werden und splittern oder leichter einreißen als vorher. | Schneiden Sie die Nägel kurz, und tragen Sie bei Haus- und Gartenarbeiten Handschuhe. |

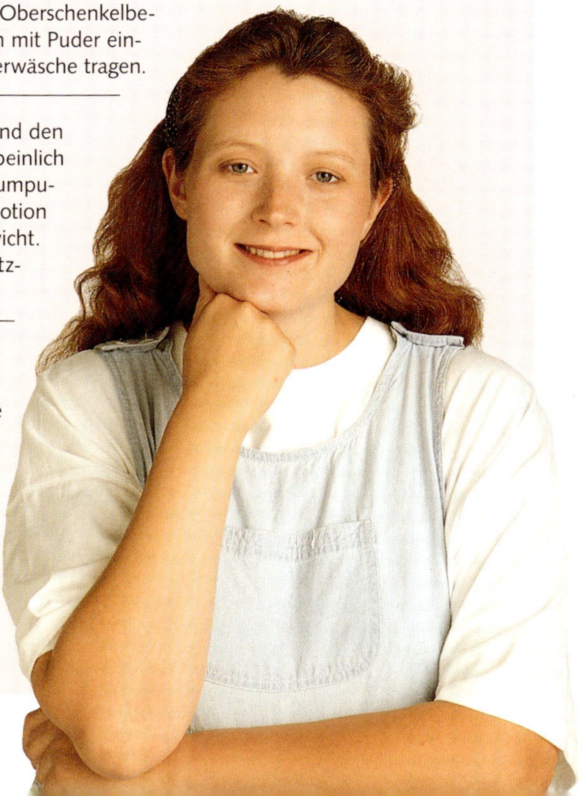

# Umstandskleidung

*Bequemlichkeit lautet die Parole während der Schwangerschaft, soweit es die Garderobe angeht. Wenn der Umfang wächst, sollten Sie versuchen, der Entwicklung immer einen Schritt voraus zu sein – es gibt nichts Abträglicheres für das Selbstwertgefühl als Kleidung, in die man sich hineinzwängen muß. Da das Blut schneller im Körper zirkuliert, wird Ihnen in der Schwangerschaft wahrscheinlich wärmer sein, als Sie erwartet haben. Füße und Beine neigen dazu, anzuschwellen, vor allem gegen Ende des Tages.*

Schwangerschaft bedeutet nicht, daß Sie ein ganzes Arsenal teurer Umstandskleider kaufen müssen. Eine kleine Grundgarderobe, speziell für werdende Mütter – wie Jeans/Hosen mit erweiterbarem Vorderteil, eine Auswahl gut sitzender BHs, eigens für Schwangere, einige Strumpfhosen und Leggins aus Wolle oder Baumwolle mit dehnbarem Einsatz, und ein oder zwei hübsche Umstandskleider für besondere Anlässe – kann mit allem ergänzt werden, was modisch und chic ist: Folklorekleider, weite Baumwollhosen, in der Taille zum Binden, normale Leggins und Kurz- und Langarmpullis in Herrengröße, und alles können Sie nach der Schwangerschaft weitertragen. Bevor Sie die Haushaltskasse schröpfen, sollten Sie im Freundeskreis oder in der Nachbarschaft fragen, ob Sie sich nicht ein paar Sachen ausleihen können. Außerdem gibt es Läden, die Umstandsgarderobe gebraucht oder mit kleinen Fehlern zum Sonderpreis verkaufen. Meiden Sie nach Möglichkeit Kunstfasern, da sie sich weniger angenehm tragen als Naturfasern. In Polyester staut sich oft die Feuchtigkeit, was bei Hitze sehr unangenehm sein kann.

**Arbeitskleidung** Je nachdem, wo Sie arbeiten, dürfen Sie vielleicht lässige, aber ein bißchen aufgepeppte Kleidung tragen, wie Leggins mit einem eleganten Oberteil oder einen weiten Baumwollrock mit gestärkter Baumwollbluse. In einem Umfeld, in dem eine formalere Garderobe erforderlich ist, könnten Sie gezwungen sein, tiefer in die Tasche zu greifen und Umstandskleidung zu kaufen; aber möglicherweise reichen auch lange Blazer, weit geschnittene Röcke und Blusen oder Kleider mit nach unten versetzter Taille (Hänger) aus. Wenn Sie Uniform oder Dienstkleidung tragen müssen, sollten Sie Ihrem Arbeitgeber so bald wie möglich von Ihrer Schwangerschaft Mitteilung machen; vielleicht erhalten Sie einen Zuschuß zur Garderobe, wenn man Ihnen keine passende Größe zur Verfügung stellen kann. Achten Sie darauf, daß Sie nun flache Schuhe tragen, wenn Sie normalerweise hochhackige zur Arbeit anziehen.

**Schuhe** Je größer der Leibesumfang, desto instabiler wird Ihr Gleichgewicht; deshalb ist es gut, bequeme Schuhe mit flachen Absätzen zu tragen. Sie sollten Ihren Füßen guten Halt geben, den Zehen genug Platz bieten und aus Sicherheitsgründen eine rutschfeste Sohle besitzen. Turnschuhe erfüllen alle diese Kriterien. Kaufen Sie ein Paar mit Klettverschluß, denn später in der Schwangerschaft könnte es

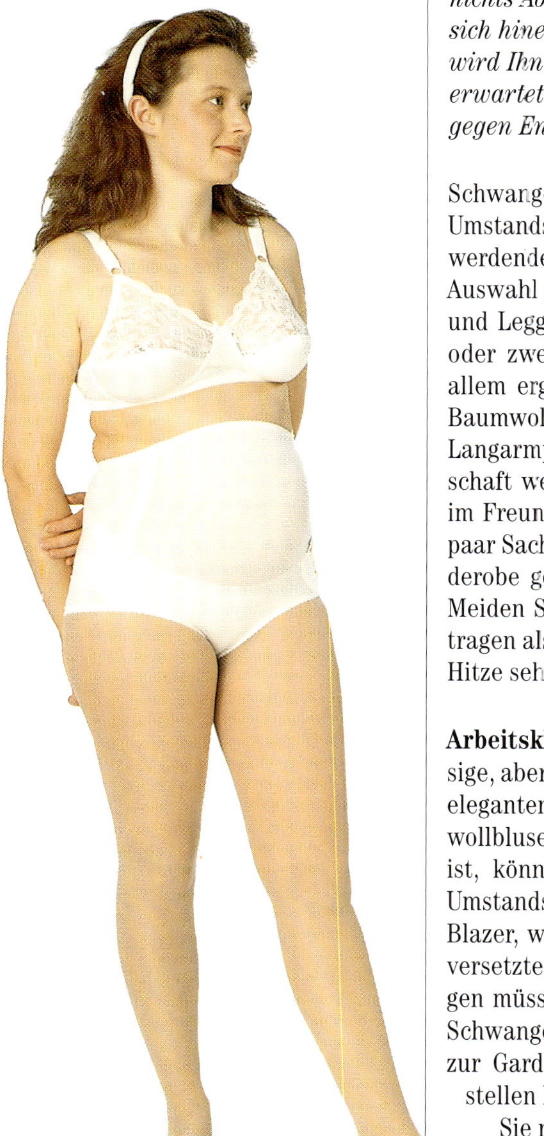

**Unterwäsche in der Schwangerschaft**
BH und Hüfthalter speziell für die Schwangerschaft kommen Ihrem Wohlbefinden – und später Ihrer Figur – ungeheuer zugute.

Ihnen schwerfallen, sich zu bücken, um die Schnürsenkel zu binden. Es gibt viele flotte, flache Schuhe im Handel, die ebenso vielseitig verwendbar wie haltbar sind. Ihre Füße könnten in der Schwangerschaft anschwellen, und deshalb sollten Sie die Schuhe eine Nummer größer als sonst kaufen und auf Absätze verzichten.

**Büstenhalter** Ein guter BH ist in der Schwangerschaft unerläßlich. Ihre Brüste können um einiges größer werden, vor allem während der ersten drei Monate, und wenn sie ungestützt bleiben, müssen Sie später mit einem Hängebusen rechnen. Das liegt daran, daß die Bänder des Fasergewebes, an denen sie festgemacht sind, nie wieder ihre alte Form zurückgewinnen, sobald sie einmal gedehnt wurden. Ein gutsitzender Büstenhalter trägt dazu bei, eine Überdehnung von vornherein zu verhindern.
Wenn Sie BHs kaufen, sollten Sie unbedingt auf eine erstklassige Paßform achten. In Geschäften, die sich auf Umstandsbekleidung oder Dessous spezialisiert haben, aber auch in den Miederwarenabteilungen der großen Kaufhäuser finden Sie meistens geschultes Personal, das Sie beraten kann. Achten Sie darauf, daß der BH Ihrer Wahl guten Halt gibt und ein breites Band unter den Körbchen und breite Träger hat, die nicht einschneiden. Die Schließen sollten der Bequemlichkeit halber verstellbar sein, so daß es besser ist, ein Modell zu wählen, das nicht vorne, sondern auf dem Rücken geschlossen wird. Kaufen Sie anfangs nur wenige Büstenhalter, da Sie später eine größere Nummer brauchen, wenn Ihre Brüste wachsen. Falls Ihre Brüste sehr schwer sind, sollten Sie auch nachts einen leichten BH tragen, um sie zusätzlich zu stützen. Es empfiehlt sich auch, vor dem Geburtstermin einen Stillbüstenhalter zu kaufen, der vorne zu öffnen ist.

**Hüfthalter** Hüftgürtel, die Sie im zweiten und dritten Trimester tragen, sind eine Stütze, die Sie gut gebrauchen können – vor allem, wenn Sie Mehrlinge erwarten. Da sie außerdem dazu beitragen, die Wirbelsäule zu entlasten, können Sie damit Rückenschmerzen vorbeugen.

**Socken** Sie sollten aus Baumwolle sein und locker sitzen; synthetische Materialien geben nicht nach und hinterlassen unter Umständen tiefe Einschnitte in geschwollenenen Füßen. Darüber hinaus können Sie darin nicht schwitzen, so daß sich die Haut mit Wasser vollsaugt und aufweicht. Tragen Sie keine Kniestrümpfe, weil das Bündchen oberhalb der Wade das Bein einschnüren und Krampfadern Vorschub leisten kann (siehe Seite 194).

**Strumpfhosen** Selbst hauchdünne Strumpfhosen für Schwangere bieten noch reichlich Halt. Sie sind sowohl in Umstandsmodengeschäften als auch in den meisten Kaufhäusern in verschiedener Machart und einem breiten Farbspektrum erhältlich.

**Strümpfe** Falls Sie beim Tragen von Strumpfhosen leicht Ausschlag bekommen, ziehen Sie vielleicht Strümpfe vor. Stützstrümpfe oder solche, die einen hohen Prozentsatz an Lycra enthalten, sind wahrscheinlich am bequemsten, obwohl sie gewiß nicht den gleichen Halt bieten wie eine Spezialstrumpfhose für Schwangere.

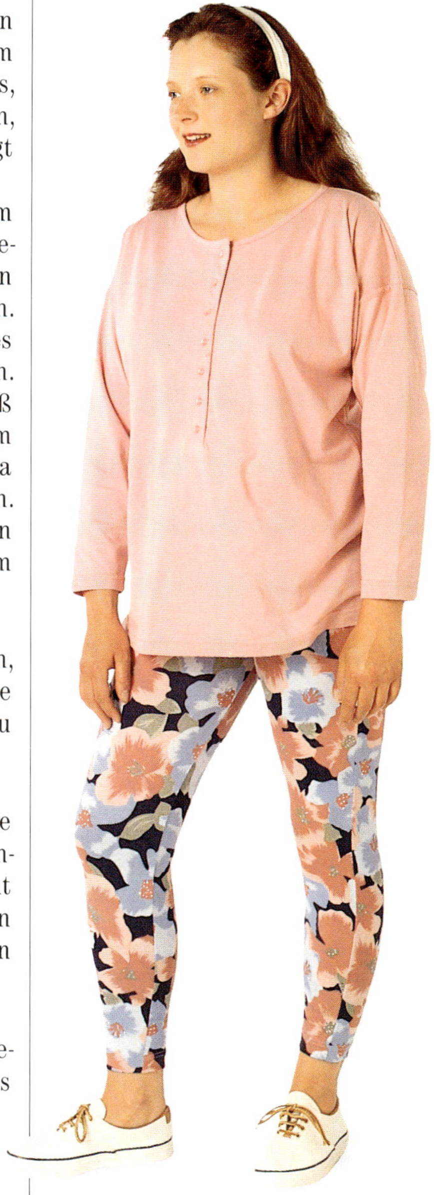

**Kleidung in der Schwangerschaft**
Baumwoll-Leggins, weitgeschnittene Baumwolloberteile und flache Schuhe sind während der gesamten Schwangerschaft bequem und chic.

# Schwangerschaft und Beruf

*Gleich, ob Sie aufgrund finanzieller Notwendigkeiten arbeiten oder Ihre Berufstätigkeit genießen und sofort nach der Geburt des Kindes in Ihren Job zurückkehren wollen – Sie sollten sich alle Informationen verschaffen, die dazu beitragen, sowohl Ihre Gesundheit als auch Ihren Arbeitsplatz zu erhalten. Vielleicht möchten Sie bis zum letzten Moment arbeiten, und es spricht nichts dagegen. Gesundheitsschädliche Materialien, giftige Dämpfe und schwere körperliche Belastung können gefährlich sein.*

Die Schwangerschaft bringt eine Reihe physischer Veränderungen und Beschwerden mit sich, aber die Berufstätigkeit kann auch psychologisch von Vorteil oder eine Bestätigung sein, daß es sich hier nicht um eine Krankheit, sondern um einen ganz natürlichen Zustand handelt. Die Erwerbstätigkeit kann zu einem Zeitpunkt, wo Sie sich infolge der schwangerschaftsbedingten physischen und emotionalen Veränderungen vielleicht orientierungslos fühlen, zu einem wichtigen und stabilisierenden Faktor in Ihrem Leben werden.

### Nehmen Sie Ihre Rechte wahr

Die meisten Arbeitgeber sind nur zu gerne bereit, das Beschäftigungsverhältnis nach der gesetzlichen Schutzfrist fortzusetzen. Sie sind allerdings verpflichtet, Ihrem Arbeitgeber frühzeitig Mitteilung von Ihrer Schwangerschaft zu machen und ihn über Ihre Pläne für die Zeit nach der Entbindung zu informieren.

**Mutterschutz** Informieren Sie sich über Ihre Rechte bezüglich Schutzfristen, Mutterschaftsurlaub und Mutterschaftsgeld (siehe Seite 54). Sie müssen zur Durchführung notwendiger Untersuchungen (Schwangerenvorsorge) und zum Stillen von der Arbeit freigestellt werden.

**Schutz der Gesundheit** In der BRD besteht ein Beschäftigungsverbot bei Arbeiten, die mit schweren körperlichen Belastungen (schwer heben, häufig stehen, Akkordarbeit) oder schädlichen Einwirkungen (gesundheitsgefährdende Stoffe, Strahlen, Erschütterungen) verbunden sind. Man muß Ihnen für die Dauer der Schwangerschaft einen adäquaten anderen Arbeitsplatz zuweisen.

### Anpassung der täglichen Routine

Gegen die Erschöpfung ankämpfen zu müssen, ist eine Herausforderung, mit der Sie während der Schwangerschaft immer wieder konfrontiert werden. Die schubweise morgendliche Übelkeit, vor allem im Frühstadium, kann die Situation noch erschweren. Mit fortschreitender Schwangerschaft büßen Sie einen Teil Ihrer einstigen Behendigkeit ein, so daß lange Arbeitsstunden ein Gefühl extremer Erschöpfung hinterlassen können. Möglicherweise läßt auch Ihre Konzentration nach, oder Sie „nicken" ab und zu ein.

## Tips für den Tagesablauf

**Sie können einige geringfügige Veränderungen in die Wege leiten, um Ihren Arbeitsplatz erträglicher zu machen.**

**Füße hochlegen** Setzen Sie sich so oft wie möglich mit hochgelagerten Füßen hin. Benutzen Sie einen umgedrehten Papierkorb oder eine herausgezogene Schreibtischschublade als Stütze.

**Entspannungsübungen** Führen Sie so oft wie möglich ein paar einfache Übungen für Hals, Schultern, Becken und Füße durch, wenn Sie unterwegs oder am Arbeitsplatz sind. Damit können Sie Verspannungen lockern und die Blutzirkulation verbessern.

**Hocke** Gehen Sie immer, wenn Sie sich bücken müssen oder kein Stuhl zur Verfügung steht, in die Hocke. Sie stärken Ihre Oberschenkelmuskulatur und bereiten sich auf die Gebärposition vor.

**Zwischenmahlzeiten** Bewahren Sie einen Vorrat nahrhafter Snacks in Reichweite auf (siehe Seite 114). Auch wenn Sie noch gelegentlich unter Übelkeit leiden, kann sich der Heißhunger in den unpassendsten Augenblicken bemerkbar machen. Vollkornkekse oder Kräcker und ein Glas entrahmte Milch machen satt und helfen, den Brechreiz zu überwinden.

**Mehr Gelassenheit** Im allgemeinen gilt: Versuchen Sie, alles langsamer und gelassener anzugehen. Machen Sie eine Pause, wenn Sie sich müde fühlen, und ruhen Sie sich aus.

**Flexibilität ist Trumpf** Wenn Ihnen bestimmte Aspekte Ihrer Berufstätigkeit Unbehagen bereiten, sollten Sie feststellen, ob Sie bis zur Geburt des Babys etwas ändern können. Vielleicht sind Sie in der Lage, Arbeitsbeginn und -ende außerhalb der Hauptverkehrszeiten zu legen. Und falls Sie viel stehen oder herumgehen müssen, sollten Sie herausfinden, ob man Sie nicht in irgendeinem Arbeitsbereich einsetzen kann, wo Sie sitzen können.

**Nehmen Sie's leicht** Stellen Sie keine übertriebenen Anforderungen an sich selbst. Lassen Sie bei der Hausarbeit mal fünf gerade sein. Ihre Gesundheit und die Ihres Kindes sind wesentlich wichtiger als ein makellos gepflegtes Heim. Entspannung ist während der Schwangerschaft von entscheidender Bedeutung, und folglich sollten Sie sich genügend Zeit für Körperpflege, Gymnastik und Massage gönnen.

**Bitten Sie um Unterstützung** Falls Ihr Partner nicht ohnehin beim Kochen und bei der Hausarbeit hilft, sollten Sie ihn unverblümt darum bitten. Sicher können Sie einen Großteil der Aufgaben bis zum Wochenende aufschieben und dann gemeinsam erledigen. Teilen Sie Ihren Kollegen frühzeitig mit, daß Sie schwanger sind. Sie werden dann vermutlich eher Verständnis für Ihre emotionalen und physischen Veränderungen aufbringen, zum Beispiel Launenhaftigkeit, mangelnden Antrieb und das Bedürfnis nach einem weniger belastenden Arbeitsumfeld.

### Wann Sie aufhören sollten

Schwangere können bis zu sechs Wochen vor der Entbindung beschäftigt werden, wenn sie sich zu dieser Arbeitsleistung ausdrücklich bereit erklärt haben (die Erklärung kann jederzeit widerrufen werden). Viele medizinischen Experten vertreten jedoch die Meinung, daß eine Schwangere nicht über die 32. Woche hinaus arbeiten sollte. Um diese Zeit müssen Herz, Lunge und andere lebenswichtige Organe härter arbeiten, und Ihre Wirbelsäule, Gelenke und Muskeln sind stärker belastet. Jetzt sollten Sie Ihrem Körper mehr Ruhe gönnen, und das könnte schwierig werden, wenn Sie weiterhin erwerbstätig sind.

### Rückkehr an den Arbeitsplatz

Es ist sehr wichtig, sorgfältig darüber nachzudenken, wann Sie nach der Geburt Ihres Kindes an Ihren Arbeitsplatz zurückkehren und wie Sie Haushalt und Beruf unter einen Hut bringen wollen.

Vielleicht würden Sie nur unter anderen Bedingungen weiterarbeiten, und das müssen Sie mit Ihrem Arbeitgeber besprechen: Unter Umständen können Sie in Ihrem alten Bereich als Teilzeitkraft oder stundenweise beschäftigt werden, sich einen Arbeitsplatz nach dem Job-sharing-System mit einer Kollegin teilen, flexible Arbeitszeiten nutzen oder eine freiberufliche Tätigkeit zu Hause ausüben.

Bei der Entscheidung, ob Sie nach der Geburt des Babys weiterarbeiten wollen, sollten Sie nicht nur Ihre eigenen Interessen, sondern auch die Ihres Partners berücksichtigen. Ein offenes Gespräch könnte zu einem annehmbaren Kompromiß und einer Lösung für Ihr künftiges Erwerbsleben führen.

## Die Sicherheit Ihres Kindes

**Achten Sie auf Chemikalien oder andere Schadstoffe am Arbeitsplatz, die Ihrem Kind schaden könnten. Wenn Sie sich Sorgen machen, sprechen Sie mit Ihrem Arzt und Ihrem Arbeitgeber über die Risiken, und leiten Sie Schritte ein, um sie zu meiden.**

Viele Mütter, die im Büro arbeiten, machen sich Sorgen, weil sie den Strahlen von Kopiergeräten und Computerbildschirmen ausgesetzt sind. Neueren Forschungsberichten zufolge ist die Strahlenbelastung jedoch so gering, daß die fetale Entwicklung nicht beeinträchtigt wird.

Falls in Ihrer Umgebung geraucht wird, sollten Sie herausfinden, ob man Sie in eine rauchfreie Zone versetzen kann, zumindest bis Sie abgestillt haben.

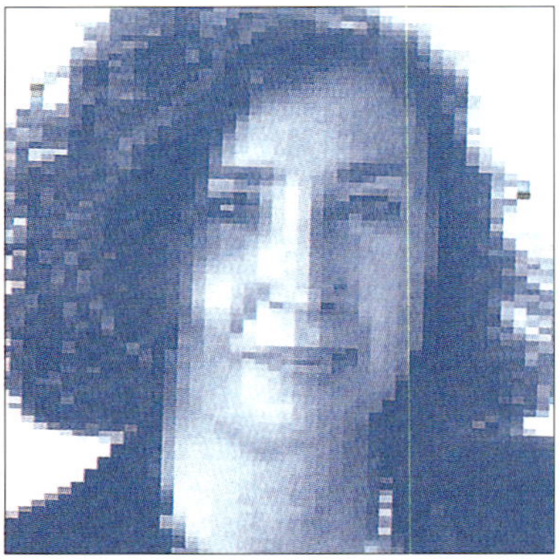

| | |
|---|---|
| **Name:** | Vicky Dyson |
| **Alter:** | 29 Jahre |
| **Medizinische Vorgeschichte:** | Keine besonderen Vorkommnisse |
| **Geburtshilflicher Hintergrund:** | Ein Sohn, 6 Jahre alt; alles normal und unkompliziert |

Vicky, Partnerin in einer Revisionsfirma, ist sehr erpicht darauf, während der Schwangerschaft weiterzuarbeiten. Sie legte ihr Examen ab, während sie ihr erstes Kind erwartete; sie weiß also, was es heißt, schwanger zu sein und eine Vollzeittätigkeit auszuüben. Sie ist sich auch sicher, daß sie Beruf und Mutterrolle auf einen Nenner bringen kann, weil sie seit der Geburt ihres Sohnes vor sechs Jahren berufstätig war. Sie steht vor der Herausforderung, alle Aufgaben „unter einen Hut" zu bringen – Schwangerschaft, Job, Betreuung ihres Sohnes und Erhalt einer guten Beziehung zu ihrem Partner. Das Geheimnis liegt in einer effektiven Zeiteinteilung und in der Bereitschaft, die eigenen Bedürfnisse zu berücksichtigen.

**Fallstudie**

# Die berufstätige Mutter

*Vicky sieht sich der kniffligen Aufgabe gegenüber, die Teile Ihres Lebens wie ein Puzzlespiel zusammenzusetzen – Beginn und Ende des Mutterschaftsurlaubs, Kinderbetreuung, Familie und Gesundheit. Das eigene Wohlergehen und die Gesundheit ihres Kindes müssen in all ihren Plänen an erster Stelle stehen.*

**Vickys Arbeitssituation**

Vickys Kollegen und Geschäftspartner sind ausnahmslos Männer, und sie hat Angst, daß man es ihr verübeln könnte, wenn sie vor oder nach der Geburt häufig freinimmt. Ich riet ihr, ihre Partner sofort über ihre Schwangerschaft zu informieren und innerhalb der nächsten drei Monate einen Termin mit ihnen auszumachen, um Beginn und Ende des Mutterschaftsurlaubs mit ihnen zu besprechen (siehe Seite 54). Außerdem muß sie darauf achten, daß ihre Kost genügend Energie und Nährstoffe liefert, um weiterzuarbeiten, während das Baby in ihr wächst. Darüber hinaus braucht sie zusätzlich Ruhe und Entspannung.

**Letzter Arbeitstag** Keine Schwangerschaft ähnelt der anderen, und so kann Vicky nicht im voraus wissen, wie sie sich dieses Mal fühlen wird. Ich riet ihr, sich nicht darauf festzulegen, nach der 32. Woche weiterzuarbeiten, sondern die Entscheidung von ihrem Gesundheitszustand abhängig zu machen.

**Rückkehr ins Berufsleben** Diese Entscheidung ist schwieriger, da viele Dinge zu berücksichtigen sind. Vickys Menstruationszyklus könnte nach drei Monaten wieder normal sein, aber ihre Muskeln und Organe brauchen vielleicht mehr Zeit. Der Rückbildungsprozeß dauert insgesamt ein Jahr. Vicky muß einen speziellen Zeitplan zum Füttern des Babys aufstellen, wenn sie an ihren Arbeitsplatz zurückkehren möchte, bevor ihr Kind vier Monate alt ist. Da sie ihm keine Fertignahrung geben will, muß sie ihre Muttermilch abpumpen oder ausdrücken und einfrieren (siehe Seite 149 und Seite 305). Sie wird Zeit brauchen, um einen Vorrat anzulegen, und es dauert im Schnitt weitere sechs Wochen, bis sich das Baby an das neue Arrangement gewöhnt hat.

Ich schlug Vicky vor, ein vorläufiges Datum für die Rückkehr zur Arbeit festzulegen – denn nach der Geburt kann sich ihre Einstellung vielleicht grundlegend geändert haben – und vorher mit ihrem Arzt zu sprechen.

**Kinderbetreuung** Bezüglich der Betreuung ihres Babys sollte Vicky alle verfügbaren Möglichkeiten frühzeitig prüfen – Krippe, Kinderfrau, Tagesmutter, Au-pair-Mädchen –, bis sie die richtige Lösung gefunden hat.

**Sich Zeit nehmen**

Sobald sie zur Arbeit zurückgekehrt ist, den Haushalt führen, ihre Familie betreuen und das Baby versorgen muß, wird Vicky vermutlich das Gefühl haben, die Zeit sei sehr kostbar und ihr bleibe nicht genug. Sie sollte jeden Tag ein wenig Zeit nur mit dem Baby verbringen, und auch ihr Sohn Jack braucht in dieser Phase viel Zuwendung und jeden Tag eine gewisse Zeit, in der er die Mutter für sich allein hat, so daß er sich nicht benachteiligt oder ausgeschlossen fühlt. Vicky wird auch Zeit für ihren Partner haben wollen, so daß die Beziehung nicht darunter leidet. Sie und Peter möchten sicher auch gern etwas Zeit mit ihren Freunden verbringen, ob mit oder ohne Kinder. Und vor allem braucht Vicky Zeit für sich selbst, und wenn auch nur eine Stunde in der Woche, in der niemand Forderungen an sie stellt. Viele Frauen entwickeln Schuldgefühle, wenn sie sich Zeit für sich selbst nehmen. Aber das ist wichtig, damit die Mutter entspannter und die Familie folglich zufriedener ist.

**Einen Zeitplan entwickeln** Vicky fühlt sich wahrscheinlich weniger überfordert, wenn sie einen Zeitplan ausarbeitet. Sie kann zum Beispiel abends etwas Zeit mit dem Baby allein verbringen, und nachdem Sohn und Ehemann sie mit einer Tasse Tee verwöhnt und für ihre Bequemlichkeit gesorgt haben, spielen sie anderswo miteinander. Wenn ihr Sohn dann zu Bett geht, schenkt sie ihm besondere Aufmerksamkeit, liest ihm eine Geschichte vor und läßt sich von ihm seinen Tagesablauf erzählen. Danach könnte sie mit Peter zu Abend essen und sich unterhalten, bevor das Baby seine Nachtmahlzeit erhält.

**Milch ausdrücken**
Ich erklärte Vicky, um die Laktation* anzuregen, sei es wichtig, die Milch aus den Brüsten zu entleeren, entweder durch Stillen oder durch regelmäßiges Ausdrücken oder Abpumpen. Die Milch in der Brust zu lassen, beeinträchtigt die weitere Milchproduktion. Vicky ist sicher, daß sie genug Milch haben wird, um jedesmal nach dem Stillen den Rest auszudrücken und sich einen langsam wachsenden Vorrat anzulegen.

**Im Büro** Vickys Brüste werden vermutlich zweimal am Tag prall gefüllt sein, so daß sie sich die Zeit nehmen muß, die Muttermilch während der Arbeitsstunden auszudrücken.
Vicky beabsichtigt, eine Milchpumpe zu benutzen, und obwohl vornehmlich Männer in ihrer Firma beschäftigt sind, gibt es einen bequemen, sauberen Damenwaschraum, wo sie die Milch ungestört abpumpen kann. In ihrem Büro steht außerdem ein Kühlschrank, um die Fläschchen zu lagern, bis sie abends nach Hause geht, so daß kaum Probleme zu erwarten sind.
Ich erinnerte sie daran, daß alle Behältnisse sterilisiert sein müssen und Muttermilch nicht länger als 48 Stunden aufbewahrt werden sollte (bis zu 6 Monate in der Tiefkühltruhe).
Da Vicky den ganzen Tag über arbeitet, werden die Betreuer ihres Babys für das Auftauen der täglich benötigten Muttermilchmenge verantwortlich sein. Dies sollte vorzugsweise im Kühlschrank geschehen, obwohl man die Milch, wenn es eilig ist, auch unter fließendem lauwarmem Wasser auftauen kann. Reste dürfen nicht mehr in den Kühlschrank zurückgestellt oder erneut eingefroren, sondern müssen weggeschüttet werden.

## Vickys Baby

**Da seine Mutter arbeitet, wird sich das Baby ebenfalls auf bestimmte Gegebenheiten einstellen müssen.**

- Es muß die Flaschen mit der abgepumpten Milch akzeptieren, was einfacher ist, wenn es noch vor der 5. Lebenswoche daran gewöhnt wird.
- Wenn es sich weigert, diese zu nehmen, braucht es vielleicht Flaschen mit einem anderen Sauger.
- Sechs Wochen vor Vickys Rückkehr zur Arbeit muß das Baby tagsüber völlig abgestillt werden. Am Anfang wird nur eine Mahlzeit durch die Flasche ersetzt, bis es daran gewöhnt ist.
- Es muß die Person akzeptieren, die es während des Tages betreut, wenn Vicky arbeitet.
- Es wird eine enge Beziehung zu seiner Betreuerin entwickeln, die zu einer wichtigen Bezugsperson in seinem Leben wird, was aber keine nachteiligen Auswirkungen auf die Bindung zu seinen Eltern haben muß.
- Es hat sehr engen Kontakt mit seiner Mutter, wenn Vicky von der Arbeit nach Hause kommt und es zum Stillen anlegt.
- Es wird schnell herausfinden, daß Mama die ganze Nacht über zu Hause ist, und sie häufiger wecken (wie zwei meiner Söhne es gemacht haben).

# Risiken vermeiden

*Viele Aktivitäten, die sonst Teil unseres Alltags sind, können während der Schwangerschaft Gefahren bergen. Verrichtungen wie das Säubern des Katzenklos oder der Kontakt mit gesundheitsgefährdenden Chemikalien am Arbeitsplatz, passives Mitrauchen in Gesellschaft oder erforderliche Impfungen vor Auslandsreisen.*

## Zu Hause

Nur wenige Frauen können sich während der Schwangerschaft in ein Umfeld zurückziehen, in dem sie keinerlei schädlichen Einwirkungen ausgesetzt sind. Einige Risiken lassen sich jedoch vermeiden: Sie sollten kein rohes Fleisch anfassen, keine fremden Haustiere streicheln, keine Tabletts mit Essensresten säubern, keine Auspuffgase einatmen und nicht mit Pestiziden im Garten arbeiten. Alkohol, Kaffee und Teesorten, die Koffein enthalten, sind ebenfalls schädlich. Gegen Kräutertee ist im allgemeinen nichts einzuwenden (mit Ausnahme von Himbeerblättertee, der vorzeitig Wehen auslösen soll); wählen Sie jedoch Sorten aus organischem Anbau, die nicht mit Pflanzenschutzmitteln behandelt wurden.

## Medikamente und Ihr Baby

**Konsultieren Sie Ihren Arzt, bevor Sie irgendwelche Medikamente nehmen. Informieren Sie einen Arzt, den Sie aus gleich welchen Gründen aufsuchen, immer über Ihre Schwangerschaft.**

Am besten nehmen Sie keine Arzneimittel während der Schwangerschaft, es sei denn, Ihr Arzt ist der Ansicht, die Vorteile fielen schwerer ins Gewicht als die möglichen Risiken für Ihr Baby. Die Langzeitwirkungen vieler Medikamente auf das ungeborene Kind sind noch weitgehend unbekannt. Andere Arzneimittel haben sich klar als gesundheitsschädigend für den Fetus erwiesen und sollten streng gemieden werden (siehe unten).

| Medikament | Anwendung | Wirkung |
|---|---|---|
| **Amphetamine** | Stimulans | Kann Herz- und Bluterkrankungen verursachen |
| **Anabolika** | Krafttraining | Kann zur Ausprägung männlicher Merkmale bei weiblichen Feten führen |
| **Tetrazyklin** (Antibiotikum) | Aknebehandlung | Kann Milch- und bleibende Zähne gelb färben |
| **Streptomyzin** (Antibiotikum) | Tuberkulosebehandlung | Kann Taubheit bei Säuglingen hervorrufen |
| **Antihistamine** | Allergien/Reisekrankheit | Einige verursachen Fehlbildungen |
| **Mittel gegen Übelkeit** | Bekämpft Brechreiz | Kann Fehlbildungen verursachen |
| **Acetylsalizylsäure** | Schmerzmittel | Kann Blutgerinnungsprobleme verursachen |
| **Diuretika** | Harntreibend | Kann fetale Blutkrankheiten verursachen |
| **Narkotika** (Codein usw.) | Schmerzbetäubungsmittel | Süchtig machend; Baby kann Entzugssymptome entwickeln |
| **Paracetamol** | Fiebersenkend | Hohe Dosierung kann Nieren- und Leberschäden beim Baby verursachen |
| **LSD; Cannabis** | Gesellschaftsdroge | Risiko von Chromosomenschäden und Fehlgeburt |
| **Sulfonamide** | Infektionsbehandlung | Kann Neugeborenengelbsucht verursachen |

**Schädliche Chemikalien** Spraydosen mit Treibgas sollten Sie im Haushalt auf ein Mindestmaß beschränken, heute gibt es auf dem Markt zahlreiche Alternativen. Obwohl die meisten heute gängigen Produkte halogenierte Kohlenwasserstoffe enthalten (statt FCKW), die keinen Schaden bei Mutter oder Kind verursachen sollen, sind wir meiner Ansicht nach vielen unsichtbaren, potentiell gefährlichen Chemikalien ausgesetzt, und daher ist es ratsam, Vorsichtsmaßnahmen zu ergreifen.
Meiden Sie Substanzen, die Dämpfe absondern, wie Kleb- und Treibstoff, da sie giftig sein könnten und nicht eingeatmet werden sollten, gleich ob Sie schwanger sind oder nicht. Lesen Sie das Etikett bei jedem Produkt, das Sie benutzen, und verzichten Sie auf alles, was gesundheitsgefährdend sein könnte. Dazu gehören zum Beispiel einige Reinigungsmittel, Kontaktkleber, schnelltrocknende Anstrichfarben, Lacke, Verdünner, einige Klebstoffe und Backofenreiniger. Dauerwellflüssigkeit ist hier ausgenommen, aber falls Sie Bedenken wegen der langfristigen Auswirkungen haben, sollten Sie mit der Dauerwelle bis zum 3. Schwangerschaftsmonat warten, wenn die wichtigsten Organe des Babys entwickelt sind.

**Sauna und Whirlpool** Die Benutzung von Sauna und Whirlpool können zu fetalen Mißbildungen führen und vor allem das Nervensystem Ihres Babys schädigen. Wenn Ihr Körper über einen längeren Zeitraum extrem hohen Temperaturen ausgesetzt ist, kann er sich überhitzen, was die Gesundheit Ihres Kindes beeinträchtigt. Meiden Sie Sauna und Whirlpool, und achten Sie darauf, daß Ihr Badewasser mäßig warme Temperatur hat.

**TV-Strahlen** TV-Strahlen, selbst vom Farbbildschirm, haben nachweislich keine schädigende Wirkung, selbst wenn Sie ihnen längere Zeit ausgesetzt sind. Sie sollten jedoch eine bequeme Haltung einnehmen, um Ihre Wirbelsäule nicht zu belasten.

**Immunisierung** Da Ihr gesamtes körpereigenes Abwehrsystem unter dem Einfluß der Schwangerschaft verändert und geschwächt sein kann, sind ihre Reaktionen auf Impfungen unter Umständen unvorhersehbar.
Ihr Arzt wird Sie über die nötigen Impfungen informieren, wenn Sie mit Infektionserkrankungen in Berührung gekommen sind oder vorhaben, ins Ausland zu reisen. In der Regel sollten Impfungen mit lebenden Bakterien – einschließlich gegen Röteln, Mumps und Gelbfieber – vermieden werden.

**Am Arbeitsplatz**
Wenn sich Ihr Arbeitsplatz außerhalb der häuslichen vier Wände befindet, haben Sie vielleicht einige Fragen, auf die es keine Antwort gibt, vor allem: Wie sicher ist mein Arbeitsumfeld? Stellen die beruflichen Anforderungen ein Risiko für die Schwangerschaft dar? Wie lange kann ich arbeiten? Wenn Ihre Tätigkeit anstrengend ist und beinhaltet, daß Sie viel stehen, herumlaufen, schwer heben oder Treppen steigen müssen, dann fehlt Ihnen unter Umständen die zusätzliche Ruhe, die Sie während der Schwangerschaft brauchen. Ihr Arzt legt Ihnen vielleicht nahe, die Arbeitsstunden zu reduzieren oder einige Wochen vor Geburtstermin (oder Schutzfrist) aufzuhören. Ihr Arzt wird Ihnen auch raten, nicht mehr zu arbeiten, wenn Sie

## Toxoplasmose

**Sie wird hervorgerufen durch einen Parasiten, der bei einem Erwachsenen normalerweise nur leichte, grippeähnliche Symptome auslösen kann, beim ungeborenen Kind jedoch unter Umständen zu schweren Schäden führt.**

Toxoplasmose kann zu fetalen Hirnschäden und Blindheit, manchmal sogar zum Tod führen. Die größte Gefahr besteht während des dritten Trimesters. Toxoplasmose wird durch die Fäkalien kranker Tiere übertragen, vor allem von Katzen. Die meisten Menschen infizieren sich jedoch durch nicht ausreichend gegartes Fleisch. Rund 80 % der Bevölkerung ist irgendwann an Toxoplasmose erkrankt und hat Antikörper dagegen entwickelt, aber je jünger der Mensch, desto geringer sind die Chancen, daß er immun dagegen ist.

- Verzichten Sie auf rohes oder nicht ausreichend gegartes Fleisch, vor allem Schweinefleisch, blutiges Steak oder Tartar.
- Geben Sie Ihrer Katze/Ihrem Hund kein rohes Fleisch; halten Sie den Futternapf von anderen Dingen fern.
- Tragen Sie Handschuhe, wenn Sie im Garten arbeiten.
- Streicheln Sie keine fremden Haustiere.
- Sie sollten weder das Katzenklo säubern noch die Häufchen Ihres Hundes wegräumen. Falls es unvermeidbar ist, waschen Sie sich sofort danach gründlich die Hände mit einem Desinfektionsmittel.
- Waschen Sie sich nach der Gartenarbeit oder wenn Sie Ihre Tiere gestreichelt haben, die Hände.
- Garen Sie Fleisch bei mindestens 54 °C, da bei dieser Temperatur Bakterien abgetötet werden. Benutzen Sie ein Fleischthermometer, um ganz sicherzugehen.
- Behalten Sie Ihre Katze so oft wie möglich im Haus, wenn sie gern jagt, da Parasiten in infizierten Mäusen und Vögeln nisten.

## Das Infektionsrisiko

**In den ersten zwölf Schwangerschaftswochen sollten Sie versuchen, den Kontakt mit Menschen zu vermeiden, die hohes Fieber haben (vor allem Kinder), selbst wenn dieses nicht von einer Rötelnerkrankung herrührt (siehe Seite 19).**

Falls Sie in der Schwangerschaft Mumps bekommen, verläuft die Infektionserkrankung genauso, als wären Sie nicht schwanger. Das Risiko einer Fehlgeburt ist nur leicht höher, wenn Sie sich während der ersten zwölf Wochen anstecken.
Gegen Mumps sollten Sie sich während der Schwangerschaft nicht immunisieren lassen, weil dazu ein Lebendimpfstoff verwendet wird, der nachteilige Auswirkungen auf den Fetus haben könnte.
Windpocken treten bei Erwachsenen und folglich auch während der Schwangerschaft selten auf. Es gibt einige Indizien, die darauf schließen lassen, daß sie fetale Fehlbildungen hervorrufen können.

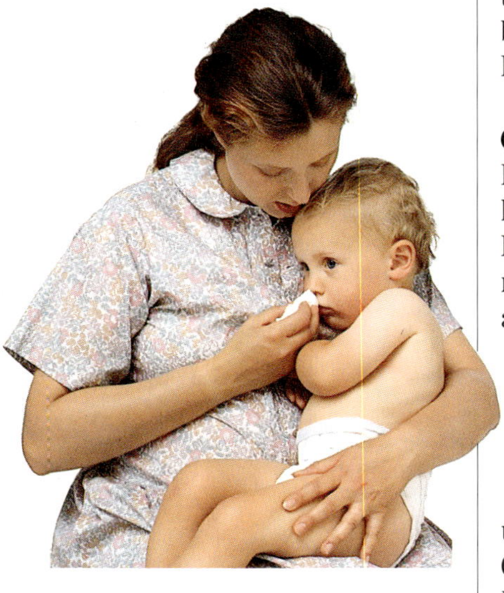

**Ansteckung**
Wenn Sie kleine Kinder haben, die an einer Infektionskrankheit leiden, können Sie nicht viel tun, um den Kontakt zu vermeiden. Falls Sie Lehrerin sind, sollten Sie alle Kinder nach Hause schicken, die aussehen, als hätten sie Fieber.

an einer Herzerkrankung leiden, mehr als eine Früh- oder Fehlgeburt hatten oder wenn Sie Mehrlinge erwarten.
Behalten Sie Tätigkeiten im Auge, die Sie schädlichen Umweltfaktoren aussetzen könnten. Ihre Firma ist verpflichtet, Sie an einen Arbeitsplatz zu versetzen oder Ihnen eine alternative Beschäftigung zuzuweisen, die keine Gefahren bergen kann (siehe auch Seite 146). Meiden Sie vor allem:

- Narkosegas (Krankenschwestern, Allgemeinpraktikerinnen, Zahnärztinnen, Anästhesistinnen)
- Chemikalien, die in verschiedenen Branchen verwendet werden, wie Blei, Quecksilber, Vinylchlorid, Substanzen für die chemische Reinigung, Dämpfe von Anstrichfarben und Lösungsmittel
- Tiere, die Toxoplasmose übertragen könnten
- Kontakt mit Menschen, die an einer Infektionskrankheit leiden, vor allem an ansteckenden Kinderkrankheiten
- Kontakt mit giftigen Abfällen gleich welcher Art
- Zigarettenrauch in großer Menge, einschließlich passives Mitrauchen, zum Beispiel in Büros ohne Rauchverbotszonen
- ionisierende Strahlen (Röntgen). Es wird allgemein angenommen, daß der häufige Kontakt mit ultraviolettem Licht oder Infrarotstrahlen, die von Büroausrüstungen wie Laserdruckern, Kopiergeräten und Computerbildschirmen ausgehen, weder für Sie noch für Ihr Baby schädlich sind. Frauen, die jeden Tag mit Fotokopiergeräten umgehen, sollten beim Kopieren den Deckel immer schließen.

Wenn Sie ansonsten gesund sind, Ihre Schwangerschaft normal verläuft und Ihre berufliche Tätigkeit keine größeren Risiken als diejenigen mit sich bringt, denen wir alle im täglichen Leben ausgesetzt sind, können Sie in der Regel bis zum Beginn der Schutzfrist arbeiten.

### Gesellschaftliche Kontakte

Infektionen werden von Menschen übertragen, mit denen wir in Kontakt kommen. Obwohl schwanger sein nicht bedeutet, daß Sie sich im stillen Kämmerlein einschließen oder einen Mundschutz tragen sollten, wenn Sie mit jemandem sprechen, zahlt es sich aus, vorsichtig zu sein. Das gilt vor allem, wenn Sie mit Kindern (siehe Spalte links) oder Erwachsenen zusammenkommen, die erhöhte Temperatur haben. Erkältungen und Grippeerkrankungen schaden Ihrem Baby nicht, aber es wäre besser, wenn Sie kein Fieber bekämen. Sollte Ihre Temperatur sehr hoch sein, wird Ihnen Ihr Arzt mitteilen, welche Medikamente Sie ohne Risiko nehmen dürfen (kein Aspirin in der Schwangerschaft); ein feuchter Schwamm und ein Fächer bringen der Haut Kühlung. Meiden Sie Erkältungs- und Grippemittel, die rezeptfrei verkauft werden, oder Medikamente, die Antihistamine enthalten. Forschungsergebnisse weisen darauf hin, daß sehr virulente Grippeviren eine Fehlgeburt verursachen können.

### Reisen

Es ist nicht erwiesen, daß Reisen vorzeitig Wehen auslöst, zum Spontanabort führt oder andere Komplikationen während der Schwangerschaft mit sich bringt. Sie sollten jedoch doppelt vorsichtig sein, wenn Sie schon einmal eine Fehlgeburt oder bei einer früheren Schwangerschaft vorzeitig Wehen hatten. Erkundigen Sie sich nach Namen und Adressen von Geburtshelfern im Umkreis Ihres Reiseziels, und im letzten Schwangerschaftsdrittel sollten Sie Ihre Reisen auf maximal 50 km von zu Hause beschränken.

**Bahn** Lassen Sie sich, wenn möglich, vorab einen Sitzplatz reservieren, und vergewissern Sie sich, daß er nicht direkt neben dem Speisewagen liegt, da der Geruch Übelkeit auslösen könnte. Nehmen Sie nur eine leichte Mahlzeit zu sich, vor allem, wenn Sie leicht reisekrank werden.

**Auto** Autofahrten können anstrengend sein, deshalb sollten Sie das Reisen in diesem Verkehrsmittel nach Möglichkeit einschränken. Machen Sie in regelmäßigen Abständen Rast, wobei Sie aussteigen und sich die Beine vertreten sollten, um die Durchblutung zu fördern. Schnallen Sie sich immer locker an. Sie können selber fahren, solange Sie es hinter dem Lenkrad bequem finden und sich nicht verkrampfen. Und noch eines, selbst wenn es auf der Hand zu liegen scheint: Setzen Sie sich nicht hinters Steuer, um ins Krankenhaus zu fahren, wenn die Wehen einsetzen!

**Flugzeug** Nach dem 7. Monat sind Flugreisen aufgrund der Druckveränderungen in der Kabine nicht mehr zu empfehlen. Falls Sie zu dieser Zeit noch fliegen müssen, sollten Sie sich bei der Fluggesellschaft erkundigen, ob Sie ein ärztliches Attest brauchen, um an Bord genommen zu werden. Meiden Sie kleine Privatmaschinen, die keine Druckkabinen besitzen. Wenn Sie über den Tragflächen oder in den vorderen Reihen sitzen, merken Sie weniger von den Bewegungen des Flugzeugs.
Halten Sie mit dem Essen Maß, während Sie fliegen, denn in der Schwangerschaft werden Sie leichter reisekrank. Achten Sie darauf, daß Sie Ihre Blase entleeren, bevor Sie an Bord gehen, weil es passieren kann, daß die Passagiere über längere Zeit angeschnallt bleiben müssen.

**Auslandsreisen** Wenn Sie auswärts essen, sollten Sie sich an die Empfehlungen bezüglich Listeriose und anderer lebensmittelbezogener Erkrankungen (siehe Seite 122) halten.
Erkundigen Sie sich bei Ihrem Arzt über die Immunisierungsmöglichkeiten (Typhusimpfungen können beispielsweise dem Baby schaden). Selbst wenn Sie mit einer Infektionskrankheit in Berührung gekommen sind oder sich angesteckt haben, müssen Sie die negativen Auswirkungen des lebenden Impfstoffs und das Risiko für Ihr Baby abwägen. Eine Gelbfieberimpfung sollten Sie ablehnen, es sei denn, Sie sind der Gefahr einer Ansteckung direkt ausgesetzt. Sie können sich gegen Cholera impfen lassen, da das Vakzin höchstwahrscheinlich nicht schädlich und die Impfung in einigen Ländern wie Südafrika vorgeschrieben ist. Tollwut- und Tetanusimpfungen sind unter Umständen erforderlich. Bestimmte vorbeugende Malariamittel dürfen (nach Absprache mit dem Arzt) verwendet werden, aber nur wenn Sie in eine Gegend fahren, in der Ihnen Ansteckungsgefahr droht. Von Polioschutzimpfungen droht während der Schwangerschaft keine Gefahr, falls Sie noch nicht immun sind.

### Gute Reise

Wenn Sie einige Punkte beachten, wird das Reisen angenehmer.

Planen Sie mehr als genug Zeit für die Reise ein.

Versuchen Sie, eine ausreichende Zeitspanne zwischen Anschlußflügen oder -zügen einzukalkulieren.

Reisen Sie in kurzen Etappen, statt eine Mammutstrecke auf einen Schlag zu bewältigen.

Achten Sie während der Reise auf Ihre Sicherheit (siehe Haupttext).

Nehmen Sie etwas zu trinken, wie Milch oder Fruchtsaft, im Thermosbehälter mit.

Packen Sie genügend „Wegzehrung" ein, wie Vollkornkekse, hartgekochte Eier, Obst, Gemüse und etwas zum Knabbern, wie Trockenobst, Nüsse und Kerne.

Kaufen Sie traubenzuckerhaltige Süßigkeiten, um Übelkeit vorzubeugen, wenn der Blutzuckerspiegel abfällt.

Verwenden Sie eine Schlafmaske und Wattepfropfen für die Ohren, um während der Zugfahrt oder des Flugs ein wenig zu schlafen.

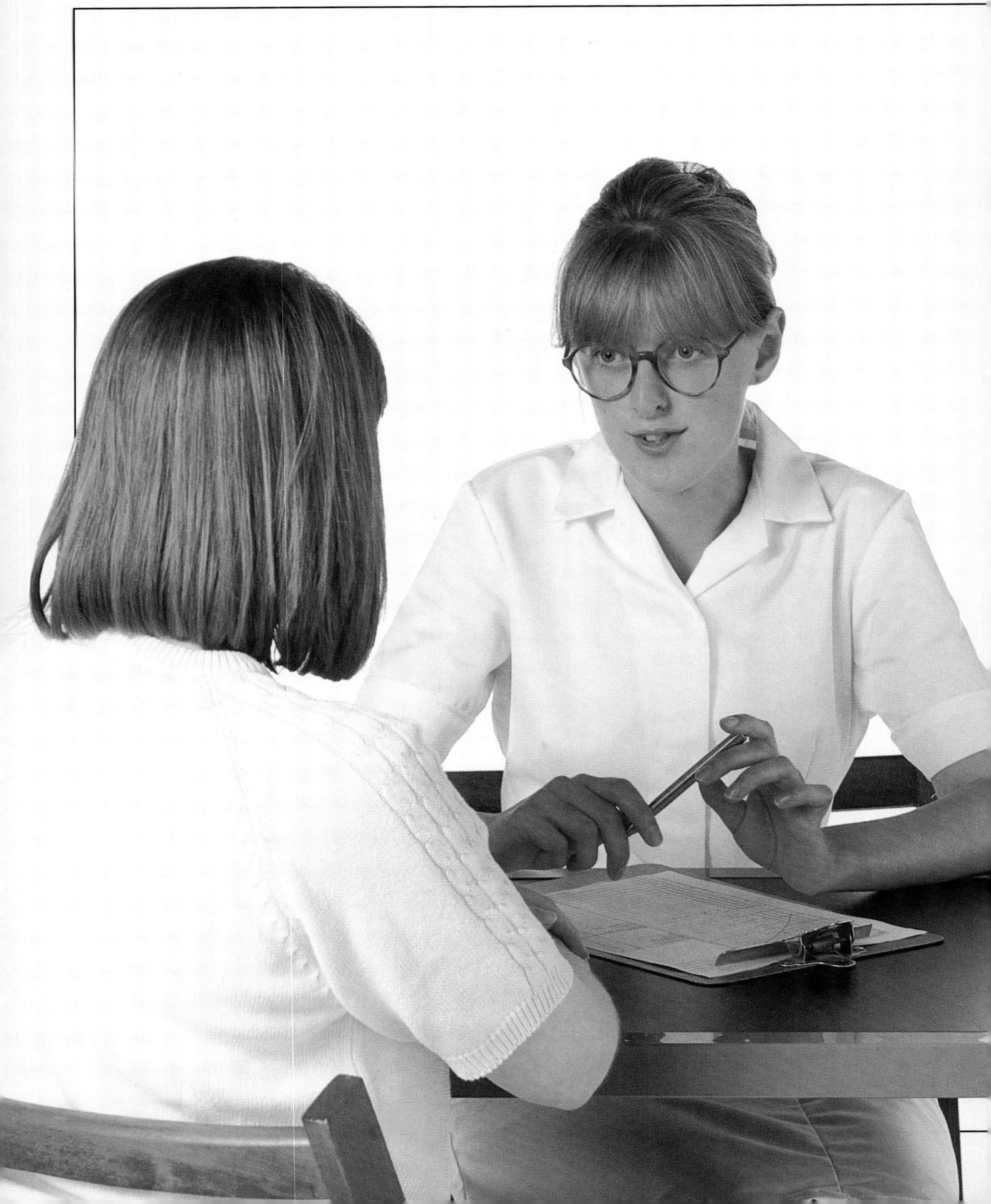

Kapitel 6

# Pränatal-überwachung

*Eine gründliche Schwangerenvorsorge zahlt sich immer aus. In den Routinetests lassen sich Probleme frühzeitig erkennen, und es gibt Spezialuntersuchungen, die auf Mütter und Kinder mit besonderen Bedürfnissen zugeschnitten sind. Der Vorsorgetermin in der Entbindungsklinik oder bei Ihrem Frauenarzt bietet Ihnen außerdem die Möglichkeit, Fragen zu stellen und Erfahrungen mit anderen Schwangeren auszutauschen.*

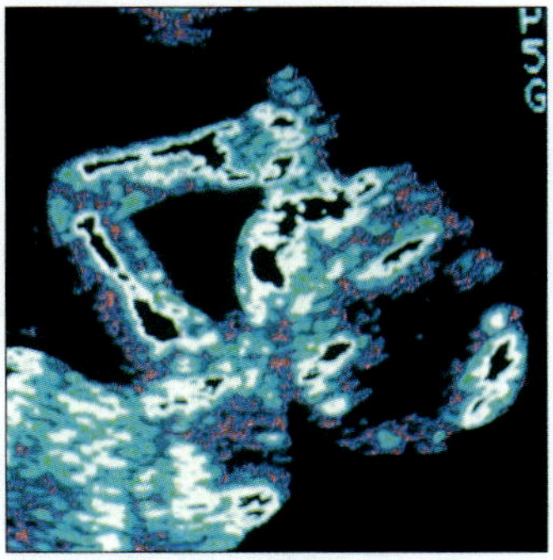

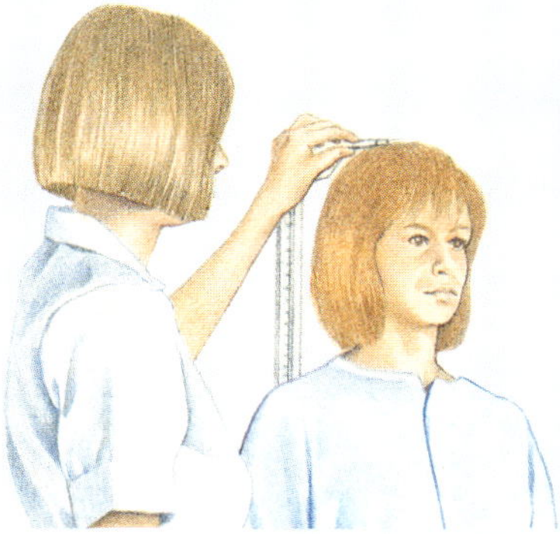

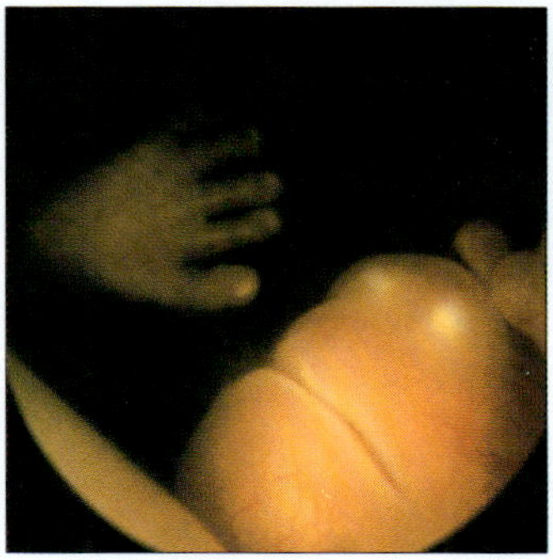

## Ihre erste Vorsorgeuntersuchung

**Bei Ihrer ersten Vorsorgeuntersuchung wird man Ihnen Fragen zu folgenden Punkten stellen:**

- Angaben über Ihre Person und Lebensumstände.
- Kinderkrankheiten oder schwerwiegende Erkrankungen.
- Krankheiten, die in Ihrer Familie oder in der Ihres Partners vorkommen.
- Gibt es in Ihrer Familie Zwillinge?
- Ihr Menstruationshintergrund – wann hatten Sie zum erstenmal Ihre Regel, wie lange dauert Ihr Zyklus im Schnitt, wie lange dauern die Blutungen an, und wann war der erste Tag der letzten Periode (siehe Seite 52).
- Welche Schwangerschaftssymptome haben Sie, und wie ist es um Ihren allgemeinen Gesundheitszustand bestellt?
- Einzelheiten über frühere Geburten, Schwangerschaften oder Empfängnisprobleme.
- Nehmen Sie verschreibungspflichtige Medikamente? Leiden Sie an Allergien?

**Gespräch über Ihre Schwangerschaft**
Zögern Sie nicht, um mehr Zeit zu bitten, wenn Sie bestimmte Fragen beantwortet haben möchten.

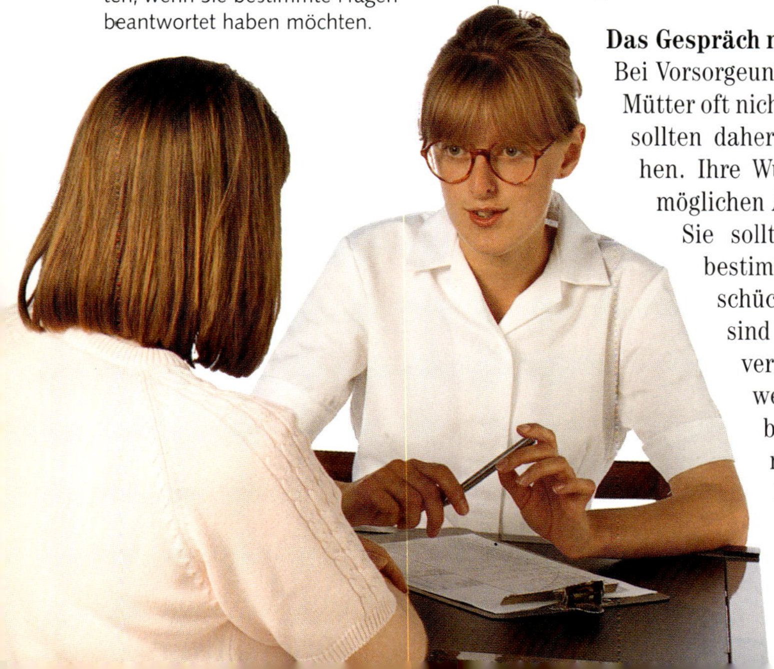

# Schwangerenvorsorge

*Beratungsgespräche, Untersuchungen und Tests finden während der Schwangerschaft statt, um Ihre Gesundheit und die des Babys zu überwachen. Obwohl die meisten Schwangerschaften normal verlaufen, sind diese Besuche und Überprüfungen wichtig, um die Fortschritte zu beobachten und Probleme frühzeitig aufzuspüren, bevor Schaden entstehen kann.*

### Pränatale Überwachung in der Klinik

Sie können die Vorsorgeuntersuchungen in der Klinik durchführen lassen, in der Sie entbinden werden, oder bei Ihrem Frauenarzt. Die meisten Frauen haben bis zur 28. Schwangerschaftswoche einmal im Monat, bis zur 36. Schwangerschaftswoche alle 14 Tage und im letzten Monat einmal in der Woche einen Termin. Falls Komplikationen auftreten, zum Beispiel eine Mehrlingsschwangerschaft festgestellt wird, eine längerwierige Erkrankung besteht oder eine Risikoschwangerschaft vorliegt, sollten die Arztbesuche häufiger erfolgen.

Die Vorsorgeuntersuchungen in großen Krankenhäusern kann unangenehm und frustrierend sein, weil auf Personalebene ein ewiges Kommen und Gehen herrscht und manche Frauen lange warten müssen. Viele Frauen haben erklärt, es gehe dort zu wie auf dem Viehmarkt. Es ist durchaus möglich, daß Sie bei jedem Besuch von anderen Schwestern und Ärzten betreut werden. Das läßt sich weitgehend vermeiden, wenn Sie die Untersuchungen von Ihrem Frauenarzt oder in der Klinik, in der er Belegbetten hat, durchführen lassen.

Versuchen Sie, das Beste aus den Wartezeiten zu machen; nehmen Sie sich etwas zum Lesen, eine Kleinigkeit zu essen, eine Freundin oder Ihren Partner mit, oder machen Sie sich mit den anderen werdenden Müttern bekannt. Wenn Sie bereits Kinder haben, sollten Sie während dieser Zeit möglichst für eine Beaufsichtigung sorgen.

### Das Gespräch mit Ihren Betreuern

Bei Vorsorgeuntersuchungen in der Klinik haben die werdenden Mütter oft nicht genug Zeit, um mit ihren Betreuern zu reden. Sie sollten daher feststellen, welche Alternativen Ihnen offenstehen. Ihre Wünsche zu äußern, aber auch hinsichtlich Ihrer möglichen Ängste beruhigt zu werden, ist ungeheuer wichtig. Sie sollten also notfalls auf mehr Zeit bestehen, um bestimmte Punkte abzuklären. Lassen Sie sich nicht einschüchtern, aber denken Sie auch daran: Viele Frauen sind während der Schwangerschaft emotional leicht verletzbar und haben nahe am Wasser gebaut, selbst wenn Weinen das letzte ist, was sie wollen. Wenn Sie bestimmte Wünsche haben und befürchten, sie nicht durchsetzen zu können, nehmen Sie Ihren Partner als moralische Rückendeckung mit! Außerdem ist es wahrscheinlich hilfreich, wenn Sie sich eine Liste mit Punkten und Themen machen.

### Ihr Mutterpaß

Nach dem ersten Besuch beim Frauenarzt erhalten Sie einen Mutterpaß. Hier werden die Ergebnisse der Vorsorgeuntersuchungen nach den Mutterschaftsrichtlinien, Basisinformationen über die Mutter und den Schwangerschaftsverlauf (insbesondere Risiken), Spezialuntersuchungen und später Angaben zum Ablauf der Geburt und zum Neugeborenen eingetragen.
Die Einzelheiten sind oft schwer verständlich, weil medizinische Fachbegriffe oder Kürzel verwendet werden. Einige der gängigen Termini finden Sie unten aufgelistet. Falls Sie aus Ihrem Mutterpaß trotzdem nicht schlau werden, sollten Sie nicht zögern, Ihren Arzt oder die Hebamme um Aufklärung zu bitten.
Nehmen Sie den Mutterpaß zu jeder Vorsorgeuntersuchung mit. Im Idealfall sollten Sie ihn ständig bei sich tragen, so daß alle Informationen zur Hand sind, falls Sie einmal ärztliche Hilfe brauchen. Denken Sie daran, ihn einzustecken, wenn die Wehen beginnen und Sie in die Klinik fahren.

### Abkürzungen und medizinische Begriffe im Mutterpaß

**NIL**
Nichts Außergewöhnliches entdeckt

**ALB**
Albuminausscheidung (Name eines Eiweißes, das im Urin gefunden wurde)

**RR**
Blutdruck

**Zeph.**
Zephalisch, Schädellage des Babys

**Vert.**
Vertex, Scheitellage

**Hb-Werte**
Hämoglobinspiegel, der bestimmt wird, um eine Anämie festzustellen

**Einstellung**
Beziehung des vorangehenden Geburtsteils zum Geburtskanal

**Para 0**
Frau, die bisher noch keine Kinder geboren hat

**Para 1** (usw.)
Frau, die ein Kind (oder mehrere Kinder) geboren hat

**Fe**
Es wurde ein Eisenpräparat verschrieben

**Fundusstand**
Stand des Uterus während der einzelnen Schwangerschaftswochen. Oft wird die gemessene Höhe benutzt, um die Schwangerschaftsdauer zu bestimmen. Manche Kliniken messen den Fundusstand (oberes Ende Schambein bis oberes Ende Gebärmutter) mit einem Maßband in Zentimetern

**Gestationsalter**
Schwangerschaftsdauer

**EPH-Gestose**
Schwangerschaftsinduzierter Hochdruck mit folgenden Leitsymptomen: E = Ödeme, P = Proteinurie (Eiweißausscheidung im Urin), H = Hochdruck

**E**
Ödeme

**AFP**
Alphafetoprotein

**Hypertonie**
Bluthochdruck

**MSU**
Mittelstrahlurin

**Primagravida**
Erste Schwangerschaft

**Multigravida**
Mehr als eine Schwangerschaft

**Vaginalsmear**
Scheidenabstrich

## Die Lage Ihres Kindes

**Es gibt bestimmte Fachbegriffe zur Beschreibung der Kindslage.**

Sie beziehen sich darauf, wo sich der Hinterkopf des Babys (O = Okziput) im Verhältnis zum Körper befindet – rechts (R) oder links (L), vorn liegend (A = anterior) oder hinten liegend (P = posterior). ROA bedeutet zum Beispiel, der Hinterkopf liegt vorne rechts.

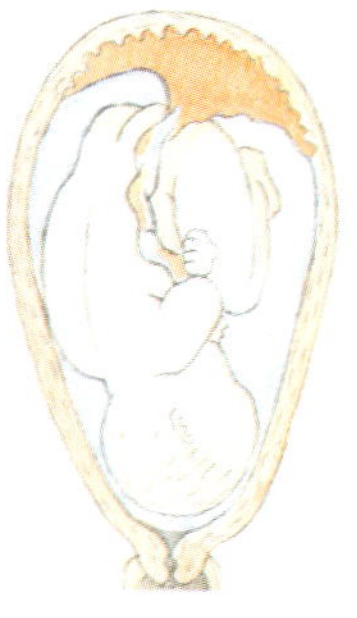
*ROA*

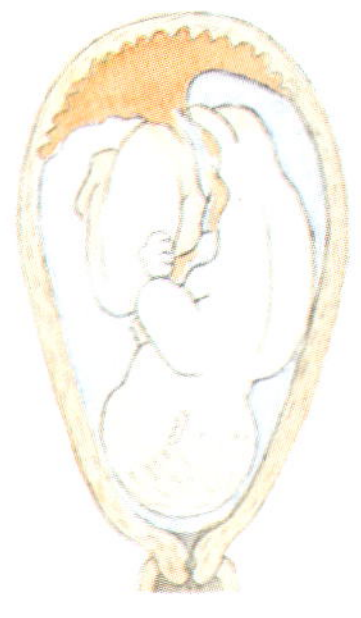
*LOA*

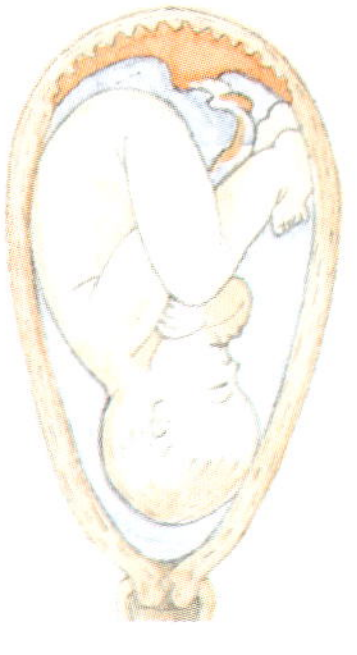
*ROL*

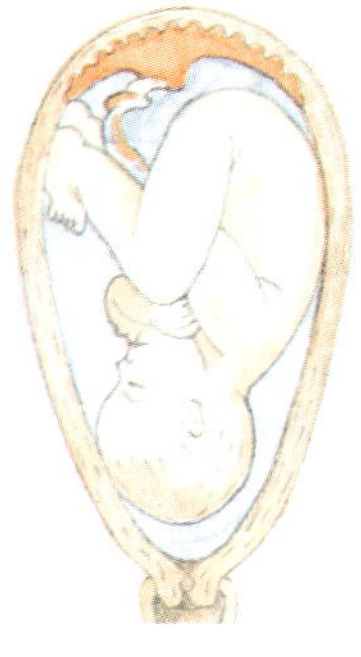
*LOL*

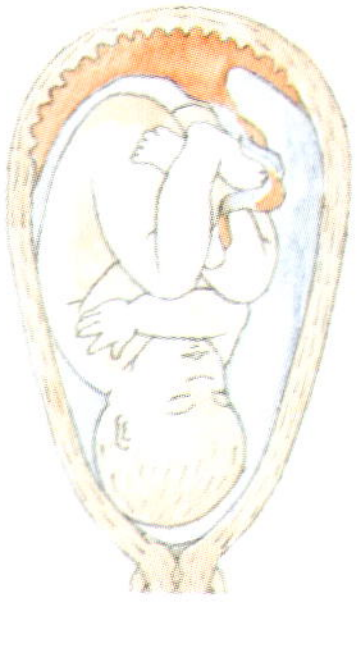
*ROP*

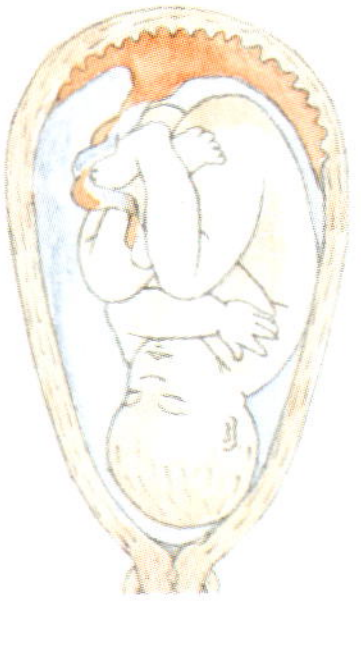
*LOP*

# Routineuntersuchungen

**Kopfgröße des Kindes im Vergleich zum Becken**

Kopfform und -größe Ihres Babys sind wichtig, weil die Gefahr eines Mißverhältnisses besteht, das während der Wehen offenkundig werden und die Geburt des Babys verzögern könnte.

Mißverhältnis bedeutet, daß Ihr Becken zu eng ist, um einen leichten Durchgang des Kindes zu ermöglichen, oder der Kopf des Babys zu groß ist. Um Verzögerungen zu vermeiden, müssen Arzt oder Hebamme die Größe Ihres Beckenausgangs grob einschätzen. Körper- und Schuhgröße geben dabei gute Anhaltspunkte: kleine Frauen mit kleinen Füßen haben in der Regel ein schmales Becken. Arzt und Hebamme können sich auch bei einer vaginalen Untersuchung eine Vorstellung von den Beckenausmaßen machen. Wenn sie Schwierigkeiten vermuten, wird man die genaue Kopfgröße Ihres Babys mittels Ultraschall feststellen, und bei einem Mißverhältnis wird man Ihr Baby mit einem Kaiserschnitt holen.

Bei jeder schwangeren Frau werden bestimmte Routineuntersuchungen durchgeführt, um ihre Gesundheit und die Entwicklung des Babys zu überprüfen. Manche finden bei jedem Besuch und andere in verschiedenen Stadien der Schwangerschaft statt. Einige werden nur ein einziges Mal vorgenommen. Wenn die Testergebnisse darauf schließen lassen, daß ein Problem vorliegt, wird man Sie genau im Auge behalten und, falls erforderlich, unverzüglich weitere Maßnahmen einleiten.

### Körper- und Schuhgröße

Beim ersten Besuch wird man Ihre Körpergröße messen und Ihre Schuhgröße notieren. Wenn Körper- und Schuhgröße sehr klein sind, könnten Beckeneingang und -ausgang verengt sein, was genauer untersucht werden muß. Es bestehen jedoch gute Chancen, daß Ihr Baby für Ihre Körperstatur „maßgeschneidert“ ist.

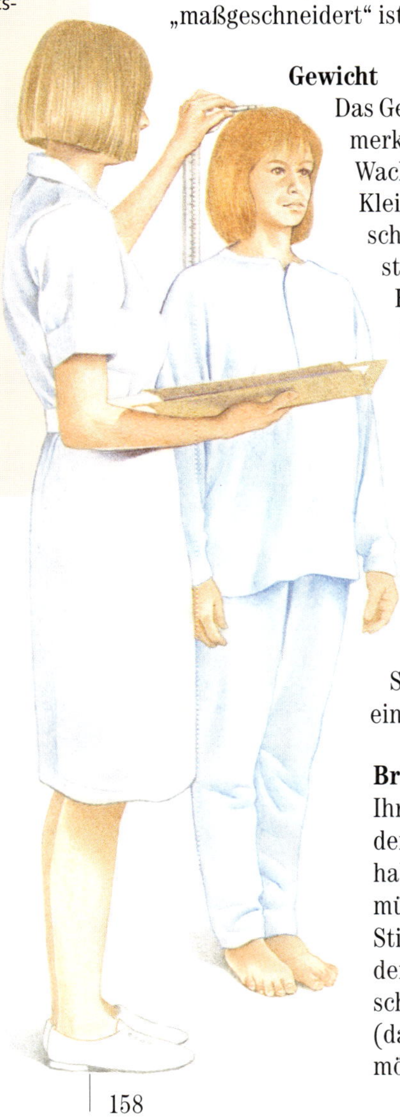

**Größe messen**
Probleme könnten angezeigt sein, wenn Sie sehr klein sind.

### Gewicht

Das Gewicht wird bei jeder Vorsorgeuntersuchung vermerkt, denn es gibt einen Hinweis auf das fetale Wachstum. Sie sollten jedesmal die gleiche Art von Kleidung tragen, damit Ihr Gewicht nicht unnötig schwankt. Ein Gewichtsverlust im ersten Trimester spiegelt häufig morgendliche Übelkeit und Erbrechen wider, was kein Grund zur Besorgnis ist. Eine plötzliche Gewichtszunahme kann auf eine Wassereinlagerung und beginnende Präeklampsie hindeuten.

### Beine und Hände

Jedesmal wird man Ihre Beine auf Krampfadern und Ihre Knöchel und Hände auf Schwellungen und Flüssigkeitsansammlungen (Ödeme) untersuchen. Schwellungen in den letzten Schwangerschaftswochen sind normal, vor allem gegen Abend, doch extreme Stauungen können ein Frühwarnzeichen für eine Präeklampsie sein (siehe Seite 204).

### Brüste

Ihre Brüste werden abgetastet und der Zustand der Brustwarzen geprüft. Einige wenige Frauen haben eingezogene, sogenannte Hohlwarzen; sie müssen unter Umständen durch Einlage eines Stillhütchens in den Büstenhalter korrigiert werden, obwohl sie sich während der Schwangerschaft zumeist von selbst nach außen kehren (das Stillen ist oft mit Hilfe eines Stillhütchens möglich).

### Urin

Bei Ihrem ersten Besuch wird eine Mittelstrahlurinprobe genommen (nach Säubern der Vulva mit einem sterilen Wattebausch werden die ersten Tropfen in die Toilettenschüssel entleert; dann sammelt man den Harnstrahl in einem sterilen Behältnis) und auf eine Niereninfektion untersucht. Bei jedem nachfolgenden Besuch hält man nach folgenden Substanzen im Urin Ausschau: nach Eiweiß (Warnzeichen für eine Harnweginfektion), Zucker (Diabetes) und Ketonkörpern (ein klassisches Signal dafür, daß Sie bereits zuckerkrank sind und dringend behandelt werden müssen). Eine sehr seltene Ursache für eine Ketonurie – die Ketonkörperausscheidung im Urin – ist übermäßiges Erbrechen in der Schwangerschaft; sie erfordert eine sofortige Einweisung ins Krankenhaus. Urinuntersuchungen können auch einen Schwangerschaftsdiabetes zutage fördern, eine Zuckerkrankheit, die sich während der Schwangerschaft manifestiert, danach aber wieder verschwindet. Eiweißspuren im Harn gegen Ende der Schwangerschaft legen den dringenden Verdacht auf eine beginnende Präeklampsie nahe. Dieser Zustand muß unverzüglich behandelt werden, weil damit bestimmte Risiken einhergehen, beispielsweise Fehlgeburten, Mangelgeborene und Frühgeburten.

### Blutuntersuchungen

Bei der ersten Vorsorgeuntersuchung wird man Ihnen Blut abnehmen, normalerweise aus der Armvene, um Ihre Blutgruppe (A, B, 0) und Ihren Rhesusfaktor zu bestimmen (positiv oder negativ). Wenn Sie Rh-negativ sind, werden Sie auf Rhesusinkompatibilität (Unverträglichkeit im Rhesussystem, siehe Seite 184) untersucht.

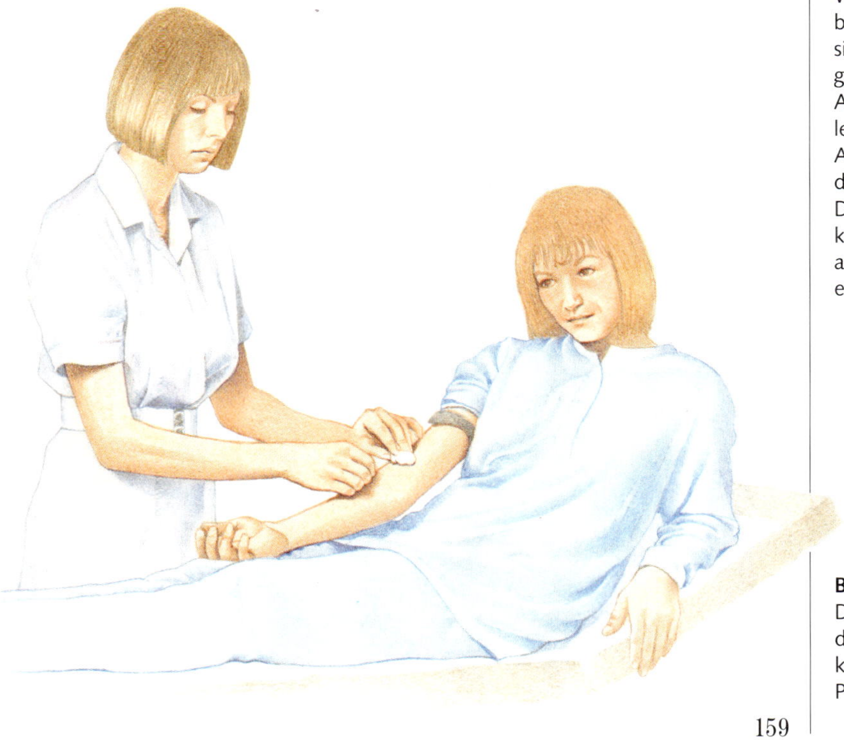

**Blutabnahme**
Die Zusammensetzung des Blutes und die im Blut befindlichen Substanzen könnten mögliche oder tatsächliche Probleme anzeigen.

## Alphafetoprotein

**Das ist ein Eiweiß, das zuerst vom embryonalen Dottersack und später von der Leber des Fetus gebildet wird. Die Ärzte benutzen den AFP-Spiegel als Hinweis auf die Vorgänge innerhalb der Gebärmutter.**

AFP läßt sich während der Schwangerschaft in verschiedenen Mengen in Ihrem Blut nachweisen. Zwischen der 16. und der 18. Woche ist die Konzentration normalerweise gering; wenn die im Serum enthaltene Menge also zwei- bis dreimal höher als der Durchschnitt einer Vergleichsgruppe ist, könnte das ein Anzeichen für ein neurologisches Problem wie Spina bifida oder Hydrocephalus (siehe Seite 179) sein. Der Spiegel kann erhöht sein, weil eine Mehrlingsschwangerschaft vorliegt, die Schwangerschaftsdaten ungenau sind, weil Nieren oder Verdauungstrakt des Babys Anomalien aufweisen oder eine Fehlgeburt droht. Deshalb wird man eine Ultraschalluntersuchung durchführen (siehe Seite 162), um festzustellen, ob Sie Mehrlinge erwarten oder die Schwangerschaft doch weiter fortgeschritten ist, als Sie dachten. Wenn bei der Ultraschalluntersuchung beide Möglichkeiten auszuschließen sind, wird man weitere Blutuntersuchungen anberaumen und Ihnen eine Amniozentese (siehe Seite 164) nahelegen.
Anormal niedrige AFP-Werte lassen darauf schließen, daß der Fetus am Down-Syndrom erkrankt sein könnte (siehe Seite 20 und 180); auch in diesem Fall wird man Ihnen eine Amniozentese empfehlen.

## Beurteilung des Beckens

**Ihre Ärztin kann sich mittels vaginaler Untersuchung ein ziemlich genaues Urteil von den Ausmaßen Ihres Beckens machen (siehe auch Haupttext).**

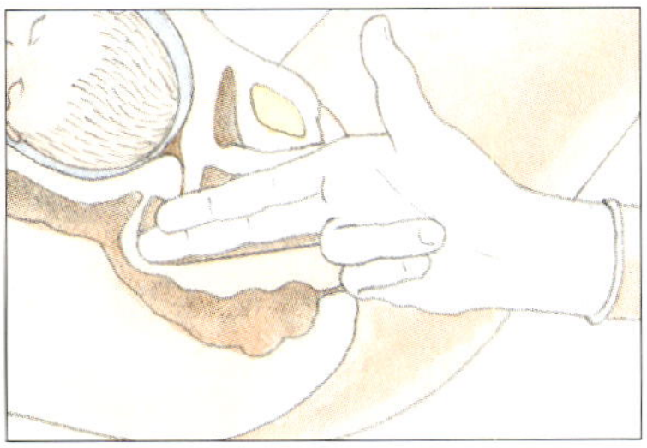

**Beckeneingang**
Sie prüft, ob sie Ihr Kreuzbein durch die Rückseite der Vagina spüren kann.

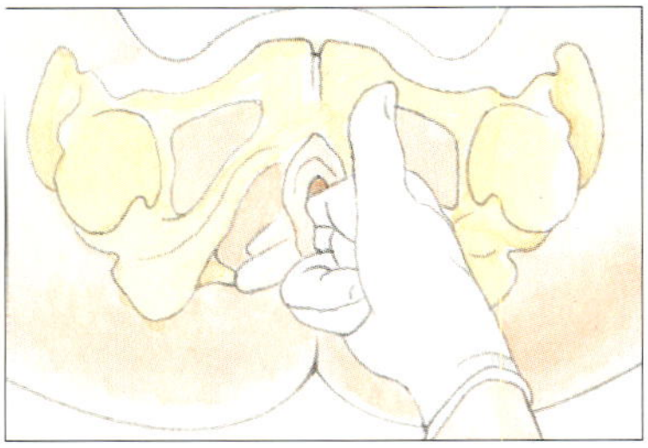

**Sitzbeinhöcker**
Sie tastet links und rechts nach den beiden Sitzbeinhöckern, die stumpf oder spitz, kaum erkennbar oder deutlich ausgeprägt sein können.

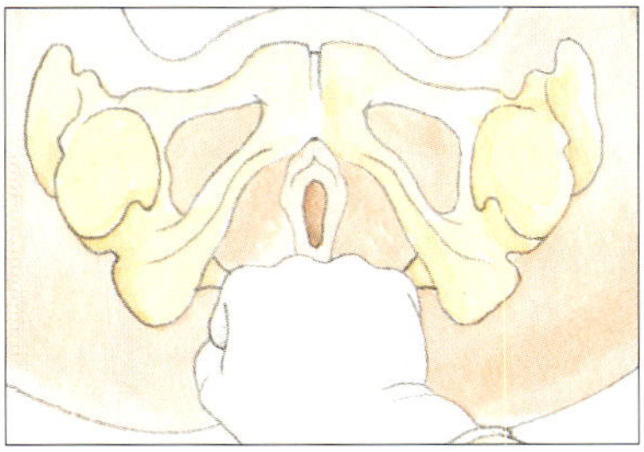

**Beckenausgang**
Sie mißt den Abstand zwischen den Sitzbeinhöckern, der normalerweise mehr als 11 cm beträgt.

Auch der Hämoglobinspiegel wird bestimmt. An ihm läßt sich die Sauerstofftransportkapazität der roten Blutkörperchen ermessen. Normal liegt der Hämoglobingehalt zwischen 12 und 14 g; wenn er unter 10 g sinkt, wird man Sie gegen Anämie behandeln (Eisen und Folsäure erhöhen die Sauerstofftransportkapazität Ihres Blutes, deshalb ist eine gesunde Kost so wichtig). Man wird auch auf Rötelnantikörper (siehe Seite 19) achten, um zu sehen, ob Sie immun sind oder nicht. Darüber hinaus lassen sich auch genetische Störungen im Blut entdecken. Alphafetoproteinbestimmungen können ab der 16. Woche durchgeführt werden (siehe Spalte, Seite 159).

### Tastuntersuchung

Bei jedem Besuch wird Ihr Bauch vorsichtig abgetastet, um die Größe Ihres Babys zu bestimmen. Damit erhält man erstens eine annähernde Vorstellung, ob die Körpermaße des ungeborenen Kindes in etwa Ihren Daten entsprechen, und zweitens eine Interpretationshilfe für die Ergebnisse weiterer Maßnahmen, die im Verlauf der Schwangerschaft Aufschluß über den Entwicklungsstand Ihres Babys geben. Der Fundusstand wird ertastet (der Uterus tritt normalerweise in der 12. Woche in die Bauchhöhle ein und bewegt sich bis kurz vor der Geburt nach oben) und der Abstand zwischen Schambein und der oberen Kante des Uterus gemessen. Die Fruchtwassermenge, aber auch Ihre Größe und Ihr Gewicht können sich auf die Beurteilung auswirken.

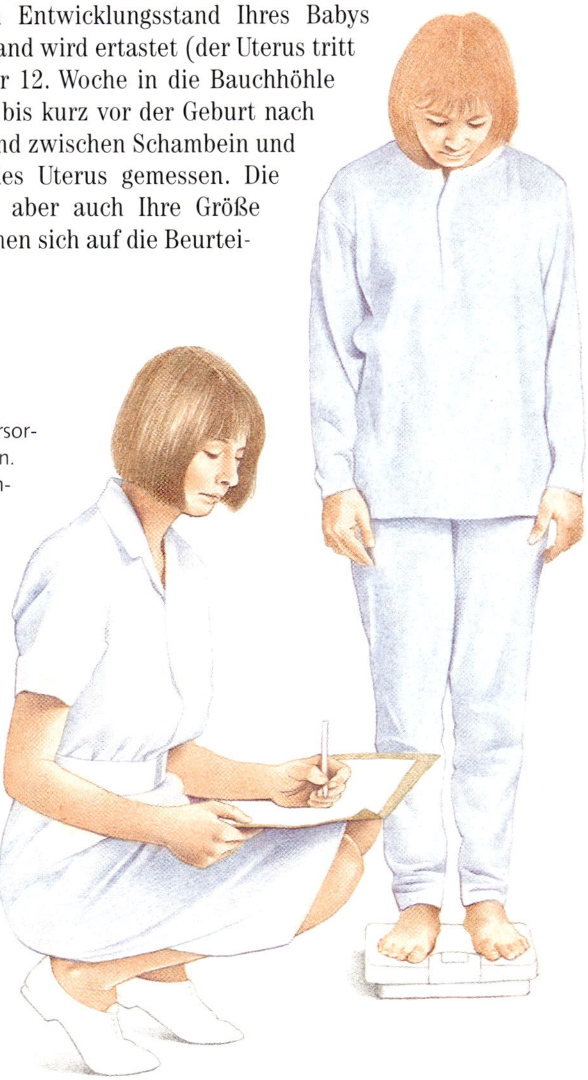

**Wiegen**
Sie werden bei jeder Vorsorgeuntersuchung gewogen. Dadurch erhält man frühzeitig einen Hinweis auf potentielle Probleme wie Präeklampsie und fetale Wachstumshemmungen.

### Vaginale Untersuchung

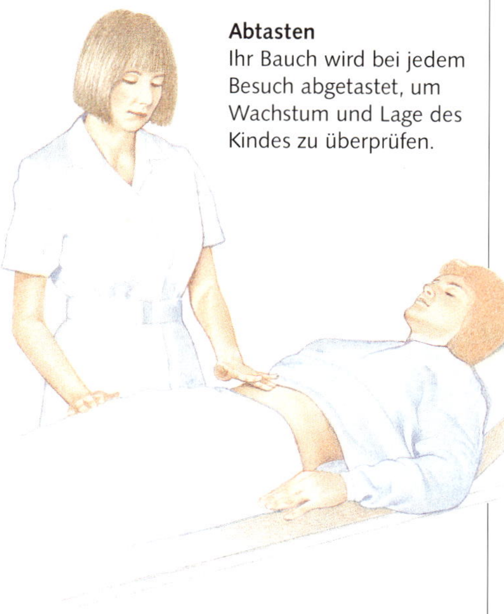

**Abtasten**
Ihr Bauch wird bei jedem Besuch abgetastet, um Wachstum und Lage des Kindes zu überprüfen.

Nicht bei jeder Frau wird beim ersten Besuch eine vaginale Untersuchung durchgeführt, doch wenn, dann dient sie dazu, die Schwangerschaft zu bestätigen, den Muttermund zu prüfen und die Beckengröße zu beurteilen (siehe auch Spalte links). Sie werden gebeten, sich hinzulegen und die Knie anzuheben, so daß man sehen kann, ob der Uterus gemäß den Daten die richtige Größe hat. Dann wird der Muttermund genau angesehen, um festzustellen, ob er fest geschlossen ist, und vielleicht ein Abstrich gemacht, den man auf Vorstadien eines Karzinoms untersucht. Und die Beckenmaße werden jetzt oder in der 36. Woche überprüft, um sich zu vergewissern, daß der Ausgang für eine vaginale Geburt breit genug ist. Mit diesem Verfahren können Ärzte und Hebammen auch feststellen, ob zwischen Becken- und Kopfgröße ein Mißverhältnis vorliegt (siehe Spalte Seite 158). Die Untersuchung ist nicht unangenehm, solange Sie entspannt sind, und sie schadet Ihrem Baby nicht.

Die Hebamme (oder der Arzt) führt zwei behandschuhte Finger in die Scheide ein und drückt mit einer Hand auf Ihren Bauch, um die Größe der Gebärmutter abzuschätzen. Sie tastet nun nach Ihrem Kreuzbein (normalerweise nicht spürbar) hinten an der Vagina und dann seitlich nach den Sitzbeinhöckern (zwei vorstehende Knochen), um zu sehen, ob genug Platz für den Durchgang des Babys bei der Geburt ist. Anschließend prüft sie die Ausmaße des Schambeins und ballt nach Beendigung der Untersuchung die Hand lose zur Faust, um die Entfernung zum Beckenausgang grob einzuschätzen.

Weitere Untersuchungen finden nach Beginn der Wehen statt.

### Blutdruck

Er wird bei jedem Besuch gemessen, um die Leistung festzustellen, mit der Ihr Herz das Blut durch den Körper pumpt. Der abgelesene Wert besteht aus zwei Zahlen: Die obere ist der systolische Blutdruck – der Spitzendruck, der entsteht, wenn sich das Herz zusammenzieht, Blut ausstößt und schlägt. Er wird mit enger Manschette um den Oberarm gemessen. Wird der Manschettendruck vermindert, kann der Taldruck abgelesen werden, der sogenannte diastolische Blutdruck. Laut Statistik liegt der Mittelwert in der Schwangerschaft bei 120/70, obwohl sich der Blutdruck mit dem Alter ändert und es auch innerhalb einer Altersgruppe eine Skala von Werten gibt, die als normal gelten. Höhere Meßwerte könnten auf eine Präeklampsie hindeuten und eine Einweisung ins Krankenhaus erfordern.

## Fetale Herzfrequenz

**Die Herzfrequenz Ihres Kindes wird von der 14. Woche an bei jeder Vorsorgeuntersuchung gemessen. Sein Herzschlag ist fast doppelt so schnell wie Ihr eigener (rund 140 Schläge je Minute, verglichen mit 72) und klingt wie ein winziges galoppierendes Pferd.**

**Pinnard-Stethoskop**
Arzt oder Hebamme überprüfen die Herztöne Ihres Kindes vielleicht mit einem traditionellen, glockenförmigen Hörrohr, dem Pinnard-Stethoskop.

**CTG** Es ist jedoch wahrscheinlicher, daß sie dazu ein CTG benutzen, ein Cardiotokogramm. Das ist ein kleines, tragbares Instrument (von der Größe eines Telefons), das mit Ultraschall arbeitet (siehe auch Seite 162). Die kindlichen Herztöne werden mittels eines Dopplerverfahrens verstärkt und dadurch hörbar gemacht.

**Elektronische Überwachung** Wenn Ihr Kind Belastungen ausgesetzt ist, erhöht sich die Herzschlagfrequenz unverzüglich. Das geschieht während der Wehen bei jeder Kontraktion, und Ihre Betreuer werden die Fortschritte des Babys mit Hilfe eines fetalen EKG überwachen (siehe Seite 263).

## Vorteile für Sie

**Ultraschalluntersuchungen werden in der Regel durchgeführt, um die Entwicklungsfortschritte Ihres Babys zu überprüfen. Es gibt aber auch bestimmte Probleme, die sie erforderlich machen:**

- als Teil von Tests zur Abklärung des Unfruchtbarkeitsbefunds
- um Probleme im Bauchbereich festzustellen, zum Beispiel eine ektope Schwangerschaft
- bei Verdacht auf eine unmittelbar bevorstehende Fehlgeburt
- um eine Mehrlingsschwangerschaft zu diagnostizieren

# Ultraschalluntersuchung

Das Ultraschallbild gibt Auskunft über die allgemeine Situation und die Lage des Babys. Außerdem hilft diese Methode dem Arzt festzustellen, wann weitere Untersuchungen notwendig sind, um Sie und das Baby gesund zu erhalten und bei auftauchenden Problemen rechtzeitig eingreifen zu können. Bei Komplikationen wird mehrfach eine Ultraschalluntersuchung vorgenommen.

Das Verfahren stützt sich auf ein Sonargerät, das Gegenstände in Flüssigkeit sichtbar macht; es wurde zuerst von der amerikanischen Marine benutzt, um während des Zweiten Weltkriegs U-Boote zu orten. Ein Kristall in einem Gerät, Schallkopf genannt, verwandelt elektrische Impulse in hochfrequente Schallwellen, für das menschliche Ohr unhörbar. Die Schallwellen bilden ein Strahlenbündel, das durch die Bauchdecke dringt, während der Ultraschallkopf bewegt wird. Es reflektiert alle festen Gegenstände, auf die es trifft, und der Schallkopf übermittelt diese Echos. Die Echos werden in elektrische Impulse umgewandelt, die sich auf einem Bildschirm darstellen lassen. Der Strahl kann nur Flüssigkeiten und

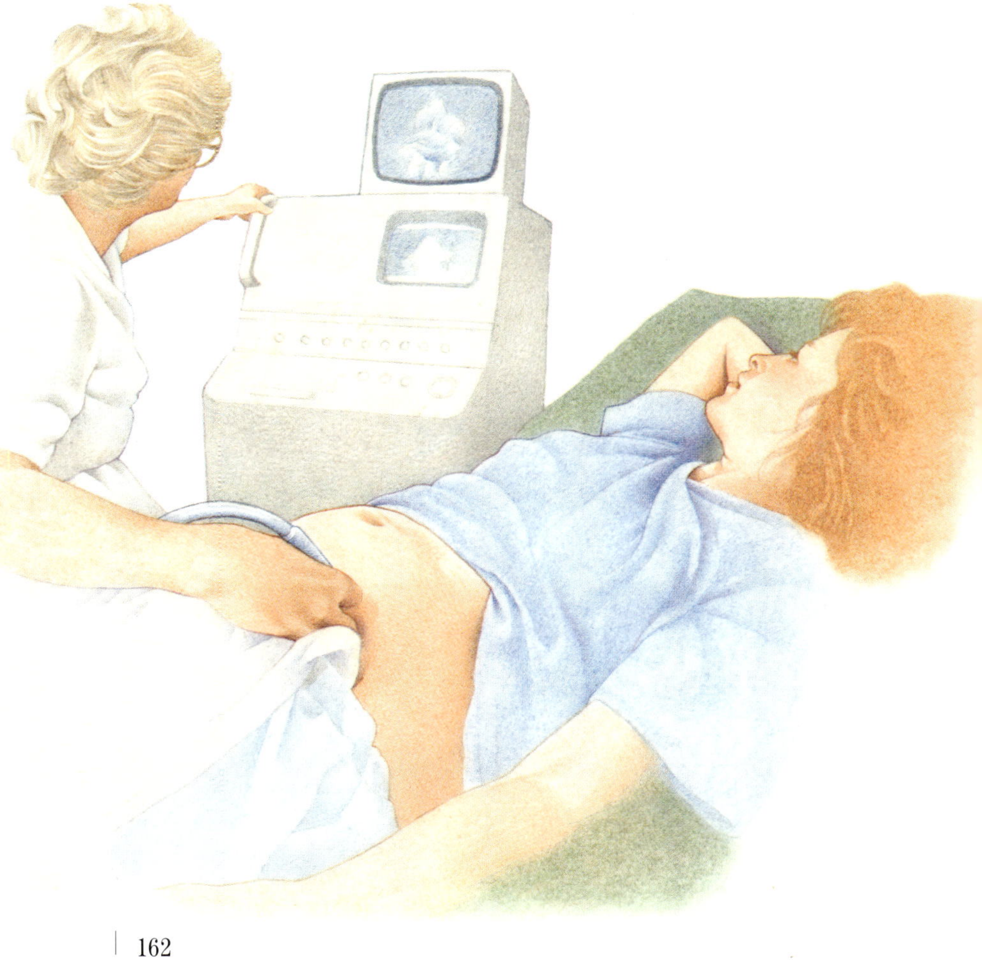

**Ultraschall**
Eine Ultraschalluntersuchung ist schmerzlos und dauert in der Regel rund 15 Minuten. Sie werden wahrscheinlich gebeten, ein Glas Wasser zu trinken und nicht zu urinieren, bevor Sie in der Klinik oder beim Frauenarzt eintreffen. Das mag unangenehm sein, aber eine volle Blase bewirkt, daß der Fetus auf dem Monitor klarer zu sehen ist. In der Klinik müssen Sie möglicherweise Ihre Kleider ablegen und ein OP-Hemd anziehen, bevor Sie auf der Liege neben dem Gerät Platz nehmen. Ihr Bauch wird mit Öl oder Gel eingerieben, das als Schallübertragungsmedium dient, und man läßt den Ultraschallkopf in verschiedenen Richtungen über den Bauch gleiten. Während das Bild auf dem Monitor erscheint, können Sie entspannen und den ersten Anblick Ihres Kindes genießen.

weiches Gewebe durchdringen, wie Fruchtblase, Nieren und Leber; Knochen oder Gas registriert er nicht. Man benutzt heute zunehmend Ultraschall zur Diagnose drohender Fehlgeburten, um ektope Schwangerschaften auszuschließen, Unfruchtbarkeit zu behandeln, zum Beispiel mittels IVF, und intrauterine chirurgische Eingriffe durchzuführen (siehe Seite 182).

**Ihre erste Ultraschalluntersuchung**

Die technologisch ausgefeilte Ausrüstung, die verwendet wird, mag im ersten Augenblick erschreckend wirken, aber lassen Sie sich nicht ins Bockshorn jagen. Das Ultraschallgerät bietet Ihnen und Ihrem Partner die Gelegenheit, zum erstenmal einen Blick auf Ihr Baby zu werfen – was ungeheuer aufregend ist!

Sie werden wahrscheinlich in der Lage sein, die Herztöne Ihres Kindes zu hören, die kaum merklichen Bewegungen der Hände und Füße zu unterscheiden und zu sehen, wie es sich dreht und stößt, während es vom Fruchtwasser getragen wird. Bitten Sie die Person, die das Gerät bedient, Ihnen das Bild auf dem Monitor zu erklären, weil man einige Einzelheiten als Laie nur schwer zuordnen kann. Manche Kliniken/Frauenärzte geben Ihnen einen Ausdruck mit nach Hause, eine kostbare Erinnerung.

**Besteht auch wirklich kein Risiko?**

Im Gegensatz zu Röntgenstrahlen stellt die Ultraschalluntersuchung, soweit bekannt, keine Gefahr für den Fetus dar. Es wurden auch Fragen zu den langfristigen Auswirkungen der Schallwellen laut, zum Beispiel Hörschäden. Neuere Forschungsergebnisse lassen jedoch die Schlußfolgerung zu, daß Ultraschall weder für die Mutter noch für das Kind schädlich ist, da die Schallwellen von geringer Intensität sind. Die Untersuchung kann also unbedenklich mehrmals durchgeführt werden.

## Vorteile für Ihr Baby

**Eine Ultraschalluntersuchung kann Aufschluß darüber geben, ob Ihr Baby gesund ist, und in verschiedenen Stadien der Schwangerschaft durchgeführt werden,**

- um die Position des Kindes und die Entwicklung der Plazenta zu überprüfen
- um die Wachstumsrate des Babys zu bestimmen, vor allem wenn das Datum der Empfängnis unbekannt ist
- um zu beurteilen, ob der Fetus, falls er übertragen ist, geburtsbereit wäre
- um sich zu vergewissern, daß Ihr Baby nach 38 Wochen die Kopflage und nicht die Beckenlage einnimmt
- um bestimmten fetalen Anomalien auf die Spur zu kommen, zum Beispiel Spina bifida
- um das Kind während bestimmter Untersuchungen zu überwachen, zum Beispiel bei einer Amniozentese und Fetoskopie
- zur Kontrolle bei intrauterinen chirurgischen Eingriffen

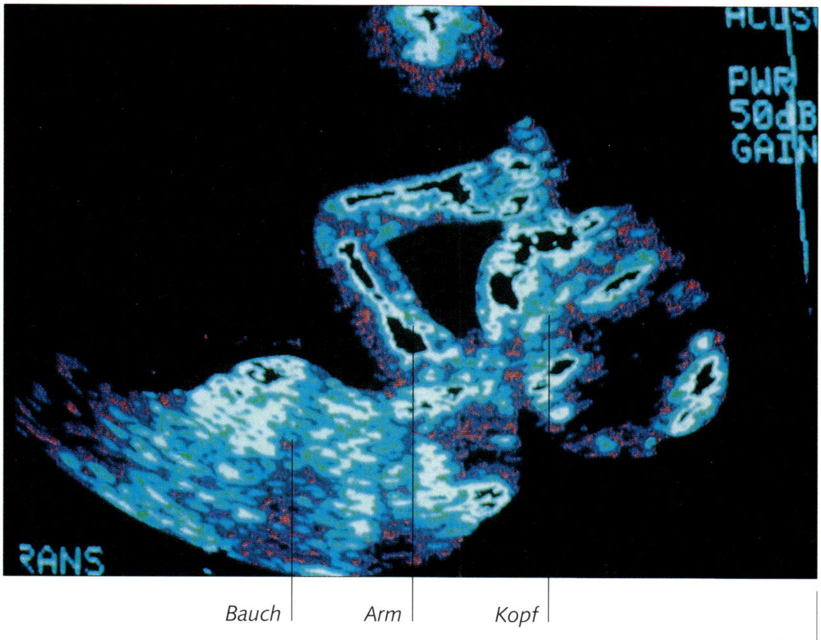


**Ein Baby in der 22. Woche**
Auf dem Monitor ist klar zu erkennen, ob Ihr Baby gesund ist, welche Position es gerade einnimmt und ob Sie mehr als ein Kind erwarten. Dieses Bild zeigt einen Fetus in der Gebärmutter. Er schwimmt und bewegt sich im Fruchtwasser, und er kann schon am Daumen lutschen, gähnen, blinzeln und Harn lassen.

# Spezielle Untersuchungen

Falls Ihr Arzt ein Problem vermutet, das sich nicht durch die üblichen Vorsorgeuntersuchungen entdecken läßt, wird er spezielle Tests anberaumen. Sie ermöglichen ihm, verschiedene Komplikationen diagnostisch abzuklären. Diese Tests sind für Sie und Ihren Partner aus zwei Gründen von Vorteil: Zum einen kann es eine Beruhigung sein, wenn sich der Verdacht auf ein Problem ausschließen läßt, zum Beispiel das Vorhandensein des Gens für eine Zystofibrose der Bauchspeicheldrüse; zum anderen treten dabei unter Umständen aber auch Informationen zutage, die Zweifel in Ihnen wecken, ob die Schwangerschaft fortgesetzt werden sollte. Sprechen Sie ausführlich mit Ihrem Arzt über die Untersuchungen und die Ergebnisse.

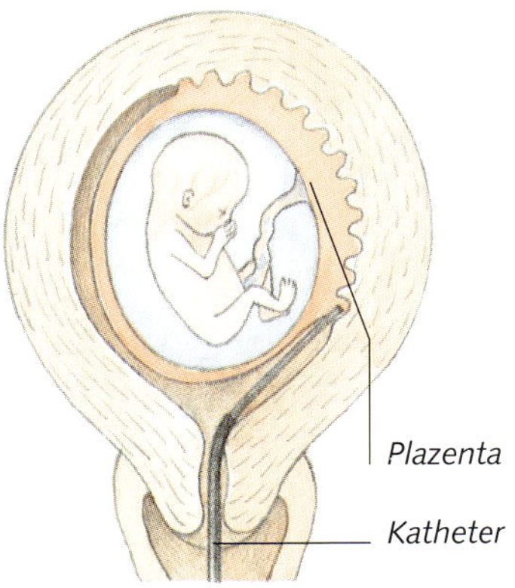


**Chorionbiopsie**
Eine kleine Menge Trophoblastzellen aus dem Chorion (Zottenhaut der Plazenta) wird mit Hilfe eines speziellen Katheters durch den Muttermund gewonnen.

## Amniozentese

Das Fruchtwasser enthält Zellen von der Haut des Babys und anderen Organen, die Hinweise auf seinen Gesundheitszustand geben. Die Amniozentese ist das einfachste Verfahren, um diese Flüssigkeit aus dem Uterus zu gewinnen.

**Warum wird sie durchgeführt?** Man wird Ihnen eine Amniozentese nahelegen, wenn Sie älter sind als 35, wenn das Risiko chromosomaler Anomalien (zum Beispiel Down-Syndrom) leicht höher ist und vor allem wenn in Blutuntersuchungen sehr niedrige Alphafetoproteinwerte nachgewiesen werden. Darüber hinaus kann die Amniozentese andere wertvolle Informationen ans Tageslicht bringen. Sie gibt beispielsweise Aufschluß über:

- Geschlecht des Kindes; die abgestorbenen fetalen Zellen sammeln sich im Fruchtwasser an. Unter dem Mikroskop kann man männliche von weiblichen Zellen unterscheiden und somit das Geschlecht bestimmen. Bei genetisch bedingten Erkrankungen wie Hämophilie liegt die Wahrscheinlichkeit, daß ein männliches Kind erkrankt, bei 50 %.
- Alter des Fetus; wenn der L/S-Quotient (Lezithin/Sphingomyelin-Quotient im Fruchtwasser) bestimmt wird, läßt sich die Lungenreife diagnostizieren, die Aufschluß über das Alter Ihres Babys gibt.
- Chemische Zusammensetzung des Fruchtwassers; dabei können Stoffwechselanomalien entdeckt werden, verursacht von defekten Enzymen.
- Bilirubingehalt des Fruchtwassers; die Bestimmung hilft bei der Entscheidung, ob ein Rh-positives Kind eine intrauterine Blutübertragung braucht.
- Sauerstoffmenge, die der Fetus erhält; die Gase, die sich im Fruchtwasser aufgelöst haben, können gemessen werden; sie enthüllen, ob das Risiko eines Sauerstoffmangels besteht.
- Säuregehalt des Fruchtwassers; ein weiteres Anzeichen für eine fetale Notsituation, oft durch ein Sauerstoffdefizit verursacht.
- Chromosomenzahl; sie wird durch Untersuchung der abgestorbenen Zellen festgestellt. Jede Abweichung von der normalen Zahl oder Struktur deutet in der Regel darauf hin, daß ein Kind behindert zur Welt kommen wird.

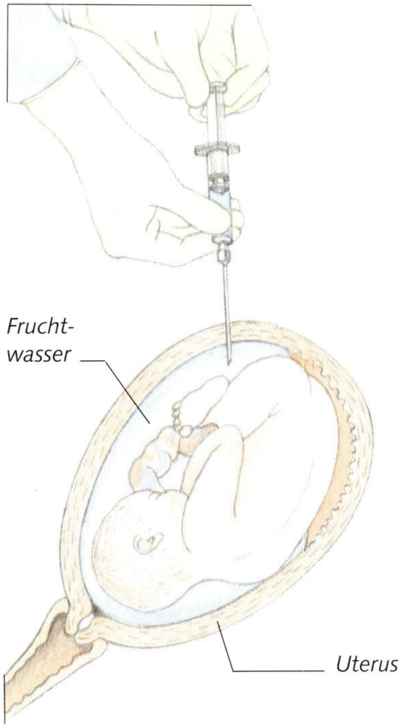


**Amniozentese**
Diese Punktion der Amnionhöhle führt man erst dann durch, wenn mittels Ultraschall die Kindslage und der Sitz der Plazenta bestimmt wurden. Unter Ultraschallkontrolle führt der Arzt eine Nadel durch die Bauchdecke der Mutter, die lokal betäubt worden ist, in den Uterus ein und zieht eine kleine Menge Fruchtwasser ab.

**Wie wird sie durchgeführt?** Die Amniozentese führt man für gewöhnlich von der 14. Woche an durch, manchmal ein wenig früher. Der Arzt führt eine Hohlnadel durch die vordere Bauchdecke, die lokal betäubt wurde, in die Amnionhöhle ein. Er extrahiert rund 14 g Fruchtwasser, das in einer Zentrifuge geschleudert wird, so daß sich die abgestoßenen fetalen Zellen vom Rest der Flüssigkeit trennen. Die Zellen werden ungefähr zwei bis fünf Wochen kultiviert, und deshalb dauert es, bis Sie die Ergebnisse erhalten. Die Amniozentese wird nur unter Ultraschallkontrolle durchgeführt, um die Nadel sicher zu führen, so daß weder Plazenta noch Fetus Schaden erleiden. Das Risiko, daß durch dieses Verfahren im Frühstadium der Schwangerschaft eine Fehlgeburt ausgelöst wird, liegt bei 1 : 200. Auch die Gefahr, daß Babys nach einer Amniozentese Schwierigkeiten mit der Atmung haben könnten, stuft man sehr gering ein (weniger als 1 %).

### Chorionbiopsie

Die Chorionzotten, fingerdicke Auswüchse am Rand der Plazenta, sind erbtechnisch mit dem Fetus identisch. Sie entwickeln sich früher als das Fruchtwasser, und deshalb bieten sie wertvolle Informationen über die Gene und Chromosomen, bevor eine Amniozentese möglich ist.

**Warum wird sie durchgeführt?** Die wichtigste Personengruppe, für die eine Chorionbiopsie angeraten ist, sind Mütter, bei denen das Risiko besteht, ein mongoloides Kind zur Welt zu bringen. Eine Hämoglobinanomalie, wie die Sichelzellenanämie oder Thalassämie, läßt sich dabei ebenfalls diagnostizieren. Angeborene Stoffwechselstörungen sind zum Glück selten, aber wenn eine Familie davon betroffen ist, kann jeder vierte daran erkranken. Grundlegend handelt es sich hier um einen Enzymdefekt, und mit einer genauen Enzymanalyse des Choriongewebes läßt sich die Diagnose innerhalb von zwei Tagen stellen. Auch genetische Störungen wie Zystofibrose der Bauchspeicheldrüse, Bluterkrankheit, Huntingtonsche Chorea oder Muskeldystrophie lassen sich damit aufspüren.

**Wie wird sie durchgeführt?** Auch die Chorionbiopsie wird unter Ultraschallkontrolle durchgeführt, normalerweise zwischen der 10. und der 12. Woche, bevor die Fruchtblase die Gebärmutterhöhle ganz ausfüllt. Sie kann entweder transzervikal oder transabdominal ausgeführt werden. Bei ersterem wird der Gebärmutterhals zuerst mit einem Spekulum* untersucht. Dann wird ein Plastik- oder Metallkatheter in den Zervixkanal und durch die Gebärmutterhöhle in den Außenrand der Plazenta eingeführt, um dort ein kleines Stückchen Zottenhaut zu entnehmen. Das zweite Verfahren ähnelt der Amniozentese, mit dem Unterschied, daß kein Plazentagewebe, sondern Fruchtwasser entnommen wird. Das Risiko einer Fehlgeburt nach einer Chorionbiopsie ist rund 2 % höher als die Spontanabortrate.

### Umbilikalzentese (Nabelvenenkatheterisierung)

Dieses Verfahren wird angewendet, um die Bestandteile des kindlichen Bluts zu untersuchen und im Falle einer fetalen Anämie einen intrauterinen Blutaustausch durchzuführen. Sie ist in vier weiteren Situationen wichtig:

## Die Auswirkungen des Lebensalters

**Ihr Alter ist wichtig, aber nur einer von mehreren Faktoren, die den Ausgang der Schwangerschaft beeinflussen können. Einen höheren Stellenwert hat Ihre Ernährung.**

Mit zunehmenden Alter fallen Sie in eine Risikogruppe, die einer speziellen Überwachung bedarf um Ihren spezifischen medizinischen Bedürfnissen auf die Spur zu kommen. Probleme werden ermittelt und die entsprechenden Untersuchungen durchgeführt. Danach besteht die Pränatalvorsorge mehr oder weniger aus Routineuntersuchungen.

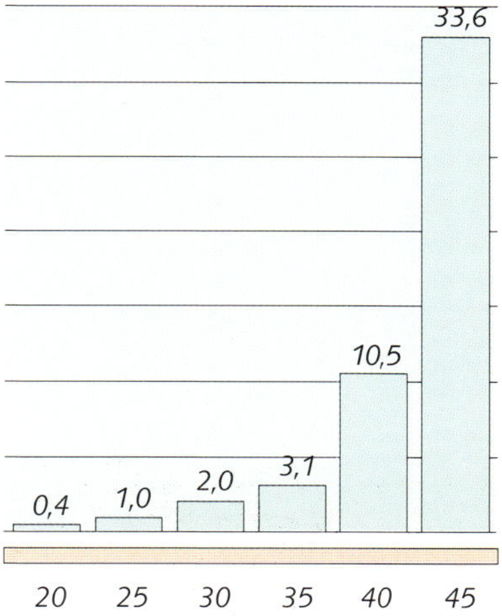


**Down-Syndrom und Alter**
Das Alter der Mutter scheint eine Rolle bei der Entwicklung des Mongolismus zu spielen. Wie aus der Graphik ersichtlich, wächst das Risiko mit dem mütterlichen Lebensalter, fällt aber erst nach dem 35. Lebensjahr der Mutter merklich ins Gewicht. Da jedes 2000. Kind am Down-Syndrom (Mongolismus) leidet und die Mehrzahl dieser Kinder von Müttern geboren wurde, die unter 35 Jahre und nicht auf genetische Störungen untersucht worden sind, gibt es mehr erkrankte Kinder in der Gruppe der Frauen unter 35 Jahre.

## Fetoskopie

**Sie wird durchgeführt, indem man ein Fetoskop (sehr schmales, röhrenförmiges, mit Licht ausgestattetes Gerät) in die Scheide oder in den Bauch einführt, um Kind oder Fruchtwasser direkt zu betrachten.**

Das Aussehen des Fruchtwassers ist aufschlußreich. Wenn es grünlichgelb statt, wie normal, klar oder bernsteinfarben ist, dann enthält es Mekonium (auch Kindspech genannt).
Das Vorhandensein bedeutet immer, daß ein intrauteriner Notfall (zum Beispiel Sauerstoffmangel) vorliegt, denn in einer solchen Situation erschlafft der Schließmuskel des Fetus, und das Mekonium wird ins Fruchtwasser abgesetzt.
Das Fetoskop hat außerdem starke Linsen, so daß man das Kind deutlich sehen und Anomalien erkennen kann. Es wird unter örtlicher Betäubung mittels eines kleinen Schnitts knapp oberhalb des Schambeins durch die Bauchdecke eingeführt. Der Eingriff wird fortlaufend auf dem Ultraschallmonitor überwacht.

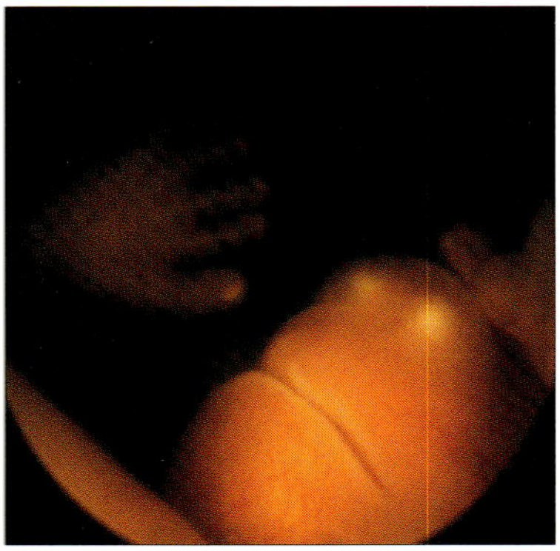

**Fetoskopische Sicht**
Das Bild zeigt in Nahaufnahme Nase und Mund eines 16 Wochen alten Babys. Die Fetoskopie ermöglicht einen genaueren Blick auf das Kind, vor allem auf Gliedmaßen, Genitalien und Wirbelsäule. Dies ist eine Methode, die nur unter außergewöhnlichen Umständen angewendet wird.

- Diagnose von Infektionserkrankungen; Röteln, Toxoplasmose und der Herpes-Virus können entdeckt werden, wenn man eine radiometrische Analyse bestimmter Eiweiße durchführt, die im fetalen Blut vorhanden sind.
- Rhesus-Iso-Immunisierung; im Fall einer Rhesusunverträglichkeit (siehe Seite 184) ist die direkte Bestimmung der fetalen Hämoglobinwerte die beste Möglichkeit, um festzustellen, wie weit die Blutzellenzerstörung fortgeschritten und ob eine intrauterine Blutübertragung angeraten ist (auch durch die Nabelvene ausgeführt).
- Bestimmung der Chromosomenzahl; spezifische weiße Blutkörperchen (fetale Lymphozyten) geben innerhalb weniger Tage Aufschluß über die Chromosomenzahl. Solche Informationen sind wünschenswert, wenn der Verdacht besteht, daß eine angeborene Fehlbildung vorliegen könnte, die mit einem Trisomie-Syndrom in Zusammenhang steht.
- Verdacht auf intrauterine Wachstumsretardierung; wenn man den Verdacht hat, daß eine Mangelentwicklung des Fetus vorliegt, können mittels Umbilikalzentese Säuregehalt und Alkalinität des Bluts und die Sauerstoff-, Kohlendioxyd- und Bikarbonatmenge im Blut bestimmt werden. Damit läßt sich auch der Plasmaspiegel der Glukose beurteilen.

**Wie wird sie durchgeführt?** Unter Ultraschallkontrolle wird eine Hohlnadel durch die vordere Bauchdecke und den Uterus in ein Blutgefäß der Nabelschnur eingeführt, ungefähr 1 cm vom Austritt aus der Plazenta entfernt. Dann kann eine kleine Blutmenge für die Untersuchung entnommen werden.
Das Risiko für den Fetus scheint bei 1 bis 2 % zu liegen. Theoretisch kann die Umbilikalzentese sämtliche Untersuchungen ersetzen, die derzeit mit Blutproben durchgeführt werden.

### Weitere Tests zum Aufspüren von Chromosomendefekten

**Bart's Dreifachtest** Ein neuer Test, der von der St. Bartholomew's Klinik in London entwickelt wurde. Hier wird der Mutter in der 16. Woche Blut abgenommen, um die Werte von Östriol, HCG* und Alphafetoprotein zu ermitteln. Die Ergebnisse lassen, in Zusammenhang mit dem Alter der Mutter, Rückschlüsse zu, ob das Kind am Down-Syndrom leidet. Bei hoher Wahrscheinlichkeit wird man eine Amniozentese nahelegen.

**Ultraschalluntersuchung** Neuere Forschungen lassen die Schlußfolgerung zu, daß Mongolismus (Down-Syndrom) mittels Ultraschall aufgespürt werden kann. Ein Schatten von bestimmter Größe und Form, der am Hals des Fetus sichtbar ist, scheint für das Down-Syndrom typisch zu sein.

### Überwachung der fetalen Herzfrequenz

Mit dieser wirksamen Methode überwacht man das Wohlergehen Ihres Kindes während der Schwangerschaft. Ein gesunder Fetus erhält genügend Sauerstoff und Nährstoffe und ist meistens aktiver als ein Baby, dem es an diesen beiden lebenswichtigen Substanzen mangelt; außerdem reagiert das Herz besser auf Belastungen. Hebammen kontrollieren die kindliche Herzaktion meistens optisch mit einem tragbaren Ultraschallbildgerät.

Wenn sich ein gesunder, aktiver Fetus bewegt, beschleunigt sich seine Herzfrequenzrate 15 Sekunden lang um 15 Schläge je Minute.

**Cardiotokogramm** Diese Methode wird angewendet, um Anzeichen einer fetalen Gefahrensituation während der Wehen zu entdecken. Die kindlichen Herztöne werden vom Ultraschallgerät aufgezeichnet und lassen sich in einem Ausdruck graphisch darstellen. Wenn während dieser Überwachung keine normale Gebärmutterkontraktion stattfindet, kann sie durch vorsichtiges Drücken auf den Bauch ausgelöst werden.
Während der Wehen ist der Fetus Belastungen ausgesetzt, wenn sich der Uterus zusammenzieht. Das kann man daran erkennen, daß sich die Herzfrequenz verlangsamt (siehe unten). Ein gesundes Kind hat diese Belastungen schnell überwunden, und der Herzschlag normalisiert sich gleich nach Ende der Kontraktion.

**Aufzeichnung der kindlichen Herztöne**
Bild A zeigt den Ausdruck der normalen fetalen Herzschlagfrequenz (in HSF/Min. gemessen). Bild B und C sind Ausdrucke während der Gebärmutterkontraktionen. In der Regel verlangsamt sich der Herzschlag des Kindes zu Beginn einer Kontraktion, normalisiert sich aber schnell wieder (Frühtief: Typ I Dip – B). Falls sich die Herzrate aber erst später verlangsamt und länger braucht, um sich zu normalisieren (Spättief: Typ II Dip – C), ist eine fetale Notsituation im Verzug.

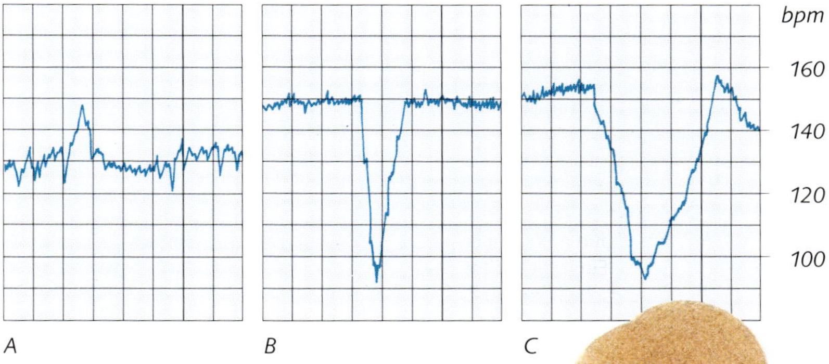


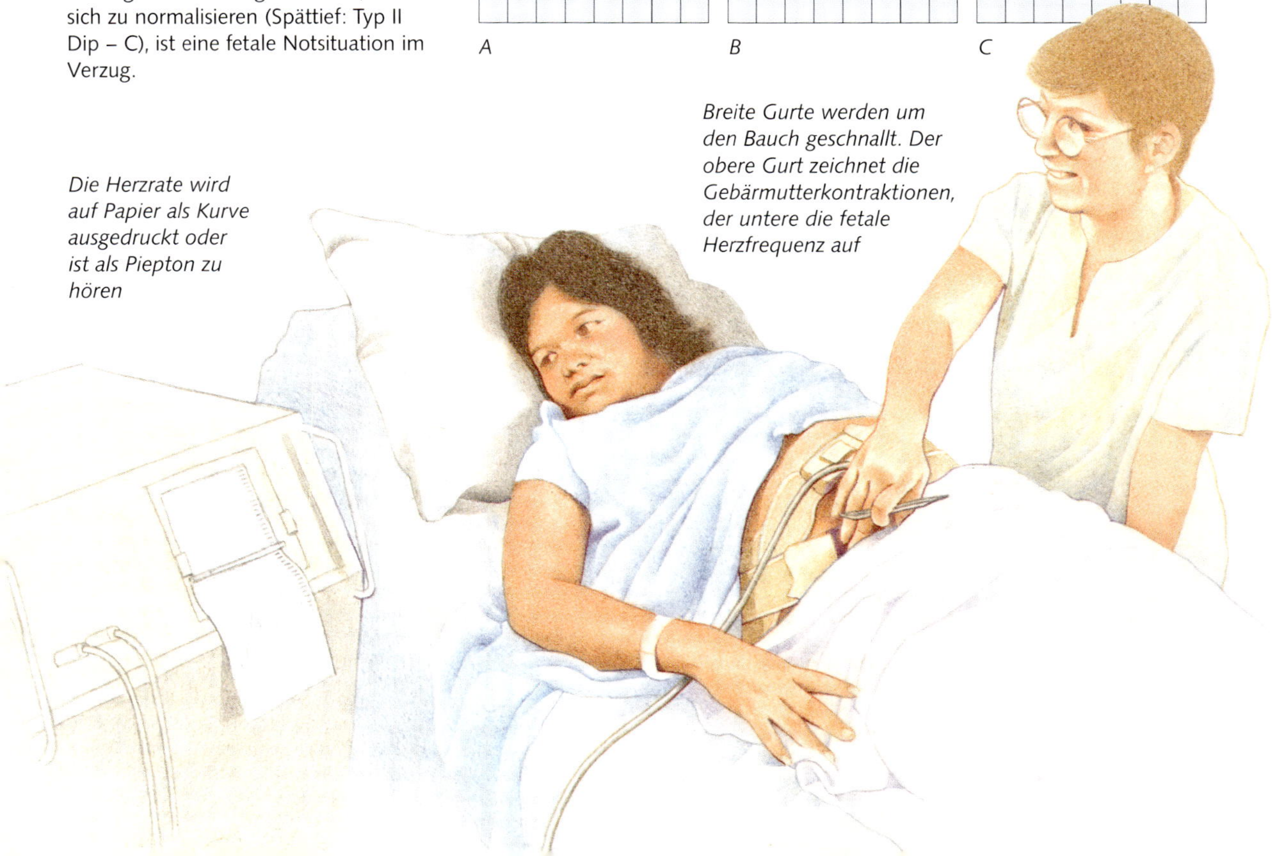

*Breite Gurte werden um den Bauch geschnallt. Der obere Gurt zeichnet die Gebärmutterkontraktionen, der untere die fetale Herzfrequenz auf*

*Die Herzrate wird auf Papier als Kurve ausgedruckt oder ist als Piepton zu hören*

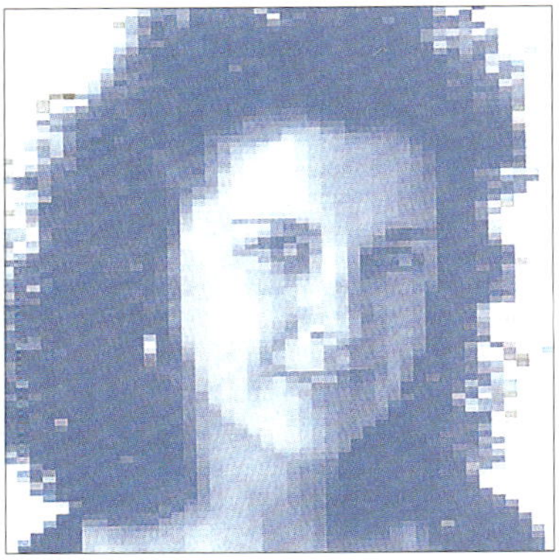

| | |
|---|---|
| **Name:** | Jill Dalton |
| **Alter:** | 27 Jahre |
| **Medizinische Vorgeschichte:** | Mit 25 Jahren Entwicklung eines insulinabhängigen Diabetes, nach der Geburt von zwei Kindern |
| **Geburtshilflicher Hintergrund:** | Mit 23 Jahren ein Sohn, normale vaginale Entbindung, Gewicht 4820 g; Mit 25 Jahren zweiter Sohn, normale Schwangerschaft, normale vaginale Entbindung, Gewicht 5100 g |

Jill entwickelte erst ziemlich spät Diabetes, während sie mit dem zweiten Kind schwanger war. Sie hat die Krankheit erst seit ein paar Jahren. Diese beiden Faktoren ermöglichen eine gute Prognose für den Schwangerschaftsverlauf. Dennoch wird sie alle erforderlichen Untersuchungen regelmäßig durchführen lassen. Sie weiß, daß sie bei schlechter Stoffwechseleinstellung mit Komplikationen für sich selbst und mit noch schwerwiegenderen für ihr Baby rechnen müßte.

**Fallstudie**

# Die zuckerkranke Mutter

*Ein Diabetes mellitus, der vor der Schwangerschaft besteht oder sich in dieser Zeit entwickelt, muß keine Komplikationen mit sich bringen oder von vornherein ausschließen, daß Sie ein normales, gesundes Baby zur Welt bringen. Solange man die Stoffwechseleinstellung gut im Griff hat, wobei Geburtshelfer und behandelnder Arzt eng zusammenarbeiten sollten, kann das Ergebnis äußerst zufriedenstellend sein.*

## Schwangerschaft und Diabetes

Bei Frauen liegt die Wahrscheinlichkeit, daß sie zuckerkrank werden, nicht nur um 50% höher als bei Männern, sondern sie neigen auch dazu, einen Diabetes während der Schwangerschaft zu entwickeln. Bestimmte Frauen sind bekanntermaßen stärker gefährdet als andere: In der Regel haben sie mindestens ein Kind geboren oder stammen aus einer Familie, in der Eltern oder Geschwister zuckerkrank sind. Bei anderen Frauen tritt der sogenannte Schwangerschaftsdiabetes ein, der latent vorhanden war, sich aber erst jetzt manifestiert. Bei manchen dauert die Erkrankung nach der Geburt an, bei anderen normalisiert sich die Insulinproduktion wieder. Alle Diabetikerinnen werden medizinisch auf gleiche Weise behandelt.
Die Schwangerschaft kann einen Diabetes komplizierter machen. Die meisten Patientinnen erhalten Insulin, einige werden aber auch nur mit einer Diät oder mit einer Diät und zusätzlich mit blutzuckersenkenden Tabletten behandelt. Die zusätzlichen Anforderungen der Schwangerschaft könnten eine Insulingabe oder eine Erhöhung der Insulindosis notwendig machen.

## Jills Vorbereitung auf die Schwangerschaft

Jill, seit zwei Jahren auf Insulin angewiesen, bereitete ihre Schwangerschaft mit akribischer Genauigkeit vor. Sie hat das Baby geplant, das sie nun erwartet, und ließ ihren Diabetes vorher gründlich überprüfen. Sie machte sich vor allem Sorgen um die Einstellung des Blutzuckerspiegels, die Nierenfunktion und die Gesundheit ihrer Augen. In den Monaten vor der Empfängnis führte sie eine sehr strikte Selbstkontrolle durch.

## Kontrolle während der Schwangerschaft

Jill weiß, daß eine sorgfältige Kontrolle ihres Diabetes während des ersten Schwangerschaftsdrittels das Risiko einer fetalen Anomalie weitgehend verringern wird (siehe mögliche pränatale Komplikationen). Deshalb kam sie schon zu einem frühen Zeitpunkt in meine Beratung.
Jill wird in den ersten drei Monaten vermutlich weniger Insulin brauchen. Dann beginnt der Körper, insulinantagonisierende Plazentahormone zu produzieren, so daß sie mehr Insulin braucht als vorher. Die Wahrscheinlichkeit, daß eine Ketose eintritt (siehe Kästchen), ist während der Schwangerschaft größer; deshalb muß Jill den Harn jeden Tag auf Ketonkörper untersuchen. Harnuntersuchungen sind nun aber nicht mehr verläßlich genug, um ihren Blutzuckergehalt zu überwachen, weil die Zuckerspuren, die von den Nieren in den Urin durchgelassen werden, ein falsches

Ergebnis vermitteln können. Ich riet Jill, sich ein Blutzuckermeßgerät anzuschaffen, das sie zu Hause verwenden kann. Sie weiß, daß der Erhalt einer normalen Glukosekonzentration im Blut sowohl für sie wie auch für das Baby sehr wichtig ist. Unter Umständen ist eine Stoffwechseleinstellung im Krankenhaus - vielleicht mehr als einmal - unerläßlich. Es besteht aber kein Grund, sich über Gebühr Sorgen zu machen.

### Mögliche pränatale Komplikationen

Als Diabetikerin ist Jill während der Schwangerschaft für eine Reihe von Problemen anfällig, die sich auf die schwankenden Blutzuckerwerte zurückführen lassen. Dazu zählen zum Beispiel Harnweginfektionen, Soor (siehe Seite 194), Bluthochdruck, Präeklampsie (siehe Seite 204) und Polyhadramnie (übermäßige Fruchtwasservermehrung). Außerdem können die Wehen vorzeitig einsetzen.

Auch das Baby kann gesundheitliche Störungen erleiden, wenn der Diabetes außer Kontrolle gerät. Wenn der mütterliche Blutzuckerspiegel steigt, durchdringt der Zucker die Plazenta und wird in Fett und Muskelmasse umgewandelt, so daß die Organe des Babys vergrößert sind. Wenn das Baby dann bei der Geburt plötzlich von der Zuckerquelle getrennt wird, fallen die Blutzuckerwerte jäh und schwerwiegend ab, während die Insulinproduktion auf vollen Touren weiterläuft.

Bleibt dieser Zustand unbehandelt, entsteht möglicherweise eine Hypoglykämie (Blutzuckermangel), die letztlich zum Koma und zum Tod führen kann. Bei einer sorgfältigen pränatalen Überwachung ist dies jedoch ausgeschlossen.

Kurz vor der Geburt wird der L/S-Quotient* im Fruchtwasser bestimmt. Damit erhält man einen wichtigen Hinweis auf den Reifezustand der Lungen, so daß die Geburt notfalls eingeleitet werden könnte.

### Gute Aussichten für Jill

Jill hat gute Aussichten, weil eine sorgfältige Stoffwechseleinstellung einen großen Unterschied bewirkt. Früher pflegte man einer Diabetikerin dringend von einer Schwangerschaft abzuraten. Heute helfen ihr Geburtshelfer und Arzt, die Krankheit in den Griff zu bekommen, um die Geburt eines gesunden, normalen Babys zu gewährleisten.

Solange es keine gynäkologischen Komplikationen gibt, wie Bluthochdruck oder Mißverhältnis zwischen Becken und kindlichem Kopf, und solange der Diabetes unter Kontrolle ist, kann Jill auf eine vaginale Entbindung hoffen. Ein intravenöser Glukose- und Insulintropf während der Wehen ist ratsam, ebenso wie eine fortlaufende Überwachung der fetalen Herztätigkeit und eine fetale Blutentnahme, um Anzeichen von Fetal distress* frühestmöglich zu erkennen.

Wenn durch sorgfältige und umfassende Untersuchungen in einer Spezialabteilung für Neugeborene die Notwendigkeit einer sofortigen Behandlung ausgeschlossen werden kann, wird Jill ihr Baby zurückerhalten, so daß sie es stillen kann. Die meisten Frauen mit Diabetes haben ganz normale Schwangerschaften, stehen aber unter genauer medizinischer Beobachtung. Diese notwendigen zusätzlichen Untersuchungen sollten Sie unbedingt immer einhalten - sich selbst und Ihrem Baby zuliebe.

## Jills Baby

**Solange Jill in ständiger ärztlicher Behandlung bleibt, sind die Risiken für ihr Baby nicht allzu groß. Ihr Arzt weiß:**

- Jill könnte ein sogenanntes Riesenkind zur Welt bringen, das möglicherweise mit der Zange oder mit Kaiserschnitt geholt werden muß.
- Es könnte unter einer leichten Hypoxie leiden (Gewebssauerstoffmangel), was das Risiko einer Neugeborenengelbsucht erhöht (siehe Seite 318). Dieser Zustand läßt sich nach der Geburt jedoch erfolgreich behandeln.
- Das Baby wird nach der Geburt gründlich untersucht, um Problemen auf die Spur zu kommen.
- Jill sollte es so schnell wie möglich stillen, um einer Hypoglykämie (Blutzuckermangel) bei ihrem Baby vorzubeugen.

### Ketonkörper

Wenn keine Ketonkörper für die Energiegewinnung verfügbar sind, werden statt dessen Fettsäuren verbrannt. Dabei entstehen Ketonkörper.

Ketonkörper sind chemisch mit Aceton verwandt, das in Lösungsmitteln wie Nagellackentferner enthalten ist. Eine Ketonkörpervermehrung läßt sich im Urin feststellen.

Die Ketose ist eine seltene, aber schwere Erkrankung, die bei schlecht eingestelltem Diabetes mellitus auftreten kann.

Sie äußert sich in Erbrechen, Bauchschmerzen und kann sogar zu Koma und Tod führen.

# Sind Sie überfällig?

*Nur 5 % aller Kinder kommen genau an dem Tag zur Welt, an dem sie erwartet werden. Der errechnete Geburtstermin (siehe Seite 53) ist nur ein statistisches Mittel, und Studien haben gezeigt, daß über 40 % aller Babys mehr als eine Woche danach geboren werden. Diese „Übertragungen" lassen sich wie folgt aufschlüsseln: 25 % werden in der 42. Schwangerschaftswoche, 12 % in der 43. Woche und 3 % in der 44. Woche geboren.*

**Übertragungszeichen**

Eine der Hauptschwierigkeiten bei der Entscheidung, ob ein Kind tatsächlich übertragen ist, liegt darin, daß man das genaue Datum der Empfängnis meistens nicht kennt. Selbst bei einem normalen Menstruationszyklus von 28 Tagen (der Standard, auf dem die Geburtstermintabelle aufbaut), kann das Datum des Eisprungs nur geschätzt werden (siehe Seite 53). Abgesehen davon ist jedes Baby anders, und folglich wäre es unrealistisch zu erwarten, daß alle Kinder haargenau die gleiche Reifezeit haben. Und da die Geburt von Ihrem Baby in Gang gesetzt wird, indem es bei voller Reife bestimmte Hormone erzeugt, kann der tatsächliche Geburtstermin ziemlich heftig schwanken – selbst bei einer „Bilderbuch"-Schwangerschaft.

Ärzte beginnen sich jedoch Sorgen zu machen, wenn die Schwangerschaft weit über den Geburtstermin andauert. Der Grund ist, daß die Übertragung und die Möglichkeit einer Funktionsabnahme der Plazenta gesundheitliche Risiken für den Fetus darstellen (siehe Risiken, gegenüber). Je länger das Kind im Uterus weiterwächst, desto größer wird es vermutlich sein. Damit erhöht sich die Wahrscheinlichkeit, daß die Niederkunft schwierig und die Plazenta nicht in der Lage sein wird, das Baby über einen längeren Zeitraum weiterzuversorgen (siehe Spalte links).

Wenn es bei Ihnen oder in Ihrer Familie häufiger vorgekommen ist, daß der Geburtstermin überschritten wurde (zum Beispiel ein Gestationsalter* von 43 oder 44 Wochen), könnte Ihr Arzt eher geneigt sein, mehr als zwei Wochen über die Zeit zu warten, bevor er die Wehen einleitet.

**Beckenendlage** Falls Sie nicht länger als eine Woche überfällig sind und Ihr Kind sich nach wie vor in Steißlage befindet, könnte das ein Hinweis darauf sein, daß es noch nicht bereit ist für die Geburt. Die meisten Babys drehen sich nämlich und haben den Kopf unten, wenn sie voll ausgereift sind (siehe Spalte, Seite 239).

**Beckenfehlproportion** Es können Komplikationen bei der Geburt auftreten, falls der Kopf Ihres Babys zu groß ist, um das Becken zu passieren. Dieses Mißverhältnis zwischen Kopfgröße des Babys und Becken verhindert möglicherweise, daß sich der Kopf einstellt. In einem solchen Fall (siehe Spalte rechts) ist unter Umständen ein Kaiserschnitt erforderlich.

**Überreife**

Ein langfristig übertragenes Baby läuft Gefahr, Veränderungen zu entwikkeln, die für eine Überreife charakteristisch sind: Es hat die Fettdepots

## Zeit und die Plazenta

**Zum Zeitpunkt der Geburt sieht die Plazenta wie ein Stück rohe Leber aus, ungefähr so groß wie ein Teller und rund 2,4 cm dick. Die mütterliche Seite ist in keilförmige Scheiben unterteilt, die Kotyledonen oder Plazentaläppchen genannt werden.**

Die Plazenta hat beachtliche funktionale Reserven, paßt sich leicht an Verletzungen an, besitzt aufgrund der Blutleere (Ichämie) selbstheilende Kräfte und altert nicht. Die weitverbreitete Ansicht, während einer normalen Schwangerschaft sei sie in wachsendem Maß einem Alterungsprozeß unterworfen, beruht darauf, daß man das äußere Erscheinungsbild verschiedener Plazentabestandteile falsch gedeutet hat. Zweifellos treten mit fortschreitender Schwangerschaft Veränderungen in der Beschaffenheit der Zotten auf. Bis zur 36. Woche könnte in den Wänden der kleinen Blutgefäße Kalzium abgelagert werden und ein Eiweißdepot auf der Oberfläche vieler Zotten erscheinen. Beides behindert den Austausch von Stoffwechselprodukten und Gasen, eine Wirkung, die jedoch von der geringeren Entfernung zwischen fetalen Blutgefäßen und der dünnen Außenschicht der Zotten gegengesteuert wird. Diese beiden Faktoren fördern den Austausch von Nährstoffen.

Wenn die Wehen nicht zum richtigen Zeitpunkt einsetzen (von Schwangerschaft zu Schwangerschaft verschieden, normalerweise aber errechneter Geburtstermin plus/minus zwei Wochen), kann die Plazenta verhältnismäßig unwirksam werden. Dieser Prozeß setzt langsam ein, und in der 42. Woche sollte sie eigentlich noch imstande sein, das Kind ausreichend mit Nährstoffen zu versorgen. Andernfalls liegt eine Plazentainsuffizienz vor. Das ist ein Grund, um die Geburt einzuleiten.

am ganzen Körper verloren, vor allem sein Bäuchlein ist abgemagert. Folglich sieht die Haut rot und runzlig aus, als wäre sie ein paar Nummern zu groß, und beginnt sich zu schälen. Nur wenige Kinder sind wirklich überreif, aber da dies nicht nur vom Fetus, sondern auch von der Plazenta abhängt, läßt sich nur schwer voraussagen, bei welchen Babys die Gefahr der Übertragung besteht.

**Risiken** Dazu zählen längere und anstrengendere Wehen, weil überreife Babys normalerweise größer und ihre Knochen härter sind. Außerdem ist das Risiko einer Totgeburt höher (doppelt so hoch in der 43. Woche und dreimal so hoch in der 44. Woche). Dazu kommt, daß eine Uterusmuskulatur, die nur langsam erregbar ist und die Geburt einleitet, sich auch während der Wehen als relativ funktionsuntüchtig erweisen könnte.

### Überwachung des übertragenen Babys

Babys, die den Geburtstermin überschritten haben, werden mit Argusaugen überwacht. Dazu stehen verschiedene Methoden zur Verfügung.

### Aufzeichnung der Kindsbewegungen

Das sicherste Zeichen, daß mit Ihrem Baby alles in Ordnung ist, sind regelmäßige Bewegungen. Da sich alle Mütter und Babys voneinander unterscheiden, schwankt die Definition dessen, was in jeder einzelnen Schwangerschaft als normal gelten kann. Sie sind am besten imstande, zu beurteilen, ob Ihr Kind sich normal verhält.

**Fetale Elektrokardiographie** Sie wird benutzt, um die Herzschlagfrequenz des Babys zu überprüfen, entweder mittels eines anhaltenden Pieptons oder eines Papierausdrucks (siehe Seite 167). Ist die Herzaktion zufriedenstellend, wird es für gewöhnlich als unnötig erachtet, weitere Untersuchungen durchzuführen oder die Geburt künstlich einzuleiten.

**Östriolbestimmung** Hier wird die Östriolmenge, eine Form des Östrogens, im Harn gemessen. Die Plazenta erzeugt während der Schwangerschaft Östriol in zunehmender Menge; erst knapp vor der Geburt läßt die Produktion nach. Ein niedrigerer Östriolspiegel als erwartet könnte also auf eine Funktionsstörung der Plazenta hindeuten. Die Östriolwerte im Urin weisen möglicherweise jeden Tag Schwankungen bis zu 30% auf, selbst wenn alles in bester Ordnung ist, und deshalb werden die Messungen mehrmals wiederholt.

**Oxytozinbelastungstest** Oxytozin ist das Hormon, das Uteruskontraktionen bewirkt, und es wird oft zur Einleitung der Wehentätigkeit benutzt. Gelegentlich verwendet man es auch, um den Zustand Ihres Kindes zu überprüfen. Oxytozin wird Ihnen mittels Tropfinfusion im Arm verabreicht, um Uteruskontraktionen herbeizuführen. Die fetale Herzfrequenz wird während der Kontraktionen überwacht; normalerweise treten infolge der Wehen bestimmte Veränderungen ein (Wehenreaktionstypen, Dips, siehe Seite 167). Jede Abweichung von diesen Mustern wird als Zeichen einer fetalen Gefahrensituation betrachtet und die Geburt mit ziemlicher Sicherheit eingeleitet.

## Späte Einstellung

**Wenn die kindliche Drehung im Uterus auf sich warten läßt, machen sich die Ärzte Sorgen, denn es könnte ein Mißverhältnis zwischen Becken und Kopf vorliegen, das die Einstellung verhindert und somit den Geburtsverlauf zu stören droht.**

Um zu prüfen, ob sich der Kopf des Babys wirklich einstellen und das Becken passieren kann, wird Ihr Arzt folgende einfache Untersuchung durchführen:

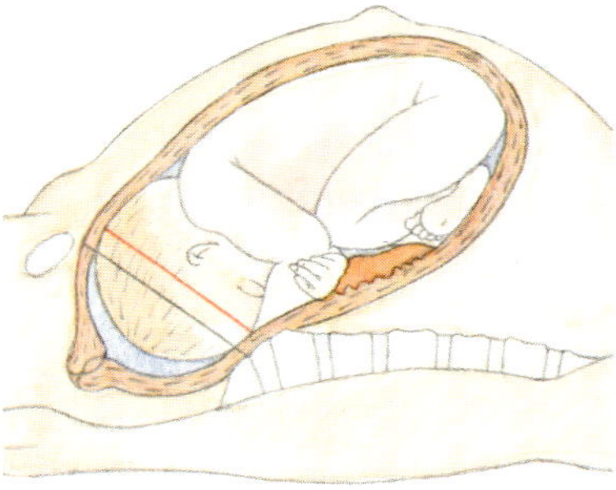

**Schritt 1**
Sie werden gebeten, sich auf den Rükken zu legen. In dieser Position kann Ihr Arzt den Kopf Ihres Babys ertasten, der genau am Beckenrand liegt.

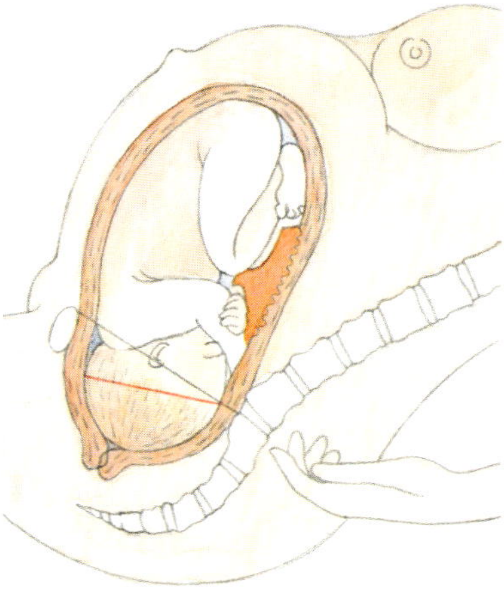

**Schritt 2**
Wenn Sie sich auf die Ellenbogen aufstützen, gleitet der Kopf des Kindes leicht in das Becken, was zeigt, daß kein Mißverhältnis vorliegt.

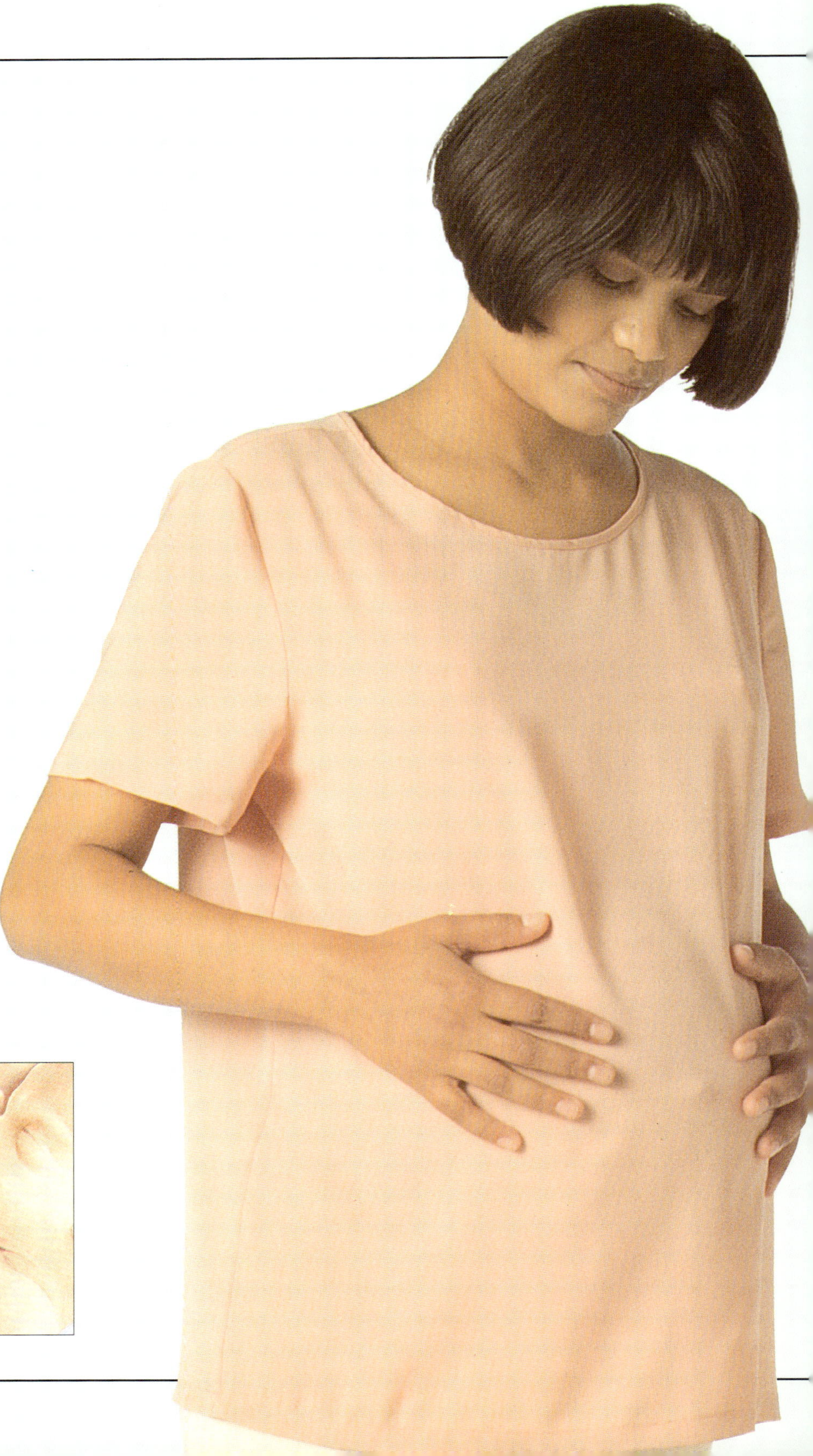

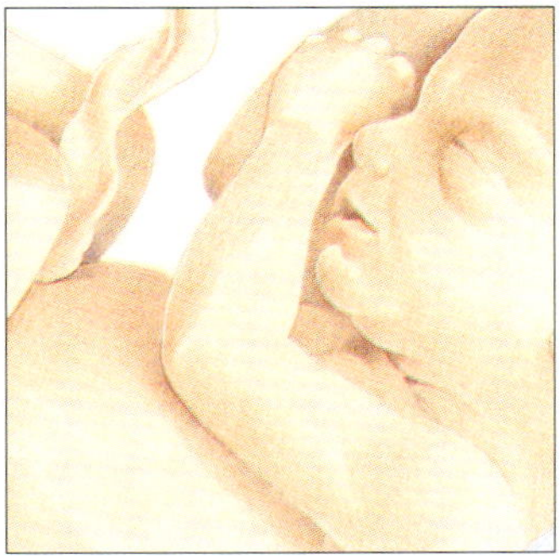

Kapitel 7

# Die Beziehung zu Ihrem ungeborenen Kind

*Wenn Sie konzentriert und aufmerksam sind, können Sie und Ihr Partner während der gesamten Schwangerschaft Kontakt mit Ihrem Baby pflegen. Ihr Kind ist imstande, Sie reden und singen zu hören, und Sie können durch die Bauchdecke spüren, wie es sich bewegt. Obwohl sich nicht alle Babys in einem günstigen intrauterinen Umfeld oder normal entwickeln, gibt es doch einige moderne medizinische Techniken, mit deren Hilfe selbst solche Kinder bestmögliche Chancen haben.*

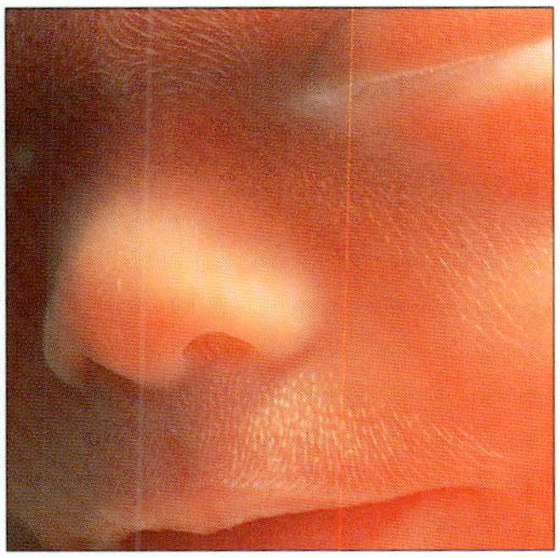

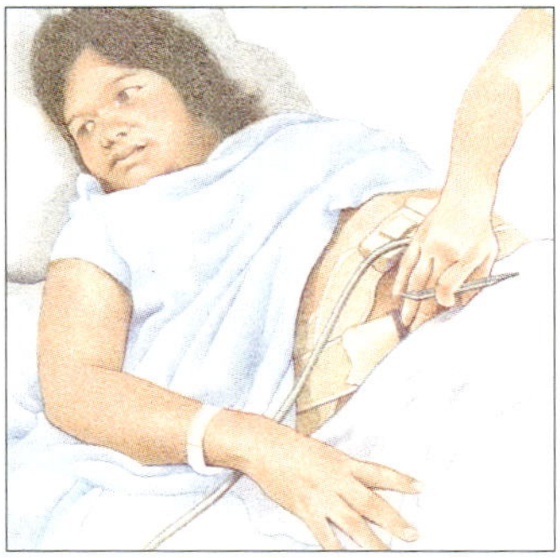

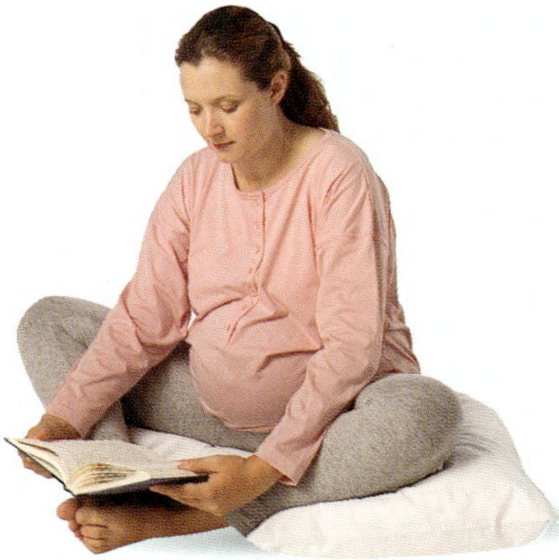

# Der Kontakt mit Ihrem Kind

*Sich ständig Ihres ungeborenen Kindes bewußt zu sein, ist eine Möglichkeit, eine Bindung zu entwickeln und eine gute künftige Beziehung zu gewährleisten. Dieser „Draht“ zum Kind bedeutet, daß Sie stets im Auge behalten, was für das physische und emotionale Wohlergehen Ihres Babys am besten ist.*

## Was Sie tun können

**Die Kommunikation kann schon sehr früh beginnen. Alles, was Sie sagen, tun, denken oder erleben, und die Art, wie Sie sich bewegen, teilt sich Ihrem Baby mit.**

**Sprechen und Singen** Gewöhnen Sie sich an, laut mit Ihrem Baby zu reden und ihm, wenn möglich, etwas vorzusingen. Manche Kinder haben später Schlaflieder wiedererkannt, die ihnen vorgespielt wurden, als sie sich noch in der Gebärmutter befanden.

**Berühren** Ihr Baby durch die Bauchdecke zu streicheln ist eine weitere Möglichkeit, den Kontakt zu halten und es zu besänftigen, eine Gewohnheit, die Sie nach der Geburt fortsetzen. In den letzten Monaten sind Sie vielleicht imstande, durch Ihre Bauchdecke hindurch Füße und Hände zu unterscheiden.

**Denken** Nehmen Sie Ihr Baby bewußt wahr. Denken Sie positiv und voller Glück an Ihr Kind. Auch wenn Sie sich über irgend etwas aufregen, sollten Sie es nicht ausschließen.

**Bewegung** Versuchen Sie, sich möglichst locker und entspannt zu bewegen. Das sanfte Schaukeln des Uterus beim Gehen wirkt beruhigend. Schaukeln und Wiegen werden auch nach der Geburt zu den Aktivitäten gehören, die Ihr Baby zur Entspannung bevorzugt.

**Gefühle** Wenn Sie glücklich und aufgeregt sind, ist Ihr Baby es auch. Wenn Sie sich niedergeschlagen fühlen, leidet Ihr Kind mit – also sollten Sie es beruhigen und ihm vermitteln, daß Sie es noch lieben. Lassen Sie es bewußt an Ihren Emotionen teilhaben.

## Die Erfahrungen Ihres Babys

Während sich Ihr Baby im Uterus befindet, kann es fühlen, hören, sehen, schmecken, reagieren, ja sogar lernen und sich erinnern. Es ist – im Gegensatz zur früheren medizinischen Lehrmeinung – kein träges, ungeformtes Wesen, kein unbeschriebenes Blatt. Es hat ganz klare Vorlieben und Abneigungen. Es mag besänftigende Stimmen, schlichte Melodien mit einfacher Tonfolge (Schlaflieder, Flötenspiel), rhythmische Bewegungen und das Streicheln Ihrer Hand, das es durch Ihre Bauchdecke spürt. Was ihm mißfällt, sind schrille Stimmen, Musik mit immer wiederkehrendem, hämmerndem Rhythmus (harter Rock), grelles oder blitzendes Licht, schnelle, abrupte Bewegungen oder eingeklemmt zu werden, wenn Sie in einer Position sitzen oder liegen, die ihm Ungehagen bereitet.

**Sehen** Obwohl Ihr Kind durch Uteruswände und Bauch abgeschirmt ist, dringt starkes Licht zu ihm durch, zum Beispiel die Sonne, wenn Sie sich sonnen. Es nimmt vermutlich nur ein rötliches Glühen wahr, aber ungefähr vom 4. Monat an wird es darauf reagieren, indem es sich wegdreht, falls das Licht zu grell ist. Die eingeschränkte Sicht bei der Geburt (es kann nur Gesichter ausmachen, die nicht weiter als 30 cm entfernt sind) könnte mit den „Bedingungen“ zusammenhängen, die es in seinem uterinen „Zuhause“ vorgefunden hat.

**Hören** Der Gehörsinn Ihres Kindes entwickelt sich im 3. Monat, und gegen Mitte der Schwangerschaft ist es in der Lage, auf Geräusche aus der Außenwelt zu reagieren (siehe oben). Das Fruchtwasser, in dem es schwerelos dahintreibt, leitet die Schallwellen gut – obwohl die Geräusche genauso gedämpft klingen wie das, was Sie unter Wasser hören. Es ist auch imstande, den emotionalen Gehalt der Stimmen zu unterscheiden und den Körper im Rhythmus mit Ihren Worten zu bewegen, so daß es eingelullt wird, wenn Sie in einem sanften, beruhigenden Tonfall sprechen.
Ihr Herzschlag ist ein Geräusch, das in seiner Welt ständig präsent ist, und das scheint nachhaltige Auswirkungen zu haben. In einer Studie wurde festgestellt, daß Neugeborene, denen man ein Tonband mit den mütterlichen Herztönen vorspielte, besser zunahmen und schliefen als eine Kontrollgruppe, die solche Aufnahmen nicht hörte.

## Der mütterliche Einfluß

Das ungeborene Kind erlebt die Welt zunächst durch die Mutter. Es nimmt nicht nur äußere Reize wahr (siehe oben), sondern auch Gefühle. Emotionen bewirken, daß bestimmte chemische Substanzen freigesetzt werden

und in den Blutstrom gelangen: Bei Wut produziert unser Körper Adrenalin, bei Angst Cholamin und, wenn wir uns in euphorischer Stimmung befinden, Endorphine. Diese Hormone sind imstande, innerhalb von Sekunden die Plazenta zu passieren und zu Ihrem Kind vorzudringen.
Babys mögen es nicht, wenn sie über längere Zeit den negativen Emotionen der Mutter, zum Beispiel Wut, Besorgnis oder Angst, ausgesetzt sind. Kurze, intensive Wut- oder Angstgefühle (vielleicht verursacht durch ein älteres Kind, nach dem Sie eine Suchaktion starten müssen, oder einen heftigen Wortwechsel mit Ihrem Partner) scheinen keine längerfristigen Auswirkungen auf Ihr ungeborenes Kind zu haben. Sie könnten sogar ganz nützlich sein, weil sie ihm bei der Entwicklung seiner Fähigkeit helfen, künftige Streßsituationen zu bewältigen. Andererseits weisen Forschungsergebnisse darauf hin, daß über längere Zeit aufgestaute Wut oder Angst, wie sie zum Beispiel in einer unbefriedigenden, einseitigen Beziehung oder angesichts schwieriger sozialer Lebensumstände auftreten, sehr wohl nachteilige Wirkung auf Ihr Baby haben können. Zu den Folgen gehören offenbar eine problematische Geburt, niedriges Geburtsgewicht, die Neigung zu Koliken und künftige Lernschwierigkeiten. In Untersuchungen wurde auch festgestellt, daß sich langfristige negative Gefühle weniger schädigend auswirken, wenn die Mutter generell eine positive Einstellung zu ihrer Schwangerschaft hat und ihr ungeborenes Kind nicht ausschließt.

### Der väterliche Einfluß

Der werdende Vater ist der zweitwichtigste Faktor im Leben des ungeborenen Kindes. Die Einstellung, die er gegenüber seiner Partnerin, der Schwangerschaft und dem Baby hat, ist von entscheidender Bedeutung. Wenn der werdende Vater glücklich ist und sich auf das Kind freut, wird seine Partnerin höchstwahrscheinlich auch glücklich sein und ihre Schwangerschaft genießen. Und das bedeutet wiederum, daß das Baby sich vermutlich zu einem ausgeglichenen, zufriedenen und gesunden Kind entwickelt.

## Was Ihr Baby tut

**Ihrem ungeborenen Kind stehen verschiedene Möglichkeiten zur Verfügung, in eine Wechselbeziehung mit der Außenwelt zu treten.**

**Bewegung** Wenn es wach ist, bewegt es sich ständig. Es tritt, boxt und dreht seinen Körper hin und her als Reaktion auf äußere Reize, wenn Sie beispielsweise eine Haltung beim Sitzen einnehmen, die ihm Unbehagen bereitet.

**Hören** Vom 6. Monat an reagiert Ihr Baby auf Geräusche, die von der Außenwelt zu ihm dringen. Es bewegt Körper und Gliedmaßen im Rhythmus mit Ihrer Stimme. Es hüpft vielleicht auf und ab oder tritt, wenn Sie sich aufregen und laut werden.

**Sehen** Ihr Baby mag kein grelles Licht, schon gar nicht, wenn es auch noch blinkt. Es dreht sich weg, hält sich die Hände vors Gesicht oder reagiert sehr aufgewühlt.

**Gefühle** Es wird ähnliche Stimmungsschwankungen wie Sie erleben, wenn die chemischen Substanzen, die durch Ihre Emotionen freigesetzt und ins Blut abgegeben werden, über die Plazenta in seinen Körper gelangen.

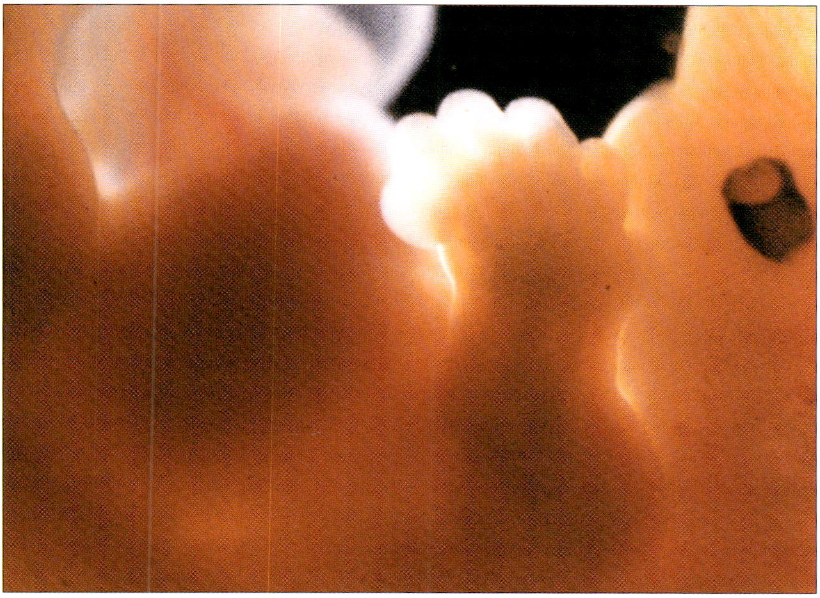

**Geborgenheit**
Wenn Ihr Kind die Welt, die es erlebt, als einen Ort der Geborgenheit empfindet, wird es sich höchstwahrscheinlich zu einem vertrauensvollen, positiven Menschen entwickeln. Wenn es den Uterus als streßreiches Umfeld wahrnimmt, könnte es das Leben später überängstlich angehen.

# Die Bewegungen Ihres Kindes

Für die meisten Frauen sind die ersten spürbaren Bewegungen des Kindes ein ungeheuer aufregendes Erlebnis und der hieb- und stichfeste Beweis, daß sie wirklich ein Baby bekommen. Wenn Sie zum erstenmal schwanger sind, nehmen Sie die uterinen Bewegungen vermutlich zwischen der 18. und 20. Woche wahr; Frauen, die bereits Kinder geboren haben, bemerken sie oft schon zwischen der 16. und 18. Woche oder sogar früher. Das liegt daran, daß die ersten Bewegungen ungeheuer zart sind, ähnlich dem Flügelschlag eines Schmetterlings oder dem pfeilschnellen Zucken eines Fisches. Man deutet sie leicht falsch, zum Beispiel als Magengrollen, Blähung oder Hungergefühl. Eine erfahrene Mutter weiß indessen, worauf sie achten muß, und ist in der Regel darauf „geeicht", sie als Kindsbewegungen zu erkennen.

### Warum sich Ihr Baby bewegt

Ihr Kind streckt und beugt ständig seine Gliedmaßen, während es sich entwickelt. Diese Aktivitäten, die für eine angemessene Entwicklung der Muskulatur ungeheuer wichtig sind, beginnen ungefähr in der 8. Woche mit winzigen Bewegungen der Wirbelsäule. Sie werden sie in dieser Phase noch nicht wahrnehmen. Erst am Ende der 16. Woche können Sie die kräftigen Bewegungen der nun voll ausgebildeten Gliedmaßen spüren.

Die Bewegungen Ihres Kindes – einschließlich treten, stoßen, boxen, sich drehen und Purzelbäume schlagen – sind nicht nur spürbar, sondern auch zu sehen. Sie werden immer stärker und häufiger, wenn es wächst, und zwischen der 30. und 32. Woche den Gipfel der Intensität erreichen. Ein Embryo vollführt in der 20. Woche im Schnitt 200 Bewegungen am Tag; in der 32. Woche erhöht sich die Zahl auf täglich 375, kann sich aber auch auf 100 bis 700 im Zeitraum von mehreren Tagen belaufen. Nach der 32. Woche wird die Bewegungsfähigkeit Ihres Kindes dann zunehmend eingeschränkt, da es wächst und den Uterus auszufüllen beginnt. Es hat aber trotzdem noch genug Platz für jede Menge kräftiger Tritte. Wenn der Kopf eingestellt ist und gegen Ihre Beckenbodenmuskulatur prallt, spüren Sie einen jähen Stoß.

**Positionswechsel und emotionale Reaktionen** Ihr Baby bewegt sich im Uterus auch aus anderen Gründen als dem Bedürfnis, Gymnastik zu treiben und seine Muskeln zu koordinieren.

Es kann sich beispielsweise bewegen, weil ihm seine derzeitige Position nicht mehr behagt oder weil Sie eine Stellung im Sitzen oder Liegen eingenommen haben, die ihm Unannehmlichkeiten bereitet. Oder es versucht, den Daumen wieder in den Mund zu bringen, an dem es zufrieden genuckelt hat, bevor es einen Positionswechsel beschloß.

Es könnte sich auch als Reaktion auf Ihre Gefühle bewegen. Hormone wie Adrenalin werden in die Blutbahn abgegeben, wenn Sie physisch oder emotional unter Anspannung stehen. Freude, Erregung, Wut, Streß, Nervosität oder Angst regen auch die Produktion chemischer Substanzen an, die durch die Plazenta ins Blut Ihres Kindes gelangen. Wenn Sie also sehr frustriert oder nervös sind, könnte es sich aufregen und anfangen, um

## Die Bewegungen spüren

**Wenn Sie die Bewegungen Ihres Kindes zu spüren beginnen, dann liegt es daran, daß diese durch die Gebärmutterwand an die hochempfindlichen Nervenenden weitergeleitet werden, die sich in der Bauchdecke befinden.**

Sie nehmen die Bewegungen erst mehrere Wochen nach dem ersten Einsetzen wahr, weil sie zunächst sehr schwach ausfallen und der Uterus sie noch nicht überträgt. Erst wenn die Gebärmutter so groß geworden ist, daß sie die Bauchdecke berührt, sind die Bewegungen spürbar.

Im Schnitt nehmen die meisten Frauen neun von zehn Bewegungen wahr, manche auch nur sechs von zehn. Ob Sie etwas spüren, hängt von der Richtung und Stärke der Bewegung und der Position ab, die Ihr Kind in diesem Moment einnimmt. Wenn es beispielsweise mit dem Gesicht in Richtung Ihrer Wirbelsäule liegt und tritt, fühlen Sie den kurzen, scharfen Stich nicht; anders ist es, wenn der Tritt gegen ihren Bauch oder nach oben gegen Ihre Rippen erfolgt.

Wenn Ihr Baby mehr als üblich tritt oder herumzappelt, sollten Sie sich bequem in eine stille Ecke setzen und versuchen, es zu beruhigen. Ihm ein sanftes, getragenes Musikstück vorzuspielen, ein Schlaflied zu singen oder zu summen kann sehr wirksam sein: Zum einen gefallen ihm die Laute, und zum anderen entspannen Sie sich und mit Ihnen Ihr Baby. Sie können es auch besänftigen, wenn sie ihm etwas vorlesen, es sanft durch die Bauchdecke streicheln oder einfach mit ihm sprechen.

sich zu treten und sich hin und her zu wälzen. Sie sollten sich dann, wenn möglich, in eine stille Ecke setzen und Ihre Entspannungsübungen machen (siehe Seite 238), damit Sie selbst und Ihr Baby ruhiger werden.

**Die Tritte zählen**

Genau wie wir alle, so ist auch Ihr Baby an manchen Tagen besser gelaunt und aktiver als an anderen; das tägliche Bewegungsmuster wird jedoch um die 28. Woche herum gleichförmiger. Von da an können Sie seine Bewegungen überwachen.

Es gibt mehrere Möglichkeiten, die Kindsbewegungen genau aufzuzeichnen. Eine der einfachsten ist die Benutzung der unten abgebildeten Tabelle, in der Sie die Anzahl der Tritte vermerken; sie läßt sich leicht auf einem Blatt Papier mit Kästchen nachzeichnen. Links tragen Sie die sechs Stunden ein, die Ihnen als Beobachtungszeitraum angenehm sind, zum Beispiel von $9^{00}$ bis $15^{00}$ Uhr oder von $16^{00}$ bis $22^{00}$ Uhr, oben die Tage und Wochen. Diese Tabelle können Sie benutzen, um die Bewegungen Ihres Babys in den letzten Schwangerschaftsmonaten aufzuzeichnen.

Falls Sie irgendwelche gravierenden Veränderungen im Bewegungsmuster bemerken, wenn sich der Geburtstermin nähert, sollten Sie Ihren Arzt davon in Kenntnis setzen.

Das ist ein absolutes Muß, wenn Sie sechs Stunden lang keine Bewegung mehr wahrgenommen haben, und auch dann ratsam, wenn sich Ihr Kind weniger als fünfmal in sechs Stunden bewegt.

Selbst wenn die Bewegungen völlig aufgehört zu haben scheinen, besteht jedoch kein Grund zur Panik.

Ihr Arzt kann sich schnell ein genaues Bild vom Zustand Ihres Kindes machen und entscheiden, ob alles in Ordnung oder ein Kaiserschnitt erforderlich ist. Das Aufschreiben der Kindsbewegungen ermöglicht Ihnen eine gute und genaue Kontrolle.

**Überwachung der Kindsbewegungen**
Das ist eine nützliche Methode, um den Zustand Ihres Kindes zu überprüfen, vor allem, wenn Sie überfällig sind. Nur Sie können beurteilen, ob es sich auf eine Weise bewegt, wie es für Ihr Baby normal ist. Falls die Anzahl der Bewegungen merklich nachgelassen hat, sollten Sie umgehend Ihren Arzt, Ihre Hebamme oder die Entbindungsklinik informieren.

**Aufzeichnung der Kindsbewegungen**
Markieren Sie jeden Tag das Quadrat, in dem Sie die fünfte Bewegung Ihres Kindes gespürt haben. Wenn Sie weniger als fünf innerhalb von sechs Stunden wahrnehmen (hier wäre das bis 10 Uhr morgens), vermerken Sie unten, wie viele Bewegungen Sie feststellen konnten.

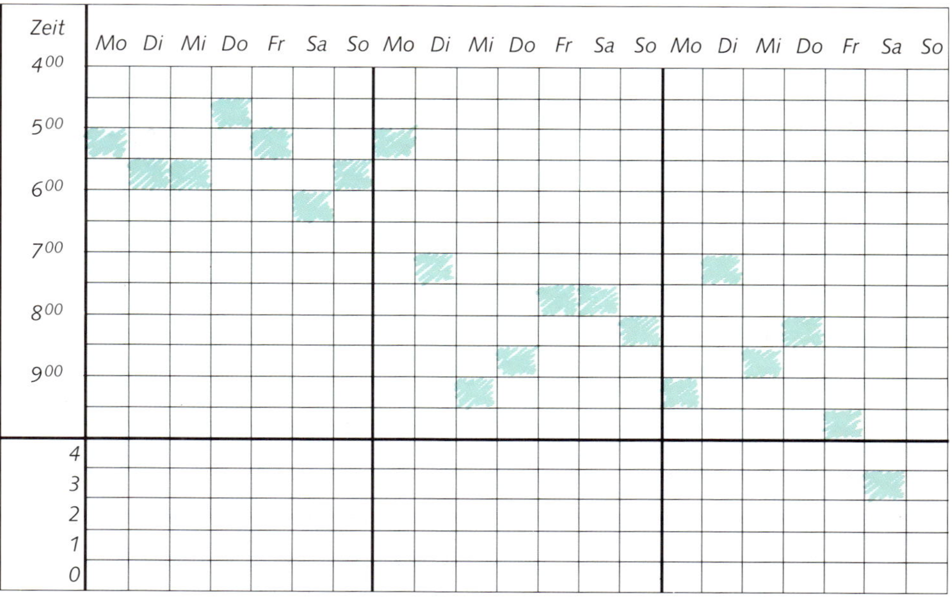


Anzahl der Bewegungen, falls Sie bis 10 Uhr morgens weniger als fünf gespürt haben.

## Neonatale Herzüberwachung

**Angeborene Herzerkrankungen lassen sich auf verschiedene Weise diagnostizieren, zum Beispiel mittels Röntgenuntersuchung des Brustraums oder mit einem Ultraschallverfahren, Echokardiographie genannt.**

Eine kongenitale Herzkrankheit wie ein VSD (Loch in der Herzkammerscheidewand, siehe Haupttext) bleibt manchmal unentdeckt, bis das Baby vier Wochen alt ist. Sowohl Röntgenaufnahmen als auch ein Echokardiogramm können die Diagnose bestätigen und Aufschluß über das Ausmaß des Problems geben, so daß die entsprechende Behandlung eingeleitet werden kann.

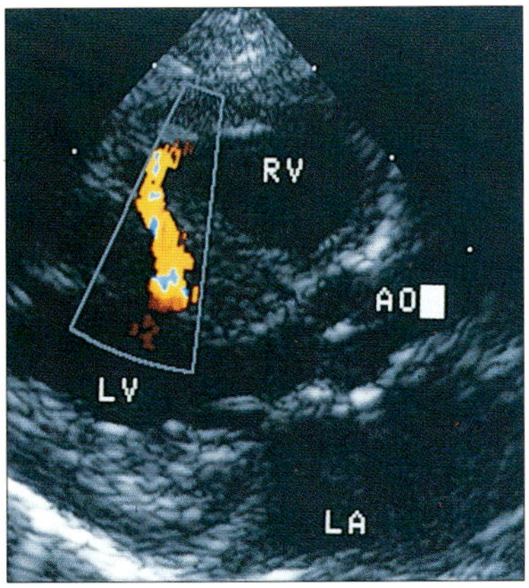


**Echokardiographie**
Hier sehen Sie das Herz eines Babys mit einem Herzkammerscheidewanddefekt (VSD). Echokardiogramme werden mittels Ultraschall (Bildmethode) erstellt und zeigen eine Reihe von Linien auf dem Monitor. Mit Hilfe von Farben läßt sich der Fluß durch das Loch (rot) kenntlich machen. Die benutzten Abkürzungen bedeuten: AO = Aorta (Hauptschlagader); RV = rechter Ventrikel (Kammer, die das Blut zur Sauerstoffanreicherung in die Lungen pumpt); LA = linkes Atrium (Vorraum, in dem sich das sauerstoffangereicherte Blut aus den Lungen sammelt); LV = linker Ventrikel (pumpt das mit Sauerstoff angereicherte Blut in den Körper zurück).

# Fetale Probleme

*Mir ist bewußt, daß dieses Thema emotionsbeladen ist und Sie beunruhigen könnte. Ich möchte jedoch noch einmal betonen, daß fetale Fehlbildungen außerordentlich selten vorkommen, und deshalb sollten Sie sich nicht übermäßig ängstigen. Die Ursache vieler fetaler Defekte ist noch immer unbekannt. Manche sind genetisch bedingt (siehe Seite 20), während sich andere möglicherweise auf die schädlichen Auswirkungen von Drogen/Medikamenten, Strahlen, fetale Infektionskrankheiten oder Stoffwechselstörungen zurückführen lassen.*

Es gibt zahlreiche unterschiedliche Arten angeborener Fehlbildungen, obwohl die meisten sehr selten vorkommen. Das fetale Organsystem, das zu dem Zeitpunkt, wenn die Störung eintritt, das kräftigste Wachstum aufweist, zeigt vermutlich den Defekt. Einige Abnormitäten lassen sich nicht mit Leben vereinbaren, und es ist keine Behandlung möglich. Manche Fehlentwicklungen, die eine Lebensgefahr darstellen, können jedoch sehr erfolgreich behandelt werden, wenn sie gleich nach der Geburt entdeckt werden. Eine zunehmende Anzahl läßt sich mittels Ultraschall finden.

**Fehlende Analöffnung (Anus imperforatus)** Hier ist der After entweder verschlossen, weil sich eine dünne Hautmembran über der Analöffnung befindet, oder der Analkanal, der Rektum mit After verbindet, hat sich nicht entwickelt. Die Rektaltasche kann mit der Scheide, Harnröhre oder Blase verbunden sein, und deshalb muß das Baby sofort einem chirurgischen Eingriff unterzogen werden.

**Nabelbruch (Umbilikalhernie)** Die Lücke in der Muskelhülle, die sich in der Bauchhöhle Ihres Kindes befindet, und zwar dort, wo die Nabelschnur in den Bauch führt, schließt sich normalerweise im Lauf der Zeit. Manchmal entsteht indessen eine weiche Schwellung, wenn sich der Bauchinhalt durch diese Schwachstelle vorwölbt. In den meisten Fällen verschwindet die Hernie schließlich von selbst, obwohl bei manchen Kindern später eine chirurgische Behandlung erforderlich ist.

**Angeborenes Herzleiden** Die am weitesten verbreitete Form ist der Herzkammerscheidewanddefekt. Hier befindet sich ein Loch in der dünnen Scheidewand zwischen rechter und linker Herzkammer, so daß diese verbunden statt getrennt sind. Beim Neugeborenen zeigen sich normalerweise noch keine Symptome, denn es dauert unter Umständen vier Wochen, bis sich die Blutgefäße in den Lungen genug entspannt haben, daß sich Druckunterschiede zwischen den Herzkammern aufbauen. Möglicherweise kommt es einen Monat lang nicht zu einem Blut-Shunten (Blutübertritt von einer Herzkammer in die andere). Anzeichen, nach denen Sie Ausschau halten sollten, sind eine bläuliche Tönung der Haut, vor allem um den Mund, Mattigkeit und Atemlosigkeit. Eines der ersten Warnsignale könnte Kurzatmigkeit beim Trinken sein. Eine Operation ist nicht immer notwendig, weil sich das Loch von allein schließen kann.

**Angeborene Hüftgelenkluxation** Eine Hüftgelenkluxation liegt vor, wenn der Oberschenkelkopf nicht genau in die Hüftgelenkpfanne paßt. Bei Neugeborenen ist das ein mögliches Problem, das jedoch nur selten auftritt und wenn, dann bei Mädchen weit stärker verbreitet ist als bei Jungen.

Die Hüften werden, als Teil der Routineuntersuchung Neugeborener (siehe Seite 291), auf extreme Beweglichkeit getestet, oder die Ärzte achten auch auf ein charakteristisches „Plopp", das man spürt, wenn die Beine gespreizt und die Oberschenkel angezogen sind. Falls ein Verdacht besteht, sollte ein Orthopäde zu Rate gezogen werden. Frühzeitige Überwachung und Behandlung, manuelle Korrektur oder Spreizhosen können späteren Problemen in der Kindheit vorbeugen. In manchen Fällen ist eine Operation allerdings unvermeidlich.

**Spina bifida (Spaltwirbel)** Es ist wichtig, daß Babys mit gesicherter Diagnose in eine Spezialklinik gebracht werden, wo unverzüglich die angemessenen chirurgischen Eingriffe erfolgen können. Spina bifida ist eine Wirbelsäulenanomalie, die auf einem unvollständigen Verschluß des Rückenmarks beruht, so daß die Meninx (Haut, die Gehirn und Rückenmark bedeckt) an manchen Stellen der Wirbelsäule ausgebuchtet ist. Der Bereich kann mit Haut oder nur mit einer bläulichen Membrane bedeckt sein. Sie kann Nervenwurzeln enthalten, oder die Wirbelsäule selbst liegt frei. In vielen Fällen ist der Spalt mit Haut bedeckt.

Das Fehlen der verschiedenen Schichten, die das Rückenmark normalerweise schützen, hat eine erhöhte Anfälligkeit für eine Hirnhautentzündung zur Folge, was sich aber durch einen sofortigen chirurgischen Eingriff verhindern läßt. Die Gesamtaussichten für Babys mit schwerwiegenderen Defekten sind jedoch schlecht. Zu den Problemen, die möglicherweise auftreten, können eine Lähmung der Beine, Inkontinenz (Urin und Stuhl), mentale Retardierung* und Hydrozephalus (siehe unten) gehören.

**Hydrozephalus (Wasserkopf)** Beim Hydrozephalus befindet sich eine übergroße Menge Hirn-Rückenmark-Flüssigkeit im Schädel. Die Erkrankung geht oft mit neurologischen Defekten wie Spina bifida einher und wird von einer eingeschränkten Zirkulation der Zerebrospinalflüssigkeit im Gehirn verursacht.

Am häufigsten tritt sie nach einer Hirnblutung bei Frühgeborenen auf. Der Kopf schwillt an, und das weiche Gewebe zwischen Schädelknochen und Fontanellen dehnt sich und buchtet sich aus. Die Erkrankung kann auch pränatal vorhanden und auf eine angeborene Fehlbildung zurückzuführen sein. Der zu große Kopf behindert die Geburt (weil er nicht ins Becken eintreten kann) oder entwickelt sich erst nach der Entbindung. Wenn schon vor der Geburt Verdacht auf Hydrozephalus besteht, werden laufend Ultraschalluntersuchungen durchgeführt und der Kopfumfang alle zwei oder drei Tage gemessen. Wächst er weit schneller als normal, zieht man einen Neurochirurgen hinzu, der eine weitere Vergrößerung verhindern kann, entweder durch Lumbalpunktion* oder durch Einführen eines Drainageröhrchens in ein winziges Loch, das in den Schädel gebohrt wird. Neuralrohrdefekte wie Spina bifida und Hydrozephalus können

## Spaltlippe und Spaltgaumen

**Diese Defekte sind auf eine unvollständige Entwicklung der Oberlippe beziehungsweise des Gaumens oder, in manchen Fällen, auf beides zurückzuführen.**

Bei einer Spaltlippe, auch Hasenscharte genannt, schließen sich während des fetalen Wachstums die beiden Oberlippen- beziehungsweise Gaumenhälften nicht richtig.

Beim Stillen gibt es dabei erstaunlich wenig Probleme; das Füttern mit der Flasche könnte schwieriger sein, und möglicherweise muß man auf Tasse und Löffel zurückgreifen. Beim Füttern eines Babys mit Spaltgaumen ist Vorsicht geboten, weil hier Milch in die Nase gelangen und einen Erstickungsanfall hervorrufen könnte.

Ein frühzeitiges Gespräch mit einem plastischen Chirurgen ist ratsam, so daß die Behandlung von langer Hand geplant werden kann. Manche Kliniken schließen die Spaltlippe heute schon unmittelbar nach der Geburt. Wenn ein Spaltgaumen jedoch zu früh geschlossen wird, könnte im frühen Erwachsenenalter eine größere Operation anstehen, weil sich der Gaumen vielleicht nicht voll zu entwickeln vermochte.

## Trisomie-Syndrome

**Trisomie ist eine Chromosomenverdreifachung: Hier hat ein Chromosomenpaar ein zusätzliches Chromosom. Dieser Defekt besteht dann in sämtlichen Körperzellen.**

Die am weitesten verbreitete Trisomie ist das Down-Syndrom (Mongolismus, siehe Seite 20), auch Trisomie 21 genannt, weil hier das Chromosom XXI dreifach vorhanden ist.
Zu den Merkmalen gehören: rundlicher Minderwuchs, eine Zunge, die häufig aus dem offenen Mund hängt, geschlitzte Augen, die Hautfalten an den Innenwinkeln aufweisen, und flacher Hinterkopf mit ungewöhnlich tiefsitzenden Ohren. Das Kind wirkt ziemlich schlaff, und Hände und Füße sind in der Regel kurz und breit, mit einer einzelnen Schrägfurche an Handflächen und Fußsohlen. Darüber hinaus leiden viele an angeborenen Herzfehlern. Mongoloide Kinder sind in der Regel geistig behindert, obwohl der Grad der Behinderung unterschiedlich ist und manche beinahe normal wirken.
Kinder mit Down-Syndrom sind sehr liebenswert. Sie sind liebevoll und zärtlich, gehen auf Menschen zu und haben viel Sinn für Humor. Bei entsprechender Zuwendung und frühzeitiger sonderpädagogischer Förderung erzielen sie oft sehr gute Fortschritte. Einigen gelingt es sogar, eine gewisse Selbständigkeit zu erwerben.
Zu den weiteren Trisomie-Syndromen gehört die Trisomie 13 (Patau-Syndrom) und Trisomie 18 (Edwards-Syndrom); beide haben eine Reihe schwerer körperlicher und geistiger Krankheitsbilder zur Folge, kommen jedoch wesentlich seltener vor als das Down-Syndrom.

mittels Ultraschall (siehe Seite 162) oder Amniozentese (siehe Seite 164) lange vor der Geburt des Kindes festgestellt werden. Hohe Alphafetoproteinwerte können ebenfalls ein Warnzeichen sein, daß gründlichere Nachforschungen geboten sind (siehe Seite 159).

**Zerebralparalyse** Das ist eine Muskelähmung, eine Steifheit oder die Unfähigkeit, Bewegungen zu koordinieren, weil das Gehirn vor, während oder nach der Geburt einen Schaden erlitten hat, zum Beispiel infolge einer mangelnden Sauerstoffversorgung. Frühgeborene sind besonders gefährdet. Eine Entzündung des Uterus kann ebenfalls zur Zerebralparalyse führen, wie auch eine Hirnhautentzündung oder eine schwere Kopfverletzung des Babys unmittelbar nach der Geburt. Es ist nicht möglich, sie vor der Geburt zu diagnostizieren. Die Symptome sind in der Regel erst sichtbar, wenn das Kind mehrere Monate alt ist und seine Entwicklung verzögert erscheint. Es könnte sein, daß es nicht geht, sitzt oder die normalen erwarteten Fortschritte macht; vielleicht sind Arme oder Beine steif, oder es nimmt ständig eine unnatürliche Haltung ein. Das Ausmaß der Behinderung reicht von leicht bis zu sehr schwer (wo es schlimmstenfalls völlig immobil ist).
Wenn Muskelkrämpfe auftreten und die Gliedmaßen abnorm steif sind, liegt möglicherweise eine spastische Lähmung vor. Die Steifheit kann Arm und Bein auf einer Seite (Hemiplegie), nur die Beine (Paraplegie) oder alle vier Gliedmaßen und den Rumpf betreffen (Quadriplegie). Ein Kind kann unwillkürliche, umständliche Bewegungen ausführen, Athetose genannt, oder Koordination und Gleichgewicht verlieren, was man als Ataxie bezeichnet. Sehr oft sind auch andere Fähigkeiten wie Sprechen, Sehen oder Hören geschädigt. Einige Kinder sind geistig schwer behindert, vor allem in der Gruppe derer, die an einer Lähmung aller vier Extremitäten leiden, aber viele weisen auch eine ganz normale Intelligenz auf. Die Zerebralparalyse ist unheilbar, aber nicht progressiv, das heißt, sie verschlimmert sich nicht, wenn das Kind älter wird. Eine Physiotherapie kann Deformierungen durch Steifheit und Krämpfe vorbeugen, und mit einer Sprachtherapie lassen sich Kommunikationsprobleme erleichtern.

**Atemnotsyndrom (RDS)** Hier fehlt den Lungen des Babys eine oberflächenaktive Substanz (Surfactant), welche die winzigen Lungenalveolen offenhält, durch die der Sauerstoff ins Blut eintritt. Das kann an einer Lungenunreife oder daran liegen, daß die wichtige Funktion der Lungenzellen aufgrund eines Sauerstoffmangels zeitweilig unterdrückt wurde. RDS kommt am häufigsten bei Frühgeborenen vor, aber auch bei Kindern diabetischer Mütter, deren Stoffwechseleinstellung zu wünschen übrig ließ. Niedrige Sauerstoffwerte des Fetus vor der Geburt stellen einen weiteren Faktor dar, der die Anfälligkeit erhöht. Bei reif geborenen Kindern kommt das Atemnotsyndrom sehr selten vor. Mit zunehmender Fähigkeit, die Lungenunreife schon vor der Geburt zu erkennen, ist die Häufigkeit dieser Erkrankung in den letzten Jahren rückläufig. Kinder, die daran leiden, müssen auf der Intensivstation behandelt werden. Bei Verdacht auf Atemnotsyndrom kann der L/S-Quotient (siehe Seite 169) im Fruchtwasser Hinweise auf die Lungenreife des ungeborenen Kindes geben.

**Magenausgangsverengung (Pylorusstenose)** Diese Verengung des Durchgangs (Magenpförtner), der vom Magen in den Dünndarm führt, kommt bei Jungen häufiger vor als bei Mädchen. Die Ursache ist unbekannt, aber die Symptome treten in der Regel erstmals in Erscheinung, wenn das Baby zwei bis vier Wochen alt ist, obwohl sie auch früher auftreten können. Die Nahrung sammelt sich im Magen an, der sich gewaltsam zusammenzieht in dem Versuch, sie durch den verengten Magenpförtner zu pressen. Da dies unmöglich ist, wird die Milch nach dem Füttern in hohem Bogen, oft mehrere Meter weit, erbrochen. Das Baby kann an Verstopfung und Dehydratation* leiden.
Eine einfache Operation, bei der man den Magenpförtner erweitert, schafft vollständige Abhilfe.

**Epispadie und Hyperspadie** Jedes tausendste männliche Baby kommt mit einer angeborenen oberen Harnröhrenspalte zur Welt. Bei einer Epispadie befindet sich die Öffnung auf der Oberseite des Penis, der sich eventuell aufwärts biegt, und bei der Hyperspadie auf der Unterseite, wobei sich der Penis manchmal nach unten biegt.
Bei extremen Formen der Hyperspadie, die sehr selten vorkommen, liegt die Harnröhrenspalte zwischen Genitalien und After, und die Genitalien wirken weiblich. Der notwendige chirurgische Eingriff ist unkompliziert und meist erfolgreich; er ermöglicht einen normalen Harnabgang und später zufriedenstellenden Geschlechtsverkehr. Keiner der beiden Defekte verursacht Unfruchtbarkeit.

## Fetale Fehlbildungen je 10 000 Geburten

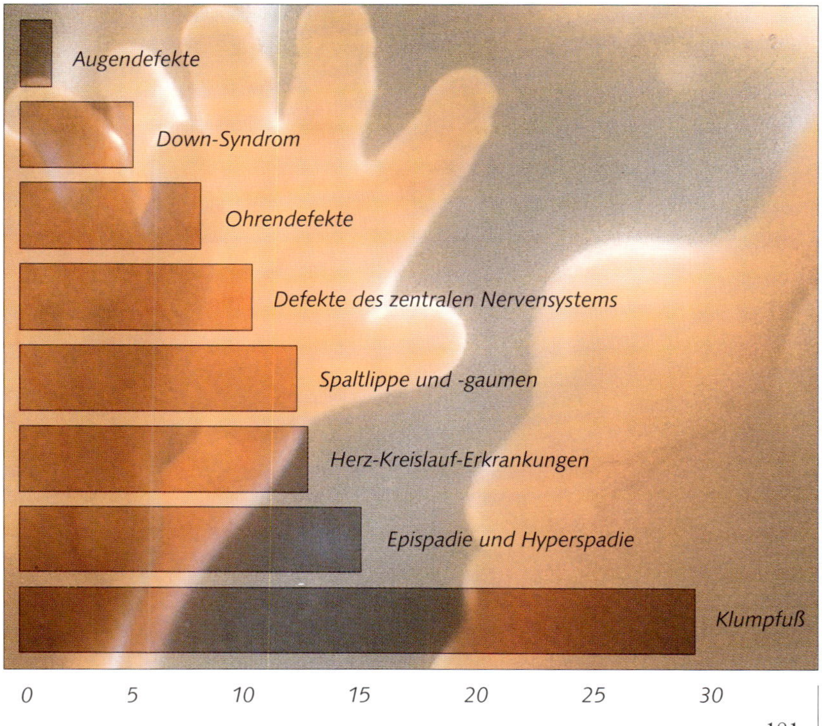


## Klumpfuß

**Von Klumpfuß spricht man, wenn eine Fußsohle (oder beide) des Neugeborenen nach unten und einwärts oder nach hinten und auswärts geknickt ist.**

Die genauen Ursachen der zahlreichen Klumpfußvarianten hat man noch nicht voll erforscht, aber man weiß, daß dieser Defekt erblich ist und in einigen seltenen Fällen von allein verschwindet. Meistens ist jedoch eine Behandlung erforderlich, um das Problem zu beheben. Das am weitesten verbreitete Verfahren ist eine wiederholte manuelle Manipulation des Fußes über einen Zeitraum von vielen Monaten. In den Zeiträumen, die dazwischen liegen, wird der Fuß von einer Schiene oder einem Gipsbett in der gewünschten Position gehalten. In manchen Fällen könnte eine Operation unumgänglich sein.

**Häufigkeit fetaler Fehlbildungen**
Die Graphik faßt die Häufigkeit typischer angeborener Defekte bei Babys in England und Wales zusammen. Am weitesten verbreitet ist der Klumpfuß, bei Jungen und Mädchen gleichermaßen. Epispadie und Hyperspadie (Harnröhrendefekte) sind die zweithäufigsten und betreffen nur Jungen. Die Herz-Kreislauf-Erkrankungen schließen angeborene Herzfehler ein, und zu den Anomalien des zentralen Nervensystems gehören Spina bifida und Hydrozephalus.

# Pränatalchirurgie

*Dank der Entwicklung spezieller operativer Techniken ist es heute möglich, einige Defekte schon vor der Geburt des Babys zu beheben. Pränatalchirurgen leisten Pionierarbeit, die atemberaubend in ihrer Feinheit ist und deren Ergebnisse fast an ein Wunder grenzen.*

Bis heute ist nur eine kleine Zahl wagemutiger Chirurgen mit operativen Eingriffen am ungeborenen Kind befaßt, und ebenso klein ist die Zahl der Fehlbildungen, bei denen sie Abhilfe schaffen können; doch die Forschung geht weiter. Ständig werden neue Methoden erprobt und ausgewertet, und die Fortschritte bei der Diagnose fetaler Anomalien erleichtert den Ärzten die Entscheidung, ob eine Operation angemessen ist.

### Operationen unter Ultraschallkontrolle

Die unkomplizierteren Eingriffe führt man mit dünnen Nadeln aus, die durch die Bauchdecke der Mutter und den Uterus in die Fruchtblase eingeführt werden. Mittels Ultraschall erhält der Chirurg einen direkten Blick auf den Fetus, so daß er die Nadel (es wird jeweils nur eine benutzt) führen kann, mit der er Blut- oder Gewebeproben des Kindes entnimmt und Medikamente oder eine Bluttransfusion verabreicht.
Mit Hilfe von Operationen unter Ultraschallkontrolle sind die Chirurgen imstande, eine wachsende Anzahl lebensbedrohlicher Erkrankungen zu behandeln. Rhesusinkompatibilität und andere Unverträglichkeiten zwischen dem mütterlichen und fetalen Immunsystem lassen sich durch intrauterine Blutübertragungen beheben. Medikamente, die Unregelmäßigkeiten in der fetalen Herzschlagfrequenz ausgleichen und Tumore zerstören, kann man inzwischen in den Fetus injizieren; ein winziges Drainageröhrchen, der sogenannte Shunt, der eine weitere Ansammlung von Flüssigkeit verhindert, kann gelegt werden, um bei Hydrozephalus beispielsweise Flüssigkeit vom Gehirn abzusaugen. Ultraschall wird auch zur Kontrolle bei chirurgischen Eingriffen verwendet, bei denen man winzige Zangen und Skalpelle benutzt.

**Intrauterine Bluttransfusionen** In manchen Fällen von Rhesusunverträglichkeit (siehe Seite 184), wenn das Blut der Mutter Rh-negativ und das des Babys Rh-positiv ist, droht dem Baby eine gefährliche Anämie. In diesem Fall erhält es eine oder mehrere Blutübertragungen in eines der Nabelschnurblutgefäße, um es zu versorgen, bis es sicher geboren werden kann. Rh-negatives Frischblut wird langsam injiziert, in einer Menge, die dem geschätzten Gewicht des Fetus und dem Grad der Anämie angepaßt ist.
Bei fetalen Bluttransfusionen sind die Erfolgsraten gut, aber in manchen sehr schweren Fällen führt die Rhesusunverträglichkeit trotz mehrerer Infusionen zur Fehl- oder Totgeburt. Bis vor kurzem blieb bei erfolgloser Blutübertragung nichts mehr zu tun, aber nun laufen Forschungsprojekte, um zu ergründen, ob die Injektion von gespendetem Rh-negativem Knochenmark das Baby Rh-negativ macht und die Unverträglichkeit somit behebt.

## Auswirkungen auf die Eltern

**Trotz der physischen und emotionalen Belastungen, die mit einem chirurgischen Eingriff beim ungeborenen Kind verbunden sind, bewältigen die meisten Eltern die Situation außerordentlich gut.**

Wenn beim Fetus eine schwerwiegende Erkrankung oder ein Defekt festgestellt wird und die Ärzte eine Operation in Erwägung ziehen, erhalten die Eltern eine besonders intensive Beratung, damit sie entscheiden können, ob sie dem Eingriff zustimmen wollen.
Die Pränatalchirurgie macht zwar große Fortschritte, steckt aber noch in der Experimentierphase. Die kompliziertesten Techniken werden nur angewendet, wenn nichts mehr zu verlieren ist. In manchen Zentren mit erfahrenem medizinischem Personal werden einfache Verfahren wie intrauterine Bluttransfusionen schon routinemäßig ausgeführt.
Wenn die Operation gelingt, sind die Vorteile unermeßlich groß, und der Eingriff scheint wenig Auswirkungen auf die Fruchtbarkeit der Mutter zu haben. Viele Frauen werden danach wieder schwanger, und ihre Schwangerschaft verläuft normal. Bei weniger erfolgreichen Operationen besteht das Risiko einer anschließenden Fehlgeburt, Frühgeburt und der Notwendigkeit eines Kaiserschnitts. Unter Umständen ergeben sich nach dem Eingriff auch bei der Mutter Komplikationen, die sehr belastend für alle Beteiligten sein können.

Eine ungewöhnlichere Form der Inkompatibilität besteht, wenn die Mutter Antikörper produziert, welche die Blutplättchen des Babys zerstören. Diese Plättchen dienen der Blutgerinnung, und ohne sie würde das Kind verbluten und sterben. Das läßt sich heute verhindern, wenn man sie dem Baby intrauterin durch eine Infusion verabreicht und in schweren Fällen Spenderantikörper hinzufügt, die denen seiner Mutter entgegenwirken.

**Shunts für Harntraktprobleme (Hydronephrose)** Eine Schwellung der Niere, weil sich der Harn infolge eines verengten oder blockierten Harnleiters staut, kommt bisweilen bei ungeborenen Kindern vor. Wenn die Hydronephrose unbehandelt bleibt, kann daraus ein schwerer Nierenschaden erwachsen. Sind beide Nieren davon betroffen, ist möglicherweise ein Nierenversagen die Folge. Die Hydronephrose läßt sich manchmal durch Einsetzen eines Shunts (Seitenverbindung) beheben.

**Offene Pränatalchirurgie**

Manche fetalen Fehlbildungen lassen sich nicht mit Techniken unter Ultraschallkontrolle, sondern nur durch offene Eingriffe korrigieren. Das bedeutet, daß der Uterus geöffnet und das Baby teilweise daraus entfernt wird, um es zu operieren. Dieses Verfahren wurde bei Zwerchfellbruch angewendet (hier bewirkt ein Loch im Zwerchfell, daß die Eingeweide in die Brusthöhle eindringen und die Lunge schädigen) oder um bestimmte Tumorarten zu entfernen.

**Die Operation** Im Gegensatz zu Techniken, die unter Ultraschallkontrolle und lokaler Betäubung ausgeführt werden, erfordert die offene Operation eine Vollnarkose bei Mutter und Kind. Es erfolgt ein Schnitt in die Bauchdecke der Mutter, um den Uterus freizulegen, der Sitz der Plazenta wird sonographisch ermittelt. Dann saugt der Chirurg Fruchtwasser ab, das warmgehalten wird, und setzt einen rund 12 cm langen Schnitt in Gebärmutter und Embryonalhäute, in einiger Entfernung von der Plazenta, um Schäden zu vermeiden. Das Baby wird sanft aus dem Uterus gehoben, so daß der Chirurg den Fehler beheben kann.

**Nach der Operation** Nach dem Eingriff wird das Baby vorsichtig in den Uterus zurückgebracht, einschließlich des Fruchtwassers (dem eine kleine Menge Antibiotika zugefügt wurde, um eine Infektion zu vermeiden). Der Chirurg schließt die Schnitte in Embryonalhäuten und Uterus mit auflösbarem Nahtmaterial und chirurgischem Klebstoff; der Schnitt in der Bauchdecke wird genäht.

Die Mutter hat mindestens drei Tage nach der Operation strikte Bettruhe. In dieser Zeit wird man sie und ihr Baby intensiv überwachen, und normalerweise kann sie die Klinik innerhalb von zehn Tagen verlassen. Uteruskontraktionen, verursacht durch eine Reizung infolge des Eingriffs, müssen durch Medikamente unterdrückt werden, um zu verhindern, daß die Wehen in diesem frühen Stadium einsetzen. Sie werden intravenös verabreicht, während die Mutter sich noch in der Klink befindet, und sie wird auf oral einzunehmende Mittel umgestellt, wenn sie entlassen wird. Die meisten Kinder, bei denen eine intrauterine Operation durchgeführt wurde, sind Frühgeburten, die mittels Schnittentbindung auf die Welt kommen.

## Aussichten für das Baby

**Die Pränatalchirurgie soll Babys mit solchen Defekten helfen, die leichter vor als nach der Geburt zu beheben sind, oder Babys, die ohne den Eingriff sterben würden.**

Im allgemeinen gilt: Je früher in der Schwangerschaft der Eingriff durchgeführt wird, desto größer sind die Überlebenschancen des Kindes. Das liegt teilweise daran, daß die Wunden bei einem Fetus, der sich noch in der Entwicklung befindet, schneller heilen; außerdem sind die Organe, die vor Beheben des Schadens nicht wachsen konnten, nun imstande, ihre normale Entwicklung abzuschließen. Wenn zum Beispiel die Lunge infolge eines Lochs im Zwerchfell nicht richtig reift, braucht sie Zeit, um sich zu entwickeln, so daß sie bei der Geburt funktionstüchtig ist. Der genaue Zeitpunkt für die Operation hängt von verschiedenen Faktoren ab, wobei einer der wichtigsten der Zeitpunkt ist, an dem der Defekt nachgewiesen werden kann. Blut- und Antikörperprobleme lassen sich normalerweise in den ersten Wochen der Schwangerschaft diagnostizieren, und oft sind sie vorhersehbar, wie die Rhesusunverträglichkeit. Mir ist ein Baby bekannt, das erhielt 25 Antikörpertransfusionen, die erste mit 11 Wochen, als es gerade 5 cm groß war. Die meisten körperlichen Fehlbildungen sind jedoch nicht feststellbar, bis das betreffende Organ (oder die Organe) reif genug sind, um den Defekt offenkundig werden zu lassen. Infolgedessen werden Operationen in solchen Fällen um die 18. Woche ausgeführt.

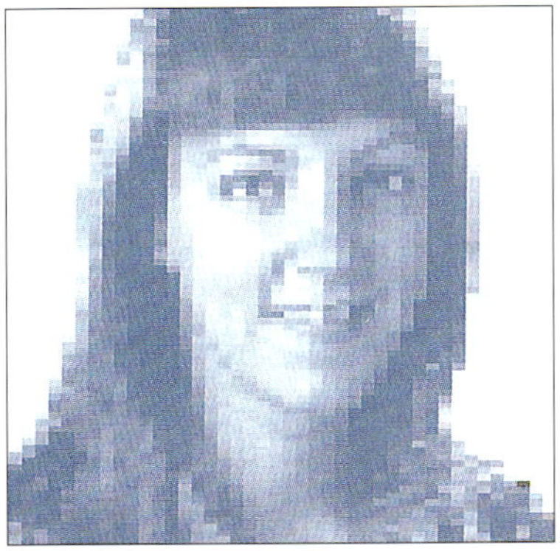

| | |
|---|---|
| **Name:** | Gemma Duncan |
| **Alter:** | 27 Jahre |
| **Medizinische Vorgeschichte:** | Nichts Außergewöhnliches |
| **Geburtshilflicher Hintergrund:** | Eine Tochter, Alter 2 Jahre, normale Geburt, keine postnatalen Komplikationen, Blutgruppe des Kindes Rh-positiv |

Gemmas Blutgruppe ist Rh-negativ, während die Ihres Partners Chris Rh-positiv ist. Ihr zweites Baby hat eine Chance von 1 : 4, Rh-negativ zu sein, wenn Chris ihm ein rezessives Rh-negatives Gen vererbt hat. Das erste Kind war Rh-positiv, was bedeutet, daß Gemma Antikörper gegen Rh-positives Blut entwickelt haben könnte. Falls das zweite Baby ebenfalls Rh-positiv ist, besteht die Gefahr, daß seine roten Blutkörperchen durch diese Antikörper zerstört werden. Um das zu verhindern, wird Gemma während der Schwangerschaft ganz besonders intensiv überwacht.

**Fallstudie**

# Rh-negative Mutter

*Rund 85 % der Bevölkerung haben eine eiweißähnliche Substanz in den roten Blutzellen, die Rhesusfaktor genannt wird. Sie gelten als Rh-positiv. Die restlichen 15 %, in deren Blut er fehlt, bezeichnet man als Rh-negativ. Das Rh-positive System ist bei der Vererbung immer dominant, und das Rh-negative nur vorhanden, wenn ausschließlich negative Gene geerbt werden. Rh-negativ zu sein hat keinerlei Auswirkungen, bis Sie schwanger sind.*

## Eine inkompatible Mutter und ihr Baby

Gemmas erste Schwangerschaft ging völlig reibungslos über die Bühne. Das ist üblich, wenn die Mutter Rh-negatives und das erste Baby Rh-positives Blut hat (Unverträglichkeit).
Wenn sich die fetalen Blutkörperchen jedoch mit den mütterlichen vermischen, zum Beispiel während der Entbindung, dann wird das Blut der Mutter sensibilisiert. Der Rh-Faktor aus dem kindlichen Blut wirkt wie ein Antigen und regt zur Produktion von Rh-positiven Antikörpern an. Sie greifen die Rh-positiven Blutzellen eines weiteren Babys an und zerstören sie. Das führt zu einer Anämie des Neugeborenen (siehe Seite 318), und die Blutkrankheiten des Kindes können von einer schwachen Gelbsucht bis hin zu einer schweren, möglicherweise tödlichen Anämie reichen. Feten, die diese Krankheit entwickeln, können oft durch eine intrauterine Blutübertragung gerettet werden (siehe Seite 182).
Nicht alle Rh-negativen Frauen mit Rh-positiven Babys werden sensibilisiert, aber es gibt keine Möglichkeit, vorherzusagen, welche Frauen davon betroffen sind. Deshalb sollten sich alle Frauen immunisieren lassen.

## Desensibilisieren

48 Stunden, bevor sie ihr erstes Kind zur Welt brachte, wurde Gemma Rh-Immunoglobin eingespritzt (Anti-D-Prophylaxe, A.-D.-P.), um die Entstehung der zerstörerischen Antikörper zu verhindern. Auch bei einer Fehlgeburt hätte sie die Injektion gebraucht, weil sich ihr Blut und das des Babys vermischt hätten.

## Sorgfältige Überwachung

Gemma hofft, daß die Rhesusunverträglichkeit bei ihr nur leicht ausgeprägt ist. Wenn sich jedoch schon Antikörper gebildet haben, ist die Rhesusimmunisierung unwirksam. Deshalb wird ihr Blut während der Schwangerschaft sorgfältig kontrolliert. Bei jeder Vorsorgeuntersuchung wird eine Blutprobe entnommen und auf zunehmende Antikörpermengen untersucht. Nur wenn die Zahl ein bestimmtes Maß überschreitet, befindet sich ihr Baby in Gefahr. In einem solchen Fall führt man in der 18. Woche eine Ultraschalluntersuchung durch, um nach Spuren von fetalem Bilirubin (ein gelbbraunrotes Abfallprodukt der roten Blutkörperchen) im Fruchtwasser zu fahnden.

Im letzten Schwangerschaftsdrittel kann man das Bilirubin mit Hilfe einer Umbilikalzentese (siehe Seite 165) direkt nachweisen. Damit sind die Ärzte imstande, die Schwere der Erkrankung festzustellen und zu entscheiden, ob Bluttransfusionen erforderlich sind.

### Was Gemma von der Geburt zu erwarten hat

Solange die Zahl der Antikörper niedrig bleibt, sind keine besonderen Maßnahmen nötig.
Steigt der Gehalt in Maßen, könnte man die Geburt vorzeitig einleiten, um schwerwiegende Folgen für ihr Baby zu vermeiden.
In einem solchem Fall ist eine Hausgeburt ausgeschlossen; sie muß in einer Klinik mit Geburtshilfeabteilung und erfahrenen Ärzten entbinden. Die regelmäßige Blutuntersuchung bei jeder Vorsorgeüberwachung ist deshalb unerläßlich. Nur so kann überwacht werden, ob die Anzahl der Antikörper im Blut gestiegen ist und eine Notsituation für das Baby entstehen könnte.

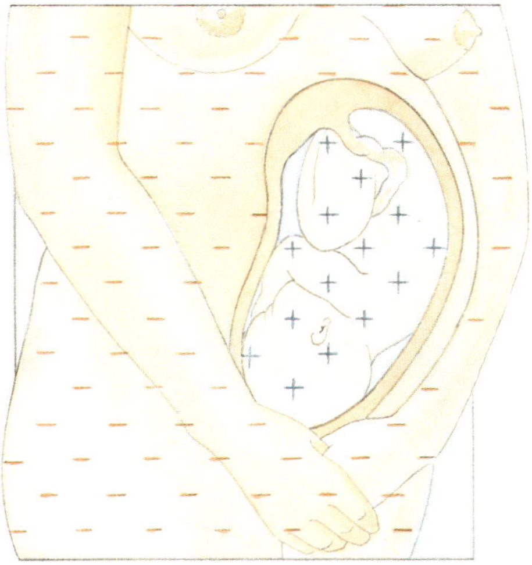

**Rhesusunverträglichkeit in der Schwangerschaft**
Eine Rhesusunverträglichkeit wirkt nur dann, wenn eine Mutter mit Rh-negativem Blut (durch rote Minuszeichen dargestellt) mit einem Rh-positiven Baby (durch blaue Pluszeichen symbolisiert) schwanger ist. Die meisten Rh-negativen Mütter tragen ihr erstes Kind ohne Probleme aus, wie Gemma. Wenn sie jedoch danach Antikörper gegen Rh-positives Blut entwickeln (durch grüne Dreiecke gekennzeichnet), können weitere Babys gefährdet sein.

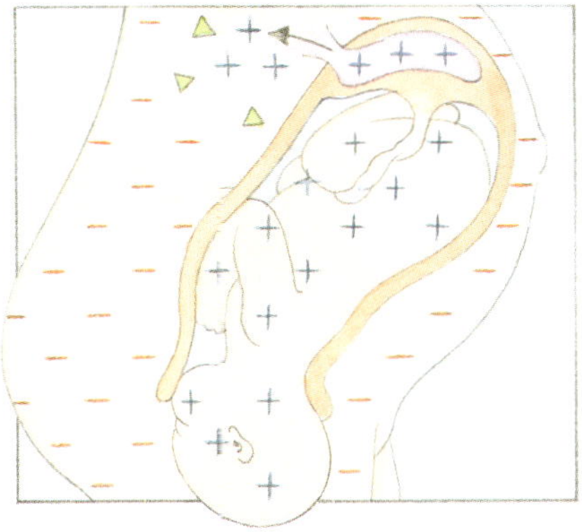

**Mutter ist sensibilisiert**
Wenn die Mutter nicht innerhalb von 48 Stunden vor der Geburt Rh-Immunoglobulin erhält, entwickelt sie unter Umständen Antikörper gegen Rh-positives Blut.

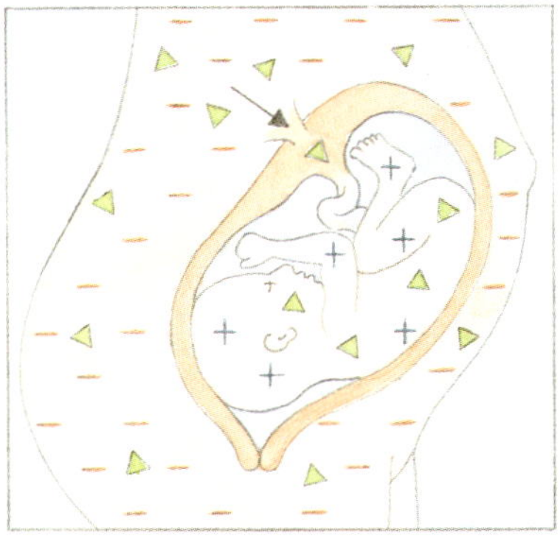

**Nachfolgende Schwangerschaft**
Wenn die Mutter wieder ein Rh-positives Baby erwartet, könnten ihre Antikörper die roten Blutzellen des Kindes angreifen.

## Gemmas Baby

**Gemmas Baby wird höchstwahrscheinlich gesund und munter sein, dank der Rh-Immunisierung und der intensiven Überwachung während der Schwangerschaft.**

- Beim Baby wird sofort nach der Geburt der Coombs-Test durchgeführt, um festzustellen, ob mütterliche Antikörper gegen das Rh-positive Blut vorhanden sind.
- Falls das Baby von der Rh-Unverträglichkeit betroffen ist, erhöht sich sein Bilirubinspiegel sehr schnell nach der Geburt, weil die Leber schlecht imstande ist, es zu binden.
- Die hohe Bilirubinkonzentration in Blut und Gewebe bewirkt, daß sich die Haut des Kindes gelb färbt. Dies kann mittels einer Phototherapie (Lichttherapie) behandelt werden, bei der das Bilirubin durch die Bestrahlung in Photobilirubin umgewandelt wird, eine Substanz, die für das Gehirn unschädlich ist.

### Rhesusimmunisierung

**Frauen, die Rh-negativ sind, verabreicht man auch Anti-D-Immunglobulin nach:**

Einem Schwangerschaftsabbruch.

Einer Chorionbiopsie.

Einer Amniozentese oder Umbilikalzentese, vor allem wenn sich nach dem Herausziehen aus dem Uterus Blut an der Nadel befindet.

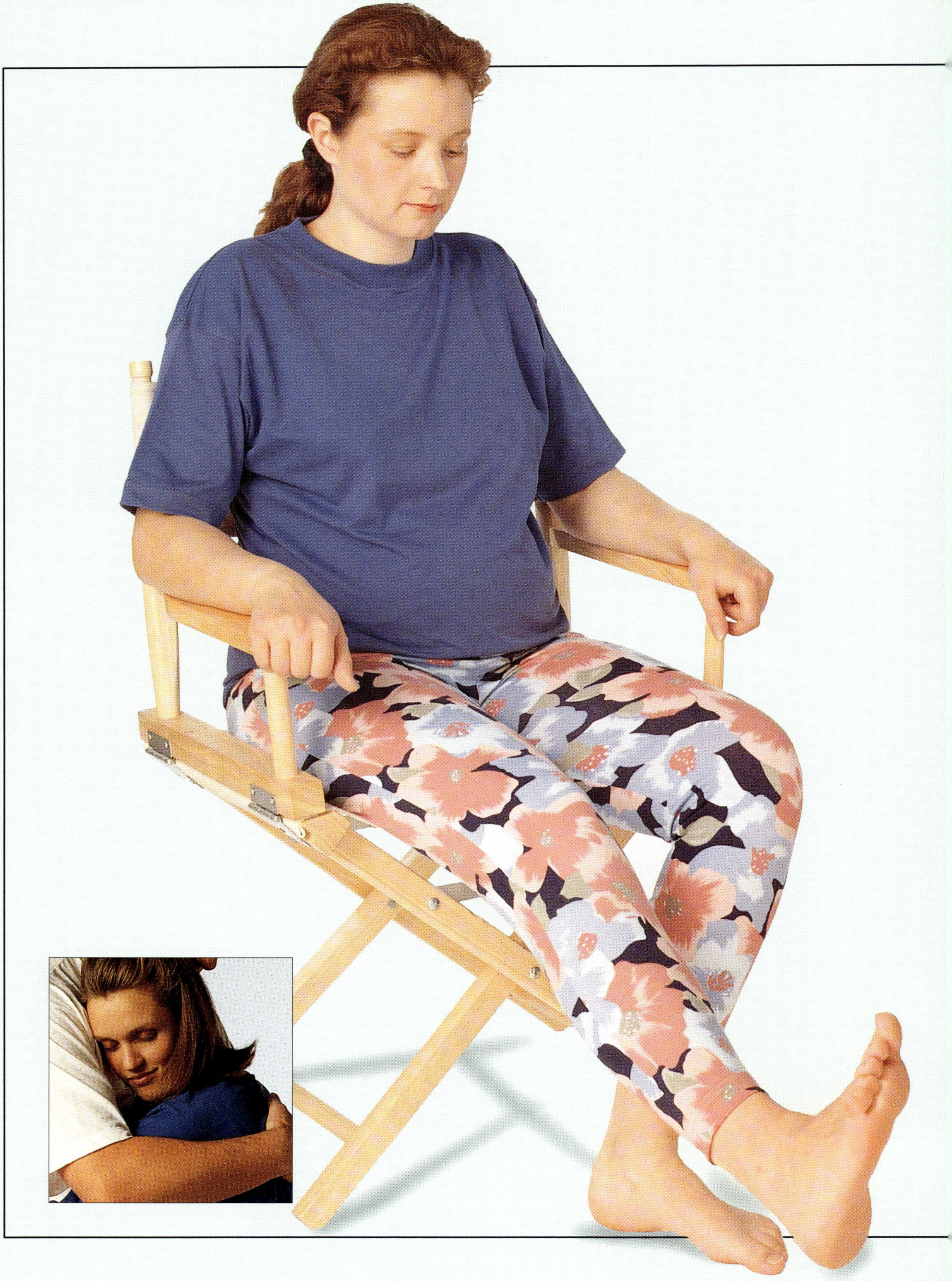

Kapitel 8

# Weitverbreitete Beschwerden

*Nur wenige Frauen stehen die Schwangerschaft ohne die geringsten Beschwerden durch, die im großen und ganzen eher lästig als ernsthaft sind. Wenn Sie wissen, womit Sie rechnen müssen, ist die Schlacht schon halb gewonnen. Außerdem lernen Sie auf diese Weise, zwischen kleinen und großen Übeln zu unterscheiden.*

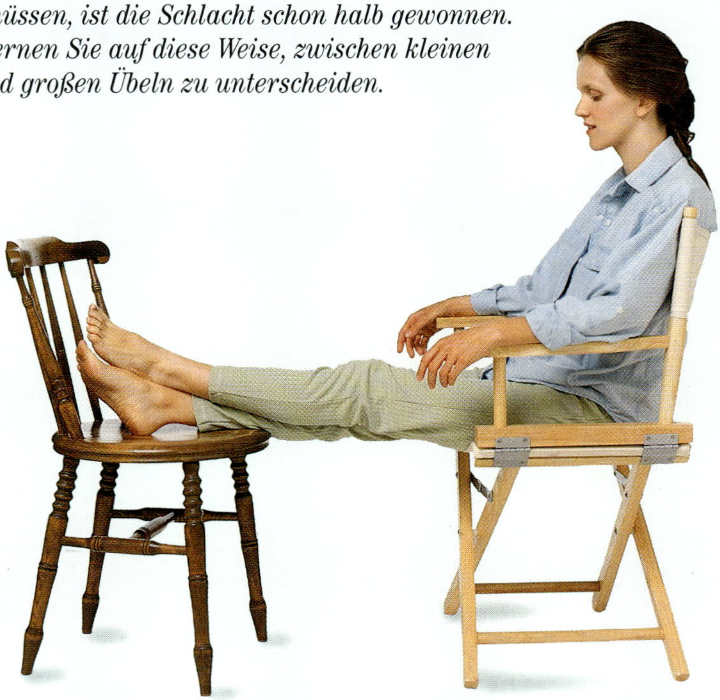

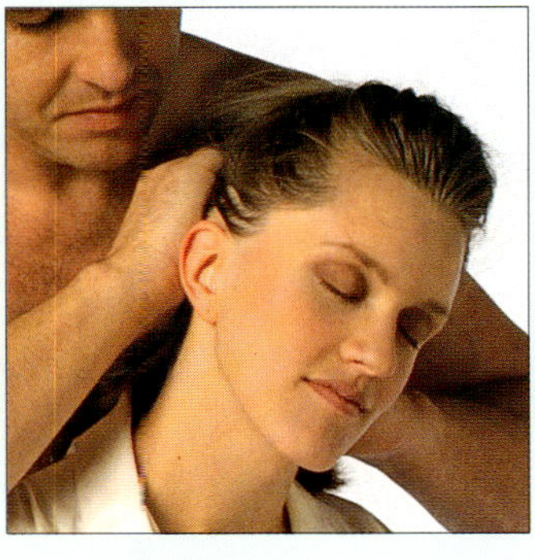

# Womit Sie in der Schwangerschaft rechnen müssen

*Mit folgenden Problemen und Beschwerden müssen Sie während der Schwangerschaft rechnen. Es handelt sich dabei um Begleiterscheinungen, die aber normalerweise leicht in den Griff zu bekommen sind.*

| Problem | Ursachen |
|---|---|
| **Rückenschmerzen** In der Regel treten sie im unteren Rückenbereich auf und sind oft mit Schmerzen im Gesäß verbunden, die in die Beine ausstrahlen. Sie entstehen meist, wenn Sie lange in schlechter Haltung gestanden oder schwer gehoben haben. | Der hohe Progesteronspiegel hat eine Erschlaffung und Dehnung der Beckenknochenbänder zur Folge, was dem Baby den Weg durch den Geburtskanal erleichtert. Auch die Bänder der Wirbelsäule geben nach, so daß Rücken- und Hüftgelenke zusätzlich belastet sind. |
| Besonders starke Rückenschmerzen können auftreten, sobald Sie Wirbelsäule und Becken abrupt in entgegengesetzter Richtung drehen, wenn Sie sich zum Beispiel im Bett auf die Seite drehen. | Das Baby drückt gegen das Kreuzbein-Darmbein-Gelenk, das sich rund 7,5 cm von der Gesäßoberkante entfernt befindet. Durch die Drehbewegungen von Wirbelsäule und Becken wird dieses Gelenk geöffnet und geschlossen, was Schmerzen verursacht. |
| **Karpaltunnelsyndrom** Es äußert sich durch einen nadelscharfen Schmerz, vor allem in Daumen und Zeigefinger, manchmal gepaart mit Taubheit und Schwäche. Gelegentlich sind die ganze Hand und der Unterarm in Mitleidenschaft gezogen. | Druck auf den Nerv, der an der Vorderseite des Handgelenks vom Arm zur Hand führt. Er entsteht durch Schwellung des Karpaltunnels (Handwurzelkanal, unter dem der Nerv entlangläuft), die infolge einer Wassereinlagerung entsteht. |
| **Verstopfung** Verstopfung liegt vor, wenn Sie trockenen, harten Stuhlgang haben, der schwer auszuscheiden ist. Das Problem kann sich von der Empfängnis an bemerkbar machen. | Progesteron wirkt entspannend auf die Muskeln in den Darmwänden, so daß weniger kräftige Kontraktionen erfolgen, um den Inhalt weiterzubefördern. Folglich wird wesentlich mehr Wasser als sonst vom Stuhl im Dickdarm resorbiert, der nun hart und trocken wird. Außerdem haben Sie vielleicht seltener Stuhlgang als üblich. |
| **Krämpfe** Krämpfe äußern sich als jähes Ziehen in Oberschenkel, Wade und/oder Fuß, gefolgt von einem allgemeinen dumpfen Schmerz. In der Regel treten sie häufiger im letzten Trimester auf und wecken Sie vielleicht mitten in der Nacht. | Krämpfe sollen von niedrigem Kalziumspiegel im Blut oder Salzmangel ausgelöst werden. Sprechen Sie mit Ihrem Arzt. |

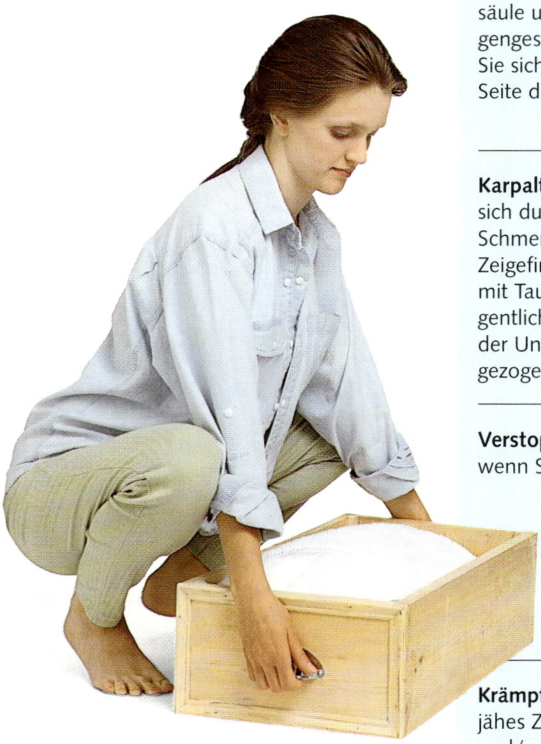

**So schützen Sie Ihren Rücken**
Beim Heben schwerer Gegenstände sollten immer die Oberschenkel die Muskelarbeit verrichten. Benutzen Sie Ihren Rücken nicht als Winde!

*Auch wenn die Beschwerden Sie zusätzlich belasten. Machen Sie sich keine allzu großen Sorgen deswegen.*
*Die meisten Beschwerden sind bedingt durch den veränderten Hormonhaushalt. Bei schwerwiegenden Symptomen sollten Sie allerdings sofort mit Ihrem Arzt sprechen. Aber auch wenn Sie sich unsicher sind, wie sie leichtere Beschwerden selbst behandeln können, fragen Sie lieber Ihren Arzt und nehmen Sie keine Medikamente auf eigene Faust.*

| **Maßnahmen** | **Risiken für Ihr Kind** |
|---|---|
| Eine Massage kann Linderung bringen (siehe Seite 134). Machen Sie Gymnastik, um Ihre Wirbelsäule zu stärken. Schlafen Sie auf einer festen Matratze. Achten Sie darauf, daß Sie schwerere Gegenstände richtig heben (siehe unten links, Seite 188). Verbessern Sie Ihre Körperhaltung, und tragen Sie keine hochhackigen Schuhe. Wenn der Schmerz ins Bein bis zu den Füßen ausstrahlt, sollten Sie den Arzt aufsuchen.<br><br>Eine osteopathische Behandlung kann selbst in schwersten Fällen helfen. Die Rückenschmerzen lassen bis zum 5. Monat, wenn sich der Fetus nach vorn dreht, meistens von allein nach, aber wahrscheinlich können und wollen Sie nicht so lange warten! | Keine |
| Harntreibende Mittel, die Ihnen Ihr Arzt verschreibt, können die Symptome lindern. Nachts eine Schiene am Handgelenk tragen, die Hand über den Kopf halten und mit den Fingern wackeln. Auch eine Akupunktur kann helfen. Schlafen Sie mit dem Arm auf ein Kopfkissen gestützt. Die Symptome verschwinden in der Regel bald nach der Entbindung. | Keine |
| Trinken Sie viel Wasser, und essen Sie oft rohes Obst, Gemüse und ballaststoffhaltige Nahrung. Gehen Sie einmal am Tag mit flottem Schritt spazieren. Nehmen Sie kein Abführmittel ohne ärztliche Anweisung! Produkte mit natürlicher laxativer Wirkung sind am besten, weil sie nur die Wassermenge im Stuhl erhöhen und ihn weich machen. Feigen und Pflaumen sind ein bewährtes Mittel. | Keine |
| Massieren Sie den Bereich kräftig. Biegen Sie die Zehen nach oben, und drücken Sie gleichzeitig die Ferse nach unten. Man wird Ihnen Kalzium- oder Salztabletten verschreiben, wenn Ihre Werte niedrig sind, aber verordnen Sie sich nichts selbst, ohne vorher den Arzt aufzusuchen! | Keine |

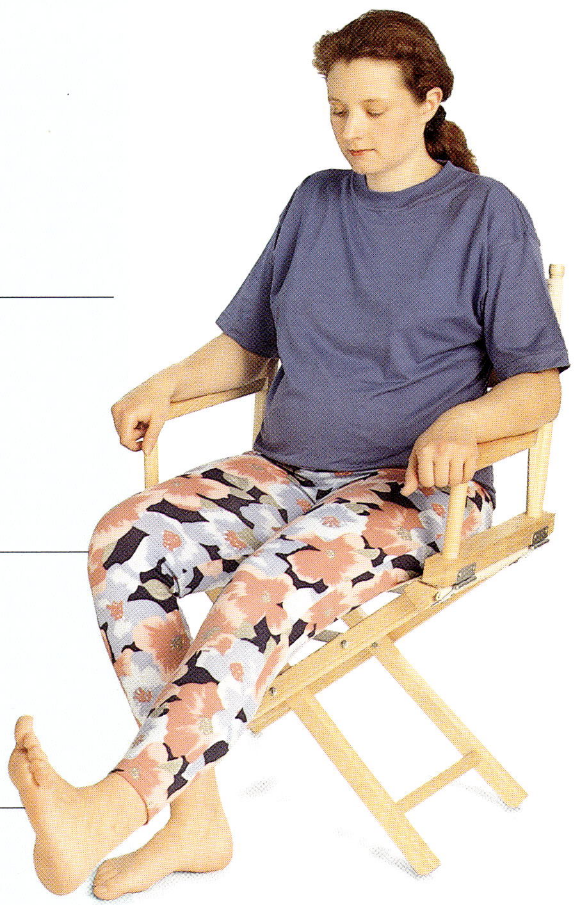

**Linderung bei Fußkrämpfen**
Biegen Sie die Zehen nach oben, und führen Sie mit dem Unterschenkel kreisförmige Bewegungen aus.

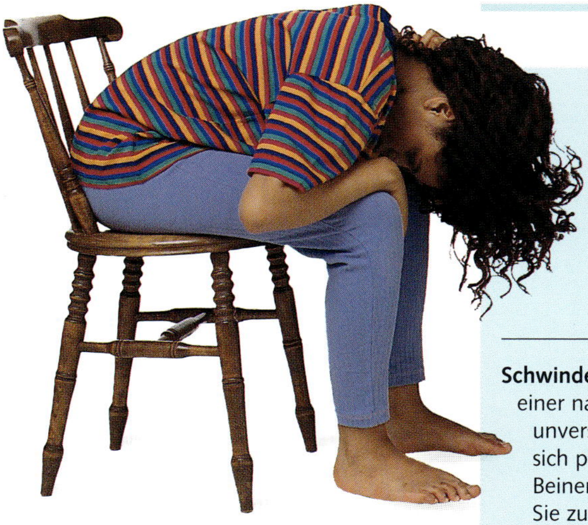

**Abhilfe bei Schwindelgefühl**
Legen Sie den Kopf so tief wie möglich – am besten nehmen Sie ihn zwischen die Knie, wenn Ihnen das noch gelingt! Stehen Sie dann langsam auf.

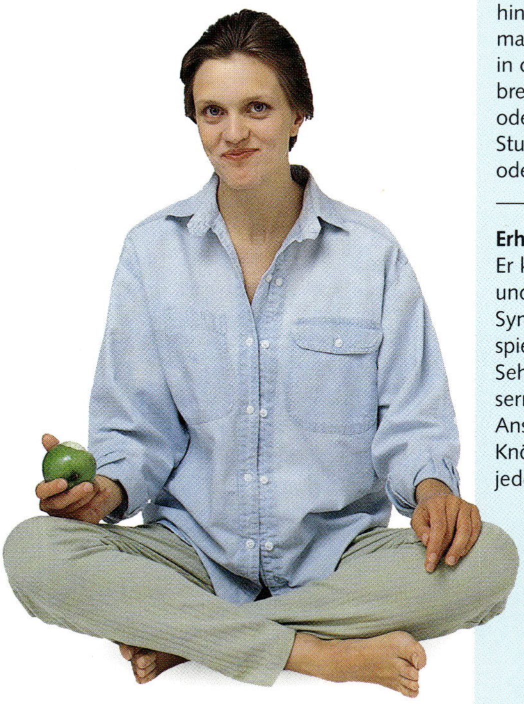

**Sodbrennen vermeiden**
Nehmen Sie kleinere Portionen zwischendurch zu sich. Wenn Sie sich satt fühlen, heben Sie sich einen Teil der Mahlzeit für später auf.

| Problem | Ursachen |
|---|---|
| **Diarrhö** liegt vor, wenn Sie weichen, wäßrigen Stuhl haben und ständig auf die Toilette müssen. Eine Durchfallerkrankung kann jederzeit eintreten. | In der Regel liegt eine bakterielle Infektion oder eine Virusinfektion vor. |
| **Schwindelgefühl** oder das Gefühl einer nahenden Ohnmacht tritt unversehens auf, und Sie fühlen sich plötzlich unsicher auf den Beinen. Es kann erfolgen, wenn Sie zu schnell aufstehen oder zu lange herumgelaufen sind, vor allem bei Hitze. | Eine Mangelversorgung des Gehirns mit Sauerstoff, oft durch einen Blutstau in Beinen und Füßen beim Stehen und die erhöhte Blutzufuhr zum Uterus hervorgerufen. |
| **Sodbrennen** macht sich durch ein brennendes Gefühl unmittelbar hinter dem Brustbein bemerkbar; manchmal wird dabei Magensäure in den Mund zurückgeführt. Sodbrennen tritt meistens im Liegen auf oder wenn Sie husten, sich beim Stuhlabgang anstrengen müssen oder schwere Gegenstände heben. | In der Anfangsphase der Schwangerschaft erschlafft der Muskelring am Mageneingang infolge der Progesteronausschüttung. Dadurch gelangt Magenflüssigkeit in die Speiseröhre und verursacht ein Brennen. Später kann das Baby von unten gegen den Magen drücken, so daß ein Rückfluß des Inhalts in die Speiseröhre erfolgt. |
| **Erhöhter Blutdruck** (Hypertonie) Er kann leicht oder stark erhöht sein und keine, wenige oder zahlreiche Symptome mit sich bringen, zum Beispiel Kopfschmerzen im Stirnbereich, Sehstörungen, Erbrechen oder Wasserretention (siehe Seite 194) mit Anschwellen der Füße, Hände und Knöchel. Eine Hypertonie kann jederzeit auftreten, jedoch mit höherer Wahrscheinlichkeit, wenn der Geburtstermin naht. Sie ist häufiger bei Erstgebärenden zu finden, vor allem wenn sie älter als 35 Jahre sind, und bei Frauen, die Mehrlinge erwarten. Eine Blutdruckerhöhung ist immer therapiebedürftig, da sie Vorbote für eine Toxikose (EPH-Gestose oder Präeklampsie, siehe Seite 204) sein kann. | Die Ursachen sind nicht ausreichend bekannt. Bei manchen Frauen erzeugen die Plazentazellen chemische Substanzen, sogenannte Vasokonstriktoren, die eine Blutgefäßverengung bewirken könnten. Damit würde der Blutdruck erhöht und die Nieren veranlaßt, Natrium zurückzuhalten, was eine Wassereinlagerung nach sich zieht. |

| Maßnahmen | Risiken für Ihr Kind |
| --- | --- |
| Trinken Sie 12 bis 14 Gläser Wasser am Tag, um den Flüssigkeitsverlust auszugleichen und einen normalen Blutdruck zu gewährleisten. Suchen Sie den Arzt auf, der Ihren Stuhl auf eine Infektion untersuchen und Sie über die richtige Behandlung informieren wird. | Durchfall kann zu Dehydratation* und Kalorienverlust führen, was ein Risiko für Ihr Baby darstellen könnte, wenn die Diarrhö über einen längeren Zeitraum unbehandelt bleibt. Hält diese Erkrankung sehr lange an, wird eine intravenöse Ernährung im Krankenhaus unerläßlich sein. |
| Vermeiden Sie zu langes Stehen. Sie sollten sich sofort hinsetzen oder hinlegen, wenn Ihnen schwindlig wird. Springen Sie nicht abrupt auf, wenn Sie sitzen, und steigen Sie nicht zu schnell aus dem warmen Badewasser. Sorgen Sie bei Hitze für Kühlung. Wenn Ihnen schwindlig ist, setzen Sie sich hin, und nehmen Sie den Kopf zwischen die Knie. Oder legen Sie sich flach hin, wobei die Knie höher als der Kopf gelagert sein sollten. | Keine, es sei denn, Sie fallen und landen hart auf dem Bauch. |
| Essen Sie kleine Portionen, so daß der Magen nie zu voll ist. Schlafen Sie in halb sitzender Position, auf mehrere Kissen gestützt. Ein Glas Milch vor dem Zubettgehen hilft, die Magensäure zu neutralisieren. Ihr Arzt könnte Ihnen ein Antazidum (säureneutralisierendes Mittel) verschreiben, aber erst in einem späteren Stadium der Schwangerschaft. | Keine |
| Wenn Sie schon vor der Schwangerschaft unter Bluthochdruck gelitten haben, sollten Sie Ihrem Arzt Mitteilung davon machen, genauso wie von anhaltenden Kopfschmerzen und Übelkeit.<br>Ihr Arzt mißt Ihren Blutdruck, untersucht den Urin, hält bei jeder Vorsorgeuntersuchung nach Schwellungen (Ödeme, siehe Wasserretention Seite 194) an Händen, Knöcheln und im Gesicht Ausschau.<br>Sie werden sicher häufiger zur Vorsorge kommen müssen.<br>Wenn sich Ihr Blutdruck weiterhin erhöht, wird man Ihnen Bettruhe verordnen; Ihr Arzt macht dann Hausbesuche bei Ihnen. Ist der Anstieg besorgniserregend, werden Sie in die Klinik überwiesen, wo man den Verlauf ständig überwachen kann. Falls der Verdacht besteht, daß Ihr Baby in Mitleidenschaft gezogen wird, leitet man unter Umständen die Geburt ein oder zieht einen Kaiserschnitt in Erwägung. | Ein schwangerschaftsinduzierter Bluthochdruck (siehe Präeklampsie, Seite 204) kann infolge der eingeschränkten Blutzufuhr zum Uterus das Wachstum des Babys hemmen. Es könnte außerdem an Sauerstoffmangel leiden.<br>Beide Faktoren haben möglicherweise ein niedriges Geburtsgewicht zur Folge. Darüber hinaus besteht die Gefahr einer lebensbedrohlichen Eklampsie (siehe Seite 204). Zum Glück ist diese Erkrankung dank der ausgezeichneten Schwangerenvorsorge in westlichen Ländern heute sehr gering. |

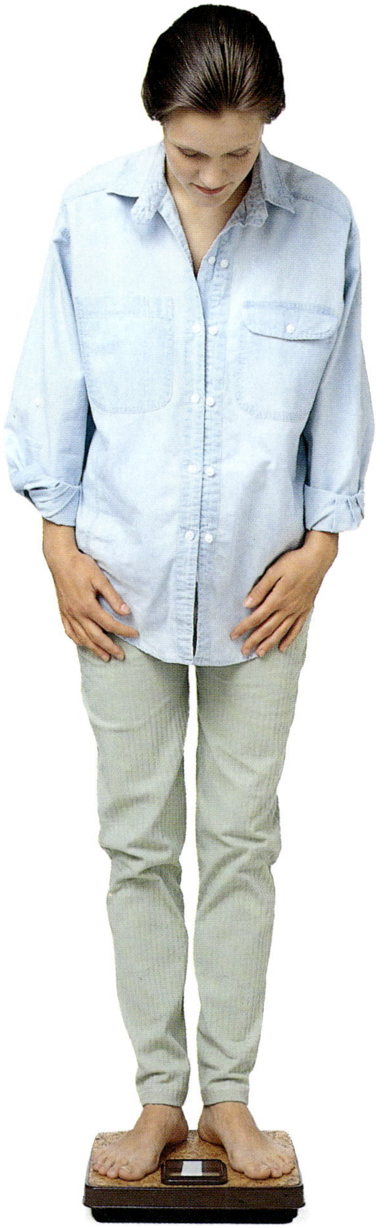

**Behalten Sie Ihr Gewicht im Auge**
Eine plötzliche Gewichtszunahme kann den Beginn einer Präeklampsie anzeigen.

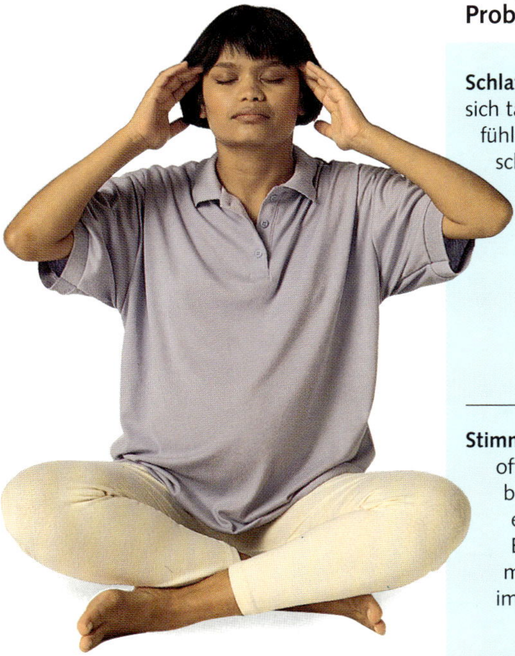

**Selbstmassage**
Das Gesicht zu massieren, vor allem Schläfen und Hals, ist eine wundervolle und wirksame Möglichkeit, Verspannungen zu beseitigen und Schlaflosigkeit zu vertreiben.

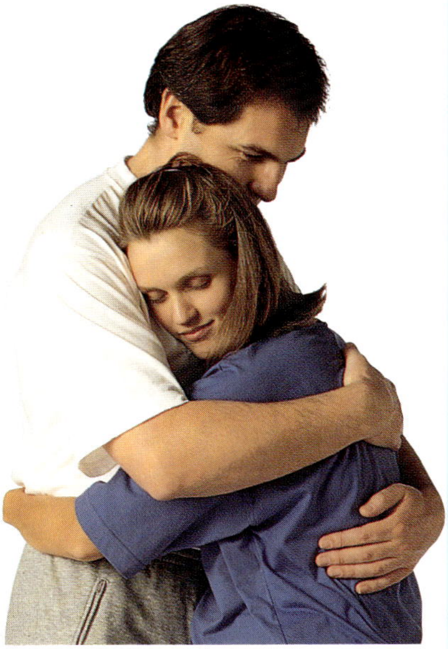

**Stimmungswechsel bewältigen**
Eine liebevolle Umarmung ist vermutlich genau das, was Sie brauchen, wenn Sie sich verunsichert oder frustriert fühlen.

| Problem | Ursachen |
|---|---|
| **Schlaflosigkeit** bedeutet, daß Sie sich tagsüber müde und gereizt fühlen, weil Sie nachts nicht schlafen können. Dieses Problem kann sich jederzeit vom Augenblick der Empfängnis an bemerkbar machen. | Der Stoffwechsel Ihres Babys ist rund um die Uhr und auch dann aktiv, wenn Sie schlafen möchten. Das kann Auswirkungen auf Ihre sämtlichen Körperreaktionen haben. Andere Ursachen sind möglicherweise übermäßiges Schwitzen und der Drang, häufiger die Blase zu entleeren, vor allem im letzten Schwangerschaftsdrittel. |
| **Stimmungsschwankungen** gehen oft mit unerklärlichen Tränenausbrüchen und Angstzuständen einher. Sie können von der Empfängnis an auftreten, machen sich aber vornehmlich im dritten Trimester bemerkbar. | Veränderungen im hormonellen Gleichgewicht während der Schwangerschaft haben einen depressiven Effekt auf das Nervensystem und rufen Symptome hervor, wie sie vor Beginn der Menstruation auftreten können. Die Veränderungen im äußeren Erscheinungsbild, wenn die Schwangerschaft fortschreitet, und Identitätskrisen haben möglicherweise tiefgreifende Auswirkungen auf Sie. Gemischte Gefühle hinsichtlich Schwangerschaft und Mutterrolle könnten auch auftreten. |
| **Morgendliche Übelkeit** ist bisweilen mit Erbrechen gepaart. Sie kann trotz des Namens zu jeder Tageszeit auftreten, vor allem jedoch, wenn Sie nichts gegessen haben oder am Abend zuvor sehr früh schlafen gegangen sind. Die Übelkeit tritt meistens im ersten Schwangerschaftsdrittel auf und klingt dann ab. | Die Hauptursache ist ein niedriger Blutzuckergehalt; die Schwangerschaftshormone können den Magen aber auch direkt reizen. |
| **Hämorrhoiden** sind knotenförmige Erweiterungen der Rektalvenen (Krampfadern, siehe Seite 194). Normalerweise treten sie nicht vor dem letzten Schwangerschaftsdrittel auf. | Das wachsende Baby drückt auf Ihr Rektum* und behindert den venösen Fluß zum Herzen. Das Blut staut sich folglich und bewirkt, daß sich die Venen erweitern, um den Durchfluß zu ermöglichen. |

| Maßnahmen | Risiken für Ihr Kind |
|---|---|
| Ein warmes Bad und ein Glas heiße Milch können ebenso helfen wie eine entspannende Massage (siehe Seite 134). Sehen Sie fern, oder lesen Sie ein Buch, bis Sie die nötige Bettschwere haben. Suchen Sie sich eine bequeme Lage. Ihr Arzt wird Ihnen nur dann Schlaftabletten verschreiben, wenn Sie durch Schlafmangel völlig erschöpft sind; die Wirkstoffe der Tabletten durchdringen nämlich die Plazenta und wirken sich auf Ihr Baby aus (siehe auch Seite 238). | Keine |
| Sie sollten solche Stimmungswechsel als ganz natürlich betrachten. Niedergeschlagenheit, Angst und Verwirrung können sich selbst dann einstellen, wenn die Schwangerschaft sonst absolut gut verläuft. Solche Gefühle zu analysieren trägt unter Umständen dazu bei, daß sie über Gebühr andauern (siehe auch emotionale Veränderungen, Seite 136). | Keine |
| Nahrung kann vorbeugend wirken, also essen Sie häufiger kleinere Portionen. Am besten sind Produkte mit vielen Kohlenhydraten, wie Vollkornbrot, Kartoffeln, Reis und Müsli. Meiden Sie tiefgefrorene Gerichte und Kaffee; sie verschlimmern den Brechreiz oftmals.<br>Legen Sie sich einen Vorrat an glukosehaltigen Süßigkeiten an. Stellen Sie sich vor dem Schlafengehen ein Glas Wasser und einen einfachen Butterkeks ans Bett, den Sie eine Viertelstunde vor dem Aufstehen essen.<br>Zigarettenrauch und andere starke Gerüche können der Übelkeit ebenfalls Vorschub leisten. | In schwerer Form (Hyperemesis gravidarum genannt) können durch das Erbrechen Flüssigkeit und Mineralien verlorengehen; das hat einen Blutdruckabfall zur Folge, der Ihrem Baby immer schadet. Informieren Sie Ihren Arzt, wenn Sie drei Tage lang mehr als dreimal am Tag erbrechen. In schweren Fällen könnte eine Einweisung ins Krankenhaus unvermeidlich sein, um den Flüssigkeitsverlust durch Infusionen auszugleichen. |
| Sorgen Sie für eine regelmäßige Darmtätigkeit und einen weichen Stuhlgang, indem Sie genug Ballaststoffe zu sich nehmen; dadurch vermeiden Sie starkes Pressen auf der Toilette. Heben Sie keine schweren Gegenstände, da sich dadurch der Druck erhöht, den Bauchinneres und Rücken auf die Rektalvenen ausüben. Lassen Sie einen Husten aus denselben Gründen sofort behandeln. | Keine |

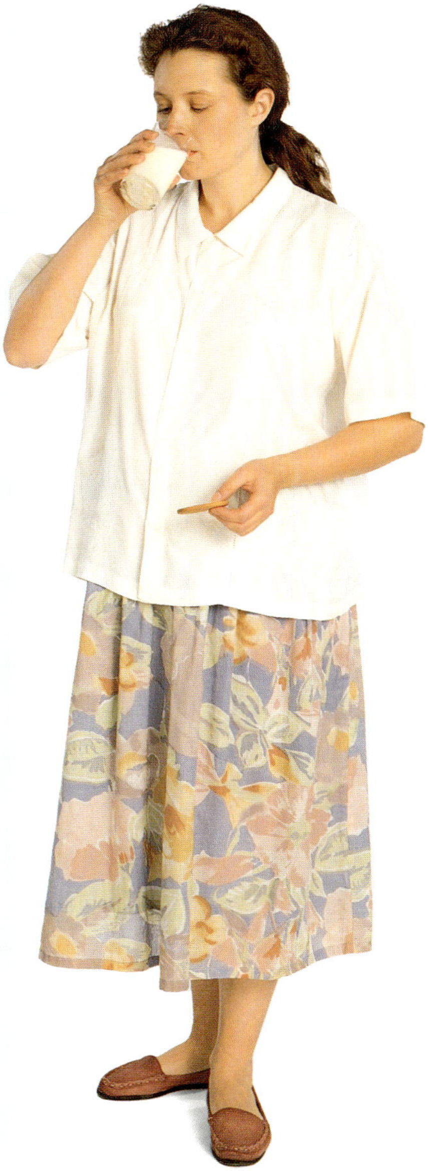

**Übelkeit mildern**
Ein Glas entrahmte Milch und ein schlichter Butterkeks können die Übelkeit vertreiben.

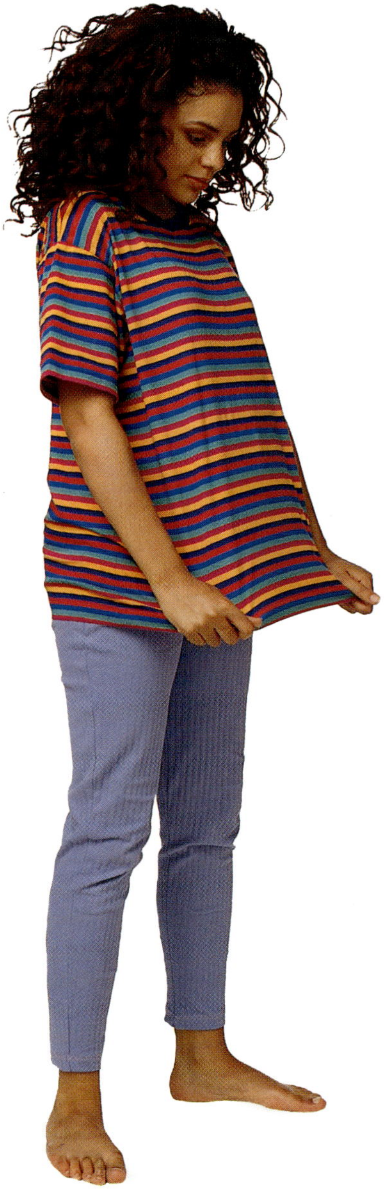

**Bequeme Kleidung**
Lockere, bequeme Kleidung ist während der Schwangerschaft ganz besonders wichtig. Alles, was hauteng sitzt, schnürt Sie ein.

| Problem | Ursachen |
|---|---|
| **Rippenschmerzen** sind für gewöhnlich auf der rechten Seite, knapp unterhalb der Brüste, zu spüren. Sie verschlimmern sich im Sitzen und machen sich hauptsächlich im letzten Schwangerschaftsdrittel bemerkbar. | Sie werden durch das Zusammendrücken der Rippen verursacht, wenn der Uterus im Bauch nach oben verlagert wird. Außerdem kann das Baby die Schmerzen mit dem Kopf durch kräftiges Boxen oder durch Tritte auslösen. |
| **Soor** (Vulvovaginitis) ist eine Hefepilzinfektion, die sich in einem dicken, weißen, flockigen Scheidenausfluß äußert, begleitet von Trockenheit und starkem Juckreiz rund um Vagina, Vulva, Perineum und manchmal auch After. Außerdem kann das Wasserlassen schmerzhaft sein. Eine Vulvovaginitis kann jederzeit auftreten. | Eine Infektion durch die Hefepilze Candida albicans, die normalerweise im Darmbereich angesiedelt sind. Eine Entzündung entsteht, wenn sich die Hefepilze mit Hilfe von Bakterien, zum Beispiel nach einer Antibiotika-Einnahme, unkontrolliert vermehren.<br>In der Schwangerschaft kommt sie besonders häufig vor, vermutlich deshalb, weil durch die stärkere Blutzufuhr in den Scheidenbereich Zucker in die Körperflüssigkeiten durchsickert. Übermäßiger Verzehr von Zucker trägt oft zur Verschlimmerung bei. |
| **Krampfadern** sind geschwollene Venen unmittelbar unter der Haut. Obwohl die meisten an Beinen oder am After zu finden sind, können sie auch in der Vulva auftreten. | Siehe Hämorrhoiden, Seite 192. |
| **Wasserretention** ist eine Einlagerung von Wasser im Gewebe. Sie verursacht Schwellungen (Ödeme), vor allem an Füßen, Händen und im Gesicht. Wenn Sie Ringe tragen, könnten diese eng werden. | Den ganzen Tag lang stehen kann zu einer Flüssigkeitsansammlung in den Knöcheln führen. Bei erhöhtem Blutdruck (siehe Seite 190), oft schwangerschaftsinduziert, besteht die Gefahr, daß Flüssigkeit aus dem Blutkreislauf in Gewebsspalten dringt und Ödeme verursacht.<br>Schwangerschaftshormone sind manchmal dafür verantwortlich, daß die Nieren Natrium einlagern. |
| **Schmerzende Brüste,** gepaart mit dem Gefühl der Schwere, des Unbehagens und einem Kribbeln in den Brustwarzen, können erste Anzeichen für eine Schwangerschaft sein. Die Brüste sind während der ganzen Schwangerschaft weich, werden aber noch weicher, wenn der Geburtstermin naht. | Hormone bereiten Ihre Brüste auf die Laktation* vor. Die Milchkanäle wachsen und werden gedehnt, wenn sie sich mit Milch füllen. |

| Maßnahmen | Risiken für Ihr Kind |
| --- | --- |
| Tragen Sie lockere Kleidung, die Ihre Rippen nicht einzwängt. Stützen Sie den Körper durch mehrere Kissen, wenn Sie sich hinlegen. Die Schmerzen lassen nach, wenn der Kopf des Babys vor der Geburt in die Beckenhöhle eintritt. | Keine |
| Tragen Sie keine engen Slips oder Hosen und Wäsche aus Baumwolle statt aus Kunstfasern. Der Arzt wird Ihnen Pessare verordnen, die Sie nachts nach Anweisung in die Scheide einführen. Zusätzlich erhalten Sie eine Salbe verschrieben, die Sie leicht in die Haut rund um die Vaginalöffnung, den After und auf die Oberschenkel auftragen. Damit verschwindet der Juckreiz. | Das Baby kann sich anstecken, wenn es bei der Entbindung den Geburtskanal passiert. In einem solchen Fall sind in seinem Mund weiße Klümpchen zu sehen, ähnlich wie geronnene Milch. Es muß unverzüglich mit pilztötenden Mitteln (Antimykotika) behandelt werden, damit die Infektion rasch abklingt. |
| Maßnahmen: Vermeiden Sie langes Stehen. Legen Sie Ihre Füße ab und zu hoch. Tragen Sie Stützstrumpfhosen speziell für Schwangere. Eine sanfte Massage kann Krampfadern vorbeugen; sie sollte aber nicht in Bereichen durchgeführt werden, in denen Krampfadern im Entstehen begriffen oder bereits zu sehen sind. | Keine |
| Vermeiden Sie langes Stehen. Legen Sie die Füße ab und zu hoch. Ihr Arzt wird bei jeder Vorsorgeuntersuchung Hände, Knöchel und Gesicht auf Schwellungen kontrollieren und unter Umständen ein harntreibendes Mittel verordnen. | Möglicherweise gefährlich – siehe Präeklampsie, Seite 204. |
| Kaufen Sie schon früh in der Schwangerschaft einen guten Stütz-BH. Wenn Sie einen großen Busen haben, sollten Sie den BH auch nachts tragen (siehe Seite 145). Waschen Sie die Brüste nur einmal am Tag mit einer milden Seife, und klopfen Sie sie dann behutsam trocken. Bei wunden Brustwarzen sollten Sie Babylotion oder Öl auftragen. | Keine |

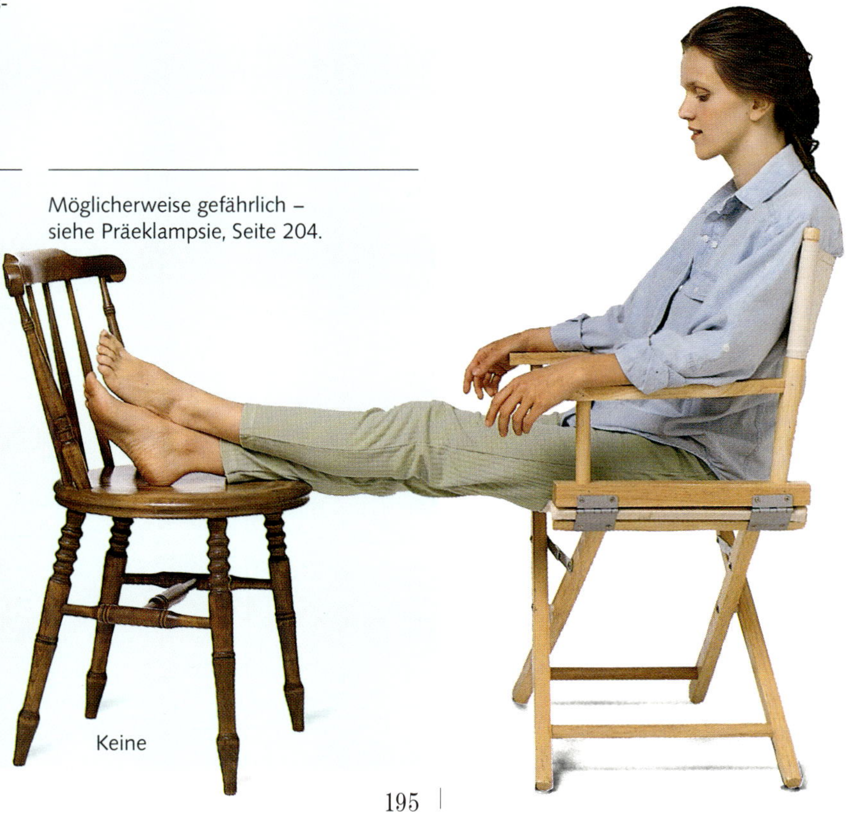

**Entspannen**
Denken Sie daran, sich Zeit zur Entspannung zu nehmen und die Füße hochzulegen. Damit beugen Sie einer Wassereinlagerung und Krampfadern vor.

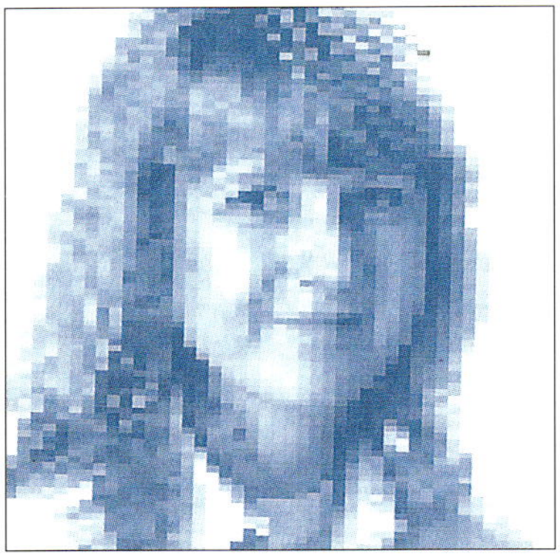

| | |
|---|---|
| **Name:** | Kathy Dixon |
| **Alter:** | 29 Jahre |
| **Medizinische Vorgeschichte:** | Mit 23 Jahren Entwicklung von MS |
| **Geburtshilflicher Hintergrund:** | 14 Wochen schwanger |

Als sich bei Kathy ein Jahr nach der Heirat mit Tom Multiple Sklerose entwickelte, waren beide am Boden zerstört. Beide hatten sich Kinder gewünscht und glaubten, die Krankheit beeinträchtige Kathys Fertilität oder führe sogar zu Unfruchtbarkeit. Sie waren der Meinung gewesen, durch eine Schwangerschaft verschlimmere sich die MS, weil sie schwere Schübe mit zunehmenden Anfällen verursache.

**Fallstudie**

# Mutter mit Multipler Sklerose (MS)

*Kathy hatte sich immer Kinder gewünscht, aber da sie an Multipler Sklerose erkrankt ist, glaubten sie und Tom, es führe kein Weg dorthin. Sie sprachen mehrmals mit ihrem Hausarzt darüber, einem älteren Herrn, der ihnen stets von einer Schwangerschaft abriet. Vor einigen Monaten empfahl man ihnen jedoch, sich mit einem sehr fortschrittlich eingestellten Geburtshelfer zu unterhalten.*

## Ein neues Bild

Da Kathy nicht unter Problemen mit dem Gehen oder Wasserlassen, unter Schwindelgefühlen oder einem beeinträchtigten Sehvermögen litt, beschlossen sie und Tom schließlich, einen zweiten Arzt zu Rate zu ziehen. Sie suchten einen Geburtshelfer auf, der schon mehrere MS-Patientinnen durch die Schwangerschaft begleitet hatte und dabei mit einem Neurologen zusammenarbeitete. Auf diese Weise wurden Mutter und Kind optimal betreut.

Zu ihrer großen Freude zeichnete dieser ein völlig anderes, ermutigendes Bild und erklärte ihnen, die Meinung des Hausarztes sei nicht überraschend, aber inzwischen veraltet. Multiple Sklerose hat nicht den geringsten Einfluß auf die Fruchtbarkeit einer Frau, den Verlauf der Schwangerschaft, die Wehen oder die Geburt. Bei MS-Patientinnen treten während der Schwangerschaft sehr wenig Komplikationen auf. In einer Studie, an der 34 MS-kranke Frauen teilnahmen, waren die einzigen erwähnten Probleme zwei Fälle von leichtem Erbrechen. Spontanaborte, Komplikationen während Schwangerschaft und Entbindung, fetale Fehlbildungen oder Totgeburten kommen nicht häufiger vor.

## Eine gute Prognose

Kathy wollte wissen, ob die Schwangerschaft eine Verschlechterung ihres Zustands verursachen könne. Viele Untersuchungen deuten auf das Gegenteil hin, daß Schwangerschaft nämlich ein Schutz für MS-kranke Frauen sein kann. Das liegt vermutlich daran, daß die natürliche Immunabwehrhemmung während der Schwangerschaft, die ein Abstoßen des Babys verhindert, auch die Entzündung unterdrückt, die bei MS zu einer Nerven- und Hirnschädigung führt. Andererseits besteht ein leicht erhöhtes Risiko, daß 3 bis 6 Monate nach der Geburt ein Schub eintritt. Zwischen 40 und 60 % der Frauen erleiden in dieser Zeit weitere Ausfälle – davon sind bei 20 % die Nebenwirkungen bleibend, während 80 % wieder in das Stadium der Erkrankung zurückkehren, in dem sie sich vor der Schwangerschaft befanden. Der langfristige Verlauf der Multiplen Sklerose scheint durch die Schwangerschaft nicht negativ beeinflußt zu werden.

Narkosemittel wie Lachgas, Injektion oder eine Epiduralanästhesie dürfen ohne weiteres verabreicht werden; sie haben keine Auswirkung auf die

Krankheit, ebensowenig wie ein Kaiserschnitt oder eine Zangengeburt, falls diese notwendig sind.

**MS und das Baby** Tom hatte Angst, daß Kathy die Multiple Sklerose an ihr Kind weitergeben könne. Ich erklärte ihnen, daß in Ländern, in denen die MS vorherrscht, nur jeder tausendste die Krankheit entwickelt, und das, ohne erblich vorbelastet zu sein. Eine Studie hat gezeigt, daß sich die Rate bei Kindern von MS-Kranken auf 1 : 100 erhöhen kann. Hier scheinen ernährungsbezogene und genetische Faktoren eine Rolle zu spielen, obwohl dafür noch keine schlüssigen Beweise vorliegen. Für die meisten Betroffenen sind die Risiken indessen nicht groß genug, um auf eigene Kinder zu verzichten.

**MS-Medikamente und fetale Entwicklung** Kathy machte sich Sorgen, daß die MS-Medikamente dem ungeborenen Kind schaden könnten. In den ersten 12 Schwangerschaftswochen erhält eine Frau nie Arzneimittel verordnet, selbst wenn sie MS hat, es sei denn, es besteht Lebensgefahr für Mutter oder Kind. Medikamente gegen die schmerzhaften Muskelkrämpfe werden vor der Empfängnis abgesetzt, ebenso wie entzündungshemmende Langzeittherapien, Medikamente zur Kontrolle der Miktionshäufigkeit (Wasserlassen) oder Inkontinenz. Hochwirksame Steroide, die nur bei Lebensgefahr von Mutter oder Kind gegeben werden, sind während der Schwangerschaft selten erforderlich.

**Nach der Entbindung** Kathy wollte wissen, ob sich die MS auf ihre Fähigkeit auswirke, ihr Baby zu stillen und zu versorgen. Ich erklärte ihr, daß es keine medizinischen Gründe gibt, die gegen die Brusternährung sprechen, und spornte sie an, darauf zu bestehen. Es ist jedoch außerordentlich wichtig, daß sie Vorkehrungen trifft, um sich zum Beispiel von einer Schwester beim Abpumpen der Muttermilch für die Nacht helfen zu lassen, die dann von einer anderen Person im Fläschchen verabreicht wird. Auch könnte die Verunsicherung, die mit ihrer Erkrankung einhergeht, durch die Zweifel an ihrer Fähigkeit, das Baby zu versorgen, noch wachsen. Tom ist in dieser Situation am besten geeignet, Kathys diesbezügliche Ängste zu beschwichtigen.

**Glücklich schwanger**

Kathy und Tom dachten gründlich über die Informationen nach, die sie erhalten hatten. Sie waren verblüfft, daß nach all den Jahren, in denen sie auf ein Wunder gewartet hatten, Kathy kein besonders großes Risiko einzugehen schien. Sie beschlossen, es zu wagen, und inzwischen ist Kathy in der 14. Woche schwanger. Sie geht regelmäßig zu den Vorsorgeuntersuchungen und einmal im Monat zum Neurologen. Der Arzt eröffnete ihr, es bestehe keine Notwendigkeit für Spezialuntersuchungen oder eine besonders intensive Überwachung der Schwangerschaft. Sie hat ein Eisenpräparat verordnet bekommen, um einer Anämie vorzubeugen, und ihre Ärzte achten auf Frühwarnsignale für eine Harnwegentzündung, die unverzüglich behandelt werden müßte. Bisher ist die Schwangerschaft normal verlaufen und die MS unverändert geblieben.

## Kathys Baby

**Es ist zu erwarten, daß sich Kathys Baby normal entwickelt und die Geburt ohne Komplikationen verläuft, auch ohne die Notwendigkeit einer besonderen medizinischen Betreuung.**

- Die Krankheit kann nicht durch die Plazenta übertragen werden.
- Es besteht keine Gefahr einer medikamentösen Schädigung, denn die Mittel werden während der Schwangerschaft abgesetzt.
- Nach der Geburt ist die Mutter imstande, das Kind zu stillen oder die Milch abzupumpen, so daß der Vater dem Baby die Flasche geben kann.
- Wenn die Mutter vor der erneuten Medikamenteneinnahme den Arzt konsultiert, besteht kein Risiko, daß ihr Kind durch die Rückstände in der Muttermilch geschädigt wird.

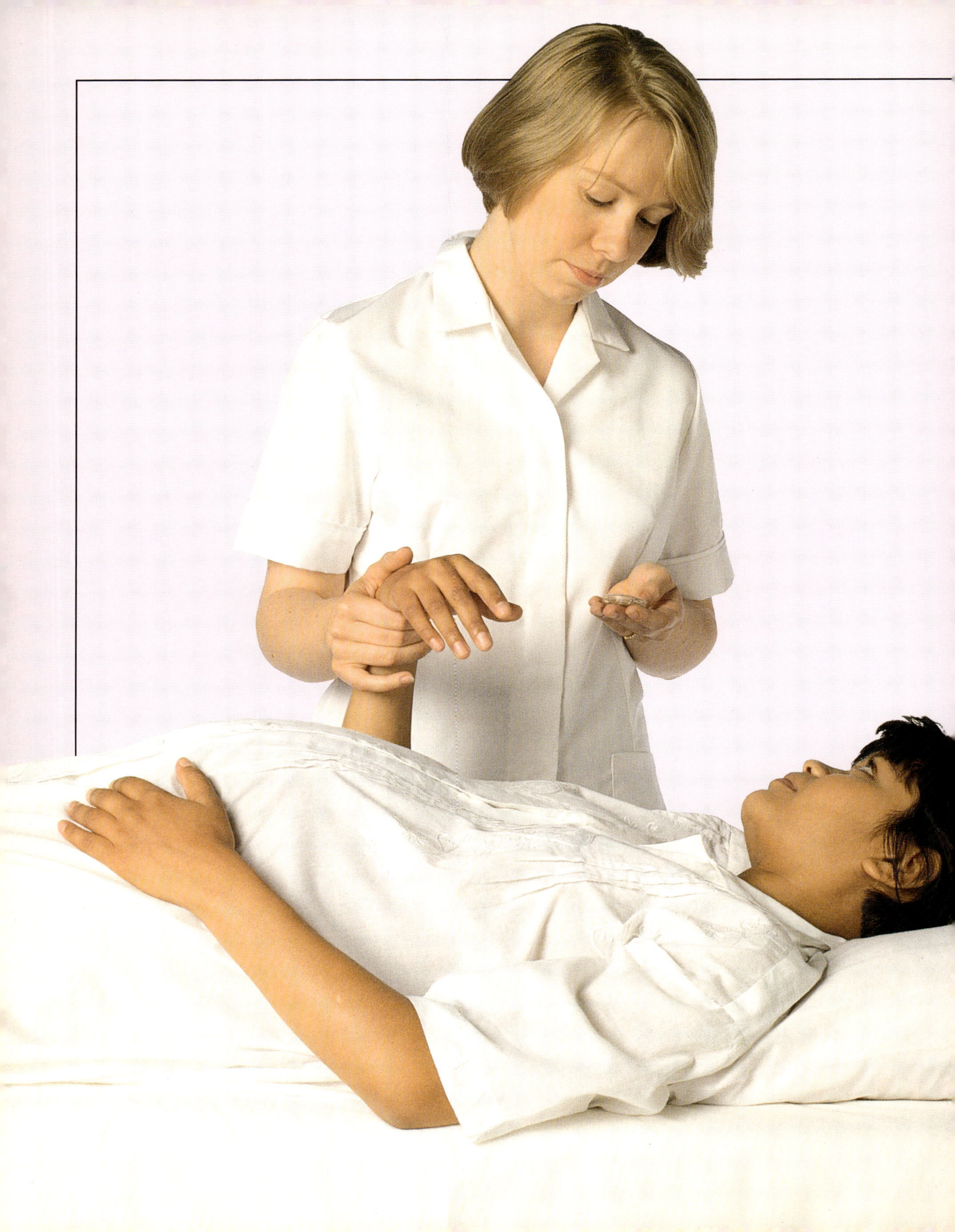

Kapitel 9

# Medizinische Notfälle

*Medizinische Notfälle in der Schwangerschaft konzentrieren sich überwiegend auf das erste und letzte Trimester. Im ersten Drittel entstehen die meisten Notfälle durch den Verlust des Fetus (Fehlgeburt) oder seiner Entwicklung außerhalb der Gebärmutter (ektope Schwangerschaft). Im letzten Drittel kann es Komplikationen wie Präeklampsie oder Probleme mit der Plazenta geben. Abgesehen davon verläuft die überwiegende Mehrzahl der Schwangerschaften reibungslos.*

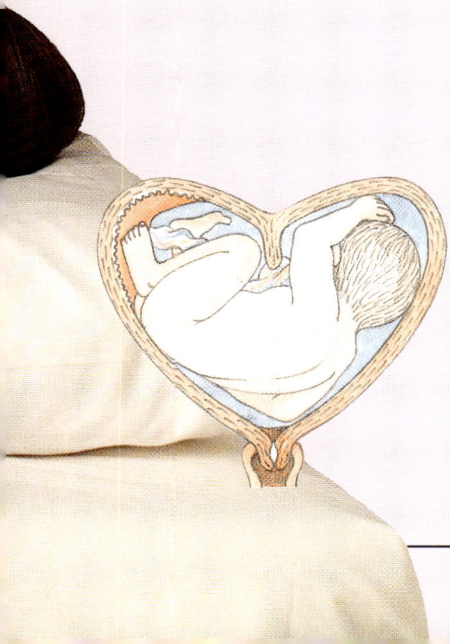

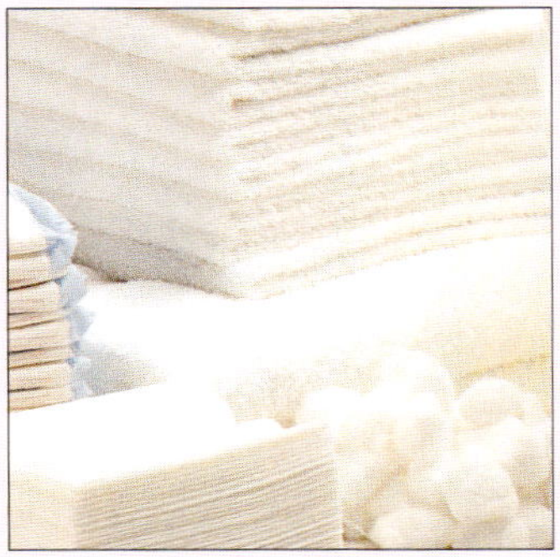

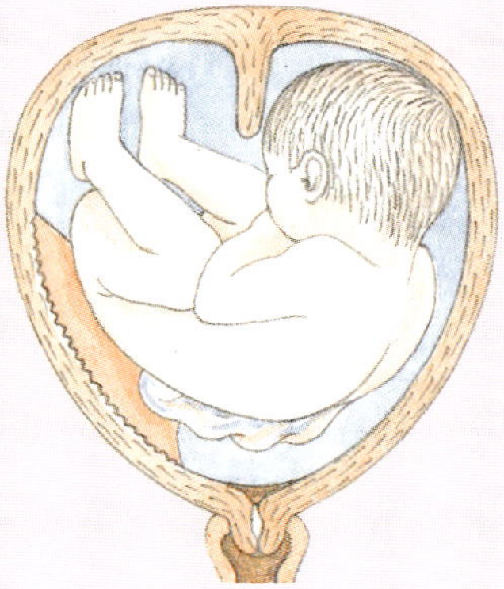

## Vaginalblutungen

**Nehmen Sie Blutungen in gleich welchem Stadium der Schwangerschaft nie auf die leichte Schulter. Sie könnten ein Warnsignal für einen atypischen Sitz der Plazenta, eine sogenannte Placenta praevia (siehe Seite 202), oder für eine bevorstehende Fehlgeburt sein. Beides erfordert eine umgehende ärztliche Behandlung.**

Bei rund einem Viertel aller Schwangerschaften treten im ersten Drittel Vaginalblutungen auf. Die Hälfte dieser Schwangerschaften wird fortgesetzt und ein gesundes, reif geborenes Baby zur Welt gebracht.
Falls sich bei Ihnen, zu gleich welchem Zeitpunkt der Schwangerschaft, Blutungen einstellen:

- Rufen Sie den Arzt; gehen Sie sofort zu Bett!
- Legen Sie sich flach hin, wobei Sie Beine und Hüften höher als die Schultern lagern.
- Falls Blutgerinnsel zu sehen sind, sollten diese vom Arzt untersucht werden.
- Nehmen Sie keine Medikamente, und trinken Sie keinen Alkohol.
- Halten Sie den Raum und sich selbst kühl.

# Medizinische Notfälle

*Die überwiegende Mehrzahl der Schwangerschaften verläuft ohne Probleme oder Notsituationen bis zur Geburt. Es ist jedoch wichtig, Gefahrensignale auf Anhieb zu erkennen, so daß Sie – falls erforderlich – schnellstmöglich medizinische Hilfe in Anspruch nehmen können.*

### Fehlgeburt

Eine Fehlgeburt oder ein Abort, wie es in der medizinischen Fachsprache heißt, liegt in der BRD im juristischen Sinne vor, wenn die Schwangerschaft durch Ausstoßen eines Fetus unter 35 cm Körperlänge bei Fehlen aller maßgeblichen Lebenszeichen beendet wird. International wird auch eine zeitliche Grenze von 28 Schwangerschaftswochen angesetzt. Als totgeboren gilt ein Kind in der BRD dann, wenn es nach der Trennung vom Mutterleib keine maßgeblichen Zeichen für eine Lebendgeburt erkennen läßt. Ein Drittel der Schwangerschaften endet in einer Fehlgeburt während der allerersten Wochen, wobei ein Viertel eintritt, bevor die Schwangerschaft diagnostiziert wurde oder auch nur der Verdacht bestand.
Die Fehlgeburtenrate erhöht sich mit dem Alter und der Anzahl vorheriger Schwangerschaften. Das Absterben der Frucht tritt meistens im ersten Trimester ein, bei 95 % der Frauen begleitet von Blutungen. Sollten Sie Blutungen zu gleich welchem Zeitpunkt der Schwangerschaft haben, suchen Sie bitte unverzüglich einen Arzt auf. Die meisten Fehlgeburten lassen sich darauf zurückführen, daß der Fetus schwere Defekte aufweist und sich nicht richtig in der Gebärmutterwand eingenistet hat. Zu den maternen Ursachen gehören Uterusanomalien wie große Myome*, hormonale Störungen, aber auch Infektionen. Bei 1 % der Fehlgeburten ist eine Plazentainsuffizienz (siehe Seite 203) der Auslöser. Zu den Faktoren, die den Kindsvater betreffen, gehören Spermaanomalien oder Rh-Unverträglichkeit. Das hat zur Folge, daß die Mutter Antikörper entwickelt, die den Fetus angreifen und sein Absterben verursachen. Ärzte ordnen Fehlgeburten verschiedenen Kategorien zu:

**Abortus imminens** (Drohende Fehlgeburt) Eine Fehlgeburt kann, muß aber nicht erfolgen. Symptome: Blutungen und manchmal Schmerzen. Er liegt bei 10 % aller Schwangerschaften vor und könnte mit leichten Blutungen verwechselt werden, die sich manchmal zum Zeitpunkt der ersten ausgebliebenen Periode bemerkbar machen.

**Abortus incipiens** (Beginnende unvermeidbare Fehlgeburt) Sie ist von Schmerzen infolge der Uteruskontraktionen begleitet. Wenn der Muttermund eröffnet ist, wird sich der Verlust des Embryos nicht verhindern lassen.

**Abortus completus** (Vollständiger Abort) Fetus und Plazenta werden vollständig ausgestoßen, manchmal ohne Symptome. Er läßt sich durch eine Ultraschalluntersuchung bestätigen.

**Abortion, missed** (Verhaltener Abort) Hier sterben Fetus und Plazenta ab, bleiben aber längere Zeit, oft Monate, in der Gebärmutter. Die Schwangerschaftssymptome verschwinden, aber Anzeichen für den intrauterinen Fruchttod* machen sich erst viel später bemerkbar.

**Abortus incompletus** (Zweizeitiger, unvollständiger Abort) Hier wird der Fetus geburtsähnlich ausgestoßen, aber einige Teile der Nachgeburt – zum Beispiel Amnionsack oder Plazenta – verbleiben im Uterus.

**Abortus habitualis** (Habitueller Abort) Er liegt vor, wenn mindestens drei Schwangerschaften im gleichen Stadium mit einer Fehlgeburt endeten, möglicherweise aus denselben Gründen.

**Behandlung** Wenn Sie Blutungen haben, sollten Sie strikte Bettruhe einhalten, bis die Blutungen aufhören. Stellen Sie alle anstrengenden Tätigkeiten ein, wie Gymnastik, aber auch den Geschlechtsverkehr. Wenn Blutungen und Schmerzen nachlassen, werden Sie aller Wahrscheinlichkeit nach ein gesundes Baby zur Welt bringen.
Wenn eine Fehlgeburt unvermeidlich erscheint, können die Ärzte wenig tun, um sie zu verhindern. Ein- und zweizeitige Aborte sollten immer im Krankenhaus behandelt werden. Bei einem unvollständigen Abort ist eine Ausschabung der Gebärmutter (Nachkürettage) unter Vollnarkose erforderlich. Man gibt Schmerzmittel und Medikamente, um die Blutung zu stoppen. Bei hohem Blutverlust (über 500 ml) könnte eine Transfusion unerläßlich sein.
Es besteht keine dringende Notwendigkeit, einen verhaltenen Abort sofort zu behandeln; sollte jedoch kein Spontanabort erfolgen, wird eine Kürettage durchgeführt. Stirbt die Frucht zu einem späteren Zeitpunkt in der Schwangerschaft ab, erhalten die Frauen Prostaglandin-Pessare oder eine Oxytozin-Spritze, um die Wehentätigkeit anzuregen (siehe Seite 292).
Der habituelle Abort tritt aufgrund einer Muttermundschwäche oder Zervixinsuffizienz ein (siehe Seite 203). Ihm kann man vorbeugen, wenn man den Muttermund bei der nächsten Schwangerschaft zunäht.
Andere mögliche Ursachen für den habituellen Abort sind genetische oder hormonale Störungen, denen man oft auf die Spur kommt (siehe Seite 40 und 42). Langzeitinfektionen, zum Beispiel mit Listerien*, können zu wiederholten Fehlgeburten führen, lassen sich aber nur schwer diagnostizieren und behandeln. Des weiteren sind zu nennen: Mangelernährung, chronische Erkrankungen, Geschwülste in der Gebärmutter (vor allem Myome) oder Anomalien wie Uterus bicornis oder subseptus (Septum, siehe Spalte rechts), was normalerweise chirurgisch behoben werden kann, und letztlich auch Störungen im Immunsystem.
Letztere treten auf, wenn das mütterliche Immunsystem das Baby als fremden Eindringling identifiziert und angreift.

**Plazentaablösung**
Blutungen können auch infolge einer teilweisen oder vollständigen Ablösung der Plazenta von der Haftfläche im Uterus auftreten. In den Hohlräumen sammelt sich das Blut, das schließlich um die Membrane

## Uterusmißbildungen

**Bei allen Säugetieren entwickelt sich der Uterus aus zwei getrennten Tuben im Embryo. Bei manchen, wie bei Affen, Pferden und Menschen, verschmelzen die Röhren zu einer einzigen Gebärmutter. Bei anderen, zum Beispiel bei Katzen und Hunden, entwickeln sich zwei getrennte Uteri.**

Probleme entstehen, wenn die Tuben nicht vollständig verschmolzen sind und somit eine Scheidewand zurückbleibt. Dadurch entsteht eine Komplikation bei der Geburt, die meistens eine Schnittentbindung erfordert.

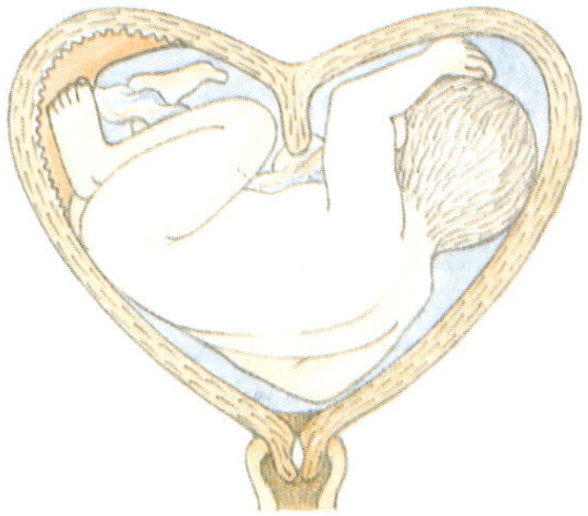

**Uterus bicornus** (hornförmig)
Das Baby ist gezwungen, vom zweiten Schwangerschaftsdrittel an in Querlage zu verharren.

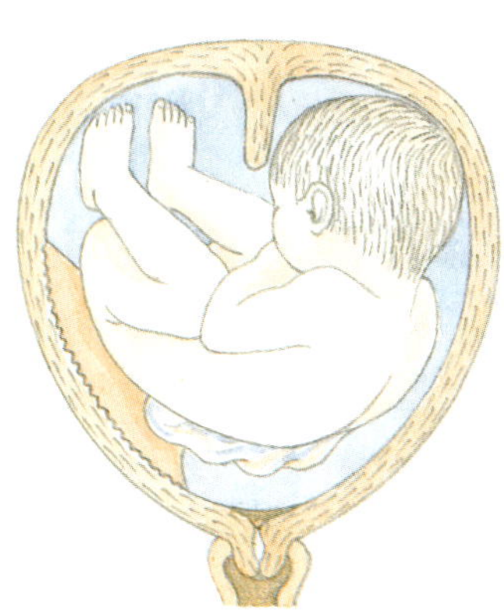

**Uterus subseptus**
Das Septum schränkt die Bewegungen des Babys ein und wird sich vermutlich als Geburtshindernis erweisen.

## Anormaler Plazentasitz

**Wenn die Plazenta nicht an der richtigen Stelle der Uteruswand sitzt, kann sie die Geburt des Babys behindern.**

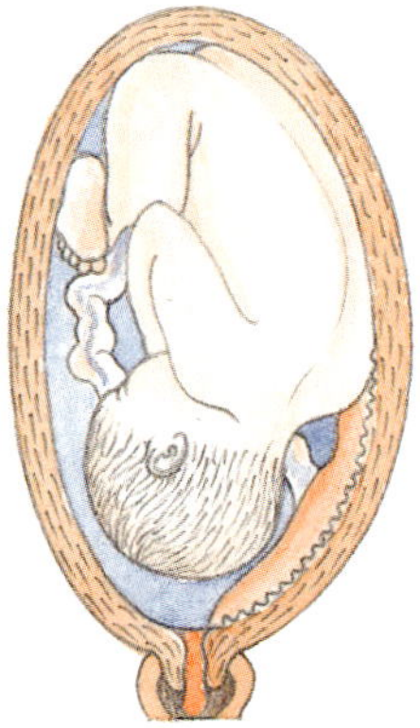

**Seitenposition**
Die Plazenta sitzt an der Seite, bedeckt den Muttermund aber nicht.

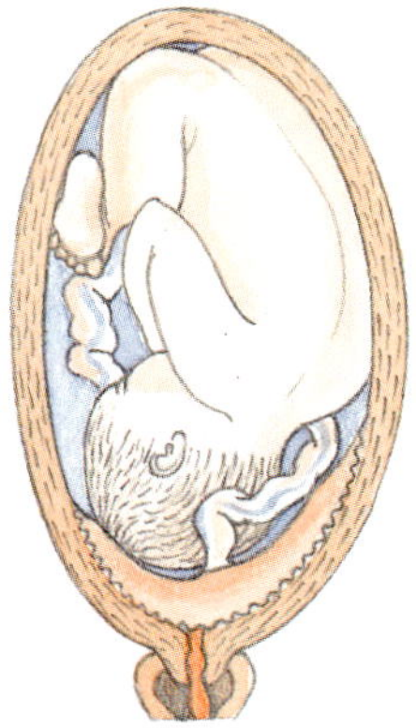

**Blockierung des Muttermunds**
Die Plazenta sitzt in der Mitte und bedeckt den Muttermund vollständig, selbst wenn dieser voll eröffnet ist.

herum und durch den Muttermund in die Scheide gelangt. Eine vorzeitige Plazentaablösung (Abruptio placentae) kommt ungefähr bei einer von 200 Schwangerschaften vor. Die Ursachen sind unbekannt, aber Frauen, die zwei oder mehr Kinder geboren haben, scheinen anfälliger dafür zu sein. Geburtshelfer ordnen sie je nach Schweregrad drei Gruppen zu:

Bei einer leichten Abruptio kann der Blutverlust gering sein. Bettruhe ist die beste Therapie, und die Situation wird mit Ultraschall überwacht. Falls sie spät in der Schwangerschaft eintritt, könnten die Wehen eingeleitet werden.

Bei einer mäßigen Abruptio löst sich ein Viertel der Plazenta ab, und die verlorene Blutmenge beläuft sich auf 0,5 bis 1 l. Hier ist eine Bluttransfusion erforderlich, und wenn der Geburtstermin erreicht ist oder bevorsteht, wird in der Regel ein Kaiserschnitt durchgeführt.

Eine schwerwiegende Abruptio, bei der sich mindestens zwei Drittel der Plazenta von ihrer Haftfläche an der Uteruswand lösen und der Blutverlust bis zu 2 l beträgt, ist ein lebensbedrohlicher Notfall. Sie verursacht einen Schock, Blutgerinnungsstörungen und akutes Nierenversagen. Man wird sofort eine Blutübertragung und eine Schnittentbindung anordnen, um das Baby zu retten, wenn die Geburt bevorsteht. Tritt die Abruptio vor dem letzten Schwangerschaftsdrittel ein, läßt sich das Absterben der Frucht nicht verhindern.

### Placenta praevia

Von einer Placenta praevia (oder Plazentavorlagerung vor den Muttermund) spricht man, wenn die Plazentafläche nicht die Innenwand des oberen, sondern des unteren Uterinsegments bedeckt. Sie liegt daher vor dem Baby, wenn es den Geburtskanal zu passieren beginnt. Es kann nicht weiter, ohne die Plazenta zu beseitigen und damit die eigene Blutzufuhr zu unterbrechen. Placenta praevia ist eine der Hauptursachen für Blutungen nach der 20. Woche und bedrohliche Blutungen in den letzten beiden Monaten der Schwangerschaft. Sie kommt häufiger bei Mehr- und Vielgebärenden vor; die Ursachen dafür sind jedoch unbekannt.

Je größer der Teil der Plazentafläche, der im unteren Uterinsegment liegt, desto größer ist die Wahrscheinlichkeit, daß es während der Geburt zu Komplikationen kommt. Obwohl sich Größen- und Gewichtszunahme der Plazenta nach der 30. Schwangerschaftswoche verlangsamen, wird das untere Uterinsegment sehr schnell länger. Folglich kann es zu einer Abscherung zwischen Plazenta und Uteruswand kommen, die kurzfristige Blutungen auslösen.

Diese außerordentlich gefährliche Situation läßt sich lange vor der Geburt mittels Ultraschall diagnostizieren. Zu den Frühsymptomen gehören Blutungen. In einem solchen Fall erfolgt eine Einweisung ins Krankenhaus zur Ultraschalluntersuchung, strikte Bettruhe und notfalls eine Bluttransfusion. Die Schwangere sollte, wenn möglich, bis zur 37. Woche das Bett hüten; dann holt man das Baby mit Kaiserschnitt (siehe Seite 284).

Nach der Geburt des Babys können Nachblutungen auftreten; sie sind normalerweise vorhersehbar. Sobald das Kind geboren ist, werden Medikamente verabreicht, um die Nachblutungen zu verhindern. In sehr seltenen Fällen halten die schweren Blutungen trotz Behandlung an; dann muß unter Umständen eine Entfernung der Gebärmutter (Hysterektomie) in Betracht gezogen werden. Aus diesen Gründen sollte eine Placenta praevia stets von einem Facharzt behandelt werden, der auf solche Komplikationen spezialisiert ist.

**Plazentainsuffizienz**

Während der Schwangerschaft erhält der Fetus Sauerstoff und Nährstoffe, und er scheidet Kohlendioxid und Abfallprodukte über die Plazenta und die Blutgefäße in der Nabelschnur aus. Eine funktionstüchtige Plazenta, die diesen Austausch wirksam bewältigt, ist daher für die Gesundheit des ungeborenen Kindes unerläßlich. Möglicherweise kann sie der Aufgabe, den Fetus ausreichend zu versorgen, aus verschiedenen Gründen nicht nachkommen:

- Sie hat Anomalien entwickelt.
- Die Durchblutung ist eingeschränkt, oder das Plazentagewebe löst sich wegen eines Blutgerinnsels ab.
- Die Plazenta löst sich teilweise oder vollständig von ihrer Haftfläche im Uterus ab (siehe auch vorzeitige Plazentalösung, Seite 201).
- Die Plazenta ist zu klein.
- Die Plazenta weist eine Mangelentwicklung auf.
- Die Schwangerschaft dauert über den Geburtstermin an, so daß die Plazentafunktion für den Fetus nicht mehr angemessen ist (siehe Seite 170).
- Die Plazenta kann geschädigt werden, wenn die Mutter an Diabetes erkrankt ist (siehe Seite 205 und 168).

**Diagnose und Behandlung** Es gibt keine verläßlichen Tests, um die Plazentafunktion zu überprüfen. Eine Insuffizienz könnte jedoch angezeigt sein, wenn die Gewichtszunahme unter den normalen Werten bleibt, wenn der Uterus zu langsam wächst oder die Entwicklung Ihres Babys unter der Norm liegt.

Ultraschall ist die zuverlässigste Methode, um das fetale Wachstum zu kontrollieren. Wenn der Monitor anzeigt, daß ein Baby nicht ausreichend wächst, wird der Arzt Tests durchführen, um sich ein Bild vom fetalen Zustand zu machen. Das aufschlußreichste Zeichen in den letzten Monaten ist jedoch der Aktivitätsgrad Ihres Kindes, den Sie feststellen können, wenn Sie die Tritte zählen (siehe Seite 177).

**Zervixinsuffizienz**

Zum Glück kommt dies selten vor, es sei denn, der Muttermund wurde während einer vorhergehenden Operation oder Schwangerschaft beschädigt. In der Schwangerschaft bleibt der Muttermund normalerweise fest geschlossen und ist mit einem Schleimpfropf versiegelt. Das bedeutet, daß der Fetus sicher im Uterus verbleibt, bis die Wehen einsetzen.

Falls nach einer Fehlgeburt Verdacht auf eine Zervixinsuffienz besteht, wird man den Muttermund in der nächsten Schwangerschaft mit einer Kreisnaht aus nicht-resorbierbarem Material verschließen (siehe Cerclage, Spalte rechts). Nach der Bettruhe in der Klinik können Sie nach Hause zurück, aber Sie sollten für den Rest der Schwangerschaft viel ruhen. Der

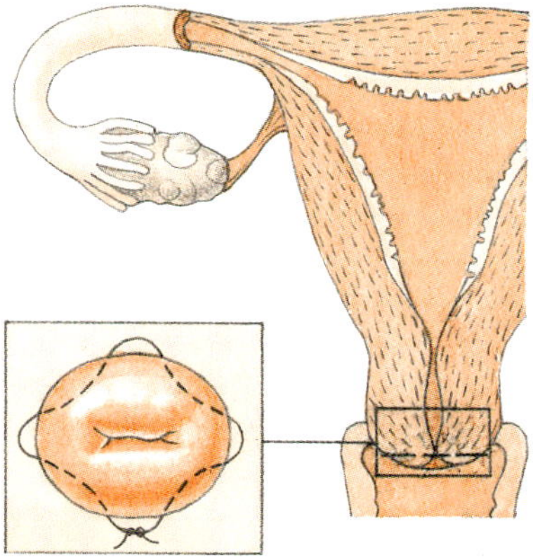

**Cerclage**

Der Muttermund wird verschlossen, indem man ihn mit nicht-resorbierbarem Nahtmaterial umschlingt, wie einen Beutel mit einem Band zum Zuziehen. Der Faden wird meistens rund 7 Tage vor dem Geburtstermin entfernt.

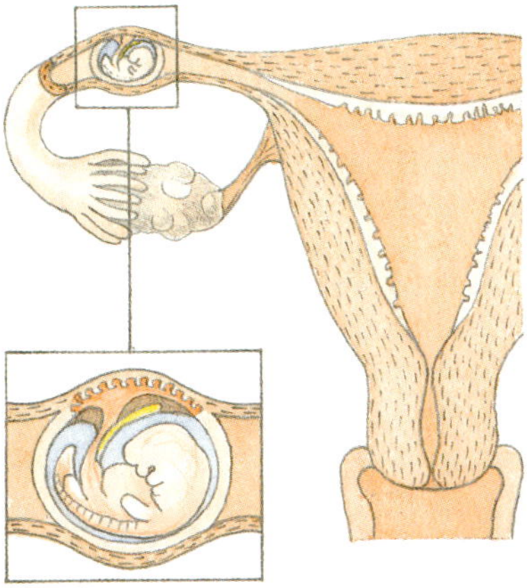

**Eileiterschwangerschaft**
Jede 300. Schwangerschaft ist eine ektope Schwangerschaft. In 99 % der Fälle nistet sich die Blastozyste (siehe Seite 30) in den Eileitern (Tubargravidität), sehr selten in der Bauchhöhle, im Muttermund oder in einem der beiden Eierstöcke ein.

Faden wird wahrscheinlich 7 Tage vor dem Geburtstermin gezogen und Ihr Baby vaginal entbunden.

### Präeklampsie

Eine Präeklampsie, oder Schwangerschaftstoxikose genannt, tritt bei 15 % aller Schwangeren auf. Gefährdet sind Erstgebärende, Frauen über 35 Jahre und solche, die Mehrlinge erwarten. Die Ursachen hat man noch nicht voll erforscht.

**Symptome** Zu den Symptomen einer Präeklampsie zählen erhöhter Blutdruck, Eiweiß im Harn infolge des Nierenschadens und Schwellungen (Ödeme) im Gesicht, an Füßen und Händen. Letztere sind oft ein Frühwarnsignal, auf das Ihr Arzt achtet. Sie leiden vielleicht auch unter Kopfschmerzen. Eine Präeklampsie tritt selten vor der 20. Woche auf, aber der Blutdruck könnte auch vorher schon stetig steigen. Deshalb ist es wichtig, bei jeder Vorsorgeuntersuchung den Blutdruck kontrollieren zu lassen. Falls sich eine Präeklampsie entwickelt, wird man Sie zur Beobachtung in die Klinik einweisen.

**Behandlung** Dazu gehören Bettruhe und sedierende Mittel, wobei die Nierenfunktionen ständig überwacht werden. Der Blutdruck normalisiert sich meistens wieder, aber falls keine Besserung eintritt, bestehen durch die mangelnde Blut- und Sauerstoffzufuhr Risiken für das Baby. In sehr seltenen Fällen wird aus der Präeklampsie eine Eklampsie, eine der gefährlichsten Komplikationen während der Schwangerschaft, die Koma und Krämpfe hervorruft. Sie ist für Mutter und Kind lebensbedrohlich. Ihr geht jedoch fast immer eine Präeklampsie voraus, die als Frühwarnsignal dient, und der Eklampsie kann man durch eine rigorose Therapie vorbeugen.

### Eklampsie

Das Wort leitet sich aus dem Griechischen ab und bedeutet „wie ein Blitz", weil die Krämpfe aus heiterem Himmel auftreten und schließlich zum Koma führen. Die Eklampsie ist für Mutter und Kind lebensbedrohlich, und früher war sie ziemlich häufig. In der westlichen Welt ist sie dank frühzeitiger Diagnosemöglichkeiten (Präeklampsie, siehe oben) und weil Ärzte und Hebammen ständig auf Frühwarnsignale achten, selten geworden. Tritt sie jedoch auf, dann liegt ein akuter medizinischer Notfall vor.

**Symptome** Eklampsie ist deshalb lebensbedrohlich, weil sich die Blutgefäße im Uterus verkrampfen (Vasospasmus) und damit die Blutzufuhr zum Fetus abschneiden, wodurch ein gefährlicher Gewebssauerstoffmangel (Hypoxie) entsteht.
Das Leben der Mutter steht deshalb auf dem Spiel, weil die Krämpfe zu Nierenversagen führen. Auch die Sauerstoffzufuhr zum Gehirn ist vermindert, wodurch das Gehirn empfindlicher wird, was sich in Krämpfen äußert. Das Gewebe füllt sich mit Wasser, weil sich Flüssigkeit und Blut in Organen wie der Leber ansammeln. Die ersten Anzeichen sind Schläfrigkeit, Kopfschmerzen, Flimmern vor den Augen, erhöhter Blutdruck, Ödeme (siehe Seite 194) und Proteinurie (Eiweiß im Urin, siehe Urin, Seite 159).

**Behandlung** Einer Eklampsie geht fast immer ein Bluthochdruck voraus, und deshalb kontrolliert ihn der Arzt bei jeder Vorsorgeuntersuchung. Selbst bei leicht erhöhten Werten werden strikte Bettruhe und sedierende Mittel verordnet. Wenn sich die Eklampsie weiterentwickelt, zielt die Behandlung darauf ab, die Blutzufuhr zum Gehirn zu erhöhen, das Gehirn ruhigzustellen, den Bluthochdruck abzubauen und das Kind zu entbinden – in der Regel mit Kaiserschnitt. Nach der Geburt verschwinden die Symptome

### Ektope Schwangerschaft

Bei der ektopen Schwangerschaft (Extrauteringravidität, EU) nistet sich die befruchtete Eizelle irgendwo außerhalb der Gebärmutter ein, meistens in den Eileitern. Durch den schnell wachsenden Embryo erweitern sich diese, und die in den Bauchraum eindringende Plazenta schwächt die Tubenwände, so daß Blutungen erfolgen. Schließlich kommt es durch die Wandspannung zur Tubarruptur.
Bevor das geschieht, gibt es jedoch Zeichen, die signalisieren, daß hier etwas nicht stimmt, normalerweise um die 6. Schwangerschaftswoche. Die Anzeichen müssen dem Arzt sofort mitgeteilt werden. In der Medizin unterscheidet man zwei Formen der ektopen Schwangerschaft.

**Subakute Form** Nach positivem Schwangerschaftstest kann sich die EU durch Unterleibsschmerzen bemerkbar machen, in der Regel einseitig und manchmal begleitet von Vaginalblutungen, einem Ohnmachtsanfall und Schmerzen in der Schulter. Obwohl Risse vorhanden sind, ist noch keine Ruptur erfolgt, und die EU wird unter Umständen erst in der 8. bis 10. Gestationswoche* entdeckt. Diese Form kann manchmal durch Injektion eines Medikaments behandelt werden, das bewirkt, daß die Frucht abstirbt und resorbiert wird, wodurch der Eileiter erhalten bleibt.

**Akute Form** Sie tritt bei einer Tubarruptur ein, die starke Schmerzen und Schock, extreme Blässe, einen schwachen, schnellen Puls und fallenden Blutdruck mit sich bringt. In einem solchen Fall ist eine sofortige Einweisung ins Krankenhaus und die chirurgische Entfernung der Frucht aus den Eileitern erforderlich. Je nach Ausmaß des Schadens muß auch der Eileiter selbst entfernt und eine Bluttransfusion durchgeführt werden.
Ektope Schwangerschaften nehmen in hochindustrialisierten Ländern zu. Die Gründe sind unbekannt, aber einige Ärzte glauben, hier könne eine Verbindung zu den entzündlichen Beckenerkrankungen bestehen, die sich ebenfalls auf dem Vormarsch befinden und eine Vernarbung oder Undurchgängigkeit der Tuben verursachen. Vielleicht läßt sich der vermeintliche Anstieg aber auch darauf zurückführen, daß mit der Einführung der Ultraschalluntersuchungen die Diagnosemöglichkeiten verbessert wurden.

**Aussichten** Fast 60% der Frauen, bei denen eine ektope Schwangerschaft aufgetreten ist, können wieder schwanger werden; 30% verzichten bewußt darauf, und der Rest ist danach unfruchtbar. Falls Sie vorher eine EU hatten, sollten Sie dies unbedingt Ihrem Arzt mitteilen, der Sie während der jetzigen Schwangerschaft ganz besonders strikt überwachen wird.

## Postnatale Infektionen

**Postnatale Infektionen, früher Kindbettfieber genannt, sind heute sehr selten, obwohl sie vor der Einführung von Antibiotika eine der Hauptursachen für die Müttersterblichkeit waren.**

Infektionserkrankungen nach der Entbindung werden in der Regel durch Plazentareste verursacht, die im Uterus verbleiben. Zu den ersten Symptomen zählen erhöhte Temperatur, akute Bauchschmerzen und unangenehm riechender Wochenfluß (siehe Seite 332).
In einem solchen Fall sollte sofort der Arzt informiert werden; er wird unverzüglich das restliche Plazentagewebe entfernen und Antibiotika zur Behandlung der Infektion verabreichen.

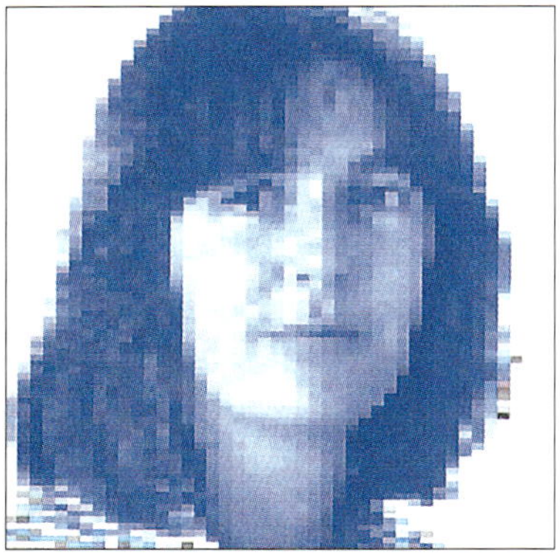

| | |
|---|---|
| **Name:** | Liz Turner |
| **Alter:** | 27 Jahre |
| **Medizinische Vorgeschichte:** | Nichts Außergewöhnliches |
| **Geburtshilflicher Hintergrund:** | Wurde vor einem Jahr zum erstenmal schwanger; Abort in der 11. Woche; sie ist jetzt 8 Wochen schwanger |

Liz und Alan wünschten sich verzweifelt ein Kind und waren beide am Boden zerstört, als vor neun Monaten eine Fehlgeburt erfolgte. Alan vergrub sich in Arbeit, während Liz mit ihrer Trauer über den Verlust kämpfte. Liz ist nun in der 8. Woche schwanger und fest entschlossen, alles in ihrer Macht Stehende zu tun, um dieses Baby auszutragen. Ihre Freude an der Schwangerschaft wird allerdings getrübt durch die Angst, daß sich die Fehlgeburt wiederholen könnte.

**Fallstudie**

# Schwangerschaft nach einer Fehlgeburt

*Liz litt sehr unter der Fehlgeburt, die sie gehabt hatte. Was die Situation noch unerträglicher machte, war, daß es keinen Grund dafür zu geben schien und niemand ihre Gefühle verstehen konnte. Sie ist nun erneut schwanger und verständlicherweise besorgt, wie es dieses Mal ausgehen wird.*

**Erste Reaktionen**

Nach der Fehlgeburt vor neun Monaten bemühte sich Liz, Schuldgefühle, Verzweiflung und Wut zu bekämpfen – wie es ihr schien, ganz ohne Unterstützung. Ihre Familie und ihre Freunde zeigten sich mitfühlend, aber die Versuche, Liz zu trösten, waren ziemlich unbeholfen. Einige erklärten, es sei sicher das Beste gewesen, denn irgend etwas müsse mit dem Baby nicht gestimmt haben. Das ungeborene Kind war für sie nicht so real wie für Liz, und sie schienen ihr Gefühl des Verlustes nicht zu verstehen. Sie begann sich zu fragen, ob ihre Reaktionen normal wären – vielleicht war es unsinnig, sich um jemanden zu grämen, der nicht einmal gelebt hatte. Ich beruhigte Liz. Es ist ganz natürlich für eine Mutter, den Verlust eines Kindes zu betrauern. Sowohl ihre Emotionen als auch ihr Körper brauchten Zeit für die Umstellung. Ich ermutigte sie auch, mit Alan über ihre Empfindungen zu sprechen.

**Den Verlust akzeptieren** Zu Anfang zögerte Alan, Liz seine Gefühle zu offenbaren, und sie dachte, sie müsse ihn zwingen, mit ihr darüber zu sprechen. Sie wußte, daß sie sich nicht auf ein neues Baby freuen konnten, wenn sie diesen Verlust nicht überwinden konnten. Dies war eine Aufgabe, die sie mit vereinten Kräften angehen mußten. Ich riet ihnen, offen über ihre Ängste zu reden. Ich schlug ihnen vor, eine Art privater Trauerfeier abzuhalten – vielleicht einfach nur einen Baum in Erinnerung an ihr totes Baby zu pflanzen.

**Hatte das Kind einen Schaden?** Nach der Fehlgeburt wurde Liz ins Krankenhaus gebracht und untersucht, um sicherzugehen, daß keine Plazentareste in der Gebärmutter verblieben waren, wo sie einen Entzündungsherd bilden konnten. Auf Anraten ihres Arztes sammelte sie alle Abortreste ein, so daß der Fetus auf chromosomale Anomalien untersucht werden konnte. Man fand nichts. Liz war beruhigt, aber dann begann sie, sich mit Selbstvorwürfen zu quälen – vielleicht war die Fehlgeburt ihr Verschulden? Ich erklärte ihr, daß bei einer Erstgebärenden die Abortrate wesentlich höher liegt, daß sogar jede dritte eine Fehlgeburt hat. Dafür, so glaubt man, gibt es zwei Gründe: Ein unreifer Uterus muß sich entwickeln und einen „Probelauf" machen, bevor er dafür gerüstet ist, eine Schwangerschaft bis zum Ende zu unterstützen, und Defekte in den Samen- oder Eizellen können Anomalien beim Fetus bewirken.

**Die Wahrscheinlichkeit einer weiteren Fehlgeburt**
Studien jüngeren Datums, die sich mit dem Abort im Frühstadium der Schwangerschaft befaßt haben, zeigen, daß bei Frauen, die eine Fehlgeburt hatten, mit höherer Wahrscheinlichkeit eine weitere erfolgt. Das Risiko scheint zu wachsen, wenn die Empfängnis zu schnell auf die Fehlgeburt folgt. Zum Glück hatte ich Liz und Alan davor gewarnt; sie warteten vier Monate, bevor sie den nächsten Konzeptionsversuch unternahmen.
Die Prognose, ob eine Frau ein weiteres Mal eine Fehlgeburt haben könnte, läßt sich schon vor der Schwangerschaft mit einem einfachen Test stellen. Während des Menstruationszyklus weisen zu hohe LH-Werte (luteinisierendes Hormon) vor dem Eisprung auf ein erhöhtes Abortrisiko hin. Bei Liz wurden die Werte bestimmt, und sie erwiesen sich als normal.

**Wiederholte Fehlgeburten**
Einige Frauen haben immer wieder Fehlgeburten, doch selbst für sie liegen die Chancen, nach dem dritten Abort eine Schwangerschaft erfolgreich zum Abschluß zu bringen, bei 60 %. Frauen mit mehrfachem Abort werden auf Uterusanomalien, Hormonstörungen und Defekte im Immunsystem untersucht. Seit neuerem hat sich die Forschung auf die Immunreaktion und die Hormone der Frau als Ursache wiederholter Fehlgeburten konzentriert.

**Immunologisch bedingte Fehlgeburten** Das Immunsystem hat die Aufgabe, fremde Eindringlinge abzuwehren. Die Schwangerschaft hebt dieses Prinzip normalerweise auf, so daß der Körper einer Frau das Kind schützt, statt es zu bekämpfen. Bei manchen Müttern wirkt dieser Mechanismus jedoch nicht, aus unbekannten Ursachen: Die Immunreaktion gewinnt die Oberhand, und die Frucht wird abgestoßen. Eine Behandlungsmethode, die sich jedoch noch in der Experimentierphase befindet, besteht darin, die Frauen zu immunisieren, so daß sie keine Antikörper gegen den Fetus entwickeln.

**Hormonell bedingte Fehlgeburten** Man hat festgestellt, daß einige Frauen, die wiederholt Fehlgeburten hatten, an dem Syndrom der polycystischen Ovarien leiden, wobei die Eierstöcke durch eine Vielzahl von Zysten vergrößert sind. Regelmäßige Kontrollen des Hormonspiegels sind in diesen Fällen erforderlich.

**Wieder schwanger**
Nun ist Liz erneut schwanger und in jedem Lebensbereich extrem vorsichtig. Sie besucht einen Geburtsvorbereitungskurs, in dem sie Entspannungstechniken lernt, und ihr Partner Alan hat gelernt, ihr eine entspannende Massage zu verabreichen. Und wichtiger noch, sie gibt sich nicht mehr die Schuld an der Fehlgeburt und hat eine positive Einstellung zur neuen Schwangerschaft entwickelt. Natürlich kann niemand das Ergebnis voraussagen, aber Liz ist imstande, die Schwangerschaft lockerer anzugehen und Alan ist sich sicher, daß „dieses Mal alles gutgehen wird", zögert aber noch, mit seinem ungeborenen Kind zu sprechen wie er es beim erstenmal getan hat.

## Liz' Baby

**Lisa wirkt fit und gesund, und es scheint nichts zu geben, was auf die erhöhte Neigung zu einer weiteren Fehlgeburt schließen ließe. Ihr Baby hat die besten Chancen, sich ganz normal in der Gebärmutter zu entwickeln.**

In mancher Hinsicht kommt ihm die vorausgegangene Fehlgeburt sogar zugute:

- Lisa ist in Topform, weil sie darauf achtet, sich gesund zu ernähren und Gymnastik zu machen.
- Es kann sich geborgen fühlen, weil Lisa ihm positive Gefühle entgegenbringt.
- Es wird bei der Geburt mit besonderer Freude und Erleichterung begrüßt werden, weil es die vorausgegangene Enttäuschung wettmacht und Erfolg symbolisiert.

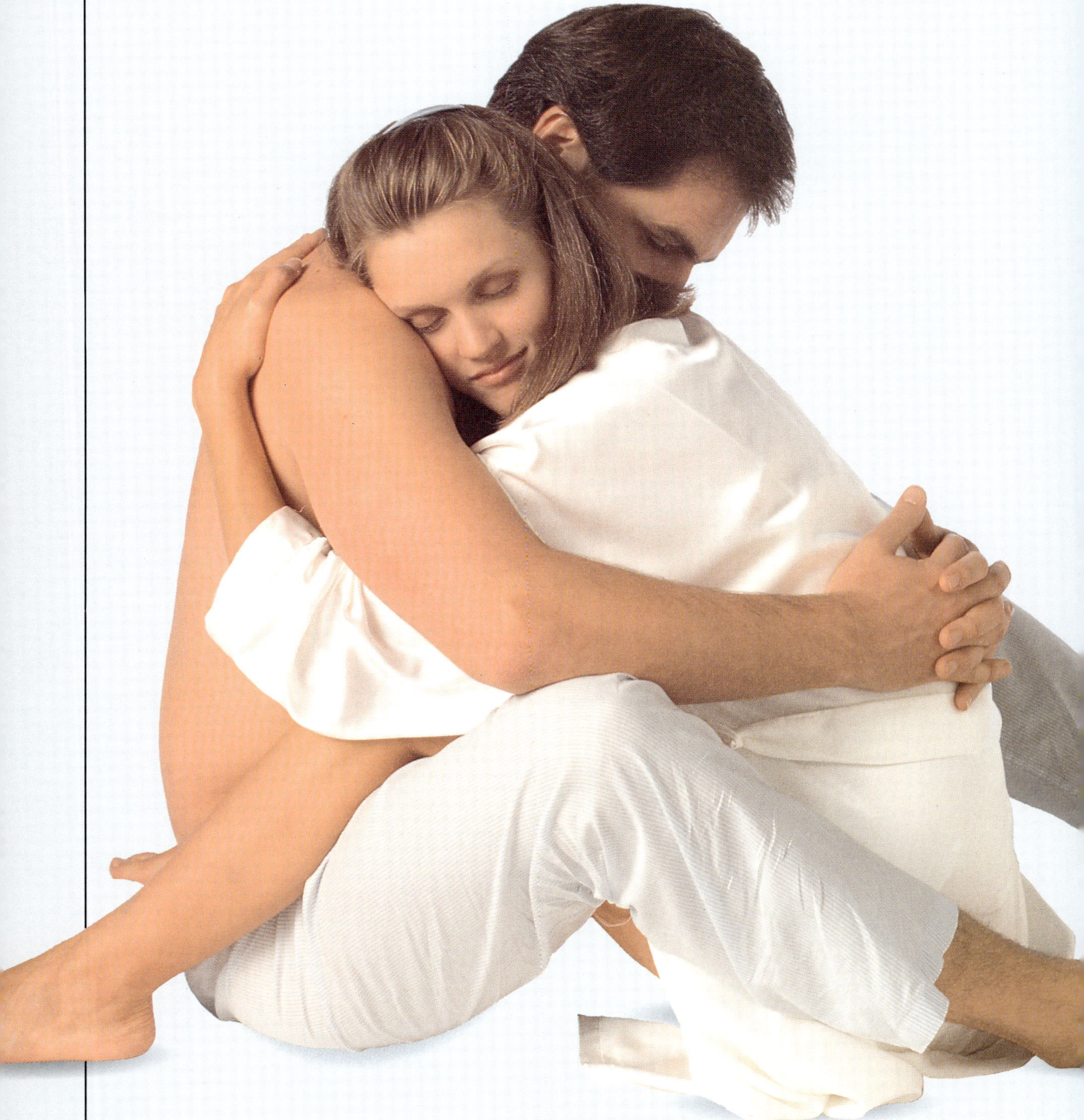

Kapitel 10

# Sexualität in der Schwangerschaft

*Der Hormonspiegel in Ihrem Körper, der während der Schwangerschaft sehr hoch ist, befähigt Sie, sämtliche Aspekte der Sexualität – angefangen von der erotischen Massage bis hin zum Koitus – wesentlich intensiver als je zuvor zu erleben. Es könnten allerdings auch sexuelle Probleme auftreten, die leicht in andere Lebensbereiche übergreifen, sich aber durch ein offenes Gespräch vermeiden oder bewältigen lassen.*

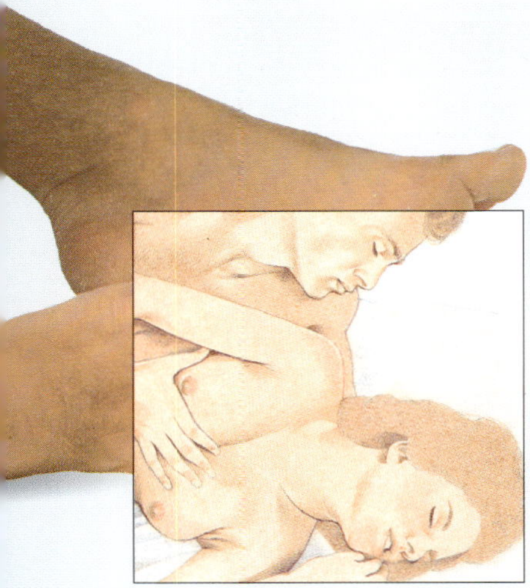

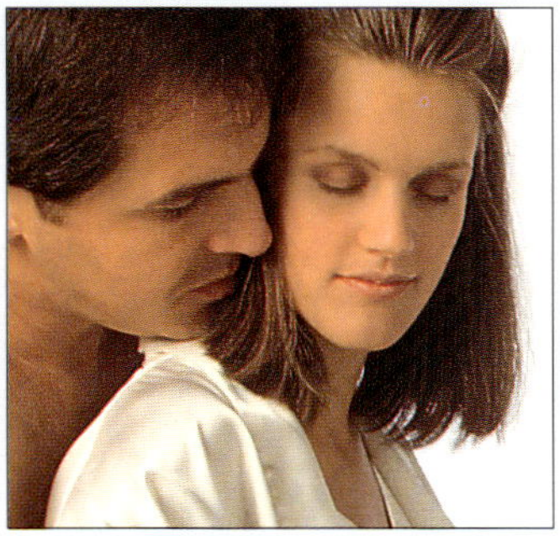

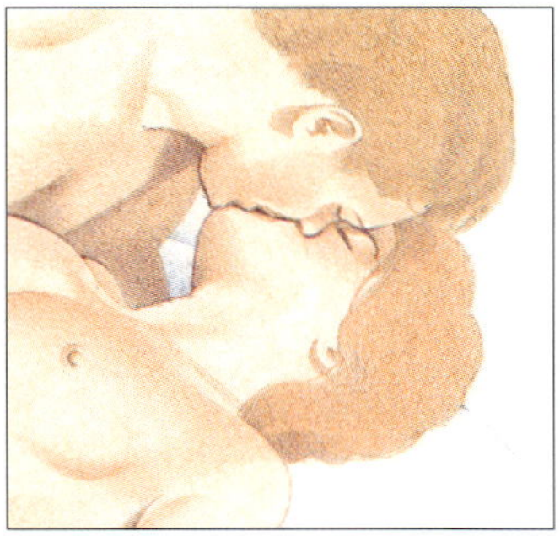

# Schwangerschaft – ein sinnliches Erlebnis

*Solange keine medizinischen Gründe eine Abstinenz nahelegen, ist Geschlechtsverkehr in der Schwangerschaft unbedenklich und statthaft. Darüber hinaus ist jede schwangere Frau imstande, Sex zu genießen, vielleicht sogar mehr als je zuvor.*

Das Bedürfnis danach und der Spaß am Sex variieren beträchtlich während der Schwangerschaft; sie sind nicht nur von Frau zu Frau, sondern auch in den einzelnen Phasen der Tragezeit verschieden. In der Regel läßt das sexuelle Interesse im ersten Trimester nach (vor allem, wenn Sie unter Müdigkeit und Brechreiz leiden), gefolgt von einem Aufflammen der Lustgefühle im zweiten und der Rückkehr zur „Sparflamme" im letzten Schwangerschaftsdrittel.

Schwangere finden den sexuellen Kontakt oft weit erregender und befriedigender als vor der Empfängnis. Tatsache ist, daß manche Frauen in dieser Zeit erstmals einen Orgasmus oder mehrere Höhepunkte hintereinander erleben. Diese verstärkte sexuelle Erlebnisfähigkeit und Aktivität ist in erster Linie auf die hohen Mengen an weiblichen Hormonen und Schwangerschaftshormonen zurückzuführen, die jetzt im Körper zirkulieren (siehe Spalte links). Sie haben eine Reihe nachhaltiger Veränderungen an Brüsten und weiblichen Geschlechtsorganen zur Folge, die nun schneller und stärker stimuliert werden können. Darüber hinaus kann die Schwangerschaft eine so ultimative Bestätigung der Weiblichkeit sein, daß viele Frauen schon deshalb ein erhöhtes Bedürfnis nach Geschlechtsverkehr haben.

**Erotik während der Schwangerschaft**

Eine der Auswirkungen des erhöhten Östrogenspiegels während der Schwangerschaft ist die stärkere Durchblutung des Beckenbereichs. Folglich werden Scheide und Schamlippen leicht gedehnt und schwellen. Dieses Dehnen und Anschwellen bewirkt eine Hyperreaktionsfähigkeit der Sinnesnerven und damit einen schnellen Eintritt in die Erregungsphase.

Die Brüste werden größer, eines der klassischen Zeichen gleich nach Eintritt der Schwangerschaft, und die Brustwarzen können kribbeln oder sogar druckempfindlich sein. Infolge der erhöhten Empfindlichkeit erleben viele Frauen ein Höchstmaß sexueller Spannung, wenn Brustwarzen und Brüste vom Partner manuell oder oral stimuliert werden. Dieses Vorspiel kann auch zu einer Stimulierung der Klitoris und Vagina führen, die sehr leicht anschwellen.

Aufgrund der erhöhten Blutzufuhr bilden sich Scheidensekrete im Übermaß, so daß die Penetration wesentlich früher als sonst erfolgen kann. Das Glied kann wegen der Gleitfähigkeit der Vagina besonders leicht eindringen, und ein Höhepunkt wird sehr schnell erreicht, wenn gleichzeitig die Klitoris stimuliert wird. Die Intensität des Orgasmus kann völlig neue Höhen erreichen und die Rückbildungsphase, das „Abklingen der sexuellen Spannung", um einiges länger sein als sonst.

## Ihre Hormone

**Eine Frau erlebt zahlreiche physische, emotionale und psychologische Veränderungen während der Schwangerschaft, die ihre Einstellung zur Sexualität und ihre sexuelle Erlebnisfähigkeit beeinflussen. Dieser Wandel ist vor allem auf die stark erhöhten Hormonmengen zurückzuführen, die im Körper zirkulieren.**

Die wichtigsten schwangerschaftserhaltenden Hormone sind Progesteron und Östrogen. Zu Beginn der Schwangerschaft werden sie vom Corpus luteum (Gelbkörper) im Eierstock gebildet. Sobald sich der Embryo jedoch in der Uteruswand eingenistet hat, sind er und die Plazenta die Hauptlieferanten.

Die Progesteron- und Östrogenkonzentration erhöht sich blitzschnell und auf spektakuläre Weise. Der Progesteronspiegel steigt in der Schwangerschaft auf das Zehnfache, während die an einem einzigen Tag produzierte Östrogenmenge genauso hoch ist wie die einer Nichtschwangeren innerhalb von drei Jahren. Im Verlauf einer einzigen Schwangerschaft werden so viele Östrogene gebildet, daß eine nichtschwangere Frau für die gleiche Menge 150 Jahre bräuchte.

Progesteron und Östrogen vermitteln das Gefühl des Wohlbefindens, zaubern Glanz in die Haare, lassen die Haut glatt und rosig erscheinen und umgeben eine Frau mit einer Aura innerer Gelassenheit und Zufriedenheit.

Die Schwangerschaftshormone stimulieren nicht nur den gesamten Genitaltrakt, sondern regen auch die Produktion eines melaninbildenden Hormons im Gehirn an, das eine tiefere Hautpigmentierung hervorruft, zum Beispiel im Bereich um die Brustwarzen. Diese dunklere Färbung kann eine sexuelle Signalwirkung auf einen Mann haben, so daß Ihr Partner Ihre Brüste besonders reizvoll findet.

**Wann ist Sex erlaubt?**
Ihren sexuellen Aktivitäten sind keine Grenzen gesetzt, vorausgesetzt, daß Sie keinen Hochleistungssport daraus machen und keine medizinischen Gründe dagegen sprechen (siehe Seite 218). Guter Sex in der Schwangerschaft dient nicht nur der körperlichen Befriedigung, sondern hält auch die Beckenmuskulatur stark und geschmeidig und sorgt folglich dafür, daß Sie für die Entbindung bestens gerüstet sind.
Außerdem vertiefen Sie damit die Beziehung zu Ihrem Partner, und das trägt wiederum dazu bei, daß Sie beide die Belastungen als Eltern besser bewältigen werden.
Es gibt aus physischer Sicht nicht den geringsten Grund, warum eine Frau den sexuellen Kontakt mit ihrem Partner nicht voll genießen sollte, und zwar bis zum Beginn der Wehen, wenn beide Partner es möchten. Sofern keine Risikoschwangerschaft vorliegt, stellen die Uteruskontraktionen, die mit dem Orgasmus einhergehen, keine Gefahr dar.
Es ist ein Ammenmärchen, daß Sex während der Schwangerschaft Infektionen verursachen und dem Fetus schaden kann. Eine Infektion ist buchstäblich ausgeschlossen, weil der Muttermund durch einen undurchdringlichen Schleimpfropf versiegelt ist, der ein Eindringen von Bakterien in den Uterus verhindert.
Dazu kommt, daß Ihr Kind rundum vom schützenden Amnionsack umhüllt ist, der selbst unter großem Druck von außen nicht reißt (einschließlich des Gewichts Ihres Partners, das beim Geschlechtsverkehr auf Ihnen lastet). Es steht natürlich außer Frage, daß ein sexueller Kraftakt nicht empfehlenswert ist, weil er Entzündungen und Abschürfungen hervorrufen könnte – Unannehmlichkeiten, die Sie sich in der Schwangerschaft ersparen sollten.

**Stellungen beim Geschlechtsverkehr** Es gibt mehrere Positionen, die Ihre Lust steigern, ohne im mindesten die Ihres Partners zu beeinträchtigen, sobald die „Missionarsstellung" (der Mann liegt oben, die Frau unten) zu unangenehm und unbequem wird. Viele Frauen bevorzugen dann die Position Seite-an-Seite oder das Eindringen von hinten, weil hier das Gewicht des Partners nicht auf dem Bauch lastet. Die Sitzstellung ist besonders in den letzten Schwangerschaftsmonaten von Vorteil, weil Sie Ihre Position anpassen können und trotzdem das Gesicht Ihres Partners sehen und seine Nähe spüren können.
Wenn Sie Lust auf Sex, aber nicht auf einen Koitus haben, sollten Sie und Ihr Partner mit anderen Formen der sinnlichen und sexuellen Befriedigung experimentieren. Dazu gehören zum Beispiel auch erotisches Streicheln, Küssen, Massage (siehe Seite 212), gegenseitige manuelle Stimulierung und oraler Sex.

## Festigung der partnerschaftlichen Beziehung

**Die physischen und emotionalen Veränderungen während der Schwangerschaft wirken sich zwangsläufig auch auf die sexuelle Beziehung zu Ihrem Partner aus. Liebe und Verständnis werden Ihnen helfen, Probleme zu meistern, die in dieser Zeit entstehen könnten.**

Wenn die Schwangerschaft voranschreitet, haben Sie vielleicht das Bedürfnis, Ihre sexuellen Gewohnheiten zu ändern. Das gelingt am besten, wenn Sie darin eine Chance sehen, die physische Seite der Partnerbeziehung weiterzuentwickeln und zu vertiefen. Zum Beispiel könnten Sie sich angeregt fühlen (vielleicht zum erstenmal), neue Stellungen beim Geschlechtsverkehr auszuprobieren und mit anderen Formen der sexuellen Aktivität zu experimentieren, wie gegenseitige manuelle Stimulation und oraler Sex.
Versuchen Sie, die Veränderungen in Ihren eigenen sexuellen Vorlieben und die Wünsche Ihres Partners zu verstehen. Gehen Sie offen miteinander um, wenn Sie über Ihre Bedürfnisse sprechen, und lassen Sie nicht zu, daß Ihr Sexualleben zur alles beherrschenden Kraft in der Partnerschaftsbeziehung wird. Konzentrieren Sie sich darauf, zu lieben, statt Liebe zu machen! Und sollte Ihnen oder Ihrem Partner zu irgendeinem Zeitpunkt nicht nach Sex zumute sein, dann entdecken Sie die Intimität und Freude, die darin liegt, einfach mit dem geliebten Menschen zusammenzusein.

## Gut für Sie

**Betrachten Sie die erotische Massage als eine Quelle der Lust oder als eine Vorspielvariante.**

Sie stellt eine Möglichkeit dar, während der Schwangerschaft eine enge und lustvolle physische Beziehung zu Ihrem Partner aufrechtzuerhalten. Das gilt vor allem, wenn der Geschlechtsverkehr aus medizinischen Gründen nicht möglich, unangenehm oder unerwünscht ist. Wenn Sie die Massage so erotisch wie möglich gestalten und sich dabei gegenseitig manuell befriedigen, werden Sie wahrscheinlich beide imstande sein, ohne Penetration einen Orgasmus zu erreichen.

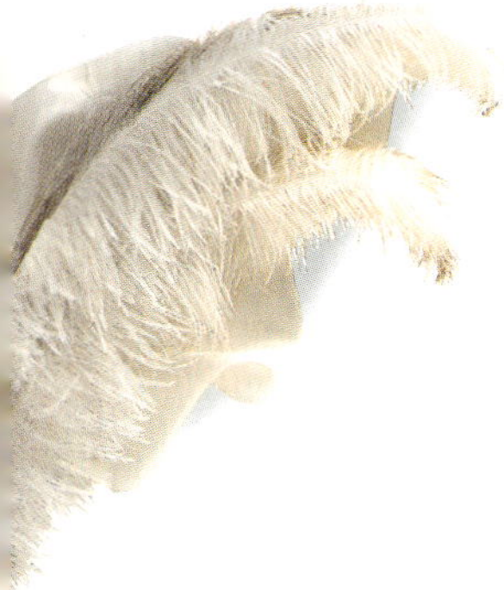

# Erotische Massage

Wenn Sie und Ihr Partner sich gegenseitig liebevoll massieren, werden Sie dies nicht nur als entspannend empfinden, sondern auch die Liebe zueinander vertiefen. Beginnen Sie damit, sich zärtlich zu umarmen, sich aneinanderzukuscheln, zu streicheln und sich dann gegenseitig vom Kopf bis zu den Zehen mit reichlich Massageöl zu massieren.

### Ein beiderseitiges Vergnügen

Eine Massage bietet Ihnen die Möglichkeit, zu entdecken, was Ihnen Spaß macht, und Sie sollten völlig ungehemmt und offen dabei vorgehen. Sie werden vermutlich beide verblüfft sein, wie lustvoll das Streicheln bestimmter Bereiche des Körpers sein kann, die sie nie für erogen gehalten hätten.

**Vorbereitung auf die Massage** Wählen Sie eine Zeit, in der Sie aller Wahrscheinlichkeit nach nicht gestört werden (den Hörer neben das Telefon zu legen ist oft eine weise Vorsichtsmaßnahme), und bereiten Sie das Schlafzimmer vor, so daß es warm und gemütlich ist. Wenn Ihr Bett für eine Massage zu weich ist, legen Sie eine Matratze oder zusammengefaltete Decken auf den Fußboden, mit einem großen sauberen Badehandtuch oder Bettlaken bedeckt. Dämpfen Sie das Licht, wenn nötig, und sorgen Sie für stimmungsvolle Musik, um die richtige Atmosphäre zu schaffen.

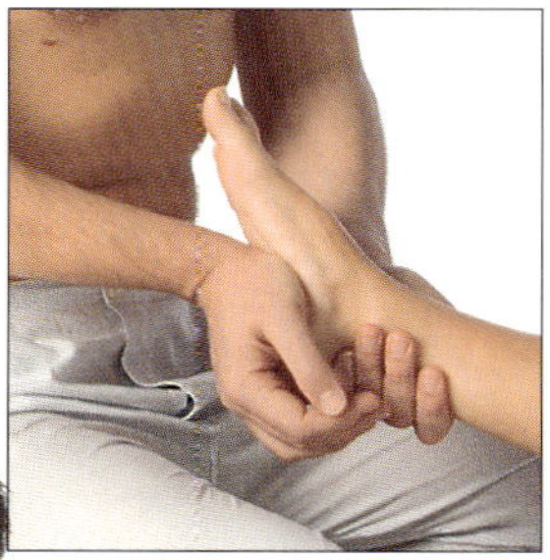

**Fußmassage**
Drücken Sie mit dem Handballen gegen den Fuß, und arbeiten Sie sich zur Ferse vor. Ferse und Knöchel sollten nicht massiert werden, weil dadurch Gebärmutterkontraktionen ausgelöst werden können.

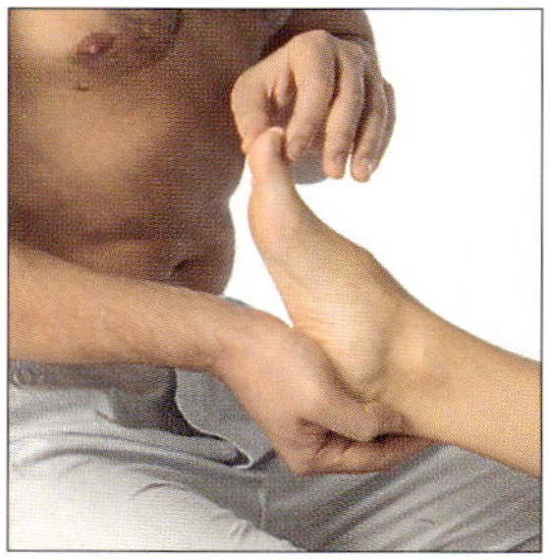

**Zehenmassage**
Stützen Sie das Fußgewölbe mit einer Hand, und greifen Sie alle Zehen gleichzeitig. Biegen Sie diese sanft nach hinten und nach vorne. Lassen Sie dann jeden Zeh erst in die eine, dann in die andere Richtung kreisen.

*Sorgen Sie für genügend Kissen als Stütze; legen Sie sich dann zurück, und genießen Sie die Massage*

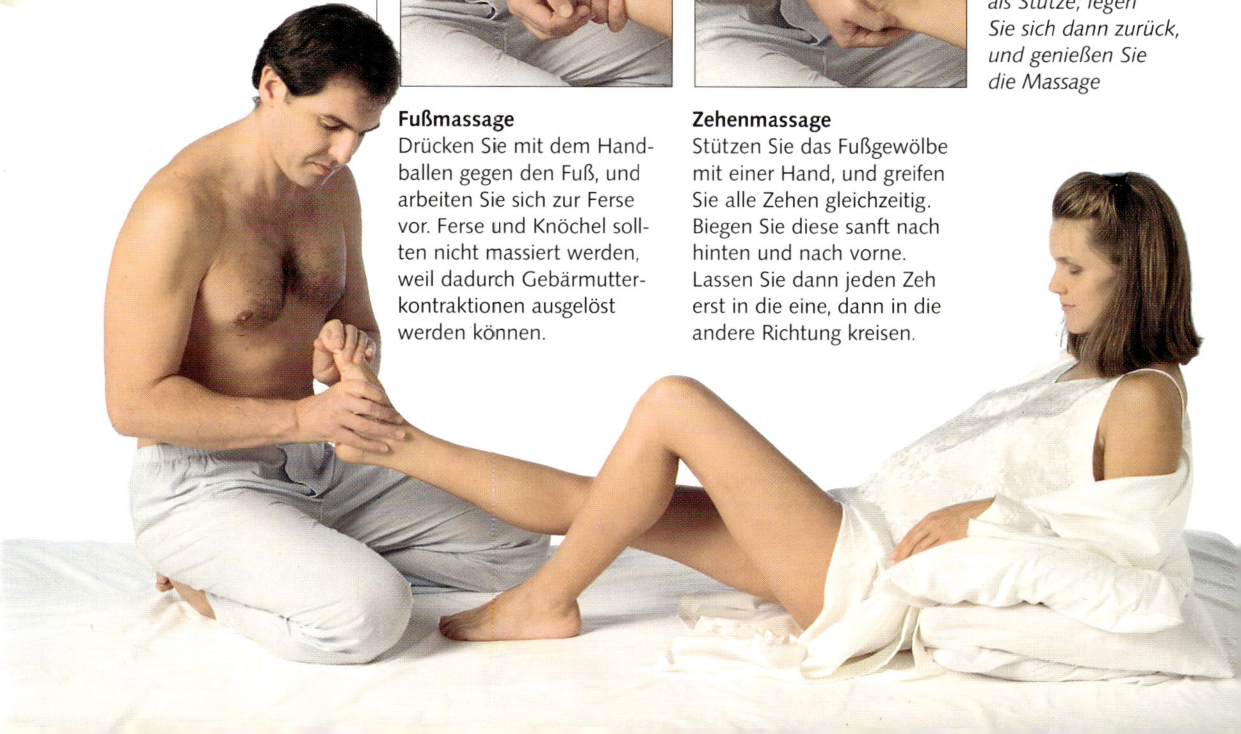

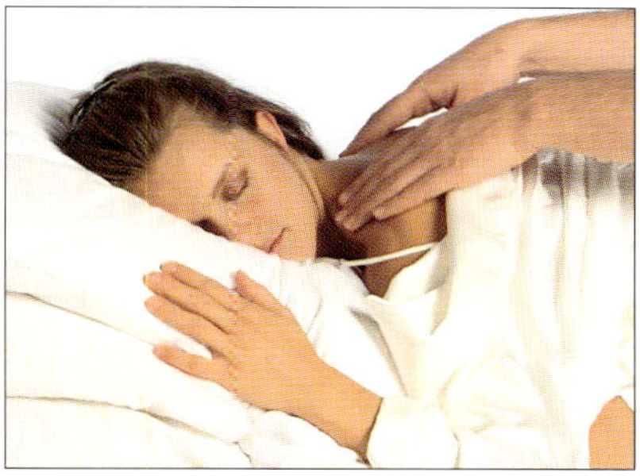

*Lassen Sie sich immer Zeit für langsame und sinnliche Bewegungen. Achten Sie darauf, daß Ihre Partnerin eine bequeme Position einnimmt und von Kissen gestützt ist*

**Schulter- und Rückenmassage**
Kneten Sie den Hals und dann die Schultermuskulatur sanft zwischen Handflächen, Daumen und Fingern. Massieren Sie den unteren Rückenbereich mit dem Handballen.

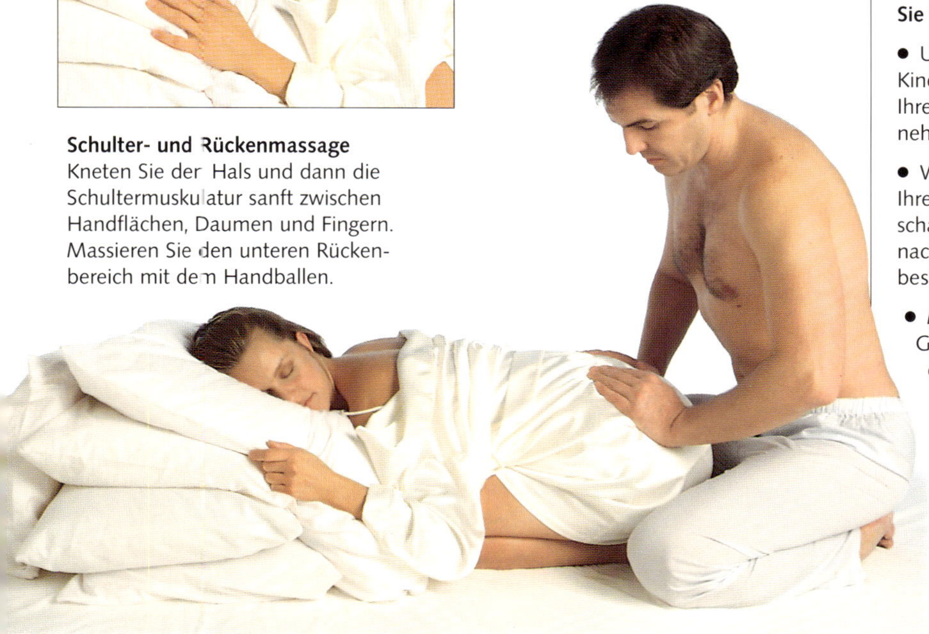

## Gut für Ihr Baby

**Ein Baby reagiert sehr positiv, wenn der Körper seiner Mutter gestreichelt und liebkost wird, und es profitiert wie Sie von einer Massage:**

- Ungefähr vom 5. Monat an spürt Ihr Kind die Streichelbewegungen durch Ihre Bauchdecke, die es als sehr angenehm und beruhigend empfindet.
- Wenn Sie lernen, sich selbst und Ihren Partner während der Schwangerschaft zu massieren, können Sie Ihr Kind nach der Geburt durch eine Berührung besänftigen.
- Massieren Sie Ihr Kind nach der Geburt weiter: Auch Babys finden eine Massage entspannend.

**Gleitfähigkeit der Haut** Benutzen Sie ein Massageöl oder eine entsprechende Lotion, denn Ersatzmittel wie Handcreme oder Körperlotion werden zu schnell von der Haut absorbiert, während Babyöl einen Schmierfilm hinterläßt. Wärmen Sie das Öl vorher an (indem Sie die Flasche zum Beispiel in eine Schüssel mit warmem Wasser stellen), und vergewissern Sie sich, daß Ihre Hände warm und die Fingernägel kurz und nicht spitz sind. Geben Sie ein paar Tropfen Öl in die Hände, und verreiben Sie diese auf der Haut Ihrer Partnerin (niemals das Öl direkt aufgießen – das wäre ablenkend und obendrein eine Verschwendung, weil man die Menge schlecht dosieren kann und meistens etwas danebengeht).

**Intime Berührung** Benetzen Sie die Fingerspitzen leicht mit Massageöl, und zeichnen Sie die Konturen von Lippen, Wangen, Kiefer, Ohren und Hals Ihres Partners/Ihrer Partnerin nach. Streichen Sie fest nacheinander jeden Oberschenkel aufwärts und mit federleichtem Fingerdruck wieder hinunter. Die Brüste Ihrer Partnerin sollten, da sie weich und empfindlich sind, immer behutsam behandelt werden.

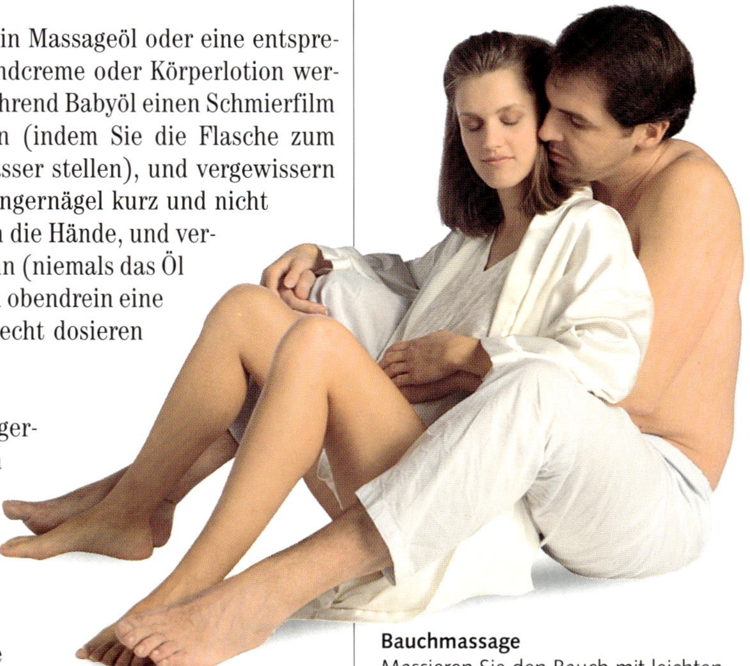

**Bauchmassage**
Massieren Sie den Bauch mit leichten Kreisbewegungen der Fingerspitzen, während sich Ihre Partnerin zurücklehnt.

## Was man tun und lassen sollte

**Mittels einiger kleiner Anpassungen in Ihren sexuellen Praktiken können Sie den Kontakt für die werdende Mutter zu einem noch befriedigenderen Erlebnis machen.**

**Was Sie tun sollten:**

- Zärtlich, romantisch, geduldig und verständnisvoll sein
- auf verschiedene Weise streicheln, zum Beispiel mit fester Hand über den Bauch, wenn das Baby tritt
- Bauch und Brüste Ihrer Partnerin entlasten, wenn Sie miteinander schlafen
- viele Kissen benutzen, damit sie es bequem hat und ihr Körper im richtigen Winkel positioniert ist
- sich Zeit nehmen, wenn Sie Liebe machen, und keine Angst vor Experimenten haben

**Was Sie lassen sollten:**

- Ihre Partnerin zum Geschlechtsverkehr drängen, wenn sie keine Lust dazu hat
- erwarten, daß sie zur gleichen Zeit – oder überhaupt – einen Orgasmus hat

# Geschlechtsverkehr

Sie können, egal in welchem Stadium der Schwangerschaft, Geschlechtsverkehr haben, wenn Sie möchten und wenn keine medizinischen Gründe dagegen sprechen (siehe Seite 218). Ihr Baby ist im Uterus sicher und kann durch normale sexuelle Aktivitäten keinen Schaden nehmen (siehe Spalte rechts); es genießt den Sex vermutlich genauso wie Sie, weil Ihre Hormone durch die Plazenta zu ihm dringen (siehe auch Seite 174).

In den ersten Monaten können Sie jede beliebige Koitusstellung einnehmen. Wenn der Bauchumfang jedoch wächst, stellen Sie möglicherweise fest, daß einige Positionen unangenehm werden.

In diesem Fall gibt es zahlreiche andere erotische und aufregende Positionen, die Sie ausprobieren sollten. Dazu kommt, daß sie sich auch oft als die angenehmsten nach der Geburt des Babys entpuppen, wenn Sie zum erstenmal wieder miteinander schlafen (siehe Seite 338).

### Position Frau oben

Vom zweiten Trimester an wird diese Stellung wahrscheinlich die angenehmste sein. Mit zunehmendem Leibesumfang können Sie die Distanz zum Bauch Ihres Partners vergrößern, indem Sie Ihr Gewicht auf die gebeugten Beine verlagern. Auf diese Weise können Sie verhindern, daß der Druck auf Bauch und Brüste zu groß wird, und gleichzeitig Tiefe, Geschwindigkeit und Rhythmus der Penetration steuern.

Diese Position läßt viel Raum für Intimität. Sie und Ihr Partner haben Ihre Hände frei, um sich gegenseitig zu liebkosen und zu streicheln, und er kann Ihre Brüste leicht mit dem Mund erreichen. Oder Sie streifen seinen Brustkorb mit Ihren Brüsten, um ihn zu stimulieren.

**Löffelposition**
Ihr Partner schmiegt sich an Ihren Rücken – eine der bequemsten und emotional befriedigendsten Stellungen.

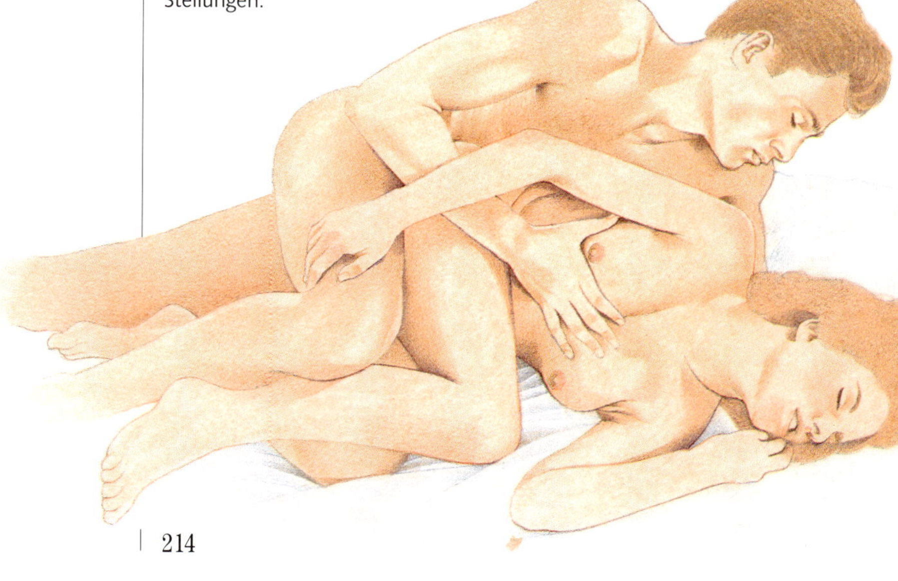

### Knien oder Position Seite-an-Seite

Diese Stellungen, die vielfach eine Penetration von hinten beinhalten, sind sehr vorteilhaft während der Schwangerschaft, vor allem wenn Sie sich in Rückenlage nicht sonderlich wohl fühlen oder keine allzu aktive Rolle übernehmen wollen.

Kniende Stellungen bieten Ihrem Partner viel Bewegungsfreiheit und ermöglichen ihm, die Tiefe der Penetration zu variieren. Seite-an-Seite-Positionen wie die unten abgebildete sind nicht nur bequem, sondern gestatten auch Küssen und Streicheln. Die „Löffelposition“ (siehe gegenüberliegende Seite) – so genannt, weil sich die Partner wie zwei Löffel aneinanderschmiegen – ist auch nach der Geburt angenehm, wenn Sie den Geschlechtsverkehr wieder aufnehmen, vor allem bei einem Dammschnitt. Eine Variation dieser Stellung, bei der Sie auf dem Rücken liegen, nimmt jede Gewichtsbelastung vom Bauch. Ihr Partner hat ungehinderten Zugang zur Vagina und kann Sie weiterhin manuell oder mit dem Penis stimulieren.

### Sitzende Positionen

Diese Positionen sind vor allem in der Mitte und gegen Ende der Schwangerschaft von Vorteil, gewähren nicht so viel Bewegungsfreiraum, sind aber für beide Partner angenehm und nehmen den Druck vom Bauch. Ihr Partner sitzt beispielsweise auf einem stabilen, bequemen Stuhl oder auf der Bettkante und Sie auf seinem Schoß, entweder mit ihm zugewandtem Gesicht (falls Ihr Bauch nicht zu umfangreich ist), mit dem Gesicht zur Seite oder mit dem Gesicht in abgewandter Richtung.

Wenn Sie mit dem Gesicht zur Seite oder in abgewandter Richtung sitzen, kann Ihr Partner seine Hände benutzen, um Ihren Körper und Ihre Brüste zu streicheln und die Klitoris zu stimulieren. Dazu kommt, daß Sie das Tempo bestimmen können, weil sein Bewegungsradius eingeschränkt ist.

**Seite-an-Seite**
Schieben Sie sich auf den Penis Ihres Partners, den Sie, falls nötig, zwischen den zusammengepreßten Beinen halten, um Ihren Genitalbereich zu stimulieren.

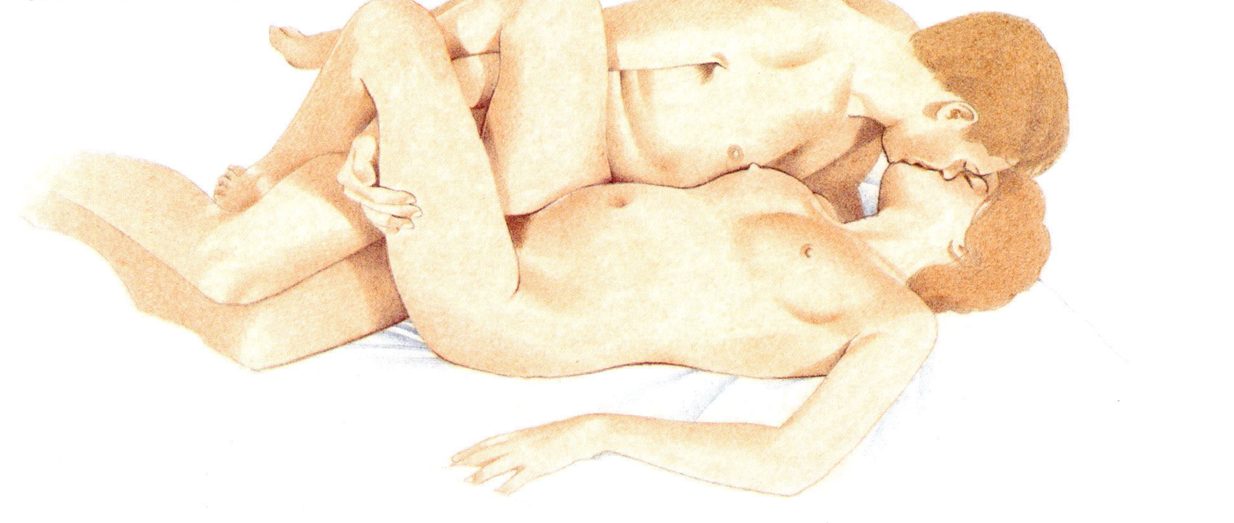

## Sex und Ihr Baby

**Es besteht keine Gefahr, Ihrem Baby zu schaden, wenn Sie während einer normal verlaufenden Schwangerschaft sexuellen Kontakt haben.**

Ihr Baby ist durch die Eihäute und das Fruchtwasser, das es umgibt, geschützt. Es wirkt wie ein Polster, und der Vaginalschleim, der den Muttermund fest verschließt, bildet eine natürliche Infektionsbarriere.

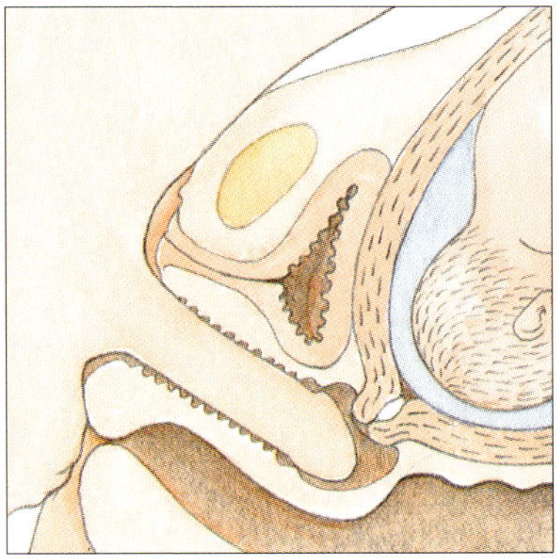

**Eindringen des Penis**
Während des Geschlechtsverkehrs dringt der Penis Ihres Partners infolge des vaginalen Winkels in sicherer Entfernung von der Gebärmutter ein.

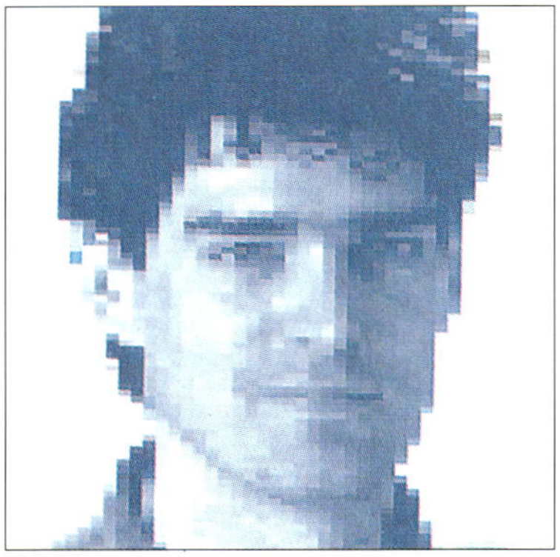

| | |
|---|---|
| **Name:** | Tony Hoggs |
| **Alter:** | 33 Jahre |
| **Familien-anamnese:** | Nichts Außergewöhnliches |
| **Geburtshilflicher Hintergrund der Partnerin:** | Sie erwartet das erste Kind; sie ist 29 Jahre alt. |

Tony ist fest entschlossen, sich das größte Ereignis in seinem Leben nicht entgehen zu lassen; er möchte ein wirklich aktiver Vater sein. Forschungen haben gezeigt, daß sich Männer, die sich vom Augenblick der Schwangerschaftsbestätigung an in das Geschehen einbeziehen, zu begeisterten, engagierten Vätern entwickeln. Das bringt für Tony eine deutliche Mehrbelastung mit sich: Er beteiligt sich an allen Vorbereitungen, begleitet Sally zu Vorsorgeuntersuchungen und Geburtsvorbereitungskursen, trifft gemeinsam mit ihr die Entscheidung, wo und wie ihr Kind zur Welt kommen soll, und hilft bei der Betreuung des Babys, sobald es geboren ist.

**Fallstudie**

# Zum erstenmal Vater

*Viele moderne Väter betrachten Schwangerschaft und Geburt nicht mehr ausschließlich als „Frauensache". Sie möchten auf jede nur erdenkliche Weise teilhaben und ihren Beitrag leisten, so daß sie von Anfang an in die Beziehung zum Kind eingebunden sind.*

## Ein engagierter werdender Vater

Tony ist begeistert, als seine Partnerin Sally ihm eröffnet, daß sie schwanger ist. Er weiß, daß Schwangerschaft und Geburt auch für ihn Erfahrungen von großer Tragweite sein werden und möchte so weit wie möglich daran teilhaben. Er ist Sallys persönlicher „Geburtshelfer" und sehr aufgeregt bei der Aussicht, sein Scherflein zur Entbindung des Kindes beizutragen. Da er Sally in den verschiedenen Phasen der Schwangerschaft zur Seite steht und an allen damit verbundenen Aktivitäten teilnimmt, hat er nun festgestellt, daß ihre Beziehung reicher geworden ist. Das ungeborene Kind hat seinem Leben eine neue Dimension gegeben, und er freut sich unbändig darauf, Vater zu werden.

Sally ist froh, daß Tony so viel Interesse und Einfühlsamkeit zeigt, und gemeinsam besuchen sie Geburtsvorbereitungskurse (siehe Seite 108). Darüber hinaus üben sie die verschiedenen Atem- und Entspannungstechniken zu Hause, und dieser Teamgeist ist für beide eine außerordentlich gewinnbringende Erfahrung.

Natürlich wird es während der Schwangerschaft Hoch- und Tiefpunkte geben, und manchmal fällt es einem Mann schwer, die eigenen Wünsche auf die seiner Partnerin abzustimmen oder auch ihre augenblicklichen Bedürfnisse nur zu erahnen. Werdende Mütter fühlen sich im Stich gelassen, wenn sie nicht die Unterstützung und den starken Rückhalt finden, die sie bei ihren Partnern suchen. Die Spannungen, die mit der künftigen Elternrolle einhergehen, können indessen abgebaut werden, wenn beide offen über ihre Gefühle reden.

## Was ist danach?

So sehr Sally die Schwangerschaft auch genießt, Tony macht sich bisweilen Sorgen, wie sich ihr Leben verändern könnte, sobald das Baby erst geboren ist. Er fragt sich: Werde ich dann das Gefühl haben, angebunden zu sein? Bin ich imstande, meinem Kind ein guter Vater zu sein? Wird meine Beziehung zu Sally leiden?

**Sind drei einer zuviel?** Tony könnte es schwerfallen zu akzeptieren, daß er nicht mehr die wichtigste Person im Leben seiner Partnerin ist. Tony wird sich weniger ausgeschlossen fühlen, wenn er selbst den Kontakt zu seinem Baby sucht, es in den Arm nimmt, mit ihm spricht und eine enge Beziehung zu ihm aufbaut. Er hat sich mit Sally darüber unterhalten, und er weiß, daß er willkommen und so wichtig wie früher für sie ist, da sie das Baby gemeinsam betreuen wollen.

**Ein guter Vater**
Ich versicherte Tony, daß es keinen „Knigge" für Eltern gibt. Er muß jedoch bereit sein, dazuzulernen, sich zu ändern, Fehler einzugestehen und vor allem Zeit für seine Partnerin und das Baby zu erübrigen. Vater sein beinhaltet immer harte Arbeit, viel Verantwortung und kostet eine Menge Zeit, aber das zahlt sich aus in unermeßlicher Freude und Zufriedenheit.

**Stimmungstief nach der Geburt**
Tony hat gelernt, mit Sallys Stimmungsschwankungen während der Schwangerschaft umzugehen, aber sie sind harmlos im Verleich zu der Wochenbettdepression, die nach der Geburt bei jeder frischgebackenen Mutter eintreten kann (siehe Seite 328), wie liebevoll und aufmerksam ihr Partner auch sein mag. Ich riet Tony, sich entsprechende Lektüre zu besorgen und schon im Vorfeld möglichst viel darüber in Erfahrung zu bringen. Falls bei Sally eine solche seelische Störung auftreten sollte, ist Tony imstande, sie als solche zu erkennen und könnte Sally dann anspornen, sich professionelle Hilfe zu suchen.

**Sexualität nach der Geburt**
Einige Männer, die bei der Geburt dabei waren, stellen fest, daß sie danach eine Weile kein Bedürfnis nach Sex haben. Das ist ganz normal und kein Grund zur Beunruhigung, denn der Sexualtrieb kehrt zurück. Viele junge Mütter haben nach der Geburt des Babys überhaupt keine Lust mehr auf Sex. Dieses Desinteresse kann zwei Monate, manchmal aber auch wesentlich länger anhalten.

**Gleichmut bewahren** Ich riet Tony, so einfühlsam und verständnisvoll wie möglich zu sein. Am besten ist es, die Dinge zunächst einmal langsam angehen zu lassen, vor allem wenn ein Dammschnitt gemacht wurde, und nicht zu erwarten, daß es im Bett auf Anhieb wieder phantastisch klappt. Außerdem muß Sex nicht unbedingt mit Penetration verknüpft sein; Tony kann mit Schmusen, Berühren, Massage und gegenseitiger manueller Befriedigung die sexuelle Beziehung wieder aufnehmen. Wenn Sally und er offen über ihre Gefühle sprechen, sind sie imstande, rechtzeitig einer emotionalen Kluft vorbeugen. Falls Probleme hartnäckig fortbestehen, sollte Tony fachkundige Beratung oder Hilfe in Anspruch nehmen.

**Nie mehr wie früher** Manche Paare stellen fest, daß ihr Sexualleben nach der Geburt des Kindes besser als je zuvor ist, vielleicht infolge der gewissenhaften Beckenbodenübungen der Mutter. Auch wenn das Interesse in seiner gewohnten Stärke zurückkehrt, wird das Sexualverhalten nie mehr so sein wie früher. Tony und Sally können jeden Moment vom Weinen des Babys gestört werden, und Sallys Mutterinstinkt reagiert sofort, so daß sie von Tony abgelenkt ist und ihre ungeteilte Aufmerksamkeit dem Kind zuwendet. Die alte Spontaneität wird fehlen, denn Sex muß irgendwo im Zeitplan untergebracht werden, zwischen Füttern und Windeln wechseln. Aber Sally und Tony sollten imstande sein, solche Probleme zu bewältigen, wenn sie ihre Beziehung auf der Prioritätenliste obenan setzen. Außerdem empfahl ich ihnen, sich mit anderen jungen Eltern zusammenzuschließen und die Kinder umschichtig zu betreuen.

## Tonys Kind

**Das Baby wird sehr positiv auf Tonys Bemühen reagieren, eine enge Beziehung zu ihm aufzubauen. Dies kann vor, während und nach der Geburt, wenn es daheim ist, geschehen.**

- Gleich nach der Geburt sollte Tony es auf den Arm nehmen und Blickkontakt herstellen. Der Hautkontakt wird dazu beitragen, daß es sich mit seinem individuellen Geruch vertraut machen kann, was die Entwicklung der Beziehung zwischen ihnen erleichtert.
- Wenn Tony schon während der Schwangerschaft beginnt, mit ihm zu sprechen, erkennt es die Stimme nach der Geburt wieder.
- Es stellt den emotionalen Kontakt sehr früh über die Stimme her, also sollte Tony sofort sanft mit ihm reden. Später wird es seine Stimme mit Geborgenheit und Liebe gleichsetzen.
- Es genießt es, wenn Tony es badet und ihm das Fläschchen mit der abgepumpten Muttermilch oder Fertignahrung gibt.
- Es erkennt an der vertrauten und liebevollen Stimme und an seinem Geruch, daß er da ist.
- Es weckt in Tony ungeheuer starke Gefühle. Er sollte keine Angst haben, schon unmittelbar nach der Geburt mit ihm zu schmusen, es zu streicheln, zärtlich mit ihm zu reden und es im Arm zu wiegen, denn das wird für beide eine genußvolle Erfahrung sein.
- Es wird eine ganz eigene Beziehung zu seinem Vater entwickeln, bei dem es Liebe und Geborgenheit findet.
- Es wird früh beginnen, verbalen Kontakt mit Tony aufzunehmen, und er sollte viel mit ihm reden und laufend Kommentare abgeben, so daß seine Stimme einen unauslöschlichen Eindruck im Gedächtnis seines Babys hinterläßt.

# Sexuelle Probleme

*Während der Schwangerschaft können einige physische und emotionale Faktoren den Spaß am Sex mindern. Zum Glück kommen die wenigen Probleme, die wirkliche Abstinenz vom Geschlechtsverkehr fordern, verhältnismäßig selten vor.*

Der häufigste Grund für den Wermutstropfen, der Ihnen die Freude am Sex vergällt, ist vielleicht die Überzeugung, Ihr Körper verliere mit fortschreitender Schwangerschaft seinen Reiz für den Partner. Mit dem Baby wächst der Umfang, und Sie stellen möglicherweise entsetzt fest, daß Ihre Taille verschwindet, die Hüften breiter werden, die Brüste schwellen und sich Polster an Oberschenkeln und Oberarmen bilden. In den letzten Schwangerschaftsmonaten fühlen sich manche Frauen verunsichert, weil sie glauben, ihre Attraktivität als Frau verloren zu haben. Das kann so weit führen, daß sie Hemmungen entwickeln, sich nackt zu zeigen.
Dieses Problem läßt sich am besten lösen, wenn Sie mit Ihrem Partner darüber sprechen. Er wird Ihre diesbezüglichen Ängste beschwichtigen und vermutlich erstaunt darüber sein, daß Sie Komplexe entwickelt haben und sich reizlos fühlen.

### Verlust der Libido

Viele Frauen erleben während der Schwangerschaft eine Steigerung der Libido (Geschlechtstrieb), während andere erklärten, im ersten Trimester hätten sie kein Interesse an Sex gehabt. Das ist zum großen Teil auf die (morgendliche) Übelkeit zurückzuführen, die bewirkt, daß Sie sich in jeder Hinsicht elend und unattraktiv fühlen. Übelkeit und Müdigkeit sind vor allem im ersten Trimester weit verbreitet.
Im zweiten Trimester, frei von Brechreiz und Erschöpfung, stellen die meisten Frauen dann plötzlich fest, daß ihr Interesse an Sex und die Intensität ihrer Lust zunimmt. Gegen Ende der Schwangerschaft könnte die Libido wieder schwinden. Vielen Frauen ist es peinlich, sich nackt auszuziehen und mit ihrem Partner zu schlafen.
Der Hormonhaushalt kann während der Schwangerschaft ebenfalls aus den Fugen geraten. Eine Frau stellt vielleicht fest, daß ihr Stimmungsbarometer abrupt schwankt: In der einen Minute ist sie betrübt und in Tränen aufgelöst, in der nächsten schwebt sie auf rosaroten Wolken. Das ist völlig normal, kann aber verständlicherweise negative Auswirkungen auf die sexuelle Beziehung zu Ihrem Partner haben. In solchen Situationen sollten Sie aufrichtig über Ihre Empfindungen sprechen. Wenn Sie nicht mit ihm schlafen wollen, weil Sie sich physisch krank oder sehr erschöpft fühlen, sagen Sie ihm das ohne Umschweife, denn sonst könnte er sich zurückgewiesen fühlen.

### Unbehagen

Die hormongesteuerten Veränderungen in Brüsten und Genitalien bewirken, daß Sie empfindlicher auf Berührung reagieren. Das hat normalerweise eine Steigerung der sexuellen Erlebnisfähigkeit zur Folge, doch

## Wann ist Sex riskant?

**Bei manchen Risikoschwangerschaften sollte der Geschlechtsverkehr zu bestimmten Zeiten oder manchmal ganz unterbleiben.**

Ihr Arzt wird Ihnen sagen, ob Ihre sexuellen Aktivitäten die Schwangerschaft gefährden könnten, und Sie darüber informieren, was (und wann) unbedenklich ist. Bestehen Sie darauf, daß er oder sie das Problem umfassend erklärt, so daß Sie genau wissen, was Sie tun dürfen und was Sie lassen sollten.
Die häufigsten Gründe für eine Einschränkung des Geschlechtsverkehrs während der Schwangerschaft sind:

- Auftreten von Blutungen. Sie können völlig harmlos sein, aber Sie sollten unverzüglich Ihren Arzt aufsuchen, um die Ursachen abklären zu lassen
- Vorherige Fehlgeburten im ersten Trimester oder Anzeichen, daß in einem frühen Stadium der Schwangerschaft ein Abort erfolgen könnte
- Verdacht auf Placenta praevia (siehe Seite 202) oder bestätigte Diagnose
- Bei Mehrlingsschwangerschaft im dritten Trimester
- In den letzten zwölf Wochen, wenn bei vorherigen Schwangerschaften die Wehen verfrüht eingesetzt haben oder wenn es Anzeichen gibt, daß sie vorzeitig beginnen könnten
- Beim Blasensprung

manchmal verursacht die größere Empfindlichkeit auch Beschwerden. Das gilt besonders für die Brüste im Frühstadium der Schwangerschaft, und Sie könnten feststellen, daß sie in den ersten Monaten sehr weich sind. Sprechen Sie mit Ihrem Partner darüber, so daß er während des Liebesspiels vermeidet, sie zu berühren.

Die Schwellung der Genitalorgane könnte Ihnen auch leichtes Unbehagen bereiten, vor allem später in der Schwangerschaft, wenn sie nach dem Orgasmus angeschwollen bleiben und schmerzen. Dadurch kann das Gefühl entstehen, daß die sexuelle Spannung nicht vollständig gelöst wurde. Manche Frauen stellen fest, daß sie diesem Mangel an Befriedigung durch Masturbieren abhelfen können, vor allem wenn sie auf diesem Weg (Selbstbefriedigung oder manuelle Stimulation durch den Partner) intensivere Orgasmen als beim Geschlechtsverkehr erreichen.

Unbehagen stellt sich auch dann bei vielen Frauen ein, wenn das Baby größer wird. Der Leibesumfang nimmt so stark zu, daß es für Sie schwierig werden könnte, beim Koitus die (vielleicht übliche) Missionarsstellung einzunehmen. Sobald dieses Stadium erreicht ist, sollten Sie unbedingt eine der anderen Positionen ausprobieren, die auf Seite 214 beschrieben sind.

### Wann Sie den Geschlechtsverkehr einstellen sollten

Wenn nach dem sexuellen Kontakt immer wieder Blutungen auftreten, sollten Sie darauf verzichten und schnellstmöglich den Arzt aufsuchen, um die Ursache abzuklären. Mit hoher Wahrscheinlichkeit ist die Blutung kein Gefahrensignal, sondern das Ergebnis von Veränderungen am Gebärmutterhals, der weich geworden ist und beim Eindringen des Penis leicht verletzt werden kann Konsultieren Sie aber immer Ihren Arzt.

Sex ist nicht ratsam, wenn sich der Schleimpfropf, der den Muttermund versiegelt, verschoben hat, oder nach Abgang des Fruchtwassers. Falls das Baby zeichnet (vaginaler Blutabgang vor der Geburt, siehe Seite 251) oder die Fruchtblase platzt, sollten Sie (wegen der Infektionsgefahr) auf Geschlechtsverkehr verzichten.

Falls Sie vorher schon einmal eine Fehlgeburt hatten, müssen Sie in den ersten Schwangerschaftswochen unter Umständen Enthaltsamkeit üben, bis sich der Embryo in der Uterusschleimhaut fest eingenistet hat. Deshalb sollten Sie in einem solchen Fall immer den Arzt zu Rate ziehen.

### Ängste

Entspannter, befriedigender Sex ist schwer zu erreichen, wenn sich einer der beiden oder beide Partner beunruhigt, verkrampft oder nervös fühlen. Hinderlich wäre es auch, wenn das Paar oder einer der Partner sich nur schwer an den Gedanken gewöhnen kann, in Kürze für ein Kind verantwortlich zu sein.

Die Sorge, ob Sex in der Schwangerschaft ein Risiko darstellen könnte, ist normalerweise unbegründet. Sie sollten mit Ihrem Partner freimütig und rückhaltlos über die Gefühle sprechen, die der bevorstehende Übergang von der Partnerrolle in die Elternrolle in Ihnen wecken.

Wenn Ihr Sexualleben Ihnen Kopfzerbrechen bereitet und es nicht möglich sein sollte, die Probleme mit Ihrem Partner zu lösen, dann sollten Sie nicht zögern, um professionelle Hilfe und Beratung nachzusuchen.

## Sex ohne Koitus

**Wenn der Geschlechtsverkehr unerwünscht oder nicht empfehlenswert ist, sollten Sie andere Wege zur sexuellen Befriedigung ausprobieren.**

**Ausgedehntes Vorspiel** Erotische Massage, leidenschaftliche Küsse und Streicheln der erogenen Zonen können bis kurz vor dem Orgasmus andauern oder dazu führen, wenn gewünscht.

**Gegenseitige manuelle Stimulation** Sie und Ihr Partner können einander auch ohne Penetration sexuell befriedigen und sich gegenseitig zum Orgasmus bringen. Um die Lust zu intensivieren und gleichzeitig Verletzungen an der zarten Haut der Genitalien zu vermeiden, sollte Ihr Partner ein geeignetes Gleitmittel für Hände und Finger verwenden, zum Beispiel Speichel.

**Oraler Sex** Fellatio und Cunnilingus neben oder statt gegenseitiger manueller Stimulierung stellen nicht das geringste Risiko dar. Die Scheidensekrete haben während der Schwangerschaft jedoch einen wesentlich stärkeren Geruch als zu anderen Zeiten, und manche Männer finden dies abstoßend.

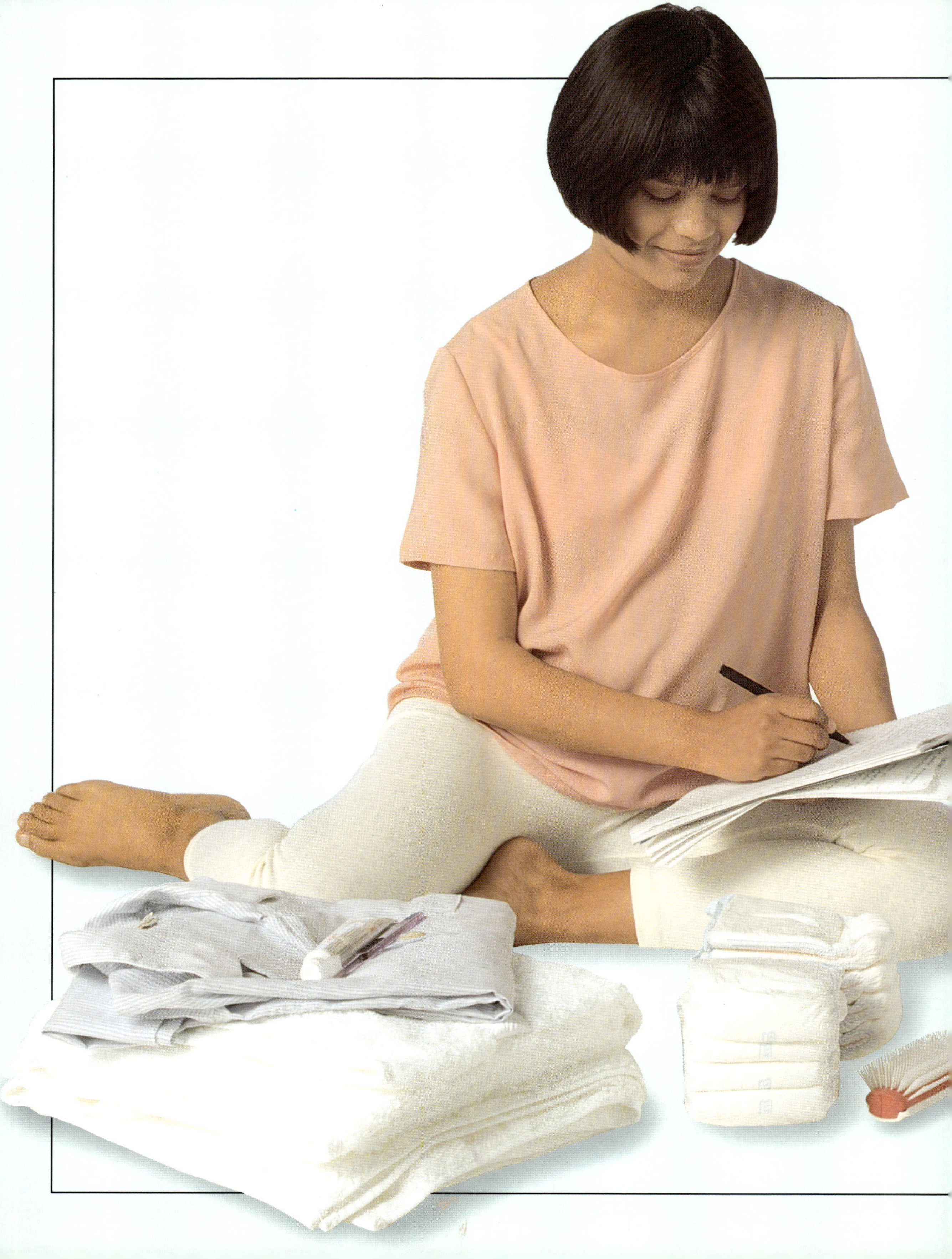

Kapitel 11

# Vorbereitungen für Ihr Baby

*Von der 36. Schwangerschaftswoche an wird es ernst mit dem „Nestbau". Es bleibt noch eine Menge zu tun: Sie müssen das Kinderzimmer herrichten, die Babyausstattung aussuchen, sich auf einen Namen einigen, falls nötig die Betreuung des Babys nach der Geburt regeln und alles für die von Ihnen gewünschte Entbindung arrangieren.*

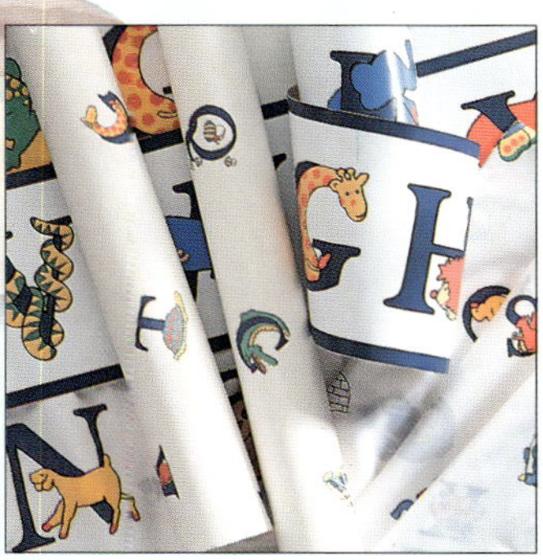

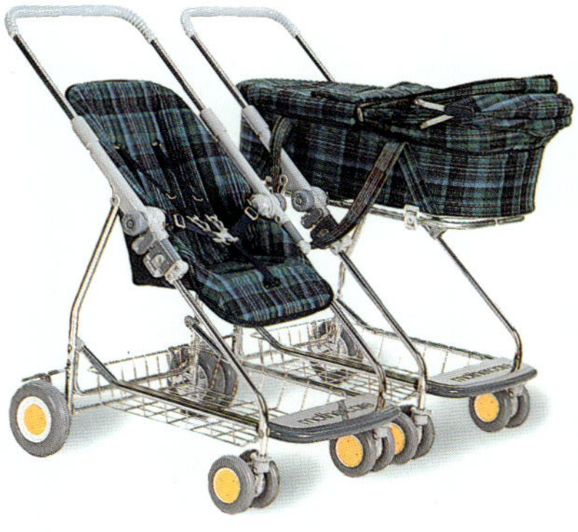

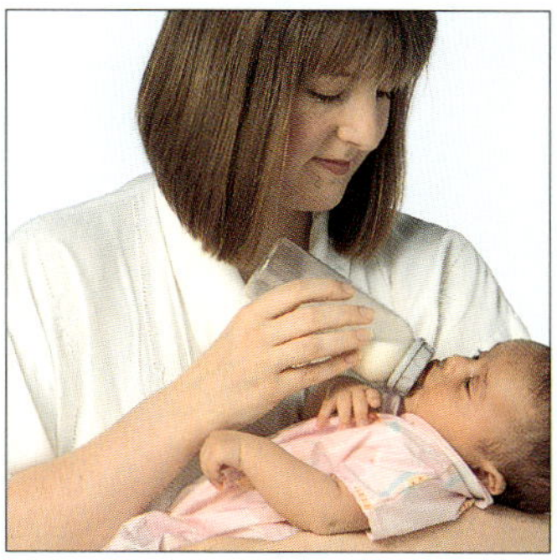

## Tips für Mami

**Beim Einrichten des Kinderzimmers empfiehlt es sich, auch an Ihre eigenen Bedürfnisse zu denken: Mobiliar und Zubehör sollten gefahrlos und bequem erreichbar sein.**

- Bringen Sie Hängeregale an, so daß Sie alles auf Anhieb im Blick haben und problemlos herunternehmen können.
- Bewahren Sie Puder und Cremes in Regalen nahe der Wickelkommode, aber außerhalb der Reichweite Ihres Babys auf.
- Vergewissern Sie sich, daß es keine Hindernisse zwischen Wickeltisch, Bad, Ihrem Stuhl und dem Kinderbettchen gibt.
- Es sollten keine Kabel auf dem Fußboden liegen. Stellen Sie die Lampe dicht neben die Steckdose.
- Stellen Sie für die nächtliche Mahlzeit einen bequemen Sessel ins Kinderzimmer – aus dem Sie auch leicht wieder hochkommen!

**Tapeten im Kinderzimmer**
Wählen Sie helle und freundliche Farben und Muster, die bis zur Einschulung Ihres Kindes passen.

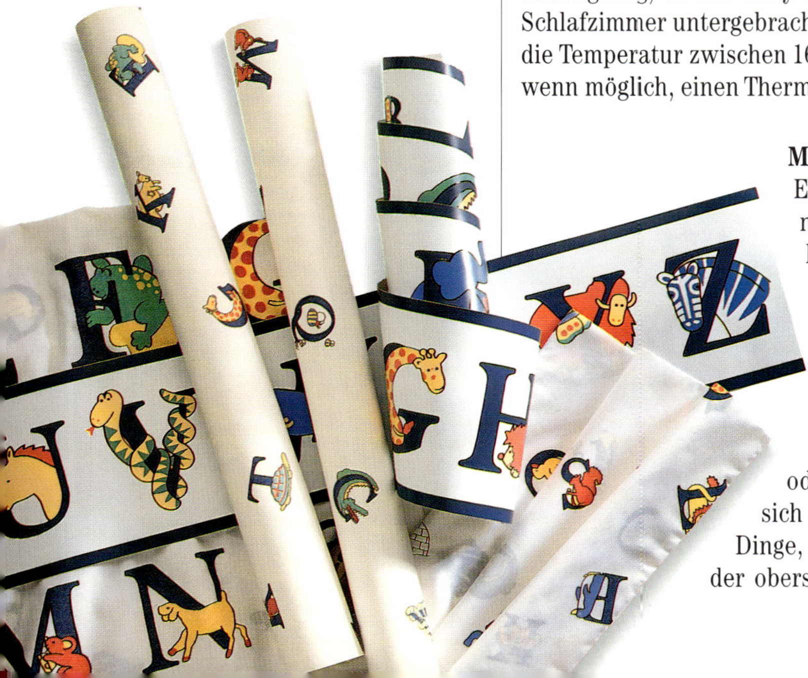

# Vorbereitungen

*Die Vorbereitungen für Ihr Baby zu treffen, kann zu den erfreulichsten Aspekten der Schwangerschaft gehören – ein fertiges Kinderzimmer und die winzige Babykleidung haben einen ganz eigenen Reiz. Um sich nicht zu überanstrengen, sollten Sie nicht alles auf einen Streich in Angriff nehmen, sondern die Vorarbeit auf einen längeren Zeitraum verteilen und Ihren Partner einbeziehen. Das ist für beide von Vorteil, denn es dient dazu, eine enge Beziehung zu Ihrem ungeborenen Kind zu knüpfen.*

### Das Kinderzimmer

In den letzten Monaten hatten Sie sicher eine Fülle von Ideen bezüglich der Gestaltung des Kinderzimmers. Es sollte möglichst schon vor der Ankunft des Babys bereitstehen, denn danach werden Sie die meiste Zeit und Energie für die Betreuung des Neugeborenen brauchen. Sicherheit und Bequemlichkeit sollten bei Ihren Überlegungen immer an erster Stelle stehen.

### Schlafen

In den ersten Wochen nach der Entbindung ist es Ihnen vielleicht lieber, wenn das Baby die Nacht in Ihrem Schlafzimmer verbringt. Sie sollten jedoch dafür sorgen, daß es ein eigenes Reich hat, entweder einen Raum für sich allein oder eine Ecke im Zimmer eines Geschwisters. Achten Sie darauf, daß genügend Platz zum Schlafen, Füttern, Baden, Windeln wechseln und Anziehen vorhanden ist. Der Raum muß nicht teuer möbliert sein; aus einer weniger raffinierten Einrichtung wächst ein Kind später nicht so schnell heraus. Viele Möbelstücke können gebraucht gekauft werden, und manchmal lassen sich alte, bereits vorhandene Möbel problemlos zweckentfremden und den Bedürfnissen des Babys anpassen (siehe unten).
Gleichgültig, ob Ihr Baby im Kinderzimmer oder zunächst bei Ihnen im Schlafzimmer untergebracht ist, der Raum muß warm sein. Versuchen Sie, die Temperatur zwischen 16 und 20 °C konstant zu halten, und lassen Sie, wenn möglich, einen Thermostaten einbauen.

### Mobiliar und Staufläche

Eine Kommode mit Schubladen, stabilem Rahmen und Füßen ist ideal als Stauraum und Wickeltisch. Sie sollte hoch genug sein (ungefähr Hüfthöhe), damit Sie oder Ihr Partner sich bequem hinunterbeugen können. Achten Sie darauf, daß die Oberfläche leicht zu säubern ist und, falls sie aus Holz besteht, keine Risse oder Splitter aufweist. Eine Wickelkommode sollte mindestens drei geräumige Schubladen oder ein größeres Abteil besitzen, unter dem sich Regalbretter anbringen lassen. Sie können die Dinge, die Sie zum Windeln wechseln brauchen, in der obersten Schublade aufbewahren oder entlang der hinteren Kante aufreihen, wo sie in Reichweite sind. Ein kleiner Mülleimer mit Fußhebel und Deckel, in den Sie einen Plastikbeutel einlegen, sollte zum Aufnehmen der schmutzigen Windeln in der Nähe stehen. In Wandregalen läßt sich die Babyausstattung ordentlich verstauen, und später können sie für Bücher und Spielsachen weiterverwendet werden. Ein Stuhl mit gerader Lehne gestattet Ihnen oder Ihrem Partner, Ihr Kind bequem zu füttern. Wenn möglich, sollten Sie einen kleinen, stabilen Tisch danebenstellen, um etwas darauf ablegen zu können.

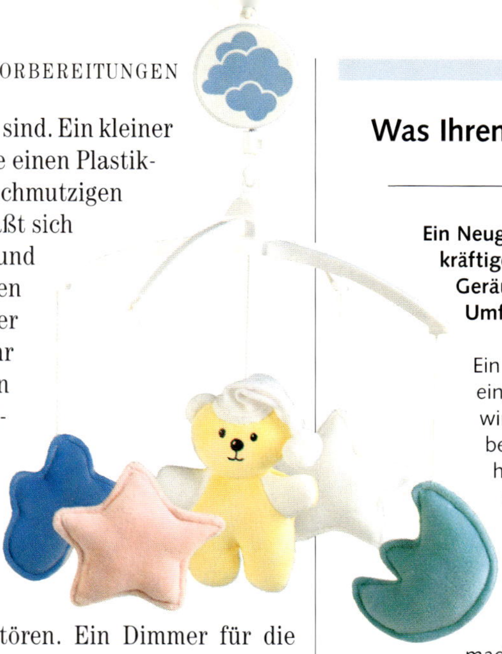

**Beleuchtung**
Vielleicht möchten Sie auch nachts nach Ihrem Baby sehen. Am besten ist eine Lichtquelle, die Ihnen das Betreten des Zimmers gestattet, ohne seinen Schlaf zu stören. Ein Dimmer für die Deckenbeleuchtung ermöglicht Ihnen, die Helligkeit langsam anzupassen, so daß Ihr Kind nicht plötzlich aus dem Schlaf gerissen wird. Sie können auch ein Nachtlämpchen benutzen oder eine Lampe abdunkeln, aber passen Sie auf, daß Sie nicht über Verlängerungskabel stolpern.

**Fußboden und Wände**
Der Fußboden im Kinderzimmer sollte rutschfest, warm und gut sauberzuhalten sein. Legen Sie keine Fleckerlteppiche oder Matten aus, weil man leicht über sie stolpert oder sie unter einem wegrutschen. Am besten ist ein Linoleum- oder Vinylboden, beides strapazierfähige und pflegeleichte Materialien. Korkfliesen speichern die Wärme, und beschädigte lassen sich problemlos auswechseln. Streichen Sie die Wände mit einer nichtgiftigen, abwaschbaren Emulsionsfarbe. Wenn Sie Tapeten bevorzugen, empfiehlt sich eine abwaschbare Tapete.

**Fenster und Vorhänge**
Das Kinderzimmer sollte gut zu belüften sein. Achten Sie jedoch darauf, daß es nicht durch Ritzen zieht und die Fenstergriffe sich außerhalb der Reichweite Ihres Kindes befinden. Lichtundurchlässige Vorhangstoffe oder Außenjalousien und Vorhänge schließen das Tageslicht aus, wenn Ihr Kind schläft. Es empfiehlt sich, nichtbrennbare Materialien zu wählen.

### Sicherheitsvorkehrungen

An jedem Fenster im Kinderzimmer sollten sich Sicherheitsgriffe befinden.

Verwenden Sie feuerfeste Stoffe für Bettwäsche, Polster und Vorhänge.

Statten Sie alle Steckdosen mit kindersicheren Abdeckungen aus.

Decken Sie alle Elektro- und Gasherdplatten ab.

Streichen Sie Wände und Mobiliar mit nichtgiftiger, bleifreier Farbe oder Klarlack.

## Was Ihrem Baby gefällt

**Ein Neugeborenes wird durch kräftige Farben und sanfte Geräusche in seinem Umfeld angeregt.**

Ein buntes Mobile mit eingebauter Spieluhr wird ihm viel Freude bereiten, wenn es tief hängt; befestigen Sie ein zweites über dem Wickeltisch. Hängen Sie Fotos in einer Plastikhülle oder einen kleinen Spiegel ins Kinderbett; es macht ihm Spaß, in Gesichter zu blicken, die sich in der Nähe befinden. Befestigen Sie eine Rassel und andere Spielsachen in Reichweite, die ein Geräusch von sich geben, wenn man sie wirft, darauf klopft, daran saugt oder sie schüttelt. Weiches geformtes Spielzeug ist zum Saugen geeignet.

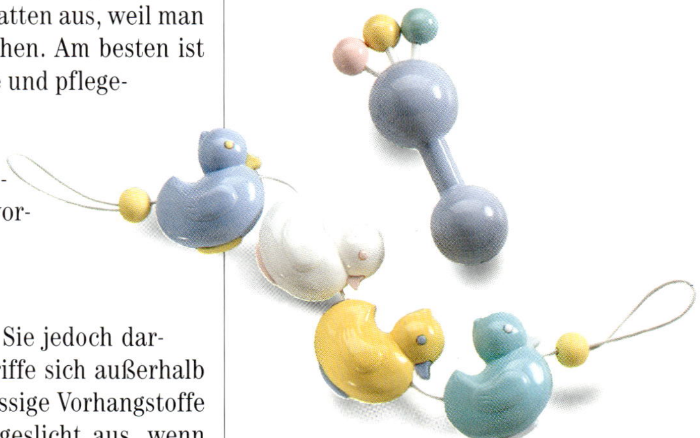

**Spielzeug für Neugeborene**
Wählen Sie bunte, federleichte Spielsachen, die nicht verschluckt werden oder die Finger einklemmen können.

## Ihre Bedürfnisse

**Anfangs brauchen Sie nur wenig für Ihr Baby – etwas zum Transportieren, zum Schlafen und zum Baden.**

Wählen Sie einen Kinderwagen oder Buggy mit verstellbarer Rückenlehne, deren Lenker sich in guter Höhe befindet, damit Sie keine Rückenschmerzen bekommen. Gute Bremsen sind wichtig: Sie müssen imstande sein, sie zu benutzen, ohne den Griff loszulassen.

Ein Kinderwagen, der sich später mit ein paar Handgriffen in einen Sportwagen verwandeln läßt, spart Geld und sorgt dafür, daß Sie die Anschaffung voll nutzen.

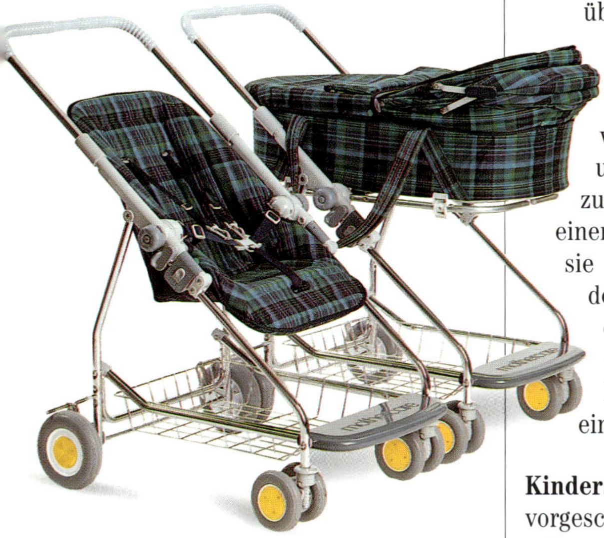

Ihr Baby wächst schnell aus einer Wiege heraus, und deshalb ist es besser, ein Kinderbettchen mit Gitterstäben zu wählen, das sich später in ein Kinderbett verwandeln läßt. Achten Sie darauf, daß sich die Höhe verstellen läßt, so daß Sie sich nicht tief bücken müssen, um Ihr Baby herauszuheben.

# Wahl der Ausrüstung

Ein Baby wächst schnell, und manche Ausrüstungsgegenstände können sich als schlechte Investition erweisen. Versuchen Sie, bei Ihrer Wahl auf Langlebigkeit zu achten, zum Beispiel ein Kinderbettchen zu kaufen, das „mitwächst". Die Ausrüstung muß selten infolge Materialverschleiß ausgemustert werden, sondern vielmehr, weil Ihr Sprößling herausgewachsen ist. Es besteht kein Grund, viel Geld für Produkte auszugeben, die Sie nur kurze Zeit brauchen – werfen Sie einen Blick auf die Anzeigen in Tageszeitungen, Lokalblättern oder auf die Informationstafeln in Supermärkten. Fragen Sie auch bei Freunden und innerhalb der Familie; man ist vermutlich gerne bereit, Ihnen das eine oder andere zu leihen oder zu schenken.

**Reisen**

Sie brauchen irgendeine Transportmöglichkeit für Ihr Baby, sobald es auf der Welt ist. Vor dem Kauf sollten Sie sorgfältig überlegen, wieviel Stauraum Sie haben und wie Ihr Lebensstil beschaffen ist. Sie können Ihr Baby überall im Umhängegurt mitnehmen.

**Kinderwagen mit abnehmbarer Tragetasche** Ein Neugeborenes sollte in einer Tragetasche oder im Kinderwagen transportiert werden, wo es flach liegen kann. Obwohl ein Kinderwagen bequem und stabil ist, fällt es Ihnen vielleicht schwer, ihn unterzubringen, zu transportieren oder Stufen hochzubugsieren. Mit einer Tragetasche tun Sie sich leichter, weil sie eine gerade Standfläche hat; außerdem können Sie diese als Babybettchen und den Rahmen als Gestell für die Badewanne benutzen. Sobald Ihr Kind sitzen kann, ist ein Sportwagen einfacher zu handhaben.

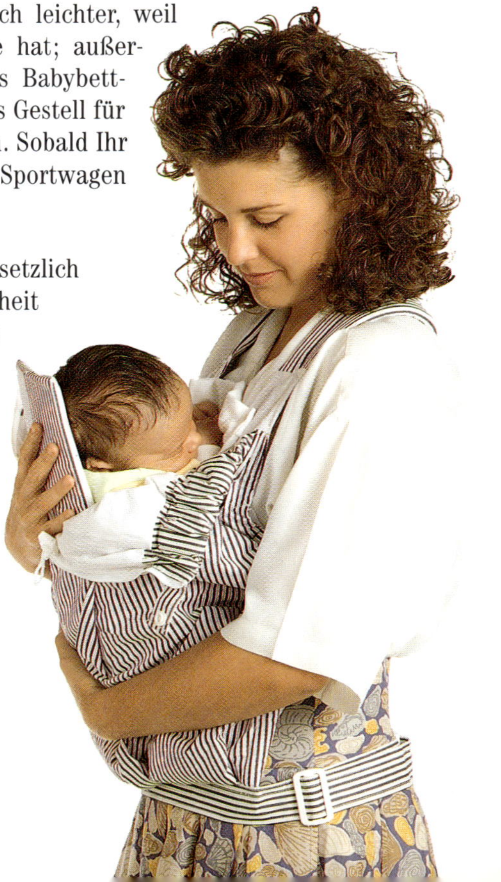

**Kindersitz fürs Auto** Er ist gesetzlich vorgeschrieben, damit die Sicherheit während der Fahrt gewährleistet ist. Achten Sie darauf, daß er den Sicherheitsbestimmungen entspricht und sich überdies fest verankern läßt.

**Tragbarer Kindersitz** Er gestattet dem Kind, zu sehen, was ringsum vor sich geht. Kindersitze sind leicht zu tragen, Sie sollten jedoch darauf achten, daß die Grundfläche breit und stabil ist, damit Ihr Kind nicht umkippt, und es immer fest anschnallen.

## Schlafen und Baden

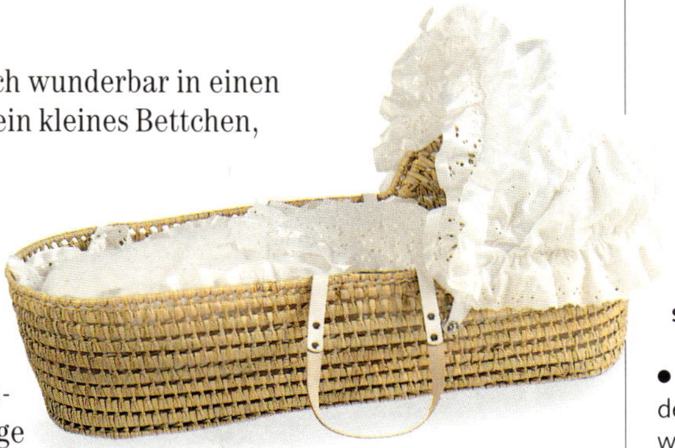

Zunächst paßt Ihr Baby noch wunderbar in einen Babykorb, eine Wiege oder ein kleines Bettchen, ja sogar in eine Schublade! Für was Sie sich entscheiden, hat letztlich keine Bedeutung, solange die Größe stimmt und das Behältnis bequem ist. Kaufen Sie eine dünne, gut passende, wasserundurchlässige Matratze und Baumwollaken. Ein Kopfkissen ist nicht nötig. Sie können ringsum Stoffpuffer benutzen, aber achten Sie darauf, daß diese keine Bänder, Verschlüsse oder Fransen haben, die Ihr Baby in den Mund nehmen (es könnte ersticken) oder in die es seine Finger verhaken könnte. Warme, leichte Decken aus Baumwollgewebe sind zum Zudecken am besten. Denken Sie daran: Wenn es Ihrem Baby beim Schlafen kalt zu sein scheint, sollten Sie nicht einfach eine weitere Decke auflegen, weil dadurch die kalte Luft eingefangen wird und Ihr Kind noch mehr friert. Nehmen Sie es hoch, und kuscheln Sie es an sich, bis es warm ist; dann decken Sie es mit einer weiteren Decke zu.

**Gitterbett** Sobald Ihr Kind nicht mehr in seine erste Schlafstatt hineinpaßt, sollten Sie sich ein neues oder gebrauchtes Gitterbett zulegen. Achten Sie darauf, daß es stabil und mit nichtgiftiger Farbe gestrichen oder lackiert ist. Achten Sie auch darauf, daß die Stäbe nicht weiter als 6 cm auseinanderstehen, so daß Ihr Kind sich nicht den Kopf einklemmen kann. Die Seitenteile müssen hoch genug sein, damit es später nicht hinüberklettert, und es sollte Sicherheitsverschlüsse an der herunterklappbaren Seite haben, damit Ihr Kind nicht versehentlich herausfällt. Auch hier empfiehlt es sich, eine Auflage zu kaufen, die wasserundurchlässig ist und so gut paßt, daß keine Lücken zwischen Matratze und Rahmen entstehen. Baumwollpuffer verhindern, daß sich Ihr Kind den Kopf an den Gitterstäben stößt, sobald es sich von einer Seite auf die andere rollen kann.

**Windeln wechseln** Es ist nicht notwendig, einen richtigen Wickeltisch zu erstehen, wenn Sie eine stabile Tischplatte oder eine Kommode und eine Plastikauflage haben. Falls Sie eine gekaufte Wickelkommode vorziehen, sollten Sie darauf achten, daß sie stabil ist und viel Stauraum bietet. Die Babybadewanne sollte ebenfalls stabil sein und die richtige Höhe haben.

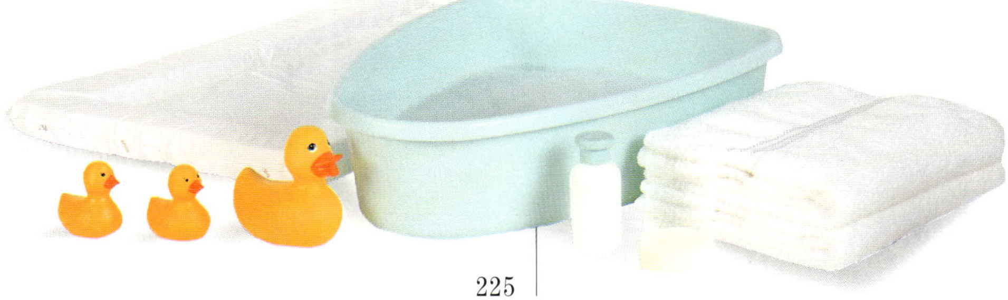

**Badezeit**
Wählen Sie stabile, praktische Spielsachen, um Ihrem Baby die Badezeit noch schöner zu gestalten. Gelbe Plastikenten zum Beispiel sind gleichzeitig ein visueller Reiz für Ihr Kind!

## Die Bedürfnisse Ihres Babys

**Sicherheit sollte der wichtigste Gesichtspunkt sein, nach dem Sie die Ausrüstung für Ihr Baby aussuchen.**

- Die Bänder an den Polstern fürs Kinderbettchen sollten nicht zu lang sein, weil Ihr Kind sie in den Mund nehmen und daran ersticken könnte.
- Steppdecken, Zudecken und Polster sollten keinen Fransenbesatz oder irgend etwas haben, was sich in den Mund nehmen läßt und eine Erstikkungsgefahr darstellt.
- Decken sollten dicht gewebt sein, damit sich Finger und Zehen nicht darin verfangen.
- Tragegurte sollten mit einer Nackenstütze und breiten Trägern versehen sein, um das Gewicht des Babys zu stützen.
- Tragetaschen, Kinderwagen und Buggys sollten keine scharfen Kanten oder herausstehenden Schrauben haben.
- Wenn Sie einen Sportwagen kaufen, achten Sie darauf, daß der Kopf Ihres Kindes ausreichend gesichert ist.
- Der Sportwagen sollte so beschaffen sein, daß sich Ihr Kind nicht Finger oder Zehen einklemmen kann.
- Kaufen Sie eine Zudecke mit lebhaften Mustern als visuellen Anreiz für Ihr Baby.

# Zusammenstellen der Ausstattung

Die meisten von uns kaufen viel zuviel für das neue Familienmitglied, vor allem beim ersten Kind. Babys entwickeln sich jedoch ungeheuer schnell und sind aus der Erstlingsausstattung bald herausgewachsen. Im allgemeinen ist es besser, alles eine Nummer größer zu kaufen, da zu enge Kleidung bewirken kann, daß Ihr Kind sich wundscheuert und ein Hitzestau entsteht. Babys sind nicht modebewußt; also lautet die goldene Regel, bei der Wahl der Ausstattung auf Einfachheit und Bequemlichkeit zu achten, was allen Beteiligten weniger Probleme bereitet.

**Kleidung und Zubehör** Kinderkleidung wird ständig verbessert hinsichtlich der Stoffe, Schnitte und Pflegeleichtigkeit. Sehen Sie sich in den Geschäften um, so daß Sie ein Gefühl dafür bekommen, was der Markt zu bieten hat, bevor Sie Ihre endgültige Entscheidung treffen. Eine Freundin oder Verwandte mit einem Baby kann Ihnen sicher Ratschläge geben, und vielleicht hat sie sogar Kleidung und Zubehör, denen ihr Kind entwachsen ist. Zögern Sie nicht, solche Geschenke anzunehmen.
Sie brauchen mehrere Leintücher, Strampelanzüge, Hemdchen und Umschlagtücher, so daß Sie sie in die Waschmaschine geben können, ohne auf dem Trockenen zu sitzen. Um zu verhindern, daß jeder Fleck sichtbar wird, sollten Sie bei Bettwäsche und Kleidung statt zarter Pastellfarben gemusterte Stoffe wählen. Naturfasern sind am besten, weil sie den Schweiß aufnehmen. Denken Sie aber daran, daß Bettwäsche oder Babykleidung mit einem hohen Baumwollanteil bei der ersten Wäsche einlaufen könnten; also kaufen Sie diese eine Nummer größer, als Sie sie brauchen. Suchen Sie Hemdchen mit weitem Halsausschnitt, weil Babys es hassen, wenn man ihnen etwas Enges über den Kopf zieht. Meiden Sie Kleidung mit Knöpfen oder Reißverschlüssen am Hals. Denken Sie auch darüber nach, was für Sie bequem ist.

## Tips für Mami

**Warten Sie nicht bis zur letzten Minute mit dem Kauf der Babyausstattung; erledigen Sie die Einkäufe, wenn Sie sich noch in Topform fühlen und den Bummel genießen können.**

- Machen Sie mehr als einmal einen Einkaufsbummel, und bitten Sie Ihren Partner oder eine Freundin, Ihnen beim Tragen schwerer Tüten zu helfen.
- Farbe und Schnitt sind Ihrem Baby gleichgültig; kaufen Sie also eine maschinenwaschbare Ausstattung, die nicht färbt.
- Kaufen Sie nicht zu viele Sachen im voraus! Sie wissen nicht, wie schnell Ihr Baby wächst oder wie das Wetter sein wird.
- Entscheiden Sie sich für eine Babygarderobe der mittleren Preislage und für ein namhaftes Geschäft, in dem Sie die Ausstattung kaufen. Bei billigen Babysachen kann es passieren, daß die Nähte aufgehen, der Stoff rauh wird und kratzt und das eine oder andere Stück nach einigen Wäschen reif für die Altkleidersammlung ist.

## Grundausstattung

Mütze (Material je nach Jahreszeit)

6 Baumwollhemdchen mit weitem Halsausschnitt oder Überschlag

2 einfach gestrickte Jäckchen oder lockere langärmelige Pullover

2 Paar Baumwollsocken oder Babyschuhe

2 Umschlagtücher

6 Strampelanzüge

Handschuhe oder Fäustlinge (gegen Kratzen)

6 Plastikhöschen

1 Paket Wegwerfwindeln in kleinster Größe oder 2 Dutzend Stoffwindeln und 1 Paket Windeleinlagen

2 Windeleimer

2 weiche neue Frotteehandtücher

8 quadratische Musselintücher

Watte

Babylotion

Runde Schere

Babycreme oder Salbe gegen Windelexanthem

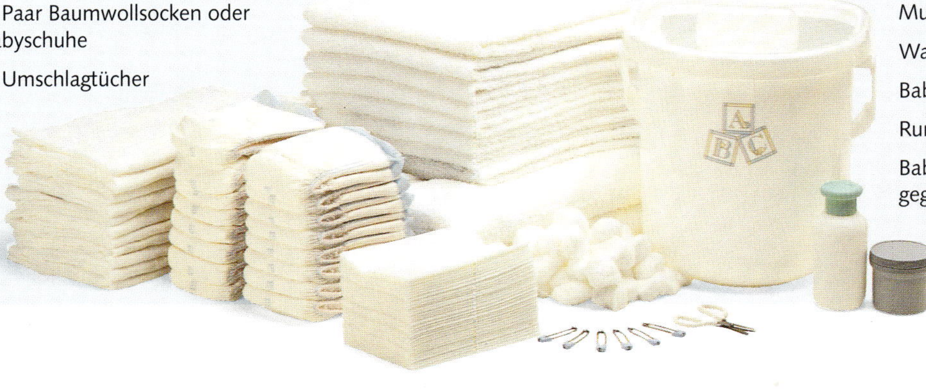

**Wahl der Babykleidung**
Wenn Sie zum erstenmal einen Laden betreten, um Ihre Babyausstattung zusammenzustellen, kann dieses Vorhaben wegen der Fülle des Angebots erschreckend sein. Halten Sie sich eines vor Augen: Sie sollten bei Ihrer Entscheidung praktische Erwägungen in den Vordergrund stellen und einige der nachfolgenden Tips beachten.

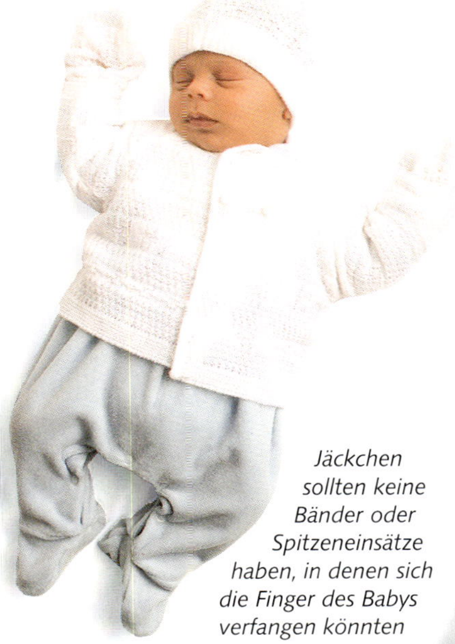

*Jäckchen sollten keine Bänder oder Spitzeneinsätze haben, in denen sich die Finger des Babys verfangen könnten*

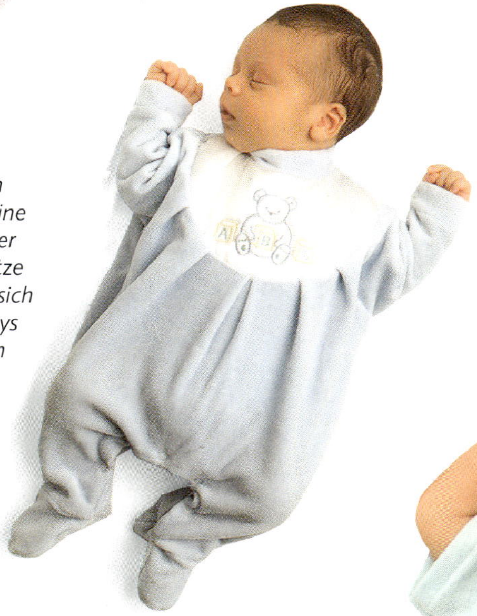

**Garderobe für draußen**
Die Kleidung zum Ausfahren sollte warm sein. Lassen Sie sich nicht von Farben oder modischem Zubehör in die Irre führen. Vergessen Sie nicht: Kopf, Füße und Hände Ihres Babys sind kälteempfindlich und sollten bedeckt sein.

*Strampelanzüge sind ideal, weil sie das Baby rundum warm halten. Verschlüsse im Schritt und an der Innenseite der Beine sorgen dafür, daß die Windeln im Handumdrehen gewechselt werden können*

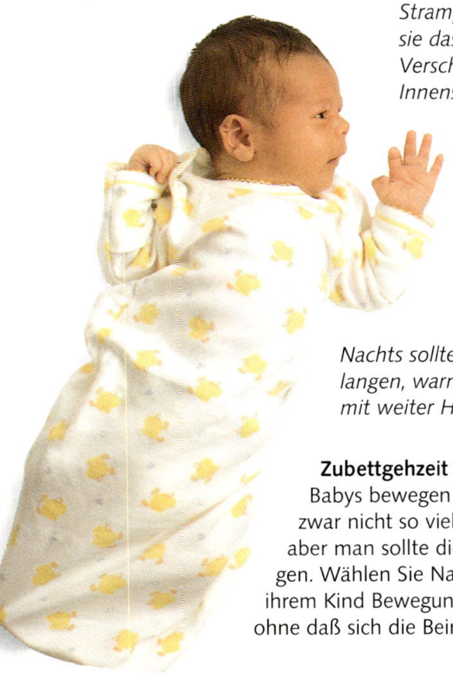

*Nachts sollte Ihr Baby einen langen, warmen Strampelsack mit weiter Halsöffnung tragen*

**Zubettgehzeit**
Babys bewegen sich im Schlaf – zwar nicht so viel wie Erwachsene, aber man sollte dies berücksichtigen. Wählen Sie Nachtkleidung, die ihrem Kind Bewegungsspielraum läßt, ohne daß sich die Beine darin verfangen.

## Die Bedürfnisse Ihres Babys

**Bequemlichkeit und Sicherheit sind wichtiger als modisches Zubehör. Darauf sollten Sie beim Kauf achten.**

- Babykleidung sollte weich sein und immer maschinenwaschbar. Baumwolle ist ideal. Synthetische Fasern saugen den Schweiß nicht so gut auf, und manchmal reizen sie auch die empfindliche Haut des Neugeborenen.
- Achten Sie darauf, daß Ihr Baby je nach Jahreszeit gut angezogen ist. Ziehen Sie es nicht zu warm an, und vermeiden Sie beengende Kleidung.
- Ihr Baby bewegt sich viel und ruckartig. Sorgen Sie dafür, daß seine Kleidung ihm viel Bewegungsfreiheit läßt und dehnbar ist.

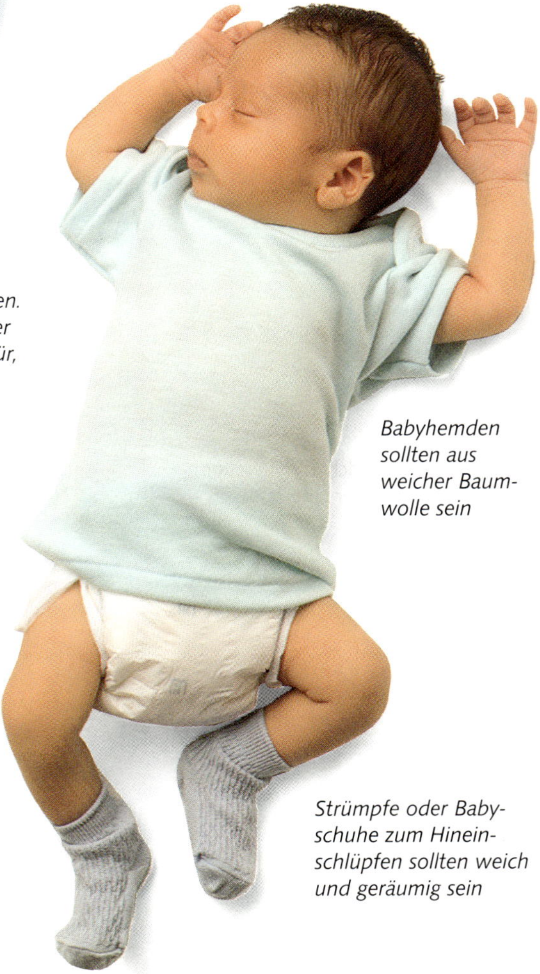

*Babyhemden sollten aus weicher Baumwolle sein*

*Strümpfe oder Babyschuhe zum Hineinschlüpfen sollten weich und geräumig sein*

# Brust- oder Flaschenernährung?

*Muttermilch ist besser für Ihr Baby als Fertignahrung. Wenn Sie Ihr Kind jedoch nicht stillen können, gewährleistet auch die heutige Fertigkost eine ausgewogene Ernährung.*

Am besten bereiten Sie sich auf das Stillen vor, wenn Sie sich mit den vielfältigen, sehr realen Vorteilen vertraut machen, die Muttermilch bietet. Außerdem sollten Sie sich darüber klarwerden, was Stillen im einzelnen beinhaltet, und sich überlegen, ob Sie sich körperlich und seelisch dafür gerüstet fühlen. Die rein physischen Vorbereitungen sind unkompliziert: Achten Sie auf eine gesunde Ernährung, vermeiden Sie Risiken, die eine Minderung der Milchmenge (oder -qualität) zur Folge haben könnten, und pflegen Sie Ihre Brustwarzen. Ihre Hebamme, Ihr Arzt, Ihr Geburtshelfer oder die Leiterin des Geburtsvorbereitungskurses können Ihnen alle Fragen hinsichtlich der Brusternährung beantworten.

Falls Sie sich für Fertignahrung entscheiden (siehe Seite 308 und 310), sollten Sie sich schon vor der Entbindung einen Milchpulvervorrat, Flaschen, Sauger und ein Sterilisiergerät zulegen.

### Stillen

Muttermilch ist die perfekte Nahrung für Ihr Baby. Sie enthält alle wichtigen Nährstoffe (Fett, Eiweiß, Kohlenhydrate, Vitamine und Eisen), die Ihr Kind braucht. Sie ist weder zu dick noch zu dünnflüssig, absolut steril, jederzeit verfügbar und immer richtig temperiert. Und wie die Kolostralmilch enthält auch sie Antikörper, die Ihr Baby vor weitverbreiteten Infektionen wie einer Magen-Darm-Entzündung schützen.

Stillen ist ein erfüllendes und wundervolles Erlebnis, das die Beziehung zwischen Ihnen und Ihrem Baby intensiviert. Trotz gelegentlicher „Haken“, wie wunde Brustwarzen oder Milchstau, ist es für Sie auch körperlich von Vorteil. Durch die zusätzlichen Kalorien, die Sie für die Muttermilchproduktion verbrauchen, werden die Fettdepots schneller abgebaut, die Sie während der Schwangerschaft angelegt haben, so daß es Ihnen leichter fällt, wieder auf Ihr altes Gewicht zu kommen. Beim Stillen bewirkt das Hormon Oxytozin nicht nur eine Kontraktion in den Ausführgängen der Milchdrüsen, wenn Ihr Kind saugt (siehe Seite 304), sondern auch Uteruskontraktionen, so daß sich die Gebärmutter schneller wieder auf ihre normale Größe zurückentwickelt.

Es spricht auch einiges dafür, daß Frauen, die gestillt haben, weniger anfällig für Brustkrebs und Osteoporose (Knochenschwund) sind. Vom rein praktischen Standpunkt aus betrachtet, ist Stillen eine schnelle, einfache, bequeme und kostenlose Methode, Ihr Baby zu ernähren.

Stillen hat gleichwohl auch einige Nachteile. Bis Sie über eine ausreichende Milchmenge verfügen, die Ihnen gestattet, Vorräte für eine spätere Gabe in der Flasche anzulegen (siehe Seite 305), sind Sie die einzige Person, die das Baby füttern kann. Und wenn Sie beim Stillen ein ruhiges Eckchen vorziehen, in der Ihre Privatsphäre gewahrt bleibt, könnte es Ihnen schwerfallen, dieses Bedürfnis außer Haus zu befriedigen.

## Erfahrung der Mutter

**Wenn keine guten Gründe dagegen sprechen, ist Muttermilch der Fertigkost immer vorzuziehen.**

Stillen bietet die Gewähr, daß Ihr Baby immer die ideale Nahrung erhält. Muttermilch ist stets verfügbar und erfordert keine Spezialausrüstung oder besondere Vorbereitungen. Auch rein physisch haben Sie dadurch einen Vorteil: Der Uterus bildet sich schneller zurück. Und Sie werden – wie viele Frauen – feststellen, daß es ein einmaliges emotionales Erlebnis ist.

Stillen ist mit einigen wenigen Problemen verbunden, die sich jedoch schnell überwinden lassen. Menge und Qualität Ihrer Milch hängen von Ihrem allgemeinen Gesundheitszustand ab; deshalb sollten Sie sich richtig ernähren und darauf achten, daß Sie fit bleiben. Falls Ihre Brustwarzen wund werden oder Brustentzündungen auftreten, ist eine sofortige Behandlung erforderlich (siehe Seite 334). Stillen kann außerdem anstrengend und ermüdend sein, und deshalb empfiehlt es sich, ausreichend zu schlafen und sich zwischendurch auszuruhen.

Fertigpräparate sind sehr nahrhaft, aber eben nur ein Ersatz für Muttermilch. Sie können sich als ziemlich teuer erweisen, und falls Sie sich mit Ihrem Baby eine Weile außer Haus befinden, müssen Sie Ausrüstung und einen Milchpulver- oder Flaschenvorrat mitschleppen.

Bei falscher Stilltechnik müssen Sie außerdem mit wunden oder rissigen Brustwarzen (siehe Seite 334) rechnen; Krankheit, Müdigkeit, und Sorgen können die Milchmenge verringern. Medikamente oder Drogen, die Sie nehmen, sind milchgängig und wirken sich auf Ihr Kind aus; das gleiche gilt für bestimmte Nahrungsmittel, die Sie konsumieren, zum Beispiel Orangen, die Magenverstimmungen bei Ihrem Baby hervorrufen können.
Die meisten Probleme und Schwierigkeiten entstehen in der Regel in den ersten Wochen. Falls Sie sich also für das Stillen entscheiden, sollten Sie es eine Weile durchhalten; sobald die anfänglichen Hürden überwunden sind, werden Sie vermutlich feststellen, daß es einfach und ein ungeheuer lohnenswertes, einmaliges Erlebnis ist.

### Flaschennahrung

Obwohl die heutigen Fertigpräparate Nährstoffe in ausreichender Menge bieten (wie aus der Tabelle unten ersichtlich), enthalten sie keine schützenden Antikörper, wie sie in Kolostral- und Muttermilch vorhanden sind. Einige weitere Nachteile: Sie sind schwerer verdaulich (aufgrund dessen muß Ihr Baby jedoch seltener gefüttert werden); der Stuhlgang ist fester und riecht stärker als der eines gestillten Kindes; Fertignahrung kann den Grundstein für eine spätere Milchallergie legen; die Zubereitung ist zeitaufwendiger, und Sie nehmen schwerer ab, weil keine kalorienzehrende Laktation stattfindet. Sie müssen die Ausrüstung und die Fertignahrung kaufen und, falls Sie außer Haus gehen, vorbereitete Fläschchen mitnehmen.

## Die Erfahrung des Babys

**Ihrem Baby wird das Stillen viel Freude machen, und die Zusammensetzung der Muttermilch sorgt dafür, daß es den besten Start ins Leben erhält.**

Die Muttermilch ist jeder Fertignahrung überlegen. Sie ist leicht verdaulich und enthält wie die Kolostralmilch viele Immunglobuline gegen weitverbreitete Infektionen, vor allem Magen-, Darm- und Atemwegserkrankungen. Selbst wenn Sie nur in den ersten Wochen stillen, sind die Antikörper in der Kolostral- und Muttermilch Ihrem Baby von großem Nutzen, und der enge Körperkontakt stärkt die Mutter-Kind-Bindung.
Sollten Sie nicht in der Lage sein zu stillen, wird Ihr Baby natürlich auch mit Fertignahrung wachsen und gedeihen. Wenn Sie Ihrem Kind die Flasche geben, sollten Sie für Haut- und Blickkontakt sorgen oder ihm etwas vorsingen, um die Beziehung zu intensivieren.

### Vergleich zwischen Muttermilch und Fertignahrung

| **Nährstoffe** (je 100 ml) | **Muttermilch** | **Fertignahrung** (Kuhmilchbasis) | **Fertignahrung** (Sojabasis) |
|---|---|---|---|
| **Nährwert** (kcal) | 68 | 66 | 65 |
| **Fett** (g) | 3,8 | 3,7 | 3,6 |
| **Eiweiß** (g) | 1,25 | 1,45 | 1,8 |
| **Kohlenhydrate** (g) | 7,2 | 7,22 | 6,9 |
| **Vitamin A** (mg) | 60 | 80 | 60 |
| **Vitamin D** (mg) | 0,025 | 1,0 | 1,0 |
| **Vitamin C** (mg) | 3,7 | 6,8 | 5,5 |
| **Eisen** (mg) | 0,07 | 0,58 | 0,67 |

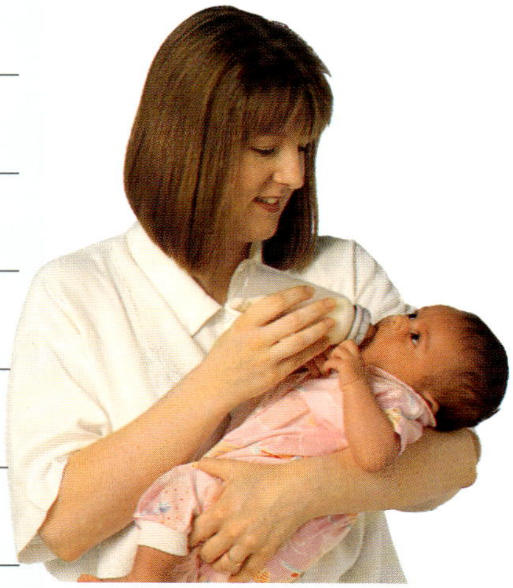

**Intimität schaffen**
Wenn Sie Ihrem Baby die Flasche geben, sollten Sie ihm Ihre ungeteilte Aufmerksamkeit widmen. Halten Sie Blickkontakt, lächeln und sprechen Sie mit ihm.

# Einen Namen aussuchen

*Wie in allen anderen Bereichen gibt es auch bei der Namensgebung bestimmte modische Trends. Viele unserer heutigen Vornamen werden jedoch schon seit Jahrhunderten benutzt. Da ihr Kind seinen Namen das ganze Leben lang trägt, sollten Sie gut überlegen, ob Sie einen traditionellen langlebigen Namen oder einen modischen Namen bevorzugen.*

## Unsere Vorfahren und ihre Vornamen

Die Namen der Germanen waren meist zweigliedrig und wurden aus sinnerfüllten Elementen kombiniert. Der zweite Teil des Namens verwies auf das Geschlecht (z. B. weiblich „hild", „burg" oder männlich „bert", „ger", „frid"). Viele dieser Namen haben sich bis heute gehalten, wie Albert, Rüdiger, Meinhard, Siegfrid, Rudolf, Dietlind, Waltraud, Adelheid, Mechthild u. v. m. Ab dem 11. Jahrhundert gewannen christlich geprägte griechisch-lateinische und alttestamentarische Namensformen an Bedeutung. Zu den altrömischen Namen gehören zum Beispiel Claudius, Claudia, Paulus, Paul, Julius, Julia, Felix, Benedikt usw. Ab dem 12. Jahrhundert beeinflußt zunehmend die Heiligenverehrung die Namenswahl zum Beispiel Johannes, Petrus, Nikolaus, Matthäus, Elisabeth, Anna, Katharina, Magdalena. Nach der Reformation wählten die Protestanten verstärkt Namen des Alten und Neuen Testaments, wie Daniel, David, Michael, Simon, Ruth, Hanna. Im 18. Jahrhundert beeinflußte die Vorliebe für die französische Kultur auch die Namenswahl: Charlotte, Henriette, Annette, Babette, Louis u. a., während im 19. Jahrhundert die vielfältige Romanliteratur für eine weitere Bereicherung sorgte.
Seit den siebziger Jahren wird die Namenswahl immer internationaler, und die steigende Zahl klangvoller fremdländischer Namen verdrängt viele deutsche Namen. Beliebte Beispiele sind Nicole, Nadine, Jenny, Jacqueline, Sascha, André, Marco.

**Die Qual der Wahl** Einen Vornamen für Ihr Baby zu finden, kann überraschenderweise sehr schwierig sein. Schließlich gilt es ja, so viele Dinge zu berücksichtigen: Paßt er zum Familiennamen, soll es ein Doppelname sein, könnte der von Ihnen gewählte Name in ein paar Jahren veraltet sein und Ihr Kind deswegen ausgelacht werden? Es gibt unter Umständen viele Assoziationen und Überlegungen, die Ihre Entscheidung beeinflussen, aber Sie sollten sich stets eines vor Augen halten: Sie wählen einen Namen für Ihr Kind aus, den es ein ganzes Leben lang tragen wird.

**Trends** Viele Eltern lassen sich von modischen Trends beeinflussen, bewußt oder unbewußt. Vielleicht machen Sie sich Sorgen, daß der von Ihnen ausgesuchte Name allzu beliebt sein könnte, so daß Ihr Kind später immer seinen Familiennamen dazu nennen muß, um nicht mit anderen Kindern gleichen Vornamens verwechselt zu werden. In diesem Fall entscheiden Sie sich vielleicht für einen außergewöhnlichen Namen, der Ihr Kind von allen Gleichaltrigen unterscheidet.

### Traditionen

**Vornamen spiegeln oft Erbe und Traditionen des Geburtslandes wider. Eltern aus der östlichen Hemisphäre kombinieren in der Regel Wortelemente und schaffen damit sinnreiche Namen, oder sie benutzen Substantive und Adjektive als Namen.**

**China** Hier haben die Kinder für gewöhnlich drei Namen: zuerst kommt der Familienname, dahinter steht der „Generationenname", der allen Kindern in der Familie gemein ist, und an dritter Stelle der Vorname. Bei dem mittleren und letzten Namen handelt es sich meistens um Begriffe mit positiven Bedeutungen: Qiong oder Chiang (stark) und Wen (Schüler) sind weitverbreitete Jungennamen, Mei (hübsch), Shu (gut) und Ying (Blume) sind für Mädchen beliebt.

**Islamische Länder** Hier werden vor allem plakative Begriffe als Namen gewählt. Zu den Jungennamen zählen Bakr (junges Kamel), Ghayt (Regen) und Salim (sicher, geborgen). Mädchennamen sind Fatin (bezaubernd), Nahla (ein Glas Wasser) und Sabah (Morgen). Auch Namen, die in Verbindung mit dem Propheten Mohammed stehen, sind beliebt, für Jungen zum Beispiel Abd-Allah (Diener Allahs), Mahmud und Ahmad (preisen) und für Mädchen Aisha (die Lieblingsfrau des Propheten) und Fatima (seine Lieblingstochter). Präislamische Namen wie Adnan für Jungen und Lubna für Mädchen sind infolge ihres literarischen Ruhms populär geblieben.

**Indien** Sowohl Hindus als auch Sikhs tragen oft Namen, die religiöse Bedeutung oder Beiklänge haben, wie der Mädchenname Gita (Loblieder singen) und der Jungenname Indra (Name einer kriegerischen Gottheit in der vedischen Religion); im Hinduismus werden Begriffe aus dem Wörterbuch und Wortelemente ebenfalls zu Namen kombiniert.

**Beliebtheit** Ein Name, der gerade ungeheuer beliebt ist, könnte natürlich genauso schnell wieder aus der Mode kommen und somit eine Bürde für das Kind sein, das ihn trägt. Es ist sehr schwierig, vorherzusagen, welche Namen künftig noch „in" sein könnten, obwohl einige sich inzwischen als „Dauerbrenner" erwiesen haben und die Definition von topmodern und altmodisch oft vom sozialen Umfeld der Eltern abhängt.
Namenslisten finden Sie in Standesämtern, Kirchen, Stammbüchern und speziellen Büchern und Zeitschriften, in letzteren oft nach Beliebtheitsgrad in einem bestimmten Zeitraum gestaffelt.

**Traditionell oder modern?** Ob Sie althergebrachte oder brandneue Namen bevorzugen, hängt nicht zuletzt von Ihrer Persönlichkeit ab. Manche Menschen bevorzugen Namen, die alt, vertraut und irgendwie respekteinflößend sind und schrecken vor brandneuen, importierten oder der Phantasie entsprungenen Namen zurück. Andere sehen keinen Grund, die Namen der Vergangenheit auf ewig festzuschreiben, und entscheiden sich für solche, die für sie persönlich oder das Zeitalter, in dem sie leben, von Bedeutung sind.
Beide Standpunkte sind legitim, obwohl sich traditionelle Namen oft besser buchstabieren und aussprechen lassen. In den letzten Jahren läßt sich eine verstärkte Einwendung zu traditionellen Namen wie Maria, Johanna, Katharina, Luisa, Ferdinand usw. beobachten.

**Assoziationen**
Namen werden oft infolge bestimmter Verknüpfungen und weniger ihrer Bedeutung wegen gewählt. Die Bedeutung spielt in westlichen Ländern eine viel kleinere Rolle als in anderen Teilen der Welt (siehe Spalte links).

**Persönliche Assoziationen** Hier kann es sich um positive oder negative Einflußfaktoren handeln. Vielleicht nennen Sie Ihr Baby nach einem Familienmitglied, einem Freund/einer Freundin oder einer Person, die Sie respektieren und achten, während Sie einen Namen ablehnen, wenn ein Ihnen bekannter Träger dieses Namens ein ungeratenes Kind oder ein unsympathischer Mensch ist. Manchmal nennt man Kinder nach einem der Paten, um ihn zu ehren, oder nach bekannten Persönlichkeiten des öffentlichen Lebens. Es gibt auch einige wenige Familien, in denen ein bestimmter Vorname über Generationen weitergegeben wird. Zum Beispiel heißt jedes männliche Kind Christoph oder Otto.

**Namen aus Romanen und Filmen** Bücher und Filme sind ebenfalls eine ergiebige Namensquelle. So hatte auf die Verbreitung des Namens Nicole in den siebziger Jahren die Fernsehserie „Ein Sommer mit Nicole", die kurze Zeit zuvor lief, großen Einfluß. Die plötzliche Popularität des Namens Kevin Anfang der neunziger Jahre stand sicherlich in Zusammenhang mit dem Kinoerfolg „Kevin allein zu Haus". In den USA war Jennifer in den siebziger Jahren, als „Love Story" über die Kinoleinwand flimmerte, ein Dauerbrenner.

## Namen: eine schwierige Wahl

**Der Vorname ist meist beladen mit vielen Bedeutungen, aber auch mit bestimmten Vorstellungen, wie das Kind sein sollte. Gelegentlich zeigt der Name aber auch ein wenig der Familiengeschichte.**

Abgesehen von den wenigen Familien, in denen es Tradition ist, denselben Vornamen von Generation zu Generation weiterzugeben, ist der Prozess der Namensfindung meist mit vielen Diskussionen verbunden.
Der Vorname wird das Kind das ganze Leben lang begleiten. Er ist deshalb sorgfältig auszuwählen, auch in Hinblick auf das Kind, das sich mit seinem Namen wohlfühlen soll.
Auf den Standesämtern gibt es Namenslisten mit den beliebtesten Vornamen. Sie können sich aber auch selbst einen Namen einfallen lassen. Vermeiden sollte man jedoch Konsonantenhäufungen, die zu extravagant oder komisch klingen. Außerdem sollten Sie berücksichtigen, daß der Vorname auch mit dem Familiennamen gut zusammenklingen sollte. Es stört beim Aussprechen, wenn die Endsilbe oder der Endkonsonant des Vornamens identisch ist mit der ersten Silbe oder dem Anfangskonsonanten des Familiennamens.
Auch ausgesprochene Modenamen sind ungünstig. Die Moden wechseln schnell, aber der Name soll ja für das ganze Leben sein.
Sehr unpraktisch sind auch Namen, bei denen es eine Vielzahl an Schreibweisen gibt, sowie Namen, die niemand aussprechen oder schreiben kann.
In diesen Fällen wird Ihr Kind seinen Namen immer buchstabieren oder die Schreibweise korrigieren müssen.
Und wenn Sie sich wirklich unsicher sind, welchen Namen Sie wählen möchten, so gibt es auch Vornamenbücher, die Ihnen sicherlich bei dieser Wahl behilflich sein können.

## Namen für Zwillinge

**Zwillinge erhalten oft Namen, die in irgendeinem Zusammenhang stehen. Sie können eine Assoziation widerspiegeln, mit demselben Buchstaben beginnen (Paul, Patricia), ähnlich klingen (Susanna, Hanna) oder einen ähnlichen Rhythmus haben (Benjamin, Jonathan).**

Es gibt jedoch viele Gründe, warum Ihre Zwillinge es Ihnen unter Umständen nicht danken, wenn die Namen zu stark miteinander verknüpft sind:
Erstens, und das ist besonders wichtig, werden die Leute sie wesentlich schwerer auseinanderhalten, wenn sich ihre Namen zu sehr ähneln. Namen sind wie ein Aushängeschild, und Zwillinge brauchen, vielleicht mehr noch als andere Kinder, ein individuelles Etikett, das ihnen allein gehört.
Zweitens kann es auch bei offiziellen Dokumenten, Prüfungsunterlagen oder Briefen leicht zu Verwechslungen kommen, vor allem wenn die Initialen gleich sind.
Und drittens, wenn die Namen eng durch Assoziationen verbunden sind, werden sie wahrscheinlich für viele Hänseleien und Wortspiele herhalten müssen.

**Der Name und die Persönlichkeit** Für die meisten Menschen sind mit einem Namen bestimmte Vorstellungen oder Bilder über Aussehen, Eigenschaften und Charakter oder Schicksal seines Trägers verbunden. Der Name Benedikt beschwört beispielsweise ein völlig anderes Bild als der Name Barnabas herauf. Und da sich diese Erwartungshaltung der Eltern hinsichtlich bestimmter Charakterzüge oder Verhaltensweisen vermutlich darauf auswirkt, wie jedes Kind behandelt wird, mag es sein, daß sich ein Kind unter Umständen in bestimmten Bereichen tatsächlich in Einklang mit seinem Namen entwickelt. Allerdings kommt es auch häufig vor, daß bestimmte Eigenschaften, vor allem des äußeren Erscheinungsbildes, in krassem Gegensatz zu der mit dem Namen assoziierten Vorstellung stehen. Als Beispiel seien nur die vielen blonden, sanften Mädchen genannt, die Carmen oder Ramona heißen, oder eine Angelina, die nur wenig Engelhaftes an sich hat.

**Familientraditionen**
Namen, die innerhalb der Familie von einer Generation zur nächsten weitergegeben wurden, hat man oft automatisch gewählt, vor allem beim erstgeborenen Kind. War dieser traditionelle Name männlich, hat man ihn für Mädchen abgewandelt (Albert – Albertine), vor allem, wenn es keinen männlichen Erben gab. In den letzten Jahren ist man von diesem Brauch jedoch abgekommen und hat als Rufname auf viele der althergebrachten Namen verzichtet; als zweiter Vorname werden sie allerdings manchmal noch verwendet.

**Geschwister** Viele Eltern wählen für ihre Kinder Namen aus, die zusammenpassen, zum Beispiel lauter französische oder Namen aus der Literatur. Manche Eltern möchten, daß alle Vornamen mit dem gleichen Buchstaben beginnen, obwohl das in Briefen und offiziellen Dokumenten Verwirrung stiften kann.

**Initialen**
In manchen Kulturen sollen die Initialen des Namens ein sinnvolles Wort ergeben. Vielleicht wünschen auch Sie das für Ihr Kind. Falls sie tatsächlich ein Wort bilden, wird es unter Umständen als Spitzname benutzt oder ein Spitzname angehängt, was nicht immer wünschenswert ist.

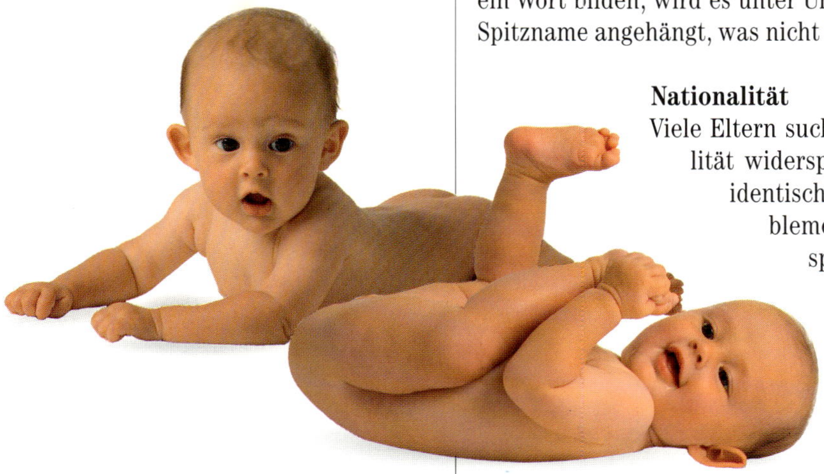

**Nationalität**
Viele Eltern suchen Namen aus, die ihre eigene Nationalität widerspiegeln, wenn diese nicht mit dem Land identisch ist, in dem sie leben. Das kann zu Problemen mit dem Buchstabieren und der Aussprache führen, so daß der Name oft in vereinfachter Form in die Landessprache übertragen wird. Dies gilt insbesondere für Namen aus dem asiatischen Sprachraum.

**Bedeutungen**
Die Bedeutung oder der Ursprung eines Namens sind für die meisten modernen Eltern im Westen zweitrangig. Viele Vornamen in westlichen Ländern haben eine kompliziertere Entstehungsgeschichte als die in anderen Kulturkreisen gebräuchlichen. Das liegt daran, daß Namen gemeinsam mit Traditionen und Gebräuchen von einer sozialen Gemeinschaft an die nachfolgende überliefert werden, oft nach der Invasion einer fremden Macht, auf die Integration, Migration oder interkulturelle Kontakte folgten. Folglich haben sich viele Namen, vor allem aus toten oder exotischen Sprachen, weit von ihren Ursprüngen entfernt. Wählt man einen ungewöhnlichen Namen aus, sollte man sich aber immer über die ursprüngliche Bedeutung kundig machen, um eine eventuelle negative Konnotation auszuschließen.

**Form des Namens**
Wie man Ihren Namen ausspricht, schreibt und die Kurzform, die Sie bevorzugen, ist ebenfalls wichtig. Es ist sehr ärgerlich, wenn man Ihren Namen immer wieder falsch schreibt oder ausspricht. Und es kann ebenso frustrierend sein, wenn Sie in einer Kurzform angeredet werden, die Ihnen mißfällt, oder in einer anderen formalen Variante des Namens.

**Verkleinerungsform** Sie wird oft als Kosename und manchmal auch als die volle Version verwendet. In diesem Fall sollten Sie aber bewußt den vollen Namen benutzen, denn es kann Situationen geben, in denen er angemessener ist. Wenn Sie im Gegensatz dazu beabsichtigen, immer den offiziellen Namen zu benutzen, sollten Sie trotzdem über die möglichen Koseformen nachdenken, da Ihr Kind von seinen Freunden vermutlich so genannt werden wird. Wenn Ihnen alle oder einige dieser Abkürzungen mißfallen, verzichten Sie vielleicht ganz auf diesen Namen oder benutzen gelegentlich die von Ihnen bevorzugte Kurzform, um die von Ihrem Kind und seinen Freunden gewählte zu beeinflussen.

**Klang** Möglicherweise gefällt Ihnen ein Name ganz besonders wegen seines Klangs. Manche Namen sind von der Lautkombination her harmonisch, während andere für die Ohren der meisten Menschen ganz besonders amüsant klingen. Eine andere Überlegung ist, wie Vor- und Familienname zusammenklingen. Die Mehrzahl der Eltern suchen besonders sorgfältig nach einem geeigneten Vornamen, um hier eine gelungene „Verbindung" zu schaffen und den Vornamen auf den Familiennamen abzustimmen.

**Schreibweise und Aussprache** Ein Name, den jeder auf Anhieb buchstabieren und aussprechen kann, ist keine schlechte Idee, um Ihrem Kind im späteren Leben Mißverständnisse und Ärger zu ersparen. In der zweiten Hälfte des 20 Jahrhunderts ist es manchenorts in Mode gekommen, althergebrachten Namen eine exotische Schreibweise zu verleihen, die jedoch keine erkennbaren Vorteile bietet. Manche Namen können auf verschiedene Weise ausgeprochen werden, während andere Verwirrung stiften, weil man nicht recht weiß, wie man sie ausspricht (Phoebe), und bei anderen ist wiederum mehr als eine Schreibweise üblich (Klara, Clara).

### Der Name Ihres Kindes

**Hier sind einige Punkte, die Sie berücksichtigen sollten, wenn Sie einen Vornamen für Ihr neugeborenes Kind aussuchen.**

Ist der Name für alle Entwicklungsstadien im Leben angemessen?

Ist die Schreib- oder Sprechweise auf Anhieb klar?

Klingt der Vorname gut in Kombination mit einem zweiten Vornamen und dem Familiennamen?

Ergeben die Initialen zusammengesetzt ein Wort?

Gefallen Ihnen die Assoziationen, die auf der Hand liegen könnten?

Besteht die Möglichkeit, daß Ihr Kind wegen seines Namens später einmal gehänselt wird?

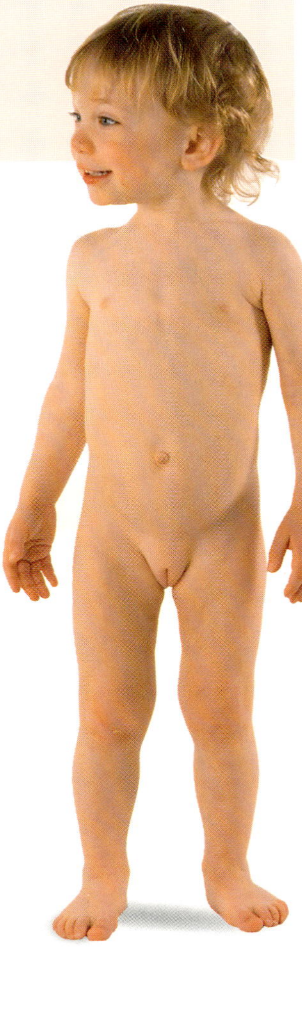

# Namen, Namen, Namen

In jedem westlichen Land gibt es offenbar einen Grundstock an Vornamen für Mädchen und Jungen, aus dem die Mehrzahl gewählt wird. Obwohl es schwierig sein dürfte vorherzusagen, welche Namen die Liste der hundert beliebtesten anführen, haben sich einige als „Dauerbrenner" entpuppt

## Beliebte Mädchennamen

**Viele Namen sind parallel in mehreren Ländern beliebt, wobei der Grad der Popularität verschieden sein kann. Bei Mädchennamen gibt es dabei in den deutschsprachigen Ländern mehr Überschneidungen als bei Jungennamen.**

### Deutschland (1992)

**1** Stefanie
**2** Katharina
**3** Kathrin
**4** Christine
**5** Anna
**6** Julia
**7** Nadine
**8** Sarah

### Österreich (1991)

**1** Julia
**2** Lisa
**3** Melanie
**4** Katharina
**5** Stefanie
**6** Sabrina
**7** Sandra
**8** Christina

### Schweiz (1992)

**1** Melanie
**2** Sarah
**3** Laura
**4** Jessica
**5** Sabrina
**6** Sandra
**7** Fabienne
**8** Nicole

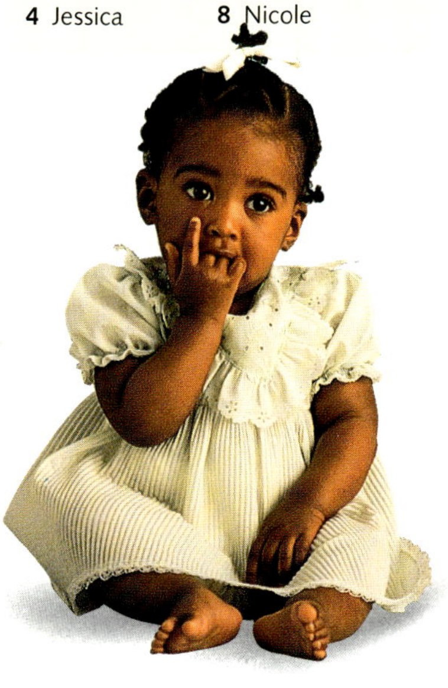

| Name | Herkunft |
|---|---|
| **Alexandra** | die Helferin (griech.) |
| **Anna** | die Gnädige (hebr.) |
| **Barbara** | die Fremde (griech.) |
| **Constanze** | die Beständige (lat.) |
| **Daniela** | weibl. Form von Daniel, Gott ist mein Richter (hebr.) |
| **Eva** | die das Leben Gebende (hebr.) |
| **Friederike** | die für den Frieden Kämpfende (mhd.) |
| **Helene** | die Strahlende (griech.) |
| **Hildegard** | die im Kampf Schützende (mhd.) |
| **Irene** | die Friedliche (griech.) |
| **Juliane** | die Jugendliche (lat.) |
| **Justine** | die Gerechte (lat.) |
| **Karola** | die Freie (mhd.) |
| **Katharina** | die Reine (griech.) |
| **Laura** | die Lorbeergeschmückte (lat.) |
| **Leonie** | die Löwenfarbige, Blonde (lat.) |
| **Lucie** | die Leuchtende (lat.) |
| **Margarete** | die Perle (aram.) |
| **Melanie** | die Dunkle (griech.) |
| **Natalie** | die zu Weihnachten Geborene (lat.) |
| **Petra** | die Felsenfeste (griech.) |
| **Ricarda** | die starke Herrin (mhd.) |
| **Ruth** | die Genügsame (hebr.) |
| **Sabine** | die Sabinerin (lat.) |
| **Sara** | die Königin (hebr.) |
| **Stephanie** | die Bekränzte (griech.) |
| **Theresa** | die Jägerin (griech.) |
| **Ulrike** | die Herrin des Besitzes (mhd.) |
| **Valerie** | die Gesunde (lat.) |
| **Veronika** | die Siegbringende (griech.) |
| **Wiltrud** | die Willenstarke (mhd.) |
| **Xenia** | die Gastfreundliche (griech.) |

(Christine, Anna, Stefan), während andere für kurze Zeit „in" sind, um bald wieder in Vergessenheit zu geraten. Nebenstehend die beliebtesten Namen in Deutschland im Jahre 1992.

Für Mädchen: Stefanie, Katharina, Kathrin, Christine, Anna, Julia, Nadine, Sarah. Für Jungen: Alexander, Christian, Daniel, Michael, Stefan, Andreas, Florian, Sebastian.

| Name | Herkunft |
|---|---|
| **Andreas** | der Männliche (griech.) |
| **Armin** | der Held (ahd.) |
| **Benedikt** | der Gesegnete (lat.) |
| **Bodo** | der Gebieter (ahd.) |
| **Benjamin** | Sohn des Glücks (hebr.) |
| **Boris** | der im Schutz Starke (mhd.) |
| **Christoph** | der Christusträger (griech.) |
| **Daniel** | Gott richtet (hebr.) |
| **David** | der Liebling (hebr.) |
| **Elmar** | der Edelberühmte (mhd.) |
| **Fabian** | der Bohnenmann (lat.) |
| **Felix** | der Glückliche (lat.) |
| **Frank** | der freie Mann (mhd.) |
| **Gabriel** | Gottes Stärke (hebr.) |
| **Hartmut** | der Starkmutige (mhd.) |
| **Joachim** | Jehova macht stark (hebr.) |
| **Jonas** | die Taube (hebr.) |
| **Konstantin** | der Beständige (lat.) |
| **Lukas** | der Leuchtende (griech.) |
| **Maximilian** | der Größte (lat.) |
| **Moritz** | der Maure, Dunkle (lat.) |
| **Nikolaus** | der Sieger des Volkes (griech.) |
| **Olaf** | der Götter Sproß (altnord.) |
| **Philipp** | der Pferdefreund (griech.) |
| **Richard** | der starke Herr (mhd.) |
| **Sebastian** | der Ehrwürdige (griech.) |
| **Stephan** | der Bekränzte (griech.) |
| **Thomas** | der Zwilling (hebr.) |
| **Till** | der brauchbare Mann (germ.) |
| **Tobias** | der durch Gott Gütige (hebr.) |
| **Valentin** | der Starke (lat.) |
| **Werner** | der sich im Heere Wehrende (mhd.) |

## Beliebte Jungennamen

**Bei Jungennamen scheint es eher so zu sein, daß jedes Land spezielle Namen bevorzugt. Es gibt nicht so viele Überschneidungen wie bei Mädchennamen, wenn man mal die meistgewählten Namen in Deutschland, Österreich und der Schweiz vergleicht.**

### Deutschland (1992)

| | | | |
|---|---|---|---|
| **1** | Alexander | **5** | Stefan |
| **2** | Christian | **6** | Andreas |
| **3** | Daniel | **7** | Florian |
| **4** | Michael | **8** | Sebastian |

### Österreich (1991)

| | | | |
|---|---|---|---|
| **1** | Michael | **5** | Stefan |
| **2** | Patrick | **6** | Christoph |
| **3** | Daniel | **7** | Markus |
| **4** | Thomas | **8** | Manuel |

### Schweiz (1992)

| | | | |
|---|---|---|---|
| **1** | Kevin | **5** | David |
| **2** | Michael | **6** | Marco |
| **3** | Simon | **7** | Daniel |
| **4** | Patrick | **8** | Pascal |

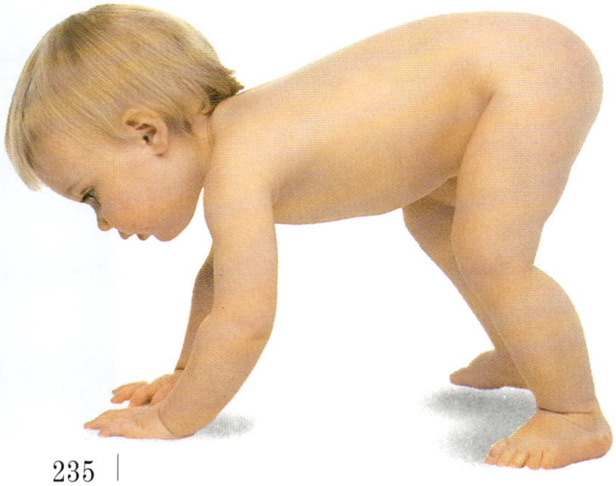

## Betreuung durch den Vater

**In vielen Familien übernimmt der frischgebackene Vater den Großteil der häuslichen Pflichten, wenn seine Partnerin mit dem Baby heimkehrt. Einige sind von sich aus eifrig bemüht, Mutter und Kind zu betreuen, andere brauchen erst einen Anstoß, um eine aktive Rolle zu übernehmen.**

Was Sie mehr als alles andere von Ihrem Partner brauchen, ist Verständnis, Einfühlungsvermögen und die Bereitschaft, im Haushalt auch mal fünf gerade sein zu lassen und sich statt dessen Ihnen und dem Baby zu widmen. Über dieses Thema sollten Sie schon vor der Geburt ausführlich diskutiert haben. Andernfalls könnte es Ihrem Partner schwerfallen und er fühlt sich vielleicht vernachlässigt und von Ihrer Liebe ausgeschlossen.
Möglicherweise finden Sie eine Aufgabenteilung vorteilhaft: Ihr Partner könnte beispielsweise das Putzen, Einkaufen und die Wäsche übernehmen, und Sie haben Zeit, um sich auf Ihre eigene Person und das Baby zu konzentrieren. Oder Sie erledigen alle Arbeiten im Haushalt gemeinsam.

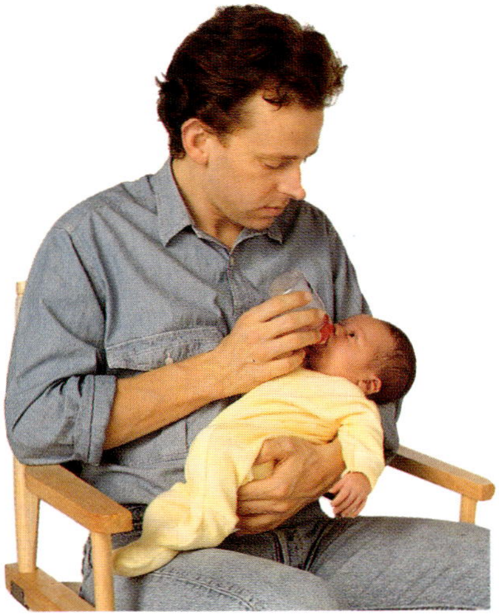

**Hilfe bei den Mahlzeiten**
Wenn Sie stillen, füllen Sie Milch in eine Flasche ab, so daß Ihr Partner ebenfalls imstande ist, das Baby zu füttern.

# Kinderbetreuung arrangieren

*In den letzten Wochen der Schwangerschaft wäre es für Sie und Ihren Partner an der Zeit, ausgiebig darüber zu diskutieren und zu planen, wie Sie die häuslichen Pflichten in den Griff bekommen wollen, sobald Sie mit dem neuen Baby zu Hause sind. Wenn Ihr Partner imstande, in der Lage und auch gewillt ist, dabei eine wichtige Rolle zu spielen, dürfte es Ihnen keine Schwierigkeiten bereiten, die verschiedenen Aufgaben zu bewältigen; andernfalls sollten Sie sich Hilfe beschaffen, vor allem für die ersten Wochen.*

Die ersten Tage daheim werden härter sein, als Sie denken. Wehen und Geburt erschöpfen physisch und emotional. Sie haben wahrscheinlich das Gefühl, daß kaum noch Reserven übrig sind, und Sie fühlen sich erschöpft und erholungsbedürftig. Sobald Sie sich mit Ihrem Kind zu Hause befinden, werden Sie merken, daß eine Arbeit auf die andere folgt, ohne Verschnaufpause, und inmitten all der hektischen Betriebsamkeit versuchen Sie sich als Mutter zu bewähren. Selbst wenn Sie alle gängigen Bücher über Säuglingspflege gewälzt haben, werden Sie feststellen, daß sich Ihr Kind nicht unbedingt an geregelte Zeiten oder Ihren Stundenplan hält und Sie Ihr Leben seinem Rhythmus anpassen müssen. Es wäre ein Fehler, das Kind in den von Ihnen bevorzugten Tagesablauf zu pressen; damit würden Sie sich nur zusätzliche Arbeit aufbürden, und folglich ist es besser, wenn Sie sich nach ihm richten. Und was den Schlaf angeht, so müssen Sie halt nehmen, was Sie kriegen können: Babys machen keinen Unterschied zwischen Tag und Nacht, und sie fordern nachts genausoviel Aufmerksamkeit wie tagsüber.

### Hilfe

Um zu verhindern, daß Sie sich völlig erschöpft, ja sogar depressiv und weinerlich fühlen, sollten Sie sich jemanden suchen, der Ihnen im Haushalt zur Hand geht. Das gilt zumindest für die ersten Tage, wenn Sie mit dem Baby wieder zu Hause sind, und besser noch für die ganze erste oder sogar zweite Woche. Sie sollten nicht zu stolz sein, um Hilfe zu bitten oder sie dankbar anzunehmen – Sie könnten es sonst bereuen. Wenn kurzfristig jemand in die Bresche springt, heißt das noch lange nicht, daß Sie als Mutter unzulänglich sind. Die beste Lösung wäre natürlich eine Person, die im Haushalt lebt, so daß Sie abwechselnd in Schichten arbeiten können. Auf diese Weise gehen Sie sicher, daß Sie genug Ruhe erhalten und auf Ihre Ernährung achten können.

**Familie und Freunde** Ihre Mutter oder Schwiegermutter sind vermutlich diejenigen, zu denen Sie in puncto Kinderbetreuung das größte Vertrauen haben. Sie haben selbst Kinder großgezogen und eigene Erfahrung gesammelt, und sie können Ihnen mit Rat und Tat zur Seite stehen. Es ist keine schlechte Idee, eine der beiden oder eine Schwester, Verwandte oder gute Freundin zu bitten, um den Geburtstermin herum bei Ihnen zu wohnen. Auf diese Weise kann sie sich mit der häuslichen Routine Ihrer Familie

und Ihres Partners vertraut machen und Sie empfangen, wenn Sie mit dem Baby nach Hause kommen.
Eine solche Hilfe ist von unschätzbarem Wert. Sie gibt Ihnen das beruhigende Gefühl, daß der Haushalt wie am Schnürchen läuft. Sie sollte Ihnen alle organisatorischen Aufgaben abnehmen und das Kochen, Waschen, Einkaufen usw. besorgen. Dadurch wird möglicherweise auch Ihr Partner entlastet, und so können Sie beide Ihrem Baby mehr Zeit widmen. Dazu kommt, daß Ihre Helferin – falls sie eigene Kinder hatte oder hat – Ihnen eine Fülle von Fragen beantworten und Tips geben kann.

**Kinderfrauen**
Wenn Sie die Absicht haben, eine Kinderfrau einzustellen, versuchen Sie, diese schon vor der Geburt des Babys in die Familie zu integrieren. Auf diese Weise haben Sie beide die Möglichkeit, sich besser kennenzulernen. Ein Neugeborenes im Haus ist ein ziemlich traumatisches Ereignis, und daher ist eine Hilfe wichtig, die sich Ihrem Tagesablauf und Lebensstil anzupassen versteht. Außerdem müssen Sie Vertrauen in ihre Fähigkeiten und ein gutes Gefühl hinsichtlich ihrer Beziehung zum Baby haben.
Am besten wäre es, eine Kinderfrau durch Empfehlung von Freunden zu finden. Sie können sich aber auch an das Arbeitsamt oder eine Agentur für Zeitarbeit wenden. Nicht alle Bewerberinnen sind hundertprozentig zuverlässig, also prüfen Sie sorgfältig die Zeugnisse.
Welchen Weg Sie auch wählen, Sie sollten sich erst dann für eine Kinderfrau entscheiden, wenn Sie sich mindestens zweimal ausführlich mit ihr unterhalten haben. Beim erstenmal empfiehlt es sich, ein formales Einstellungsgespräch zu führen, während Sie beim zweitenmal vielleicht mit ihr Kaffee oder Tee trinken, Mittagessen gehen oder einen Einkaufsbummel machen. Dabei lernen Sie einander besser kennen, sind imstande, sich ein klareres Bild von ihrer Persönlichkeit zu machen und endgültig zu entscheiden, ob Sie sich tatsächlich auf einer Wellenlänge befinden.
Setzen Sie eine Art Arbeitsvertrag auf, in dem Sie alle wichtigen Aspekte der Tätigkeit benennen, einschließlich der Methoden der Kindererziehung und Verhaltensweisen, die Ihnen vorschweben. Achten Sie darauf, daß alle Aufgaben sorgfältig und unmißverständlich beschrieben sind; machen Sie klar, daß mit unverzüglicher Entlassung zu rechnen ist, wenn man Ihren Anweisungen nicht Folge leistet.
Die Kinderfrau sollte imstande sein, sich Ihren Vorstellungen anzupassen. Es wäre sinnlos, eine autoritäre Person einzustellen, wenn Sie Wert auf eine liberale und antiautoritäre Erziehung legen. Aber nur Sie wissen, wie Sie Ihr Baby behandelt wissen möchten, und deshalb müssen Sie mit der Kandidatin unbedingt über alle relevanten Wünsche und Abneigungen sprechen.

**Au pair** Diese jungen Mädchen oder Frauen (gelegentlich auch junge Männer) aus dem Ausland könnten Ihnen bei der Kinderbetreuung helfen, gegen freie Kost und Logis und ein kleines Taschengeld. Sie kosten weniger als eine Kinderfrau, aber Sie sollten nicht vergessen, daß die meisten keine Ausbildung in Kinderpflege haben und vielleicht kaum Ihre Sprache beherrschen.

## Hauspflegerin

**Sie können auch eine Hauspflegerin als Bestandteil der Mutterschaftshilfe engagieren, die schon vor der Geburt ins Haus kommt und nach der Entbindung Wöchnerin und Baby betreut.**

Hauspflegerinnen sind nicht nur eine willkommene Unterstützung, sondern auch eine unschätzbar wertvolle Informationsquelle. Sie können Ihnen zeigen, was die tägliche Pflege des Kindes erfordert: zum Beispiel wie man Windeln wechselt, stillt oder die Flasche gibt, woran Sie merken, daß Ihr Baby genug getrunken hat, oder wie Sie es vorsichtig von der Brust nehmen, ohne daß die Brustwarzen wund oder rissig werden.
Es ist an Ihnen und der Hauspflegerin, einen Zeitplan auszuarbeiten. Vielleicht möchten Sie mal wieder eine Nacht ungestört durchschlafen: Die Hauspflegerin würde dann die Nachtschicht übernehmen, und Sie würden morgens wieder für das Baby dasein, so daß sie sich dann hinlegen kann. Später am Tag wäre sie dann für die Babywäsche, die Vorbereitung der Flaschen bei Fertignahrung, Säubern des Kinderzimmers und die Bedürfnisse von Wöchnerin und Kind zuständig.
Die Betreuung durch Hauspflegerinnen, im Rahmen der Mutterschaftshilfe von den gesetzlichen Krankenkassen getragen, ist vom Grundsatz her möglich. Allerdings nur dann, wenn die Mutter ein ärztliches Attest vorweisen kann, in dem ihr bescheinigt wird, daß sie aufgrund ihres Krankheitszustandes ihr Kind nicht selbst versorgen kann.
In der Praxis kommt dies ausgesprochen selten vor.

# Die Spätphase der Schwangerschaft

*In den letzten Wochen der Schwangerschaft gibt es in der Regel nur sehr wenig Probleme. Von der 32. Woche an gilt das Hauptaugenmerk Ihres Arztes der Entwicklung des Babys und dem Erhalt Ihrer Gesundheit. Bedrohungen für Ihr Wohlbefinden könnte ein Anstieg des Blutdrucks mit sich bringen, möglicherweise ein Frühwarnsignal für eine Präeklampsie (siehe Seite 204), oder ein Stillstand Ihrer Gewichtszunahme, was darauf schließen läßt, daß Ihr Baby nicht mehr wächst. Folglich wird Ihr Arzt Sie zwischen der 32. und 36. Woche alle 14 Tage und zwischen der 36. und 40. Woche einmal wöchentlich untersuchen wollen.*

Ein Aspekt, der Ihnen in der Spätphase der Schwangerschaft Kopfzerbrechen machen könnte, ist der zunehmende Leibesumfang, der es Ihnen erschwert, in der gewohnten Haltung zu sitzen oder zu liegen. Wenn Sie flach auf dem Rücken liegen, drückt das Gewicht des wachsenden Kindes auf die Blutgefäße und Nerven, die sich neben der Wirbelsäule befinden. Das kann zu einem Taubheitsgefühl und stechenden Schmerzen, ja sogar Schwindelgefühl und Atemnot führen. Achten Sie darauf, daß Sie im Bett eine bequeme Position zum Schlafen einnehmen. Manchmal brauchen Sie feste kleine Kissen oder große weiche Kopfkissen, um den Körper zu stützen (siehe unten).

**Muskelanspannungs- und Lockerungstechnik**

Wirkungsvolle Entspannungstechniken sorgen für den Abbau geistiger und körperlicher Anspannung durch tiefe, gleichmäßige Atmung. Es zahlt sich aus, sie so lange zu üben, bis Sie Ihnen gegen Ende der Schwangerschaft in Fleisch und Blut übergegangen sind.

Entspannung für den Körper bietet die nachfolgend beschriebene Muskelanspannungs- und Lockerungstechnik. Sie hat sich auch während der Schwangerschaft hervorragend bewährt und ist eine optimale Vorbereitung auf die Wehen. Bei entsprechender Übung sind Sie in der Lage, während der Uteruskontraktionen die meisten der übrigen Muskelgruppen zu entspannen.

Die Technik umfaßt das Anspannen und Lockern verschiedener Körperteile in Abfolge.

## Genügend Schlaf

**Ein gesunder Schlaf und ausreichende Nachtruhe sollten auf Ihrer Prioritätenliste am Ende der Schwangerschaft ganz oben stehen. Wenn Sie nicht einschlafen können, hier einige Tips:**

- Ein warmes Bad vor dem Zubettgehen macht schläfrig und bringt körperliche und seelische Entspannung.
- Ein Glas heiße Milch macht müde. Sie können auch für die nötige Bettschwere sorgen, wenn Sie ein Buch lesen (etwas Beruhigendes), Musik hören oder fernsehen.
- Atem- und Entspannungsübungen sind ausgezeichnete Mittel gegen Einschlafstörungen; achten Sie also darauf, sie von vornherein in Ihre Aktivitäten vor dem Zubettgehen zu integrieren.
- Statt sich wegen des Schlafmangels den Kopf zu zermartern, sollten Sie einfach mitten in der Nacht aufstehen und aktiv werden! Vielleicht erledigen Sie eine Arbeit, die Sie immer wieder auf die lange Bank geschoben haben, oder inspizieren Sie das Kinderzimmer, ordnen die Babyausstattung neu, und freuen sich auf Ihr Kind, das bald kommen wird.
- Wenn Sie Sorgen haben, die Sie am Ein- oder Durchschlafen hindern, stellen Sie sich jede einzelne auf einem Blatt Papier geschrieben vor. Dann zerknüllen Sie das Blatt im Geiste und werfen es weg.

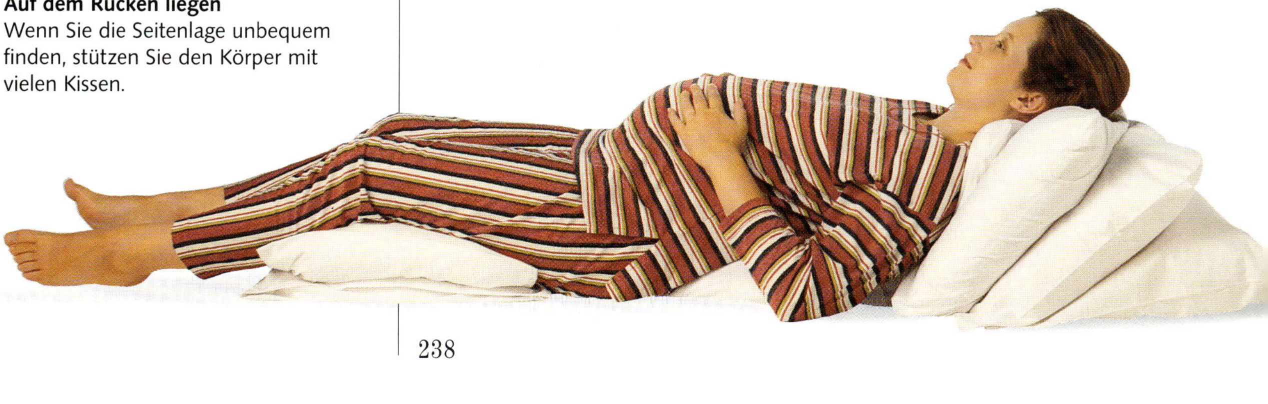

**Auf dem Rücken liegen**
Wenn Sie die Seitenlage unbequem finden, stützen Sie den Körper mit vielen Kissen.

Ihr Partner kann Ihnen Hilfestellung geben, indem er Sie durch Antippen auf diejenigen Bereiche aufmerksam macht, die sichtlich verspannt sind; und Sie reagieren auf seine Berührung, indem Sie die Muskeln bewußt lockerlassen. Am besten führen Sie diese Übung möglichst jeden Tag 15 bis 20 Minuten lang

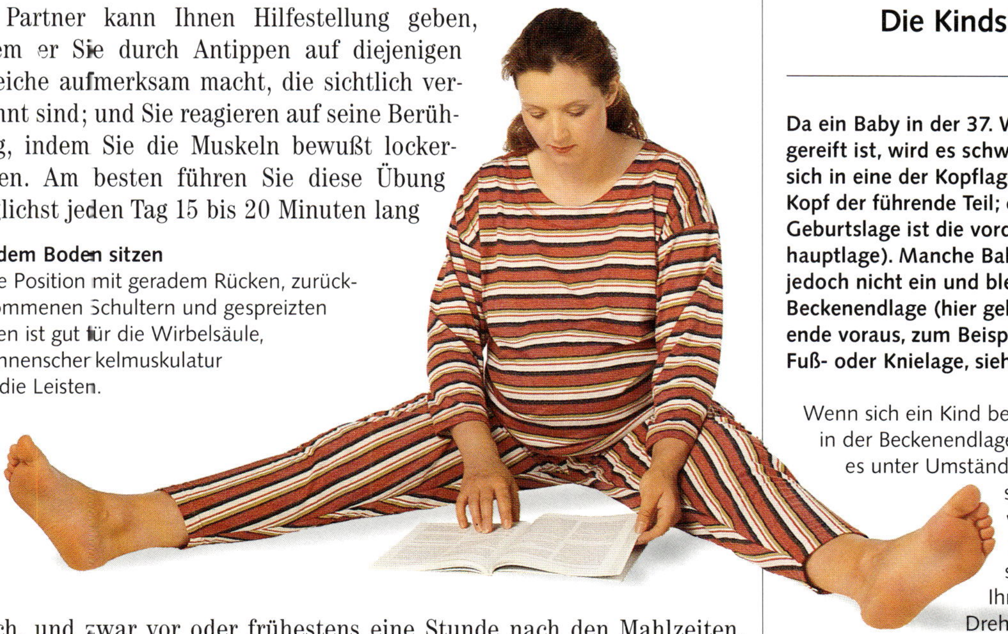

**Auf dem Boden sitzen**
Diese Position mit geradem Rücken, zurückgenommenen Schultern und gespreizten Beinen ist gut für die Wirbelsäule, die Innenschenkelmuskulatur und die Leisten.

durch, und zwar vor oder frühestens eine Stunde nach den Mahlzeiten. Legen Sie sich bequem hin, entweder flach auf den Rücken oder auf Kissen gestützt. Schließen Sie die Augen. Versuchen Sie, alle belastenden Vorstellungen, Ängste und Sorgen aus Ihren Gedanken zu verbannen, indem Sie Ihre Aufmerksamkeit darauf richten, langsam und regelmäßig ein- und auszuatmen. Lassen Sie sich von angenehmen Gedanken durchströmen, und wenn ein beunruhigender Gedanke eindringen will, verwehren Sie es ihm, indem Sie während eines Atemzugs klar „Nein" sagen und sich erneut auf die tiefe Atmung konzentrieren. Wenn Ihr Geist entspannt ist und Ihre Atmung tief und rhythmisch erfolgt, beginnen Sie mit der Muskelanspannungs- und Lockerungsübung: Konzentrieren Sie sich auf Ihre rechte Hand. Spannen Sie diese einen Moment an, mit nach oben gerichteten Handflächen; dann lockern Sie die Muskeln. Sagen Sie Ihrer Hand, daß sie sich schwer und warm anfühlen soll. Arbeiten Sie die rechte Körperseite aufwärts, indem Sie Unterarm, Oberarm und Schultern anspannen und lockern. Wiederholen Sie die Übung nun für die linke Seite des Körpers. Rollen Sie Ihre Knie nach außen, und spannen und lockern Sie Gesäß, Oberschenkel, Waden und Füße. Am Schluß lockern Sie Kopf- und Halsmuskulatur. Entspannen Sie Gesichts-, Augen- und Stirnmuskeln, so daß sich alle Linien glätten.

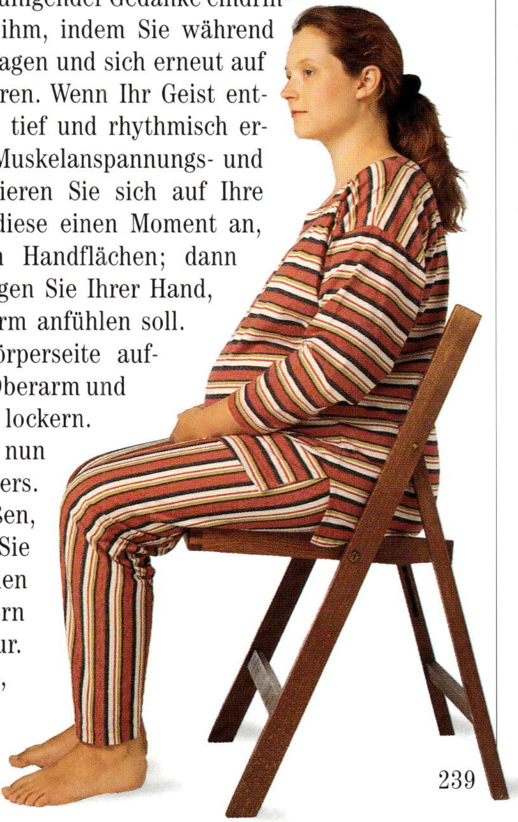

## Die Kindslage

**Da ein Baby in der 37. Woche voll ausgereift ist, wird es schwerer und dreht sich in eine der Kopflagen (hier ist der Kopf der führende Teil; die regelrechte Geburtslage ist die vordere Hinterhauptlage). Manche Babys stellen sich jedoch nicht ein und bleiben in der Beckenendlage (hier geht das Beckenende voraus, zum Beispiel bei Steiß-, Fuß- oder Knielage, siehe Seite 281).**

Wenn sich ein Kind bei der Geburt in der Beckenendlage befindet, muß es unter Umständen mit Kaiserschnitt geholt werden (siehe Seite 284). Aber selbst wenn bei Ihrem Baby die Drehung bis zur letzten Schwangerschaftswoche ausgeblieben ist, können Sie damit rechnen, daß sie noch vor Geburtsbeginn erfolgt:

- 30 % aller Kinder befinden sich in der 30. Woche noch in Beckenendlage. Mehr als die Hälfte dreht sich von selbst während der nächsten zwei Wochen in die Kopflage.
- 14 % aller Kinder nehmen in der 32. Woche noch die Beckenendlage ein. Die Chancen liegen bei 60 %, daß die Wendung ohne fremde Hilfe stattfindet, bevor die Wehen einsetzen.
- Weniger als 5 % aller Kinder nehmen in der 37. Woche noch die Beckenendlage ein. Ein Viertel dreht sich aus eigenem Antrieb, obwohl dies unwahrscheinlicher ist, wenn die Beine ausgestreckt sind oder nicht mehr viel Platz im Uterus verbleibt (zum Beispiel weil eine Mehrlingsschwangerschaft vorliegt oder das Baby groß ist).
- Nur sehr wenige Babys strampeln und drehen sich, sobald die Wehen begonnen haben, und auch nur dann, wenn Platz vorhanden ist.

**Auf dem Stuhl sitzen**
Sitzen Sie mit aufrechtem Oberkörper auf dem Stuhl, um die Rückenmuskulatur zu stärken. Wenn Sie eine zusätzliche Stütze brauchen, können Sie ein Kissen ins Kreuz legen.

# Eine Hausgeburt vorbereiten

*Wenn Sie sich für eine Hausgeburt entschieden haben, wird Ihnen die Hebamme genaue Anweisungen geben, welche Vorbereitungen zu treffen sind. Sie sollten rund vier Wochen vor dem Geburtstermin überlegen, was Sie dazu alles brauchen, so daß Sie nicht in letzter Minute hektisch Besorgungen machen müssen. Außerdem sind Sie dann zumindest teilweise gerüstet, falls das Baby früher kommt als gedacht.*

**Rechtzeitig vorbereiten**
Ihr Schlafzimmer oder der Raum, in dem Sie Ihr Kind bekommen wollen, sollte so hergerichtet sein, daß es für Sie angenehm und bequem ist. Stellen Sie das Bett im rechten Winkel zur Wand, so daß an beiden Seiten genug Platz ist und die Hebamme leichten Zugang hat.

**Abdecken** Falls Sie Ihr Baby auf dem Fußboden oder im Bett gebären möchten, sollte der darunterliegende oder umliegende Bereich abgedeckt sein. Sorgen Sie dafür, daß Sie alte saubere Bettlaken, Handtücher und Plastikfolien zur Hand haben, die Sie ausbreiten können, wenn's losgeht.

Abdeckfolie können Sie in jedem Baumarkt kaufen; ein ausrangierter Duschvorhang oder eine Wachstuchtischdecke erfüllen jedoch den gleichen Zweck.

**Utensilien für die Hebamme** Ihre Hebamme braucht einen kleinen Nachttisch oder Servierwagen neben dem Bett (mehrere Tabletts reichen auch aus), um ihre Instrumente und andere Ausrüstungsgegenstände darauf abzulegen, und eine starke, verstellbare Leselampe, so daß Sie den Lichtschein gezielt auf Ihr Perineum richten kann. Eine Taschenlampe wäre auch ganz nützlich, falls der Strom ausfallen sollte.

## Ihre Checkliste

**Obwohl Sie das meiste schon lange vor dem Geburtstermin vorbereiten können, bleibt vielleicht noch das eine oder andere in letzter Minute zu tun.**

Wenn die Wehen begonnen haben, sollten Sie (siehe Seite 259):

- die Hebamme verständigen
- Ihren Partner/Ihre Geburtsassistentin benachrichtigen
- die Person(en) informieren, die sich um Ihre anderen Kinder kümmern, falls es nicht Ihr Partner ist
- kontrollieren, ob alles im Entbindungszimmer bereitsteht
- überprüfen, ob sich Ihre persönlichen Utensilien in Reichweite befinden
- sich ein heißes, süßes Getränk zubereiten

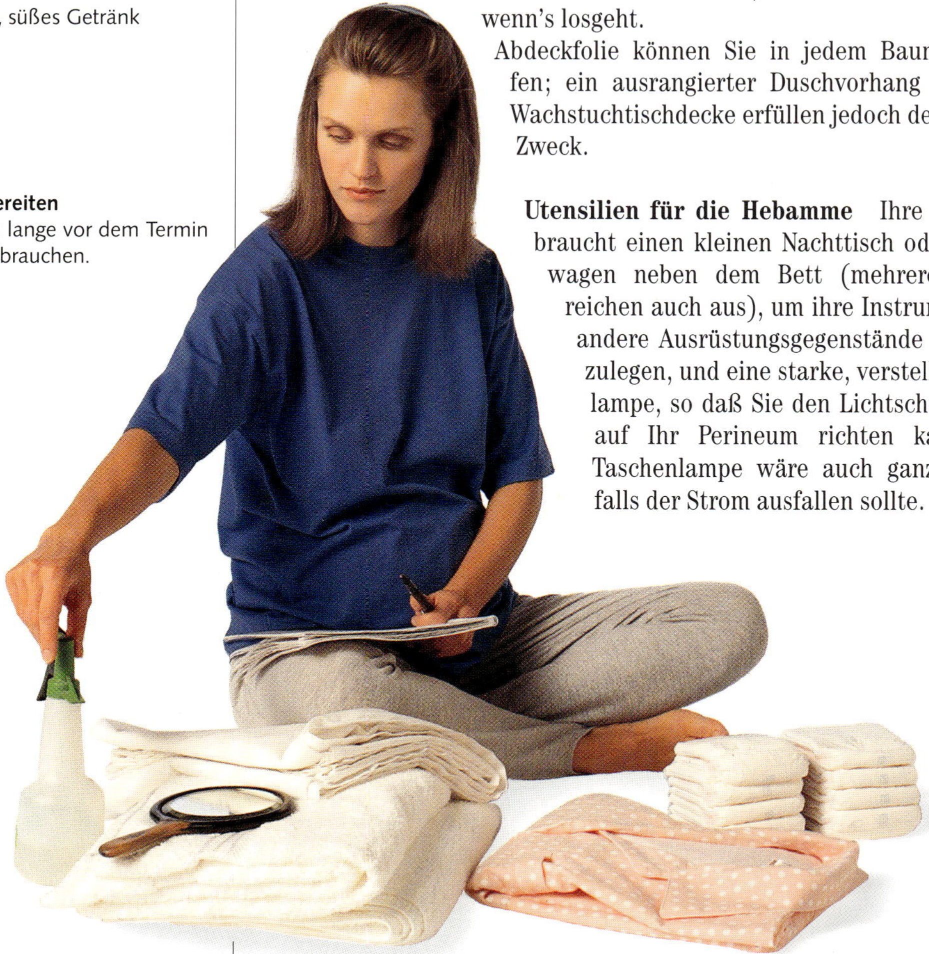

**Rechtzeitig vorbereiten**
Richten Sie schon lange vor dem Termin alles her, was Sie brauchen.

Achten Sie in der Zeit rund um den Geburtstermin immer darauf, daß Sie einen ausreichenden Essens- und Getränkevorrat zu Hause haben. Denken Sie daran, daß Sie nicht nur Lebensmittel für sich selbst, Ihren Partner und Ihre Kinder (falls vorhanden) brauchen, sondern auch für die Hebamme und Besucher, die Sie vielleicht erwarten.

**Wenn die Wehen beginnen**
Wenn die Kontraktionen alle 15 Minuten erfolgen, ungefähr eine Minute anhalten und nicht abklingen, sobald Sie umhergehen, sollten Sie Ihre Hebamme anrufen oder wie besprochen verständigen. Beim ersten Kind dauert es eine Weile, bis die Wehen richtig in Gang kommen, und obwohl sie wissen muß, daß es nun endlich losgeht, wird Sie Ihnen wahrscheinlich raten, sich zu entspannen und auszuruhen, weil es wichtig ist, mit Ihren Kräften hauszuhalten. Die meisten freiberuflichen Hebammen sind über Europiepser erreichbar; also dürfte es kein Problem sein, in ständigem Kontakt zu bleiben.

**Letzte Handgriffe** Vergewissern Sie sich, daß alles, was Sie und die Hebamme für die Geburt und unmittelbar danach brauchen, vorbereitet und griffbereit ist – einschließlich der Utensilien, die Ihrer Bequemlichkeit dienen (siehe Seite 244), zum Beispiel Schüsseln zum Waschen, eine Bettpfanne (oder ein sauberer Eimer), saubere Handtücher und große Plastiksäcke für die verschmutzten Laken, Monatsbinden und Nachthemden. Legen Sie ein sauberes Nachthemd oder ein großes T-Shirt für sich selbst heraus, lüften Sie die Babysachen, und bereiten Sie das Kinderbettchen vor.

**Ihre Hebamme** Zu ihrem technischen Arsenal gehören: ein Blutdruck-Meßgerät; ein Hörrohr oder ein Sonicaid, um die kindlichen Herztöne zu kontrollieren (siehe Spalte Seite 161); Gasflaschen mit Sauerstoff und evtl. Lachgas; Urinteststäbchen; lokale Betäubungsmittel und Spritzen; Schere; Nahtmaterial; Sonde zum Absaugen des Schleims; Ambubeutel mit entsprechenden Masken bei Atemstörungen des Neugeborenen; Infusionsbesteck; verschiedene Medikamente wie zum Beispiel Syntometrin. Falls Sie schmerzstillende Medikamente brauchen, haben Sie dies vorher mit ihr besprochen.

**Unerwartete Einweisung ins Krankenhaus** Mit Unterstützung einer sachkundigen Hebamme und/oder eines Arztes ist eine Hausgeburt für Sie und Ihr Baby völlig gefahrlos. Aber es kann, wie auch bei einer Klinikgeburt, immer Komplikationen geben, und für den Fall, daß schwerwiegende Probleme auftreten, möchten Sie Ihr Baby vielleicht lieber in der Klinik als zu Hause zur Welt bringen. In diesem Fall wird die Hebamme und/oder der Arzt Sie begleiten.
Nach all den Vorbereitungen und hochgesteckten Erwartungen dann doch nicht daheim zu entbinden, kann eine herbe Enttäuschung sein. Doch wenn Sie und Ihr Partner diese Möglichkeit von vornherein einkalkulieren und besprechen, werden Sie notfalls leichter damit fertig. Am besten warten Sie ab, wie sich die Hausgeburt anläßt; Sie können dann immer noch entscheiden, wo Ihr Kind zur Welt kommen soll.

## Wann ist die Hausgeburt unmöglich?

**Normalerweise ist eine Hausgeburt genauso sicher wie eine Klinikgeburt. Unter bestimmten Umständen bleibt jedoch keine andere Wahl, als eine Klinikentbindung einzuleiten.**

Es gibt eine Reihe Faktoren, die eine Klinikgeburt dringend angeraten erscheinen lassen, zum Beispiel wenn Sie Diabetikerin sind oder die Plazenta sich vorzeitig löst. In folgenden Situationen ist eine Hausgeburt ausgeschlossen:

- Komplikationen während früherer Schwangerschaften
- Das Becken ist zu klein, so daß der Kopf des Babys nicht passieren kann
- Das Baby befindet sich in Beckenendlage
- Ein medizinisches Problem ist aufgetreten, das Mutter und/oder Kind gefährdet, zum Beispiel Bluthochdruck, Anämie, Diabetes, Vermehrung des Fruchtwasservolumens, aktives Herpes-Virus, Placenta praevia, vorzeitige Plazentalösung, Präeklampsie, Eklampsie
- Mehrlingsschwangerschaft
- Verdacht auf Frühgeburt
- Andauern der Schwangerschaft lange über den Geburtstermin hinaus (siehe Seite 170)

## Ihre Checkliste

**Wenn die Kontraktionen beginnen, heißt das oberste Gebot: Ruhe bewahren und keine Panik entwickeln! Die Wehen können beim ersten Kind 12 bis 14 Stunden und ungefähr 7 Stunden bei allen nachfolgenden Kindern dauern. Wenn die Wehen einsetzen, sollten Sie:**

- Die Klinik informieren
- Krankenwagen rufen, sofern Sie nicht hingefahren werden
- Ihren Partner oder Ihre Geburtsassistentin benachrichtigen
- sich mit derjenigen Person in Verbindung setzen, die sich während Ihrer Abwesenheit um die anderen Kinder kümmert, falls dies nicht Ihr Partner macht
- überprüfen, ob Sie alles in der Tasche für sich selbst – einschließlich persönlicher Utensilien für die Wehen – und für Ihr Baby verstaut haben
- sich ein heißes, süßes Getränk zubereiten
- sich hinsetzen und ruhig auf die Ankunft des Wagens warten

**Vorbereitung**
Vergewissern Sie sich, daß Sie schon zeitig genug alles bereitgestellt und gepackt haben.

# Aufbruch in die Klinik

*Wenn Sie alles gepackt und bereitgestellt haben, was Sie in die Klinik mitnehmen wollen, müssen Sie sich keine Sorgen machen, unvorbereitet überrascht zu werden.*

### Was Sie mitnehmen sollten

Die Dinge, die Sie in der Klinik brauchen werden, lassen sich drei Kategorien zuordnen: Kleidung und Artikel des persönlichen Bedarfs für Sie, Babykleidung und Windeln sowie ein paar Utensilien, die Ihnen während der Wehen gute Dienste leisten (siehe Seite 244). Setzen Sie sich mit der Klinik in Verbindung, um herauszufinden, was Sie sonst noch brauchen und was Sie gestellt bekommen, zum Beispiel Windeln und Babykleidung.

**Für Sie** Sie brauchen zwei oder drei Stillbüstenhalter und Nachthemden, die vorn zum Öffnen sind, ein Paket Stilleinlagen, einen Morgenrock und Pantoffeln, Unterwäsche, ein paar supersaugfähige Monatsbinden (werden vielleicht vom Krankenhaus gestellt). Packen Sie in eine kleine Reisetasche Kamm, Haarbürste und Shampoo, ein paar Handtücher, Waschlappen fürs Gesicht, einen kleinen Spiegel, Make-up, Gesichtscreme, Handcreme und Papiertücher.

**Für Ihr Baby** Falls die Klinik keine Windeln und Babykleidung zur Verfügung stellt, müssen Sie beides mitnehmen. Sie brauchen außerdem Kleidung, Umschlagtuch, Kopfbedeckung und eine Decke, in die Sie Ihr Baby einwickeln, wenn Sie das Krankenhaus verlassen und nach Hause dürfen.

### Ist es soweit?

Wenn sich der Geburtstermin nähert, wird Ihr Körper signalisieren, daß er sich auf die Niederkunft vorbereitet. Obwohl Sie keinesfalls in blinder Hast

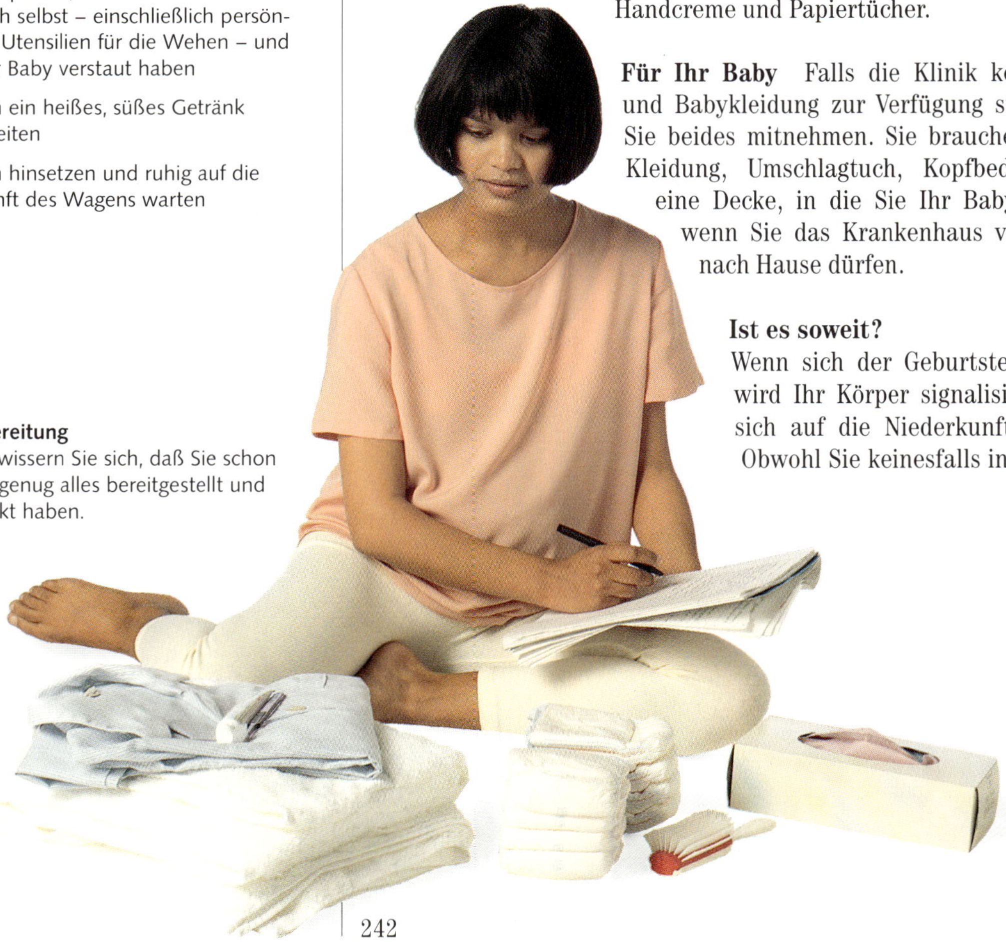

in die Klinik fahren sollten, wenn sich eines der nachfolgenden Symptome bemerkbar macht, ist es besser, darauf vorbereitet zu sein. Normalerweise zeichnet das Kind zuerst, gefolgt von einem Blasensprung oder Kontraktionen, obwohl das krampfartige Zusammenziehen des Uterus manchmal beidem vorausgeht. Einzelheiten darüber finden Sie auf Seite 250.

**Zeichnen** Ein mit Blut vermischter Schleimpfropf, der den Muttermund vor der Geburt versiegelt hat, wird in der ersten Phase der Wehen abgestoßen, nicht vorher. Er ist für gewöhnlich leicht zu erkennen.

**Blasensprung** Infolge der Belastung durch die Uteruskontraktionen oder weil der Kopf des Babys auf die Eihäute drückt, kann die Fruchtblase schon vor Einsetzen der Wehen gesprengt werden. Das Fruchtwasser fließt dann ab, entweder als Rinnsal oder sturzbachähnlich.

**Regelmäßige Kontraktionen** Gleichgültig, ob Sie vorher Wehen bemerkt haben oder nicht – jetzt beginnen Sie, sie zu spüren, und zwar als krampfartige Schmerzen, die in regelmäßigen Abständen wiederkehren und immer länger andauern. Die Abstände zwischen den Kontraktionen werden zunehmend kürzer.

### Wann Sie in die Klinik fahren sollten

Wenn Sie mehr als eine Stunde lang feststellen, daß die Wehen alle 15 Minuten kommen, rund eine Minute andauern und nicht schwächer werden, wenn Sie herumgehen, sollten Sie wie abgesprochen Ihren Arzt oder Ihre Hebamme verständigen. Zu diesem Zeitpunkt wird das Atemmuster für die erste Phase (siehe Spalte Seite 266) vermutlich nicht mehr angemessen sein, und Sie beginnen, verschiedene andere Atemtechniken auszuprobieren. Dieser Augenblick ist gekommen, wenn die Vorwehen unmerklich in die Eröffnungswehen übergehen. Es bleibt noch mehr als genug Zeit, Ihr Gepäck mit einem letzten Blick zu überprüfen und in die Klinik zu fahren, ohne daß Sie nach Ihrer Ankunft Zeit totschlagen müßten.
Es besteht absolut keine Notwendigkeit, in blinder Hast aufzubrechen, denn beim ersten Kind dauert die Eröffnungsperiode im Schnitt mindestens acht Stunden. Die vertraute häusliche Umgebung ist ohnehin angenehmer für Sie, vor allem wenn nicht ganz klar ist, ob Ihnen die Klinik völlig freie Hand bei der Geburt läßt. Falls Sie jedoch weit von der Klinik entfernt wohnen oder sich Sorgen machen, dann sollten Sie losfahren, wenn Ihnen danach ist.

**Transport** Wenn Sie einen Krankenwagen oder ein Taxi rufen, denken Sie daran, die volle Adresse durchzugeben und gegebenenfalls eine Wegbeschreibung, um unnötige Suchaktionen und damit Verzögerungen zu vermeiden. Falls Sie geplant haben, mit dem Auto zu fahren, sollte sich der Fahrer (oder Sie) vorher vergewissern, daß die Batterien geladen sind, daß sich die Reifen in gutem Zustand befinden und genug Luft enthalten und daß genug Benzin im Tank ist. Setzen Sie sich keinesfalls selbst hinters Steuer, es sei denn, Ihnen bleibt absolut keine andere Wahl.

## Die Fahrt in die Klinik

**Wenn Sie nicht im Krankenwagen, sondern im Privatwagen in die Klinik fahren, sollten Sie nach Möglichkeit dafür sorgen, daß der Transport sicher und bequem ist.**

In den Wochen vor der Geburt sollten Sie und der Fahrer sich gründlich mit dem Weg zur Klinik befassen. Finden Sie heraus, wie lange die Fahrt zu verschiedenen Tageszeiten dauern kann, und arbeiten Sie alternative Strecken aus für den Fall, daß der Verkehr sehr dicht ist oder andere Verzögerungen eintreten. Überprüfen Sie, ob Sie Geld für Parkgebühren mitnehmen müssen, und legen Sie sich nötigenfalls genügend Münzen zurecht. Außerdem sollten Sie wissen, wo sich die Eingänge der Klinik befinden und wie man von dort zur Entbindungsstation gelangt, vor allem nachts.

**Jäher Geburtsbeginn** Wenn Ihr Baby Anstalten macht, auf dem Weg in die Klinik zur Welt zu kommen, versuchen Sie bitte, Ruhe zu bewahren. Sollten Sie sich schon in Nähe des Krankenhauses befinden, haben Sie die besten Chancen, rechtzeitig vor der Geburt dorthin zu gelangen. Haben Sie noch eine weitere Strecke vor sich, empfiehlt es sich, beim nächsten Telefon anzuhalten, eine Ambulanz zu rufen und sich dann auf eine Notentbindung vorzubereiten (siehe auch Seite 282).

## Ein kleiner Imbiß für Sie

**Kräfte zu schonen, ist in der Eröffnungsphase wichtig, vor allem wenn Sie mit einer langen, ermüdenden Wehentätigkeit rechnen müssen.**

Stellen Sie fest, ob man Ihnen in der Klinik gestattet, während der Wehen etwas zu essen und zu trinken; falls ja, sollten Sie ein paar Snacks einpacken, die auf Anhieb Energie spenden. Auch Ihr Partner braucht etwas für sein leibliches Wohl und wird vermutlich nicht gewillt sein, von Ihrer Seite zu weichen, um dafür zu sorgen. Packen Sie belegte Brote und Obst für ihn und sich selbst ein. Kurz vor Wehenbeginn läßt die Fähigkeit Ihres Magens, Nahrung zu verarbeiten, nach. Andererseits fühlen Sie sich nach der Geburt vermutlich ausgehungert, deshalb sollten Sie Vorsorge treffen für den Fall daß Sie sofort danach etwas essen möchten. Sie werden außerdem etwas zu trinken brauchen. Eine Flasche oder Thermoskanne mit ungesüßtem, verdünntem Fruchtsaft oder kaltem Wasser ist ideal, und Ihr Partner möchte vielleicht ein paar alkoholfreie Getränke.

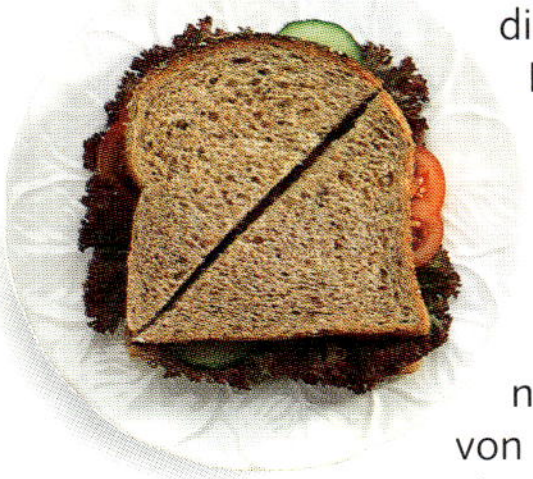

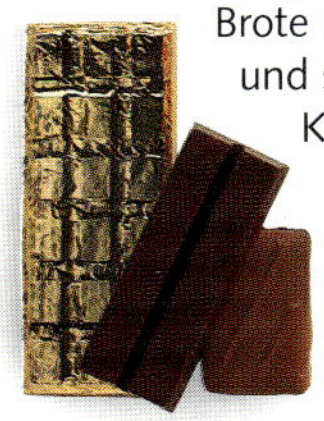

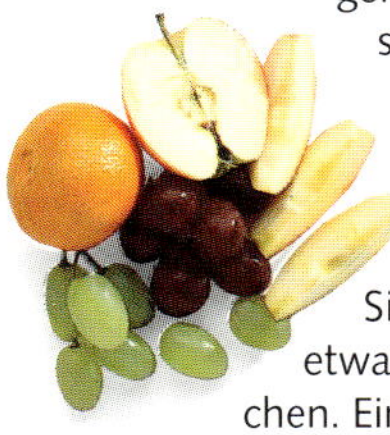

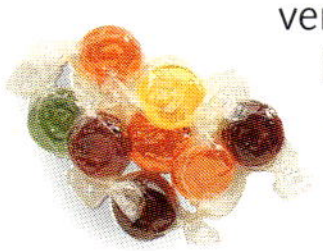

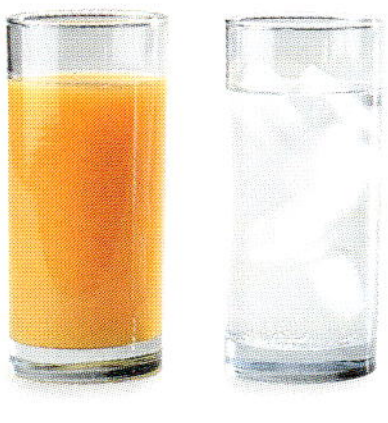

# Vorkehrungen

*Ihre Hebamme oder das Pflegepersonal in der Klinik können Ihnen ebenfalls Tips geben, was Ihnen während der Wehen gute Dienste leisten könnte. Bei einer Hausgeburt sollten Sie die Utensilien in dem Raum aufbewahren, in dem Sie zu entbinden beabsichtigen. Wenn Sie sich für eine Klinikgeburt entschieden haben, packen Sie alles in eine kleine Extratasche, die Sie neben Ihre Reisetasche stellen.*

**Ablenkungen**

Viele Frauen haben festgestellt, daß die Wehen mit einer Massage erträglicher werden (siehe Seite 267). Ihr Partner kann mit den Händen, mit einer Spinalrolle, ja sogar mit einem Tennisball oder einem Nudelholz Gegendruck ausüben!

Ein wenig Talkumpuder oder Massageöl auf Pflanzenbasis verhütet, daß die Haut gezerrt wird. Eine Wärmflasche oder ein Heizkissen im Rücken kann wie eine Kompresse wirken und bei Rückenschmerzen Abhilfe schaffen.

In der Anfangsphase der Wehen, bevor die Eröffnungsperiode richtig begonnen hat, werden Sie wahrscheinlich das Gefühl haben, daß sich über lange Zeiträume absolut nichts zu rühren scheint. Vermutlich gelingt es Ihnen, sich ein wenig abzulenken und die Zeit zu vertreiben, zum Beispiel mit Büchern oder Zeitschriften.

Aber auch ein warmes Bad mit duftenden Ölen tut Ihnen jetzt gut und fördert das Einsetzen der Wehen.

Gehen Sie ein wenig herum, wenn Sie fühlen, daß es Ihnen Erleichterung bringt. Lassen Sie sich von Ihrem Partner massieren, sprechen Sie mit ihm. Die Möglichkeiten, die Ihnen jetzt Ihre Situation erleichtern sind vielfältig. Sie werden selbst am besten spüren, was Ihnen jetzt guttut. Haben Sie keine Scheu, immer wieder Ihre Position zu verändern, wenn Sie spüren, daß Ihnen die alte nicht mehr guttut. Probieren Sie einfach aus, was jetzt für Sie am wohltuendsten ist.

## Schmerzlindernde Utensilien

*Puder*

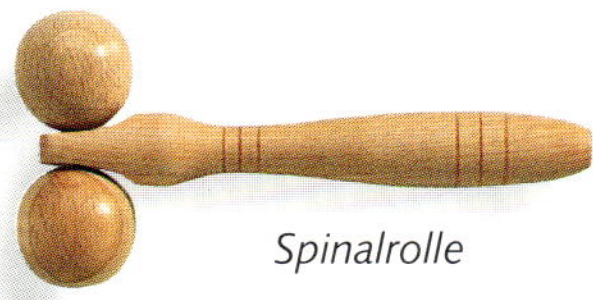

*Spinalrolle*

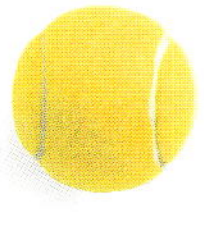

*Tennisball*

*Massageöl*

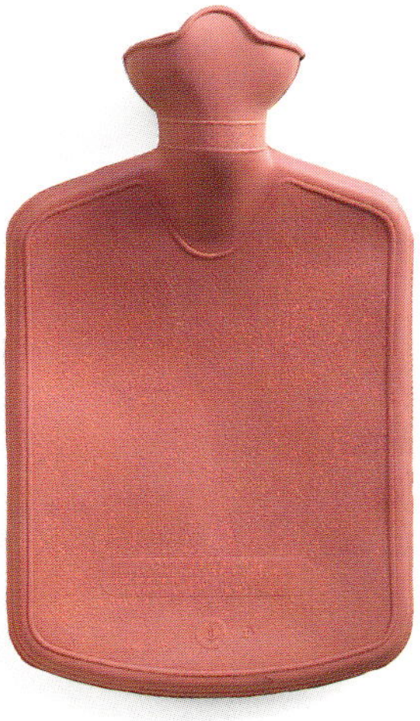

*Wärmflasche*

## Artikel des persönlichen Bedarfs

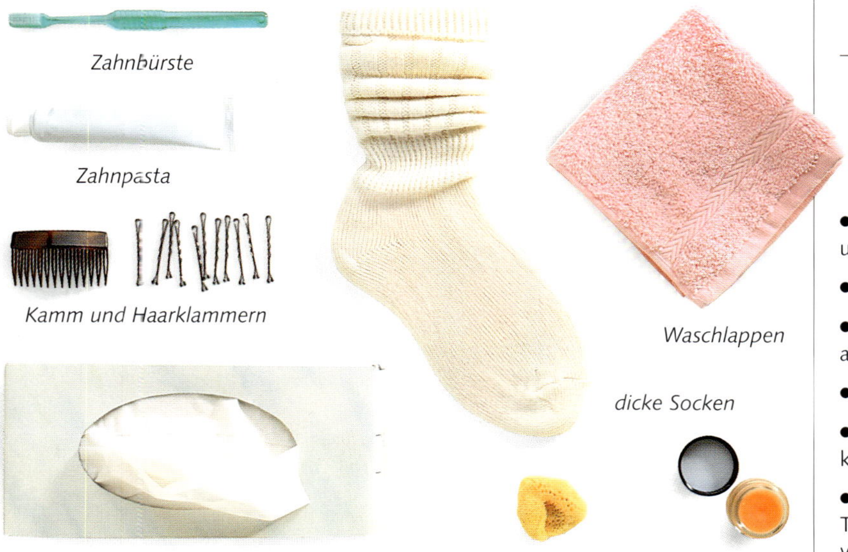

*Zahnbürste*

*Zahnpasta*

*Kamm und Haarklammern*

*Waschlappen*

*dicke Socken*

*Papiertücher*

*Naturschwamm*

*Lippensalbe*

**Kühl bleiben** Es wird sicher Zeiten geben, wo Sie nichts zu trinken, aber irgend etwas Nasses, Kaltes im Mund haben möchten. Vielleicht finden Sie es angenehm, einen Eiswürfel oder zerstoßenes Eis zu lutschen, so daß Sie sich ein tragbares Behältnis mitnehmen sollten, wenn Sie in die Klinik fahren. Oder Sie ziehen es vor, Lippen und Mund nur zu befeuchten, indem Sie an einem kleinen Naturschwämmchen saugen, den Ihr Partner in kaltes Wasser getaucht hat.

Ihr Gesicht wird vemutlich sehr heiß und verschwitzt sein, so daß Sie es erfrischend finden, es mit einem saugfähigen Waschlappen abzureiben. Außerdem kann Ihnen Ihr Partner mit einem Handfächer Luft zuwedeln.

**Warm halten** In den späteren Phasen der Geburt, und vor allem unmittelbar danach, beginnen einige Frauen vor Kälte buchstäblich zu zittern. Vergewissern Sie sich, daß Sie für den Fall dicke Socken oder Beinwärmer eingepackt haben.

**Allgemeines Wohlbefinden** Falls Ihr Haar lang ist und ins Gesicht fällt, was störend ist, können Sie mit Haarklammern, Spangen, Kämmen oder einem Haarband vorbeugen. Ihre Lippen werden wahrscheinlich sehr trokken sein, weil Sie durch den Mund atmen, Sie sollten deshalb eine Salbe oder einen Lippenpflegestift mitnehmen, um Risse zu verhindern.

Wenn Sie Brechreiz verspüren oder sich wirklich übergeben müssen, fühlen Sie sich zweifellos wesentlich besser, wenn Sie sich danach die Zähne putzen können; also vergessen Sie Zahnbürste und Zahnpasta nicht.

Eine Schachtel Papiertücher kann ganz nützlich sein, ebenso wie einzeln verpackte (feuchte) Erfrischungstücher mit Duft, die bei Bedarf geöffnet und zum Abwischen von Gesicht, Hals und Händen verwendet werden können. Belebende Wirkung hat auch Eau de Cologne, das Sie sich aufspritzen.

## Für die Bequemlichkeit Ihres Partners

**Ihr Partner/Ihre Begleiterin findet die Wehen vielleicht angenehmer, wenn er oder sie einige Dinge in Reichweite hat. Hier ein paar Tips:**

- ein Paket Taschentücher, um Gesicht und Hände abzuwischen
- Snacks und etwas zu trinken
- Spiele/Musik als Zeitvertreib für Ihre anderen Kinder, falls sie anwesend sind
- Kleidung zum Wechseln
- Fotoapparat und Filme oder Videokamera, falls erlaubt
- Münzen zum Telefonieren und/oder Telefonkarte und die Telefonnummern von Familienangehörigen und Freunden

### Ihre Checkliste

**Stellen sie Ihre Checkliste nach persönlichem Bedarf zusammen.**

Essen und Getränke

Spinalrolle oder Tennisball

Massageöl oder Talkumpuder

Wärmflasche

Zeitschriften, Brettspiele usw.

Eiswürfel (evtl. Behältnis zum Lagern)

Kleines Naturschwämmchen

Waschlappen und Fächer

Beinwärmer oder dicke Socken

Kamm, Haarklammern oder Haarband

Salbe oder Lippenpflegestift

Zahnbürste und Zahnpasta

Schachtel Papiertücher und feuchte Erfrischungstücher

Eau de Cologne

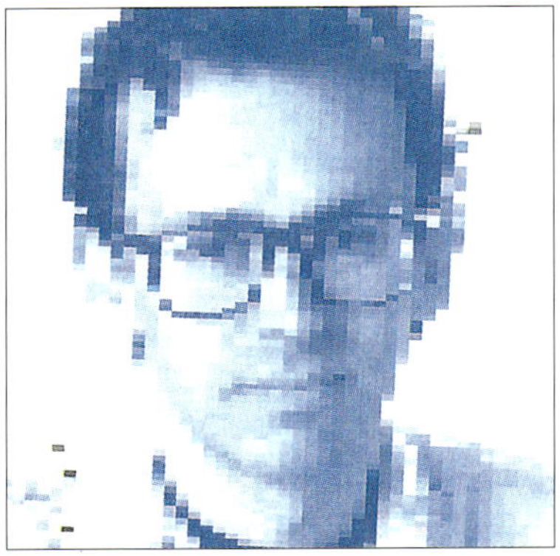

| | |
|---|---|
| **Name:** | Patrick Bade |
| **Alter:** | 47 Jahre |
| **Medizinische Vorgeschichte:** | Nichts Außergewöhnliches |
| **Geburtshilflicher Hintergrund seiner Partnerin:** | Sie ist 35 Jahre alt und im 5. Monat schwanger |

Patrick ist ein zögernder Vater. Er und seine Frau Diane sind seit 12 Jahren verheiratet und führen ein behagliches, angenehmes Leben. Patrick gibt zu, daß er sich an Dianes Fürsorglichkeit gewöhnt hat und ziemlich anspruchsvoll ist. Ihre Beziehung beginnt bereits, sich auf subtile Weise zu verändern: Diane hat vor ein paar Wochen die ersten Bewegungen des Kindes gespürt, und sie beide sind sich seiner Gegenwart zunehmend bewußt.

**Fallstudie**

# Der ältere Vater

*Patrick ist nicht eben begeistert, daß er bald Vater sein wird. Er hat nie eine besondere Beziehung zu Kindern gehabt oder sich eigene gewünscht, und er gibt offen zu, daß er sich nur Diane zuliebe darauf eingelassen hat. Er weiß nicht recht, wie er zu dem Baby steht, und hat Angst vor einer Veränderung des Status quo, mit dem er bisher sehr zufrieden war.*

## Ein zögernder Vater

Diane ist Musiklehrerin; sie gibt an der nahe gelegenen Musikhochschule Cello-Unterricht. Sie und Patrick sind leidenschaftliche Musikliebhaber und genießen es, Konzerte, Musikabende und Opern zu besuchen, aber auch ins Theater oder mit Freunden zum Essen auszugehen. Patrick gehört zum Topmanagement eines Unternehmens, das Niederlassungen in Europa und Amerika hat, und Diane begleitet ihn so oft wie möglich auf längeren und kurzen Geschäftsreisen übers Wochenende.

Patrick ist unglücklich bei dem Gedanken, ihr gesellschaftliches Leben oder die gemeinsamen Auslandsreisen einschränken zu müssen. Er ist in seinen Einstellungen altmodisch, und die Rolle des Ernährers liegt ihm mehr als die aktive Beteiligung an der Kinderbetreuung. Er hat Diane vorgeschlagen, eine Kinderfrau einzustellen, die sich um das Baby kümmert. Diane beabsichtigt jedoch, ihren Beruf aufzugeben, um sich ganz dem Kind zu widmen, und hält eine Vollzeithilfskraft für überflüssig. Sie scheint sich keine Sorgen über die Auswirkungen des Kindes auf ihre gesellschaftlichen Aktivitäten zu machen und sieht darin zumindest in den ersten Monaten kein Hindernis.

Ich schlug Patrick vor, die Situation erst einmal ausführlich mit Diane zu besprechen. Ich hatte den Eindruck, als gäbe es einige ungelöste Konflikte, die sich zuspitzen und nach der Geburt des Kindes zu einem echten Problem werden könnten. Er könnte einen heimlichen Groll gegen das Baby entwickeln, wenn er glaubt, es habe ihn von seinem angestammten Platz in Dianes Zuneigung verdrängt und seiner bisherigen Lebensführung ein abruptes Ende gesetzt.

**Anpassungen vornehmen** Patrick gab zu, daß er Angst hatte, das Neugeborene werde ihn von seinem Platz verdrängen. Diane pflegte ihn nach Strich und Faden zu verwöhnen, und er empfand einen Anflug von Eifersucht bei dem Gedanken, ihre Zuwendung teilen zu müssen.

Patrick muß lernen, realistisch zu sein und zu erkennen, daß die Bedürfnisse des Babys Vorrang vor seinen eigenen haben, zumindest für eine Weile. Es besteht jedoch kein Grund, warum es ihm und Diane nicht gelingen sollte, Zeit für sich allein zu haben.

## Eine wirkliche Stütze

Patrick hat es strikt abgelehnt, einen Geburtsvorbereitungskurs mit Diane zu besuchen, obwohl Diane ihn überreden konnte, bei der Geburt

dabeizusein. Der Gedanke macht ihm schwer zu schaffen, weil er eine Abneigung, ja sogar panische Angst vor Krankenhäusern hat.
Ich riet ihm, dieses Problem zu bewältigen, da sich solche negativen Gefühle sowohl auf die persönlichen als auch medizinischen Aspekte der Entbindung auswirken können, wenn man sie nicht vorher in den Griff bekommen hat.
Am besten wäre es, wenn er Diane mehrmals vor dem Termin in die Klinik begleitete. Wichtig wäre es, daß sie auch der Säuglingsstation einen Besuch abstatten. Das könnte ihn von der fixen Idee heilen, Kliniken mit Krankheit und Angst gleichzusetzen. Patrick war zunächst skeptisch, aber ich erklärte ihm, daß die wachsende Vertrautheit eine heilsame Therapie sein würde.
Diane hatte zwar bestimmte Vorstellungen bezüglich des Geburtsablaufs und einen Plan ausgearbeitet (siehe Seite 106), aber gesprochen wurde nicht darüber. Ich erklärte Patrick, wie wichtig es ist, daß der Partner bei der Entbindung die Wünsche der Mutter kennt, sich über die Situationen, die eintreten können, informiert hat und weiß, welche Reaktionen darauf sie bevorzugt. Ich legte ihm dringend nahe, mit Diane an den Geburtsvorbereitungskursen teilzunehmen, damit er gut gerüstet sei; schließlich bereite er sich auf eine wichtige Geschäftsbesprechung ja auch entsprechend gründlich vor. Normalerweise nehmen nicht die schwangeren Frauen allein, sondern beide Partner an den Kursen teil.

**Nach der Geburt**

Ich erklärte Patrick, es sei beinahe unvermeidlich, daß sie in den ersten Lebensmonaten des Babys beide sehr müde sein würden. Deshalb sollten sie es sich zur Regel machen, am frühen Abend, wenn das Kind schläft, gemeinsam ein Nickerchen zu machen. Das vermittelt nicht nur ein lohnendes Gefühl der Nähe und Intimität, sondern trägt auch dazu bei, frische Energie zu tanken. Außerdem sei es vorteilhaft, Zeit für sich selbst einzuplanen und eine Verwandte, Tagesmutter oder Freundin zu bitten, das Baby währenddessen zu betreuen. Vielleicht könnten sie dann in die Oper gehen oder ein Konzert besuchen, und es stände auch nichts dagegen, sich regelmäßig mit Freunden zu treffen, wenn sie diese zu sich nach Hause einluden. Außerdem wies ich darauf hin, daß man kleine Kinder ganz gut mitnehmen kann und folglich nicht auf alle gesellschaftlichen Aktivitäten außer Haus verzichten muß.
Patrick hatte bisher kaum, falls überhaupt, Kontakt mit Säuglingen gehabt. Er war der Ansicht, er werde wesentlich besser mit seinem Kind auskommen, wenn es erst etwas älter und in der Lage sein würde, ein richtiges Gespräch mit ihm zu führen.
Ich wies ihn darauf hin, daß ein Neugeborenes keineswegs ein „unbeschriebenes Blatt", sondern ein Mensch mit ausgeprägter Persönlichkeit ist und daß es schon im Uterus hören und sehen kann. Es ist imstande, ein Musikstück, das man ihm vor der Geburt vorgespielt hat, und die Stimme der Eltern wiederzuerkennen, sobald es auf der Welt ist.
Patrick war von diesen Gedanken fasziniert. Er verließ meine Sprechstunde sehr aufgeregt und erklärte, er wolle so früh wie möglich versuchen, mit seinem Baby zu kommunizieren.

## Patricks Kind

**Patricks Baby wird noch vor der Geburt eine Beziehung zu seinem Vater entwickeln, gleich ob er sich dessen bewußt ist oder nicht.**

- Er wird eine ungeheuer wichtige Person in seinem Leben sein; es erkennt seine Stimme gleich nach der Geburt wieder.
- Er möchte vielleicht in Frieden gelassen werden und seine Ruhe haben, aber darauf wird es keine Rücksicht nehmen, insbesondere in den ersten Lebensmonaten.
- Es wird es genießen, mit ihm zu schmusen, wenn sie klassischer Musik oder einer Oper lauschen. Bei einem getragenen Stück könnte es sogar einschlafen, vor allem wenn es diese Musik vor der Geburt schon oft gehört hat.
- Seine Bedürfnisse haben Vorrang vor seinen.
- Wenn es 10 Jahre alt ist, wird sein Vater 57 Jahre alt sein und vielleicht nicht mehr die Energie für kräftezehrende Spiele haben.
- Es wird von seiner Lebenserfahrung und seiner Weltkenntnis profitieren, wenn es mit ihm aufwächst.

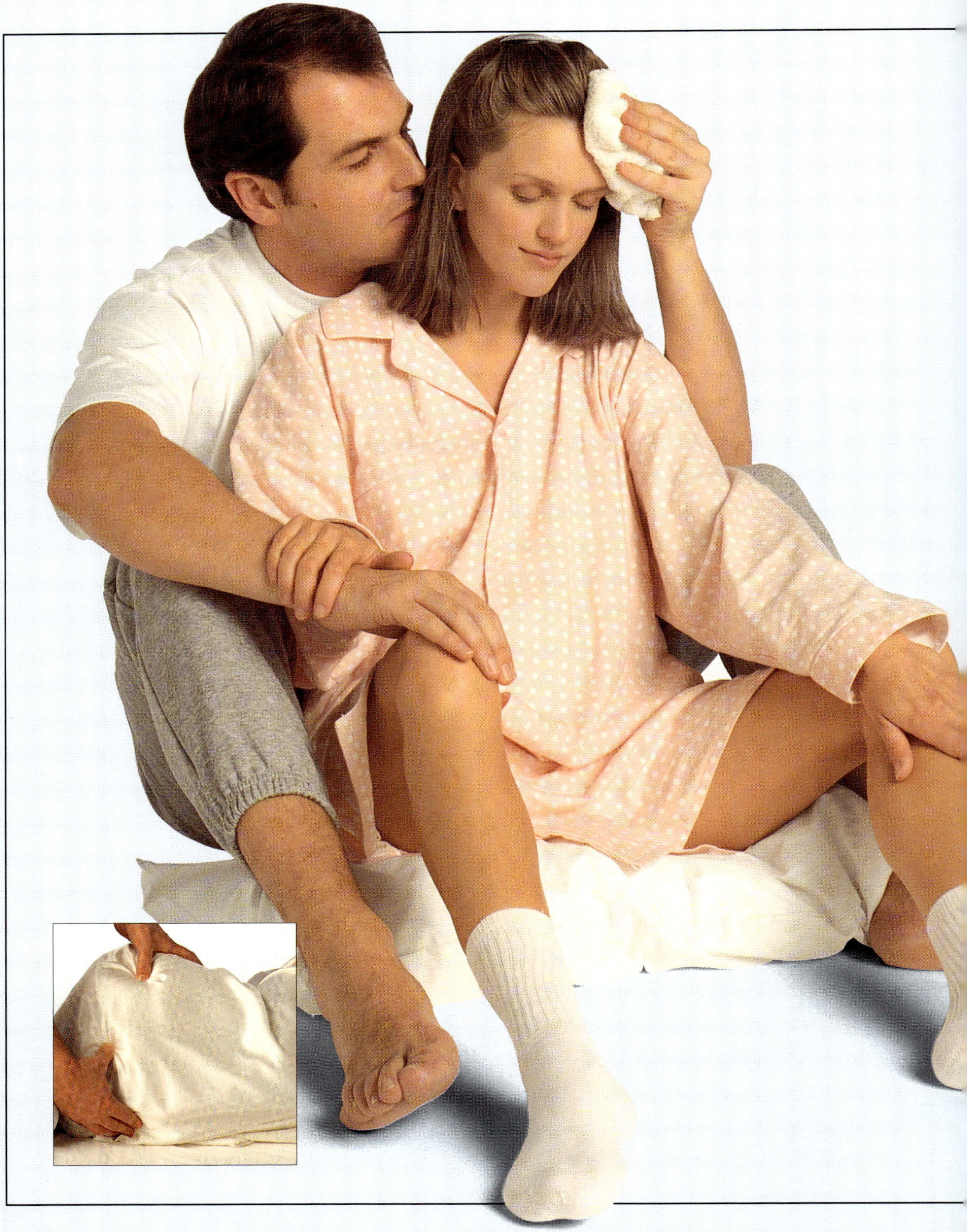

Kapitel 12

# Die Wehentätigkeit

*Die Geburt ist der Gipfelpunkt der Schwangerschaft. Nur sehr wenige Entbindungen verlaufen völlig schmerzfrei, aber es gibt viele Mittel und Wege, die Schmerzen zu lindern. Die Hilfe und moralische Unterstützung Ihres Partners kann unschätzbar wertvoll sein und die Niederkunft erleichtern.*

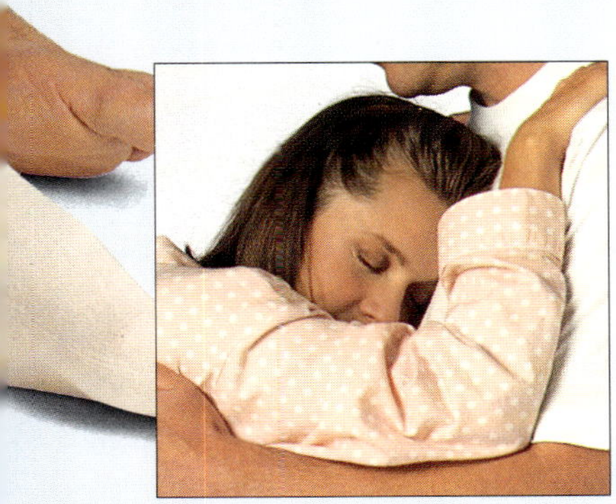

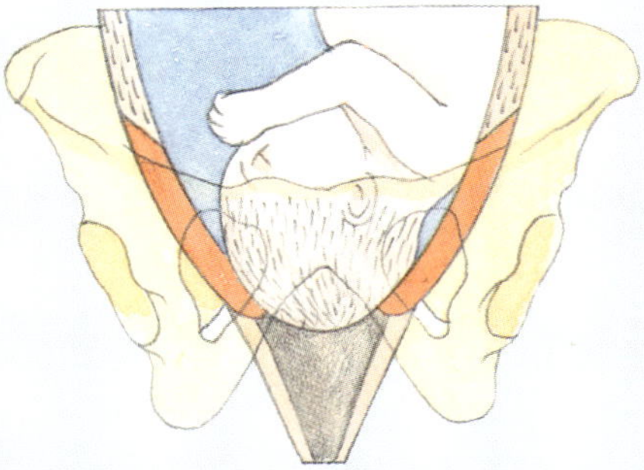

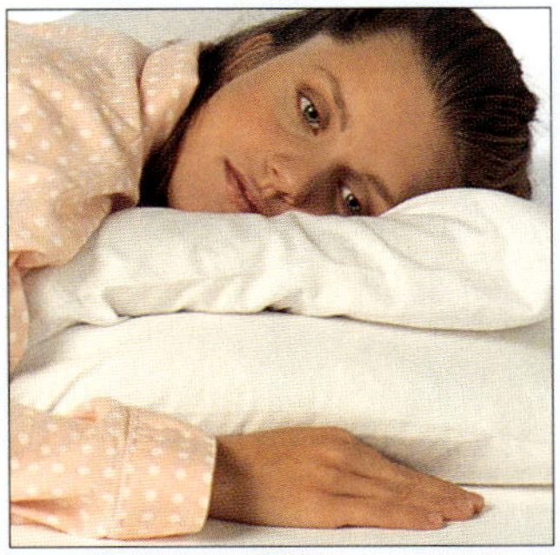

# Vorwehen und Wehen

*Gemäß der medizinischen Definition werden die Wehen in drei voneinander getrennte Phasen unterteilt. In der ersten, der Eröffnungsperiode, entfaltet sich der Muttermund voll, um das Baby passieren zu lassen; in der zweiten, der Austreibungsperiode, wird das Kind geboren; und in der dritten, der Nachgeburtsperiode, erfolgt die Ausstoßung der Plazenta. Darüber hinaus verspüren die meisten Frauen auch noch Vorwehen. Sie werden die Geburt Ihres Kindes allerdings wesentlich vielschichtiger und aufregender erleben als oben beschrieben. Das Wichtigste ist: Sie müssen ihr zuversichtlich entgegensehen und sich sagen, daß nichts schiefgehen kann, und dann werden Sie feststellen, daß tatsächlich alles wie am Schnürchen klappt!*

## Vorwehen

Bevor die eigentliche Niederkunft beginnt, bereiten sowohl Hormone, die der Uterus ausschüttet, als auch das Baby Ihren Körper auf das Ereignis vor. In den letzten Wochen machen sich vermutlich Geburtsanzeichen bemerkbar. Aber ebenso wie jede Frau Wehen und Geburt auf ihre eigene Weise erlebt, treten auch die Symptome der Vorwehen mit unterschiedlicher Stärke auf. Sie sind nützliche Vorboten, die ankündigen, daß die Entbindung unmittelbar bevorsteht.

**Einstellung** Um sich selbst vor Beginn der Reise durch den Geburtskanal in die richtige Lage zu bringen, bewegt sich Ihr Baby ein Stück nach unten, so daß der führende Kindsteil bei der Geburt, in der Regel der Kopf, in den knochigen Beckenraum eintritt (siehe gegenüber). Dies wird in der medizinischen Fachsprache Einstellung genannt. Wenn Sie zum erstenmal schwanger sind, erfolgt die Einstellung für gewöhnlich rund zwei bis drei Wochen vor Geburtsbeginn. Sollten Sie schon Kinder geboren haben, erfolgt der Eintritt ins Becken unter Umständen erst kurz vor Einsetzen der Wehen, weil sich Ihre Uterusmuskulatur gedehnt hat und folglich weniger Druck auf das Baby ausübt. Sie spüren es, wenn die Einstellung erfolgt, weil sich der Leib senkt, der Druck auf Ihr Zwerchfell nachläßt und das Atmen folglich leichter wird. Allerdings werden Sie nun vermutlich häufiger Harn lassen müssen, weil das Baby nach unten auf Ihre Blase drückt.

**Braxton-Hicks-Kontraktionen** Der Uterus bereitet sich auf die starken Wehen während der Niederkunft mit schwachen, unregelmäßigen Kontraktionen vor. Sie sind nach dem Arzt benannt, der sie als erster beschrieben hat. Die meisten Frauen spüren sie während der letzten Schwangerschaftsmonate. Wenn Sie Ihre Hand auf den Bauch legen, können Sie ertasten, daß die Gebärmutter härter wird und sich zusammenzieht, ungefähr 25 Sekunden lang.

Im Gegensatz zu richtigen Wehen sind diese Kontraktionen zumeist schmerzlos. In einem solchen Fall sollten Sie sich ruhig hinsetzen und entspannen. Die Braxton-Hicks-Kontraktionen können häufiger und intensiver auftreten, wenn die Geburt näher rückt. Sie tragen dazu bei, den

## Stimmungswechsel

**Während Sie auf Anzeichen warten, daß Ihr Baby für die Geburt bereit ist, können Sie die unterschiedlichsten Gefühle verspüren.**

**Zufriedenheit** Während sich Ihr Körper für die bevorstehende Niederkunft wappnet, reagieren Sie möglicherweise auch emotional auf das Reifen des Uterus. Vor allem wenn Sie zum erstenmal schwanger sind, könnten Sie das dringende Bedürfnis verspüren, diese letzten Tage ohne Kind zu genießen, sich Ihren Launen hinzugeben, Augenblicke der Nähe zu Ihrem Partner zu genießen oder einfach nur in den Tag zu träumen. Verwöhnen Sie sich, und lassen Sie diesen natürlichen Empfindungen freien Lauf.

**Euphorie** Vielleicht fühlen Sie sich in Hochstimmung, wenn Ihr Körper Sie auf die nahende Ankunft des bedeutsamen Augenblicks aufmerksam macht, dem Sie so entgegengefiebert haben. Versuchen Sie nicht, dieses Gefühl zu unterdrücken; reden Sie mit anderen darüber, denn dadurch können Sie auch alle Anwandlungen von nervöser Anspannung abbauen.

**Angst** Die Vorwehen können auch ein Signal sein, das Angst und Unbehagen weckt, vielleicht wegen der Schmerzen, die Sie während der Wehen ertragen müssen, und ihrer Auswirkungen auf das Baby. Oder Sie fragen sich, wie Sie wohl mit der Situation fertig werden. Möglicherweise macht Sie auch der Gedanke nervös, Sie könnten in der unpassendsten Situation einen Blasensprung haben und Fruchtwasser verlieren.

**Ungeduld** Wenn der Geburtstermin naht und ohne Anzeichen, daß es endlich losgeht, verstreicht, sollten Sie nicht den Kopf hängenlassen. Denken Sie daran: Das Datum ist nur annähernd geschätzt, und die meisten Babys kommen früher oder später zur Welt, als erwartet.

Muttermund zu dehnen und die Plazenta mit mehr Blut zu versorgen. Wenn Sie die Kontraktionen spüren, wenden Sie einfach die Entspannungstechniken an, die Sie auch während der Entbindung einsetzen wollten. Das Zusammenziehen und Lockern der Uterusmuskulatur vermittelt Ihnen eine gute Vorstellung, wie sich die Wehen anfühlen, die in Wellen stärker werden und abklingen.

Manche Mütter deuten die Braxton-Hicks-Kontraktionen fälschlicherweise als echte Wehen und begeben sich auf schnellstem Weg in die Klinik, wo man sie natürlich postwendend wieder heimschickt (siehe Falscher Alarm?, Seite 254).

**„Nestbau-Instinkt"** Vielleicht haben Sie das Gefühl, Sie müßten noch allerletzte Vorbereitungen für die Ankunft des Babys treffen. Und falls Sie auch noch den unwiderstehlichen Drang verspüren, das Haus von oben bis unten zu putzen, zu renovieren oder arbeitsaufwendige Menüs zu kochen, dann sollten Sie versuchen, sich zu bremsen. Sie brauchen jetzt all Ihre Kraft, um Wehen und Niederkunft zu bewältigen.

**Zeichnen** Ein offenkundiges Anzeichen, daß die Niederkunft unmittelbar bevorsteht, ist das Zeichnen. Der Schleimpfropf, der den Gebärmutterhals während der Schwangerschaft versiegelt und eine Barriere gegen Infektionen geboten hat, löst sich nun. Obwohl das Zeichnen oft erst dann auftritt, wenn die Geburt bereits begonnen hat, kann der Muttermund weit genug werden, daß der Schleimabgang bis zu 12 Tage vor Einsetzen der Wehen erfolgt. Die klebrige Substanz kann hellbraun, rosa oder blutig gefärbt sein. Das Zeichnen kündigt die Eröffnung des Muttermunds an.

**Prämenstruelle Gefühle** Es können physische und emotionale Veränderungen auftreten, vergleichbar mit denen, die viele Frauen vor der Regelblutung erleben. Manchmal machen sich Krämpfe mit Druck auf das Rektum und dem Drang bemerkbar, Darm und Blase zu entleeren.

**Der Weg Ihres Babys**
Ihre Hebamme wird die Fortschritte Ihres Kindes mit einer vaginalen Untersuchung überprüfen. Der „Abstieg" des Babys erfolgt in „Stadien". Das sind Linien, in Zentimetern von – 5 bis + 5 gemessen. Wenn der Kopf des Babys ins Becken eintritt, spricht man vom Stadium – 5. Wenn er sich in gleicher Höhe mit den Sitzbeinhöckern befindet, ist Stadium 0 erreicht. Bei Stadium + 5 ist der Kopf in der Vaginalöffnung.

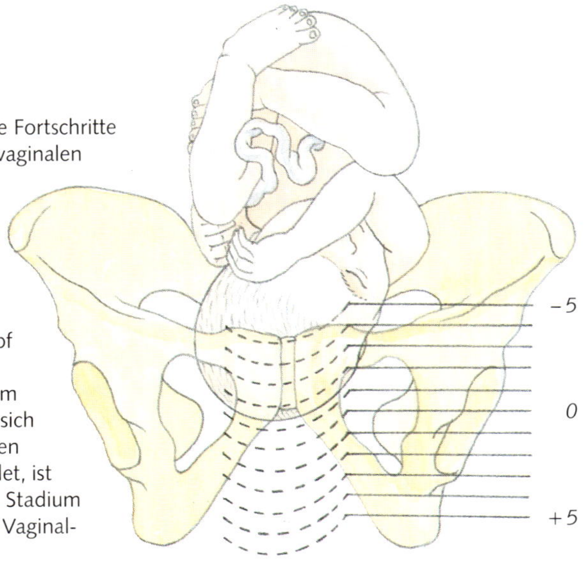


## Womit Ihr Baby beschäftigt ist

**Niemand weiß genau, warum die Wehen beginnen; es gibt jedoch immer mehr Indizien, die darauf hindeuten, daß Ihr Baby dabei eine wichtige Rolle spielen könnte.**

**Ausschüttung von Hormonen** Das Einsetzen der Wehen wird durch die Ausschüttung von Hormonen ausgelöst; bei einigen Schwangerschaftshormonen geht der Spiegel zurück, während er sich bei anderen erhöht. Neue Hormone werden produziert, und eines stammt von Ihrem Kind.

**Einstellung** Während der Schwangerschaft treibt Ihr Baby im Fruchtwasser der Amnionhöhle, die sich oberhalb des Beckenrands befindet. Wenn die Geburt naht, senkt sich der Kopf – oder das Beckenende des Babys bei Steißlage – und tritt in Ihr Becken ein.

**Weniger Tritte** Ihnen wird vielleicht auffallen, daß Ihr Kind in den letzten Wochen ruhiger geworden ist. Von Zeit zu Zeit spüren Sie einen leichten Trommelwirbel von Bewegungen. Falls die Aktivitäten jedoch völlig aufgehört haben, sollten Sie umgehend Ihren Arzt oder die Hebamme verständigen.

# Einleitung der Geburt

Die Einleitung der Geburt beginnt mit der Blasensprengung und einer Oxytozin- oder Prostaglandingabe oder -infusion, um Gebärmutterkontraktionen auszulösen. Dieselben Techniken wendet man an, wenn die Wehen schwach sind oder nur langsam vorankommen.
Wenn die Geburt nicht aus den nachstehend erläuterten medizinischen Gründen eingeleitet wird, kann dies auch auf Anraten Ihres Arztes geschehen. Sie erhalten einen Termin und müssen zu einer bestimmten Zeit in der Klinik erscheinen. Ihr Partner kann die ganze Zeit über bei Ihnen sein. Falls Sie sich im Zweifel befinden, warum Ihr Arzt die Einleitung vorgeschlagen hat, sollten Sie ihn um eine ausführliche Erklärung bitten. Die Entscheidung liegt letztlich immer bei Ihnen.

### Historischer Hintergrund der Geburtseinleitung

Vor vierzig Jahren, als erstmals die entsprechenden Medikamente erhältlich waren, wurde die Geburt sehr häufig eingeleitet, weil es für die Kliniken und die Mütter bequem war, die ihre Aktivtiäten entsprechend planen konnten. Solche Gründe gelten inzwischen nicht mehr als gerechtfertigt für eine Geburtseinleitung.
Als die Geburtseinleitung in Mode kam, gab es noch nicht das ausgeklügelte technologische Rüstzeug, das heute zur Verfügung steht, wie Ultraschall und Amniozentese. Die Ärzte konnten den Reifezustand des Fetus also nicht genau beurteilen, und so wurden einige Babys mit Atemwegsproblemen geboren. Auch die Zahl der Schnittentbindungen nahm zu. Heute wird nicht einmal jede fünfte Geburt künstlich eingeleitet.
Nur 5% aller Kinder kommen pünktlich zur Welt, und es fällt vielen Müttern schwer, Gelassenheit zu bewahren, wenn der Tag X verstreicht, ohne daß sich etwas rührt. Bisweilen steht zu befürchten, daß die Plazenta die Versorgung des Fetus nicht mehr gewährleistet oder das Baby zu groß für sein intrauterines Umfeld werden könnte.
Falls man Ihnen eröffnet, daß man bei Ihnen die Geburt einzuleiten gedenkt, sollten Sie sich keine Sorgen machen. Ich kann Ihnen versichern, daß man diese Maßnahme nur aus strikt medizinischen Gründen anordnet.

### Ablauf

Die meisten Geburtshelfer kombinieren die drei nachfolgenden Methoden der Geburtseinleitung.

**Prostaglandinpessare** Zu den moderneren Techniken der Geburtseinleitung gehört die Verwendung von Prostaglandinpessaren; sie lösen beim schwangeren Uterus Kontraktionen aus. Das Pessar wird abends in die Scheide eingeführt, und wenn Sie Glück haben, stellen sich am nächsten Morgen Wehen ein. Diese Methode ist sehr angenehm, weil Sie sich frei im Kreißsaal bewegen können.

**Blasensprengung** Diese Einleitungsmethode, auch Amniotomie genannt, geht oft mit einer Oxytozininfusion einher (siehe unten). Hier wird eine Klemme oder Kugelzange, die einer Häkelnadel nicht unähnlich

## Die ältere Mutter

**Gegen Ende der Schwangerschaft halten Gynäkologen und Geburtshelfer immer Ausschau nach Anzeichen einer Plazentainsuffizienz, um eine Mangelentwicklung des Babys zu verhindern. Mütter mit höherem Lebensalter werden dabei ganz besonders gründlich unter die Lupe genommen.**

Einige Ärzte erklären einer älteren Mutter schon bei der ersten Vorsorgeuntersuchung, daß sie beabsichtigen, die Geburt am oder um den errechneten Termin herum einzuleiten, ohne auf einen spontanen Wehenbeginn zu warten. Natürlich ist die Einleitung der Geburt nicht immer erforderlich. Wenn Mutter und Kind wohlauf sind und kein Risiko besteht, sollte man warten, bis die Wehen von sich aus einsetzen. Ich empfehle Ihnen jedoch dringend, die Schwangerschaft und den Zustand des Babys wie bisher strikt überwachen zu lassen, sobald der Geburtstermin verstrichen ist, und sich für den Fall, daß Verdacht auf eine fetale Notsituation besteht, mit einer medizinischen Intervention einverstanden zu erklären.

## Gründe für eine Geburtseinleitung

**Alles was den uterinen Lebensraum des Babys beeinträchtigt, ist ein Grund für die Einleitung der Geburt. Sie erfolgt vermutlich dann, wenn:**

Sie unter Bluthochdruck, Präeklampsie, Herzerkrankung, Diabetes oder Vorgeburtsblutungen leiden.

Es Anzeichen für eine Plazentainsuffizienz gibt (und die Gefahr besteht, daß Ihr Baby nicht genügend Nährstoffe und Sauerstoff erhält).

Ihre Schwangerschaft länger als 42 Wochen andauert.

ist, in den Uterus eingeführt. Damit reißt man ein kleines Loch in die Fruchtblase, so daß das Fruchtwasser abfließen kann. Die meisten Frauen empfinden dabei nicht den geringsten Schmerz, weil die Fruchtblase völlig schmerzunempfindlich ist. Die Wehen erreichen kurz danach zumeist ihre volle Stärke, weil der Kopf des Babys nicht mehr auf einem Polster ruht und hart gegen die Zervix drückt, so daß Uteruskontraktionen und eine Dehnung des Muttermunds herbeigeführt werden. Die Blasensprengung ist heute bei der Vorbereitung gleich welcher Form der Geburt fast schon obligatorisch, weil ohne sie das Furchtwasser oft erst zu einem sehr späten Zeitpunkt in der Eröffnungsperiode abfließt. Sobald die Entleerung erfolgt ist, folgen die Wehen schneller hintereinander und werden intensiver.
Die Amniotomie ist mehr als eine Methode, um die Geburt einzuleiten. Sie wird auch dann angewendet, wenn man eine Elektrode am Kopf des Babys anbringen muß, um die fetale Herzschlagfrequenz zu messen (siehe Seite 263), oder wenn die Herztöne des Kindes Auffälligkeiten aufweisen und der Verdacht auf eine fetale Notsituation vorliegt. In einem solchen Fall könnten Mekoniumspuren im Fruchtwasser zu sehen sein.

**Geburtseinleitung mit Oxytozin** Dieses natürliche Hormon, vom Hypophysenhinterlappen des Gehirns gebildet, regt Uteruskontraktionen an, und eine synthetische Form dieses Hormons wird zur Geburtseinleitung benutzt. Oxytozin kann als kleine Tablette gegeben werden, die Sie unter der Zunge oder zwischen Wange und Gaumen zergehen lassen. Es gelangt durch die Mundschleimhäute in den Blutkreislauf, und Sie können die Wehenfrequenz erhöhen oder verringern, wenn Sie mehr oder weniger stark an den Tabletten lutschen.
Falls man Ihnen Oxytozin als Infusion verabreicht, sollten Sie darum bitten, den Tropf an demjenigen Arm anzubringen, den Sie am wenigsten gebrauchen. Überprüfen Sie auch, ob der Plastikschlauch, der Sie mit der Infusionsflasche verbindet, lang genug ist, so daß Sie mehr Bewegungsfreiraum haben – und wenn auch nur auf Ihrem Bett. Die Infusion läßt sich verlangsamen, wenn Sie sehr schnell starke Wehen bekommen und der Muttermund halb eröffnet ist. Die Nadel wird erst nach der Geburt des Babys aus dem Arm entfernt, weil die Uteruskontraktionen die Ausstoßung der Plazenta erleichtern.
Die Wehen, die von einer Oxytozininfusion herbeigeführt werden, sind oft stärker, länger und schmerzvoller als normal, mit kürzeren Pausen und einem erhöhten Bedarf an schmerzstillenden Mitteln. Da die Blutzufuhr zum Uterus während jeder starken Wehe kurzfristig unterbrochen ist, glauben manche Ärzte, dies könne dem Fetus schaden.

**Was Sie bei der Geburtseinleitung erwartet**
Bei sachkundiger Durchführung muß die eingeleitete Geburt nicht schmerzvoller oder schwieriger sein als die auf natürlichem Weg beginnende. Arzt oder Hebamme sollten imstande sein, Sie mittels Oxytozin bis zu dem Punkt zu bringen, an dem die ganz normale Wehentätigkeit einsetzt. Sie sind trotzdem in der Lage, Ihre Atemübungen zu machen und das Baby gemäß Ihrem eigenen Tempo zu gebären, wenn der weitere Verlauf natürlich sein soll.

## Platzen der Fruchtblase

**Die Fruchtblase platzt gewöhnlich von selbst gegen Ende der Eröffnungsphase. Vor dem Platzen der Fruchtblase geht der leicht blutige Schleimpfropf ab, der den Muttermund verschließt.**

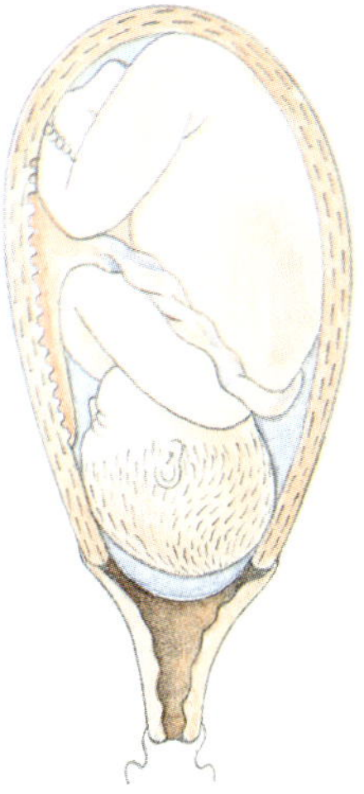

**Intakte Eihäute**
Die Amnionhöhle bildet ein Polster für den Kopf des Babys, der gegen den Muttermund drückt.

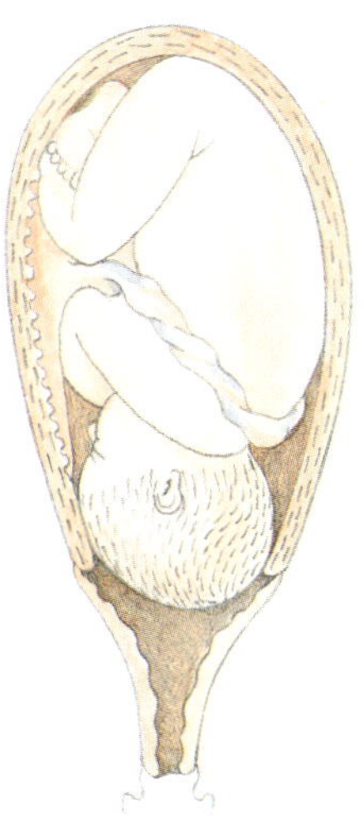

**Zerrissene Eihäute**
Die Kontraktionen werden stärker; dadurch wird der Kopf des Babys gegen den Muttermund gepreßt.

## Falscher Alarm?

**Es ist nicht immer leicht, falsche von echten Kontraktionen zu unterscheiden, wenn Sie zum erstenmal schwanger sind. Im allgemeinen gilt: Wenn Sie selbst Zweifel haben, haben Sie meist noch keine Wehen.**

Obwohl der falsche Alarm eine gute Übung für den Ernstfall ist, besteht kein Grund zur Enttäuschung; er ist ein Vorbote der echten Wehen, das heißt, Sie müssen nicht mehr sehr lange warten.
Es gibt einige einfache Unterscheidungsmerkmale zwischen falschen und echten Kontraktionen, die der Geburt vorausgehen:

- Falsche Kontraktionen erfolgen nie mit solcher Regelmäßigkeit.
- Falsche Kontraktionen treten sporadisch auf. Sie können sich im Abstand von 10 bis 20 Minuten bemerkbar machen, das heißt, es läßt sich kein gleichmäßiges Muster erkennen.
- Falsche Kontraktionen werden normalerweise schwächer oder klingen völlig ab, wenn Sie aufstehen und herumgehen. Echte Wehen nehmen dann an Häufigkeit und Intensität zu.
- Falsche Kontraktionen werden nicht fortlaufend stärker. Sie werden manchmal sogar schwächer oder klingen vollständig ab.

Einige Frauen, vor allem berufstätige, fühlen sich übermüdet und überdreht; sie erleben in den Tagen vor Geburtsbeginn pausenlos falsche Kontraktionen, die kommen und gehen.
Teilen Sie Ihrem Arzt oder der Hebamme mit, daß Sie Kontraktionen hatten. Falls beide nicht erreichbar sind, rufen Sie in der Klinik an, oder fahren Sie hin, wenn es Sie beruhigt. Wenn Sie zu Hause bleiben, sollten Sie sich viel bewegen und auf den Beinen bleiben, um den tatsächlichen Wehenbeginn zu beschleunigen.



# Die Eröffnungsperiode

Die Monate der Vorbereitung auf die Geburt Ihres Babys nähern sich nun dem Höhepunkt, wenn Sie die ersten Wehen verspüren. Medizinisch gesehen beginnt die Eröffnungsperiode, wenn durch die Kontraktionen die Dehnung und Ausdünnung (Auswalzung, Verstreichen) der Zervix erfolgt, und sie ist abgeschlossen, wenn die Zervix verstrichen und der äußere Muttermund entfaltet ist. Zu diesem Zeitpunkt wird Ihnen die Hebamme bestätigen, daß der Muttermund vollständig eröffnet ist.

### Was während der Wehen passiert

Es ist schwierig zu sagen, wann die Wehen genau beginnen, weil dies bei jeder Frau anders ist. Es gibt jedoch bestimmte klassische Merkmale – intensive Gebärmutterkontraktionen, Erweiterung und Auswalzung des Muttermunds, Blasensprung –, die signalisieren, daß es nun losgeht.

**Kontraktionen** Wenn die echten Wehen einsetzen, ändern sich die Kontraktionen. Sie werden rhythmisch, schmerzhafter und erfolgen in regelmäßigen Abständen. Sie entziehen sich Ihrer Kontrolle und hören erst dann auf, wenn Ihr Baby geboren ist.
In der Anfangsphase sind die Wehen in der Regel 30 bis 60 Sekunden lang, und die Intervalle betragen 5 bis 20 Minuten. Das kann jedoch variieren, da viele Frauen die ersten Kontraktionen erst dann bemerken, wenn sie in kürzeren Abständen, zum Beispiel alle 5 Minuten, erfolgen. Während der aktiven Phase dauern die Wehen im Schnitt 60 bis 90 Sekunden an, mit Pausen zwischen 2 und 4 Minuten.
Wenn sich die Uterusmuskeln zusammenziehen, spüren Sie vielleicht einen Schmerz, der sich mit den Menstruationskrämpfen vergleichen läßt. Das liegt daran, daß die Gebärmuttermuskulatur nicht mehr genug Sauerstoff erhält, weil die Blutgefäße in der Uteruswand zusammengedrückt werden. Jede Frau empfindet den Wehenschmerz anders; aber zu Beginn läßt er sich mit den Krämpfen während der Regelblutung vergleichen. Bei anderen Frauen ähnelt er anhaltenden, starken Rückenschmerzen (siehe Seite 256). Und sehr häufig werden die Kontraktionen wie eine Welle des Unbehagens empfunden, die schnurstracks durch den Bauch verläuft, ein paar Sekunden lang einen Gipfel erreicht und dann abklingt. Gleichzeitig kann man spüren, wie die Uterusmuskulatur auf dem Gipfel der Intensität ein paar Sekunden hart wird und sich zusammenzieht, bevor sie sich wieder entspannt.
Manche Frauen erwarten, daß die Wehen ständig länger, häufiger und stärker werden. Es ist genauso normal, daß eine starke Wehe auf eine schwache, kürzere folgt, wie es normal ist, daß die Kontraktionen unablässig und in gleicher Stärke auftreten.

**Erweiterung und Entfaltung der Zervix** Die Zervix ist normalerweise ein dickwandiger Kanal, rund 2 cm lang und durch den äußeren Muttermund fest verschlossen. Während der letzten Wochen können Schwangerschaftshormone zur Aufweichung führen, aber für die Dehnung und Entfaltung sind die starken Kontraktionen der Eröffnungsperiode erforderlich.

Die Erweiterung wird in Zentimetern von 0 bis 10 gemessen. In der Latenzphase wird der Gebärmutterhalskanal nur auf 4 cm gedehnt, um sich in der aktiven Phase auf 8 cm zu erweitern (siehe unten). Die Schmerzen nehmen während dieser Übergangsphase zu. Schließlich ist die gesamte Zervix ausgewalzt und wird eins mit dem Uteruskörper; auf diese Weise entsteht ein fortlaufender Kanal, durch den Ihr Baby hindurchgelangen und auf die Welt kommen kann.

**Das Fruchtwasser fließt ab** Die Eihäute der Amnionhöhle können jederzeit während der Wehen völlig schmerzlos zerreißen, obwohl dies in der Regel erst gegen Ende der Eröffnungsperiode erfolgt. Die Flüssigkeit schießt in einem Schwall oder tröpfelt heraus, je nach Größe und Sitz des Risses und ob der Kopf des Babys die Öffnung verschließt.
Bei einem spontanen Blasensprung vor oder am Geburtstermin setzen normalerweise innerhalb kurzer Zeit die Wehen ein, obwohl diese in manchen Fällen auch auf sich warten lassen, wenn zum Beispiel der vorangehende Kindsteil noch nicht eingestellt ist oder das Baby Lageanomalien aufweist.

### Wie lange dauern die Wehen?

Auch das ist bei jeder Frau unterschiedlich, und die Zeitspanne läßt sich nicht vorhersagen. Bei Erstgebärenden beträgt sie im Schnitt 12 bis 14 Stunden und bei allen nachfolgenden Schwangerschaften ungefähr 7 Stunden. Wenn Ihre Wehen beim erstenmal länger als 12 Stunden oder 9 Stunden bei weiteren Entbindungen gedauert haben, wird Ihr Arzt nach dem Grund für den langsamen Fortschritt fahnden und vielleicht einschreiten.
Die Eröffungsperiode läßt sich in drei weitere Phasen unterteilen. Die Latenzphase ist die längste; sie beträgt ca. 8 Stunden beim ersten Kind, und die Wehen nehmen an Häufigkeit und Länge zu, sind aber gut erträglich. Versuchen Sie, in dieser Zeit mit Ihrer Kraft hauszuhalten, weil sich Ihr Körper für die nachfolgenden, anspruchsvolleren Stufen aufwärmt. Die nächste Phase, die aktive, ist kürzer und dauert ungefähr 3 bis 5 Stunden. Nun werden die Kontraktionen schmerzvoller, und vielleicht möchten Sie nun Schmerzmittel nehmen (siehe Seite 264). Die letzte, die Übergangsphase, ist die kürzeste und intensivste; sie währt in der Regel nicht einmal eine Stunde und geht der Geburt unmittelbar voraus.

**Übergangsphase** Sie ist die intensivste im Eröffnungsstadium. Die Wehen dauern nun ungefähr 60 bis 90 Sekunden an und folgen mit Pausen von 30 bis 90 Sekunden aufeinander. Wenn die Stärke der Kontraktionen zunimmt, fällt es Ihnen vermutlich schwerer, sich zu entspannen. In dieser Zeit fühlen Sie sich wahrscheinlich am unwohlsten. Sie verspüren unter Umständen den starken Drang zu pressen, sollten aber damit warten, bis der Muttermund voll eröffnet ist. Die großen Schmerzen machen außerordentlich reizbar, so daß Sie möglicherweise sogar aggressiv gegenüber Ihrem Partner werden. Das ist nur natürlich, und deshalb sollten Sie sich keinesfalls einreden, Sie würden versagen, wenn Sie keine Kraft mehr zum Durchhalten haben; Sie werden aber feststellen, daß es immer noch stille Reserven gibt, die Ihnen helfen, die Situation zu bewältigen.

## Erweiterung der Zervix

**Der Gebärmutterhals, normalerweise hart und widerstandsfähig, muß gedehnt, ausgewalzt und der Muttermund weit eröffnet sein, bevor der Kopf Ihres Babys in den Geburtskanal eintreten kann.**

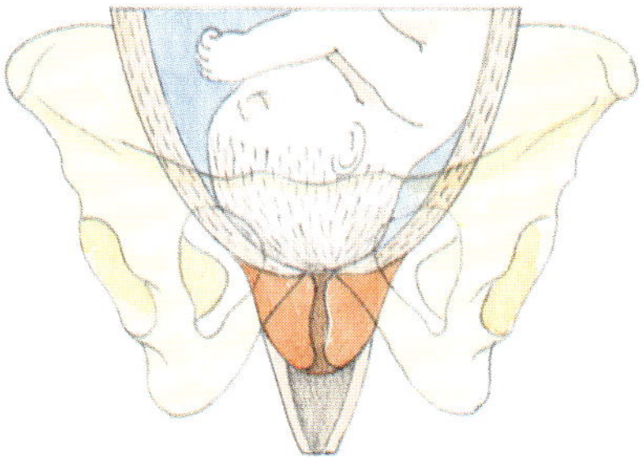

**Latenzphase**
Die Zervix bleibt ca. 2 cm lang, bis sie durch die Kontraktionen dünner (ausgewalzt) wird.

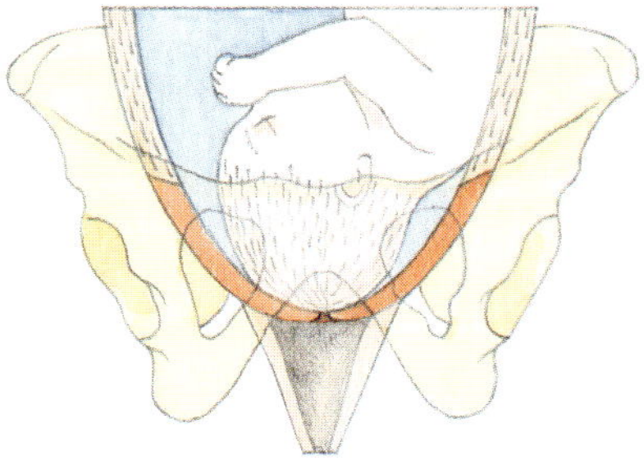

**Aktive Phase**
Wenn sich der Gebärmutterhalskanal zu entfalten beginnt, wird er durch nachfolgende Kontraktionen erweitert.

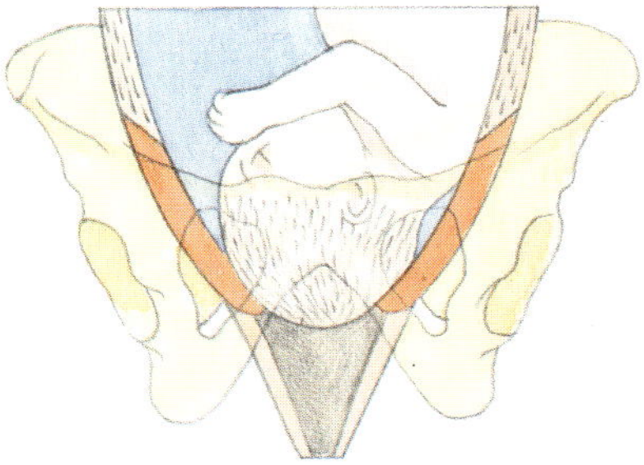

**Übergangsphase**
Bei voller Eröffnung klafft der äußere Muttermund an der Vorderseite rund 10 cm weit auseinander.

# Besondere Arten von Wehen

Bei den meisten Frauen verlaufen die Wehen ziemlich unkompliziert; manchmal treten jedoch Hindernisse auf, die besonderer Aufmerksamkeit bedürfen. Aufgrund der gründlichen Vorsorgeuntersuchungen während der Schwangerschaft lassen sich diese jedoch in der Regel voraussehen und leicht behandeln. Doch gelegentlich tritt die Eröffnungsperiode schon ein, bevor das Problem erkannt ist.

### Wehen mit starken Rückenschmerzen

Gelegentlich machen sich die Uteruskontraktionen in erster Linie als Schmerzen im unteren Rückenbereich bemerkbar. Das ist normalerweise auf die starke Dehnung der Zervix zurückzuführen, die sich erweitert. Die Ursache kann aber auch darin liegen, daß sich Ihr Kind in der hinteren Hinterhauptslage befindet (eines von 100 Babys nimmt diese Position ein, die keineswegs anormal ist). Der Hals Ihres Kindes ist dann nicht richtig gebeugt, und ein größerer Teil des Kopfes übernimmt die Führung, was die Wehen verlängern kann. Meistens dreht es sich um 180 Grad in die regelrechte vordere Hinterhauptslage, und die weitere Geburt verläuft reibungslos. Falls die Drehung ausbleibt, ist das kein Grund zur Panik, obwohl Ihr Arzt entscheiden könnte, eine Zangen- oder seltener eine Saugextraktion vorzunehmen. Eine Geburt dieser Art kommt oft nur langsam in Gang und kann sehr ermüdend sein. Es gibt jedoch verschiedene Möglichkeiten, die Rückenschmerzen zu lindern:

**Gegendruck ausüben** Das ist das wirksamste Mittel, um die Rückenschmerzen zum Abklingen zu bringen (siehe Seite 267). Falls Sie es als störend empfinden, von jemand anderem angefaßt zu werden, zum Beispiel in der Übergangsphase, können Sie Ihre eigenen Knöchel benutzen, indem Sie eine Hand unter jede Gesäßbacke schieben.

**Positionswechsel** Wenn Sie flach auf dem Rücken liegen, drückt Ihr Kind am stärksten auf Wirbelsäule und Nerven. Versuchen Sie, aufrecht zu stehen und herumzugehen. Sie können den Druck auf die Wirbelsäule ebenfalls verringern, wenn Sie den Schneidersitz einnehmen, sich nach vorn lehnen oder mit dem Becken schaukeln.

**Wärme** Sie finden es vielleicht hilfreich, wenn Ihnen Ihr Partner/Ihre Geburtsassistentin während der Wehen ein Heizkissen oder eine Wärmflasche auf den unteren Rückenbereich legt.

### Protrahierter Geburtsverlauf

Von protrahiertem Geburtsverlauf spricht man, wenn starke Uteruskontraktionen nicht zur erwarteten Geburt führen. Das mag daran liegen, daß sich die Zervix aufgrund einer Funktionsstörung nicht richtig erweitert oder die Passage des Babys durch den Geburtskanal behindert wird. Die Ärzte behalten jede einzelne Wehenphase scharf im Auge. Falls die Wehen langsamer als üblich vorankommen, könnte Ihr Arzt ein Geburtshindernis (mit großem Risiko für Mutter und/oder Kind) vermuten und frühzeitig eine

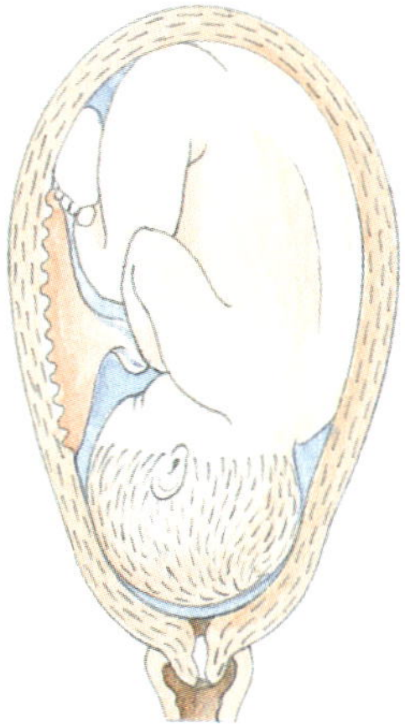

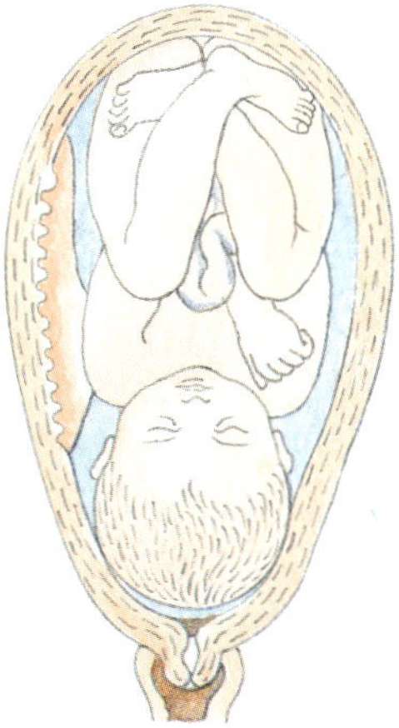

**Stellung**
Die Stellung Ihres Babys kann große Auswirkungen auf Wehen- und Geburtsverlauf haben. In der Regel zeigt der kindliche Rücken nach außen (oben); weist jedoch der Kopf nach außen (unten), könnten sich die Wehen verzögern. Die meisten Kinder drehen sich jedoch von allein in die richtige Position, bevor sie in den Geburtskanal eintreten.

Intervention beschließen, zum Beispiel eine Zangengeburt, sofern angemessen, oder eine Schnittentbindung.
Bei keiner Frau, die eine schwierige Geburt hat, läßt man die Wehen über einen längeren als den gemeinhin akzeptierten Zeitrahmen hinausgehen (siehe Seite 255), da dies eine Erschöpfung der Mutter und eine fetale Notsituation zur Folge haben könnte.
Geburtshindernisse lassen sich bei einer Frau, die mehrere Kinder geboren hat, leichter entdecken. Da aber während der Wehen eine fortlaufende Überwachung des allgemeinen Zustands erfolgt, werden Arzt oder Hebamme auch bei einer Erstgebärenden aufmerksam, falls sich ihr Zustand zu verschlechtern scheint und sie erschöpft und nervös wirkt.

**Ausbleiben der Zervixerweiterung** Wenn die Kontraktionen schwach und unregelmäßig sind und sich der Muttermund nur langsam erweitert, liegt es vielleicht daran, daß der Uterus die Muskelbewegungen nicht richtig koordiniert. Arzt und Hebamme können sich mit Hilfe eines Partogramms ein genaues Bild vom Wehenverlauf machen (siehe unten).
Wenn die mangelnde Stärke der Uteruskontraktionen tatsächlich der einzige Grund dafür sein sollte, daß es nicht recht vorangeht, leitet Ihr Arzt möglicherweise spezielle Maßnahmen ein, um die Dehnung und Auswalzung zu beschleunigen. Die Blase wird unter Umständen gesprengt und dann, falls erforderlich, das Wehenmittel Syntocinon per Infusion oder mit einer Pumpe verabreicht. Dann erhöht man schrittweise die Dosierung, bis die Wehen stark genug sind und im Abstand von drei Minuten erfolgen. Arzt und Hebamme passen genau auf, daß es keinen unerwarteten Anstieg in der Wehenstärke oder -frequenz gibt.

## Fetale Ursachen für Geburtshindernisse

**Der Wehenverlauf kann auch durch bestimmte Faktoren auf seiten des Kindes beeinträchtigt werden. Zum Glück lassen sich Probleme frühzeitig aufspüren, so daß alle Beteiligten gut vorbereitet sind:**

- Das Kind ist zu groß.
- Das Kind befindet sich in Quer- oder Schräglage.
- Das Kind nimmt die Beckenendlage (eine der Steißlagen), Gesichtslage oder Stirnlage ein.
- Zwillinge haben sich ineinander verhakt.
- Das Kind hat eine angeborene Fehlbildung wie Hydrozephalus.

### Wehenverlauf

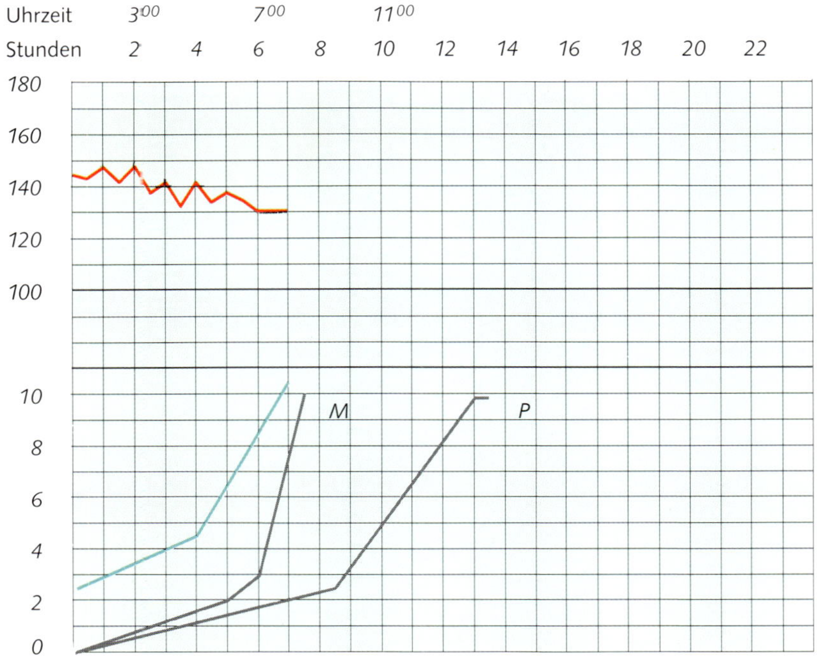


**Ihr Partogramm**
Das Partogramm zeichnet die kindlichen Herztöne und die Zervixdilatation auf. Die anderen Linien stellen die erwartete Weite des Muttermunds bei Multipara (M = Mehrgebärende) und Primipara (P = Erstgebärende) dar, die mit den tatsächlichen Fortschritten der Mutter verglichen werden. Diese Graphik gehört zu einer Frau, die mehrere Kinder geboren hat; ihre Wehen haben zunächst langsam begonnen, sich aber schließlich doch normalisiert.

*fetale Herzschlagfrequenz (Herzschläge pro Minute)*
*Dilatation bei der Mutter*
*erwartete Dilatation*

## Mütterliche Ursachen für Geburtshindernisse

**Wenn die Wehen nicht normal vorangehen, kann es bestimmte Gründe dafür geben, daß sich Becken oder Gebärmutter dem Eintritt des Babys in den Geburtskanal widersetzen.**

- Anomalien des knochigen Geburtskanals oder Mißverhältnis Becken/Kindskopfgröße
- Beckentumore wie Myome oder Eierstockzyste
- Mißbildungen im Bereich Uterus, Gebärmutterhals oder Vagina
- (Bandl-)Kontraktionsring; er entsteht durch starke Einziehung der Gebärmuttermuskulatur, so daß eine Furche harter Muskeln entsteht. Dadurch werden die Wehen nicht ganz nach unten weitergeleitet, was zu einem Zusammenziehen von Uterus oder Zervix führen kann. Zum Glück kommt dies sehr selten vor, es sei denn, die Gebärmutter wurde bei der Geburtseinleitung durch Oxytozin oder Prostaglandine überstimuliert (siehe Seite 252). In solchen Fällen ist fast immer eine Schnittentbindung erforderlich.

**Probleme mit dem Eintritt ins Becken** Ich habe schon die Beckenend- und die hintere Hinterhauptslage als Ursachen für ein Geburtshindernis genannt. Ein weiterer Grund könnte ein Mißverhältnis zwischen dem Kopf des Babys und der Größe Ihres Beckens sein. Falls Ihr Becken für den Kopf des Kindes zu schmal ist, kann es nur schwer in den Geburtskanal eintreten (siehe auch Seite 158).

Wenn Sie zum erstenmal Mutter werden und Ihr Baby in den letzten Schwangerschaftswochen noch hoch liegt und sich nicht eingestellt hat (siehe Spalte Seite 171), könnte Ihr Arzt ein solches Mißverhältnis vermuten. Dies wird auch mit in die Überlegungen einbezogen, wenn das Kind trotz starker Wehen weit oben bleibt.

Falls das Mißverhältnis nicht gravierend ist, rät Ihnen der Arzt, es zunächst einmal mit einer normalen Entbindung zu versuchen, vorausgesetzt, daß keine weiteren Regelwidrigkeiten vorliegen und zu ertasten ist, daß sich der Kopf des Babys nach unten bewegt. Sobald er in die Beckenhöhle eingetreten ist, kann in der Regel eine vaginale Entbindung erfolgen. Bei einem krassen Mißverhältnis wird der Arzt jedoch einen Kaiserschnitt durchführen. Zu Ihrer Beruhigung sollten Sie wissen, daß man den meisten Regelwidrigkeiten, die Geburtshindernisse und einen protrahierten Geburtsverlauf zur Folge haben, schon während der Schwangerschaft auf die Spur kommt, so daß eine frühzeitige Behandlung möglich ist und ein Geburtsplan lange vor Wehenbeginn ausgearbeitet werden kann.

### Frühgeburt

Unter Frühgeburt versteht man eine Geburt vor 37 abgeschlossenen Schwangerschaftswochen. In rund 40 % der Fälle ist die Ursache ungeklärt. Man weiß gleichwohl, daß sie unter folgenden Umständen auftreten kann: vorzeitiger Blasensprung, Mehrlingsschwangerschaft, Präeklampsie, Zervixinsuffizienz und Uterusfehlbildungen. Überarbeitung, Streß und bestimmte Krankheiten der Mutter, wie Anämie oder Mangelernährung, könnten dabei auch eine Rolle spielen.

Mit Sicherheit zu sagen, ob die Wehen wirklich vorzeitig eingesetzt haben, ist für den Arzt genauso schwierig wie für Sie (siehe Spalte rechts). Die Diagnose läßt sich nicht so ohne weiteres stellen, und jede Klinik legt hier andere Maßstäbe zugrunde, was bedeutet, daß die Entscheidung oft willkürlich ist. Das erste Anzeichen kann ein Blasensprung, Uteruskontraktionen oder eine Blutung sein. Es besteht keine Möglichkeit, die Geburt zu stoppen, sobald die Fruchtblase geplatzt ist und die Wehen eingesetzt haben. Aber Sie und/oder Ihr Arzt können gewisse Vorsichtsmaßnahmen treffen, solange die Fruchtblase noch intakt ist und bevor die Wehen richtig in Gang kommen.

**Was Sie tun können** Wenn ein Blasensprung (siehe Seite 255) erfolgt ist, die Wehen innerhalb von 48 Stunden aber noch nicht eingesetzt haben, dann sollten Sie den größten Teil des Tages liegen, ganz gleich, ob daheim oder in der Klinik. Üben Sie sexuelle Enthaltsamkeit, und benachrichtigen Sie Ihren Arzt, wenn irgend etwas Ungewöhnliches passiert. Abgesehen von diesen Vorsichtsmaßnahmen ist es nicht ratsam, zu versuchen, wehenhemmende Maßnahmen einzuleiten, sobald ein spontaner Blasensprung stattgefunden hat, weil sonst die Gefahr einer Infektion besteht. Wenn die Kontraktionen nicht innerhalb eines Tages von allein beginnen, wird Ihnen vermutlich Oxytozin verabreicht, um die Wehentätigkeit auszulösen.

**Was in der Klinik geschieht** Falls wirklich eine Frühgeburt droht, besteht der Hauptzweck der Klinikeinweisung darin, durch entsprechende Behandlung die Wehen zu unterdrücken oder zu verzögern. Damit hat Ihr Kind die Chance, so lange wie möglich im Uterus zu verbleiben und weiterhin von der Plazenta ernährt zu werden. Der Grund dafür, vorzeitigen Wehen entgegenzusteuern, ist darin zu suchen, daß Frühgeborene häufiger ein Atemnotsyndrom entwickeln (siehe auch Seite 320 und 321), und je kürzer die Gestationsperiode*, desto größer ist die Gefahr.

Wenn die Schwangerschaftsdauer weniger als 34 Wochen beträgt oder Ihr Kind unter 1500 g wiegt, wenn der Muttermund weniger als 5 cm eröffnet und kein Blasensprung erfolgt ist, wird Ihnen die Klinik strikte Bettruhe verordnen, um die uterine Blutzufuhr zu verbessern, und – wenn auch seltener – wehenhemmende Medikamente anbieten.

Der Klinikaufenthalt ermöglicht Ihrem Arzt darüber hinaus, nach Anzeichen einer Infektion zu forschen, falls ein vorzeitiger Blasensprung eingetreten ist, und den Zustand des Babys ständig zu überwachen. Außerdem ist damit gewährleistet, daß Ihr frühgeborenes Kind unmittelbar nach der Entbindung auf der Intensivstation betreut wird.

Alle wehenhemmenden Mittel, die verabreicht werden, haben bis zu einem gewissen Grad Nebenwirkungen, und deshalb sind sie nur in bestimmten Fällen geeignet. Die Hauptvoraussetzung für eine medikamentöse Behandlung ist, daß Sie rundum gesund sind: Sie dürfen nicht an einer Herzkrankheit, an Diabetes oder Bluthochdruck leiden, die Plazenta darf nicht falsch gelagert und das Baby muß natürlich am Leben sein, ohne daß Verdacht auf eine angeborene Fehlbildung besteht.

Wenn Sie nervös und ängstlich sind, wird man Ihnen vielleicht ein leichtes Beruhigungsmittel verabreichen. Morphine und Pethidin sollten nur dann gegeben werden, wenn die Schmerzen unerträglich sind. Diese Medikamente reizen die Uterusmuskeln noch mehr, statt sie zu beruhigen.

**Steuerung des Wehenverlaufs** Nach dem Blasensprung wird die Entbindung ganz normal weiterlaufen (siehe Seite 250). In der Regel sind Frühgeburten kürzer und leichter als termingerechte Entbindungen, vor allem weil der Kopf des Babys noch kleiner und weicher ist. Meistens erfolgt ein Dammschnitt, um den Kopf des Kindes vor Druckveränderungen innerhalb des Geburtskanals zu schützen. Außerdem wird man Ihnen vermutlich eine Spinalanästhesie anstelle von Medikamenten verabreichen, die das Atemwegssystem des Kindes beeinträchtigen können. Die Ärzte werden besonders darauf achten, eine Hypoxie (Gewebssauerstoffmangel) während der Wehen und der Geburt zu vermeiden.

Nach dem Blasensprung ist eine Uterusentzündung das Hauptproblem, und obwohl man vorbeugend keine Antibiotika gibt, wird man sie Ihnen sofort beim geringsten Anzeichen einer Infektion, zum Beispiel bei Fieber, verabreichen. In manchen Situationen greift man auf eine Schnittentbindung zurück, vor allem wenn Verdacht auf Fetal distress* besteht.

## Droht eine Frühgeburt?

**Hier einige Hinweise, um zu beurteilen, ob die Wehen bei Ihnen wirklich vorzeitig eingesetzt haben:**

- Die 37. Schwangerschaftswoche ist noch nicht abgeschlossen.
- Sie haben seit mindestens einer halben Stunde Uteruskontraktionen beobachtet.
- Die Wehen erfolgen alle 5 bis 10 Minuten.
- Die Wehen dauern mindestens 30 Sekunden an und sind mindestens eine Stunde lang aufgetreten.
- Eine Vaginaluntersuchung durch Ihren Arzt oder die Hebamme zeigt, daß der Muttermund mehr als 2,5 cm eröffnet und folglich mehr als dreiviertel ausgewalzt ist.

Entsprechend diesen Kriterien wird sich bei zwei Dritteln aller Patientinnen mit Verdacht auf Frühgeburt herausstellen, daß es sich nicht um echte Wehen handelt und keine Behandlung notwendig ist. Das läßt sich schnell abklären, wenn Sie sich unverzüglich in die Klinik begeben, so daß die uterinen Aktivitäten sorgfältig beobachtet werden können.

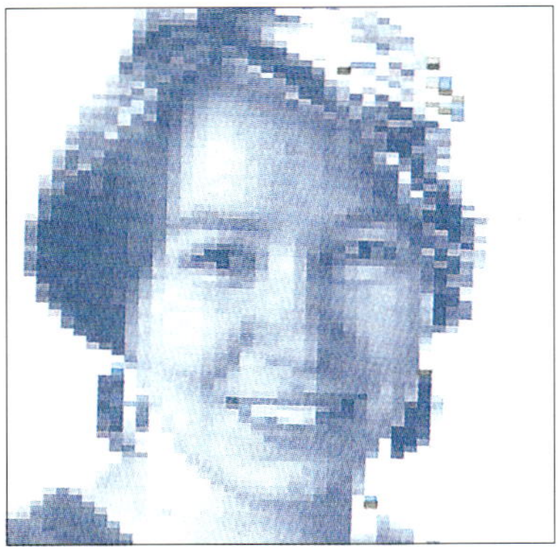

| | |
|---|---|
| **Name:** | Joanna Rolfe |
| **Alter:** | 33 Jahre |
| **Medizinische Vorgeschichte:** | Nichts Außergewöhnliches |
| **Geburtshilflicher Hintergrund:** | Zwei Kinder, 7 und 4 Jahre alt; beides normale Schwangerschaften, normale Entbindungen in Schädelläge |

Joanna ist Amerikanerin, mit David, einem Engländer, verheiratet und lebt in Deutschland. Als festgestellt wurde, daß sich ihr Baby in Steißlage befand, war sie froh, daß sie ihr Baby in Deutschland zur Welt bringen konnte. Deutsche und überhaupt europäische Ärzte allgemein sind bei einer Beckenendlage nicht so schnell mit einer Schnittentbindung bei der Hand wie amerikanische Geburtshelfer. Die meisten Schwangeren können allem Anschein nach in einem solchen Fall ohne große Schwierigkeiten vaginal entbinden. Bei Babys (mit Lageanomalien), die mit Kaiserschnitt geboren werden, ist die Überlebensrate jedoch etwas höher.

**Fallstudie**

# Beckenendlage

*Joanna war eine eifrige Befürworterin der Hausgeburt, bis bei ihrem Baby eine Beckenendlage festgestellt wurde und ich ihr dringend riet, ihr Kind in der Klinik zur Welt zu bringen.*
*Die Mehrzahl solcher Entbindungen verläuft zwar reibungslos, aber sie zog es dann doch vor, Geburtshelfer, Anästhesisten und Kinderarzt bei der Geburt zur Verfügung zu haben, für den Fall, daß Komplikationen eintreten würden.*

## Womit man bei der Geburt rechnen muß

Die meisten Babys nehmen um die 32. Woche herum noch die Beckenendlage ein. Dann drehen sie sich in der Regel aus eigenem Antrieb, aber bei Joannas Kind war die Drehung in der 36. Woche noch nicht erfolgt.
Ich wies sie auf Forschungsergebnisse jüngeren Datums hin, die zeigen, daß bei einem Kaiserschnitt die Sterblichkeitsrate noch niedriger liegt als bei einer vaginalen Entbindung (siehe Seite 284). Joanna wünschte sich jedoch eine Vaginalentbindung. Trotzdem wies ich sie darauf hin, daß möglicherweise spezielle Maßnahmen erforderlich sein würden. Da das Gesäß des Kindes schmaler, weicher und druckempfindlicher ist als der Kopf, bestand die Gefahr, daß Joannas Scheiden- und Beckengewebe sich nicht genügend dehnen würde, um dem Kopf den Durchtritt zu ermöglichen. Dann ist eine Zangenextraktion unumgänglich, um den Kopf im engen Geburtskanal zu schützen, und eine Episiotomie angeraten, um die Anwendung der Zange zu erleichtern. Der Geburtshelfer muß außerdem genau auf die Position der Nabelschnur achten, da sie vorliegen und beim Neugeborenen eine Atemdepression auslösen könnte. Schon zu Beginn der Wehentätigkeit wird der Fetus durch CTG-Schreibung überwacht.
Ich wies Joanna auch darauf hin, daß die Eröffnungsperiode länger als gewöhnlich andauern könnte, weil das Gesäß nicht so wirksam wie der Kopf gegen den Muttermund preßt und ihn erweitert. Joanna machte jedoch ausgezeichnete Fortschritte.

## Ein guter Anfang

Joannas Wehen begannen mit einfachen Rückenschmerzen, die vier Stunden andauerten, bevor die Kontraktionen einsetzten. Nach der Ankunft in der Klinik wurde sie von einer Hebamme untersucht, die feststellte, daß das Gesäß des Babys gegen den Muttermund drückte, der rund 5 cm geweitet war. Kurz danach wurden die Rückenschmerzen sehr stark, aber Joanna konnte sich zunächst Linderung verschaffen, indem sie sich auf alle viere kniete. Als die Wehen unerträglich wurden, bat sie um eine Periduralanästhesie.
Da das Gesäß des Babys kleiner ist als sein Kopf, kann die Austreibungsperiode bei Beckenendlage kürzer sein, und Joannas Ärzte rechneten mit einer sofortigen Entbindung. Für die Geburt nahm Joanna eine sitzende Position ein, auf Kissen gestützt. Kurz vorher verabreichte der Geburts-

helfer ihr eine Lokalanästhesie ins Perineum (statt die Periduralanästhesie zu erneuern, deren Wirkung langsam nachließ) und setzte dann einen großen Dammschnitt, um die Geburt des Kopfes zu erleichtern. Nach erneuter Untersuchung erklärte er Joanna, der Fuß des Babys gehe dem Steiß voran, und er könne die Ferse spüren. Bei der nächsten Wehe waren beide Füße und Beine fühlbar. Kurz danach erschien das Gesäß: zuerst die obere, danach die dahinterliegende Gesäßbacke. Joanna erhielt die Anweisung, nicht zu pressen; die Kraft der Uteruskontraktionen war imstande, den Steiß des Kindes sehr sanft auszustoßen. Und mit der nächsten Uteruskontraktion war es bis zu den Schulterblättern geboren.
Um bei der Extraktion der Schultern zu helfen, drehte der Arzt den Körper des Kindes sehr vorsichtig um 180 Grad, wobei er den Rücken stützte. Ein Arm tauchte unter Joannas Schambogen auf, der problemlos gelöst wurde, genau wie der zweite Arm, nachdem der Körper wieder um 180 Grad in die entgegengesetzte Richtung zurückgedreht worden war.

**Ein Problem taucht auf**

Die Entbindung des Kopfes war nicht so einfach. Sie ging nur langsam vonstatten, zu langsam für den Arzt, vor allem, als er sah, daß sich der Herzschlag des Kindes verlangsamte, ein Zeichen für eine intrauterine Gefährdung Der Brustkorb des Babys war jedoch frei, und es machte Anstalten, seinen ersten Atemzug zu tun.
Joannas Arzt versuchte zunächst, mit Hilfe seiner Hände den Kopf des Babys mehr zu beugen, um ihm über das Perineum zu helfen. Diese Manualhilfe hatte keinen Erfolg; also mußte die Zange angewendet werden.
Ein Assistent hielt die Füße des Babys, so daß sie nicht im Weg waren, während der Arzt die beiden Löffel an beiden Seiten des Kopfes knapp vor dem Ohr ansetzte. Er war dabei äußerst vorsichtig und behutsam und half nun dem Baby mit seinem Kopf den engen Geburtsweg zu passieren. Der Kopf war in Sekundenschnelle geboren, und das Baby stieß sofort einen lauten, gesunden Schrei aus.

**Zangenextraktion**
Die Löffel der Zange werden in die Vagina eingeführt und liegen an den Kopfseiten des Babys an. Damit ist der Kopf geschützt, wenn er vorsichtig herausgehoben wird. Sobald Nase und Mund frei sind, saugt man sie ab, um Schleim zu entfernen, denn ein Baby in Beckenendlage versucht oft zu atmen, wenn sich der Kopf noch im Geburtskanal befindet.

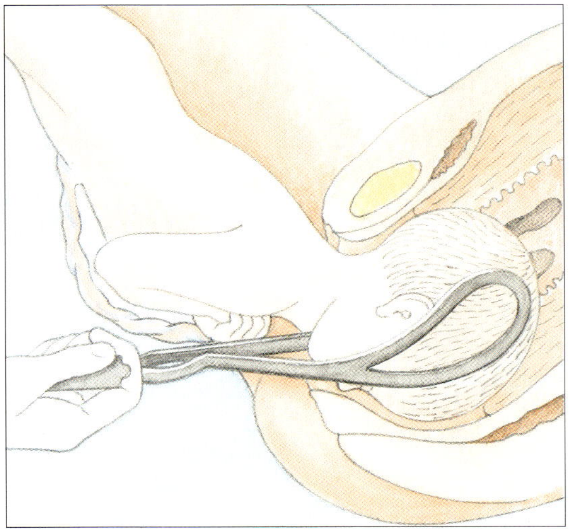

## Joannas Baby

**Es gibt drei verschiedene Beckenendlagen. Joannas Tochter Grace wurde als vollkommene Fußlage eingestuft – der Steiß ging voran, und beide Füße waren unten in Joannas Becken fühlbar. So war es aber unmöglich, eine normale Geburt durchzuführen. Die Zange wurde notwendig, um die Geburt voranzutreiben.**

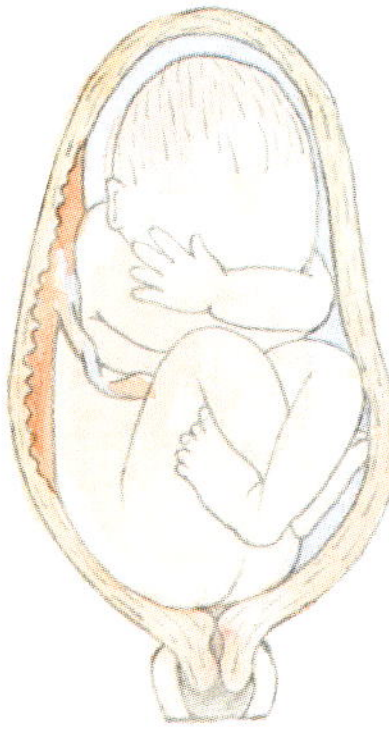

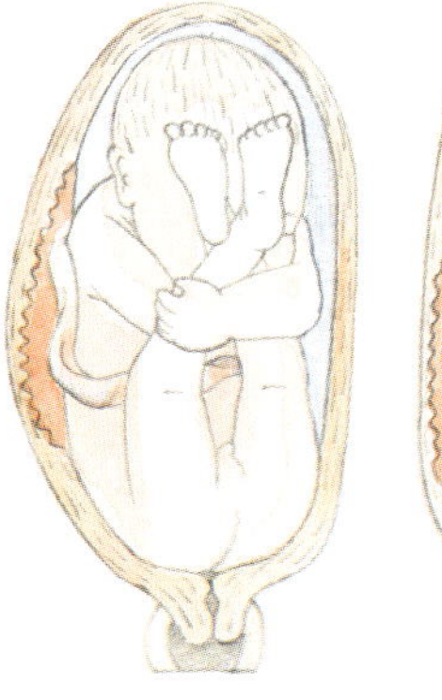

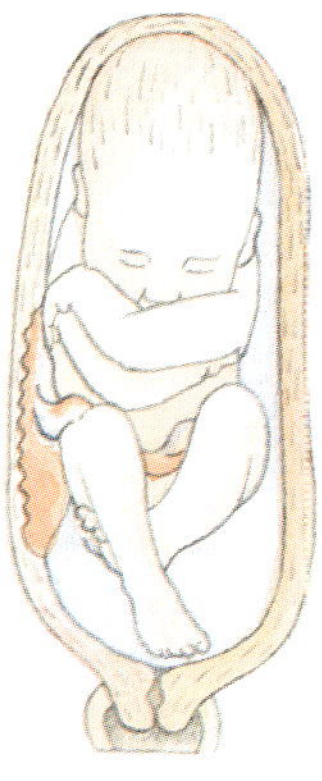

**Beckenendlagen**
Bei der Steißfußlage (oben) sind die Oberschenkel an den Körper gezogen und die Knie gebeugt. In dieser Position befand sich Joannas Baby. Bei der reinen Steißlage (unten links) sind die Oberschenkel gebeugt, aber die Beine nach oben geschlagen und die Arme oft um die Beine geschlungen. Bei der Fußlage (unten rechts) sind die Oberschenkel nur mäßig gebeugt und die Füße direkt über dem Muttermund – sie fallen nach dem Blasensprung nach unten

# Verfahren in der Klinik

*Jedes Krankenhaus hat eigene Routineverfahren für die Entbindung entwickelt. Sie können sich vermutlich eine gute Vorstellung machen, an welche Regeln sich das medizinische Personal hält, wenn Sie der Klinik schon vorher einen Besuch abgestattet, Ihre Betreuer kennengelernt, Kreißsaal und/oder Entbindungszimmer in Augenschein genommen und sich ein ungefähres Bild vom Tagesablauf auf der Station gemacht haben. Krankenhäuser können einschüchternd wirken, aber die Angst vergeht, wenn man vertrauter mit ihnen ist.*

**Aufnahme** Sobald Sie in der Klinik angekommen sind, werden Sie vielleicht in einen Rollstuhl gesetzt und vom Eingang zur Entbindungsstation geschoben. Falls Ihre Wehen schon weit gediehen sind, nehmen Sie den Rollstuhl unter Umständen gerne in Anspruch; andernfalls tut Ihnen der Spaziergang gut.

Sie sollten in Ihrem Geburtsplan grob skizziert haben, wie die Entbindung ablaufen soll. Sobald Sie Ihren Arzt oder die Hebamme kennengelernt haben, ist es an der Zeit, ihnen eine Kopie zu geben und sie mit ihnen durchzusprechen. Arzt und Hebamme werden außerdem einige Untersuchungen mit Ihnen durchführen und Ihnen Fragen stellen (siehe Spalte links und Seite 98).

Falls Ihnen irgendeine Prozedur nicht zusagt, falls die technische Ausrüstung, die grelle Beleuchtung und die Spritzen Beklemmungen bei Ihnen auslösen oder einer Ihrer Betreuer Sie verärgert hat, machen Sie Ihren Gefühlen Luft. Warten Sie nicht, bis sich Angst und Frustration in heimlichen Groll verwandelt und aufgestaut haben. Ihr Partner kann Ihnen als Sprachrohr dienen, falls Sie glauben, im jetzigen Zustand nicht in der Lage zu sein, sich durchzusetzen.

**Untersuchungen** Das Herz Ihres Babys wird regelmäßig mit dem Fetoskop, CTG oder der Kopfschwartenelektrode überwacht (siehe rechts). Während der Eröffnungsperiode werden Sie vermutlich alle zwei bis vier Stunden vaginal untersucht, um zu überprüfen, wie weit der Muttermund eröffnet ist; aber hier gibt es keine Faustregel.

Bei jeder Austastung sollten Sie sich nach Ihren Fortschritten erkundigen. Es ist beruhigend, zwischen den einzelnen Untersuchungen zu erfahren, wie weit sich der Muttermund schon geweitet hat. Falls man Ihren Partner/Ihre persönliche Geburtsassistentin bittet, während der Untersuchungen draußen zu warten, machen Sie unmißverständlich klar, daß Sie seine/ihre Anwesenheit wünschen. Und sollte man Ihnen während einer Wehe eine Frage stellen, konzentrieren Sie sich zunächst einmal auf Ihre Entspannungstechniken, und antworten Sie, sobald die Wehe vorüber ist.

**Fetale Überwachung**

Eine hochtechnologische Ausrüstung zur Überwachung der kindlichen Herztöne hat das Hörrohr ersetzt. Sie wird bei allen Schwangerschaften eingesetzt, auch wenn sie bei der Mehrzahl der Mütter und Babys nicht

## Aufnahmeverfahren

**Wenn Sie in der Klinik angekommen sind, wird Ihre Hebamme alles für die Geburt vorbereiten und bestimmte Untersuchungen durchführen.**

- Während sie das Geburtsprotokoll anlegt, wird Ihre Hebamme Sie fragen, wie die Wehen vorangehen – ob Sie einen Blasensprung hatten und in welchen Abständen die Wehen erfolgen.
- Sie werden gebeten, sich auszuziehen und ein OP-Hemd anzuziehen.
- Sie werden dann untersucht; die Hebamme tastet den Bauch ab, um die Position des Babys zu überprüfen; sie horcht die kindlichen Herztöne ab, mißt Ihren Blutdruck, Puls und Temperatur und untersucht Sie vaginal, um zu sehen, wie weit der Muttermund eröffnet ist.
- Sie müssen eine Urinprobe abgeben, die auf Eiweiß und Zucker untersucht wird.
- Man wird Sie fragen, wann Sie zum letzten Mal Stuhlgang hatten, und Ihnen eventuell einen Einlauf oder ein Zäpfchen geben. Seien Sie darauf vorbereitet und sagen Sie klar, ob Sie eine Darmentleerung möchten oder nicht.
- Dann können Sie duschen oder baden, und man zeigt Ihnen das Zimmer, in dem Sie die erste Phase der Entbindung verbringen. Falls Sie irgendwelche Fragen oder Wünsche haben, ist es jetzt an der Zeit, sie vorzubringen.

erforderlich wäre. Auch bei Ihnen wird ein Kardiotogramm (CTG) gemacht, wenn die Geburt eingeleitet oder aus irgendeinem Grund beschleunigt wurde oder wenn Sie sich für eine Periduralanästhesie entschieden haben. Seine Hauptfunktion besteht darin, frühe Verdachtshinweise auf eine intrauterine Gefährdung zu geben.

**Was ist das?** Es gibt zwei Aufnahmeformen: die abdominale und die intrauterine Ableittechnik. Die abdominale wird in den Anfangsstadien der Wehen und manchmal auch während der Schwangerschaft eingesetzt, um den fetalen Zustand zu überwachen (siehe Seite 166). Das intrauterine Verfahren zeichnet etwas genauer auf.
Um den Körper der Mutter werden Gurte gelegt, und man befestigt eine winzige Elektrode am Kopf des Kindes. Wehen und kindliche Herzaktionen werden kontinuierlich auf einem Papierausdruck registriert oder sind auf dem Bildschirm in Form von Wellen sichtbar. Während einer Wehe wird die Blutzufuhr zur Plazenta für einige wenige Sekunden verringert, und gleichzeitig mit dem Wehenbeginn macht sich in der fetalen Herzfrequenz ein Abfall oder Frühtief bemerkbar. Dieser sogenannte Dip ist völlig normal, und die Herzfrequenz kehrt wieder zur Grundlinie zurück, sobald die Wehe vorüber ist (siehe Seite 167). Verzögert sich die Rückkehr, könnte dies ein Anzeichen für eine fetale Gefahrensituation sein, und folglich lassen sich frühzeitig Maßnahmen einleiten. Die neuste Form der elektronischen Überwachung, Telemetrie genannt, verwendet Funkwellen: Hier können Sie frei herumgehen, denn der Monitor des Babys ist an einem Sender befestigt, der mit Gurten um Ihren Oberschenkel geschnallt wurde. Bei der älteren Ausrüstung sind Sie ans Bett oder an den Stuhl gefesselt.

**Wie funktioniert das interne CTG?** Die Fruchtblase wird gesprengt, wenn der Muttermund mindestens zwei bis drei Zentimeter eröffnet ist, und die Elektrode wird am Kopf des Babys befestigt. Neben diesem Monitor, der den fetalen Herzschlag aufzeichnet, kann ein zweiter zwischen Kind und Uteruswand angebracht werden, um Druck und Frequenz der Wehen zu messen.

**Was für Vorteile bringt es den Ärzten?** Die CTG-Überwachung bietet dem medizinischen Personal die Möglichkeit, den Zustand des Kindes fortlaufend zu überwachen. Es warnt die Ärzte frühzeitig vor möglichen intrauterinen Notsituationen, so daß sie beizeiten eingreifen können.
Wenn Ihr Arzt entscheidet, daß ein CTG für Sie und Ihr Baby besser wäre, sollten Sie unbedingt zustimmen; betrachten Sie es als ein Verfahren, mit dessen Hilfe Sie sich vergewissern können, daß es Ihrem Kind gutgeht.

**Nachteile** Das CTG ist ein weiteres elektronisches Gerät im Entbindungszimmer, das die Atmosphäre sehr steril macht. Dazu kommt, daß sich Arzt und Hebamme vielleicht mehr auf die Maschine als auf den Menschen konzentrieren. Da sie jede noch so winzige Veränderung entdekken können, sind sie vielleicht eher geneigt, in den natürlichen Wehenverlauf einzugreifen.

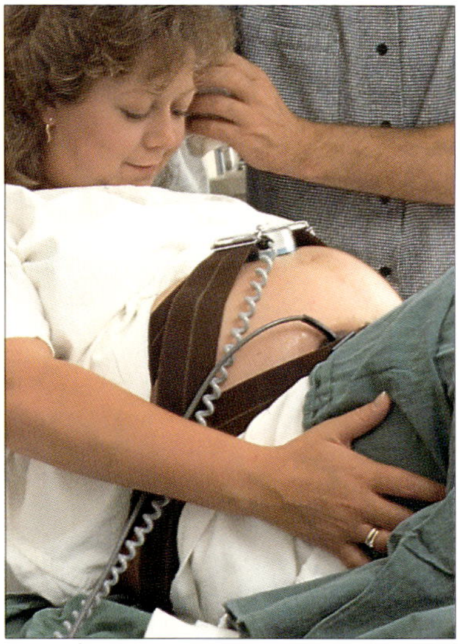

**Überwachung während der Wehen**
Die Wehen werden über einen Druckmesser, der der Bauchwand aufliegt, abgeleitet. Die kindlichen Herztöne registriert ein Ultraschallkopf.

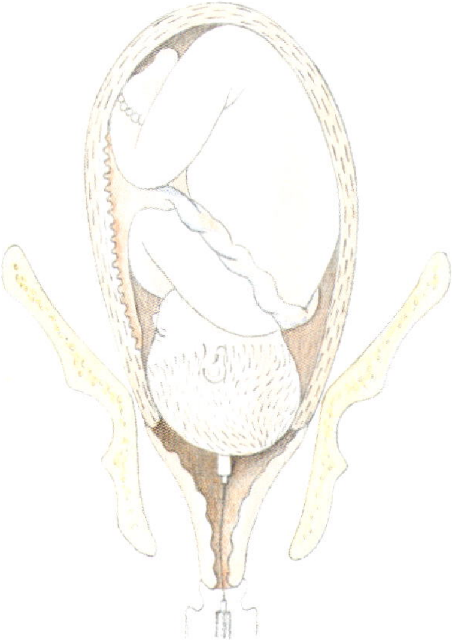

**Interne Herztonableitung**
Eine Elektrode wird am führenden Teil, normalerweise am Kopf des Babys, befestigt. Die Haut wird angeritzt und ein elektrischer Kontakt hergestellt, der den Herzschlag aufnimmt. Bei manchen Babys bleibt ein blauer Fleck oder ein Ausschlag an der Stelle, an der die Elektrode angebracht wurde. Viele Mütter finden es jedoch beruhigend, den Herzschlag ihres Kindes während der Wehen zu beobachten.

## Medikamente und die Mutter

**Abgesehen davon, daß sie Schmerzen lindern, können Medikamente Ihre Erfahrungen während der Entbindung auch auf andere Weise beeinflussen. Sie sollten sich für die Form der Schmerzlinderung oder Medikation entscheiden, die Ihnen ermöglicht, an den Freuden der Geburt Ihres Kindes voll teilzuhaben, statt Ihr Wahrnehmungsvermögen zu beeinträchtigen.**

**Benommenheit** Sie ist eine weitverbreitete Nebenwirkung von Lachgas und Sauerstoff, Beruhigungs- und Betäubungsmitteln. Einige Frauen genießen den Schwebezustand, aber manchen werdenden Müttern vermittelt die Schläfrigkeit auch das Gefühl, keinen Einfluß mehr nehmen zu können. Nach der Gabe von Betäubungsmitteln waren manche Frauen so „weggetreten", daß sie nicht mehr mitbekamen, was um sie herum passierte, und sie ihr Kind auf die Welt brachten, ohne es zu merken.

**Orientierungslosigkeit** Pethidin und andere Narkotika können manchmal ein Gefühl der Verwirrung oder Orientierungslosigkeit hervorrufen, und manche Frauen hatten sogar Halluzinationen.

**Brechreiz** Bei Lachgas und Sauerstoff ist die Übelkeit in der Regel nur gering, im Gegensatz zu Pethidin und anderen Betäubungsmitteln, die bei manchen Frauen zu wiederholtem Erbrechen geführt haben.
Ihr mentaler Zustand kann tiefgreifende Auswirkungen auf die Intensität der Schmerzen haben, die Sie während der Wehen verspüren. Wenn Ihnen Medikamente also die Angst nehmen, wäre es sinnlos, strikt darauf zu verzichten. Übermäßige Nervosität und innere Anspannung können die Uteruskontraktionen schwächen, den Geburtsverlauf verlangsamen und Ihrem Baby schaden (siehe Spalte gegenüber).



# Schmerzlinderung

*Bei vielen Frauen, vor allem Erstgebärenden, kann die Vorfreude auf die Geburt ihres Kindes von der Sorge überschattet sein, wie sie wohl mit den Schmerzen während der Wehen fertig werden. Die Entbindung ist zwangsläufig mit Schmerzen verbunden, aber Sie können Ihr Selbstvertrauen stärken, indem Sie sich innerlich auf die Stärke der Kontraktionen vorbereiten, die Grenzen Ihrer Schmerztoleranz verstehen und sich mit den verschiedenen Möglichkeiten der Schmerzlinderung vertraut machen. Versuchen Sie, den Schmerz als ein positives Element zu betrachten – jede Wehe bringt die Geburt Ihres Babys ein Stück näher.*

### Schmerzen bewältigen

Die Art der Schmerzen, die Sie während der Wehen erleben, kann unterschiedlich sein. Sehr oft fühlen sie sich wie ein eiserner Ring an, der sich um den Unterleib legt, wenn sich die Uterusmuskeln einige Sekunden erhärten und zusammenziehen, um sich dann wieder zu lockern. Einige Frauen beschreiben die Schmerzen wie Krämpfe während der Menstruation, und andere erleben sie als starke Rückenschmerzen. Wahrscheinlich macht sich eine Kombination aus allen diesen Empfindungen bemerkbar, wenn sich die Wehe ihrem Höhepunkt nähert und in einer Welle des Unbehagens gipfelt, die dann abklingt.

**Individuelle Reaktionen** Sie ziehen es vielleicht vor, während der Wehen keine Medikamente zu nehmen, weil sie dämpfen und Ihnen das Erlebnis der Geburt vorenthalten. Es ist sehr schwierig, einzuschätzen, wieviel Schmerzen Sie aushalten können, vor allem wenn dies Ihr erstes Kind ist. Einige Frauen reagieren völlig verdutzt auf die überwältigende Intensität der Wehen, während andere die Schmerzen durch Angst und Nervosität noch verschlimmern. Analgetika und Periduralanästhesie gewährleisten völlige Schmerzfreiheit, während Lachgas, Sauerstoff und Betäubungsmittel die Schmerzen auf ein erträgliches Maß herunterschrauben. Falls Sie noch nicht entschieden haben, ob Sie Schmerzmittel nehmen wollen oder nicht, können Sie auch versuchen, die Einnahme so lange wie möglich aufzuschieben. Ein guter Tip: Warten Sie noch 15 Minuten, wenn Sie erstmals das Gefühl haben, jetzt käme ein Schmerzmittel recht. In dieser Zeitspanne könnten die Wehen Fortschritte machen, und Sie und Ihr Partner haben die Gelegenheit, zu besprechen, ob Sie es mit einigem Zuspruch auch ohne schaffen oder ob Sie meinen, daß es ohne Medikamente nicht mehr geht.
Wenn Sie die Geburt Ihres Kindes bei vollem Bewußtsein und aktiv miterleben möchten, ohne Ihre physische und emotionale Reaktionsfähigkeit zu dämpfen, dann gibt es alternative Schmerzlinderungsmöglichkeiten. Ihr Körper ist imstande, seine eigenen Schmerzkiller und Entspannungsmittel zu erzeugen, nämlich Endorphine (siehe Spalte Seite 89). Je natürlicher die Geburt verläuft, desto schneller produzieren Sie Endorphine, jedoch nicht früher als eine halbe Stunde nach Beginn der Übergangsphase.

**Eine klare Entscheidung** Finden Sie soviel wie möglich über die Schmerzlinderungsmöglichkeiten heraus, die in Ihrer Klinik verfügbar sind. Sprechen Sie mit Ihrem Arzt, der Hebamme und dem Klinikpersonal, und dann skizzieren Sie Ihre Entscheidung in Ihrem Geburtsplan (siehe Seite 106) nebst einer alternativen Lösung, falls es Komplikationen geben sollte. Viele Ärzte und Hebammen sind bestrebt, die Entbindung mit Hilfe von Medikamenten so schmerzfrei wie möglich zu machen. Wenn Sie Ihre Wünsche nicht klar zum Ausdruck bringen, werden Sie vielleicht feststellen, daß man Ihnen rein automatisch Schmerzmittel verabreicht, gleich ob Sie darum gebeten haben oder nicht.

### Schmerzlindernde Medikamente

Einige Schmerzmittel sind nur in großen Kliniken oder Lehrkrankenhäusern erhältlich, andere findet man auf jeder Entbindungsstation.

**Lokalanästhetika** Hier werden die Schmerzen in bestimmten Bereichen des Körpers durch eine zeitweilige Unterbrechung der Nervenleitungen ausgeschaltet. Bei einer Kaudalanästhesie spritzt man beispielsweise ein Betäubungsmittel in den Sakralkanal (im unteren Wirbelsäulenbereich), so daß Scheide und Damm taub werden. Sie kann zur kurzfristigen Schmerzblockade eingesetzt werden, wenn eine Vakuum- oder Zangenextraktion erforderlich ist.

Bei einer Pudendus-Anästhesie injiziert man das Mittel direkt in die Vagina nahe dem Beckenbereich, so daß der Nervus pudendus ausgeschaltet ist. Dadurch wird der untere Teil der Scheide gefühllos.

Die am weitesten verbreitete Lokalanästhesieform ist die Periduralanästhesie (siehe unten). Sie blockiert die Nerven in der Wirbelsäule und verhindert, daß sich der Schmerz vom Uterus ausbreitet. Bei einer gut gesteuerten Zufuhr des Lokalanästhetikums sind von der Taille bis zu den Knien alle Empfindungen ausgeschaltet, Sie selbst jedoch hellwach.

## Medikamente und das Baby

**Die meisten Arzneimittel durchdringen die Plazenta und wirken sich auf das Kind aus, sobald sie in den Blutkreislauf gelangt sind. Die Konzentration im Blut Ihres Babys ist höher als in Ihrem eignen.**

**Benommenheit** Große Mengen dämpfende und beruhigende Mittel haben eine sedierende Wirkung auf Ihr Kind. Das könnte seine Fähigkeit beeinträchtigen, zu saugen und nach der Geburt auf Sie zu reagieren.

**Probleme mit Atmung und Saugen**
Betäubungsmittel können die Atmung Ihres Kindes herabsetzen und das Saugen beeinträchtigen. Wenn Sie gegen Ende der Wehen Pethidin nehmen, bleiben die Wirkstoffe länger im Blut des Kindes erhalten. Die Arzneimittel, die bei einer Periduralanästhesie verwendet werden, können nicht in den fetalen Blutstrom gelangen. In einem solchen Fall hat Ihr Baby folglich alle Chancen, nach der Geburt gut zu reagieren und zu atmen.

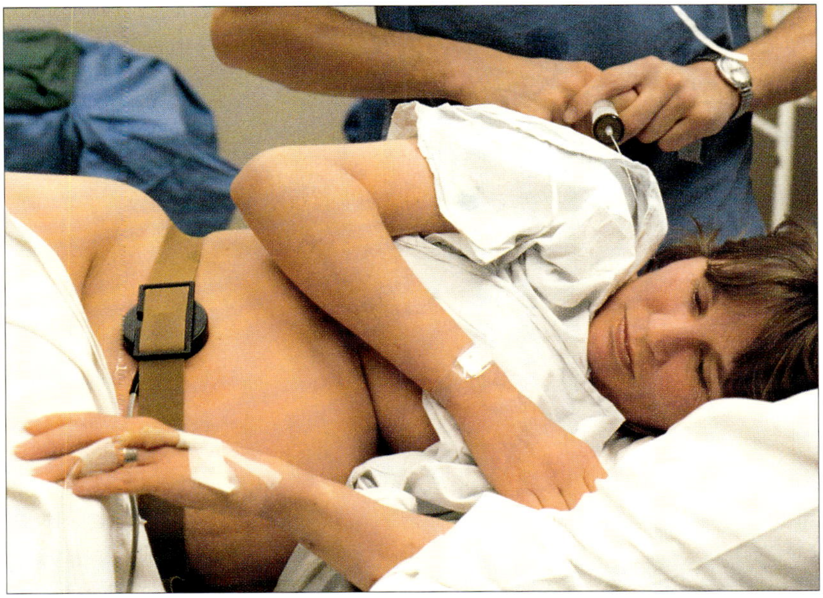

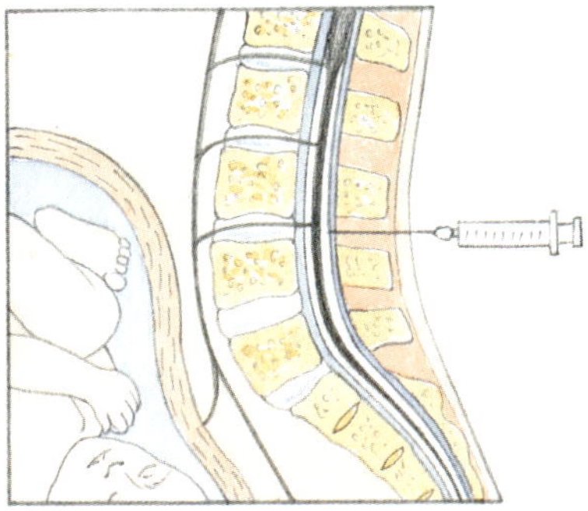

**Periduralanästhesie**
Sobald Sie eine Spritze mit einer Lokalanästhesie in den Rücken erhalten haben (um ihn taub zu machen), führt der Anästhesist eine feine Hohlnadel in den Periduralraum ein – der Bereich rund ums Rückenmark, innerhalb der Wirbelsäule (siehe oben).

## Atemtechniken

**Wenn Sie den Körper entspannen und sich auf Ihren Atem konzentrieren, bauen Sie Ängste ab und können sich gleichzeitig von der Welle der Kontraktionen tragen lassen. Üben Sie die Atemtechniken vorher mit Ihrem Partner/Ihrer Geburtsassistentin, so daß er/sie Ihnen während der Wehen notfalls Anleitung geben kann.**

**Verhaltene Atmung** Sie sollten während der Anfangsphase der Wehentätigkeit ruhig und bewußt durch den Mund ausatmen und langsam durch die Nase einatmen. Behalten Sie dieses Muster während der gesamten Wehe bei, die 45 bis 60 Sekunden dauern kann.

**Leichte Atmung** Wenn die Wehen stärker werden und dichter aufeinanderfolgen, ist Ihnen diese Technik vielleicht lieber: Atmen Sie in leichten, kurzen Zügen ein und aus, die nur den oberen Teil Ihres Körpers und nicht den Bauch, wo die Kontraktion erfolgt, einbeziehen. Sie werden vermutlich feststellen, daß Sie in jeder Wehenphase eine andere Atemtechnik einsetzen.

Eine Lokalanästhesie ist besonders empfehlenswert, wenn Sie eine schwierige Geburt haben, unter Präeklampsie oder schwerem Asthma leiden oder eine Zangenextraktion zu erwarten ist. Die meisten Mütter, bei denen eine abdominale Schnittentbindung erforderlich ist, lassen sich eine Periduralanästhesie statt Vollnarkose geben, was bedeutet, daß sie die Geburt bei vollem Bewußtsein miterleben. Als erstes erhalten Sie eine Injektion mit einem lokalen Betäubungsmittel in den Rücken, um den Bereich zu betäuben. Dann wird eine feine Kanüle in den Periduralraum eingeführt (siehe Vorseite) und ein dünnes Röhrchen, Katheter genannt, in die Hohlnadel eingefädelt. Die Kanüle entfernt man, und der Katheter bleibt an Ort und Stelle, durch Klebeband fixiert. Das Betäubungsmittel wird durch den Katheter zugeführt, den man dann verschließt, obwohl er sich jederzeit nachfüllen läßt.

**Inhalationsanalgetika** Das ist ein Verfahren, bei dem meistens Lachgas zur Anwendung kommt, das Sie sich selbst mittels einer Gesichtsmaske verabreichen können. Sie atmen tief ein, wenn die Wehe beginnt, und behalten die Maske auf, bis die Wehe ihren Höhepunkt erreicht hat oder bis Sie genug haben. Dann legen Sie die Maske zur Seite und atmen wieder normal.

**Narkotika** Pethidin wird zwar heute als längst überholt betrachtet, aber dennoch häufig benutzt. Dieses Mittel ist ein Morphiumabkömmling, das während der Eröffnungsperiode in verschieden hoher Dosierung in Oberschenkel oder Gesäß injiziert wird. Es dämpft das Schmerzempfinden, weil es auf die Nervenzellen im Gehirn und Rückenmark einwirkt. Wenn Sie sich für ein Narkotikum entscheiden, sollten Sie um eine geringe Menge bitten (50 bis 75 mg), um zu sehen, wie Sie damit zurechtkommen. Es braucht rund 20 Minuten, bis es wirkt.

**Sedative Mittel und Tranquilizer** (Psychopharmaka) Obwohl in modernen Entbindungsstationen selten benutzt, wirken sie beruhigend und einschläfernd. In niedriger Dosierung tragen sie dazu bei, Ängste abzubauen, und sie sorgen für Entspannung in den Wehenpausen. Tranquilizer können auch den Brechreiz mindern und den Blutdruck senken.

### Schmerzlinderung ohne Medikamente

Es ist wichtig, daß Sie und Ihr Partner schon vor Wehenbeginn mit der von Ihnen bevorzugten Schmerzlinderungsstrategie vertraut sind. Falls eine Spezialausrüstung erforderlich ist, sollten Sie sich vergewissern, daß Sie zu Hause oder in der Klinik zur Verfügung steht. Eine Methode allein reicht möglicherweise nicht aus; um völlige Schmerzfreiheit zu erreichen, müssen Sie vielleicht mehrere Techniken miteinander kombinieren.

**Positionen** Während den Wehen herumzugehen, sich gegen den Partner oder eine Mauer zu lehnen und mit dem Becken zu schaukeln, wird vermutlich sehr viel angenehmer für Sie sein, als flach auf dem Rücken im Bett zu liegen. Es gibt bestimmte Stellungen, die Ihnen Erleichterung verschaffen können, weil sie den Druck auf den Rücken mindern (siehe Seite 270).

**Massage** Das ist eine wundervolle Möglichkeit, sowohl Zuspruch von Ihrem Partner zu erhalten, als auch Beschwerden zu lindern. Sie wird besonders dann als Wohltat empfunden, wenn Sie während der Wehen starke Rückenschmerzen haben.

**Wasser** In warmem Wasser zu liegen, kann Verspannungen lösen und beruhigend wirken. Das Eintauchen macht Sie buchstäblich schwerelos, und das ist zwischen den Wehen eine ungeheure Erleichterung.

**Visualisierungsübungen** Bilder heraufzubeschwören, die Sie vor Ihrem inneren Auge Revue passieren lassen, kann eine äußerst wirksame Art sein, Angst und Schmerzen entgegenzuwirken. Stellen Sie sich zu Beginn der Wehen etwas vor, was Sie als besonders beruhigend empfinden.

**Geräusche** Sie können gegen Ängste und Schmerzen ankämpfen, wenn Sie genau die Geräusche von sich geben, die Ihnen in diesem Augenblick guttun: Ob Sie seufzen, stöhnen, ächzen oder grunzen – all das sind Möglichkeiten, Ihrer inneren Anspannung Luft zu machen, und Sie sollten sich nicht gehemmt fühlen oder sich Sorgen machen, Sie könnten andere stören. Viele Frauen finden es sehr wirksam, Musik zu hören. Ihr Partner kann Ihnen verschiedene Stücke auf dem Kassettenrecorder vorspielen, je nachdem, wie Sie sich fühlen. Eine leichte, anregende Melodie kann Ihnen ein Gefühl des Schwebens vermitteln, so daß Sie „über den Wehen stehen". Werden die Wehen stärker, hilft Ihnen vielleicht ein getragenes Musikstück, das in einem Crescendo endet, die Schmerzen zu bewältigen.

**Hypnose** Das ist eine Methode, die Sie nicht aus einer Laune heraus ausprobieren sollten, denn Sie müssen imstande sein, sehr leicht darauf zu reagieren. Bei Frauen, die sich in einem tiefen Trancezustand befanden, wurden ohne Anästhesie Zangenextraktionen und Kaiserschnitte durchgeführt oder Schnitte genäht, ohne daß sie Schmerzen empfanden. Es ist jedoch ratsam, vorher einige Übungssitzungen abzuhalten, und Sie und der Hypnotiseur sollten genau wissen, was Sie während der Wehen und Geburt zu tun haben.

**Akupunktur** Sie sollten sich nur dann für diese Technik entscheiden, wenn Sie bereits in anderen Situationen festgestellt haben, daß sie bei Ihnen schmerzlindernd wirkt. Dazu kommt, daß Ihr Akupunkteur genau über Wehen- und Geburtsverlauf Bescheid wissen muß. Die Akupunktur hat nicht unbedingt zur Folge, daß Sie völlig ohne Schmerzen sind, aber sie hilft zumindest, sie zu verringern und den Brechreiz zu überwinden.

**TENS** (Transkutane elektrische Nervenstimulation) Schmerzimpulse, die von den Nerven weitergeleitet werden, blockiert man hier mit elektrischem Strom, der außerdem die Produktion von Endorphinen anregt. Ein batteriebetriebener Stimulator wird mit Drähten an Elektroden angeschlossen, die zu beiden Seiten der Wirbelsäule befestigt sind. Sie können dann mit Hilfe eines Handsteuergeräts die Reizstärke und somit auch den Grad der Schmerzausschaltung regulieren.

## Rückenschmerzen erträglich machen

**Viele Frauen leiden während der Wehen unter starken Rückenschmerzen, manchmal weil das Baby hart gegen das Kreuzbein drückt. Eine Massage, verabreicht von Ihrem Partner, kann hier Erleichterung bringen.**

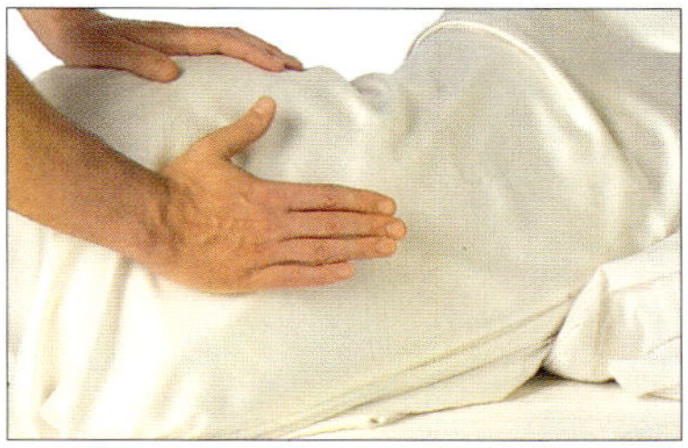

**Streichmassage**
Streichen Sie mit dem Handballen rund um das Kreuzbein und über den unteren Rückenbereich.

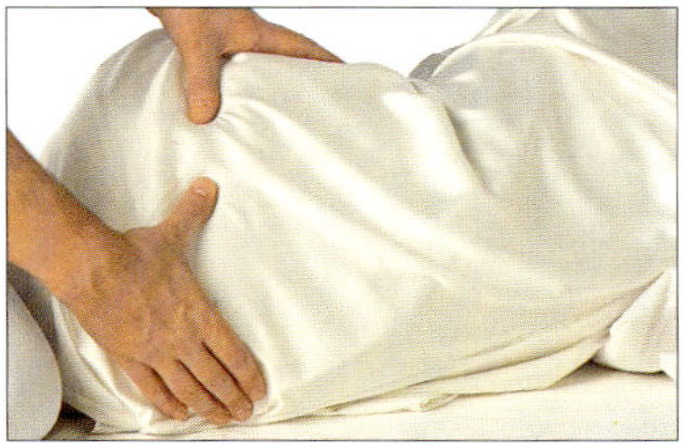

**Kreisförmige Druckmassage**
Drücken Sie Ihre Daumen auf das Kreuzbein und führen Sie sanfte Kreisbewegungen aus. Stützen Sie dabei die Hände auf die Hüften der Mutter.

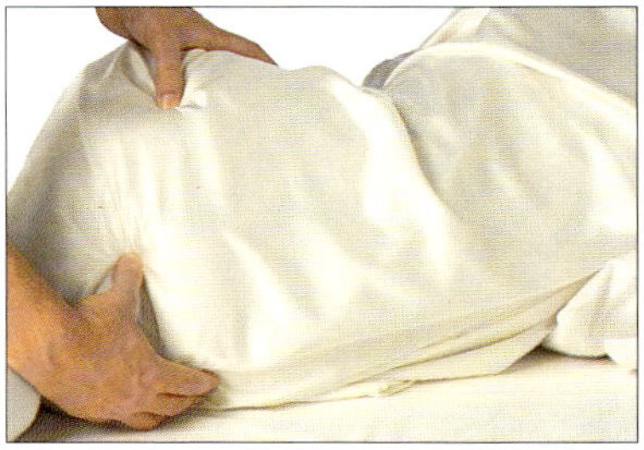

**Tiefe Druckmassage**
Pressen Sie Ihre Daumen fest in die Gesäßbacken. Vergewissern Sie sich, daß sich die Mutter auf die Atmung konzentriert.

# Die Rolle Ihres Partners

*Je wohler und entspannter sich eine Mutter während der Niederkunft fühlt, desto besser gelingt es ihr, die Schmerzen zu bewältigen. Diese innere Sicherheit kann sie im liebevollen Zuspruch eines persönlichen Geburtsassistenten finden. Eine naheliegende Wahl ist hier der Partner, da er vermutlich auch in die Schwangerschaft einbezogen war und erpicht darauf ist, die Geburt seines Kindes mitzuerleben. Viele Kliniken begrüßen heute die Anwesenheit von Vätern, Freunden und Verwandten, die der Mutter während der Wehentätigkeit moralische Unterstützung und tatkräftige Hilfe angedeihen lassen.*

**Ihre Partnerin unterstützen**
Wenn sich Ihre Partnerin zurück- oder gegen Sie lehnt, können Sie ihr Gewicht stützen und gleichzeitig zärtlich sein.

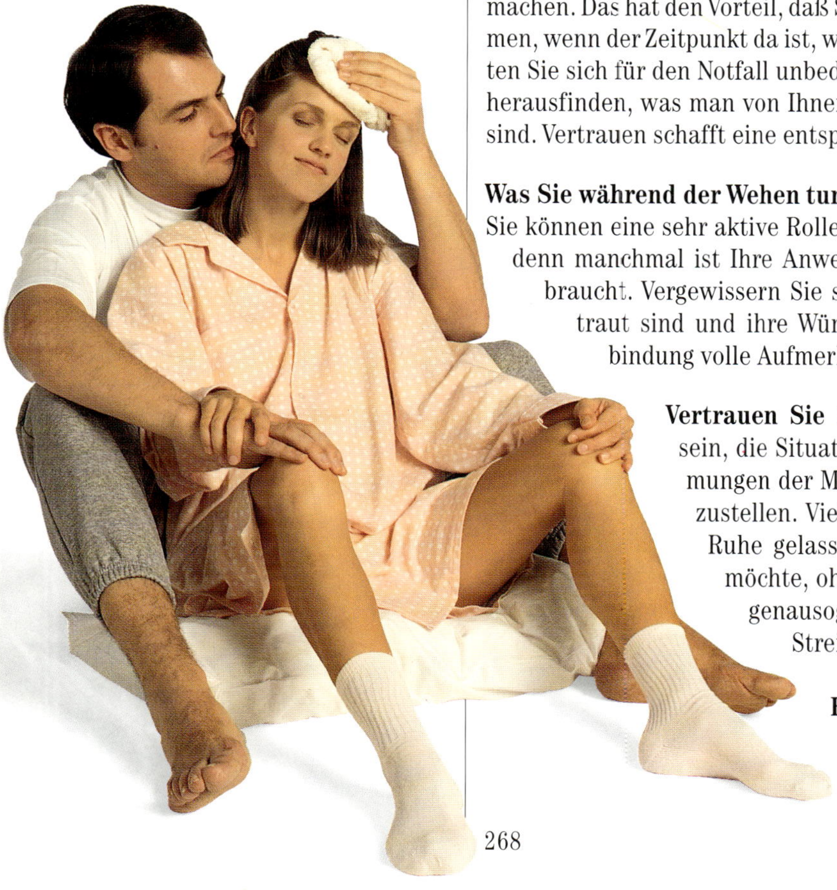

## Machen Sie sich Ihre Rolle bewußt

Wie viele Männer sind auch Sie vermutlich nervös. Vielleicht haben Sie Angst, Sie könnten „schlappmachen". Solche Anwandlungen lassen sich bekämpfen, wenn Sie sich schon im Vorfeld gründlich vorbereiten. Es ist wichtig, sich zu informieren, wie Sie Ihrer Partnerin helfen können, die Herausforderungen der Entbindung wirksam zu bewältigen. In den Geburtsvorbereitungskursen wird man Beginn und Auswirkungen der Wehen genau beschrieben und Ihnen Techniken, mit denen Sie die Entspannung der Mutter fördern können, gezeigt haben.

Wenn die Entbindung in der Klinik stattfindet, sollten Sie sich vorher Kreißsaal und Entbindungszimmer ansehen und sich mit den Betreuern bekannt machen. Das hat den Vorteil, daß Sie sich nicht wie ein Außenseiter vorkommen, wenn der Zeitpunkt da ist, wo es ernst wird. Bei einer Hausgeburt sollten Sie sich für den Notfall unbedingt den Weg in die Klinik einprägen und herausfinden, was man von Ihnen erwartet, sobald Sie dort angekommen sind. Vertrauen schafft eine entspanntere Atmosphäre.

## Was Sie während der Wehen tun können

Sie können eine sehr aktive Rolle während der Wehen und Geburt spielen, denn manchmal ist Ihre Anwesenheit alles, was die werdende Mutter braucht. Vergewissern Sie sich, daß Sie mit ihrem Geburtsplan vertraut sind und ihre Wünsche kennen, um ihr während der Entbindung volle Aufmerksamkeit schenken zu können.

**Vertrauen Sie Ihrer Intuition** Sie müssen imstande sein, die Situation zu beurteilen, die wechselnden Stimmungen der Mutter zu beobachten und sich darauf einzustellen. Vielleicht gibt es Momente, in denen sie in Ruhe gelassen werden und die Wehen durchstehen möchte, ohne daß sie jemand berührt. Und es kann genausogut sein, daß sie jede Menge Zuspruch, Streicheleinheiten oder Ablenkung braucht.

**Emotionale Unterstützung** Versuchen Sie, soviel Nähe wie möglich herzustellen; sprechen Sie liebevoll und achten Sie darauf, daß Sie sich langsam, leise und gelassen bewegen. Bemühen Sie sich, immer positiv zu sein: Loben Sie Ihre Partnerin, statt Kritik zu üben. Wenn sie Ihre Stimme hören möchte, sagen Sie ihr wiederholt, wie gut sie ihre Sache macht (oder wie weit der Muttermund eröffnet ist), wie sie sich entspannen kann, was andere tun - zum Beispiel die Hebamme, um ihr zu helfen - und was als nächstes passieren wird. Machen Sie ihr auch bewußt, was sie bereits geschafft hat - man fühlt sich leicht überfordert, wenn man nur an das denkt, was noch vor einem liegt. Massieren und streicheln Sie sie sanft; wenn sie Ihre Hand halten möchte, ermutigen Sie sie durch Ihre Mimik und häufigen Blickkontakte.

**Die Erschöpfung bekämpfen** Raten Sie Ihrer Partnerin vor Wehenbeginn, sich soviel wie möglich auszuruhen, vor allem wenn sie in der „Nestbauperiode" viel Energie aufs Großreinemachen zu verwenden scheint. Falls die Geburt lang und auslaugend ist, helfen Sie ihr in den Pausen, sich zu entspannen, um Kraft für die Austreibungsperiode zu sammeln. Wenn sie keine Übelkeit verspürt, sollten Sie ihr soviel zu essen und zu trinken geben, wie sie möchte (siehe auch Seite 244).

**Helfen Sie ihr, die Schmerzen zu bewältigen** Es ist nicht leicht, hilflos zuzusehen, wie ein Mensch, den Sie lieben, Schmerzen leidet; aber Sie sollten versuchen, sich Ihre Ängste nicht anmerken zu lassen, um Ihrer Partnerin nicht den Mut zu nehmen. Andererseits sollten Sie ihre Schmerzen auch nicht abwerten. Nehmen Sie sie positiv zur Kenntnis; sagen Sie ihr, daß die Geburt des Kindes mit jeder Wehe näher rückt, und schlagen Sie verschiedene Schmerzlinderungsstrategien vor. Ermutigen Sie sie, ihren Empfindungen ungehemmt Ausdruck zu verleihen.

**Helfen Sie ihr, richtig zu atmen** Sie werden wahrscheinlich die bevorzugten Atemtechniken Ihrer Partnerin während der Geburtsvorbereitung geübt haben, aber Ihre Partnerin sollte dabei ihrem eigenen Rhythmus folgen. Falls Sie die Kontrolle zu verlieren scheint, können Sie ihr Anleitung geben und sie langsam wieder auf den richtigen Weg bringen, bis sie den Rhythmus wiedergefunden hat.

**Sie können für ihre Bequemlichkeit sorgen** Sie können eine große Hilfe sein, wenn Sie Ihrer Partnerin mit Rat und vor allem mit Tat zur Seite stehen. Schlagen Sie ihr verschiedene Positionen vor (siehe Seite 270) und stützen Sie ihren Körper mit Kissen oder Decken; oder fordern Sie Ihre Partnerin auf, ihr Gewicht gegen Sie zu lehnen, während Sie sie in den Arm nehmen und im gleichen Rhythmus mit ihr hin und her schaukeln. Achten Sie auf Anzeichen von Verspannungen im Hals-, Schulter- und Stirnbereich, über die Sie sanft streicheln. Auch eine Massage wirkt lindernd, und falls sie die Visualisierungstechnik verwendet, können Sie sie mit leiser, sanfter Stimme durch die Vorstellungsbilder begleiten. Wahrscheinlich wird sie es als sehr angenehm empfinden, wenn Sie ihr Gesicht und Hände abwischen oder ihr Eiswürfel zum Lutschen reichen. Sobald ihr kalt ist, helfen Sie ihr, die Socken oder Wadenwärmer anzuziehen. Mit Fortschreiten der Wehen wird sie wahrscheinlich weniger sprechen wollen.

## Wie Ihr Partner helfen kann

**Ihr Partner kann während der Wehen einiges für Sie tun: Er kann Ihnen nicht nur Zuspruch geben und Sicherheit vermitteln, sondern auch in Ihrem Auftrag mit dem Klinikpersonal verhandeln, um Ihre Wünsche durchzusetzen. Denken Sie daran: Die weißen Kittel und das ganze technische Arsenal mögen auf den ersten Blick furchteinflößend wirken, aber die medizinische Mannschaft ist dazu da, Sie beide zu unterstützen. Ihr Partner kann:**

- Fragen für Sie beantworten, so daß Sie sich ungestört konzentrieren können.
- Sie bei den Positionen unterstützen, die Sie zur Schmerzlinderung und/oder zum Gebären gewählt haben.
- Sie streicheln und massieren, wenn Sie es als angenehm empfinden.
- Mit ein paar Handgriffen die Atmosphäre im Raum verändern (das Licht dämpfen, andere Musik auflegen).
- Die Anwesenden bitten zu gehen, falls zu Hause zu viele Leute zu Besuch gekommmen oder in der Klinik Studenten dabei sind und Sie sich gestört oder gehemmt fühlen.
- Diejenige Person sein, auf die sich Sie hundertprozentig verlassen können, wenn es gilt, sich in Ihrem Sinn mit dem medizinischen Personal auseinanderzusetzen und Ihre Entscheidung hinsichtlich der Anwendung von Schmerzmitteln (ob Sie diese nehmen wollen und, falls ja, wann und in welcher Dosierung) vorbehaltlos zu unterstützen. Falls Sie Medikamente wünschen, sollte er darauf drängen, vor der Anwendung noch 15 Minuten zu warten, da sich die Situation sehr schnell ändern kann und Sie dann vielleicht feststellen, daß Sie doch keine brauchen.

# Positionen in der Eröffnungsphase

*Es gibt verschiedene Stellungen, die Sie einnehmen können, um sich Erleichterung zu verschaffen. Manche Frauen ziehen es vor, aufzustehen und herumzugehen, da die Wehen dadurch an Stärke gewinnen und die Geburt beschleunigt wird. In einer späteren Phase des Geburtsverlaufs ist es Ihnen vielleicht instinktiv lieber, zu sitzen oder sich hinzuknien, und falls Ihnen beides nicht behagt, können Sie sich auf Kissen, einen Stuhl oder Ihren Partner stützen.*

*Massieren Sie den Rücken Ihrer Partnerin, wenn Sie sich gegen Sie lehnt. Vielleicht hilft es auch, wenn Sie gemeinsam vor und zurück schaukeln*

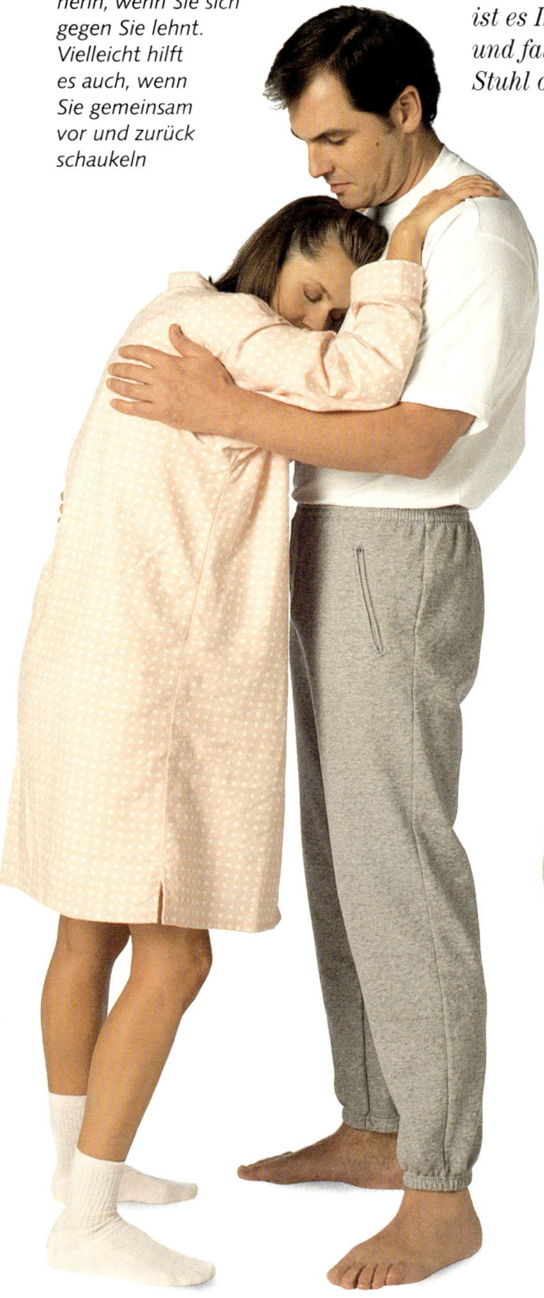

## Positionen während der Wehen

**Stehen**
Lehnen Sie sich nach vorn gegen Ihren Partner oder eine Wand. Die Wirbelsäule, auf der das Gewicht Ihres Babys ruht, wird entlastet, und die Kontraktionen zeigen mehr Wirkung. Lassen Sie die Hüften kreisen, atmen Sie tief.

*Lassen Sie die Schultern fallen. Während der Wehen können Sie sich auf ein Kissen stützen*

*Achten Sie darauf, daß Ihre Wirbelsäule gerade ist*

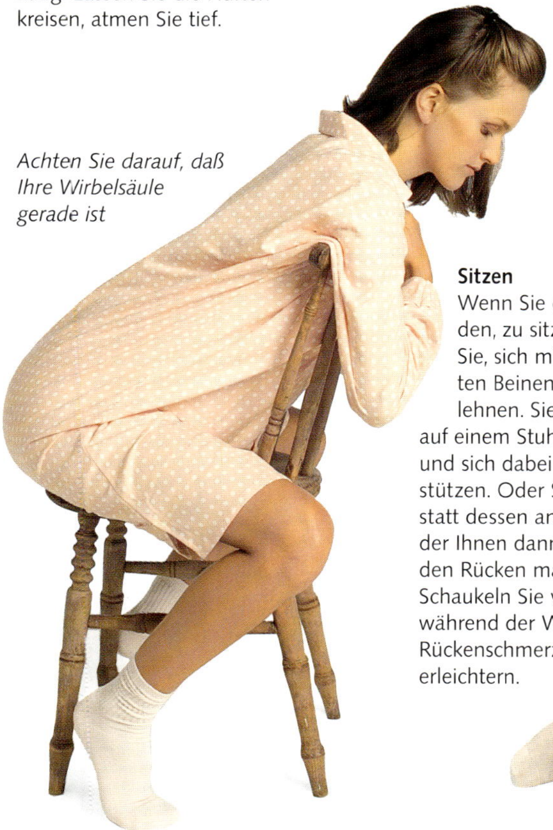

**Sitzen**
Wenn Sie es bequemer finden, zu sitzen, versuchen Sie, sich mit weit gespreizten Beinen nach vorn zu lehnen. Sie können rittlings auf einem Stuhl Platz nehmen und sich dabei auf ein Kissen stützen. Oder Sie lehnen sich statt dessen an Ihren Partner, der Ihnen dann gleichzeitig den Rücken massieren kann. Schaukeln Sie vor und zurück während der Wehen, um die Rückenschmerzen zu erleichtern.

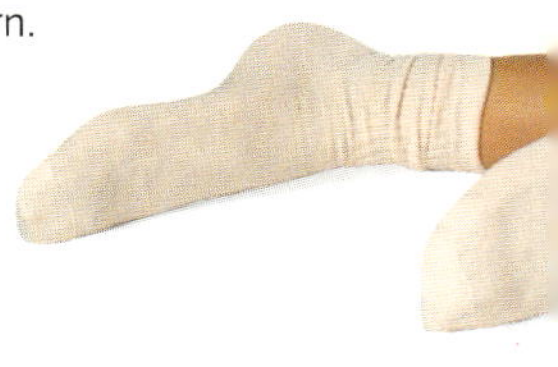

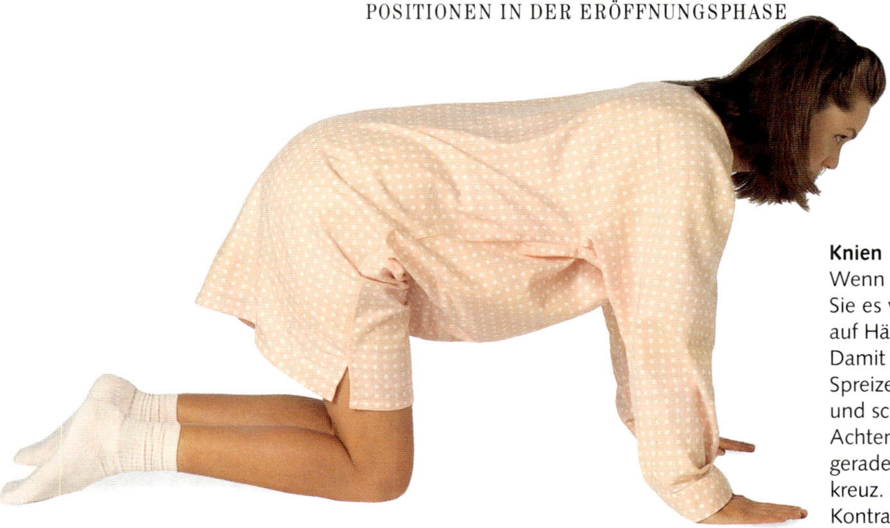

**Knien**
Wenn die Wehen stärker werden, finden Sie es vielleicht weniger ermüdend, sich auf Hände und Knie herunterzulassen. Damit mildern Sie die Rückenschmerzen. Spreizen Sie die Beine möglichst weit, und schaukeln Sie mit dem Becken. Achten Sie darauf, daß die Wirbelsäule gerade ist, und machen Sie kein Hohlkreuz. Lehnen Sie sich zwischen den Kontraktionen nach vorn und stützen Sie sich auf Ihre verschlungenen Arme.

**Während der Übergangsphase**
Falls der Muttermund gegen Ende der Eröffnungsperiode, knapp vor der Geburt, noch nicht voll eröffnet ist, sollten Sie die Schwerkraft nutzen, damit sich der Muttermund weiter dehnt. Lehnen Sie sich auf einen Stapel Kissen, die Beine weit gespreizt, oder knien Sie sich hin, mit aufgestütztem Kopf und erhobenem Gesäß.

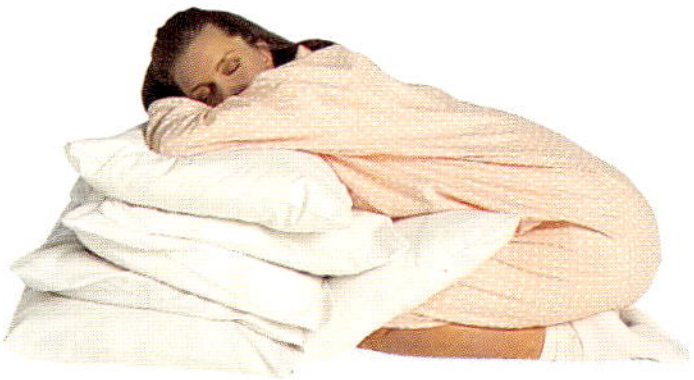

*Entlasten Sie den unteren Rückenbereich, indem Sie sich nach vorn lehnen und den Kopf auf ein Kissen stützen*

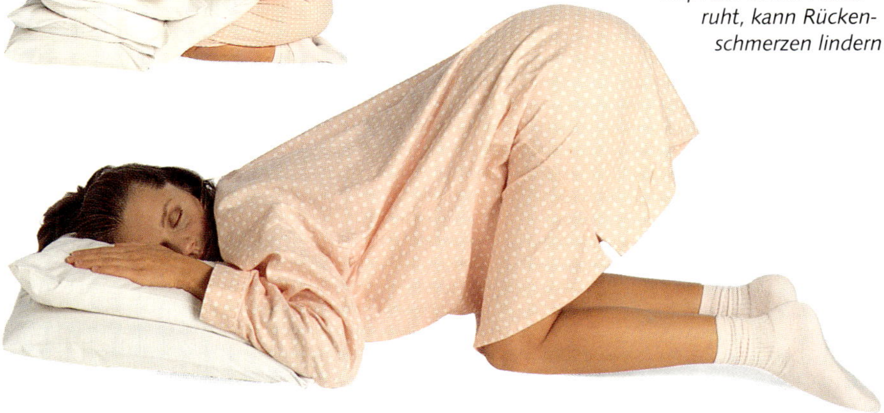

*Mit hoch erhobenem Gesäß auf den Boden knien, während der Kopf auf einem Kissen ruht, kann Rückenschmerzen lindern*

**Liegen**
Es kann während der Wehen Zeiten geben, wo Sie liegen möchten. Versuchen Sie es mit der Seitenlage, und stützen Sie Kopf und Oberschenkel auf Kissen. Halten Sie die Beine weit gespreizt.

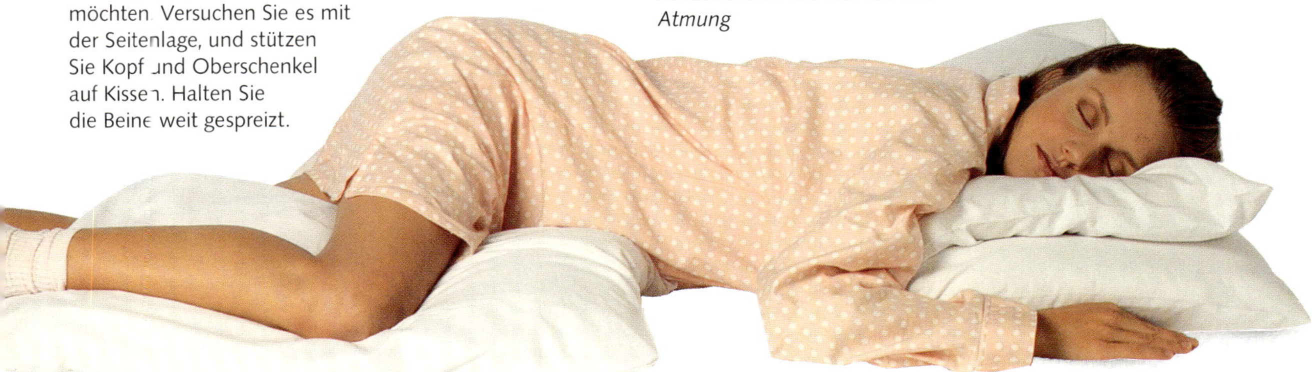

*Lassen Sie die Schultern locker; schließen Sie die Augen, und konzentrieren Sie sich auf Ihre Atmung*

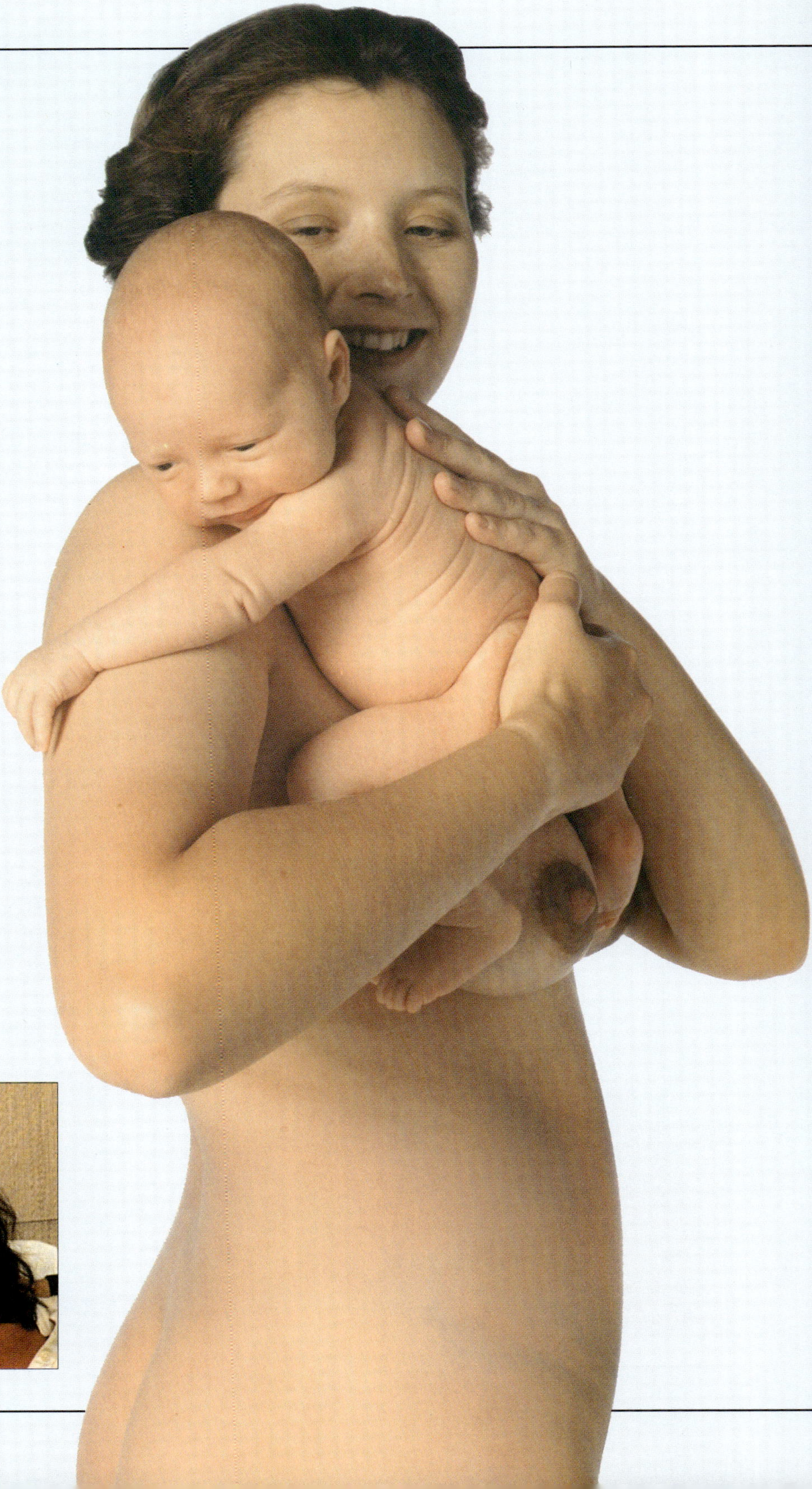

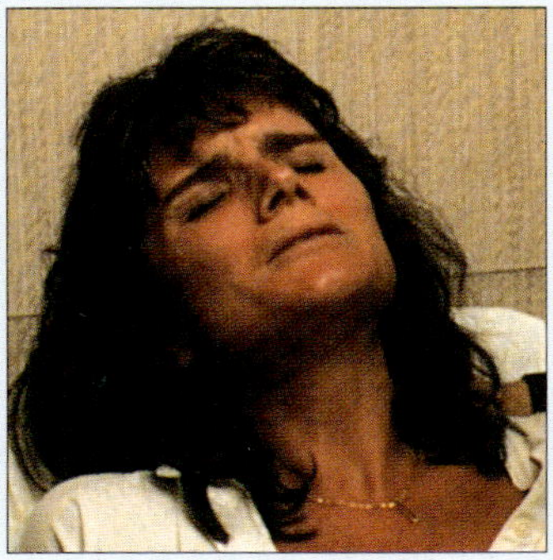

Kapitel 13

# Die Geburt Ihres Kindes

*Während der Austreibungsphase werden Sie den instinktiven, übermächtigen Drang verspüren, zu pressen, verursacht durch den Druck, den der Kopf auf Beckenboden und Rektum ausübt. Darauf folgen ein Gefühl der Erleichterung, wenn der Körper des Babys endlich herausgleitet, und unermeßliches Staunen und Aufregung, wenn Sie es zum erstenmal sehen.*

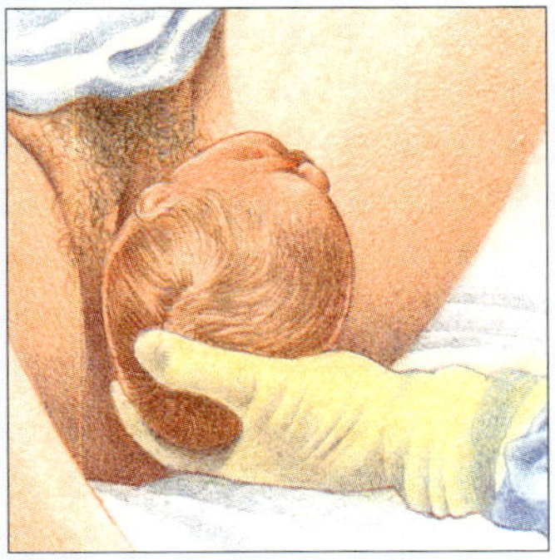

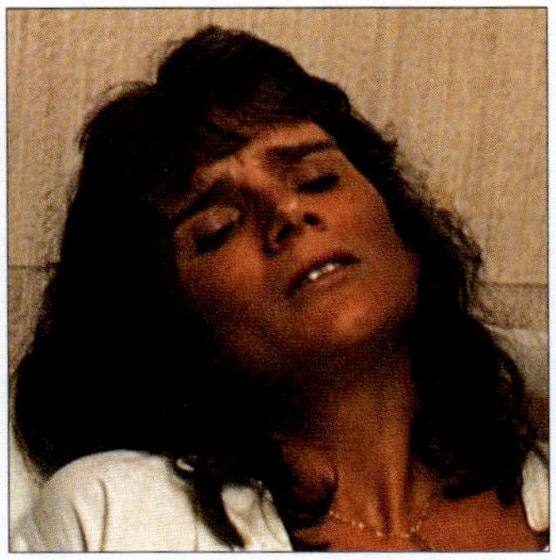

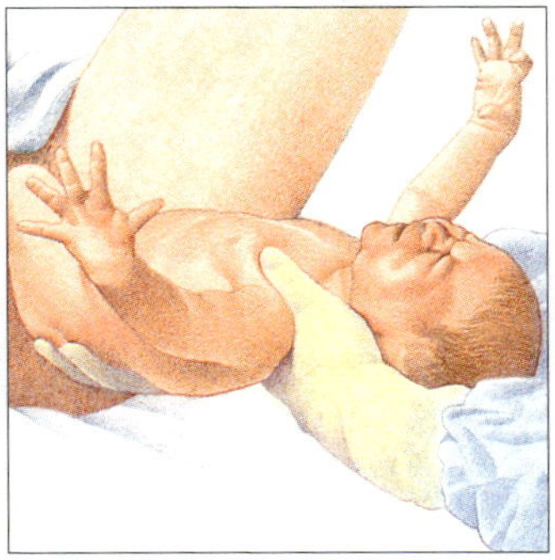

# Die Austreibungsperiode

*Auf diesen großen Augenblick haben Sie sich in den letzten neun Monaten vorbereitet. Ihre Erwartungen sind realistisch: steuerbare Wehen, nicht unbedingt schmerzlos, aber glücklich und entspannt mit Ihrem Partner/der Geburtsassistentin Ihrer Wahl, Arzt und Hebamme, die Sie kennen, und ein medizinisches und technisches Umfeld, das Ihnen nicht mehr fremd ist. Der wichtigste Faktor für Ihre positive Einstellung und Entspannung ist das Wissen, daß alle Personen, die Sie umgeben, auf Ihr Bestes bedacht sind.*

### Wehen und Pressen

Die zweite Phase ist die Austreibungsperiode, in der Sie Ihr Baby durch den Geburtskanal ausstoßen. Sie beginnt mit dem Durchtritt des Kopfes durch den äußeren Muttermund und endet mit dem Austritt des Kindes. Sie dauert selten länger als zwei Stunden (im Durchschnitt eine Stunde) und bei nachfolgenden Schwangerschaften nicht mehr als 15 bis 20 Minuten. Die Wehen halten nun rund 60 bis 90 Sekunden an und treten etwa alle 2 bis 4 Minuten auf.

Sie werden den unwiderstehlichen Drang spüren, zu pressen; diese Austreibungswehen werden vom Kopf des Babys ausgelöst. Sie sollten behutsam und stetig pressen, damit alle Muskelbewegungen geschmeidig und langsam erfolgen; auf diese Weise haben Gewebe und Muskeln von Scheide und Perineum Zeit, sich zu dehnen und Platz für den Kopf des Babys zu schaffen. Die aufrechte Position ist die wirksamste während der Preßwehen, ganz gleich, ob Sie auf einem Gebärstuhl sitzen, mit den Armen um den Hals des Partners stehen oder eine Hockstellung einnehmen. Hier arbeiten nämlich die nach unten gerichtete Muskelkraft des Körpers und die nach unten gerichtete Schwerkraft Hand in Hand, um das Baby auszutreiben.

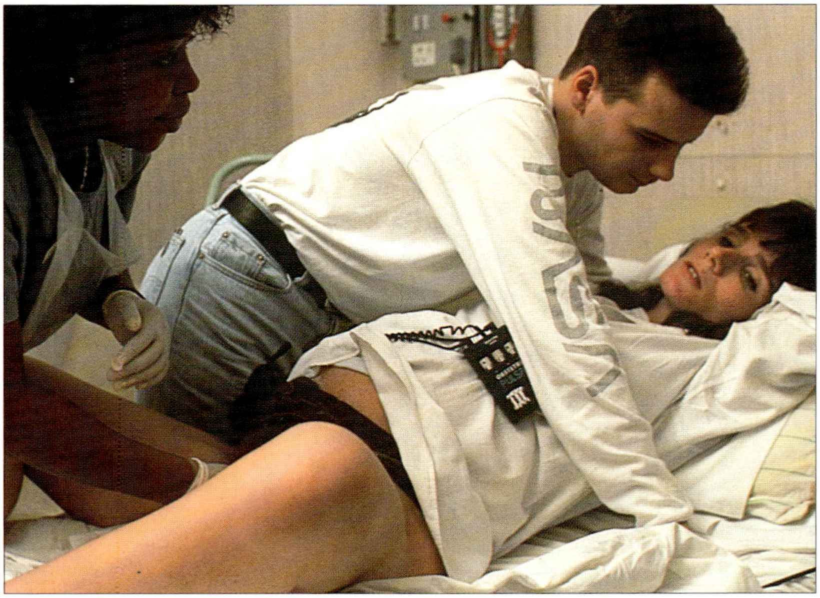

## Atmen in der Austreibungsperiode

**Sie werden in den Geburtsvorbereitungskursen die verschiedenen Atemtechniken gelernt haben. Den Wert einer guten Atemtechnik, gerade in der Austreibungsperiode, kann man nicht hoch genug einschätzen. Sie gibt Ihnen das Gefühl, Kontrolle über Ihren Körper zu haben, und das vermittelt innere Stärke.**

Zu Beginn der Austreibungsperiode möchten Sie vielleicht Ihre Atmung beschleunigen. Das ist die flachste Form der Atmung, die Sie während der Entbindung anwenden. Statt Brustraum und Luftröhre zu benutzen, konzentrieren Sie sich darauf, nur durch den Mund zu atmen. Atmen Sie leicht über die Lippen ein und aus; beginnen Sie zunächst langsam, und werden Sie nach und nach schneller. Achten Sie darauf, nicht zu kräftig auszuatmen, damit Sie nicht hyperventilieren (die Lunge überbelüften). Wenn Sie sich schwindlig fühlen, legen Sie die Hände leicht über Nase und Mund, während Sie weiteratmen.

**Die Austreibungsperiode hat begonnen**
Gegen Ende der Übergangsphase ist der Muttermund eröffnet. Das erste Anzeichen dafür ist der nahezu unwiderstehliche Drang, zu pressen. Bitten Sie Ihre Betreuer, den Muttermund laufend zu überprüfen. Versuchen Sie nicht, sich diesem Drang mit aller Gewalt zu widersetzen, auch wenn es noch nicht lange her ist, daß nachgesehen wurde, denn die letzten Zentimeter der Dehnung können in Sekundenschnelle erreicht sein. Sobald man Ihnen bestätigt, daß der Muttermund vollständig eröffnet ist, dürfen Sie pressen. Sie werden feststellen, daß auf Anhieb ein Stimmungsumschwung eintritt: Sie fühlen sich plötzlich wieder energiegeladen und nahezu euphorisch, wenn Sie mit aller Kraft darauf hinarbeiten, Ihr Kind zur Welt zu bringen, was nun jeden Augenblick geschehen kann.

Achten Sie darauf, daß Sie nicht auf dem Rücken liegend entbinden, weil Sie dann beim Pressen gegen die Schwerkraft ankämpfen müßten. Das ist zum einen wesentlich anstrengender, und zum anderen verzögert es die Geburt entsprechend (siehe Seite 90).
Während der Preßwehen sollten Beckenboden und Analbereich völlig entspannt sein; bemühen Sie sich also bewußt, diesen Teil des Körpers lockerzulassen. Falls Sie nun Stuhl entleeren oder Wasser lassen müssen, sollte Ihnen das nicht peinlich sein: Es kommt sehr häufig vor, und für Ihre Betreuer ist das gewiß nichts Neues. Nach einer Preßwehe werden Sie zwei langsame, tiefe Atemzüge hilfreich finden; aber lockern Sie die Muskulatur nicht zu schnell am Ende jeder Kontraktion. Ihr Baby setzt seinen Weg stetig fort, wenn Sie langsam entspannen. Falls der Arzt die Austreibungszeit für zu lang hält, könnte er die Geburt Ihres Kindes mit der Zange unterstützen (siehe Seite 280).

**Normale Geburt**
Das erste Zeichen, daß Ihr Baby kommt, ist das Vorwölben von Anus und Perineum. Mit jeder Wehe erscheint ein kleines Stück mehr vom kindlichen Kopf in der Vaginalöffnung, bis er zwischen den Kontraktionen überhaupt nicht mehr zurückgleitet. Der Austritt aus dem Geburtskanal ist vollendet, wenn der Kopf in der Vulva erscheint.
Sie werden vermutlich ein Stechen oder Brennen verspüren, wenn Ihr Kind die Scheidenöffnung weitet. Sie sollten dann sofort versuchen, mit dem Pressen aufzuhören, und hechelnd atmen; die Uteruskontraktionen werden Ihr Baby von allein austreiben. Es wird Ihnen möglicherweise schwerfallen, sich zurückzuhalten, da Sie noch immer den Drang haben, zu pressen, aber wenn Sie ihm nachgeben, laufen Sie Gefahr, daß der Damm reißt oder eine Episiotomie* erforderlich ist. Bemühen Sie sich also, nicht zu pressen, lehnen Sie sich zurück, und lassen Sie den Körper erschlaffen. Versuchen Sie bewußt, die Muskeln des Dammbodens zu entspannen. Das Stechen oder Brennen dauert nur kurz an; danach folgt ein taubes Gefühl, weil das Baby das Vaginalgewebe so stark dehnt, daß die Nervenenden blockiert werden, was eine natürliche Schmerzausschaltung zur Folge hat. Falls Ihre Betreuer befürchten, daß der Damm stark reißen könnte, dann werden sie in diesem Moment einen Dammschnitt vornehmen (siehe Seite 92). Außerdem prüfen sie, ob sich die Nabelschnur auch nicht um den Hals Ihres Babys gewickelt hat. Sollte das der Fall sein, wird die Nabelschnur vorsichtig über den Kopf des Kindes gehoben und zur Schlaufe gelegt, durch die es geboren werden kann, oder abgeklemmt und durchtrennt, falls sie sehr eng sitzt.
Bei der Geburt des Kopfes ist das Gesicht Ihres Babys nach unten gerichtet, das es jedoch sofort dreht, so daß es nach links oder rechts schaut. Die Hebamme wischt dann Augen, Nase und Mund des Babys ab und entfernt die Flüssigkeit aus seiner Nase und den oberen Atemwegen.
Nach der Geburt des Kopfes hören die Uteruskontraktionen für rund eine Minute auf. Wenn sie wieder einsetzen, wird bei der ersten Wehe meistens die eine Schulter und bei der nächsten die zweite Schulter geboren. Sobald beide Schultern sichtbar sind, gleitet der übrige Körper schnell und problemlos heraus.

## Was Ihr Baby jetzt tut

**Sein Körper dreht sich mehrfach, während es den Geburtskanal passiert; jede Bewegung zielt auf eine reibungslose, sichere Geburt ab.**

Ihr Baby hat einen flexiblen, weichen Körper, aber einen ziemlich festen, ovalen Kopf. Beides muß sich an die Biegungen im unteren Geburtskanal anpassen, bestehend aus dem unteren Teil der Gebärmutter innerhalb des Beckens, dem eröffneten äußeren Muttermund und der gedehnten Scheide. Ihr Kind ist also während der weiteren Wehen hinlänglich mit Anpassungen beschäftigt, um alle Hindernisse zu überwinden:

- Beim Durchtritt durch die Beckenhöhle zieht es das Kinn auf die Brust
- Es dreht den Kopf (Rotation).
- Es streckt den Kopf nach hinten, so daß sein Hinterkopf beim Austritt aus Geburtskanal und Vagina seinen Rücken berührt.
- Es dreht sich ein wenig seitwärts, so daß der Kopf nach links oder rechts weist. Die Schulter dieser Seite kann nun durch die Scheide herausgleiten.
- Es macht eine weitere kleine Drehung, so daß der Kopf auf die entgegengesetzte Seite weist und die andere Schulter geboren wird (in Zeitraffer vorgestellt wäre das so, als ob man eine Schulter nach der anderen zuckte; während der Geburt geht das so schnell, daß Sie kaum etwas davon bemerken).
- Rumpf, Gesäß und Beine folgen dem Kopf durch den Geburtskanal. Der Drang, zu pressen, ist ungeheuer groß und nahezu unwiderstehlich.

# Der Augenblick der Geburt

Der Weg Ihres Babys durch den Geburtskanal dauert im Schnitt eine Stunde. Sie werden vermutlich von dem unglaublich starken, elementaren Drang beherrscht, Ihr Kind aus dem Uterus herauszupressen.

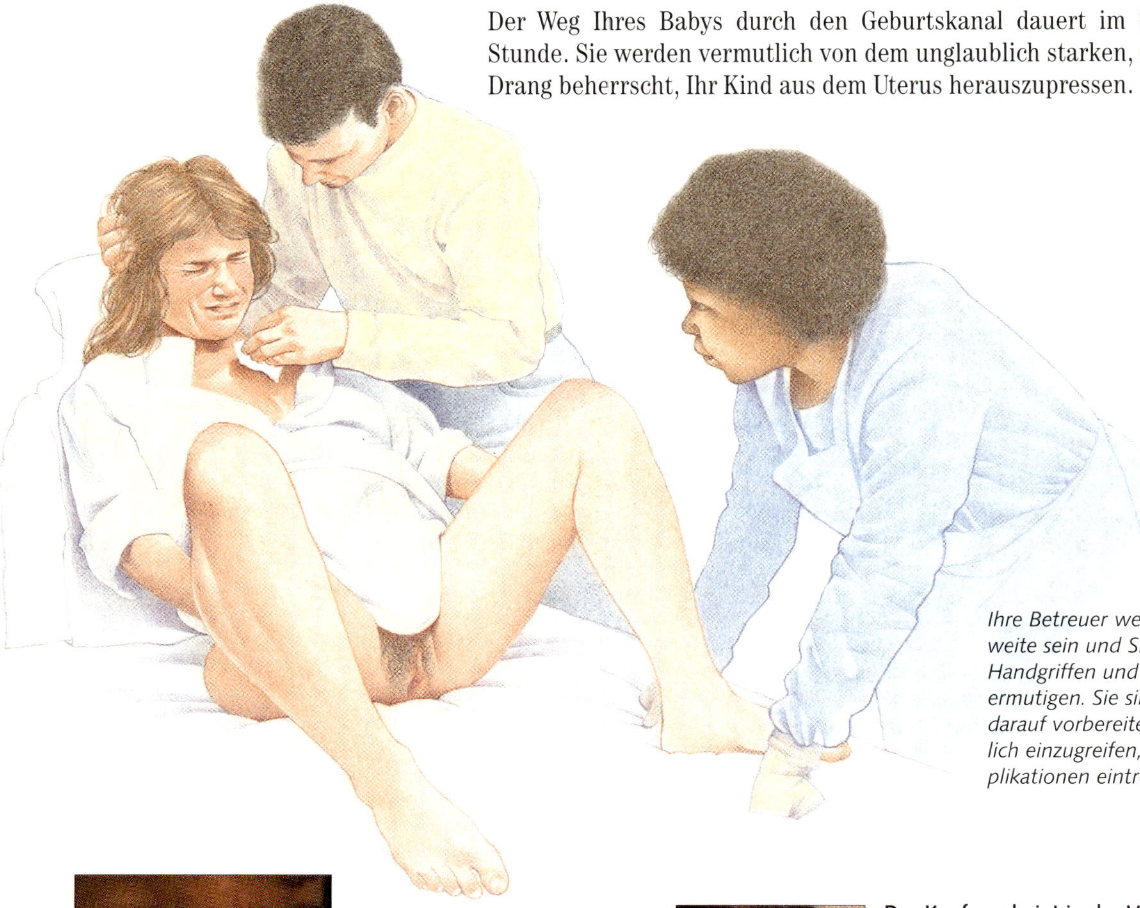

*Ihre Betreuer werden in Reichweite sein und Sie mit kleinen Handgriffen und Zuspruch ermutigen. Sie sind außerdem darauf vorbereitet, unverzüglich einzugreifen, falls Komplikationen eintreten sollten*

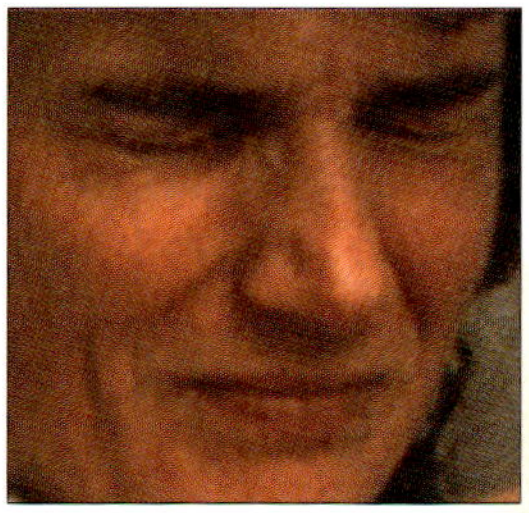

**Pressen**
Während sich jede Wehe aufbaut und ihren Gipfel erreicht, verspüren Sie den überwältigenden Drang, zu pressen und Ihr Baby auszustoßen. Dieser Drang beruht nicht auf einer freien Willensentscheidung, sondern ist eine instinktive Reaktion.

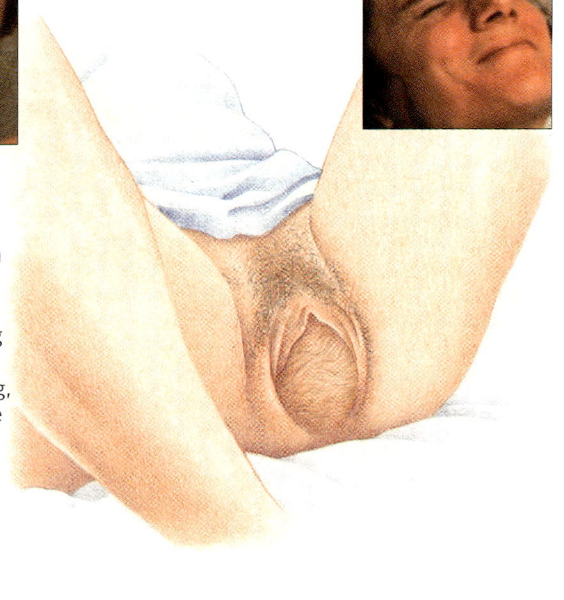

**Der Kopf erscheint in der Vulva**
Es kommt der Zeitpunkt, wo der Kopf Ihres Babys zwischen den Wehen nicht mehr zurückgleitet, sondern in der Vaginalöffnung sichtbar bleibt. Man sagt, daß der Kopf in der Vulva erscheint, und Sie spüren dabei ein Brennen oder Stechen, wenn der Kopf die Scheide weitet. Es ist wichtig, daß Sie nun aufhören, zu pressen, damit das Dammgewebe die Möglichkeit hat, dünner zu werden und sich zu dehnen. Das könnte schwierig sein, weil Sie noch immer den Drang haben, zu pressen. Sie sollten aber unbedingt dagegen ankämpfen, denn wenn Sie weiterpressen, wird der Dammbereich ungebührlichen Belastungen ausgesetzt, was einen Riß oder Dammschnitt zur Folge haben kann. Atmen Sie hechelnd.

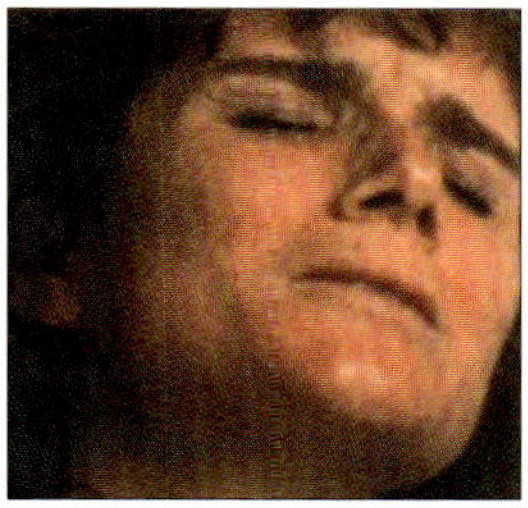

**Der Kopf tritt aus**
Wenn der Kopf geboren ist, wird das Baby ihn sofort zur Seite drehen. Die Wehen setzen höchstwahrscheinlich einige Augenblicke aus, und Ihre Betreuer tasten den Hals des Kindes ab, um sicherzugehen, daß sich die Nabelschnur nicht herumgewickelt hat. Sollte das der Fall sein, heben sie diese über den Kopf oder legen sie zur Schlinge, durch das es entwickelt werden kann.

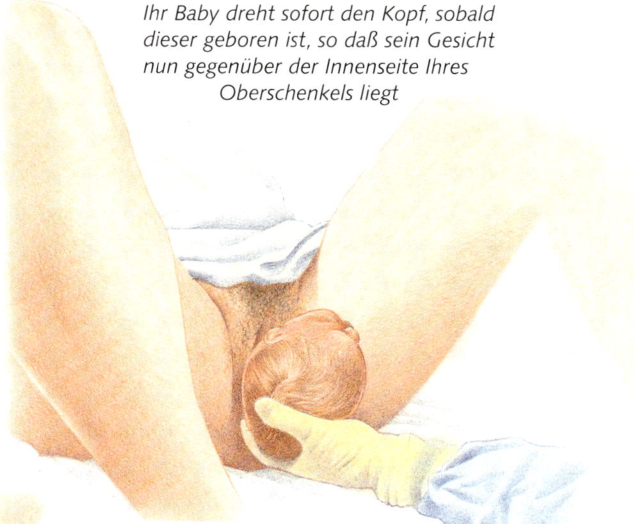

*Ihr Baby dreht sofort den Kopf, sobald dieser geboren ist, so daß sein Gesicht nun gegenüber der Innenseite Ihres Oberschenkels liegt*

*Mit einigen Zuckungen werden die Schultern geboren; Ihr Kind gleitet heraus und wird von den Händen Ihrer Betreuer aufgefangen*

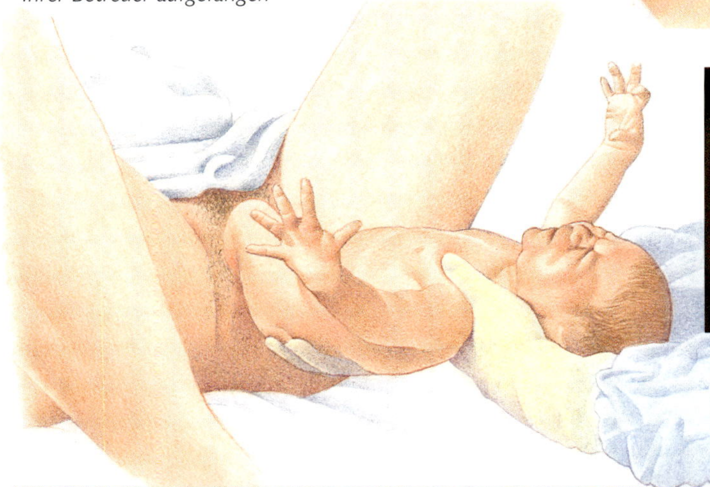

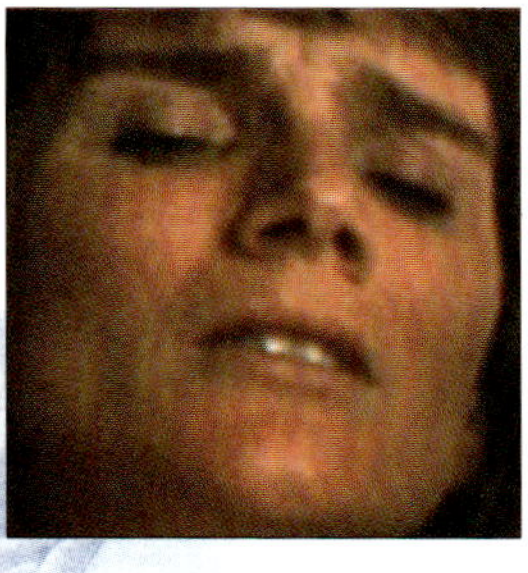

**Das Baby ist geboren**
Sobald die Schultern herausgeglitten sind, wird unverzüglich der Rest des Körpers geboren. Ihre Betreuer haben es fest im Griff, weil es schlüpfrig ist. Es kann sein, daß es schon atmet und gleich schreit.

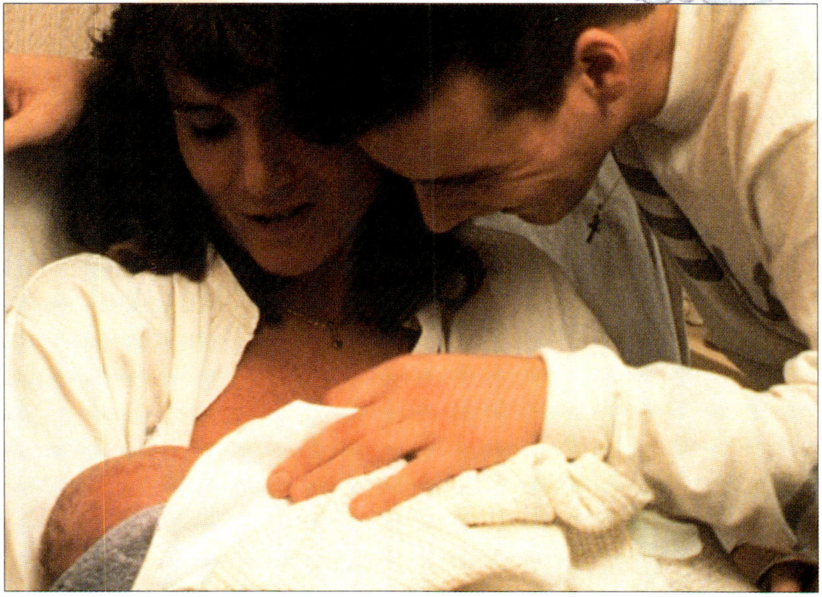

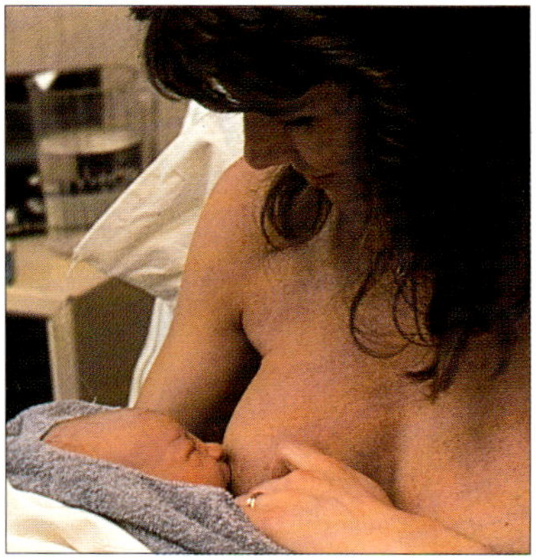

**Der erste Kontakt**
Ihre Betreuer werden das Baby in eine Decke wickeln, um es warm zu halten, und es Ihnen gleich nach der Geburt reichen. Vielleicht versucht es ganz spontan, zu saugen.

## Dokumentation der Geburt

**Fotos von der Geburt des Babys sind eine große Freude für alle Beteiligten, Familienmitglieder und Freunde. Es ist jedoch wichtig, sich einige Dinge vor Augen zu halten:**

- Denken Sie daran, Arzt und Hebamme vor Beginn der Entbindung um Erlaubnis zu fragen.
- Wenn Sie beabsichtigen, mehr als ein paar Fotos zu machen, zum Beispiel die Geburt auf Video aufnehmen wollen, sollte ein Freund oder Verwandter diese Aufgabe übernehmen. Ihre Partnerin braucht Sie, und Sie sollten sich um ihre Bedürfnisse kümmern, statt mit klickendem Fotoapparat herumzurennen oder Ihre Aufmerksamkeit auf die bestmögliche Kameraeinstellung zu richten. Sie werden Ihre Partnerin verärgern, ganz zu schweigen von Arzt und Hebamme, wenn Sie sich dauernd hinter Ihrer fotografischen Ausrüstung verschanzen.
- Die Atmosphäre im Raum hat großen Einfluß auf den Wehenverlauf. Die Beleuchtung sollte gedämpft sein, so daß sich Ihre Partnerin entspannen kann; benutzen Sie also einen hochempfindlichen Film, statt den Raum in grelles Licht zu tauchen. Viele Kliniken erlauben nicht, daß Blitzlicht verwendet wird, da es die Mutter irritiert und den Augen des Babys schaden kann.

# Die Rolle des Partners bei der Geburt

*In der zweiten Wehenphase sind Sie bereits mit der Rolle vertraut, der werdenden Mutter liebevolle Unterstützung zukommen zu lassen. Sie haben gemeinsam die schmerzhafteste Zeit durchgestanden und erreichen nun den Höhepunkt der Niederkunft.*

### Ihre Aufgaben in der Austreibungsperiode

Viele der Aktivitäten aus der ersten Phase – Handreichungen, die der Bequemlichkeit Ihrer Partnerin dienen, ihren Körper in verschiedenen Positionen stützen, für Erfrischungen sorgen und moralische Rückendeckung geben sind auch jetzt noch notwendig. Nun müssen Sie sie außerdem noch anspornen, zu pressen. Alle diese Dinge erleichtern Ihrer Partnerin die Arbeit um einiges und tragen dazu bei, daß sie sich emotional sicher und entspannt fühlt.

Wenn die Entbindung in der Klinik stattfindet und Sie aus unerfindlichen Gründen plötzlich gebeten werden, den Kreißsaal oder das Entbindungszimmer zu verlassen, dann sollten Sie der Aufforderung widerspruchslos Folge leisten. Es könnte ein medizinischer Notfall vorliegen, und das Team muß imstande sein, sich ungehindert zu bewegen, und Sie können nicht gewährleisten, daß Sie nicht im Weg sind.

**Bei der Gebärposition helfen** Ihre Partnerin hat die Eröffnungsperiode hinter sich und weiß vermutlich jetzt, welche Position für sie die bequemste ist. Sie können ihren Körper während der Austreibungswehen stützen, aber zögern Sie nicht, die Hebamme um Rat zu bitten, wenn Sie nicht ganz sicher sind, was Sie tun sollen. Wenn Ihre Partnerin nicht von Ihnen gehalten werden möchte, schlagen Sie andere Stellungen vor, die ihr angenehm sein könnten, und legen Sie ihr Kissen als Stütze unter den Körper oder in den Rücken.

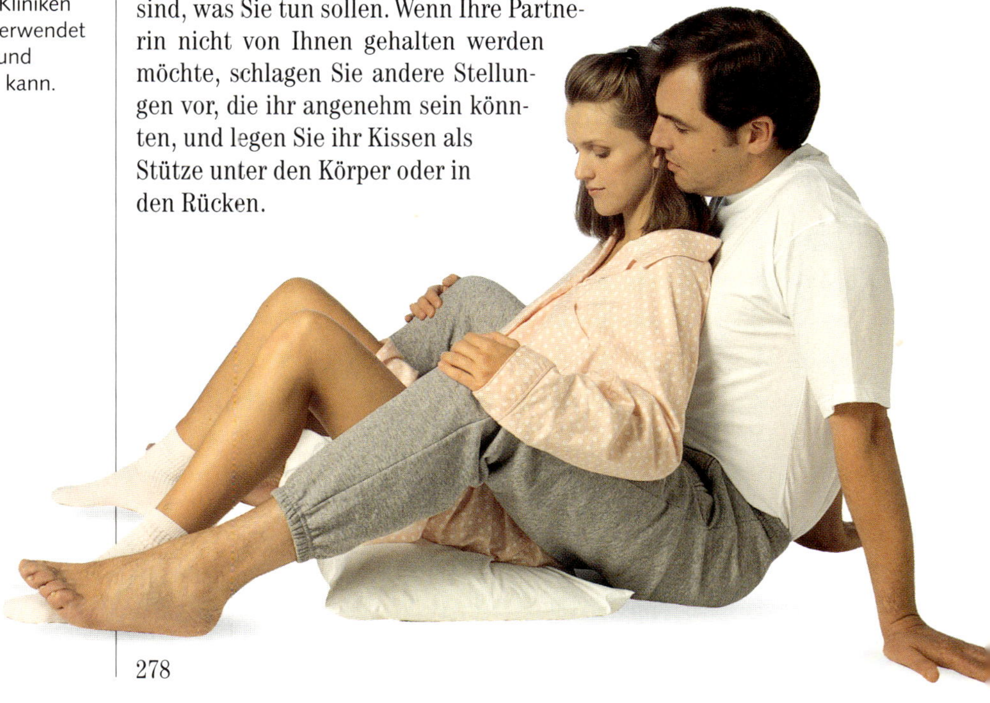

Versuchen Sie schon vor der Entbindung, verschiedene Sitz- und Hockstellungen auszuprobieren, so daß Sie beide damit vertraut sind. Wenn Sie sich unwohl fühlen, könnte das Ihre Partnerin nervös machen.
Wenn sie damit zufrieden ist, im Bett oder auf dem Fußboden zu sitzen, können Sie ihr vorschlagen, die Knie-Brust-Position einzunehmen, die viele Frauen in der Austreibungsperiode als angenehm empfinden: Sie läßt das Kinn auf die Brust fallen und umklammert die Knie. In den Wehenpausen reden Sie ihr zu, sich zu entspannen und gegen die Kissen zurückzulehnen, um mit ihrer Kraft hauszuhalten.

**Beim Atmen und Pressen helfen** Um Ihrer Partnerin durch diese letzten Wehen zu helfen, sollten Sie den Rhythmus für die verschiedenen Atemmuster mit Worten unterstützen wie „ein, ein, hecheln, hecheln, aus". Während sie preßt, erinnern Sie sie daran, das Becken vor und zurück zu schaukeln. Auf dem Höhepunkt der Kontraktion schlagen Sie vor, ein- oder zweimal tief ein- und auszuatmen und dann so fest wie möglich zu pressen. Die Bewegung sollte mit aller Kraft erfolgen. Mit jeder Preßwehe rückt die Geburt Ihres Kindes ein Stück näher.

**Für Entspannung sorgen** Vergewissern Sie sich, daß sich Ihre Partnerin zwischen den Wehen voll entspannt, denn sie muß Kraft sparen, um das Baby durch den Geburtskanal auszustoßen. Massieren Sie ihr den Rücken, falls sie Rückenschmerzen hat oder einfach nur liebevolle Aufmerksamkeit und Zuspruch braucht. Wenn sie schwitzt, tupfen Sie ihr die Stirn ab, oder besprühen Sie ihr Gesicht mit Wasser.

**Warten** Sobald der Kopf des Babys in der Vulva erscheint, ist Ihre Hauptarbeit getan: Sie haben nun eine passivere Rolle und können als Beobachter danebenstehen. Die Hebamme wird Ihre Partnerin durch diese letzte Phase geleiten. Seien Sie nicht enttäuscht, wenn Ihre Partnerin in den Augenblicken der Geburt nicht mit Ihnen kommuniziert und sich stärker an der Hebamme zu orientieren scheint. Sie ist voll beschäftigt und konzentriert und kann Ihnen vielleicht eine Zeitlang keine Aufmerksamkeit schenken.

**Ihr das Baby zeigen** Wenn der Kopf des Babys sichtbar wird, nehmen Sie einen Spiegel und halten Sie ihn so, daß Ihre Partnerin den Kopf auch sehen kann. Ermutigen Sie sie, den Kopf mit Ihren Händen zu berühren.

**Liebevoller Empfang** Mit Unterstützung der Hebamme sind Sie vielleicht in der Lage, den Körper Ihres Kindes aufzufangen, sobald er herausgleitet. Nachdem Sie Ihr Kind begrüßt haben, legen Sie das Baby Ihrer Partnerin auf den Bauch. Dann können Sie beide in die Arme nehmen, um sie zu wärmen und sie spüren zu lassen, daß Sie da sind.
Sie sollten auf Folgendes vorbereitet sein: unendliche Erleichterung, Tränen, fassungsloses Schweigen, erschöpftes „Zusammenklappen", Freudengeschrei. Vielleicht dreht sich Ihnen sogar der Magen um beim Anblick des winzigen, mit Blut und Schleim bedeckten Körpers. Wie immer Sie sich auch verhalten – es ist völlig verständlich, denn dieses Ereignis markiert eine ganz neue Phase in Ihrem Leben.

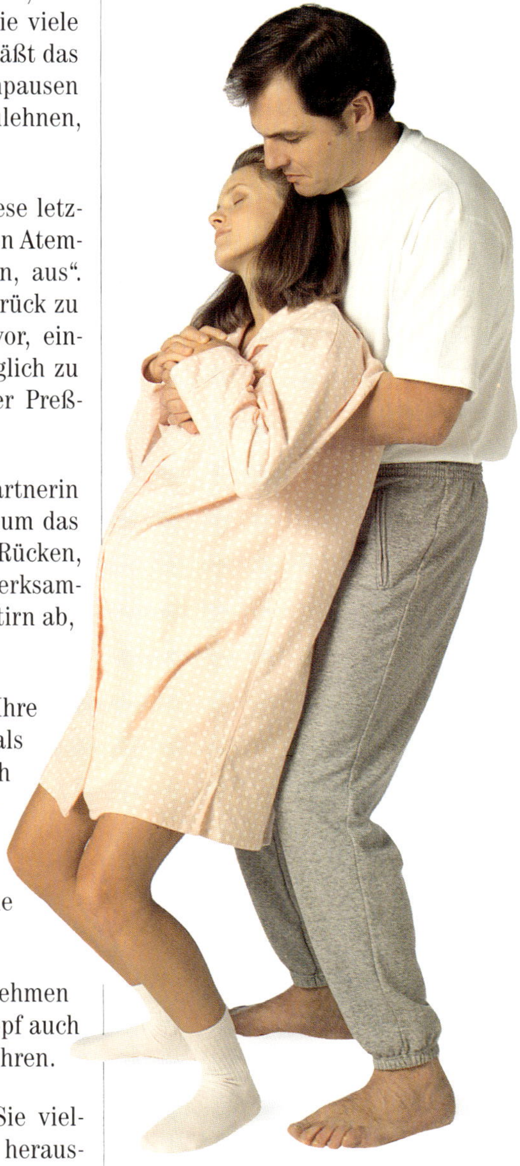

**Gestützte Hocke**
Wenn Ihre Partnerin im Stehen gebären möchte, können Sie ihr helfen, indem sie ihr Gewicht auf Ihre Arme stützt. In dieser Position ist ihr Becken völlig offen, und sie kann sich die Schwerkraft zunutze machen. Die Beine sollten möglichst weit gespreizt sein.

# Komplizierte Geburt

*Der normale Geburtsverlauf wurde auf den vorhergehenden Seiten geschildert. Es gibt gleichwohl Faktoren, die Komplikationen verursachen und Spezialmaßnahmen erfordern können. Manchmal ist die Geburt deshalb regelwidrig, weil ein bestimmter Umstand nicht vorhergesehen werden konnte, der eine Zangen- oder Vakuumextraktion unumgänglich macht. Mehrlings- und Steißgeburten zählen ebenfalls zu den Sonderfällen, wurden aber meistens schon lange vorher diagnostiziert.*

### Assistierte Geburt

Gelegentlich verlaufen Wehen und Geburt nicht so reibungslos wie erwartet; dann setzt Ihr Geburtshelfer Hilfsmittel ein, um die vaginale Entbindung abzuschließen. Die Geburtszange (siehe Spalte links) kann benutzt werden, um den Kopf des Babys zu schützen, oder er greift zur Saugglocke, um den Durchtritt durch das Becken zu beschleunigen.

**Vakuumextraktion** Das hier benutzte Gerät, die Saugglocke, ist sanfter als die Zange und wird in Europa häufiger benutzt. Sie besteht aus einer Metallplatte oder einem konisch geformten Saugnapf aus synthetischem Material. Die Saugglocke wird auf die Kopfschwarte des Kindes gesetzt; sie haftet, indem man mittels einer damit verbundenen Pumpe einen Unterdruck erzeugt. Dieses Instrument kann wie ein „Griff" benutzt werden und gestattet dem Geburtshelfer, den Kopf zu drehen und durch Ziehen herauszubefördern. Für einige Tage bleibt eine Beule auf dem Schädel des Kindes zurück.

### Mehrlingsgeburten

Die Geburt von Zwillingen wird meistens so durchgeführt, als handle es sich um zwei einzelne Kinder. Wenn ein Kind vaginal entbunden wird, läßt sich daraus nicht automatisch folgern, daß dies beim zweiten auch möglich ist. Man wird Ihnen fast immer dringend eine Entbindung in der Klinik nahelegen, für den Fall, daß Lage- und Haltungsanomalien vorliegen. Meistens werden jedoch beide Zwillinge in der vorderen Hinterhauptslage geboren. Das zweite Kind kommt oft 8 bis 10 Minuten nach dem ersten zur Welt. Ihr Arzt wird vermutlich eine Periduralanästhesie vorschlagen (siehe Seite 265), da das zweite Baby unter Umständen gedreht werden muß. Dazu wird die Fruchtblase des zweiten Kindes gesprengt, und es wird manuell in die richtige Lage gebracht.

Zwillingsgeburten sind in den letzten Jahren wesentlich sicherer geworden, weil die genaue Lage und der Zustand des zweiten Kindes mittels Ultraschall und CTG bestätigt werden können. Bei drei oder mehr Babys wird man wahrscheinlich zur Schnittentbindung raten, obwohl einige Ärzte, die damit viel Erfahrung haben, Drillinge auch vaginal entbinden.

### Steißgeburt

Wenn sich Ihr Baby in der Beckenendlage befindet und Ihr Geburtshelfer entscheidet, daß es ohne Kaiserschnitt sicher entbunden werden kann,

## Zangenextraktion

**Die Geburtszange ähnelt einer Zuckerzange und ist so konstruiert, daß die beiden Löffel die Kopfseiten des Babys eng umschließen, wobei die Ohren bedeckt sind. Sie sind eher wie ein Käfig beschaffen, der den Kopf vor Druck innerhalb des Geburtskanals schützt.**

Die Entscheidung für die Geburtszange liegt bei Ihren medizinischen Betreuern. Die Zange wird nur angewendet, wenn die Eröffnungsperiode abgeschlossen, der Muttermund voll eröffnet und der Kopf in den Geburtskanal eingetreten ist.

**Wann ist sie notwendig?** Die Zange wird benutzt, wenn sich der Kopf des Babys ins mütterliche Becken abgesenkt hat, aber nicht vorankommt; bei Beckenendlage des Kindes (siehe Haupttext); wenn die Uteruskontraktionen aufhören und wenn die Mutter keine Kraft mehr hat, ihr Kind herauszupressen. Heute werden fast alle Frühgeborenen mit der Zange entbunden, um zu verhindern, daß die zarten Schädelknochen im Geburtskanal gestaucht werden.

**Wie verläuft sie?** Sie werden gebeten, sich auf den Rücken zu legen und die Füße nach oben in Haltebügel zu stekken. Das Perineum wird lokal betäubt und eine Episiotomie (siehe Seite 92) durchgeführt. Dann führt man die Zange in die Scheide ein. Der Arzt zieht ein paarmal sanft, bis der Kopf Ihres Babys auf dem Perineum ruht. Sie dürften keine Schmerzen verspüren. Sobald der Kopf den Geburtskanal verlassen hat, wird die Zange entfernt und der Rest des Körpers normal geboren.

dann wird es mit dem Gesäß voran geboren. Eine Steißgeburt sollte man nicht als Anomalie betrachten, sondern eher als eine Abweichung von der Regel, denn bei 4 von 100 Babys bleibt die kindliche Drehung im Uterus aus, und sie kommen trotzdem problemlos und gesund zur Welt.

Bei Steißlage geht das Beckenende voraus, dann folgen die Beine. Bevor der Kopf geboren ist, wird man bei Ihnen einen Dammschnitt durchführen, weil der kindliche Kopf der breiteste Teil ist und der Rumpf den Geburtskanal nicht genug gedehnt hat, um den Kopf unbeschadet passieren zu lassen (siehe Fallstudie, Seite 260).

Sobald der Körper geboren ist, zieht sein Gewicht den Kopf in die Scheide hinunter. Der Körper wird dann von der Hebamme angehoben und leicht nach hinten geschoben, und eine einzige Preßwehe reicht normalerweise aus, um den Kopf herauszuholen. Manchmal wird die Geburtszange eingesetzt, um den Kopf des Babys zu schützen.

Heute ist es üblich, bei Beckenendlage eine Periduralanästhesie zu verabreichen. Falls dann nämlich ein Kaiserschnitt erforderlich sein sollte, kann dies schnell und einfach ohne weitere Betäubung geschehen. Dadurch wird vermieden, daß das Baby in eine Notsituation gerät, und viele daraus sonst resultierenden Risiken können ausgeschlossen werden.

## Vakuumextraktion

**Da die Saugglocke weniger Platz in der Scheide beansprucht und leichter anzuwenden ist, bietet sie einige Vorteile gegenüber der Geburtszange:**

- Sie kann noch vor der vollen Eröffnung des Muttermunds und auch dann noch leichter angewendet werden als die Zange.
- Sie kann am untersten Teil des kindlichen Kopfes angesetzt werden.
- Die Kopfform des Babys wird nicht auf Dauer beeinträchtigt.
- Ein Dammschnitt ist nicht immer erforderlich.

## Vaginale Entbindung bei Beckenendlage

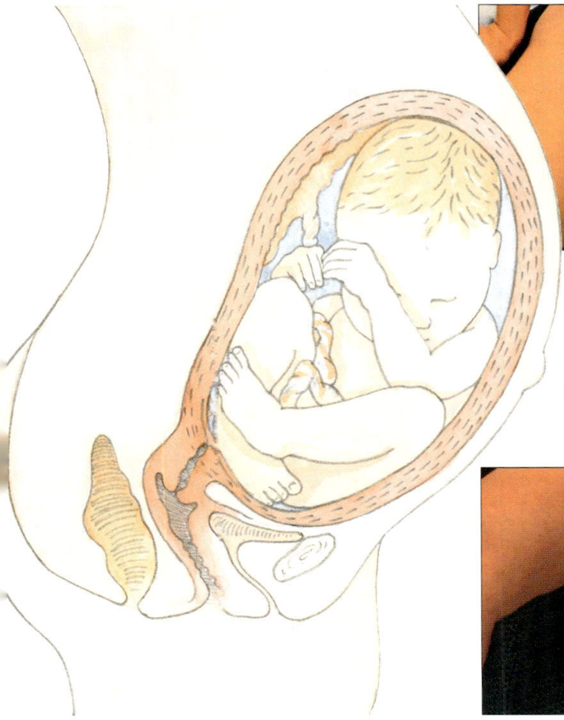

**Steißlage**
Die Drehung im Uterus ist ausgeblieben, so daß nun das Gesäß den führenden Teil bei der Geburt darstellt; der Muttermund ist nicht verstrichen.

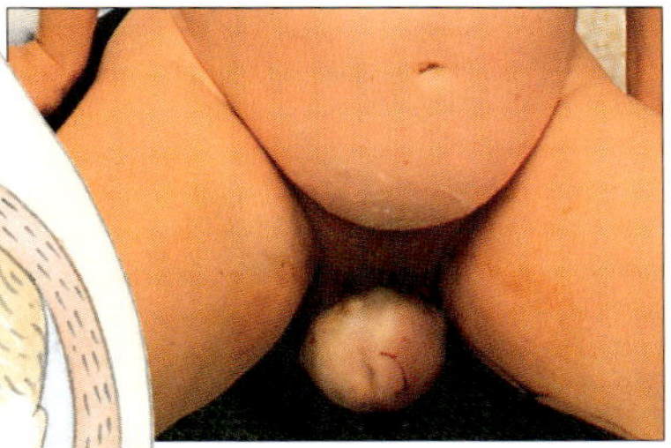

**Das Gesäß erscheint**
Bei einer Steißgeburt wird das Gesäß des Babys (hier noch mit Eihäuten bedeckt) zuerst geboren.

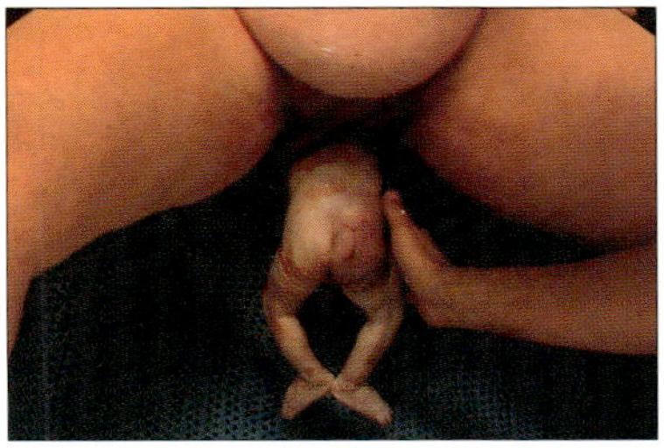

**Beine und Körper**
Sobald das Gesäß aus dem Geburtskanal ausgetreten ist, zerreißen die Eihäute, und Beine und Körper werden geboren.

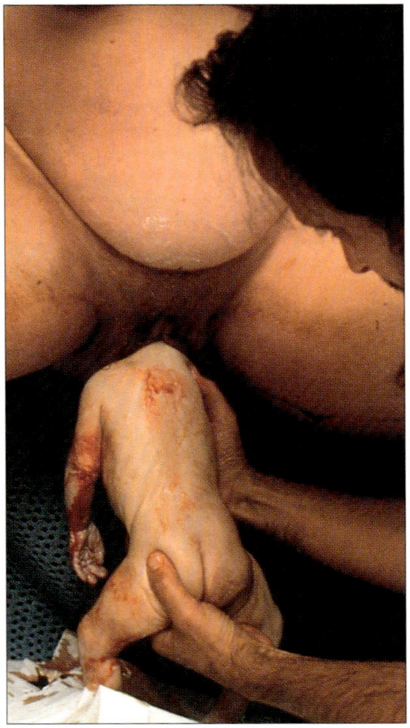

**Arme und Kopf**
In der letzten Phase einer Steißgeburt tauchen die Arme des Babys auf; dann wird das Kind vorsichtig gestützt und der Kopf geboren.

## Der Weg in die Klinik

**Wenn die Preßwehen einsetzen, während Sie sich auf dem Weg zur Klinik befinden, benutzen Sie Ihre Atemtechniken, um dem Drang zu widerstehen mitzupressen, und versuchen Sie ruhig zu bleiben.**

Schätzen Sie die Situation gemeinsam mit Ihrem Partner ein. Wenn der Preßdrang zu stark ist, um ihn zu unterdrücken, sollte Ihr Partner an den Straßenrand fahren und anhalten. Wenn möglich, bedecken Sie den Rücksitz und Boden des Wagens mit einer dicken Lage Zeitungspapier oder Handtüchern. Dann können Sie sich hinlegen und das Baby auf dem Rücksitz gebären, und Ihr Partner fängt es in seinen Händen auf.
Folgen Sie den Anweisungen im Haupttext. Es ist wichtig, daß Ihr Kind nach der Geburt warm gehalten wird; wikkeln Sie es in eine Decke oder in ein Handtuch ein (oder in das Hemd, den Pullover oder Mantel Ihrer Partnerin, falls nichts anderes vorhanden ist), und drücken Sie es an sich. Wenn die Plazenta ausgestoßen wird, bevor Sie die Klinik erreichen, wickeln Sie diese mit dem Baby zusammen ein, da sie ihm die dringend benötigte Wärme spendet. Durchtrennen Sie nicht die Nabelschnur.

# Plötzlicher Geburtsbeginn

Manchmal schreiten die Wehen so schnell voran, daß die Geburt ohne medizinische Hilfe stattfindet, sei es zu Hause oder auf dem Weg in die Klinik. In einem solchen Fall werden die nachfolgenden Informationen Ihnen und Ihrem Partner helfen, das Baby sicher zur Welt zu bringen. Sie sind nicht als Leitfaden für eine Entbindung außerhalb der Klinik, ohne Anwesenheit einer medizinischen Fachkraft, gedacht, da dies sehr riskant sein kann. Es ist jedoch beruhigend, zu wissen, wie Sie sich notfalls verhalten sollten und daß bei der Mehrzahl der unvorhergesehenen Geburten in den eigenen vier Wänden keine Komplikationen auftreten.

### Was Sie tun sollten

Wenn sich der Drang, zu pressen, bemerkbar macht, sollten Sie so lange wie möglich hecheln, um die Geburt zu verzögern. Die Wehen allein reichen indessen schon oft aus, um das Kind auszustoßen, wenn es so schnell kommt. Sie werden die Geburt also nicht ewig hinauszögern können, aber vielleicht lange genug, bis die Hebamme oder die Ambulanz da ist. Pressen Sie die Beine nie zusammen, da Ihr Kind dadurch einen Gehirnschaden davontragen könnte. Versuchen Sie nicht, sich mit allen Mitteln gegen die Geburt zu wehren, wenn sie nicht hinauszuschieben ist. Die Gefahr, daß Scheide und Damm reißen, ist größer, wenn Sie die Uteruskontraktionen durch Pressen verstärken; versuchen Sie also, Ihre Kraft zu verhalten und bei jeder Wehe leicht zu hecheln.

**Nabelschnurvorfall** Falls nach dem Blasensprung eine Nabelschnurschlinge mit dem Fruchtwasser herausgespült wird und Ihr Partner ein Stück der graublauen Schnur aus der Scheide herausragen sieht, brauchen Sie sofort ärztliche Hilfe, weil die Gefahr droht, daß die Sauerstoffversorgung Ihres Babys unterbrochen wird. Geraten Sie jedoch nicht in Panik! Knien Sie sich hin, stützen Sie den Brustkorb auf die Knie und legen Sie den Kopf auf den Boden, mit dem Gesäß hoch in der Luft. Damit entlasten Sie den Muttermund vom Druck, den der Kopf des Babys ausübt. Liegt die Nabelschnur noch immer vor, sollte Ihr Partner die Schlinge mit einem nassen, warmen, sehr sauberen Handtuch abdecken, während er die Klinik benachrichtigt oder Hilfe holt. Berühren Sie die Nabelschnur nicht, und üben Sie keinen Druck auf sie aus; bleiben Sie selbst auf dem Weg in die Klinik in der Knie-Brustkorb-Position, weil dadurch die Nabelschnur entlastet wird. Ein Nabelschnurvorfall erfordert immer eine Kaiserschnittentbindung.

### Was Ihr Partner tun sollte

Wenn es so aussieht, als würde Ihr Kind zu Hause ohne medizinischen Beistand geboren, sollten Sie sofort die Klinik oder die Hebamme benachrichtigen, falls Sie dies nicht ohnehin schon getan haben. Falls kein Telefon zur Hand ist, dürfen Sie die Mutter auf keinen Fall allein lassen. Wieviel Angst Sie auch haben, und wie überfordert Sie sich auch fühlen mögen, versuchen Sie, ruhig zu bleiben und Ihrer Partnerin Mut zu machen – Selbstvertrauen und Entspannung sind jetzt besonders wichtig.

**Zwischen den Wehen** Drehen Sie die Heizung im Raum auf, falls möglich. Waschen Sie sich die Hände gründlich mit Seife; suchen Sie so viele saubere Badetücher, wie Sie finden können, und legen Sie diese griffbereit. Falten Sie eines, und legen Sie es auf den Boden, so daß Sie eine weiche Unterlage für das Baby haben.
Füllen Sie nun mehrere Schüsseln mit handwarmem Wasser; sammeln Sie dann alle sauberen Handtücher, Waschlappen und Geschirrtücher ein, die Sie finden; sie werden während und nach der Geburt in das Wasser getaucht, um Baby und Mutter zu säubern.

**Die Entbindung** Ihre Partnerin wird wissen, wann das Baby kommt, weil sie einen stechenden oder brennenden Schmerz verspürt, sobald das Kind die Vagina dehnt. Wenn Sie Ihre Hände ein zweitesmal gründlich gewaschen haben, sollten Sie nachschauen, ob Sie den Kopf schon in der Scheidenöffnung sehen können (siehe Seite 275). Erinnern Sie Ihre Partnerin daran, zu hecheln oder den Atem auszublasen, so daß Vagina und Damm Zeit haben, sich auszudünnen und zu weiten.
Der Kopf des Babys wird vermutlich mit einer Wehe geboren und der Rest des Körpers mit der darauffolgenden. Wenn der Kopf erschienen ist, wischen Sie die Augen des Babys von der Innen- zur Außenseite mit jeweils einem feuchten Lappen aus, und dann tasten sie rund um seinen Hals, um zu prüfen, ob sich die Nabelschnur herumgelegt hat. Sollte das der Fall sein, krümmen Sie den kleinen Finger, fassen Sie darunter, und ziehen Sie die Nabelschnur sehr vorsichtig über den Kopf des Kindes, oder heben Sie sie an, so daß der Körper durch die Schlinge geboren werden kann.
Sie sollten unter gar keinen Umständen versuchen, die Nabelschnur zu entwirren, weil sie sich zusammenziehen kann, und damit ist die Sauerstoffversorgung Ihres Kindes unterbrochen. Wenn sich die Eihaut noch über dem Gesicht befindet (auch Vorgeburt genannt), müssen Sie diese behutsam mit dem Fingernagel herunterreißen, so daß Ihr Kind atmen kann.
Halten Sie Ihr Baby gut fest, sobald es geboren ist, denn Blut, Schleim und Käseschmiere machen es schlüpfrig. Es wird vermutlich ein paarmal keuchend nach Luft schnappen, einen Schrei tun und dann richtig loslegen.
Falls es nicht sofort schreit, legen Sie es auf den Oberschenkel oder Bauch Ihrer Partnerin, so daß der Kopf tiefer gelagert ist als die Füße.

**Nach der Geburt** Sobald es atmet, geben Sie es Ihrer Partnerin, die es an die Brust legen und mit ihrer Haut wärmen kann. Es hat vielleicht noch kein Interesse, zu saugen; falls doch, hat die Stimulierung der Brustwarze eine Oxytozinausschüttung zur Folge, die ihrerseits Uteruskontraktionen und damit den Ausstoß der Plazenta bewirkt.
Decken Sie Ihre Partnerin mit Decken oder Handtüchern zu, so daß sie und das Baby es warm haben (sie könnte jetzt vor Kälte zittern). Vor allem der Kopf des Kindes sollte bedeckt sein, da hier der größte Wärmeverlust entsteht. Denken Sie daran, daß die normale Farbe eines Babys bei der Geburt bläulichweiß ist. Es wird in wenigen Minuten eine rosige Farbe annehmen, sobald der Sauerstoff in seinen Körper eindringt; Hände und Füße brauchen ein wenig länger. Versuchen Sie nicht, die Käseschmiere abzuwaschen, und durchtrennen Sie nie die Nabelschnur.

## Die Nachgeburt

**Falls die Plazenta ausgestoßen wird, bevor medizinische Hilfe eintrifft:**

- Ziehen Sie niemals an der Nabelschnur.
- Durchtrennen Sie die Nabelschnur nicht.
- Massieren Sie nach der Geburt der Plazenta den Uterus Ihrer Partnerin mit festen, tiefgreifenden Kreisbewegungen, 5 bis 7 cm unterhalb des Bauchnabels. Das ist wichtig, um sicherzugehen, daß sich die Gebärmutter zusammenzieht und nach der Geburt hart bleibt, so daß keine Blutungen eintreten.
- Es ist normal, daß Blut abgeht (einige Tassen), wenn sich die Plazenta löst.
- Wenn Sie das Baby möglichst schnell zum Saugen bringen, wird die Uteruskontraktion für die Nachgeburt unterstützt und der Blutverlust auf ein Mindestmaß beschränkt.
- Wenn Ihr Baby nicht saugen will, sollte die Mutter statt dessen behutsam die Brustwarzen selbst massieren, um die Oxytozinausschüttung zu stimulieren.

## Was mit Ihnen geschieht

**Ein Kaiserschnitt dauert 45 bis 60 Minuten; das Baby wird in den ersten 5 bis 10 Minuten geholt, in der restlichen Zeit näht man die Schnitte.**

**Vorbereitung** Vor der Operation wird das Schamhaar abrasiert. Sie erhalten eine Periduralanästhesie und eine Tropfinfusion, um Sie mit Flüssigkeit zu versorgen. Dann wird ein Katheter in Harnröhre und Blase eingeführt, damit der Urin abfließen kann. Vor Ihrem Gesicht wird ein Sichtschutz aufgestellt, damit Sie nicht zuschauen müssen. Der Bauch wird mit antiseptischen Mitteln abgetupft.

**Der Eingriff** Der Geburtshelfer legt einen kurzen Querschnitt entlang der „Bikinilinie" an, im unteren Teil des Bauchs. Mit einem ähnlichen Schnitt wird das untere Uterinsegment eröffnet. Das Fruchtwasser wird abgesaugt und das Baby vorsichtig herausgehoben. Dann wird die Nabelschnur durchtrennt, die Plazenta entfernt und Uterus und Bauch genäht.

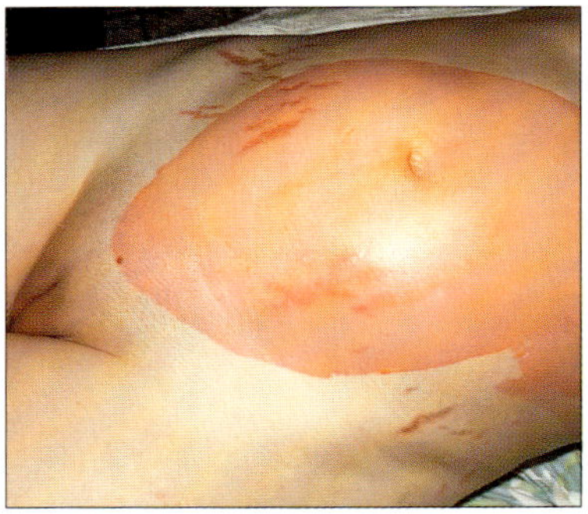

**Hygiene**
Der Bauch dieser Frau wurde mit antiseptischen Mitteln abgetupft. Dadurch werden Bakterien auf der Haut abgetötet, die durch den Schnitt in den Körper eindringen könnten. Das farbige Antiseptikum zeigt den behandelten Bereich.

# Schnittentbindung

Wenn Ihr Arzt eine vaginale Entbindung als zu großes Risiko oder sogar als unmöglich einstuft, wird Ihr Baby mit Kaiserschnitt entbunden. Er wird kleine waagerechte Schnitte in Bauchdecke und Uterus vornehmen, durch die dann Ihr Baby herausgehoben wird. (Den alten senkrechten Schnitt macht man heute nicht mehr, weil dieser während nachfolgender Entbindungen reißen könnte.) Der Prozentsatz der Kinder, die mit Kaiserschnitt zur Welt kommen, hat sich rapide erhöht. Das liegt vor allem an der Angst der Ärzte, gerichtlich belangt zu werden, wenn bei der Geburt Komplikationen eintreten, die durch eine abdominale Schnittentbindung vermeidbar gewesen wären. Außerdem kann diese Operation heute genauso sicher oder sogar gefahrloser als andere Formen der Entbindung sein.
Sehr oft ist die Notwendigkeit eines Kaiserschnitts schon lange vor Wehenbeginn ersichtlich, was bedeutet, daß Sie, Ihr Partner und Ihr Arzt Zeit haben, darüber zu sprechen und alles zu planen. Diese Form nennt man eine primäre Schnittentbindung; bei der sekundären wird der Kaiserschnitt im Verlauf der Geburt unerläßlich.

### Primäre Schnittentbindung

Die häufigsten Gründe für eine primäre Schnittentbindung sind darin zu finden, daß der kindliche Kopf zu groß ist, um das Becken zu passieren; daß das Baby eine Beckenendlage (siehe Seite 281) oder eine Querlage einnimmt; bei Plazenta praevia (siehe Seite 202) und bei bestimmten Erkrankungen wie Diabetes oder einer aktiven Herpes-simplex-Typ-2-Infektion. Sie ist unter Umständen auch deshalb erforderlich, weil Sie schon einmal einen Kaiserschnitt hatten. Früher war dieser Punkt ausschlaggebend. Man befürchtete, daß die Operationsnarbe während der Wehen reißen würde. Die Erfahrung hat jedoch gezeigt, daß dies beim horizontalen oder „Bikini"-Schnitt nicht passieren kann. Deshalb warten die Ärzte in vielen Kliniken erst einmal ab, wie sich die Vaginalentbindung anläßt, und wenn es keine Probleme gibt, wird sie vaginal beendet – sozusagen nach bestandener „Feuerprobe".
Primäre Schnittentbindungen werden oft unter Periduralanästhesie durchgeführt (siehe Seite 265). Sie hat mehrere Vorteile gegenüber einer Vollnarkose: Sie ist sicherer für Ihr Baby; Sie leiden nicht unter postoperativer Übelkeit oder Erbrechen, und da Sie bei vollem Bewußtsein sind, können Sie Ihr Kind sofort in die Arme schließen. Dazu kommt, daß Ihr Partner bei der Operation für gewöhnlich dabeisein kann.
Wenn Sie einen Kaiserschnitt hatten, fühlen Sie sich vielleicht enttäuscht oder sogar betrogen – Empfindungen, die ganz natürlich sind. Am besten sprechen Sie mit Ihrem Partner darüber. Es wird Ihnen vermutlich ein Trost sein, wenn er Ihnen die Geburt in allen Einzelheiten beschreibt.
Es ist auch eine Hilfe, sich gedanklich auf diese Form der Geburt vorzubereiten. Bitten Sie den Arzt, Ihnen im Beisein Ihres Partners genau zu erklären, was die Operation beinhaltet, welche Verfahren zur Anwendung kommen und ob Ihr Partner dabeibleiben darf. Fragen Sie, ob ein Videofilm von einer Schnittentbindung verfügbar wäre, den Sie sich ansehen können.

Wenn möglich, unterhalten Sie sich mit anderen Frauen, die einen Kaiserschnitt hatten. Sie werden Ihnen nicht nur nützliche Informationen, sondern auch emotionale und moralische Unterstützung anbieten.

**Sekundäre Schnittentbindung**
Sie wird oft während der Geburt notwendig, zum Beispiel bei einem Nabelschnurvorfall oder bei übermäßigen Blutungen, ausgelöst durch eine Placenta praevia* oder wenn es Anzeichen für eine fetale Gefahrensituation gibt. Ein solcher Kaiserschnitt kann unter Periduralanästhesie ausgeführt werden, aber möglicherweise ist die Anwesenheit Ihres Partners nicht gestattet.

**Nach einem Kaiserschnitt**
Wie bei jedem größeren operativen Eingriff braucht die Genesung ihre Zeit. Man wird Sie jedoch auffordern, schon wenige Stunden danach aufzustehen und herumzugehen, um den Kreislauf wieder in Gang zu bringen. Falls nötig, erhalten Sie Schmerzmittel, und die Verbände werden nach drei oder vier Tagen gewechselt. Der Schnitt in den Uterus wird mit resorbierbarem Nahtmaterial ausgeführt; die Fäden der äußeren Naht in der Bauchdecke werden rund eine Woche nach der Operation gezogen.

## Die Auswirkungen auf Ihr Baby

**Daß ihm der Weg durch den Geburtskanal erspart bleibt, kann für ein Kaiserschnittbaby sowohl von Vorteil als auch von Nachteil sein.**

Im Gegensatz zu einem vaginal entbundenen Kind, das zunächst noch ziemlich zerknautscht aussieht, nachdem es durch den engen Geburtskanal gepreßt wurde, hat das Kaiserschnittbaby glatte Gesichtszüge und einen runden Kopf. Aber es braucht oft mehr Zeit, um sich an die Außenwelt anzupassen, in die es so unvermittelt eingetreten ist. Der Weg durch den Geburtskanal trägt nämlich dazu bei, das Fruchtwasser aus den Lungen des Babys zu entfernen und den Kreislauf in Schwung zu bringen.

## Kaiserschnitt unter Periduralanästhesie

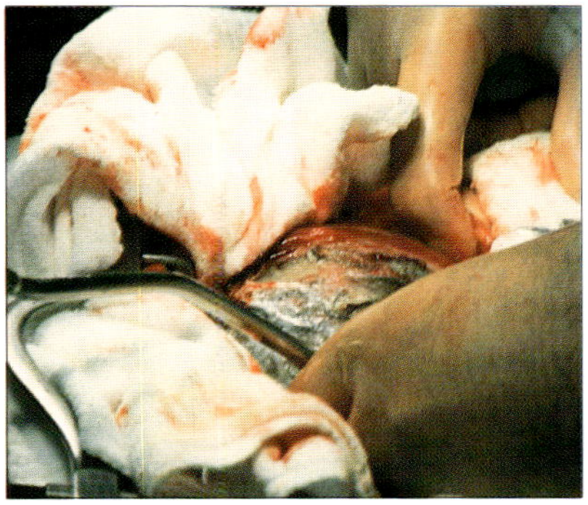

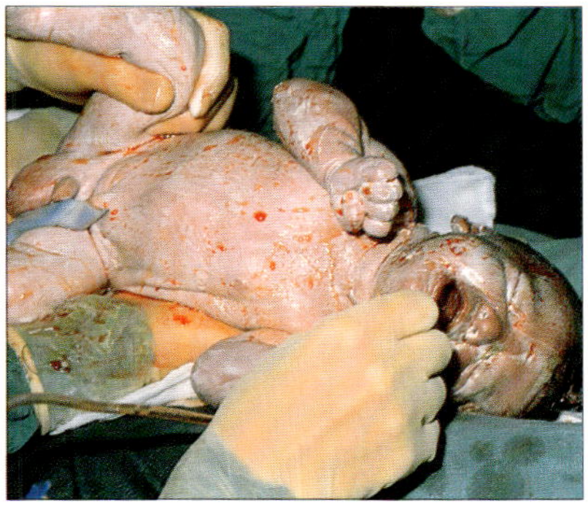

**Die Operation**
Wenn die Schnitte gesetzt sind, hebt der Geburtshelfer das Baby vorsichtig heraus (oben), manchmal mit Hilfe der Geburtszange. Innerhalb von 5 bis 10 Minuten ist es geboren (oben rechts), die Nabelschnur abgeklemmt und durchtrennt. Während die Nachgeburt ausgestoßen und der Schnitt genäht wird, können Sie Ihr Baby im Arm halten.

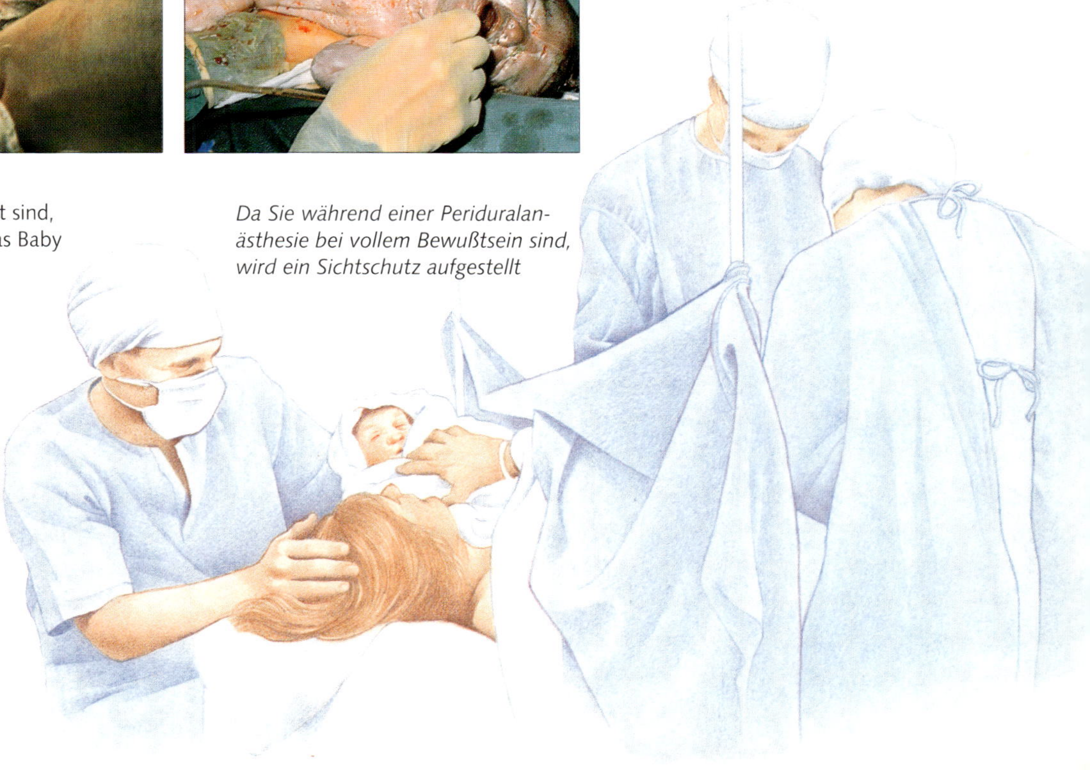

*Nachdem der Chirurg die Plazenta herausgeholt hat, näht er die Schnitte*

*Da Sie während einer Periduralanästhesie bei vollem Bewußtsein sind, wird ein Sichtschutz aufgestellt*

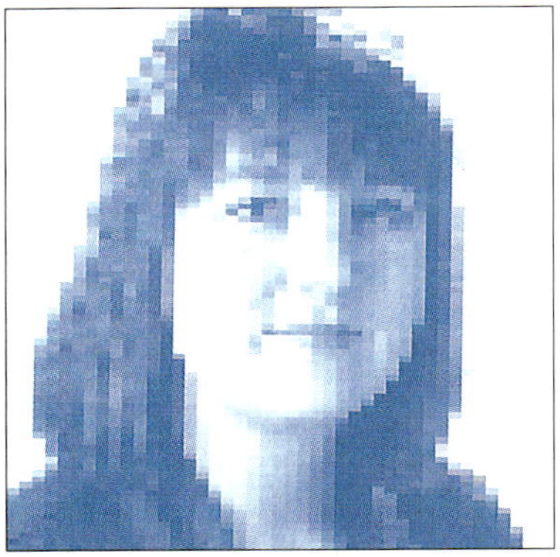

| | |
|---|---|
| **Name:** | Frances Wolff |
| **Alter:** | 27 Jahre |
| **Medizinische Vorgeschichte:** | Nichts Außergewöhnliches |
| **Geburtshilflicher Hintergrund:** | 1 Kind, 3 Jahre alt; Schwangerschaft und Geburt mit Kaiserschnitt |

Frances zweite Schwangerschaft verlief ohne besondere Vorkommnisse. Mutter und Kind ging es ausgezeichnet. Drei Tage vor dem Geburtstermin setzten die Wehen ein, die bis zum Ende der Eröffnungsperiode normal verliefen; dann teilte man ihr mit, ein Kaiserschnitt sei unumgänglich.

**Fallstudie**

# Eine operative Notfallentbindung

*In Europa kommt etwa jedes 15. Baby mit Kaiserschnitt zur Welt, was entweder schon vor Geburtsbeginn bekannt ist oder während der Entbindung infolge einer erheblichen Gefährdung von Mutter und/oder Kind notwendig wird. Frances war froh, daß sie sich schon vorher gründlich informiert hatte.*

## Gut informierte Eltern

Frances war erstaunt gewesen, als sie erfuhr, wie oft Schnittentbindungen durchgeführt werden. In ihrem Geburtsvorbereitungskurs war das Thema nicht angesprochen worden, und so hatte sie sich mit ihrem Mann Jonathan selbst damit vertraut gemacht. Sie legen beide Wert darauf, bei allem, was sie planen, gut informiert zu sein, ob es dabei um eine Urlaubsreise ins Ausland oder um ein Baby geht. Sie nahmen das Klinikpersonal ins Kreuzverhör, beschäftigten sich mit der einschlägigen Literatur und sahen sich Videofilme von allen möglichen Arten einer Geburt an, einschließlich einer Kaiserschnittentbindung.

## Ein unerwarteter Notfall

Frances hatte etwa in der Mitte der Eröffnungsperiode einen Blasensprung mit nachfolgendem Ablauf des Fruchtwassers, als der Muttermund nicht mehr als 4 cm eröffnet war. Die Hebamme untersuchte Frances und stellte dabei einen Nabelschnurvorfall fest - eine Nabelschnurschlinge, die durch den Muttermund in die Vagina ragte und vor dem Kind lag. Das ist eine außerordentlich gefährliche Komplikation. Da der Kopf des Babys nach unten gegen den noch nicht ausreichend gedehnten Muttermund drückt, zieht sich der vorfallende Teil der Nabelschnur immer enger zusammen und schneidet das Kind von der Blut- und Sauerstoffversorgung ab.

Die Hebamme konnte das Pulsieren der Nabelschnur spüren, was bedeutete, daß die Blutzufuhr noch ausreichend war. Innerhalb von zwei Minuten übermittelte das CTG indessen einen Herzfrequenzabfall und Anzeichen für eine beträchtliche fetale Gefahrensituation (Fetal distress*). Der Geburtshelfer teilte Frances mit, daß ein Kaiserschnitt unumgänglich sei.

## Eine Katastrophe abwenden

Während der Operationssaal vorbereitet wurde, mußte Frances mit den Füßen in erhöhten Haltebügeln liegen, so daß das Baby ins Becken zurückglitt und der Druck von der Nabelschnur genommen wurde. In der Zwischenzeit führte die Hebamme drei Finger in die Vagina ein, um den Kopf des Babys nach oben und vom Muttermund wegzudrücken.

## Die Operation

Frances hatte sich speziell für diese Klinik entschieden, weil dort die werdenden Väter ermutigt wurden, bei der Entbindung dabeizusein. Sie war froh, daß Jonathan einen OP-Kittel erhielt und bei dem Eingriff dabeibleiben durfte, denn so konnte wenigstens er die Geburt ihres Kindes beobachten. Der Chirurg setzte den üblichen Querschnitt (siehe Spalte, Seite 284), durch den das Baby sanft herausgehoben wurde. Sobald der Kopf sichtbar war, spritzte der Anästhesist Syntometrin; dieses Mittel bewirkt eine Kontraktion der Uterusmuskulatur, so daß sich die Plazenta leichter von ihrer Haftstelle in der Uteruswand löst.

Während Frances genäht wurde, übergab man Jonathan das Baby, so daß er es halten konnte, bevor er es erstmals seiner Mutter reichte. Obwohl Frances entäuscht war, daß sie nicht vaginal entbinden konnte, war sie doch froh, daß sie die Geburt ihrer Tochter gemeinsam mit Jonathan erleben konnte und daß sie schon wenige Minuten nach der Entbindung einen Kontakt zu ihrem Baby herstellen konnte.

**Genesung**

Frances stellte fest, daß der Genesungsprozeß beinahe der schwierigste Teil war. Ich schlug ihr vor, sich einer Selbsthilfegruppe für Frauen anzuschließen, die mit Kaiserschnitt entbunden hatten; dort würde sie wertvolle Tips für die postnatale Periode erhalten.

Frances machte sich auch Sorgen, daß beim nächsten Kind ein Kaiserschnitt unumgänglich sein würde. Ich konnte sie beruhigen: Die meisten Mütter entbinden danach ganz normal, es sei denn, es sprechen genau definierte schwerwiegende Gründe dagegen.

**Ruhe und Rekonvaleszenz** Frances hatte eine Bauchoperation; deshalb brauchte sie viel Ruhe und Zeit für die Wundheilung. Als die Fäden eine Woche nach dem Kaiserschnitt gezogen wurden, erklärte man ihr, die Narbe sei in drei Wochen völlig abgeheilt und nach sechs Monaten verblaßt.

Frances war erstaunt, als sie Blutungen feststellte, wie nach dem ersten Kind, das sie vaginal entbunden hatte. Ich versicherte ihr, daß dies völlig normal ist.

**Stillen** Ich erklärte Frances, falls sie stillen wolle, müsse sie darauf achten, aufrecht zu sitzen. Die Bauchdecke war weich, also legte sie ihr Baby auf Kissen in gleicher Höhe mit den Brüsten. Sie fand es auch angenehm, in Seitenlage zu stillen und sich dabei auf einen Ellenbogen zu stützen, während ihre Tochter auf einem Kissen neben ihr lag.

**Herumgehen** Frances fand das Aufstehen schwierig, weil die Narbe dabei schmerzte. Sie sollte versuchen, kerzengerade zu stehen, sobald sie aus dem Bett heraus war, und die Hand als Stütze über die Wunde zu legen, wenn sie lachen oder husten mußte. Je mehr sie sich bewegte, desto schneller würde der Heilungsprozeß abgeschlossen sein.

Nachdem die Fäden gezogen waren, wurde sie nach Hause entlassen, erhielt aber den Rat, beim Heben sehr vorsichtig zu sein, einschließlich beim Heben ihrer Kinder oder beim Tragen der Einkaufstasche. Anstrengende Gymnastikübungen sollten ebenfalls in den ersten sechs Wochen unterbleiben. Versuchen Sie in einem solchen Fall, für die ersten Wochen nach der Entbindung eine Hilfe in Ihrem Verwandten- und Freundeskreis zu finden.

## Frances' Baby

**Seine Geburt unterschied sich von der eines Babys, das durch den Geburtskanal ausgestoßen wird.**

- Nach dem Schnitt ließ der Chirurg eine Hand unter seinen Kopf gleiten und legte die Geburtszange an.
- Sein Kopf wurde behutsam mit der Zange herausgezogen.
- Seine Schultern wurden vorsichtig durch den Schnitt geschoben.
- Sein Körper wurde sanft herausgezogen – nun war es vollends geboren.
- Es wurde kopfunter an den Beinen gehalten, während man die Flüssigkeit in Mund und Rachen mit einem weichen, biegsamen Katheter, der an ein Absauggerät angeschlossen war, entfernte.
- Es machte seinen ersten Atemzug.
- Seine Nabelschnur wurde abgeklemmt und durchtrennt.
- Es wurde untersucht, um sicherzugehen, daß alle Systeme funktionstüchtig waren (siehe Apgar-Index, Seite 290).
- Sobald die Atmung normal war, wurde es seinem Vater übergeben, der es in die Arme nehmen konnte.

## Wie die Plazenta aussieht

**Die meisten Frauen, die zum erstenmal ein Kind zur Welt bringen, möchten unbedingt einen Blick auf ihre Plazenta werfen.**

Die Plazenta ist ein scheibenförmiges Organ mit einem Durchmesser von rund 20 bis 25 cm und einem Gewicht von ca. 500 g. Ihre Oberfläche ist sehr unterschiedlich beschaffen.
Der kindliche Teil war mit der Uteruswand verhaftet und mit Eihäuten überzogen. Er ist flach und glatt, seine Farbe bläulichgrau, und er enthält Blutgefäße, die sich, von der Nabelschnur ausgehend, strahlenförmig verästeln. Der mütterliche Teil ist in die Gebärmutterwand eingebettet und in höckrige Felder (Kotyledonen) eingeteilt, so daß der Oberflächenbereich für den Austausch von Gasen erweitert wird. Dieser Teil ist dunkelrot und sieht aus wie mehrere Stücke roher Leber, die man zusammengefügt hat.

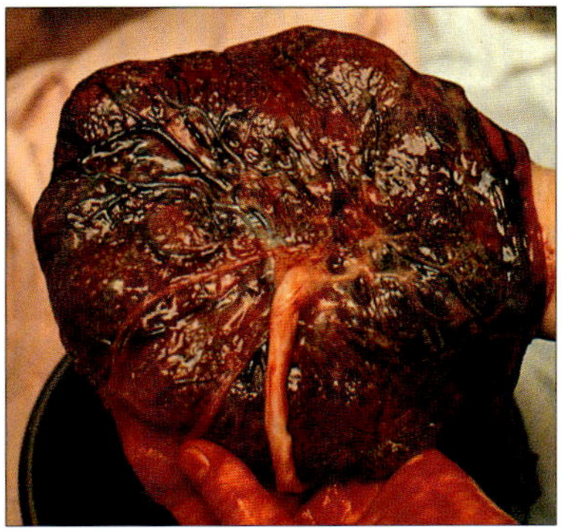

**Der kindliche Teil der Plazenta (Pars fetalis)**
Dieser Teil der Plazenta ist flach und glatt. Die Nabelschnur in der Mitte und die Blutgefäße sind gut sichtbar.



# Die Nachgeburtsperiode

*Sobald Ihr Baby geboren ist, ruht sich Ihr Uterus rund 15 Minuten aus. Dann beginnen die Kontraktionen erneut, um die Plazenta auszustoßen. Diese dritte Wehenphase ist verhältnismäßig schmerzlos – vermutlich werden Sie sie nicht einmal bemerken.*

### Plazentalösung

Während der dritten Wehenphase löst sich die Plazenta von der Uteruswand und wird durch den Geburtskanal ausgestoßen. Die großen Blutgefäße, die ungefähr so dick wie ein Bleistift sind und zur Plazenta hin und von ihr wegführen, reißen einfach quer ein. Trotzdem kommen Blutungen selten vor, weil die Muskelfasern der Gebärmutter zickzackförmig angelegt sind. Wenn der Uterus sich zusammenzieht, verengen sich die Muskeln um die Blutgefäße und verhindern dadurch Blutungen. Deshalb ist es so wichtig, daß sich der Uterus zu einem harten Ball zusammenzieht, sobald die Plazenta ausgetrieben ist. Das wird erreicht, wenn man den Uterus nach Beendigung der Nachgeburtsperiode eine Stunde lang immer wieder massiert. Normalerweise dauert diese Phase 10 bis 20 Minuten, kann aber bei aktiver Mitarbeit verkürzt werden.

### Ausstoßung der Plazenta

In der Regel wartet man, bis klare Anzeichen vorhanden sind, daß sich die Plazenta von der Uteruswand löst und sich in die Vagina absenkt. Ihre Betreuer achten dabei auf zwei Signale: das Einsetzen von Nachgeburtswehen und den erneuten Drang, zu pressen (was darauf hindeutet, daß sie sich bereits von der Uteruswand gelöst hat und gegen den Beckenboden drückt).
Sobald diese Zeichen vorhanden sind, wird die Plazentalösung durch vorsichtiges Ziehen an der Nabelschnur und gleichzeitiges Drücken auf den oberen Beckenrand erleichtert, um die Austreibung zu steuern. Die Plazenta wird aus der Scheide ausgestoßen, gefolgt von den Eihäuten und dem gesammelten mütterlichen Blut, dem sogenannten retroplazentaren Hämatom.

**Lösung** Bei der Lösung der Plazenta unterscheidet man zwischen dem Schultze- und dem Duncan-Modus (benannt nach zwei Gynäkologen). In der ersten (häufigeren) Form erfolgt die Ablösung der Plazenta in ihrer Mitte; bei der zweiten lösen sich die unteren Teile zuerst und werden über Eck ausgestoßen. Die meisten Frauen möchten die Nachgeburt anschauen; das ist sehr verständlich, da dieses erstaunliche Organ ihr Kind neun Monate lang am Leben erhalten hat (siehe Spalte links).

**Nach der Ausstoßung** Sobald die Plazenta ausgestoßen ist, wird sie vom medizinischen Team sorgfältig untersucht, um sicherzugehen, daß sie vollständig ist und keine Reste im Uterus zurückgeblieben sind. Falls noch irgendwelche Plazentateile in der Uterushöhle verblieben sein sollten, besteht später die Gefahr der Nachblutung, weshalb die Gebärmutter ausgeschabt wird, sobald die Diagnose feststeht. Im Zweifelsfall zeigt sich auf dem Ultraschallmonitor, ob der Uterus völlig entleert ist. Die Eihäute sollten einen intakten Beutel bilden, mit Ausnahme des Lochs, durch das der Fetus ins Becken eingetreten ist. Das abgetrennte Ende der Nabelschnur wird überprüft, um zu sehen, ob die Blutgefäße normal sind. Nach Ausstoßung der Plazenta wird die Vulvaöffnung insgesamt sorgfältig auf Risse untersucht, die unverzüglich genäht werden, sofern es sich nicht um winzig kleine Einrisse handelt.

**Aktive Steuerung der Nachgeburtsperiode**

Seit 1935, als Ergometrin und ähnliche Ergotamine in den Handel kamen, läßt sich die Nachgeburtsperiode von Ärzten und Hebammen besser steuern. Man stellte bald fest, wenn man den Frauen zum Zeitpunkt der Geburt dieses Mittel verabreichte, verringerte sich die Zahl der Fälle, in denen lebensgefährliche Blutungen auftraten.

Es hat eine kontrahierende Wirkung auf die Uterusmuskulatur. Die Plazenta löst sich sehr schnell von der Uteruswand, und somit verkürzt sich die dritte Wehenphase.

**Syntometrin** Heute wird in den meisten Kliniken ein Mischpräparat aus Ergometrin und Syntocinon benutzt, Syntometrin genannt. Mit Ergometrin allein wird der Prozeß nur langsam in Gang gesetzt, und es kann unter Umständen Brechreiz auslösen. Wenn man es aber zusammen mit Syntocinon anwendet, das die Uteruskontraktionen schneller herbeiführt, erzielt man ein besseres Ergebnis.

Syntometrin wird intramuskulär gespritzt, wenn der Kopf des Kindes in der Vulva erscheint, oder mit der Geburt der ersten Schulter. In großen Krankenhäusern wird es oft automatisch verabreicht, um die Gefahr von atonischen Nachblutungen einzudämmen (siehe Spalte rechts). Das Hormon Oxytozin wird vom Körper auf natürlichem Weg als Reaktion auf den Anblick oder die Berührung des Babys und durch Anlegen an die Brust ausgeschüttet. Es wirkt genau wie Syntometrin, die natürliche Ausschüttung dieses Hormons ist allerdings weniger verläßlich.

**Wie Sie sich fühlen**

Frieren und Zittern kommen nach der Ausstoßung der Plazenta ziemlich häufig vor. Nach der Geburt meines zweiten Kindes habe ich vor Kälte so stark gebebt, daß meine Zähne klapperten und ich unfähig war, richtig zu sprechen oder zu atmen. Ich erkläre mir diese Reaktion so: Neun Monate lang hatte ich einen kleinen „Hochofen" in mir, der viel Hitze erzeugte; mein Körper gewöhnte sich daran und drehte den „Thermostaten" ein wenig herunter. Als das Baby nicht mehr in mir war, fehlte mir urplötzlich diese Wärme, und meine Körpertemperatur fiel um einige Grad. Die einzige Möglichkeit, die Körpertemperatur wieder zu erhöhen, besteht darin, daß die Muskeln vermehrt arbeiten. Genau das passiert, wenn Sie zittern. Durch das schnelle Anspannen und Lockern der Muskulatur entsteht Körperwärme. Das Zittern ist in der Regel nach einer halben Stunde vorüber; in dieser Zeitspanne hat sich die Körpertemperatur wieder normalisiert, und der „Thermostat" hat sich korrigiert.

## Nachgeburtsblutung

**Sie tritt selten auf, weil der Uterus mit Selbstschutzmechanismen ausgestattet ist, die eine Blutung zum Stillstand bringen.**

Sobald der Uterus völlig entleert ist, zieht er sich auf die Größe eines Tennisballs zusammen. Die Kontraktion der Uterusmuskulatur schnürt die Blutgefäße ab. Unter normalen Umständen ist der Blutverlust nach der Geburt also sehr gering. Eine kleine Menge wird im Wochenfluß (Lochien) sichtbar, der zwei bis drei Tage lang rot ist, dann bräunlich wird und innerhalb von zwei Wochen verschwindet.

Falls Plazentareste im Uterus verbleiben, treten sogenannte Nachblutungen oder Nachgeburtsblutungen auf. Ob die Gebärmutter völlig entleert ist, läßt sich feststellen, wenn man die Plazenta auf Vollständigkeit überprüft. Ist dies nicht der Fall, erhält die Mutter eine Vollnarkose, und die intrauterinen Reste werden dann vorsichtig ausgeschabt. Wenn die Blutung mehr als 24 Stunden nach der Geburt auftritt, können die Lochien wieder hellrot werden. Das ist bisweilen darauf zurückzuführen, daß die Wöchnerin zu aktiv war. Suchen Sie Ihren Arzt auf, der Ihnen sicher ein paar Tage Bettruhe verordnen wird. Kehrt die Blutung zurück oder wird sie stärker, kann das ein Zeichen für eine Entzündung oder den Verbleib eines kleinen Plazentarests im Uterus sein. Setzen Sie sich sofort mit Ihrem Arzt in Verbindung. Wenn Blutklumpen abgehen, rufen Sie einen Krankenwagen, der Sie in die nächstgelegene Notaufnahme bringen wird.

# Die ersten Stunden des Babys

*Sobald Ihr Baby geboren ist, richtet sich die Aufmerksamkeit aller auf das Neugeborene – nicht auf Sie –, und das zu Recht. Das Baby schreit vielleicht bei der Geburt und noch einige Sekunden danach mit voller Kraft. Wahrscheinlich wird es zuerst eine bläulichweiße Farbe haben und ist mit Käseschmiere bedeckt. Auf Kopf und Körper könnten sich Blutstreifen befinden, und der Kopf wirkt vielleicht ein bißchen spitz nach der Reise durch den Geburtskanal.*

### Die ersten Augenblicke im Leben Ihres Kindes

Wenn die Atmung normal ist, gibt es absolut keinen Grund, warum Sie Ihr Kind nicht sofort im Arm halten dürften. Falls die Gefahr besteht, daß es friert, kann man Sie beide in ein großes Badelaken oder in eine Decke einwickeln. Ihr zartes Streicheln, das Geräusch Ihres Herzschlags und Ihre Stimme wirken beruhigend auf Ihr Kind. Seine Augen sind sicher auf Ihr Gesicht gerichtet, und es macht vielleicht krabbelnde Bewegungen.

**Abnabelung** Als erstes wird nun die Nabelschnur durchtrennt. Heute ist man der Meinung, daß eine Spätabnabelung Vorteile hat, das heißt, man bindet oder klemmt die Nabelschnur erst nach Übertritt des Plazentabluts ab, wenn sie zu pulsieren aufhört. Das Blut kann von der Plazenta aber nur dann zu Ihrem Baby fließen, wenn es niedriger als der Uterus liegt. Zum gegebenen Zeitpunkt werden zwei Klemmen in der Nabelschnur angebracht, die eine knapp hinter dem Nabel, die zweite rund 2,5 cm entfernt. Sie verhindern, daß die Nabelschnur blutet. Die Nabelschnur wird dann

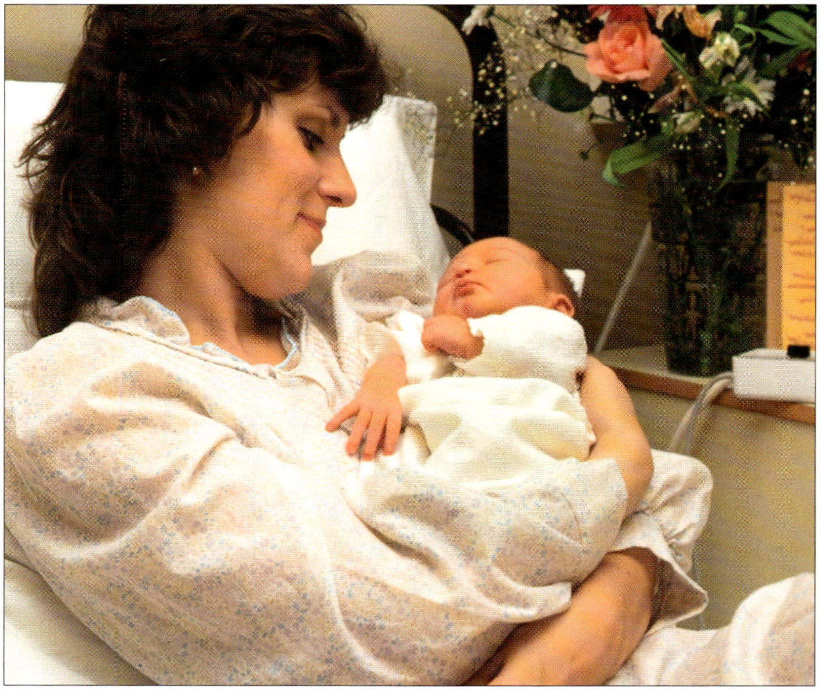

## Der Apgar-Index

**Wenn Ihr Kind geboren ist, wird es auf seinen allgemeinen Gesundheitszustand untersucht. Der Arzt führt fünf einfache Tests durch, die er nach dem Apgar-Punkteschema bewertet (benannt nach Dr. Virginia Apgar und gleichzeitig Abkürzung für die Beurteilungskriterien). Bei diesem Test wird folgendes überprüft:**

**A = Atembewegungen** Sie geben Aufschluß über Reife und Gesundheit der Lungen. Gutes Atmen = 2 Punkte; unregelmäßiges Atmen = 1 Punkt; kein Atmen = 0 Punkte.

**P = Puls** Hier werden Stärke und Regelmäßigkeit des Herzschlags gemessen. 100 Schläge = 2 Punkte; unter 100 Schläge = 1 Punkt; kein wahrnehmbarer Puls = 0 Punkte.

**G = Grundtonus** Hier wird der Muskeltonus der Gliedmaßen begutachtet. Aktive Bewegungen = 2 Punkte; wenige Bewegungen = 1 Punkt; schlaffe Gliedmaßen = 0 Punkte.

**A = Aussehen (Kolorit)** Hier sieht man, wie gut die Lungen arbeiten, um das Blut mit Sauerstoff anzureichern. Vollständig rosa = 2 Punkte; Körper rosa, blaue Extremitäten = 1 Punkt; völlig blaue Haut = 0 Punkte.

**R = Reflexerregbarkeit** Schreien und Grimassenschneiden kann viel über die Reaktion Ihres Babys auf Reize aussagen. Kräftiger Schrei = 2 Punkte; kläglicher Schrei = 1 Punkt; keine Reaktion = 0 Punkte.

Die meisten Babys erreichen 7 bis 10 Punkte. Die Erhebung wird fünf Minuten später ein zweites Mal durchgeführt.

**Ihr Baby**
Wenn Sie Ihr Kind im Arm halten, werden Sie die Freuden der Mutterschaft spüren – eine Mischung aus Liebe, Stolz, ehrfürchtiger Scheu, Staunen und natürlich ein unendliches Gefühl der Müdigkeit, das mit jeder harten Arbeit einhergeht, die man erfolgreich bewältigt hat.

zwischen den beiden Klemmen durchtrennt. Möglicherweise wurde sie auch schon während der Geburt abgeklemmt und durchtrennt, weil sie sich zur Schlinge gelegt und den Hals des Babys eingeschnürt hatte. Das kommt ziemlich häufig vor.

**Der allgemeine Zustand Ihres Babys** Die Hebamme wird den Zustand Ihres Kindes genau überprüfen. Sie entfernt verbliebene Flüssigkeit aus Mund, Nase und Atemwegen durch Absaugen mit einem Gummiballon. Wenn es nicht spontan zu atmen beginnt, erhält es Sauerstoff.

### Ihr Baby begrüßen

Sobald feststeht, daß es Ihrem Kind gutgeht, sollten Sie sich nicht scheuen, Ihre Betreuer zu bitten, Sie mit Ihrem Partner und dem Baby im Entbindungszimmer, daheim oder in der Klinik allein zu lassen. Sie können sich nach dieser Schwerstarbeit entspannen und gemeinsam dieses einmalige Ereignis erleben. Es ist eine gute Idee, Ihr Kind sofort anzulegen, auch wenn es noch gar nicht hungrig ist, weil durch das Saugen die Ausstoßung der Plazenta stimuliert wird.

In diesen ersten Augenblicken sollten Sie sich ganz auf Ihr Kind konzentrieren, sich miteinander bekannt machen, sich seine Gesichtszüge einprägen, mit zärtlichen Lauten zu ihm sprechen, so daß es den Klang Ihrer Stimme vernimmt. Halten Sie es rund 20 bis 25 cm von Ihrem Gesicht entfernt, weil es aus dieser Distanz Gesichter ziemlich klar erkennen kann. Lächeln Sie Ihr Baby an und reden Sie mit sanfter Stimme, Neugeborene fühlen sich von hohen Stimmlagen angezogen.

Innerhalb der ersten halben Stunde nach der Geburt sollte Ihr Partner sein Kind auch zum erstenmal im Arm halten. Männer sind imstande, genauso spontan eine tiefe Beziehung zu Neugeborenen zu entwickeln wie Frauen.

Nach dieser ersten Kontaktaufnahme werden Sie gewaschen, wenn nötig genäht und gebeten, Harn zu lassen, um sicherzugehen, daß alle Organe funktionieren. Dann können Sie sich umziehen.

### Gründliche Untersuchung

Kurz nach der Geburt (zusätzlich zur Bestimmung des Apgar-Index, siehe Spalte links) wird Ihr Kind vom Arzt oder von der Hebamme noch einmal gründlich unter die Lupe genommen.

Der Arzt überprüft, ob Gesichtsmerkmale und Körperproportionen normal sind. Das Baby wird umgedreht, und die Wirbelsäule, der After und die Finger und Zehen werden untersucht. Die Anzahl der Blutgefäße in der Nabelschnur wird gezählt; normalerweise sind es zwei Arterien und eine Vene.

Dann wird das Kind gewogen und Kopfumfang und Körperlänge gemessen. Diese ersten Untersuchungen, von erfahrenen Ärzten oder Hebammen durchgeführt, nehmen nur wenige Minuten in Anspruch.

Babys werden mit bestimmten Reflexen geboren, die ihnen helfen, die ersten Tage außerhalb der Gebärmutter zu überleben. Zum Beispiel suchen Babys, die nach der Geburt an die Brust gelegt werden, sofort nach der Brustwarze und beginnen zu saugen. Auch die Reflexe werden genau kontrolliert.



## Wie man Ihr Baby kennzeichnet

**Bevor Ihr Kind den Kreißsaal oder das Entbindungszimmer verläßt, wird man irgendein Identifizierungsmerkmal an ihm befestigen, so daß alle Krankenschwestern wissen, welches Ihr Kind ist.**

Normalerweise werden Plastikbändchen um Arm- und Fußgelenk Ihres Babys befestigt. Sie bleiben dort während des gesamten Klinikaufenthalts. Meistens ist darauf vermerkt:

- Ihr Familienname (das Kind wird vom Pflegepersonal zum Beispiel „Baby Müller" genannt)
- Das Geburtsdatum des Kindes
- Eine Identifikationsnummer (wird von den meisten Kliniken benutzt, sowohl für Sie als auch für Ihr Baby)

Und außerdem wird man möglicherweise das Kinderbettchen mit Namen und Nummer markieren.

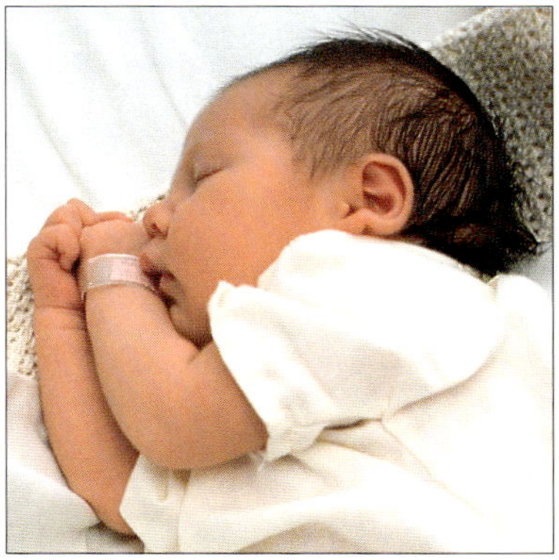

**Aufbewahren der Bändchen**
Vielleicht möchten Sie, wie viele Mütter, die Bändchen als Andenken aufbewahren. Da Ihr Baby Tag für Tag wächst, werden Sie sich bald erstaunt fragen, wie es jemals so winzige Hand- und Fußgelenke haben konnte.

## Die Reaktion Ihres Partners

**Der Tod eines Kindes ist für den Partner genauso schmerzvoll wie für die Mutter. Wenn er seinem Kummer auf völlig andere, vielleicht unverständliche Weise Luft macht, kann es zu Spannungen in der Beziehung kommen.**

Wenn ein Vater auf andere Weise als die Mutter um sein Kind trauert, bedeutet das nicht, daß sein Schmerz weniger intensiv ist. Einige Männer meinen, sie müßten ihre wahren Gefühle verbergen und sich in Arbeit stürzen, um sich von ihrem Kummer abzulenken. Zum Glück lernen wir langsam, daß es der Gesundheit viel zuträglicher ist, Gefühle zu zeigen, statt sie zu unterdrücken. Männer sollten ermutigt werden, ihre wahren Gefühle zu offenbaren, vor allem gegenüber ihren Partnerinnen. In Initiativgruppen für Eltern, die den Tod eines Kindes beklagen, kommen Männer in Kontakt mit anderen Vätern, die wie sie einen Verlust erlitten haben. In diesem Kreis kann ein Vater lernen, Schmerz, Wut und alle anderen möglichen Empfindungen in angemessener Form zu verarbeiten. Wichtig ist, daß er einen Weg findet, den Kummer auf seine eigene Weise zum Ausdruck zu bringen.



# Wenn ein Kind stirbt

*Der Tod eines Kindes ist immer ein tragisches Ereignis, aber wenn er während oder kurz nach der Geburt erfolgt, kann diese Erfahrung besonders traumatisch sein. In westlichen Ländern ist die Zahl der Kinder, die nach der 28. Woche tot geboren werden oder in den ersten Lebenswochen sterben, auf rund 1% zurückgegangen. Das ist vor allem auf die verbesserte Geburtshilfe und kinderärztliche Versorgung zurückzuführen.*

### Warum Babys sterben

Die perinatale (um den Zeitpunkt der Geburt herum) Sterblichkeit kann in drei Gruppen unterteilt werden: intrauteriner Fruchttod – ein Absterben des Fetus vor Geburtsbeginn; intrapartale Sterblichkeit – Babys, die während der Geburt sterben; und neonatale Sterblichkeit – Säuglinge, die innerhalb von vier Wochen nach der Geburt sterben.

**Intrauteriner Fruchttod** (Totgeburt) Bei rund 1% aller Schwangerschaften kommt es vor, daß der Fetus vor Geburtsbeginn abstirbt, und in einem Drittel der Fälle ist die Ursache unbekannt. Beim Rest sind die vorrangigen Ursachen schwere fetale Anomalien (siehe Seite 178) oder irgendeine Form der Plazentastörung, zum Beispiel Mangelentwicklung, Erkrankung oder Insuffizienz (siehe Seite 170). Aus welchem Grund auch immer, die Plazenta war außerstande, den Fetus angemessen mit Nährstoffen zu versorgen. Möglicherweise hat sie sogar schon vor Einsetzen der Wehen begonnen, sich von der Uteruswand zu lösen. Andere, weniger verbreitete Ursachen sind Rhesusunverträglichkeit (siehe Seite 184) oder ein mütterlicher Diabetes, bei dem der Stoffwechsel nicht sorgfältig eingestellt wurde. Nach Absterben der Frucht im Uterus verschwinden als erstes die Schwangerschaftshormone nahezu völlig aus dem Blut und mit ihnen viele der Schwangerschaftsanzeichen und Empfindungen. Der Uterus schrumpft vielleicht sogar wieder, weil das Fruchtwasser absorbiert wird. Das könnte eine rasche Abnahme des Leibesumfangs zur Folge haben, und deshalb wird eine Gewichtseinbuße während der Schwangerschaft immer ernst genommen. Wenn Arzt oder Hebamme den Verdacht haben, daß der Fetus tot sein könnte, wird sofort eine Ultraschalluntersuchung angeordnet, um die Herzschlagfrequenz zu überprüfen.

Die Wehen beginnen meist innerhalb von zwei oder drei Tagen nach dem Absterben der Frucht; viele Frauen möchten den Fetus dann sofort entfernt haben, und falls Sie sich in dieser unglücklichen Lage befinden, sollten Sie darauf drängen, daß man diesem Wunsch nachkommt. Sie können entscheiden, ob ein Kaiserschnitt durchgeführt werden soll (siehe Seite 284), um eine vaginale Entbindung zu vermeiden, und darum bitten, die Operation schnellstmöglich anzuordnen.

Falls Sie eine vaginale Entbindung vorziehen, besteht kein Unterschied zur normalen Wehentätigkeit. Sie brauchen noch mehr Einfühlungsvermögen und Zuspruch seitens Ihrer Betreuer und wahrscheinlich mehr Schmerzmittel, da Sie die Schmerzen schlimmer empfinden.

**Intrapartale Sterblichkeit** Es kommt sehr selten vor, daß ein Kind während der Geburt stirbt, und wenn, dann ist sehr häufig Sauerstoffmangel die Ursache, wie beispielsweise bei einem Geburtsstillstand. Ein weiterer möglicher Grund ist eine Verletzung des Babys während der Wehen und Entbindung, obwohl dies heute wesentlich seltener als früher vorkommt.

**Neonatalsterblichkeit** Der Tod eines Neugeborenen kann auf Probleme mit der Atmung zurückzuführen sein, vor allem bei Frühgeburten (siehe Seite 320 und 322), bei übertragenen Kindern und solchen, die an schweren angeborenen Anomalien leiden. Infektionskrankheiten, die früher einmal zu einer hohen Säuglingssterblichkeit beigetragen haben, treten heute infolge verbesserter Hygienemaßnahmen und Antibiotika sehr selten auf.

### Den Tod bewältigen

Es ist sehr wichtig für beide Partner, ihren Schmerz zu bewältigen, offen über den Tod ihres Kindes zu sprechen, ihn anzunehmen und die nötige Trauerarbeit zu leisten.

Es kommt sehr oft vor, daß sich die betroffenen Eltern isoliert fühlen, Wut auf sich selbst, den Partner, das Klinikpersonal entwickeln, mit der Ungerechtigkeit des Lebens hadern oder unter Schuldgefühlen leiden, wegen bestimmter Dinge, die sie getan oder unterlassen haben. Solche Emotionen sind völlig normal. Es kann auch helfen, sich ein Foto des Babys anzuschauen oder es nach der Geburt im Arm zu halten, ihm einen Namen zu geben, es mit allen Formalitäten zu bestatten und beim Begräbnis anwesend zu sein. Trost finden Sie vielleicht auch, wenn Sie Kontakt mit Eltern aufnehmen, die das gleiche Schicksal ereilt hat; manche Kliniken können Ihnen auch die Adressen von Initiativgruppen mitteilen.

**Emotionale Auswirkungen** Die emotionalen und physischen Auswirkungen bei der Mutter sind nicht nur auf Schock und Kummer über den Verlust ihres Kindes, sondern auch auf die plötzliche Unterbrechung der Produktion von Schwangerschaftshormonen zurückzuführen. Dies kann sich nachhaltig auf ihre Stimmungslage auswirken und zur Folge haben, daß sie leicht in Tränen ausbricht. Trost und Toleranz auf seiten des Partners, der Familienangehörigen und der Freunde sind jetzt geboten.

Wichtig ist auch, daß beide Partner offen miteinander reden und ihren Schmerz teilen, so daß sie einander trösten und beistehen können.

### Wieder schwanger

Der Kummer über ein totes Kind sollte abgeklungen sein, bevor eine weitere Schwangerschaft in Betracht gezogen wird. Das dauert mindestens sechs Monate, manchmal auch ein Jahr und länger. Viele Frauen stellen gleichwohl fest, daß der Schlüssel für die Rückkehr zur Normalität und Zufriedenheit darin liegt, wieder schwanger zu werden. Sobald die Partner sich entschlossen haben, es noch einmal zu versuchen, könnten sie feststellen, daß sich die Angst, auch dieses Baby zu verlieren, nur schwer abschütteln läßt. Wenn eine Ursache entdeckt wurde, die auf eine erhöhte Neigung zu Totgeburten schließen läßt, werden alle nachfolgenden Schwangerschaften auf das sorgfältigste überwacht.

## Verlust eines Zwillings

**Der Tod eines Zwillings oder eines Drillings ist für die Eltern genauso tragisch wie der Verlust eines einzelnen Kindes. Er kann sogar noch zusätzliche Probleme mit sich bringen.**

Der Verlust eines Zwillings oder Drillings kann zu einem emotionalen Zwiespalt der Eltern führen. Auf der einen Seite betrauern Sie den Tod eines Kindes, während Sie gleichzeitig die Geburt des (der) überlebenden feiern. Mit diesen widersprüchlichen Empfindungen konfrontiert, verdrängen viele Eltern die Trauerarbeit, obwohl manche feststellen, daß sie sich nicht richtig auf die Bedürfnisse des (der) lebenden Babys einstellen können, weil ihnen der Gedanke an ihr totes Kind so viel Kummer bereitet.

Der Verlust eines Zwillings oder Drillings kann auch einen Schatten auf das Dasein des überlebenden Kindes (der Kinder) werfen; vor allem die Geburtstage könnten in den ersten Jahren Probleme mit sich bringen.

Es muß betont werden, daß eine Frau, die eine Mehrlingsschwangerschaft hatte, sich noch lange als Mutter von Zwillingen oder Drillingen versteht, ungeachtet dessen, ob sie alle Kinder lebend zur Welt gebracht hat.

Eltern, die einen Zwilling oder Drilling verloren haben, bekommen vielleicht zu hören, sie könnten von „Glück" reden, denn schließlich wären ja nicht alle Kinder gestorben. Das ist keine Hilfe, denn von anderen Eltern würde man auch nicht erwarten, daß sie beim Tod eines Kindes Trost im Überleben seiner Geschwister schöpfen.

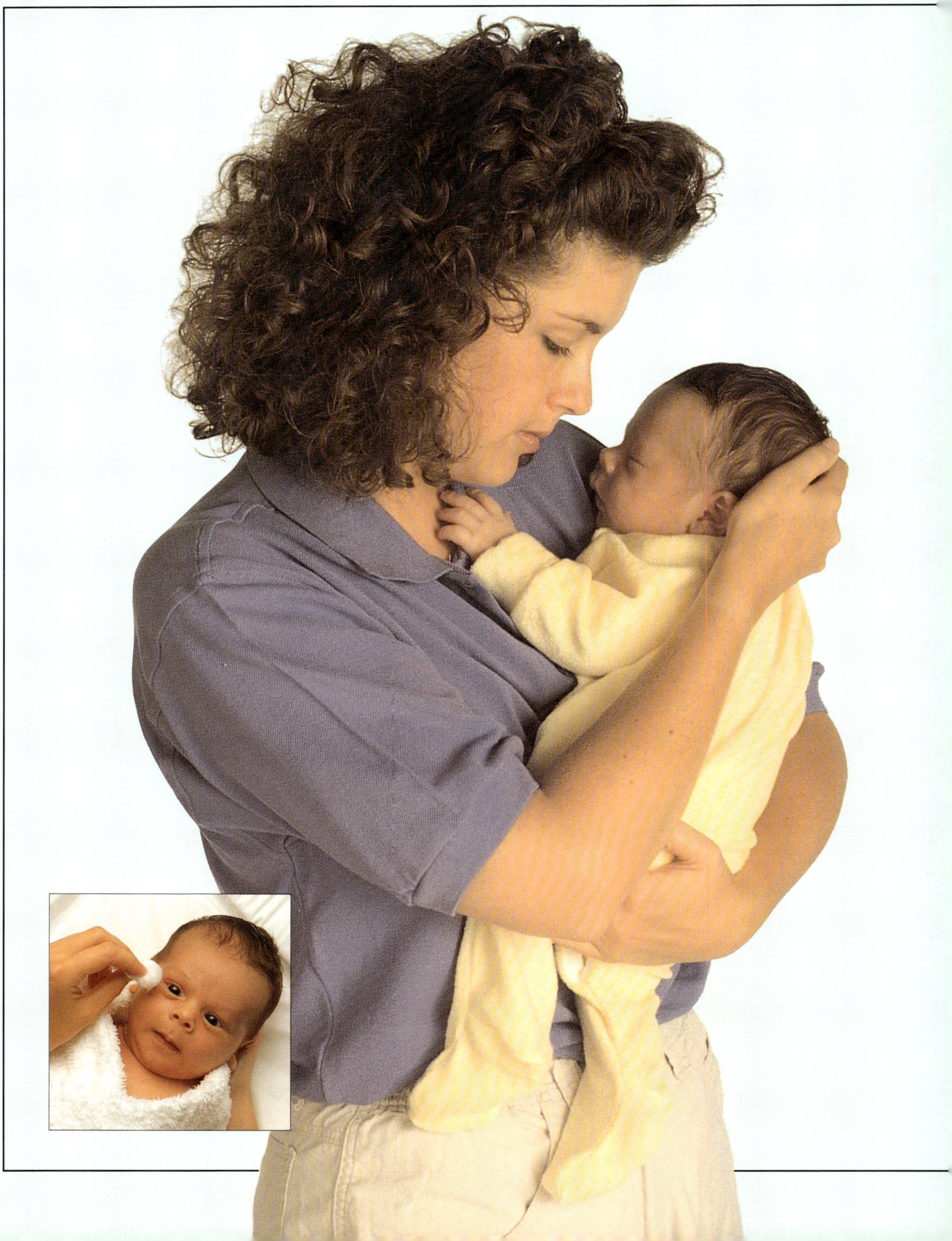

Kapitel 14

# Sich kennenlernen

*Der Aufbau einer tieferen Beziehung zu Ihrem Kind beginnt in der Sekunde der Geburt. Wenn Sie und Ihr Partner lernen, das Baby gemeinsam zu betreuen und seine Bedürfnisse zu befriedigen, wird sich die Beziehung mehr und mehr vertiefen und festigen, und Sie werden erstaunt sein, was dieses kleine Baby schon alles kann.*

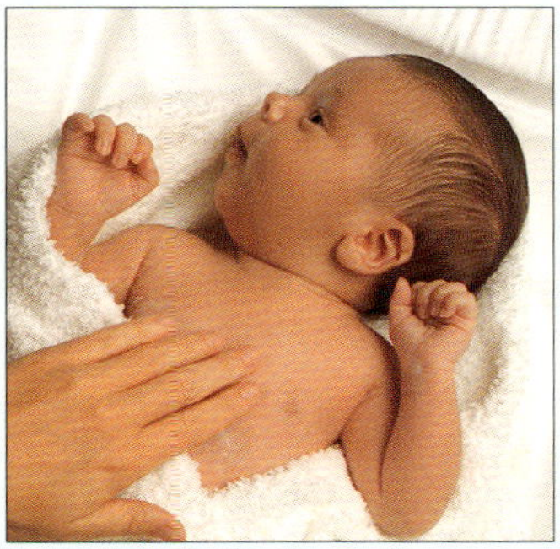

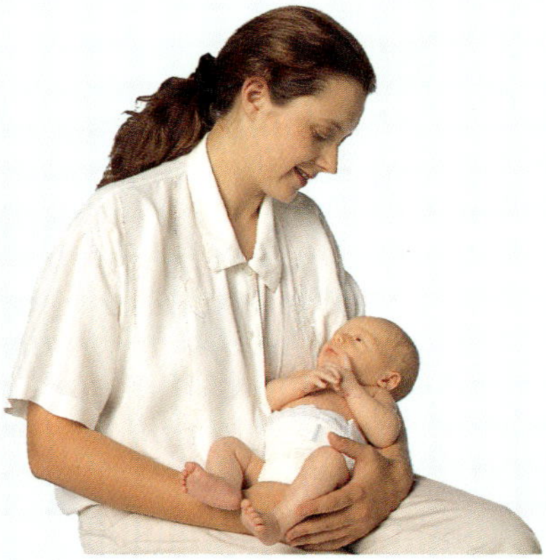

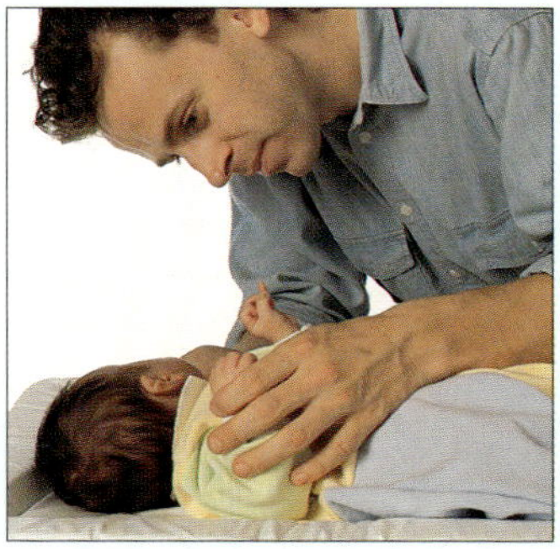

## Ihre erste Reaktion

**Der Anblick Ihres neugeborenen Kindes verschlägt Ihnen vielleicht erst einmal die Sprache. Mit seiner schrumpeligen Haut ähnelt es eher einem Greis als einem Baby.**

Einige Eltern machen sich Sorgen wegen der Gefühle, die sie bei der Ankunft des Babys haben. Oft scheint es nicht ihren Erwartungen zu entsprechen.

Wenn Sie keinen Kaiserschnitt hatten, dann müssen Sie damit rechnen, daß Ihr Kind ein bißchen zerknautscht ist und ein paar Druckstellen aufweist; die Augenlider sind vielleicht geschwollen aufgrund des Drucks, mit dem es durch den Geburtskanal gepreßt wurde.

Es könnte außerdem nicht sehr appetitlich aussehen, weil es mit einer schmierigen Substanz bedeckt ist (siehe rechts), unter Umständen mit Blut vermischt, und stellenweise stark behaart ist. Seine Extremitäten sind möglicherweise bläulich gefärbt, und seine Genitalien wirken riesig.

Sie sollten nicht enttäuscht sein, wenn dieses anfängliche Bild, das Ihr Kind abgibt, nicht gerade liebevolle und zärtliche Gefühle in Ihnen weckt. Die werden sich entwickeln, wenn Sie sich erst einmal näher kennenlernen.

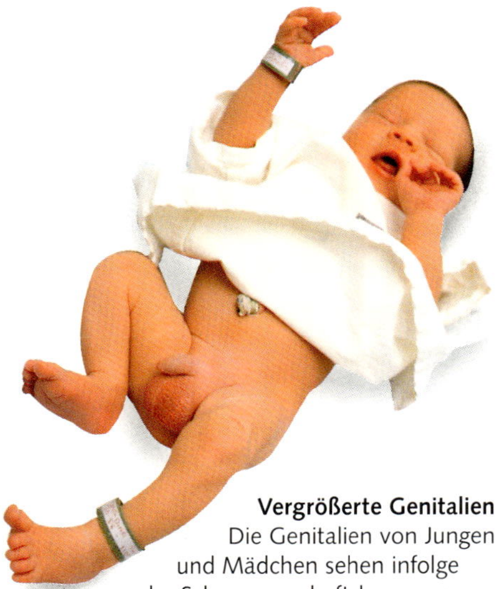

**Vergrößerte Genitalien** Die Genitalien von Jungen und Mädchen sehen infolge der Schwangerschaftshormone, die durch die Plazentaschranke gelangen, oft geschwollen aus.



# Ihr Baby

*Nehmen Sie Ihr Baby gleich nach der Geburt in den Arm, so daß Sie eine starke emotionale Beziehung entwickeln können. Ihr Kind wird bald mit Ihnen vertraut sein und spüren, wie sehr Sie es lieben, wenn es Ihre Stimme hört, Ihre Haut an Geruch und Beschaffenheit wiedererkennt und wenn es gestillt und liebkost wird.*

Der winzige, verletzliche Körper Ihres Kindes und die völlige Abhängigkeit von Ihnen werden zahllose neue Gefühle in Ihnen wecken. Ihre allerersten Reaktionen und Verhaltensweisen sind stark prägend und vermutlich die wichtigsten Interaktionen, die zwischen Ihnen und Ihrem Kind stattfinden. Studien zufolge stehen Eltern, die unmittelbar nach der Geburt uneingeschränkten Kontakt zu ihren Neugeborenen erhalten, den Bedürfnissen ihrer Kinder später aufgeschlossener gegenüber als Eltern, deren Babys gleich nach der Entbindung in die Säuglingsstation gebracht werden. Der Mangel an Erstkontakt kann zu Entfremdung führen.

### Wie Ihr Baby aussieht

Es gibt riesige Unterschiede hinsichtlich dessen, was in puncto Gewicht und Größe für ein Baby als „normal" gelten kann. Das Durchschnittsgewicht liegt zwischen 2,5 und 4,5 kg und die Durchschnittsgröße zwischen 48 und 51 cm.

**Kopf** Der Kopf ist noch groß im Verhältnis zum restlichen Körper. Normalerweise läuft er spitz zu, weil er auf dem Weg durch den Geburtskanal zusammengepreßt wurde. Diese Deformation entsteht durch die Schädelknochen, die sich übereinandergeschoben haben. Manchmal löst der Druck auch Schwellungen an einer Kopfseite aus. Sie haben aber keine Auswirkungen auf das Gehirn und vergehen in ein paar Wochen. Sie spüren auch eine weiche Stelle auf seinem Schädel, die Fontanelle, eine Knochenlücke, die sich nicht vor dem 18. Lebensmonat schließt. Wenn Ihr Baby mit der Zange geholt wurde, kann es eine leichte Druckstelle zurückbehalten haben. Alle Babys werden mit blauen Augen geboren. Die endgültige Augenfarbe entwickelt sich unter Umständen erst um den sechsten Monat.

**Haut** Einige Babys sind bei der Geburt völlig mit einer weißen Substanz bedeckt, der sogenannten Fruchtschmiere (auch Käseschmiere genannt, Vernix caseosa); bei anderen befindet sie sich nur auf Gesicht und Händen. Sie erleichtert das Gleiten während der Geburt und bietet einen Schutz gegen geringfügige Hautinfektionen. In manchen Kliniken wird sie sofort entfernt, in anderen wartet man, bis sie sich allein von der Haut abreibt, was innerhalb von zwei oder drei Tagen geschieht.

Es braucht einige Zeit, bis sich die Blutzirkulation Ihres Babys stabilisiert hat. Das kann zur Folge haben, daß die obere Körperhälfte blasser wirkt als die untere. Das ist jedoch kein Grund zur Sorge.

Sie bemerken am Körper vielleicht einen feinen Flaum, die sogenannten Lanugo- oder Wollhaare, mit denen der Fetus in der Gebärmutter bedeckt war (siehe Seite 62). Bei einigen Babys sind sie nur auf dem Kopf zu sehen,

*Die Beine Ihres Babys wirken gekrümmt, weil sie im Uterus angewinkelt waren*

*Unter der Fontanelle sieht man oft das Blut pulsieren. Die Fontanelle ist zwar sehr widerstandsfähig, aber man sollte niemals harten Druck auf sie ausüben*

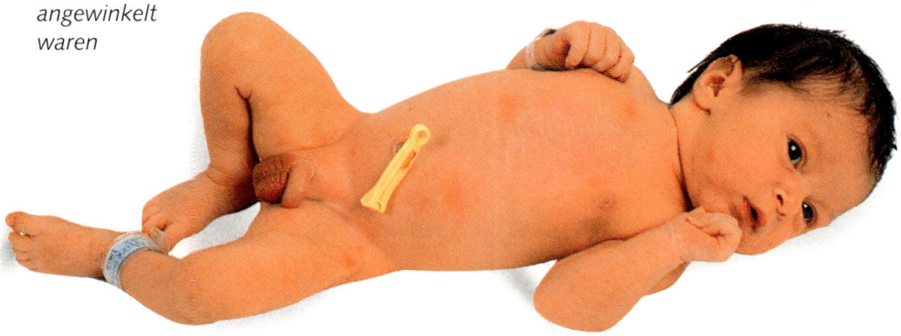

*Die Hautfarbe Ihres Kindes wechselt ständig, und es sieht ziemlich scheckig aus*

*Die Finger sind fest zur Faust geballt und haben vielleicht eine bläuliche Färbung*

bei anderen befinden sie sich auch auf den Schultern. Beides ist ganz normal, und der Flaum reibt sich innerhalb weniger Wochen ab.

**Hände und Füße** Sie sind immer etwas bläulicher als der Rest des Körpers, weil der Blutkreislauf noch nicht sehr differenziert ist. Es können sich trockene Stellen zeigen, wo sich die Haut abschält, aber sie verschwinden innerhalb von wenigen Tagen wieder. Die Fingernägel können manchmal lang und scharf sein.

**Nabelschnur** Die abgeklemmte Nabelschnur löst sich erst um den 10. Tag nach der Geburt vom Nabel. Einige Babys haben Nabelgranulome, das sind kleine Schwellungen nahe dem Nabel, die meistens innerhalb eines Jahres abheilen. Falls sie bestehen bleiben oder größer werden, sollten Sie einen Arzt aufsuchen.

**Brüste** Bei Jungen wie Mädchen können die Brüste leicht geschwollen sein und Milch absondern, was auf die Schwangerschaftshormone zurückzuführen ist. Das ist ganz normal und vergeht in ein paar Tagen.

## Muttermale

**Eine Gruppe kleiner Blutgefäße unter der Hautoberfläche können wie ein Schönheitsfehler auf dem Körper Ihres Kindes wirken. Sie sind aber für gewöhnlich nicht behandlungsbedürftig.**

**Storchenbisse** Das sind zartrosa Flecken; sie kommen häufig vor, vor allem auf Nase, Augenlidern und im Nacken unterhalb der Haaransatzlinie. Es dauert ungefähr ein Jahr, bis sie verblassen.

**Blutschwamm (Hämangiom)** Es erscheint zuerst in Form winziger roter Punkte, die bis Ende des ersten Lebensjahres größer werden können. Bis zum fünften Lebensjahr sind sie fast immer verschwunden.

**Mongolenflecken** Das sind bläuliche Flecken in der Gesäßgegend bei Kindern mit dunklerem Hautton (fast alle dunkelhäutigen und asiatischen Babys und einige aus den Mittelmeerländern haben sie). Sie ähneln blauen Flecken, sind aber harmlos und verblassen auf natürliche Weise.

**Feuermal (Flammennävus)** Diese großen, flachen, roten oder purpurfarbenen Male befinden sich oft im Gesicht und am Hals. Es sind bleibende Male, und wenn Sie sich Sorgen deswegen machen, sollten Sie mit Ihrem Arzt sprechen.

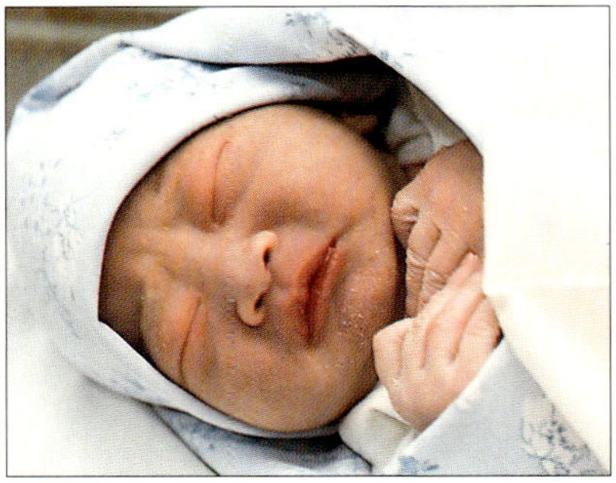

**Geschwollene Augenlider**
Die Augenlider Ihres Babys können infolge der Enge im Geburtskanal ziemlich geschwollen sein; die Schwellung klingt jedoch in wenigen Tagen ab.

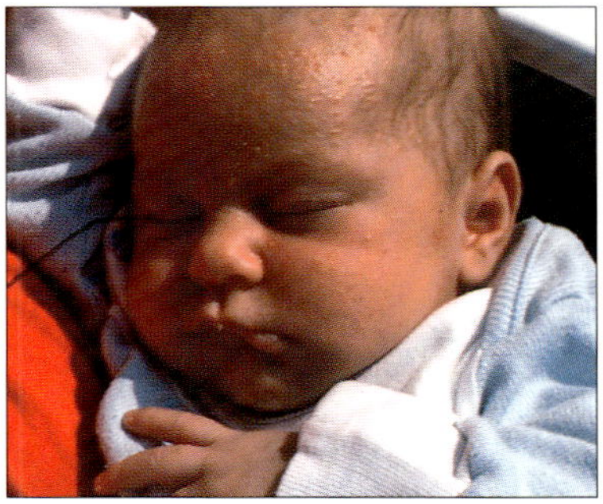

**Pusteln**
Kleine weiße Pusteln, Milia genannt, werden durch eine Verstopfung der Talgdrüsen verursacht. Sie verschwinden bald von selbst.

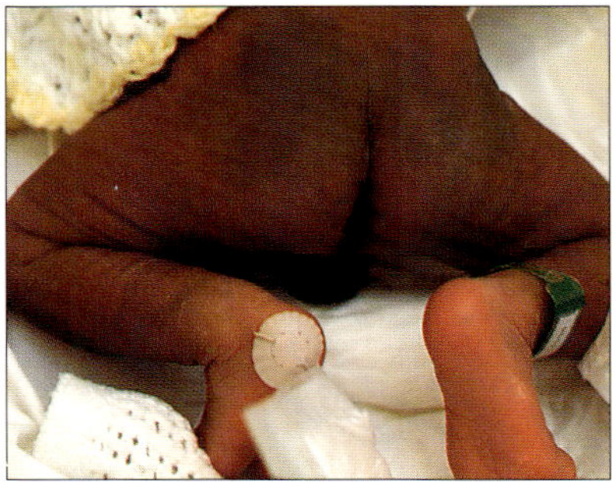

**Fleckige Hautpartien**
Da sich der Blutkreislauf noch nicht stabilisiert hat, sehen Sie vielleicht rote und weiße Flecken auf dem Körper, und Arme und Beine sind verschieden getönt.

# Was Ihr Baby schon alles kann

Ihr Baby besitzt eine ganz ureigene Persönlichkeit und versetzt Sie mit seinem Verhalten vielleicht in Erstaunen. Verbringen Sie soviel Zeit wie möglich damit, es genau zu studieren, dann werden Sie seine einzigartige Mimik und seine individuellen Reaktionen entdecken und zunehmend besser verstehen.

## Körperhaltung und Sinne

Der Kopf Ihres Kindes ist noch zu schwer für Rücken- und Nackenmuskulatur. Wenn Ihr Baby auf dem Rücken liegt, wird es den Kopf zur Seite drehen, den Arm auf dieser Seite ausstrecken und den entgegengesetzten Arm zur Brust anwinkeln. Wenn es eine Woche alt ist, hebt es den Kopf ruckartig an, wenn Sie es auf dem Arm halten und es von Ihrer Schulter gestützt wird, und mit sechs Wochen ist es vermutlich schon imstande, den Kopf mehr als eine Minute aufrecht zu halten.

Bei der Geburt sind Gehör-, Geruchs- und Geschmackssinn recht gut entwickelt. Es wird Sie bald am Geruch erkennen und innerhalb der nächsten zwei Wochen auch sehen. Zunächst ist der Mund das wichtigste Tastinstrument. Wenn Sie Ihr Kind zum erstenmal im Arm halten, wird es sich auf Ihr Gesicht konzentrieren und Ihnen in die Augen sehen. Babys lieben es, in Gesichter zu schauen. Sie mögen auch helle menschliche Stimmen, und Ihre Stimme und die tiefere Ihres Partners zieht Ihr Baby allen anderen Stimmen vor. Auf Geräusche reagiert es mit einem Wechsel im Atemrhythmus, und Lärm erschreckt es.

### Kommunikation

**Nehmen Sie sich die Zeit, mit Ihrem Baby zu spielen. Das ist von entscheidender Bedeutung für seine Entwicklung. Versuchen Sie, seine Bedürfnisse zu erkennen.**

Das mimische Repertoire Ihres Babys ist groß, und bald werden Sie jeden Gesichtsausdruck zu deuten wissen. Wenn es zufrieden ist, wirkt es ruhig und gelassen, und es schreit, bis es krebsrot und sehr aufgeregt ist, wenn es sich schlecht oder unbehaglich fühlt. Sie sollten sich nicht albern vorkommen, wenn Sie mit ihm schmusen. Schneiden Sie ruhig Grimassen, und sprechen Sie in hohem, lustigem Tonfall, um ihm zu sagen, wie sehr Sie es lieben. Es wird reagieren, indem es nickt, den Mund bewegt, vielleicht die Zunge herausstreckt und den ganzen Körper ruckartig verdreht.

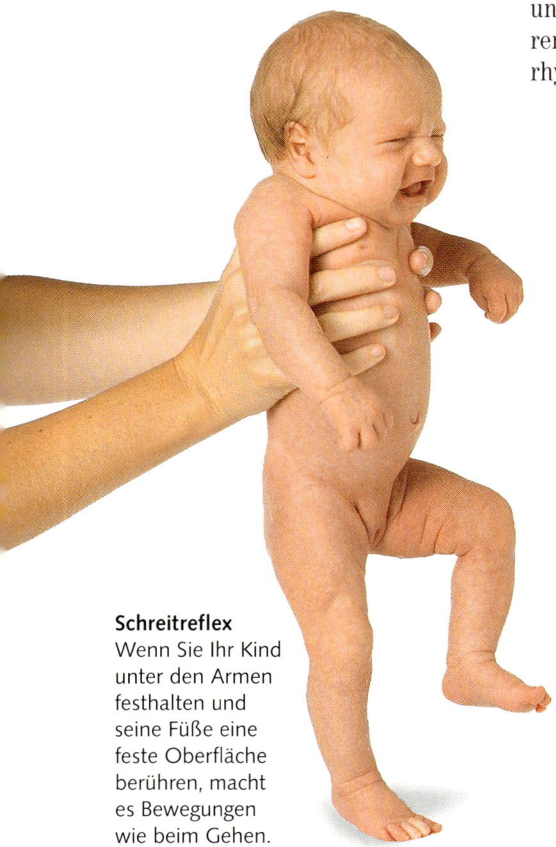

**Schreitreflex**
Wenn Sie Ihr Kind unter den Armen festhalten und seine Füße eine feste Oberfläche berühren, macht es Bewegungen wie beim Gehen.

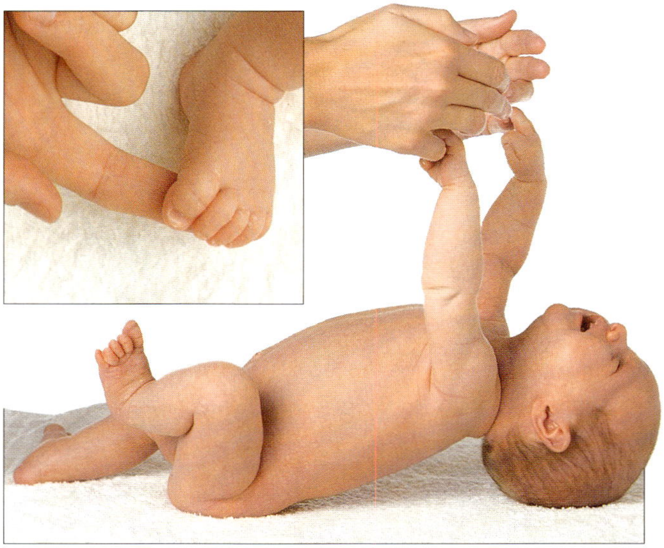

**Greifreflex**
Die Finger Ihres Babys umklammern alles, was Sie ihm in die Hand geben. Sein Griff ist so stark, daß sein ganzes Gewicht daran gehalten werden könnte, wenn es Ihre Finger mit beiden Händen faßt. Die Fußsohlen krümmen sich bei Berührung.

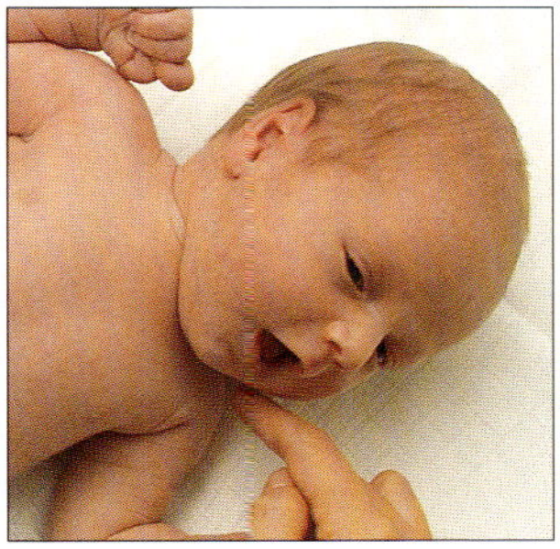

**Suchreflex**
(Mundphänomen)
Ihr Baby sucht nach der Brust, um zu trinken. Wenn Sie ihm über die Wange streichen, wendet es den Kopf in die Richtung und öffnet den Mund.

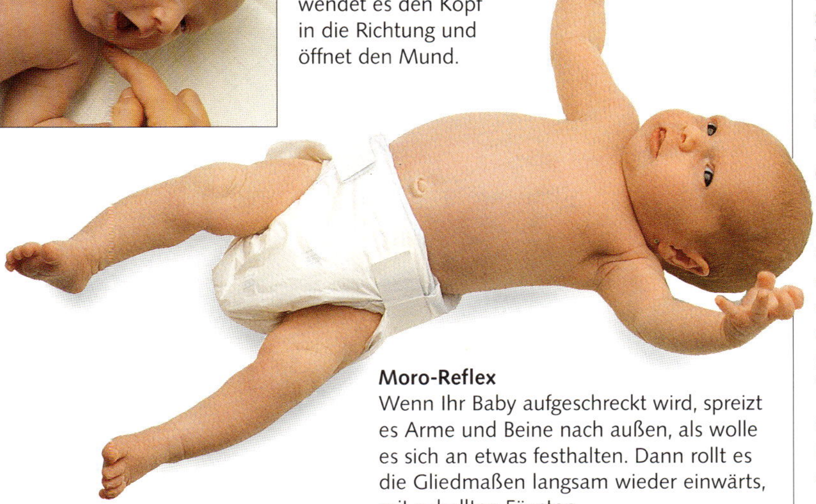

**Moro-Reflex**
Wenn Ihr Baby aufgeschreckt wird, spreizt es Arme und Beine nach außen, als wolle es sich an etwas festhalten. Dann rollt es die Gliedmaßen langsam wieder einwärts, mit geballten Fäusten.

Alle Babys benutzen bestimmte Reflexbewegungen als Selbstschutz. Sie verschwinden ungefähr drei Monate nach der Geburt. Ihr Kind schließt die Augen automatisch, wenn Sie seine Augenlider berühren. Es beginnt zu saugen, wenn Druck auf den Gaumen ausgeübt wird. Das Saugen ähnelt mehr einem geräuschvollen Kauen, kann sehr stark sein, und es dauert eine Weile an. Der Schluckreflex ist allen Babys angeboren, denn sie haben ihn für die Nährflüssigkeit im Uterus gebraucht. Deshalb sind sie imstande, schon im ersten Augenblick nach ihrer Geburt Kolostral- oder reife Muttermilch zu schlucken. Wenn sie zuviel Flüssigkeit schlucken, fangen sie automatisch an zu würgen, um die Atemwege frei zu machen.

## Geräusche, die Ihr Baby von sich gibt

**Atmen**
Der Atem Ihres Babys scheint im Vergleich zu Ihrem sehr leicht zu sein. Manchmal ist er schnell, geräuschvoll oder auch unregelmäßig. Es schnauft vielleicht, wenn Luft durch die schmalen Nasenwege dringt. Geraten Sie nicht in Panik, wenn Sie zunächst nur eine schwache Atmung bei ihm entdecken können; sie wird jeden Tag kräftiger werden.

**Niesen**
Die Empfindlichkeit gegenüber grellem Licht verursacht bei Ihrem Baby ein Niesen, denn das Licht reizt die Nerven in Nase und Augen. Das Niesen reinigt die Nasenwege und verhindert, daß Staub in seine Lungen dringt. Das Niesen kommt daher häufig vor und bedeutet nicht zwangsläufig, daß es sich erkältet hat.

**Schluckauf**
Ihr Baby hat oft einen Schluckauf. Er wird von plötzlichen, unregelmäßigen Kontraktionen des Zwerchfells verursacht und ist ein Zeichen, daß die am Schluckvorgang beteiligten Muskeln stärker werden und versuchen, harmonisch zusammenzuarbeiten.

## Warum Ihr Baby schreit

**Schreien ist die einzige Möglichkeit, sich Ihnen verständlich zu machen. Sie werden bald die verschiedenen Arten des Schreiens unterscheiden können und wissen, wie Sie darauf reagieren sollten.**

- Der erste Schrei Ihres Kindes kann einem Winseln ähneln, bevor er sich zu einem lautstarken, normalen Schrei auswächst. Bevor es richtig losgeht, holt es einmal tief Luft, der Körper spannt sich, das Gesicht verzieht sich zur Grimasse, es wird knallrot, dann öffnet es den Mund und brüllt im wahrsten Sinne des Wortes.
- Es schreit, wenn es hungrig ist, und hört für gewöhnlich erst dann auf, wenn es angelegt wird oder die Flasche erhält.
- Müdigkeit, unbequeme Kleidung, zu warm/zu kalt, oder Unbehagen beim Ausziehen – das alles können Gründe sein, warum Ihr Baby schreit.
- Eine der Hauptursachen für den kindlichen Kummer kann Einsamkeit sein. Babys brauchen Körperkontakt, um zu gedeihen, und wenn sie sich verlassen fühlen, schreien sie so lange, bis jemand sie aufnimmt und mit ihnen schmust.

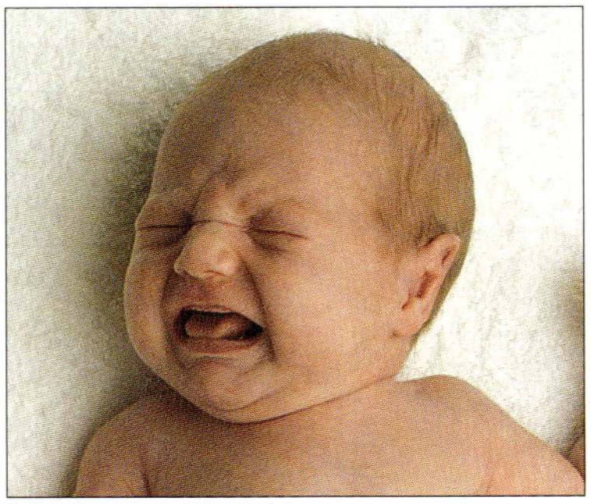

**Schrei nach Aufmerksamkeit**
Jähe Bewegungen, grelles Licht, laute Geräusche, schwitzen oder frieren – das alles kann bewirken, daß Ihr Baby zu schreien beginnt.

## Rückkehr nach Hause

**Bei einer ambulanten Entbindung dürfen Sie wenige Stunden nach der Geburt nach Hause, andere Frauen müssen länger als eine Woche in der Klinik bleiben. In der Regel beträgt die Aufenthaltsdauer drei bis vier Tage. Folgendes geschieht, bevor Sie entlassen werden:**

- Ein Arzt begutachtet in einer Abschlußuntersuchung, ob sich der Uterus wieder auf die Größe wie vor der Schwangerschaft zurückbildet, die Naht (falls vorhanden) gut heilt und die Brüste in Ordnung sind. Der Wochenfluß wird auf Farbe, Menge und eventuell vorhandene Blutklumpen überprüft. Gerinnungsstörungen, begleitet von anhaltenden Blutungen, können ein Anzeichen dafür sein, daß noch Plazentareste im Uterus verblieben sind.

- Bei einem Kaiserschnitt wird der Schnitt angesehen und nichtauflösbares Nahtmaterial entfernt.

- Wenn Sie während der Schwangerschaft nicht gegen Röteln immunisiert waren, wird man Sie nun (auf Wunsch) impfen.

- Eine Hebamme wird Ihnen zeigen, wie Sie den Nabel Ihres Babys säubern.

- Ziehen Sie Ihr Baby warm an, bevor Sie die Klinik verlassen, weil der Körper noch nicht imstande ist, die Temperatur zu regulieren. Sie selbst brauchen locker sitzende Kleidung, weil Ihre Brüste mit Einschießen der Milch größer werden. Auch Ihr Bauch wird erst einige Monate nach der Geburt wieder so flach sein, wie er vor der Schwangerschaft war.

# Ihr Aufenthalt in der Klinik

*Das Ausmaß an medizinischer Betreuung in der Klinik kann unterschiedlich sein, je nachdem, ob Sie eine vaginale Entbindung oder einen Kaiserschnitt hatten, in welchem Krankenhaus Sie sind, wie lange die Wöchnerinnen hier in der Regel bleiben müssen und wie es um Ihren Gesundheitszustand und den Ihres Babys bestellt ist.*

### Die Betreuung Ihres Babys

Wenn Sie die Klinik nach 12 Stunden oder ein paar Tagen verlassen, ist Ihr Baby noch einmal gründlich untersucht worden, um sicherzugehen, daß alles zum besten steht und es keine Probleme gibt. Ihr Arzt und die Hebamme werden außerdem überprüfen, ob es richtig trinkt und der Stuhl normal ist. Außerdem wird noch eine Blutuntersuchung durchgeführt.

### Die Betreuung der Mutter

Sofort nach der Entbindung werden Temperatur, Pulsfrequenz und Blutdruck gemessen. Am ersten Tag geschieht das alle vier Stunden, danach zweimal täglich für den Rest Ihres Klinikaufenthalts (oder während der ersten 7 bis 10 Tage bei einer Hausgeburt). Es kann leichte Abweichungen von dieser Regel geben, aber die Häufigkeit der Untersuchungen ist normal und kein Grund zur Sorge.

Ärzte und Krankenschwestern werden auch einen Blick darauf werfen, ob die Nähte oder Risse gut verheilen und sich kein Entzündungsherd bildet. Sie raten Ihnen vielleicht, Eisbeutel auf den Bereich zu legen, um ein Anschwellen zu vermeiden, und verabreichen Ihnen gegen die Schmerzen in den ersten Tagen ein Mittel.

Menge und Aussehen des Wochenflusses (Lochien) wird vom Pflegepersonal regelmäßig überwacht, um sicherzugehen, daß keine Blutklumpen zu finden sind oder außergewöhnlich starke Blutungen auftreten. Der Zustand von Uterus und Muttermund wird überprüft, um festzustellen, ob der Rückbildungsprozeß reibungslos verläuft. Der Arzt wird sich auch Ihre Beine ansehen, nach Anzeichen für eine Thrombose Ausschau halten.

**Mobilität** Frischgebackene Mütter sollten sich nach der Entbindung soviel wie möglich bewegen. Diese frühe Mobilität trägt dazu bei, daß Sie schneller wieder zu Kräften kommen und Darm und Blase wieder voll funktionstüchtig sind (siehe Seite 332).

Vermutlich werden Sie in den ersten sechs Stunden nach der Geburt im Bett bleiben und dürfen dann aufstehen, um auf die Toilette zu gehen, zu duschen oder umherzugehen. Es ist eine gute Idee, sich beim ersten Mal aus dem Bett helfen zu lassen, da Sie sich wahrscheinlich etwas benommen oder schwach fühlen. Blutuntersuchungen werden oft routinemäßig am 4. oder 5. Tag nach der Geburt durchgeführt, um zu prüfen, ob sich Ihr Hämoglobinspiegel wieder normalisiert.

**Nach einem Kaiserschnitt** Rund 10 % der Frauen entbinden mit Kaiserschnitt, und wenn er unter Vollnarkose ausgeführt worden ist, werden Sie sich vermutlich elend und wacklig in den Knien fühlen. Vermutlich hängen

Sie am Tropf und haben eine Kanüle im Arm, und man wird Ihnen Schmerzmittel geben. Wenn es Ihrem Baby gutgeht, besteht kein Grund, warum es nicht die ganze Zeit bei Ihnen sein sollte.
Wenn kein selbstauflösendes Nahtmaterial verwendet wurde, dann werden die Fäden nach rund fünf bis sechs Tagen gezogen. Nach einem Kaiserschnitt müssen Sie mit sieben bis zehn Tagen Klinikaufenthalt rechnen.

**Tagesablauf**
Es könnte den Anschein haben, als würde die Entbindungsstation auf eine Weise geführt, die in erster Linie dem Pflegepersonal die Arbeit erleichtert, statt Mutter und Kind in den Mittelpunkt zu stellen, und bis zu einem gewissen Grad entspricht das auch den Tatsachen. Lassen Sie jedoch nicht zu, daß sich Routineabläufe im Klinikbetrieb negativ auf Sie auswirken, vor allem wenn es ums Stillen geht. Bestehen Sie darauf, daß man Ihnen genug Zeit zum Füttern Ihres Babys läßt. Die Abläufe sind zwar in jedem Krankenhaus anders, aber in der Regel werden die Kinder am ersten Tag viermal und am zweiten Tag fünf- bis sechsmal zum Anlegen gebracht. Jede Frau sollte langsam, mit nicht mehr als zwei bis drei Minuten je Brust, anfangen, so daß die Brustwarzen hart werden können, womit sich vermeiden läßt, daß sie wund und rissig werden.
Es kann Ihnen auch so vorkommen, als habe das Personal seine Routineaktivitäten absichtlich dann eingeplant, wenn Sie ein Schläfchen halten. Es ist frustrierend, wenn man geweckt wird, um etwas Heißes zu trinken, wenn man gerade eingeschlafen ist! Das Klinikessen kann fade schmecken und ernährungsphysiologisch zu wünschen übriglassen, und falls die Portionen auch noch knapp bemessen sind, sollten Sie sich von Ihren Besuchern etwas zu essen mitbringen lassen oder Freunde bitten, Ihnen um die Mittagszeit eines Ihrer Leibgerichte vorbeizubringen.

**Besucher** So willkommen sie auch sein mögen, Sie sollten nicht vergessen, daß Besucher Sie mehr anstrengen, als Sie sich vorstellen können. Versuchen Sie deshalb, jeden Besuch auf maximal eine halbe Stunde zu begrenzen. Wenn möglich, sollten Familienmitglieder, einschließlich Ihrer Kinder, Sie jederzeit besuchen können.

**Soziale Kontakte** Es gibt einiges, was Sie in der Klinik genießen werden. Sie haben Gesellschaft und sind imstande, über Ihre Erfahrungen, Beobachtungen und Ängste mit anderen Müttern zu sprechen. Gerade zwischen frischgebackenen Müttern bahnt sich oft eine positive soziale Beziehung an. Das könnte der Auftakt zu einer Freundschaft sein, die weit über die Dauer des Klinikaufenthalts hinausgeht.

**Sich unglücklich fühlen** Sollten Sie feststellen, daß Ihnen der Stationsalltag überhaupt nicht behagt und Sie sich todunglücklich in der Klinik fühlen, dann sprechen Sie mit den Krankenschwestern. Viele sind sehr aufgeschlossen, flexibel in ihrer Sichtweise und bemüht, ihr Bestes zu tun, um Ihnen das Leben erträglicher zu machen. Andernfalls sollten Sie um schnellstmögliche Entlassung bitten, weil es schade wäre, wenn die ersten Tage mit Ihrem Baby von Frustrationen überschattet würden.

## Beurkundung der Geburt

**Laut Gesetz ist jede Geburt innerhalb einer Woche dem Standesbeamten des Geburtsorts zu melden, damit der Eintrag in das Familienstammbuch – ein standesamtliches Register – erfolgen kann.**

Bei der Eintragung ist das Stammbuch der Familie vorzulegen. Der Standesbeamte notiert Vornamen und Familiennamen des Kindes, Geburtsdatum und Geburtsort, Namen der Eltern (bei Verheirateten auch den Geburtsnamen), und bei Ehepaaren Datum und Ort der Eheschließung und Wohnort.
Eine beglaubigte Abschrift, der sogenannte Auszug aus dem Familienbuch mit dem Namen des Kindes, Geschlecht, Geburtsdatum und Geburtsort ist, gleich und unentgeltlich erhältlich. Eine ausführliche Geburtsurkunde (Eintrag ins Stammbuch der Familie) wird später gegen Gebühr ausgestellt. Sie brauchen die Geburtsurkunde, um Zuschüsse für Ihr Baby beantragen zu können.

# Wie Sie Ihr Baby halten

*Ein Neugeborenes kann sehr zerbrechlich wirken, und viele Eltern haben Angst, ihr Baby hochzunehmen und anzufassen, weil sie befürchten, ihm weh zu tun. Ihr Kind ist in Wirklichkeit jedoch ziemlich widerstandsfähig, und solange Sie es gut stützen, besteht kein Grund zur Sorge.*

**Sicher stützen**
Selbst wenn es weint und hochgenommen werden will, sollten Sie dabei schnelle und hektische Bewegungen vermeiden. Nehmen Sie es so langsam, sanft und ruhig auf, wie Sie können. Die meisten Babys mögen es, wenn man nicht zu zaghaft, sondern kräftig zufaßt, weil sie sich dann sicherer fühlen. Es dauert einige Wochen, bis Ihr Kind seinen Kopf aufrecht halten kann, und deshalb müssen Sie den Kopf stützen, damit er nicht hin und her pendelt. Halten Sie Ihr Baby immer so, daß sich Ihre Arme nahe am Körper befinden, und beugen Sie sich nach unten, wenn Sie es hochheben oder zurücklegen. Sie werden schon bald Selbstvertrauen dabei gewinnen. Achten Sie stets darauf, daß Sie den Nacken stützen. Wenn Sie Ihr Kind hinlegen, ist die Rückenlage die sicherste, oder Sie legen es auf die Seite mit einem kleinen Kissen im Rücken.

**Liebevolle Unterstützung** Eine Mutter hat oft das Gefühl, sie sei in erster Linie für das Neugeborene verantwortlich, aber die meisten Männer wollen so früh wie möglich einbezogen werden. Ihr Kind und sein Vater

## Körperkontakt für Sie

**Vom Augenblick der Geburt an können Sie durch unmittelbaren Hautkontakt ein besonderes Gefühl der Nähe zu Ihrem Kind schaffen.**

Der unmittelbare Hautkontakt ermöglicht große Intimität. Sie werden das „Hautbad“ mit Ihrem Baby genießen, das Gefühl seiner sanften, warmen Haut an der Ihren und den wundervollen Duft von Neugeborenen.
Wenn Sie Ihr Kind stillen oder mit der Flasche füttern, sollten Sie keine Kleiderbarriere zwischen sich haben. Es kommt Ihnen beiden zugute, wenn Sie es an Ihre bloße Haut halten (siehe Spalte, rechts) – nicht zuletzt deshalb, weil es Sie an Ihrem Geruch wiedererkennt (ein wichtiger Schritt für die Entwicklung einer emotionalen Beziehung, wenn Sie nicht stillen).

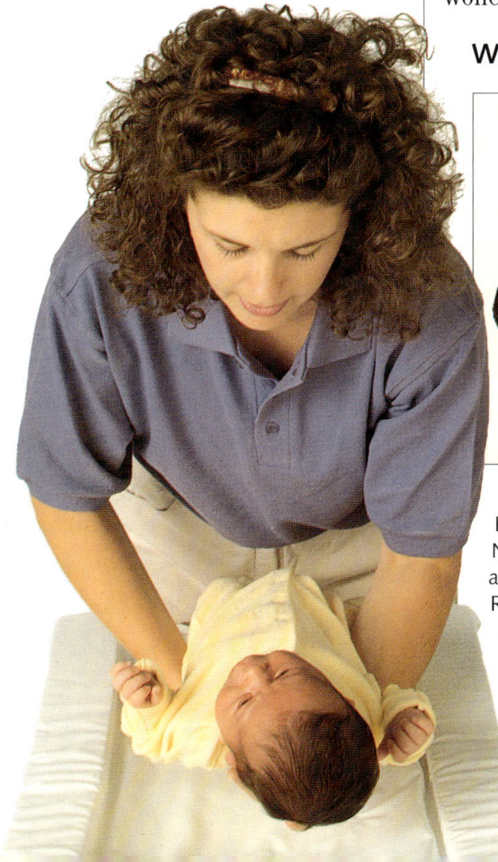

### Wie Sie Ihr Baby halten

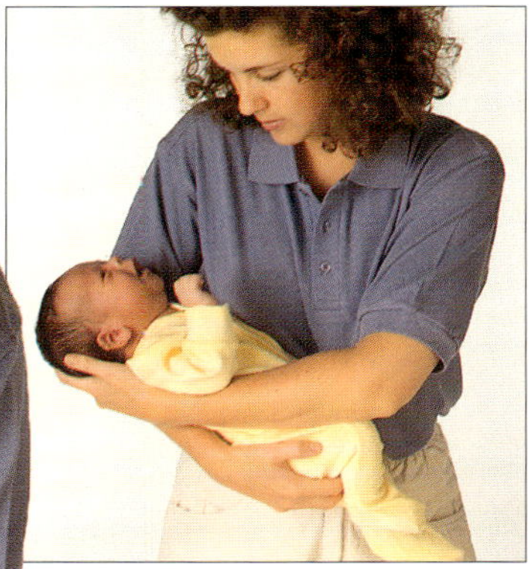

**Hochnehmen**
Lassen Sie eine Hand unter Nacken und Kopf gleiten, die andere hinter den unteren Rückenbereich. Heben Sie es vorsichtig hoch, so daß der Kopf nicht zurückfällt. Denken Sie daran, den Kopf in Ihrer Armbeuge zu stützen, damit er nicht hin und her pendelt.

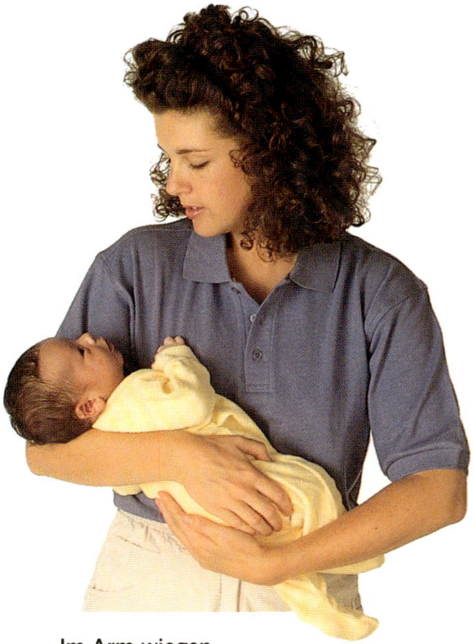

**Im Arm wiegen**
Ihr Baby fühlt sich sicher, wenn es in Ihrer Armbeuge liegt und Arme und Beine gestützt werden.

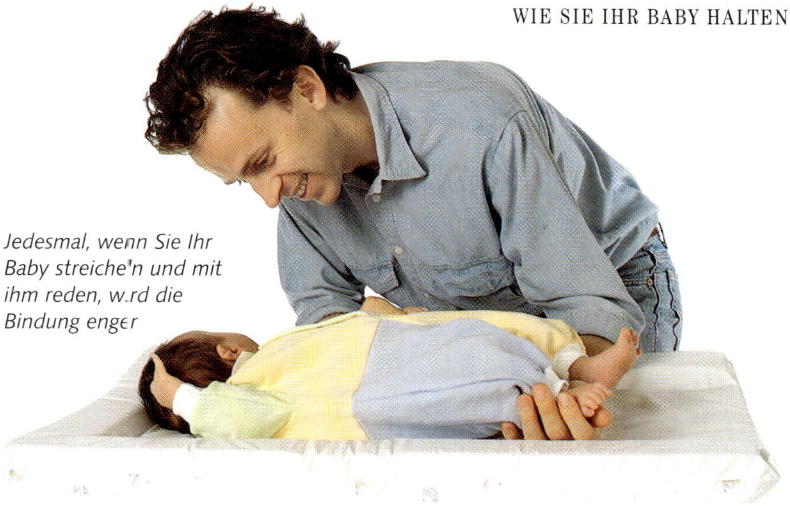

*Jedesmal, wenn Sie Ihr Baby streicheln und mit ihm reden, wird die Bindung enger*

werden sich besser kennenlernen und verstehen, wenn er es liebkost, es versorgt und herumträgt. Je mehr Berührungen in ihre Beziehung eingebunden sind, desto liebevoller wird es werden.
Den ganzen Tag lang, vor allem wenn Sie seine Windeln wechseln, werden Sie Möglichkeiten haben, den Körper Ihres Kindes vorsichtig zu erkunden und zu liebkosen. Am besten schmust es sich, wenn Sie nackt im Bett liegen. Auf diese Weise kann es den Geruch Ihrer Haut einatmen, Sie fühlen und Ihre Wärme spüren und deutlich Ihren Herzschlag hören.

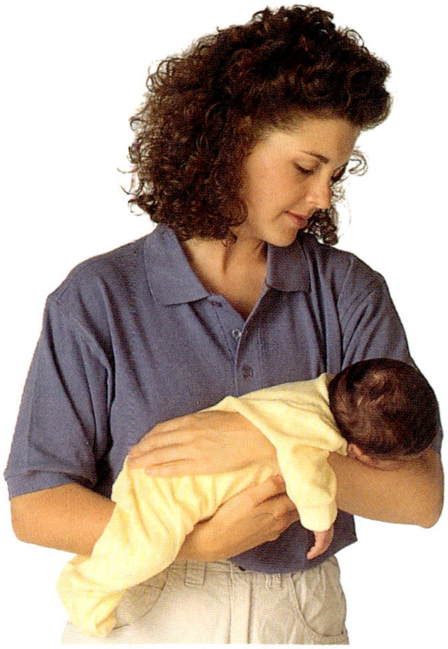

**Mit dem Gesicht nach unten halten**
Ihrem Baby gefällt es vielleicht besonders, mit dem Gesicht nach unten gehalten zu werden.

*Ihr Baby wird sich geborgen fühlen, wenn es den vertrauten Herzschlag wieder vernimmt*

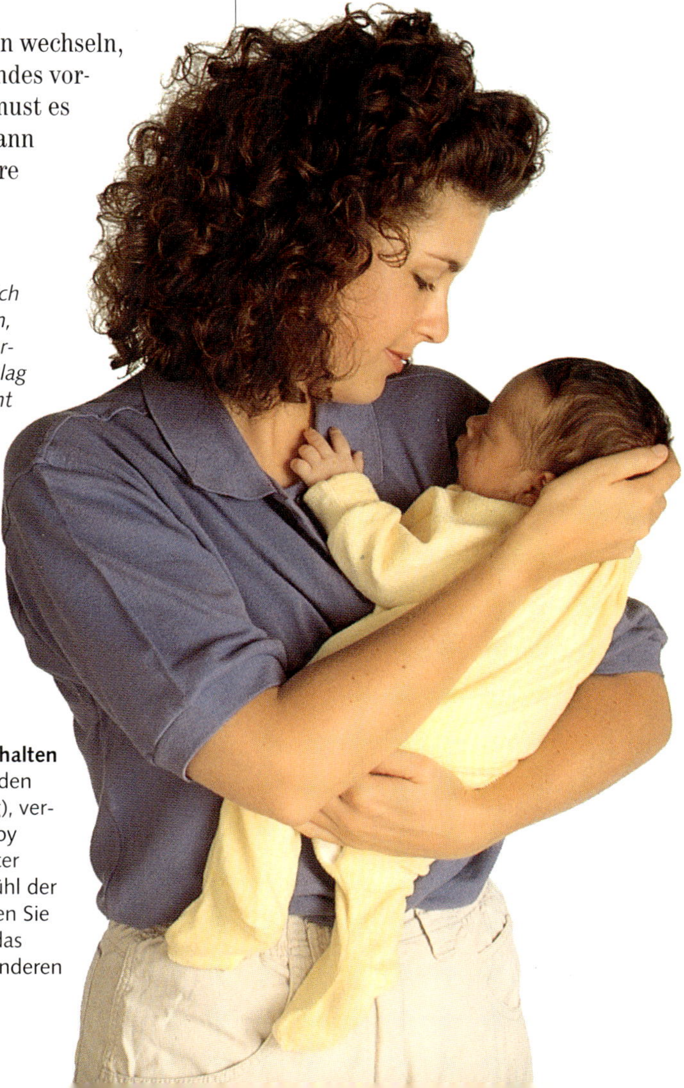

**An der Schulter halten**
Gehalten zu werden (siehe Abbildung), vermittelt Ihrem Baby selbst in aufrechter Position ein Gefühl der Sicherheit. Stützen Sie mit einer Hand das Gesäß, mit der anderen Hand den Kopf.

## Körperkontakt für Ihr Baby

**Neuere Forschungsergebnisse haben gezeigt: Je mehr Körperkontakt Babys haben, desto besser ist ihr gesundheitliches und emotionales Befinden.**

Sie können das Rhythmusgefühl Ihres Kindes ansprechen, indem Sie es schaukeln und wiegen. Der unmittelbare Hautkontakt stimuliert seinen Tast- und Geruchssinn und ist sogar seinem Wachstum zuträglich. Die menschliche Haut ist ein Organsystem, das Wärme aussendet und empfängt und somit eine positive Wirkung auf die Haut anderer menschlicher Wesen ausübt.

# Stillen

*Viele Frauen, die stillen wollen, machen sich beim ersten Kind Sorgen, daß ihre Milch nicht ausreichen oder nicht nahrhaft genug sein könnte. Diese Ängste sind verständlich, aber grundlos. Vergessen Sie nicht: Jede Frau ist fähig, ihr Kind zu stillen. Es gibt keine Brüste, die zu klein sind dafür, und was die Milchmenge angeht, so paßt sich das Angebot in den meisten Fällen der Nachfrage an.*

## Milchproduktion

**Die Veränderungen während der Schwangerschaft bereiten die Brüste auf die Milchproduktion vor, die wenige Tage nach der Geburt richtig in Gang kommt.**

Jede weibliche Brust enthält 15 bis 20 verschiedene Gruppen Milch absondernder Drüsen, die mit der Brustwarze durch die Milchgänge verbunden sind. Während der Schwangerschaft schütten Plazenta und Eierstöcke hohe Östrogen- und Progesteronmengen aus; Hormone, die Ihre Milchdrüsen stimulieren, Kolostralmilch zu produzieren. Sie versorgt Ihr Baby mit Wasser, Protein, Zucker, Vitaminen, Mineralien und Antikörpern, die es vor Infektionserkrankungen schützen. Rund drei bis fünf Tage nach der Entbindung wird die Kolostralmilch von der reifen Muttermilch abgelöst.

**Anregung der Milchsekretion**
Beim Saugen stimulieren die Nervenenden im Warzenhof das Gehirn, Prolaktin und Oxytozin auszuschütten.

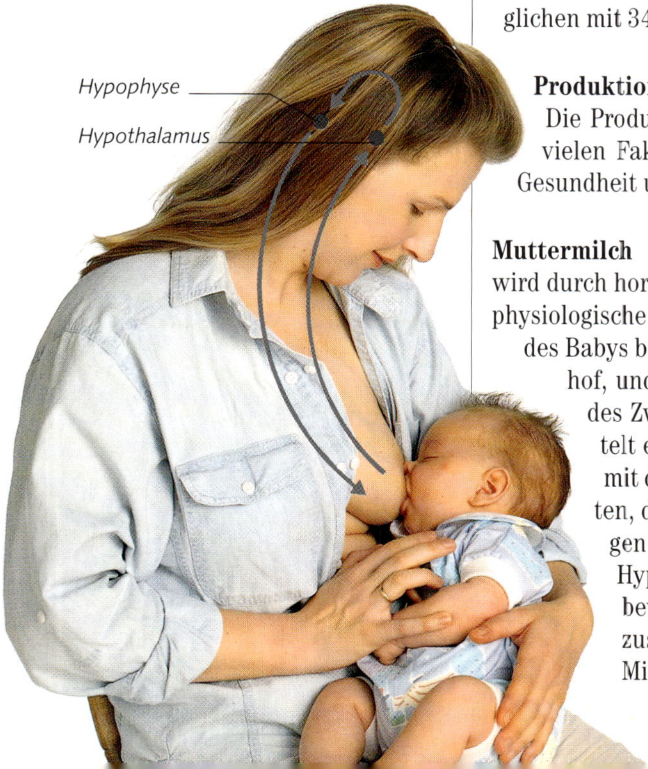


### Stillen nach Bedarf

Ein Baby kann eine volle Brustmahlzeit in $1\,^1/_2$ bis 2 Stunden verdauen (in der Hälfte der Zeit, die ein Flaschenkind braucht, um die Fertigkost zu verdauen). Nach Bedarf bedeutet also, daß Sie häufiger stillen müssen, aber damit ist der Muttermilchvorrat keineswegs schneller erschöpft. Die Forschung hat festgestellt, daß Mütter, die ihre Kinder nach Bedarf stillen, mehr Milch produzieren als solche, die ihr Baby nach einem festen Zeitplan, aber in längeren Abständen anlegen.

In einer Untersuchung verglich man Kinder, die entsprechend ihren Bedürfnissen rund zehnmal täglich angelegt wurden, mit solchen, die nur alle 3 bis 4 Stunden die Brust erhielten – im Schnitt knapp über siebenmal am Tag. Die häufiger gestillten Kinder mußten nicht mit der gleichen täglichen Milchmenge auskommen, sondern bekamen mehr.

**Höhere Milchmengen** Die auf Verlangen gestillten Babys erhielten pro Anlegen etwa 73 ml Muttermilch, während denjenigen mit Bindung an feste Anlegezeiten nur 68,8 ml zur Verfügung standen. Infolgedessen waren erstere nach zwei Wochen schwerer und hatten 561 g zugenommen, verglichen mit 347 g bei der anderen Gruppe.

### Produktion der Muttermilch (Laktation)

Die Produktion der Muttermilch ist ein komplexer Vorgang, der von vielen Faktoren beeinflußt werden kann, einschließlich Emotionen, Gesundheit und Ernährung der Mutter.

**Muttermilch** Der Wechsel vom Kolostrum (Vormilch) zur Muttermilch wird durch hormonale Veränderungen nach der Geburt ausgelöst, aber der physiologische Reiz für die fortlaufende Milchproduktion ist das Saugen des Babys beim Stillen. Es stimuliert dabei die Nervenenden im Warzenhof, und sie senden Botschaften an den Hypothalamus, einen Teil des Zwischenhirns. Wenn der Hypothalamus sie erhält, übermittelt er seinerseits Signale an die Hirnanhangdrüse (Hypophyse) mit der Aufforderung, ein Hormon namens Prolaktin auszuschütten, das die Milchproduktion anregt. Diese Reaktion auf das Saugen des Babys wird folglich auch Prolaktinreflex genannt. Die Hypophyse produziert außerdem Oxytozin. Dieses Hormon bewirkt, daß sich die Muskelfasern rund um die Milchdrüsen zusammenziehen und die Muttermilch von den Drüsen in die Milchgänge gepreßt wird. Das nennt man Milcheinschuß.

Er kann, wenn Ihre Brüste voll sind, nicht nur durch den Saugakt ausgelöst werden, sondern auch dann, wenn Ihr Baby vor Hunger schreit.

**Eine ausreichende Milchmenge** Der wichtigste Faktor für das Aufrechterhalten der Milchsekretion ist häufiges Stillen (mit möglichst vollständiger Entleerung), so daß durch den Saugreiz immer wieder Prolaktin ausgeschüttet wird, der Milcheinschuß erfolgen kann und ein Milchstau (Anschwellen der Milchdrüsen durch Restmilch) verhindert wird.
Wenn die Milchdrüsen anschwellen, können sie nicht mehr genug Milch erzeugen. Gleichzeitig neigen viele Frauen dazu, ihr Kind weniger häufig anzulegen, weil das Saugen schmerzt. Folglich wird der Reflex, der die Prolaktinausschüttung bewirkt, geschwächt, und die Milchproduktion vermindert sich. Sie können bei einem Milchstau Abhilfe schaffen, indem Sie die Milch ausdrücken (siehe Spalte rechts), und einer Wiederholung des Milchstaus durch regelmäßiges und häufiges Stillen vorbeugen.
Sie sollten nicht nur regelmäßig stillen, sondern warten, bis Ihr Baby eine Brust völlig entleert hat, bevor Sie es an der anderen Seite trinken lassen. Damit gewährleisten Sie, daß es nicht nur die durststillende, fettarme Vormilch erhält, die als erste abgesondert wird, sondern auch die im Anschluß kommende nahrhafte, fettreiche Nachmilch.
Es ist jetzt besonders wichtig, daß Sie auf eine gesunde Kost achten. Sie brauchen während der Stillzeit keine spezielle Diät zu halten, aber versuchen Sie, sich ausgewogen zu ernähren und viel Eiweiß, Eisen und Kalzium, viel Flüssigkeit, frisches Obst und Gemüse auf Ihren Speiseplan zu setzen. Drei ordentliche Mahlzeiten am Tag und einige leichte Zwischenmahlzeiten, bestehend aus Obst, Käse oder Milchgetränken, sorgen dafür, daß Ihr Energiespiegel nicht absinkt und Erschöpfungszustände vermieden werden. Es ist eine gute Idee, jeden Tag noch ein Eisenpräparat zusätzlich einzunehmen. Ein Baby zu versorgen kann Kraft kosten, und deshalb sollten Sie auch tagsüber jede Möglichkeit nutzen, sich auszuruhen oder zu schlafen. Falls Sie Diabetikerin sind, wird Ihr Arzt Ihre Kost, Ihren Glukose- und Insulinspiegel sorgfältig überwachen. Wenn Sie zum erstenmal wieder sexuellen Verkehr haben, sollten Sie keine oralen Verhütungsmittel nehmen, bis Sie abgestillt haben (siehe Seite 338).

**Wenn Ihr Baby nicht trinken will**
Es kann vorkommen, daß Ihr Baby sich weigert, zu trinken, was vor allem in den ersten Tagen passieren kann, wenn es noch zu schläfrig ist, um sich für Nahrung zu interessieren. In diesem Fall sollten Sie nicht aufgeben, sondern einfach die Milch ausdrücken oder abpumpen, die es getrunken hätte, und warten, bis es sich von allein meldet – die meisten Kinder trinken zügiger, wenn sie hungrig sind.
Ein Tip: Falls Ihr Baby einschläft, kurz nachdem Sie mit dem Stillen begonnen haben, legen Sie sich auf die Seite und das Baby daneben, so daß es das Saugen weniger ermüdend findet.
Wenn Ihr Kind nicht trinkt, könnte es auch Schwierigkeiten haben oder unfähig sein, mit dem Mund den ganzen Warzenhof zu erfassen (siehe Seite 306). Das ist häufig der Fall, wenn ein Milchstau und folglich eine Schwellung vorhanden ist. Pumpen Sie eine kleine Milchmenge ab.

## Milch ausdrücken/ abpumpen

**Gelegentlich möchten Sie vielleicht Milch aus Ihrer Brust entleeren, ohne Ihr Kind zu stillen, zum Beispiel damit Ihr Baby sie aus der Flasche erhalten kann, wenn Sie abends einmal ausgehen oder wenn ein Milchstau entsteht (siehe Seite 334). Sie können die Milch von Hand ausdrücken, aber schneller geht es mit der Milchpumpe.**

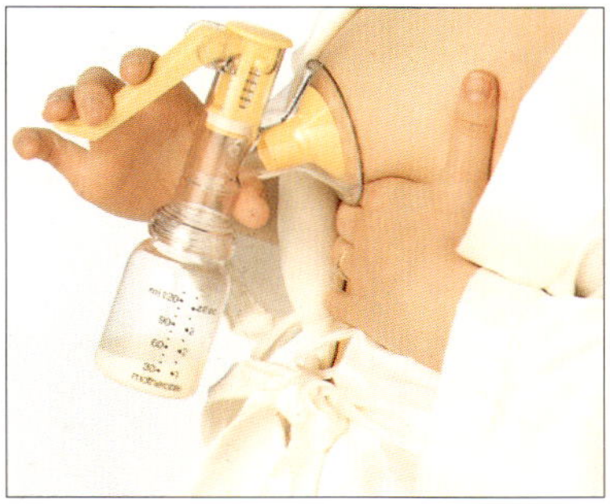

**Benutzung der manuellen Pumpe**
Stülpen Sie den Trichter der Pumpe über den Warzenhof, so daß er ihn luftdicht umschließt; bedienen Sie dann den Hebel oder Kolben.

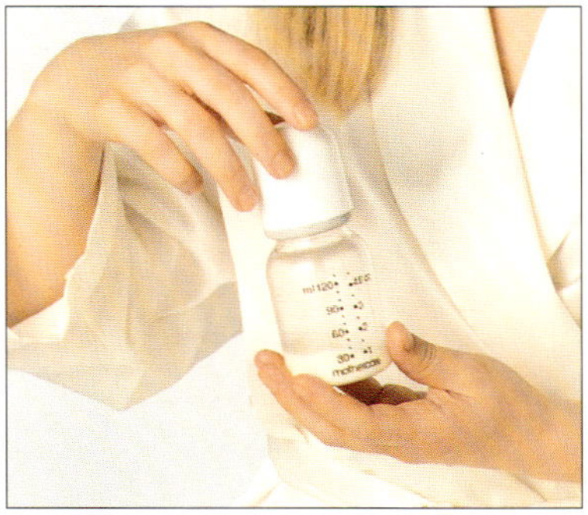

**Aufbewahren der Milch**
Nach dem Ausdrücken/Abpumpen der Milch wird die Flasche fest verschlossen und bis zum Gebrauch im Kühlschrank aufbewahrt. Gekühlt hält sie sich 48 Stunden, tiefgefroren bis zu sechs Monate. Waschen Sie sich jedesmal nach dem Ausdrücken der Milch die Hände, und achten Sie darauf, daß die gesamte Ausrüstung vor Benutzung sterilisiert wird.

# Anlegen

Stillen ist eine liebevolle, gefühlsbetonte Erfahrung, die das emotionale Band zwischen Ihnen und Ihrem Baby stärkt. Es ist die Fortsetzung einer physiologischen Beziehung, die begonnen hat, als sich Ihr Kind noch im Uterus befand. Da sich Ihr Baby darauf verlassen kann, daß die Muttermilch da ist, wenn es sie braucht, und daß sie gut und steril ist, hieß es früher, Stillen sei die erste Gelegenheit, einem Baby die Wahrheit zu sagen und ein Versprechen zu halten.

## Die richtige Stilltechnik

**Der Schlüssel zu einer positiven, problemlosen Stillerfahrung liegt in der richtigen Stilltechnik, bei der Ihr Kind mit dem Mund die Brustwarze vollständig umfaßt. Auf diese Weise erhält es genug Milch, und Probleme mit der Brust und der Milchproduktion lassen sich vermeiden.**

Wenn Ihr Baby richtig angelegt ist, umfaßt es mit dem Mund den ganzen Warzenhof und nicht nur die Brustwarze.
Die richtige Stilltechnik ist für Sie und Ihr Kind aus zwei Gründen wichtig: Erstens verhindert sie, daß Ihr Baby an der Warze selbst saugt, was Wundsein und Risse verursachen kann. Zweitens wird dadurch der Milchfluß stimuliert und sichergestellt, daß Ihr Kind nicht nur die durststillende, aber nährstoffärmere Vormilch (siehe Seite 305), sondern auch die nährstoffreiche Nachmilch erhält. Die vollständige Entleerung der Brust verhindert auch, daß ein Milchstau entsteht (siehe Seite 334).

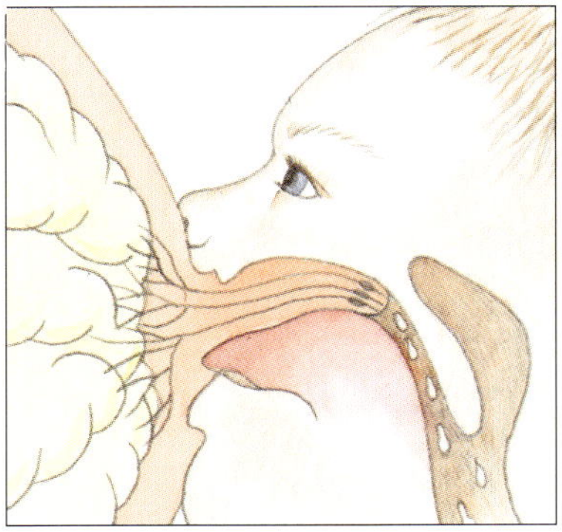

**Saugreflex**
Das Baby stimuliert den Milcheinfluß, indem es mit seinem Mund den Warzenhof umschließt und fest zu saugen beginnt. Dabei übt das Kind Druck auf die Milchseen aus, die dadurch die Milch freigeben.

*Sie sollten mit ihm sprechen, wenn es trinkt*

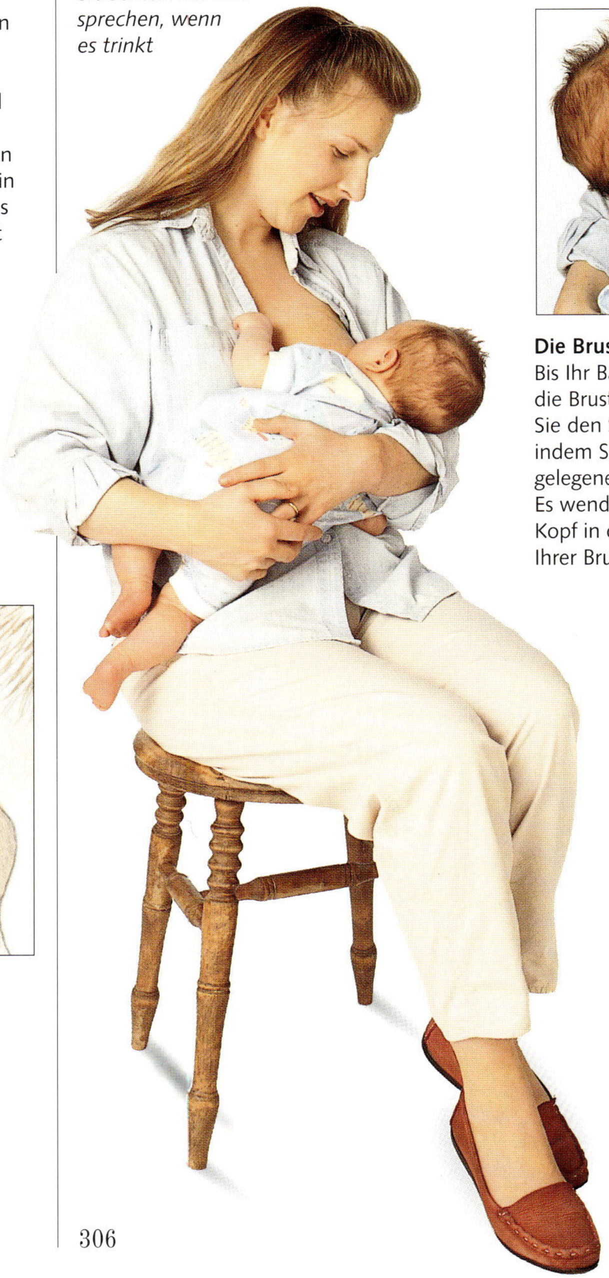

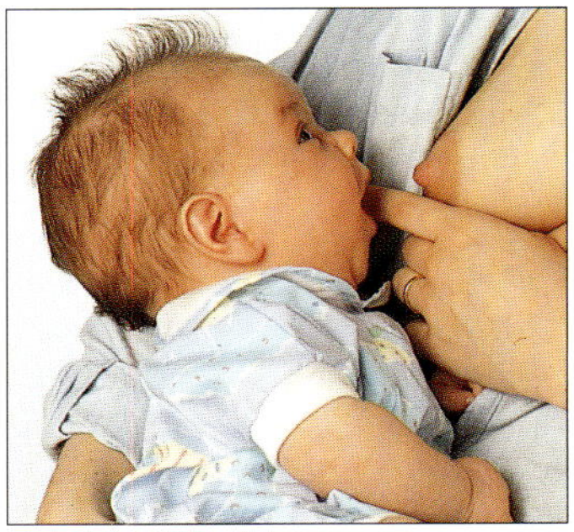

**Die Brustwarze finden**
Bis Ihr Baby richtig gelernt hat, die Brustwarze zu finden, können Sie den Suchreflex unterstützen, indem Sie sanft die Ihnen nächstgelegene Wange berühren.
Es wendet dann instinktiv den Kopf in die Richtung und somit Ihrer Brustwarze zu.

**Stillpositionen**
Halten Sie Ihr Baby so, daß sein Bauch an Ihrem liegt. Der Kopf sollte dabei höher als der Körper gelagert sein. Halten Sie beim Sitzen den Rücken gerade. Bequemer ist es, das Baby auf ein dickes Kissen auf Ihren Schoß zu legen, so daß Sie nicht sein Gewicht stützen müssen.

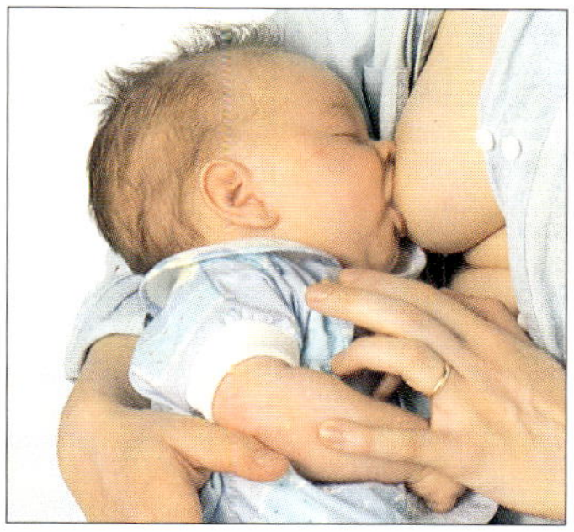

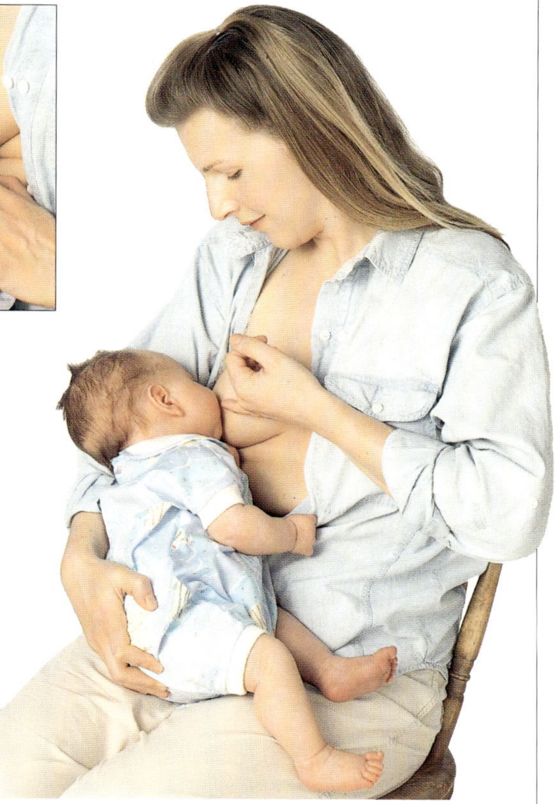

**Richtig trinken**
Wenn Ihr Kind richtig trinkt, ist sein Mund weit geöffnet. Während Zunge und Kiefermuskeln arbeiten, um Milch aus der Brust zu saugen, sehen Sie, wie sich Ohren und Schläfen bewegen.

**Wie Sie Ihr Kind von der Brust nehmen**
Wenn es fertig getrunken hat, die Brust leer ist und Sie es an der anderen Seite anlegen wollen, schieben Sie vorsichtig den kleinen Finger zwischen seine Kiefer.

## Brustpflege

*Wechseln Sie die Stilleinlagen nach jedem Anlegen aus*

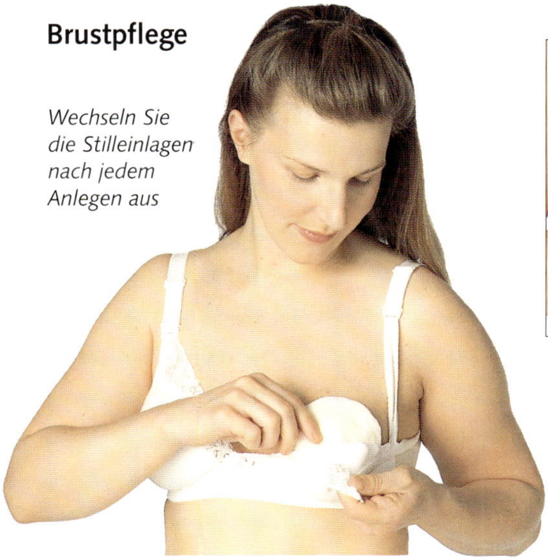

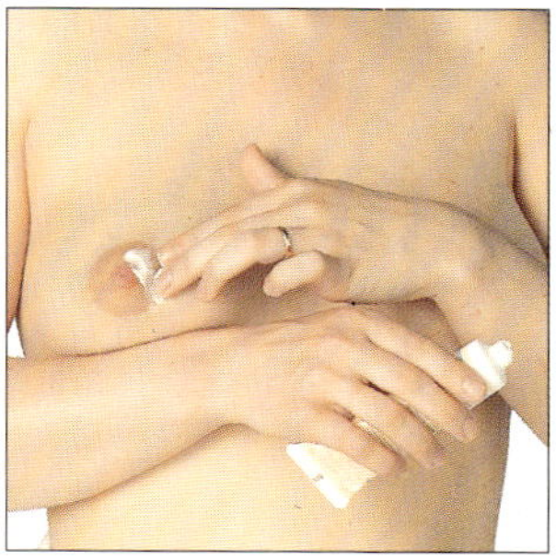

**Wunde Brustwarzen**
Tupfen Sie möglichst oft Salbe auf wunde oder rissige Brustwarzen.

**Stilleinlagen**
Auslaufende Milch kann unangenehm sein, Risse in den Brustwarzen verursachen und Flecken in der Kleidung hinterlassen. Stilleinlagen saugen tropfende Milch auf und stören nicht beim Tragen. Es gibt wiederverwendbare Einlagen, die man auskochen kann, oder solche, die man nach einmaligem Gebrauch wegwirft.

## Tips zum Stillen

**Stillen ist einfach – wäre es anders, würden es nicht Millionen von Babys und Müttern schaffen. Es könnte Ihnen anfangs ein wenig schwierig erscheinen, und falls Sie Probleme haben, bitten Sie Freunde, Krankenschwestern, Hebammen oder Mütter-Still-Gruppen um Rat und Hilfe.**

- Stillen ist immer einfacher, wenn Sie Ihr Kind gleich nach der Geburt anlegen. Sobald es Ihnen gelungen ist, es in der Feststimmung, die herrscht, zum Saugen zu bringen, gewinnen Sie an Selbstvertrauen.
- Wenn Ihr Kind Schwierigkeiten hat, die Brustwarze zu finden, weil sie weich und klein ist, legen Sie kurz einen kalten, nassen Lappen auf, so daß sie fest wird und sich aufrichtet.
- Die Milch fließt beim Stillen in beide Brüste ein, und es ist besser, das Kind jedesmal beidseitig anzulegen. Beginnen Sie mit der schwereren Brust.
- Lassen Sie Ihr Baby an der ersten Brust trinken, so lange es mag, damit es Vor- und Nachmilch erhält. (Vormilch ist der dünnflüssige durstlöschende Teil, die Nachmilch der fettere, cremigere.) Dann wechseln Sie die Seiten. Auch hier sollte es so lange trinken dürfen, wie es mag.

# Mit der Flasche füttern

*Ihr Kind mit Babynahrung und Flasche zu füttern, statt zu stillen, ist völlig gefahrlos und ernährungstechnisch ausgewogen, vorausgesetzt, Sie halten sich sorgfältig an die Anweisungen des Nahrungsmittelherstellers. Liebevolle Zuwendung und Blickkontakt sind aber auch hierbei sehr wichtig.*

## Achtung

Um die Gefahr einer Magen-Darm-Entzündung zu verringern, sollten Sie darauf achten, daß alles, was mit Ihrem Kind in Berührung kommt, vor der Benutzung gründlich gewaschen und sterilisiert worden ist. Waschen Sie sich die Hände, bevor Sie Fertignahrung oder sterilisierte Gegenstände anfassen. Schnuller und Beißringe sollten ebenfalls vor Gebrauch sterilisiert werden.

Bewahren Sie eine vorbereitete Flasche nie länger als 24 Stunden im Kühlschrank auf; bereiten Sie die Nahrung möglichst dann zu, wenn sie benötigt wird, und nicht im voraus. Wenn Ihr Baby ein Fläschchen nicht leer trinkt oder die bereits gewärmte Milch nicht trinken mag, schütten Sie sie weg – zweimal aufgewärmte Mahlzeiten sind eine der Hauptursachen für Infektionen.

### Das Fläschchen zubereiten

Die Palette der Babynahrungsprodukte reicht vom verhältnismäßig preisgünstigen Trockenmilchpulver bis zur gebrauchsfertigen, aber teuren Flüssigmilch. Die Fertigkost ist vitamin- und eisenreich, und die einzelnen Bestandteile wurden sorgfältig ausgewählt, damit sie der Muttermilch weitmöglichst entsprechen. Die meisten Erzeugnisse basieren auf Kuhmilch, es gibt aber auch Produkte auf Sojagrundlage für Kinder, die Verdauungsprobleme haben oder allergisch auf Kuhmilch reagieren. Wenn Sie sich nicht sicher sind fragen Sie den Arzt oder die Hebamme. Daß Sie Flaschen, Löffel zum Abmessen, Mixgefäße und Gummisauger sterilisieren, ist ungeheuer wichtig, da Neugeborene sehr empfänglich für Infektionen sind. Außerdem sollten Sie sich jedesmal gründlich die Hände waschen, bevor Sie Ihr Baby füttern.

## Ausstattung bei Flaschenernährung

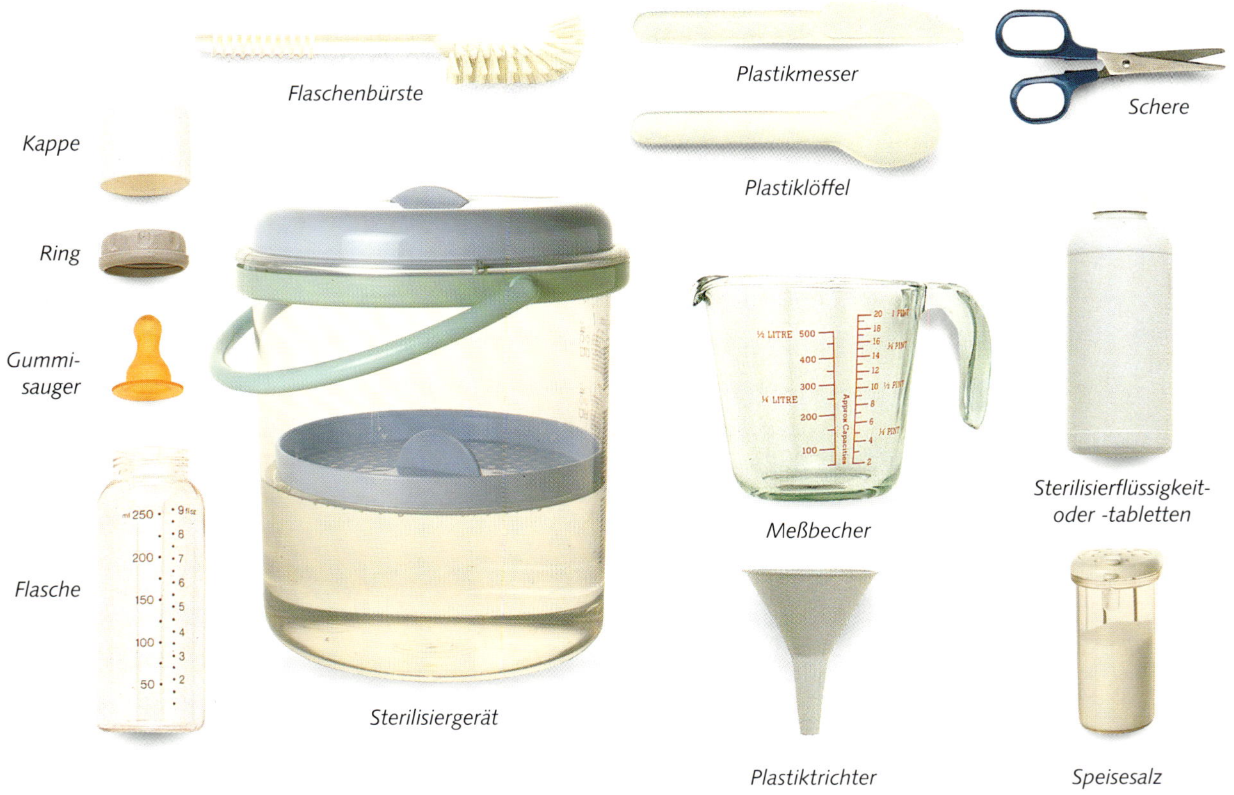

**Hygiene**
Sie werden bald Ihre eigene Methode entwickelt haben, um Flaschen auszuwaschen und zu sterilisieren.
Am einfachsten ist es jedoch, wenn Sie das Sterilisiergerät in der Küche aufstellen.
Sie sollten Flaschen und Zubehör mindestens bis zum 4. Lebensmonat Ihres Babys sterilisieren.
Weichen Sie Flaschen und Zubehör in heißem Wasser mit Spülmittelzusatz ein. Säubern Sie die Innenseite der Flaschen mit einer Flaschenbürste, und reiben Sie Speisesalz in die Innenseite der Gummisauger, um Milchreste zu entfernen. Spülen Sie Flaschen und Sauger gründlich unter warmem, fließendem Wasser nach.
Falls Sie eine Spülmaschine besitzen, können Sie Flaschen, Meßbecher und Plastikmesser in den normalen Spülgang geben.
Die Sauger müssen Sie trotzdem getrennt mit Salz säubern (siehe oben rechts).

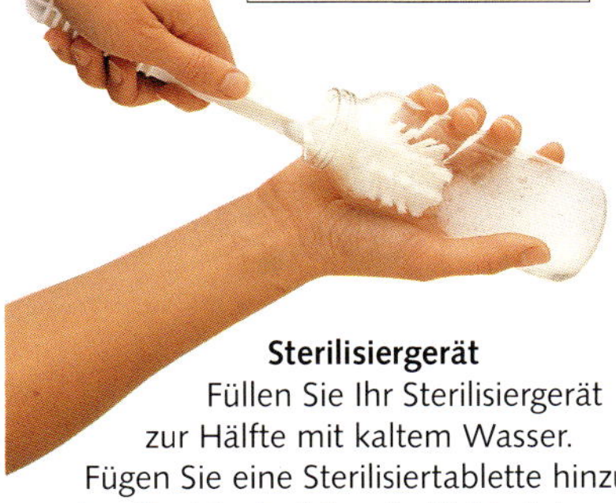

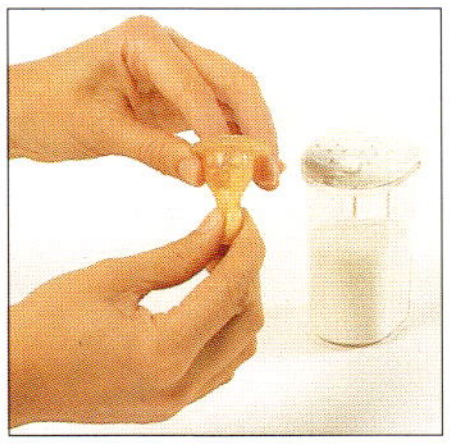

**Sterilisiergerät**
Füllen Sie Ihr Sterilisiergerät zur Hälfte mit kaltem Wasser. Fügen Sie eine Sterilisiertablette hinzu, und warten Sie, bis sie sich aufgelöst hat. Legen Sie Zubehör und Flaschen hinein, die Sie mit Wasser füllen, damit sie untergetaucht bleiben. Füllen Sie das Behältnis mit kaltem Wasser auf.

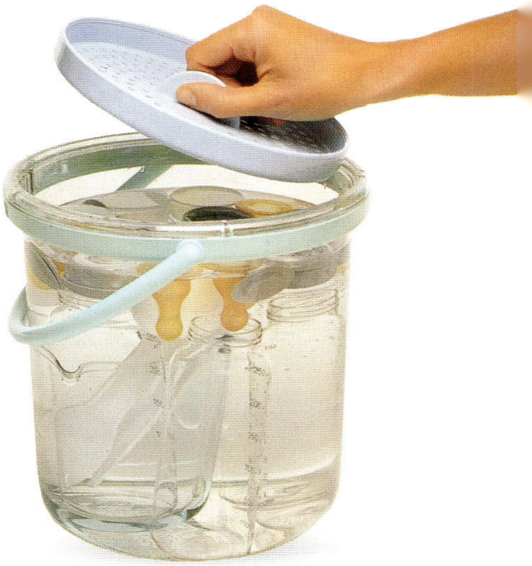

*Im Sterilisator läßt sich alles unter der Wasseroberfläche halten*

**Abmessen und Mischen**
Auf der Verpackung der Babynahrungsprodukte finden Sie Anweisungen bezüglich der Zubereitung der Babynahrung, an die Sie sich möglichst genau halten sollten. Machen Sie die Fertigkost nie „nahrhafter", indem Sie mehr Pulver als angegeben verwenden. Ihr Baby würde dann zuviel Eiweiß und Fett, aber nicht genügend Wasser erhalten. Falls Sie weniger Pulver ins Wasser mischen, damit die Fertigmilch „durststillender" ist, laufen Sie Gefahr, daß Ihr Baby bald an einer Mangelernährung leidet.

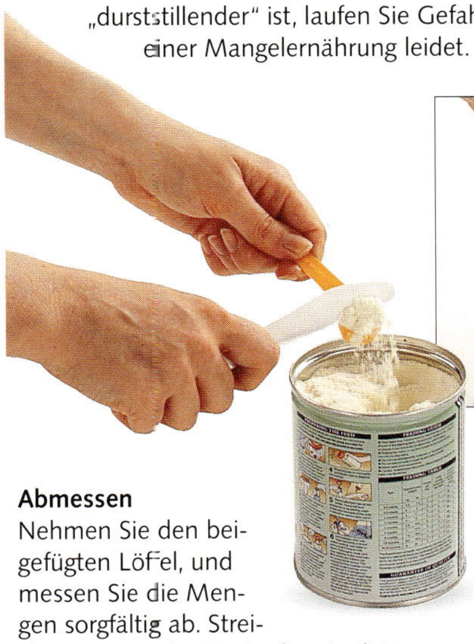

**Abmessen**
Nehmen Sie den beigefügten Löffel, und messen Sie die Mengen sorgfältig ab. Streichen Sie mit der Kante des sterilisierten Messers das Pulver im Meßlöffel glatt. Sie sollten die Menge weder häufen noch zusammenpressen.

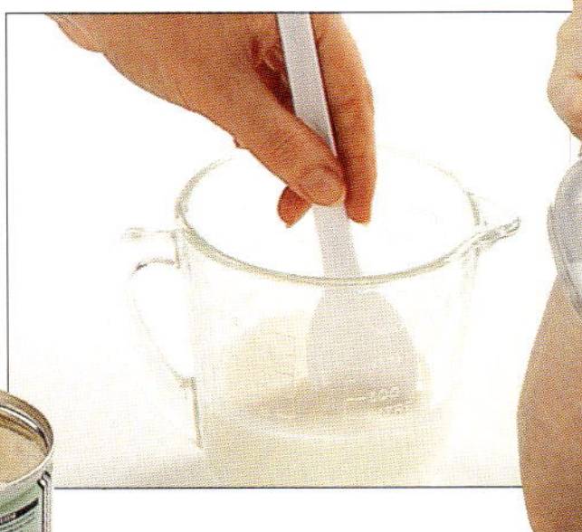

**Mischen**
Benutzen Sie nur frisch abgekochtes Wasser, das Sie leicht abkühlen lassen und dann erst abmessen, weil beim Kochen ein Teil des Wassers verdunstet und die Nahrung zu dickflüssig würde.

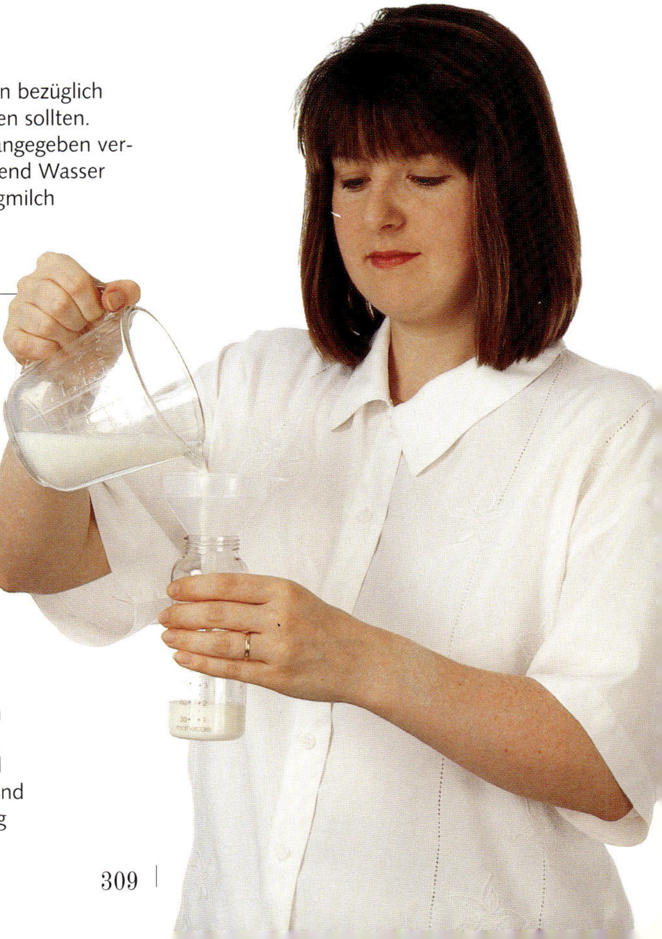

# Die Flasche geben

Wenn Sie Ihrem Baby die Flasche geben, ob mit Fertigkost oder ausgedrückter (abgepumpter) Muttermilch, sollten Sie ebenso geduldig und liebevoll sein, als wenn Sie stillen würden. Treiben Sie das Baby nicht zur Eile an. Gestatten Sie ihm, Pausen einzulegen, wenn es das Bedürfnis danach hat, und selbst zu entscheiden, wann es satt ist. Halten Sie es während des Fütterns dicht am Körper (vor allem an der bloßen Haut), reden Sie mit ihm, und halten Sie Blickkontakt. Schlagen Sie Ihrem Partner vor, das gleiche zu tun, wenn er ihm die Flasche gibt.

## Abstillen

**Wenn Sie Ihr Kind gestillt haben und aus irgendeinem Grund zu Flaschennahrung mit Fertigprodukten überwechseln wollen, sollten Sie langsam umstellen.**

Das Abstillen muß sehr langsam erfolgen, damit sich Ihr Baby an die Flasche und den Geschmack der künstlichen Nahrung gewöhnen kann. Die Milchproduktion wird allmählich nachlassen, wenn sich die Nachfrage verringert. Bevor Sie abstillen, sollten Sie mit einem Kinderarzt oder einer Gesundheitsberaterin über die einzelnen Schritte des Übergangs sprechen.

### Die Flasche anwärmen

Stellen Sie die Flasche, um sie zu wärmen, in eine Schüssel mit heißem Wasser. Probieren Sie, ob die Milch die richtige Temperatur hat, indem Sie ein paar Tropfen auf Ihr Handgelenk spritzen. Die Milch sollte sich lauwarm anfühlen. Vor dem Füttern lockern Sie den Ring ein wenig, damit Luft in die Flasche gelangen kann.

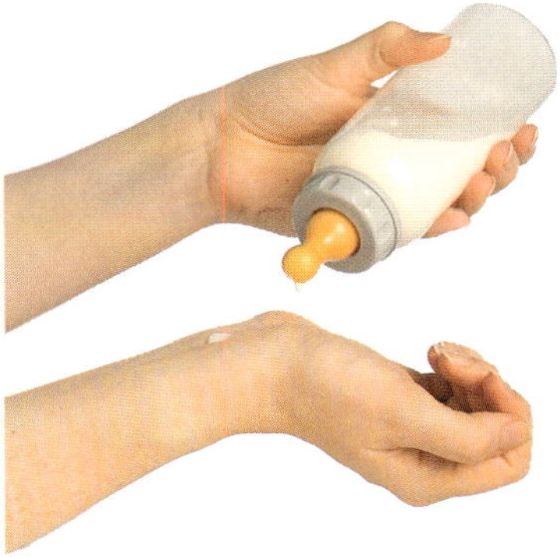

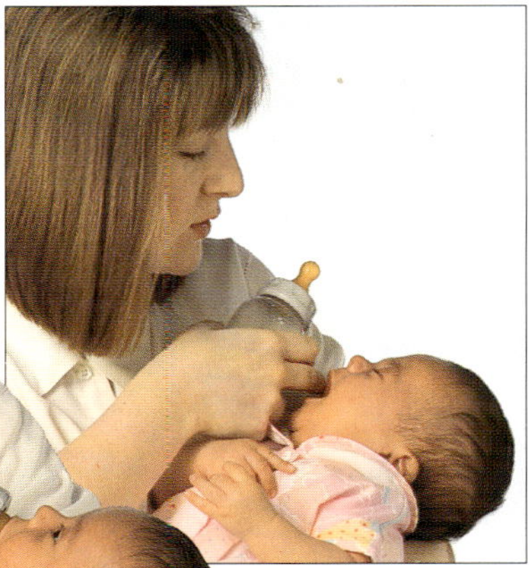

### Vorbereitungen

Beim Füttern halten Sie Ihr Kind leicht schräg, so daß der Kopf etwas höher liegt und Ihr Baby leichter schlucken kann. Bis zum 10. Tag nach der Geburt müssen Sie den Saugreflex auslösen, indem Sie sanft über die Ihnen zugewandte Wange streichen (links). Schieben Sie ihm vorsichtig den Sauger in den Mund, aber nicht zu weit hinein. Falls notwendig, können Sie mehrere Mahlzeiten gleichzeitig zubereiten und sie im Kühlschrank aufbewahren, bis sie gebraucht werden – aber nie länger als 24 Stunden!

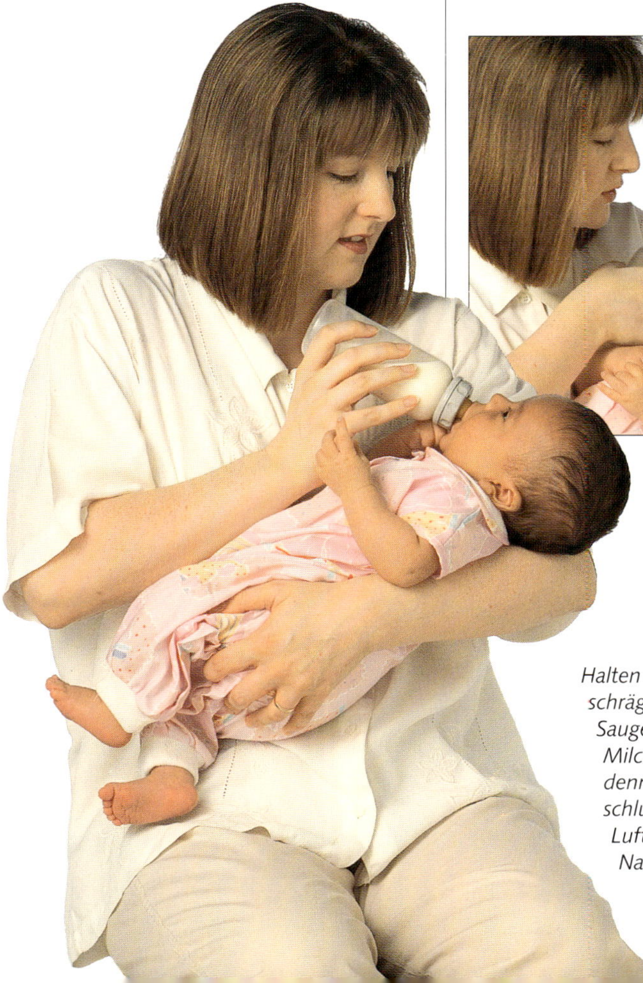

*Halten Sie die Flasche schräg, so daß der Sauger immer mit Milch gefüllt ist, denn sonst schluckt Ihr Baby Luft mit der Nahrung*

### Die Flasche geben

Suchen Sie sich eine stille, bequeme Ecke, in die Sie sich mit Ihrem Baby zurückziehen können. Lassen Sie den Kopf des Babys in Ihrer Armbeuge ruhen; der Rükken wird gestützt von Ihrem Unterarm. Halten Sie sein Gesäß gut fest. Vergewissern Sie sich, daß es nicht genau waagerecht liegt, sondern halb sitzt, so daß es sicher atmen und trinken kann, ohne Gefahr zu laufen, sich zu verschlucken. Wenn es zu ziehen beginnt, halten Sie die Flasche schräg, damit der Sauger immer mit Milch gefüllt ist und keine Luft hineingelangt.

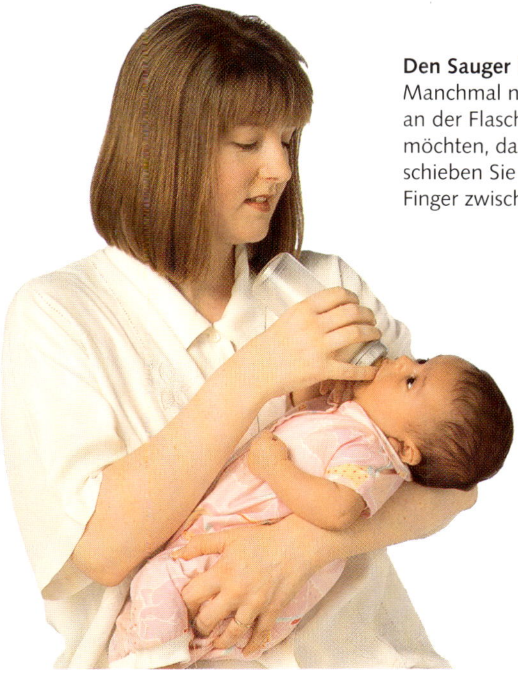

**Den Sauger herausziehen**
Manchmal nuckeln Babys zufrieden weiter an der Flasche, obwohl sie leer ist. Wenn Sie möchten, daß Ihr Kind den Sauger losläßt, schieben Sie ihm vorsichtig den kleinen Finger zwischen Ober- und Unterkiefer.

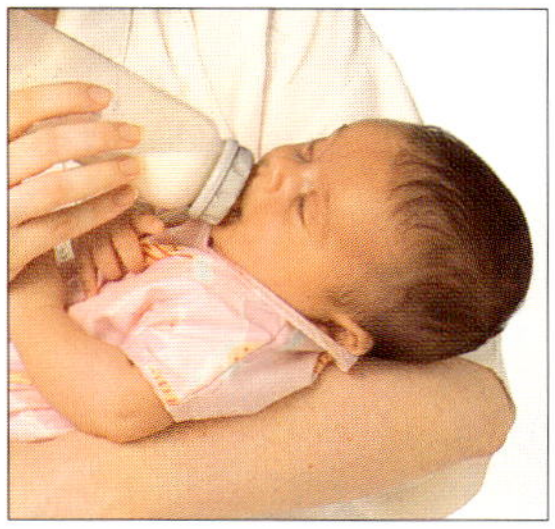

**Einschlafen**
Wenn Ihr Kind während des Fütterns einschläft, hat es vielleicht Blähungen. Setzen Sie es aufrecht hin, und lassen Sie es aufstoßen.

## Aufstoßen lassen

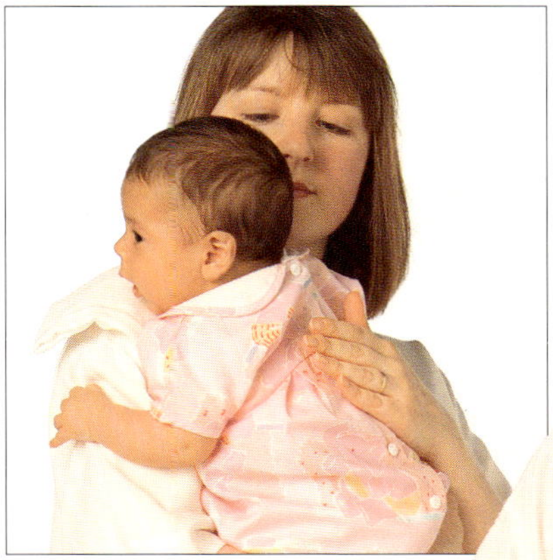

**Richtiges Halten beim Aufstoßen**
Falls Ihr Baby Blähungen hat, halten Sie es am besten an Ihre Schulter gelehnt und streichen ihm sanft über den Rücken (oben). Vergewissern Sie sich, daß Ihre Kleidung mit einem sauberen Tuch geschützt ist, denn beim Aufstoßen könnte ein wenig Milch herausfließen oder sogar in hohem Bogen herausspritzen.
Die Blähungen vergehen auch, wenn Sie Ihr Kind nach vorn gelehnt auf Ihren Schoß setzen (rechts), ohne es in der Taille abzuknicken.

*Stützen Sie den Kopf Ihres Babys mit der Hand, so daß er nicht nach vorne kippt*

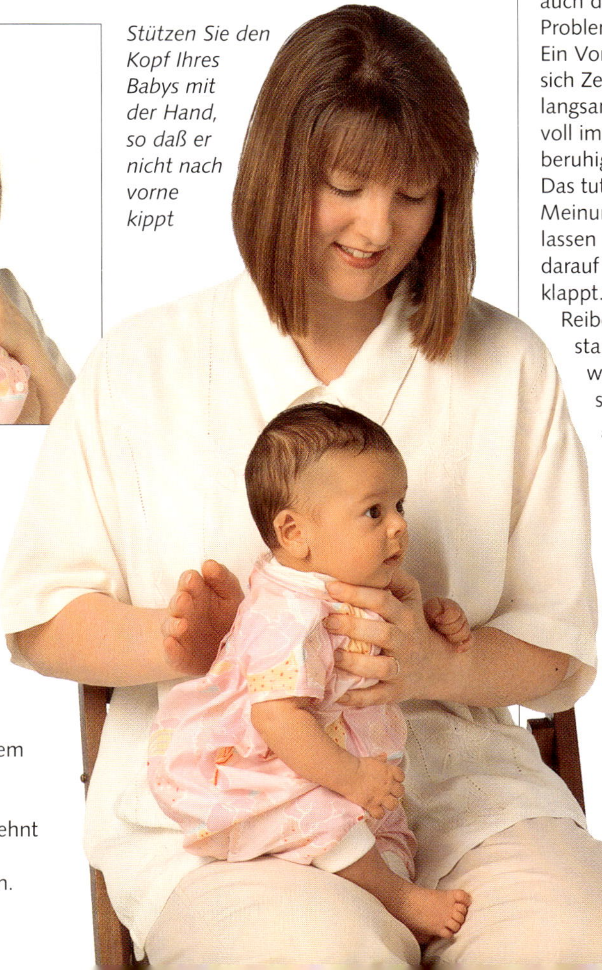

## Blähungen und Aufstoßen

**Der Zweck des Aufstoßens liegt darin, Luft herauszubringen, die Ihr Kind während des Trinkens oder Schreiens geschluckt hat und die ihm Unbehagen bereiten würde. Babys reagieren jedoch sehr unterschiedlich auf Blähungen, und nach meiner Erfahrung ist die Mehrzahl nach dem Aufstoßen nicht merklich zufriedener.**

Babys schlucken unterschiedliche Luftmengen während des Trinkens; besonders gering sind sie bei Kindern, die gestillt werden. Sobald sie den ganzen Warzenhof mit dem Mund umfassen, ist dieser buchstäblich luftdicht verschlossen, und es ist ihnen beinahe unmöglich, Luft zu schlucken.
Kinder, die mit der Flasche gefüttert werden, schlucken häufiger Luft, aber auch das scheint kein schwerwiegendes Problem zu sein.
Ein Vorteil des Aufstoßens ist, daß Sie sich Zeit lassen, entspannen, die Dinge langsam angehen lassen, Ihr Kind liebevoll im Arm halten und ihm fest und beruhigend über den Rücken streichen. Das tut Ihnen beiden gut. Ich bin der Meinung, daß Sie Ihr Kind aufstoßen lassen sollten, aber nicht verbissen darauf bestehen sollten, wenn es nicht klappt.
Reiben oder klopfen Sie nicht zu stark, sonst fließt die Nahrung wieder heraus, und das Baby fühlt sich nicht wohl, wenn es durchgerüttelt wird. Sanfte, aufwärts gerichtete Streichbewegungen sind besser als festes Klopfen. Es besteht keine Notwendigkeit zum Aufstoßen, wenn die Flasche halb geleert ist. Warten Sie, bis Ihr Kind von sich aus eine Pause beim Trinken einlegt, und legen Sie es dann gegen Ihre Schulter.

## Windelnwechseln kann Spaß machen

**Das Windelnwechseln muß keine langweilige Routineangelegenheit sein. Sie können beide eine Menge Spaß dabei haben, wenn Sie diese Zeit als Gelegenheit betrachten, zusammenzusein, zu spielen und einander zärtlich nahe zu sein.**

- Blasen Sie Ihrem Kind kleine Küßchen zu und kitzeln Sie Bauch, Seiten und Hals.
- Reden Sie mit ihm, oder singen Sie ihm etwas vor – Babys reagieren am besten auf menschliche Stimmen mit hoher Tonlage.
- Halten Sie Ihr Gesicht nahe an seines heran; schneiden Sie Grimassen wie ein Clown.
- Geben Sie ihm ein Spielzeug in die Hand.
- Hängen Sie ein buntes Mobile oder eine Plüschtier mit Spieluhr, Fotos in Plastikhüllen oder einen Babyspiegel über dem Wickeltisch auf.
- Während Sie Luft an den Po lassen, beugen und strecken Sie seine Knie behutsam, so daß es andere Positionen als die Fetushaltung einnimmt.

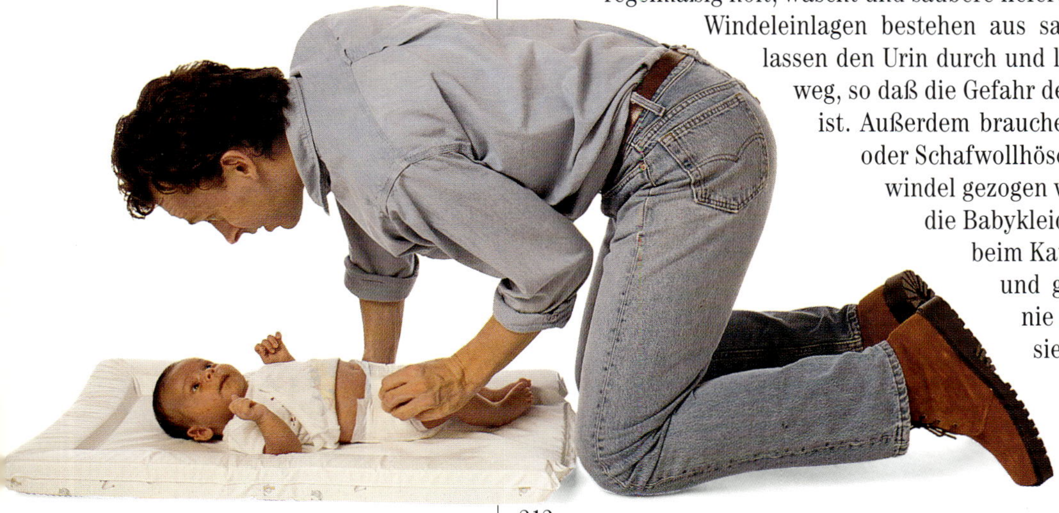

Sie können beide Spaß haben, wenn Sie beim Windelnwechseln miteinander spielen.

# Wahl der Windeln

*Ihr Baby wird Tag und Nacht Windeln tragen, und das für die nächsten zwei oder sogar drei Jahre. Deshalb ist es wichtig, Windeln zu wählen, die sowohl Ihrer Lebensführung als auch Ihrer Haushaltskasse entsprechen.*

### Verschiedene Windelarten

Es gibt Windeln in verschiedenen Größen und Formen, aber grundsätzlich unterscheidet man zwischen Wegwerf- und Stoffwindeln. Überlegen Sie, welche am kostengünstigsten und bequemsten für Sie sind.

**Wegwerfwindeln** Sie sind bequem, aber langfristig ziemlich teuer und müllintensiv. Sie lassen sich leicht anwenden, und Sicherheitsnadeln oder Gummihose sind nicht mehr nötig. Es gibt zwei Sorten: die zweiteilige Windel mit einer saugfähigen Einlage, die sich in ein dazugehöriges Plastikhöschen einschieben läßt, und die einteilige Windel mit einer Außenbeschichtung aus Plastik und einer saugfähigen Innenschicht. Sie wird mit verstellbaren Klebebändern befestigt. Wegwerfwindeln haben oft Beinausschnitte mit Gummizug, es gibt sie verschieden geschnitten für Jungen und Mädchen und in einer Größenpalette, die vom Neugeborenen bis zum Kleinkind reicht. In der Regel muß mit Wegwerfwindeln wesentlich länger gewickelt werden als mit Stoffwindeln, da sie das Baby „trocken" halten und es aus diesem Grund nicht von selber das Bedürfnis bekommt, auf den Topf zu sitzen.

**Stoffwindeln** Stoffwindeln mögen Ihnen anfangs teurer erscheinen, weil Sie sich mindestens 24 Stück von guter Qualität anschaffen sollten, und dazu noch Einlagen und Gummihöschen, aber auf lange Sicht sparen Sie. Stoffwindeln müssen nach jedem Gebrauch gewaschen und getrocknet werden und sind in der Regel nicht so saugfähig wie Wegwerfwindeln. Es gibt in vielen Städten einen Windelservice, der die gebrauchten Windeln regelmäßig holt, wäscht und saubere liefert.

Windeleinlagen bestehen aus saugfähigem Papier. Sie lassen den Urin durch und leiten ihn von der Haut weg, so daß die Gefahr des Wundwerdens gering ist. Außerdem brauchen Sie ein paar Plastik- oder Schafwollhöschen, die über die Stoffwindel gezogen werden, damit nichts in die Babykleidung dringt. Achten Sie beim Kauf auf gute Verschlüsse, und geben Sie die Höschen nie in den Wäschetrockner, sie werden sonst hart.

**Windelinhalt** In den ersten Wochen nach der Geburt

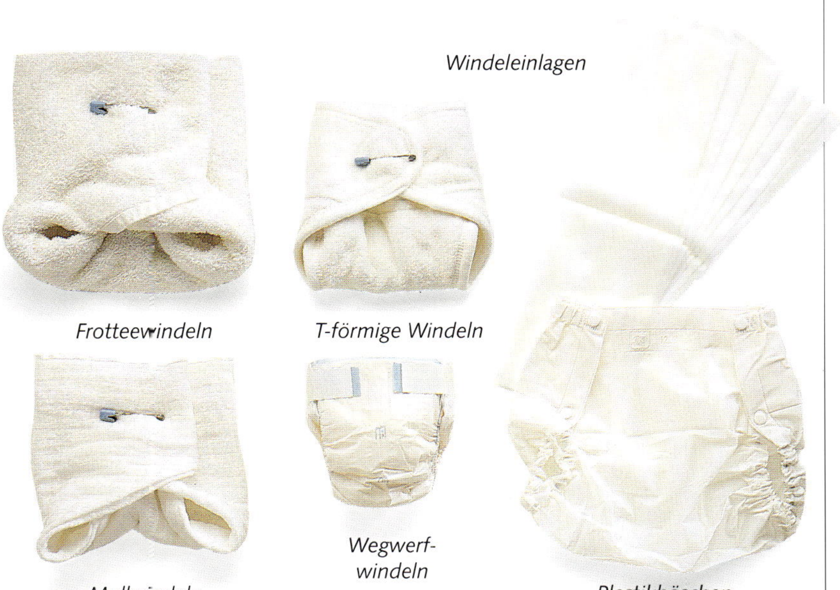


| Wegwerfwindeln | Stoffwindeln |
|---|---|
| **Vorteile** Kein Waschen oder Trocknen, kein Plastikhöschen. Praktischer auf Reisen, da man weniger Zubehör und Platz zum Windelnwechseln braucht. | **Vorteile** Man braucht nur einen Satz, so daß man nicht ständig nachkaufen muß; sind langfristig billiger; können für weitere Kinder benutzt werden; sind umweltfreundlicher. |
| **Nachteile** Können nur einmal benutzt werden; sind auf lange Sicht teurer; sie schaffen Müll – nie in der Toilette herunterspülen! | **Nachteile** Man braucht angemessene Wasch- und Trockenvorrichtungen; sie sind arbeitsintensiver; man benötigt Zubehör. |

Ihres Babys werden Sie eine Veränderung von Farbe und Konsistenz des Stuhlgangs feststellen. Während der ersten Tage setzt das Baby Mekonium ab, das sogenannte Kindspech, eine klebrige, grünlichschwarze Substanz. Sie besteht aus Galle und Schleim und hat sich im Uterus gebildet, als Ihr Kind noch Fruchtwasser geschluckt hat. Wenn es Milch zu trinken beginnt, nimmt der Stuhl eine grünlichbraune, dann eine gelblichbraune Farbe und eine weiche Konsistenz an. Farbe, Geruch und Beschaffenheit des Stuhls sind unterschiedlich, je nachdem, ob Ihr Kind gestillt wird oder die Flasche erhält. Bei Brusternährung ist der Stuhl weicher und hellgelb, bei Fertigkosternährung hat er eine festere Konsistenz, eine blaßbraune Farbe und einen stechenderen Geruch.

Auch die Anzahl der Darmentleerungen schwankt. Bei manchen Kindern sind die Windeln nach jeder Mahlzeit voll, bei anderen nicht ganz so häufig. Es können auch einige Tage vergehen, bevor Ihr Kind Stuhlgang hat. Wenn sich keine weiteren Probleme bemerkbar machen (siehe rechts), ist dies völlig normal.

## Die Ausscheidungen Ihres Babys

**Solange Ihr Kind gesund ist, brauchen Sie dem Windelinhalt nur wenig Aufmerksamkeit zu schenken.**

Die Darmbewegungen variieren, es gibt jedoch einige Warnzeichen, auf die Sie achten sollten (siehe Gesundheit des Neugeborenen, Seite 316). Beispielsweise ist Blut im Stuhl nicht normal. Setzen Sie sich in einem solchen Fall unverzüglich mit Ihrem Arzt in Verbindung. Unmittelbar nach der Geburt enthält der Urin Ihres Kindes Harnsäurestein, der die Windeln dunkelrosa oder rot färben könnte, aber das ist normal und kein Grund, in Panik zu geraten. Das Baby wird häufig, oft alle halbe Stunde, Harn lassen, weil die Blase den Urin nicht einmal ein paar Minuten halten kann. Es besteht kein Anlaß zur Sorge, es sei denn, es uriniert einige Stunden lang nicht mehr. In einem solchen Fall sollte der Arzt überprüfen, ob eine Harnweganomalie oder Dehydratation vorliegt.

*Sie werden die Windeln vermutlich nach jeder Mahlzeit wechseln müssen*

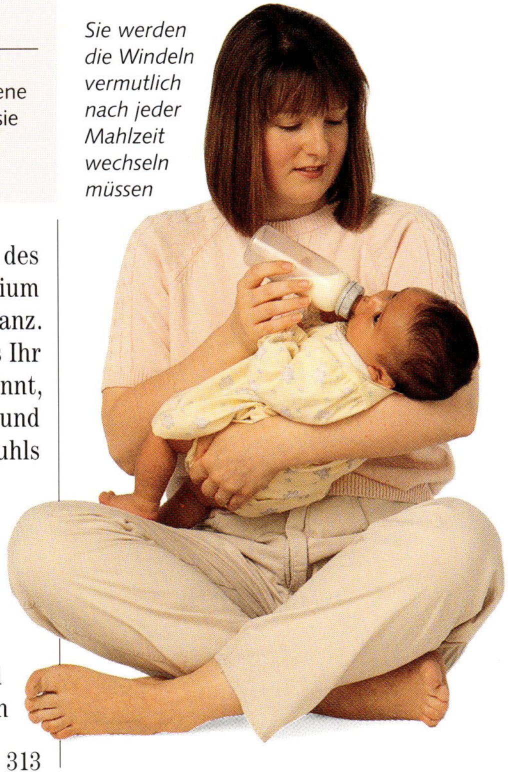

## Windeln waschen

**Entfernen Sie immer gründlich alle Urin- und Kotreste aus den Stoffwindeln, sonst wird die Haut Ihres Babys rot und wund.**

Füllen Sie jeden Morgen zwei Eimer mit kaltem Wasser und einer Sterilisierflüssigkeit. Legen Sie die nassen Windeln in einen Eimer, und die beschmutzten (nach Entfernen des Kots) in den anderen. Waschen Sie diejenigen, die nur Urin enthalten, am nächsten Tag unter heißem, fließendem Wasser aus, bevor sie getrocknet werden. Geben Sie die kotbeschmutzten in den Kochgang der Waschmaschine; anschließend werden sie unter fließendem Wasser nachgespült und getrocknet. Weichen Sie Windeln, die Sie über Nacht benutzt haben, immer in frischer, sterilisierter Lauge ein.

# Windeln wechseln

Sie werden die Windeln Ihres Babys immer dann wechseln müssen, wenn sie naß oder beschmutzt sind, und das ist bei Neugeborenen sehr häufig der Fall. Um Unbehagen und Ausschlag zu vermeiden, sollten Sie die Windeln morgens nach dem Aufwachen, abends vor dem Zubettgehen und nach jeder Mahlzeit wechseln. Schaffen Sie sich einen Wickelbereich, der stabil ist und wo Sie alles, was Sie brauchen, in Reichweite haben.

## Säubern

**Die Falten an den Beinen auswischen**
Entfernen Sie alle Kotreste mit einem Papiertuch. Heben Sie die Beine Ihres Babys an, und legen Sie die zusammengefaltete Windel unter den Po. Wischen Sie mit einem Papiertuch, das Sie mit Wasser oder Babylotion angefeuchtet haben, die Innenseite der Falten an den Oberschenkeln aus und von dort körperabwärts.

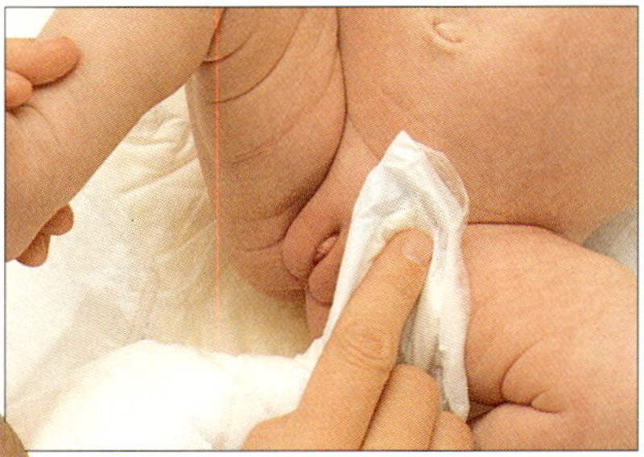

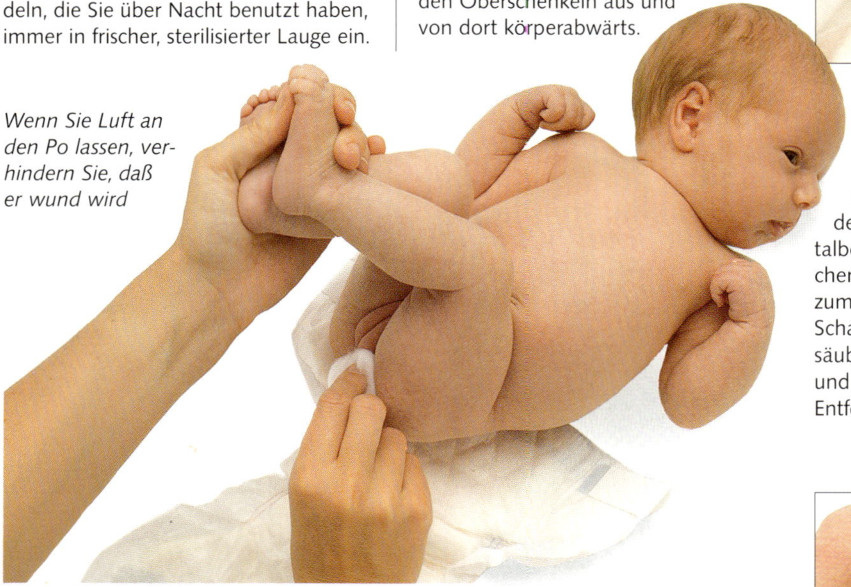

*Wenn Sie Luft an den Po lassen, verhindern Sie, daß er wund wird*

**Den Genitalbereich säubern**
Halten Sie beide Fußknöchel in einer Hand, mit dem Daumen zwischen den Fersen, und reinigen Sie den Genitalbereich. Wischen Sie bei einem Mädchen immer von der Scheide nach hinten zum Rektum hin, und ziehen Sie nie die Schamlippen zurück, um sie innen zu säubern. Wischen Sie bei Oberschenkeln und Gesäß nach innen, zum Rektum. Entfernen Sie die schmutzige Windel.

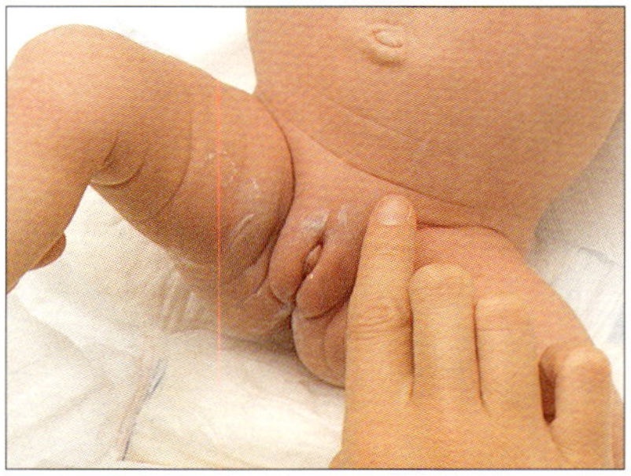

**Das Gesäß trocknen**
Wenn Sie Wasser benutzt haben, trocknen Sie den Bereich mit einem Papiertuch. Lassen Sie Ihr Baby dann eine Weile strampeln, damit Luft an den Po gelangt. Tragen Sie behutsam Schutzcreme rund um Genital- und Gesäßbereich auf.

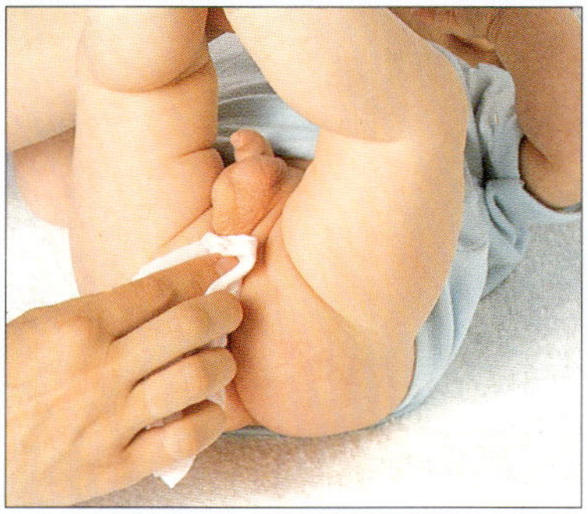

### Einen Jungen säubern

Mit Papiertuch und Babylotion säubern Sie vorsichtig den Bereich unter den Hoden, die Sie dabei sanft zur Seite schieben. Wischen Sie über die Hoden und unter dem Penis entlang, immer vom Körper weg. Ziehen Sie nicht die Vorhaut zurück. Reinigen Sie den Po, indem Sie beide Fußknöchel mit einer Hand halten (siehe Bild oben und rechts). Tragen Sie keine Babyschutzcreme auf den Penis auf.

**Eine Stoffwindel anlegen**
Falten Sie die Windel zu einem Dreieck. Heben Sie die Beine Ihres Babys an, und schieben Sie die Windel so darunter, daß die Oberkante eine Linie mit der Taille bildet.

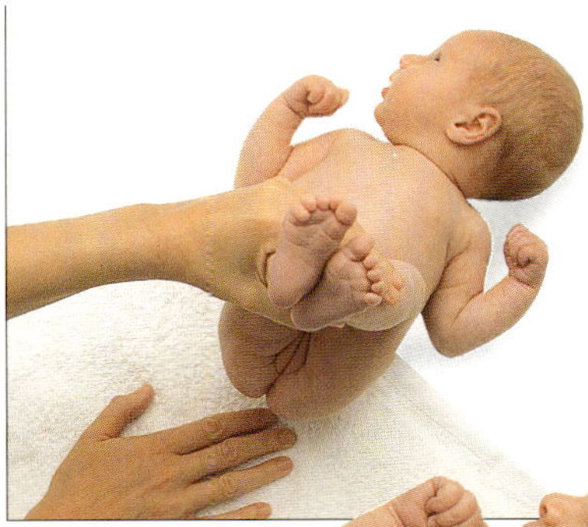

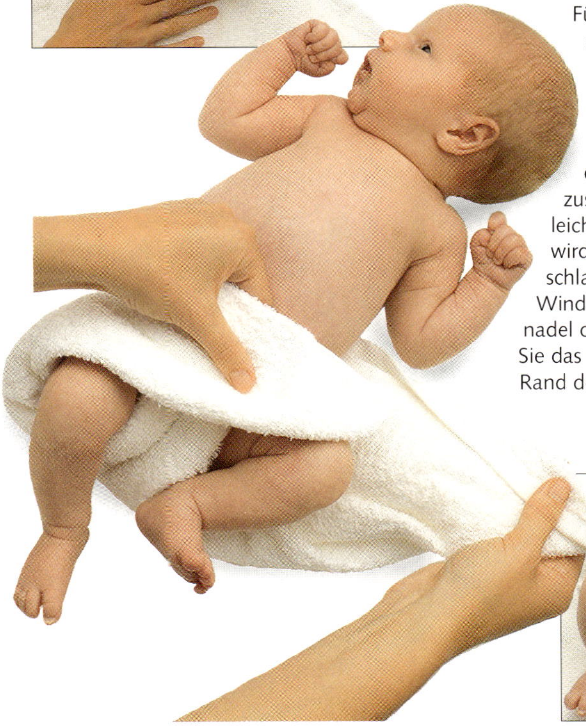

Führen Sie die Windel zwischen den Beinen durch (bei Jungen den Penis nach unten legen). Halten Sie sie mit einer Hand fest, während Sie eine Seite über der Mitte zusammenschlagen und leicht strammziehen; dann wird die andere Seite übergeschlagen. Befestigen Sie die Windel mit einer Sicherheitsnadel oder, noch besser, indem Sie das eine Ende am oberen Rand der Windel einschlagen.

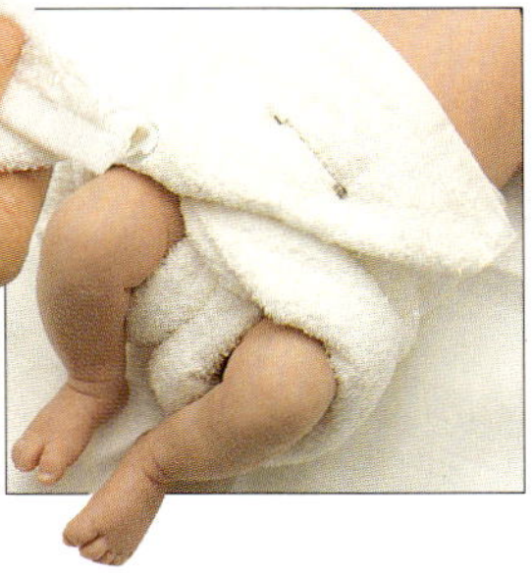

## Windelausschlag

**Bakterien auf der Haut spalten den Urin in Ammoniak auf, eine giftige, brennende Substanz. Das Baby wird dann wund und hat eine leicht gerötete Haut. Die Haut kann sich entzünden.**

Um dieses Risiko zu verringern, sollten Sie die Windeln wechseln, sobald sie naß oder beschmutzt sind. Reinigen Sie sorgfältig die Hautfalten, und lassen Sie den Po so oft wie möglich unbedeckt.

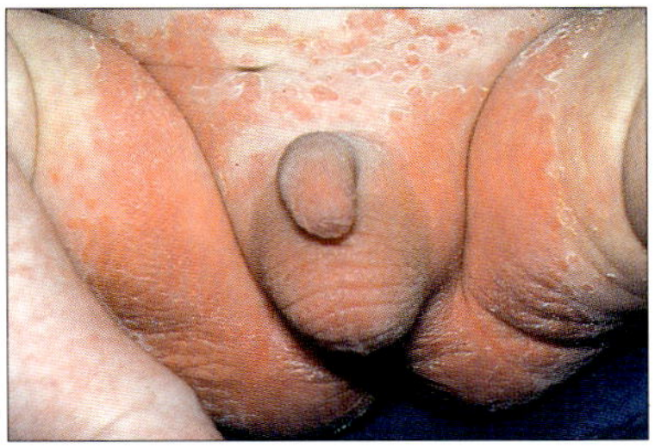

**Windelausschlag**
Dieser Ausschlag kommt häufig vor. Waschen Sie die Haut nicht mit Seife und Wasser, sondern benutzen Sie Babylotion, und meiden Sie Plastikhöschen. Sie können auch eine spezielle Salbe gegen Windelausschlag verwenden. Falls der Ausschlag nicht innerhalb von wenigen Tagen abgeklungen ist, sollten Sie Ihren Arzt um Rat fragen.

**Eine Wegwerfwindel anlegen**
Falten Sie die Windel auseinander, mit den Klebebändern oben. Heben Sie die Beine des Babys an, und schieben Sie die Windel so darunter, daß die Oberkante eine Linie mit der Taille bildet. Führen Sie den vorderen Teil zwischen den Beinen nach oben durch; glätten Sie das Material rund um den Bauch, damit es sich ordentlich unterschieben läßt. Entfernen Sie das Papier von einem Klebestreifen, ziehen Sie diese Seite fest zur Mitte hinüber, und kleben Sie sie fest. Dies mit der anderen Seite wiederholen und dabei die Windel immer straffen.

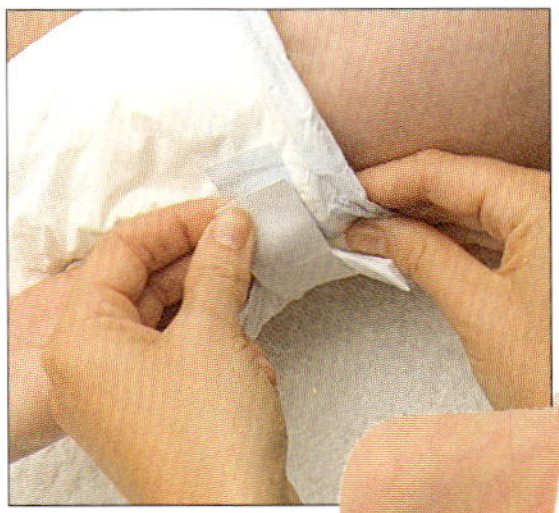

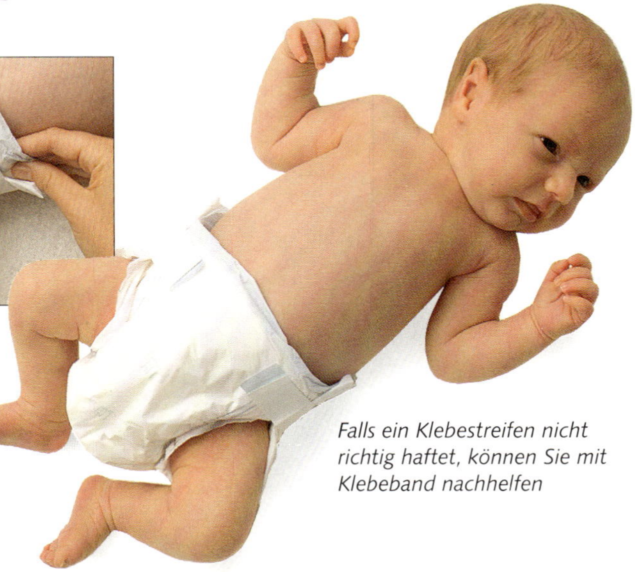

*Falls ein Klebestreifen nicht richtig haftet, können Sie mit Klebeband nachhelfen*

## Tips zum Baden

**Viele Eltern werden anfangs nervös dabei. Sobald Sie Routine haben, können Sie entspannen und diese Zeit der besonderen Nähe genießen.**

- Die Zimmertemperatur sollte mindestens 20 °C betragen.
- Achten Sie darauf, daß sich die Wanne in einer Höhe befindet, die bequem für Sie erreichbar ist. Binden Sie eine wasserabweisende Schürze um, und wickeln Sie sich ein Badetuch um die Taille, so daß Sie Ihr Baby auf dem Schoß abtrocknen können.
- Vergewissern Sie sich, daß sich alles, was Sie zum Waschen, Abtrocknen und Anziehen brauchen, in Reichweite befindet.
- Prüfen Sie die Wassertemperatur immer erst selbst, und füllen Sie nicht mit heißem Wasser auf, wenn Ihr Kind in der Wanne sitzt. Fügen Sie Badeschaum für Babys hinzu, der ist einfacher zu benutzen als Seife.
- Reden und lachen Sie mit Ihrem Baby, und stellen Sie so oft wie möglich Körperkontakt her. Die meisten Kinder lieben es, im Wasser zu planschen.

# Das Baby baden

*Ihr neugeborenes Baby muß zunächst nicht oft gebadet werden – einmal in der Woche reicht aus, obwohl Sie es natürlich öfter baden können, wenn es Ihnen beiden Spaß macht. Sie können die Wanne in jedem Raum aufstellen, in dem es warm genug ist; denken Sie daran, immer die Temperatur des Wassers (mit einem Thermometer oder durch Eintauchen Ihres Ellenbogens) zu prüfen, bevor Sie das Baby hineinsetzen. Das Baden ist eine gute Möglichkeit mit dem Baby zu schmusen, mit ihm zu sprechen und die Bindung zu vertiefen.*

**„Katzenwäsche"**
So säubern Sie Gesicht, Hals, Hände und Po des Babys, ohne es zu baden oder ganz auszuziehen. Benutzen Sie keinen Waschlappen, sondern Watte, die Sie in abgekochtes, abgekühltes Wasser tauchen und kräftig ausdrücken. Nehmen Sie jedesmal einen frischen Wattebausch, und wischen Sie von außen nach innen über die Augen, hinter den Ohren, über Gesicht und Kinn und rund um den Hals. Trocknen Sie das Baby mit einem weichen Handtuch ab.

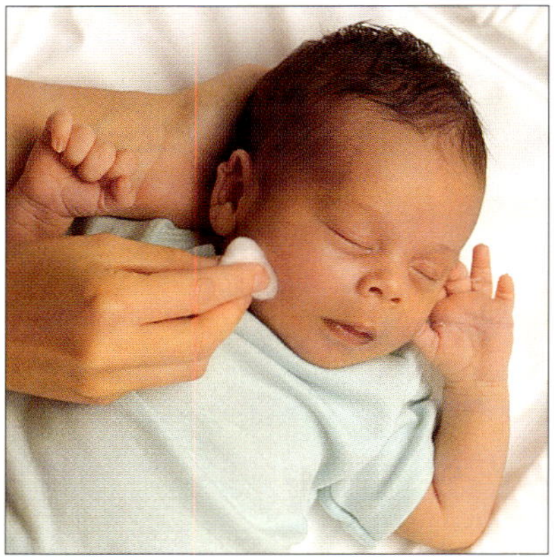

**Wangen und Hals säubern**
Wischen Sie mit einem feuchten Wattebausch über Gesicht, Kinn und Halsfalten; entfernen Sie alle Milch- oder Speichelspuren.

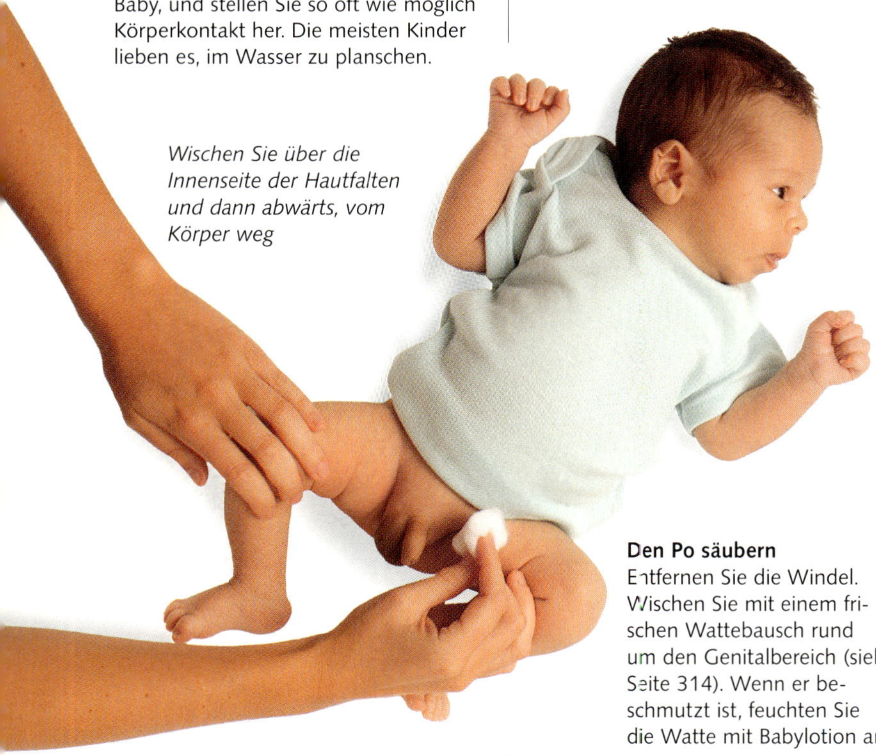

*Wischen Sie über die Innenseite der Hautfalten und dann abwärts, vom Körper weg*

**Den Po säubern**
Entfernen Sie die Windel. Wischen Sie mit einem frischen Wattebausch rund um den Genitalbereich (siehe Seite 314). Wenn er beschmutzt ist, feuchten Sie die Watte mit Babylotion an.

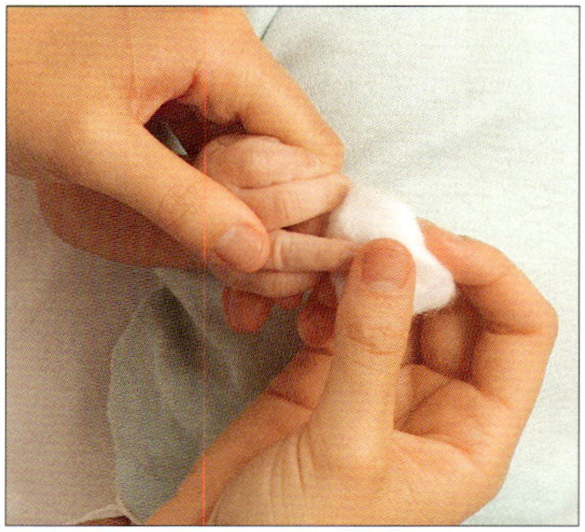

**Hände säubern**
Rollen Sie sanft die Finger auseinander. Wischen Sie mit angefeuchteter Watte über Handrücken, Innenflächen und zwischen den Fingern. Säubern Sie die Arme mit einem neuen Wattebausch. Trocken Sie sie mit einem weichen Handtuch ab.

**Baden**
Bevor Sie Ihr Baby in die Wanne legen, ziehen Sie es bis auf Hemdchen und Windel aus. Wischen Sie Augen und Gesicht mit einem feuchten Wattebausch ab. Dann entfernen Sie die restliche Kleidung und wickeln es in ein weiches, sauberes Handtuch.

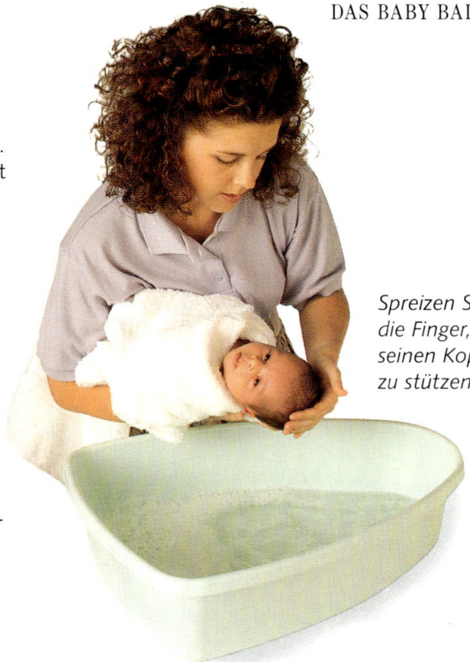

*Spreizen Sie die Finger, um seinen Kopf zu stützen*

**Haare waschen**
Halten Sie Ihr Baby knapp über der Wasseroberfläche, so daß es längs auf Ihrem Arm liegt und der Kopf von Ihrer Hand gestützt wird. Waschen Sie ihm mit der anderen Hand sorgfältig die Haare, und trocknen Sie sie behutsam mit einem weichen Handtuch.

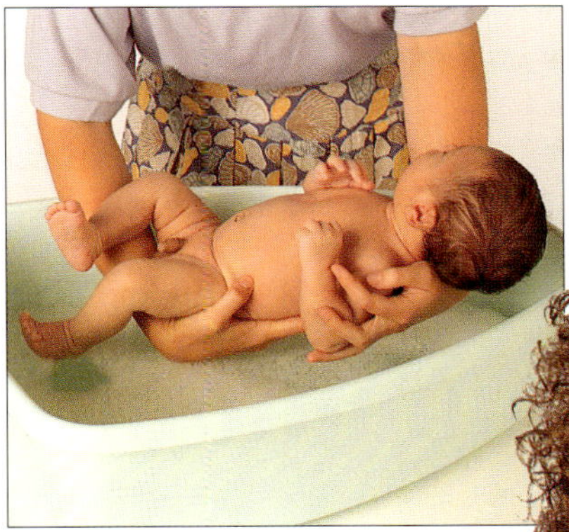

**Ins Badewasser setzen**
Stützen Sie Schultern und Hals mit Ihrem Unterarm, und umfassen Sie die Ihnen abgewandte Schulter fest mit der Hand. Die zweite Hand umfaßt das Gesäß.

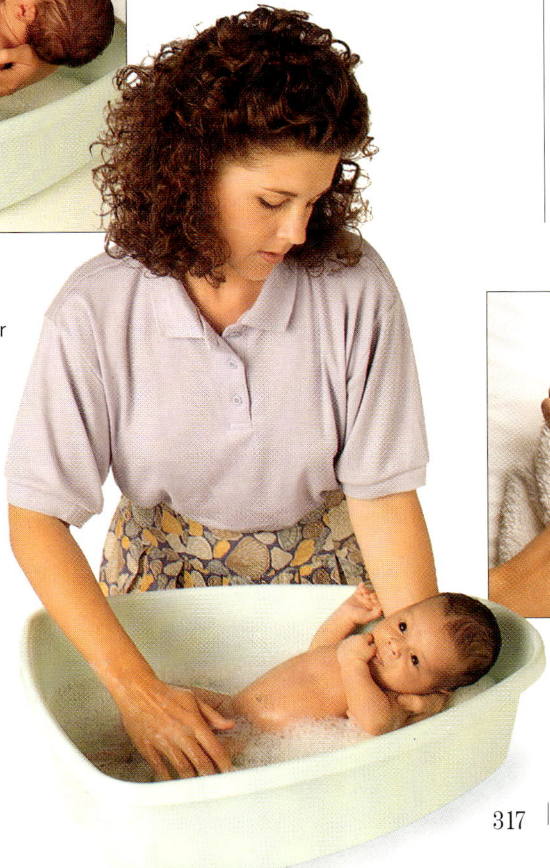

**Rundum waschen**
Halten Sie es in halb sitzender Stellung, und lassen Sie mit der freien Hand langsam Wasser über seinen Körper plätschern. Sprechen und lächeln Sie die ganze Zeit. Wenn Sie fertig sind, heben Sie es heraus, wobei die freie Hand fest unter dem Gesäß liegt, und wickeln Sie es vorsichtig in ein Handtuch.

*Halten Sie Ihr Kind immer gut fest*

## Nabelpflege

**Der Nabelschnurrest Ihres Babys vertrocknet und fällt innerhalb einer Woche nach der Geburt ab.**

Sie können diesen Bereich vorsichtig mit einer antiseptischen Lösung abtupfen oder ihn pudern. Zum Schutz legen Sie eine sterile Kompresse um den Nabelschnurrest. Wenn Sie rote Stellen, austretende Flüssigkeit oder sonstige Zeichen einer Entzündung bemerken, fragen Sie den Kinderarzt um Rat.

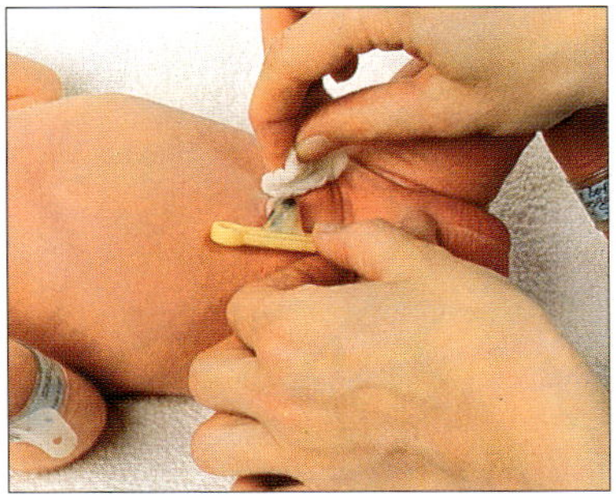

**Eine Infektion vermeiden**
Trocknen Sie den Bereich nach jedem Bad sorgfältig ab und setzen Sie ihn möglichst oft der Luft aus.

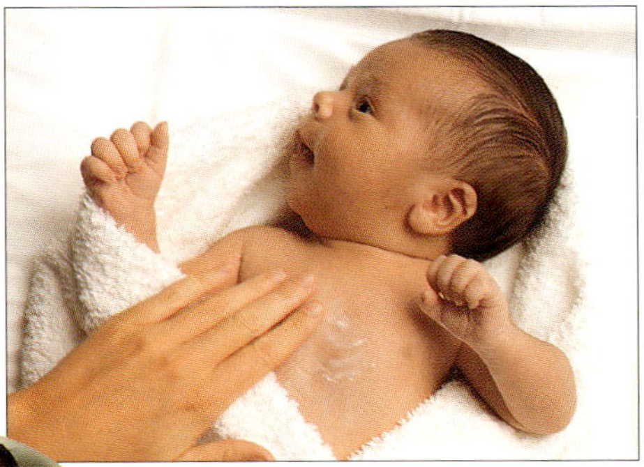

**Trocknen und Pudern**
Trocknen Sie das Baby sorgfältig ab, wobei Sie den Hautfalten besondere Aufmerksamkeit widmen sollten. Wenn Sie wollen, können Sie auf den Nabel Puder stäuben.

## Wann Sie einen Arzt brauchen

**Wenn Ihr Baby älter wird, werden Sie lernen, weitverbreitete, geringfügige Beschwerden zu erkennen und zu kurieren. Es gibt jedoch Situationen, in denen Sie unbedingt einen Arzt benachrichtigen müssen.**

Manchmal, wenn Ihr Baby krank ist, fühlen Sie sich hin- und hergerissen. Einerseits möchten Sie den Doktor nicht unnötig bemühen, andererseits machen Sie sich zunehmend Sorgen um das Wohlbefinden Ihres Kindes. Wenn Sie sich in einem solchen Zwiespalt befinden, sollten Sie die Gesundheit Ihres Kindes nicht aufs Spiel setzen, sondern unverzüglich den Arzt benachrichtigen, vor allem, wenn Sie eines oder mehrere der nachstehend beschriebenen Symptome entdecken. Rufen Sie lieber zu früh als zu spät an!

- Ihr Kind hat Muskelkrämpfe
- Es läßt sich nur schwer aufwecken
- Es hat Schwierigkeiten beim Atmen, keucht und hat einen lauten, trockenen Husten
- Es hat sehr hohe oder anormal niedrige Temperatur
- Es hat sehr häufig losen, grünen und wäßrigen Stuhl
- Es erbricht größere Mengen (mehr als das, was es nach dem Füttern ausspeit)
- Es hat mehrere Mahlzeiten hintereinander verweigert
- Es läßt Dehydratationssymptome erkennen (siehe rechts)
- Es ist teilnahmslos und weint aus keinem ersichtlichen Grund
- Es hat den Anschein, als machten ihm seine Ohren, sein Kopf oder sein Hals zu schaffen
- Andere besorgniserregende Gründe

# Die Gesundheit des Neugeborenen

*Die meisten Säuglinge, vor allem wenn sie gestillt werden, sind in den ersten Lebenswochen rundum gesund. Da ihr Immunsystem und ihre inneren Organe aber noch nicht voll entwickelt sind, können einige kleine Probleme auftreten.*

### Neugeborenengelbsucht

Es ist nicht ungewöhnlich, daß sich bei Säuglingen eine gelbliche Verfärbung der Haut und des Weißen im Auge zeigt, eine Folge der erhöhten Bilirubinmengen im Blut. Bilirubin ist ein Gallenfarbstoff und ein Abbauprodukt der noch primitiven roten Blutzellen, dessen Konzentration häufig nach der Geburt ansteigt.

Neugeborenengelbsucht wird meistens am zweiten oder dritten Tag nach der Geburt sichtbar und hält rund sieben bis zehn Tage an. Dann sind die überschüssigen roten Blutkörperchen abgestorben, und die Leber des Babys ist reif genug, um das überschüssige Bilirubin zu verarbeiten. Diese Gelbsucht klingt normalerweise ohne Behandlung ab; ist die Bilirubinkonzentration jedoch besonders hoch, muß sich das Baby möglicherweise einer Phototherapie unterziehen. Hierbei wird es mit ultraviolettem Licht in sorgfältiger Dosierung bestrahlt, das den Bilirubinfarbstoff in der Haut zu kleineren, unschädlichen Abbauprodukten umwandelt, die dann leicht über die Nieren ausgeschieden werden können.

**Neugeborenen-Erythroblastose** (Morbus haemolyticus neonatarum)
Diese Krankheit ist auf die erhöhte Gallekonzentration im Blut des Babys zurückzuführen. Sie kann durch den Abbau großer Mengen roter Blutkörperchen verursacht werden, bedingt durch die Antikörper einer sensibilisierten Rh-negativen Mutter (siehe Seite 184). Die Hauptsymptome sind Gelbsucht, Blässe, Vergrößerung von Leber und Milz und Blutanomalien. In der Regel besteht die Behandlung in einer Austauschtransfusion.

### Durchfall und Erbrechen

Leichte Magen- oder Darmverstimmungen gehen bald vorüber, aber das Verdauungssystem eines Säuglings ist sehr empfindlich. Babys, die gestillt werden, sind wegen der schützenden Antikörper in der Muttermilch weniger anfällig für Magen-Darm-Infektionen als Flaschenkinder.

Wenn Ihr Kind alles erbricht oder sehr häufig wäßrigen grünen Stuhl hat, sollten Sie unverzüglich den Arzt informieren.

**Dehydrierung** Die größte Gefahr für Babys, die unter Durchfall und Erbrechen leiden, ist die Dehydrierung, weil sie durch den Flüssigkeitsverlust eine Austrocknung des Kindes verursacht. Die Symptome sind trockene Windeln, schlaffe Haut, trockener Mund, eingesunkene Augen, ungewöhnliche Einbuchtung der Fontanelle, Reizbarkeit, Lethargie und Weigerung, zu trinken. Diese Symptome sollten Sie nie ignorieren. Suchen Sie sofort den Arzt auf!

**Verstopfung**
Bei Brusternährung tritt keine Verstopfung auf, weil die ideale Zusammensetzung und Verdaulichkeit der Muttermilch den Darm in Bewegung hält. Flaschenkinder können jedoch unter Verstopfung leiden. Wenn Ihr Kind Fertignahrung erhält und erst nach einem oder zwei Tagen Stuhlgang hat, sollten Sie ihm zwischendurch Tee zum Trinken geben, um die Flüssigkeitsmenge zu erhöhen. Wird der Stuhl auch dann nicht weicher und regelmäßiger, geben Sie ihm zweimal am Tag ein wenig Fruchtsaft, mit Wasser verdünnt. Hilft auch das nicht, sollten Sie den Kinderarzt aufsuchen.

**Probleme beim Wasserlassen** Eine Verstopfung ist sehr leicht zu behandeln und nichts, weswegen Sie sich Sorgen machen müßten. Wenn Ihr Baby jedoch unregelmäßig Wasser zu lassen beginnt, könnte das Fieber, eine Harnwegblockade oder -entzündung signalisieren. Falls es einige Stunden dauert, bis die Windel naß ist, geben Sie ihm viel Tee zu trinken. Ist die Windel zwei Stunden danach noch immer trocken, sollten Sie sich mit Ihrem Arzt in Verbindung setzen.
Wenn der Urin des Babys eine kräftigere Farbe annimmt, dann erhält es vermutlich nicht genug Flüssigkeit. Dadurch wird der Harn konzentrierter, und Sie können Abhilfe schaffen, wenn Sie ihm zwischen den Mahlzeiten ungesüßten Tee ins Fläschchen geben. Sollte keine Veränderung eintreten, könnte eine Harnweginfektion die Ursache sein. Suchen Sie dann sofort Ihren Arzt auf.

**Fieber**
Fieber ist ein Zeichen, daß der Körper eine Infektion bekämpft – der Anstieg der Körpertemperatur erhöht die Aktivitäten des Immunsystems. Wenn Sie vermuten, daß Ihr Kind Fieber hat, messen Sie die Temperatur und 20 Minuten später ein zweites Mal, um zu prüfen, ob sich etwas geändert hat; notieren Sie beide Meßwerte. Falls Ihr Kind leicht erhöhte Temperatur hat, aber sonst wie immer reagiert und keine weiteren Krankheitssymptome zu erkennen sind, handelt es sich wahrscheinlich um eine geringfügige Infektion. Sie sollten aber trotzdem Ihren Arzt davon in Kenntnis setzen, und zwar unverzüglich, wenn sich die Temperatur um 1 °C oder mehr erhöht hat, wenn das Kind sehr heiß und unruhig wirkt oder andere Krankheitssymptome zeigt, wie Erschöpfung, Erbrechen oder Durchfall.

**Ohrenentzündung**
Babys sind oft erkältet, und das kann zu einer Mittelohrentzündung führen. Sie tritt auf, wenn Bakterien durch eine oder beide Eustachische Röhren (Ohrtrompete, die das Mittelohr mit der Rachenhöhle verbindet und dem Druckausgleich in den Ohren dient) in das Mittelohr eindringen. Babys liegen die meiste Zeit, was den Aufstieg der Bakterien erleichtert. Durch die Entzündung der Schleimhaut sitzen die Bakterien im Mittelohr in der „Falle“, wo sie sich fleißig vermehren. Zu den Symptomen gehören hohes Fieber, Durchfall, Weinen ohne erkennbaren Grund und ein Sekret, das sich aus dem Ohr entleert. Rufen Sie sofort Ihren Arzt. Er wird Ihr Kind untersuchen, um die Diagnose zu bestätigen und eine Hirnhautentzündung auszuschließen, bei der ähnliche Symptome auftreten.

## Koliken

**Unter Koliken leiden vor allem Jungen im Säuglingsalter. Die genauen Ursachen dieser nervenbelastenden Mischung aus Verdauungsstörung und unaufhörlichem Schreien sind bis heute noch nicht genau geklärt.**

Untersuchungen, die mit der Ursache von Koliken befaßt waren, haben viele Forscher zu der Schlußfolgerung veranlaßt, der Grund sei die Unreife des kindlichen Verdauungssystems. Andere Studien deuten darauf hin, daß Babys, die im Uterus großen mütterlichen Ängsten ausgesetzt waren, anfälliger für Koliken sind (siehe Seite 175).
Bei einem typischen zu Koliken neigenden Baby beginnen die Probleme ungefähr in der zweiten Lebenswoche und verschwinden mit etwa drei Monaten. Die Anfälle treten für gewöhnlich abends auf. Das Kind zieht die Beine an den Unterleib oder streckt sie stocksteif aus und schreit vor Unbehagen und Pein.
Sie können nicht viel tun, außer warten, daß Ihr Kind aus diesen Koliken „herauswächst“. Eine Bauchmassage bringt oft Erleichterung, oder Sie legen das Baby mit dem Gesicht nach unten auf Ihren Schoß, mit einem warmen Handtuch oder einer Wärmflasche, halb mit warmem Wasser gefüllt, unter dem Bauch. Andere Maßnahmen, die vielleicht helfen könnten, sind eine Spazierfahrt im Auto oder dem Baby einen Schnuller zum Nuckeln in den Mund zu stecken.
Koliken stellen keine Bedrohung für die Gesundheit Ihres Kindes dar (obwohl sie sehr frustrierend sein können), aber Sie sollten den Arzt aufsuchen, wenn sie zum erstenmal auftreten, um sicherzugehen, daß nichts Schwerwiegenderes vorliegt.

# Risikoneugeborene

Jedes 10. Neugeborene muß, wenn auch nur für sehr kurze Zeit, auf die Intensivstation und bedarf einer besonderen Betreuung. Die meisten sind Früh- oder Mangelgeborene, obwohl nur eine kleine Zahl wirklich ernsthaft krank ist. Ziel der Behandlung auf der Intensivstation für Säuglinge ist der Schutz vor bestehenden oder möglichen Gesundheitsrisiken und die spezielle Ernährung und Pflege, bis sie der Gefährdung „entwachsen“ sind.

**Babys mit niedrigem Geburtsgewicht**
Im allgemeinen brauchen Säuglinge mit einem Geburtsgewicht unter 2 500 g eine besondere Betreuung. Rund 4 bis 8 % aller Babys kommen mit einem solch niedrigen Gewicht zur Welt, und von dieser Gruppe sind zwei Drittel Frühgeburten und ein Drittel Mangelgeborene.

**Frühgeborene** Die fetale Entwicklung verläuft stufenweise, und das Kind hat seinen Reifegrad bei der Entbindung zum Geburtstermin erreicht (40 Wochen vom 1. Tag der letzten Regel). Wird der Geburtstermin nun um sieben Tage oder mehr unterschritten, ist es für ein Leben in der Außenwelt vielleicht noch nicht richtig gerüstet. Bei einem Baby, das vor der abgeschlossenen 37. Woche zur Welt kommt, spricht man von einem Frühgeborenen (Partus praematurus), und es muß auf die Intensivstation, wo es besonders ernährt und vor Infektionen geschützt wird, bis es den Entwicklungsrückstand aufgeholt hat.

**Mangelgeborene** Ein Baby wird zu den Mangelgeborenen gezählt, wenn sein Geburtsgewicht, bezogen auf das Konzeptionsalter, unter der Standardgewichtskurve liegt. Als Mangelgeborenes gilt auch ein reif geborenes Kind, das bei der Geburt sehr leicht ist, oder ein Frühgeborenes, das, gemessen an der Zeit, die es im Uterus verbracht hat, kleiner ist, als es sein sollte.

**Gesundheitsrisiken** Babys mit niedrigem Geburtsgewicht, vor allem Frühgeborene, müssen es nicht nur mit so weitverbreiteten Problemen wie Neugeborenengelbsucht, sondern auch mit einer Reihe weiterer gesundheitlicher Gefährdungen aufnehmen. Wenn zum Beispiel die inneren Organe nicht voll ausgereift sind, wird ein Baby vermutlich Schwierigkeiten mit dem Atmen, mit der Regulierung der Körpertemperatur und dem Trinken haben und außerdem sehr anfällig für Infektionen sein. Außerdem könnte es an einer Hypoglykämie leiden (niedriger Blutzuckerspiegel), die unbehandelt eine Hirnschädigung zur Folge haben kann, oder es braucht Eisen- oder Kalziumzusatzpräparate, um den Mangel an diesen lebenswichtigen Mineralien auszugleichen.

**Die medizinische Betreuung von Babys mit spezifischen Bedürfnissen**
Heutzutage haben Früh- und Mangelgeborene und Babys, die krank oder behindert zur Welt kommen, wesentlich bessere Überlebenschancen als noch vor 20 und sogar noch vor 10 Jahren. Das liegt daran, daß sich das Wissen um die medizinische Betreuung und die Anwendung dieser Kenntnisse auf Intensivstationen für Säuglinge ungeheuer verbessert hat.

## Wie Sie Ihrem Kind helfen

**Zusätzlich zu der intensiven medizinischen Betreuung und Aufmerksamkeit, die das hochspezialisierte Fachpersonal Ihrem Baby zukommen läßt, können Sie und Ihr Partner auch noch zum Gedeihen Ihres Kindes beitragen.**

- Versuchen Sie, soviel Zeit wie möglich mit ihm zu verbringen; es braucht dieselbe Menge an Liebe und Zuwendung wie ein Reifgeborenes.
- Berühren Sie es, und schmusen Sie mit ihm innerhalb wie außerhalb des Inkubators sobald Sie dürfen und sooft wie möglich. Schmusen, Streicheln und zärtliches Liebkosen wirken sich positiv auf ein gedeihliches Wachstum aus.
- Drücken Sie die Muttermilch zu den regulären Fütterzeiten aus, um Sie Ihrem Baby in der Flasche zu geben. Sie bieten ihm damit nicht nur die bestmögliche Nahrung, sondern halten auch die Milchproduktion für die Zeit in Gang, wenn es aus eigener Kraft saugen kann.
- Beteiligen Sie sich aktiv an der Pflege Ihres Babys. Bitten Sie die Schwestern, Ihnen zu zeigen, wie Sie beim Füttern, Waschen und Windelnwechseln helfen können. Auf diese Weise entwickeln Sie eine starke emotionale Beziehung zu ihm und gewinnen an Selbstsicherheit bei seiner Pflege und Betreuung.
- Kämpfen Sie nicht gegen Gefühle wie Angst und Sorge an, und machen Sie sich kundig, wenn Sie etwas nicht wissen oder verstehen. Bitten Sie das medizinische Personal um Informationen und Ihren Partner um tatkräftige moralische Unterstützung.

Es herrscht eine entspannte Atmosphäre, es gibt optisch ansprechende Sitzecken für die Eltern und Versorgungszentren für die Babys. Die meisten Stationen ermutigen die Eltern, sich aktiv an der Pflege ihrer Kinder zu beteiligen, zum Beispiel beim Füttern, Waschen und Windelnwechseln zu helfen. Viele bieten Unterbringungsmöglichkeiten für die Eltern an, die häufiger mit ihrem Kind zusammensein möchten.

**Inkubator** (Brutkasten) Wenn ein Baby auf die Intensivstation muß, wird es normalerweise in den Inkubator gelegt. Das ist eine klimatisierte Kleinkammer, in der es bei konstanter warmer Temperatur und Luftfeuchtigkeit (oder falls nötig Sauerstoff) gedeihen kann. Kreisrunde Öffnungen in der Klarsichthaube gestatten Krankenschwestern und Eltern, hineinzugreifen, um das Baby zu streicheln oder Überwachungsgeräte, Sonden für die Nahrung oder Tropfinfusionen anzubringen.
Im Stauraum, der im Boden eingebaut ist, läßt sich die persönliche Habe unterbringen, die Ihr Kind während des Aufenthalts im Inkubator braucht, zum Beispiel Windeln, Kleidung, Bettwäsche und Waschschüsseln. Wenn das Baby kräftig genug ist und seine Körpertemperatur eigenständig regulieren kann, wird es meistens aus dem Inkubator in ein Wärmebett verlegt.

**Füttern** Zu Beginn erhält ein Risikoneugeborenes viele kleine Mahlzeiten. Wenn es krank oder viel zu früh geboren wurde, führt man ihm eine Mischung aus Zucker und Wasser zu, weil es noch keine Milch verdauen kann. Sobald es imstande ist, Milch zu trinken, erhält es eine spezielle Fertigkost oder ausgedrückte/abgepumpte Muttermilch – die ideale Nahrung, vor allem für ein Risikoneugeborenes.
Untersuchungen haben gezeigt, daß Kolostrum und Milch bei Müttern von Frühgeborenen bestimmte Nährstoffe in höherer Konzentration enthalten als bei Müttern, deren Kinder reif geboren wurden. Damit wird der Mangel ausgeglichen, den das Kind als Reifgeborenes nicht erfahren hätte.

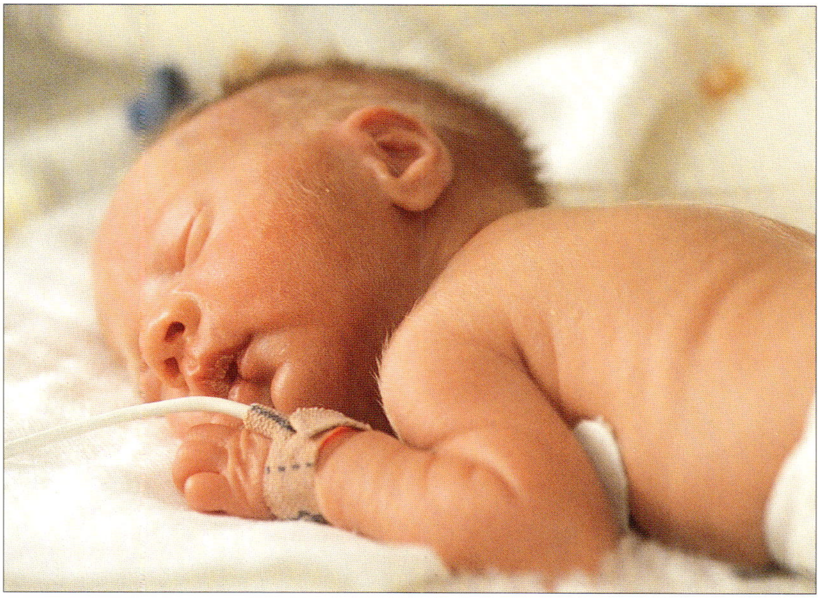

## Die Bedürfnisse Ihres Babys

**Ein Risikoneugeborenes braucht besondere medizinische Betreuung, aber auch seinen Vater und seine Mutter.**

Solange sich Ihr Baby auf der Intensivstation befindet, wird es rund um die Uhr von einem Team betreut, das über eine breitgefächerte Palette technologischer Hilfsmittel verfügt. Monitoren, die durch Drähte und Haftkontakte mit seiner Haut verbunden sind, überwachen ständig seine Atmung, Herzschlagfrequenz und Temperatur, ohne es zu stören. Bis es kräftig genug ist, um an der Brust oder aus der Flasche zu trinken, wird es mittels winziger Sonden ernährt, die in die geeigneten Venen eingeführt werden oder durch ein Nasenloch in den Magen verlaufen.
Über diese professionelle Betreuung und Aufmerksamkeit hinaus muß Ihr Kind aber auch die Liebe seiner Eltern spüren. Der Körperkontakt mit Ihnen und Ihrem Partner wird ihm Sicherheit und Geborgenheit vermitteln und dazu beitragen, eine liebevolle Beziehung voller Wärme und Nähe zu ihm aufzubauen.
Es muß Ihrer beider Stimmen hören, also sprechen Sie immer wieder mit ihm, oder singen Sie ihm etwas vor. Es ist auch wichtig für Ihr Baby, Sie an Ihrem Geruch erkennen zu können, also halten Sie es an Ihre unbedeckte Haut, sooft Sie können.

**Ein Risikoneugeborenes**
Die meisten Risikoneugeborenen sind, wie dieses, frühgeboren und verbringen einige Zeit im Inkubator. Hier wird ihre Körpertemperatur konstant gehalten und die Atmung überwacht.

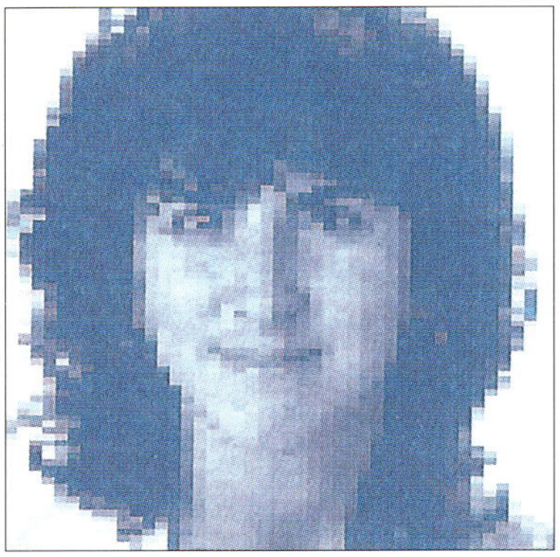

| | |
|---|---|
| **Name:** | Carol Scott |
| **Alter:** | 24 Jahre |
| **Medizinische Vorgeschichte:** | Nichts Außergewöhnliches |
| **Geburtshilflicher Hintergrund:** | Dies ist Carols erste Schwangerschaft |

In der 30. Schwangerschaftswoche merkte Carol, daß ihre Hände und Füße geschwollen waren und daß sie ihren Ehering nicht mehr vom Finger ziehen konnte. Bei der nächsten Vorsorgeuntersuchung war der Blutdruck erhöht; sie sollte Bettruhe halten und in einer Woche wiederkommen. Dieses Mal war der Blutdruck noch höher, und man stellte Albumin (Eiweiß) im Harn fest. Die Diagnose lautete Schwangerschaftstoxikose*, und Carol wurde sofort ins Krankenhaus eingewiesen.

**Fallstudie**

# Frühgeburt

*Ein frühgeborenes Baby hat einen etwas schwierigeren Start ins Leben, aber die meisten entwickeln sich gut dank des sachkundigen medizinischen Personals auf den Intensivstationen und der neuesten technischen Behandlungsmöglichkeiten.*

## Risikogeburt

Obwohl Carol Beruhigungsmittel erhielt und strenge Bettruhe verordnet bekam, normalisierte sich ihr Blutdruck nicht mehr, und es wurde weiterhin Albumin im Harn festgestellt. Zu Beginn der 35. Woche waren Anzeichen einer fetalen Notsituation zu erkennen, und man bemerkte, daß Carol nicht weiter zugenommen hatte. Ihr Arzt entschied, die Geburt einzuleiten, und nach einem unkomplizierten Wehenverlauf brachte Carol Alice zur Welt, die 2 000 g wog.

Carols Arzt glaubte, die Plazenta habe zu Beginn des dritten Trimesters versagt, und folglich sei die Ernährung des Fetus nicht ausreichend gewesen. Wenn das in einem späten Stadium der Schwangerschaft geschieht, ist der kindliche Kopf unverhältnismäßig groß, weil das Gehirn relativ normal weiterwächst, zu Lasten des restlichen Körpers. Frühgeborene untergewichtige Babys kommen mit unzureichenden Energievorräten zur Welt und haben nicht genug Fett angesammelt, um ihre Körpertemperatur zu halten. Sie sind anfälliger für eine Hypothermie (Unterkühlung), Hypoxie (Gewebssauerstoffmangel) und Hypoglykämie (Blutzuckermangel), und deshalb ist es von entscheidender Bedeutung, sie warm zu halten. Alice kam sofort in den Inkubator (Brutkasten), und ihre unreifen Lungen erhielten Unterstützung durch ein Beatmungsgerät.

## Reaktionen nach der Geburt

Carol und Mark waren sehr erschrocken, als sie Alice zum erstenmal zu Gesicht bekamen (siehe Spalte rechts), obwohl sie Zeit hatten, sich an den Gedanken zu gewöhnen, daß sie frühgeboren war. Während der Schwangerschaft hatte Carol von einem blondgelockten, pausbäckigen Kind geträumt; doch Alice war rothaarig und verrunzelt, und die Haare wirkten sehr farblos, verglichen mit dem Rest des Körpers, der sehr mager war. Im Inkubator, angeschlossen an das Beatmungsgerät und mit Drähten und Sonden versehen, die mit Klebeband befestigt waren, erschien Alice sehr weit weg und isoliert. Carol brach in Tränen aus beim Anblick ihrer winzigen Tochter, die so allein und ausgegrenzt war. Gleichzeitig merkte sie, daß sie beträchtliche Schwierigkeiten hatte, eine Beziehung zu dem Säugling in der Klimakammer herzustellen, obwohl sie wußte, daß dort ihr langersehntes Kind lag. Mark ermutigte sie, über ihre Probleme mit der Beraterin auf der Station zu sprechen, die Carol beruhigte und ihr erklärte, solche Gefühle kämen häufig vor und seien ganz normal. Das Pflegepersonal der Intensivstation reagierte äußerst verständnisvoll; die Schwestern ermunterten Carol und Mark, durch die Öffnungen im Inkubator Kontakt mit Alice zu halten und sie zu berühren und zu streicheln. Studien haben gezeigt, daß dies einem Frühgeborenen bei der Stabilisierung seiner Atmung hilft. Das Team erklärte Carol, ihre Liebe sei wichtiger als alle Technologie, die sie zu bieten hätten. Ich riet Mark und Carol, offen über ihre Empfindungen zu reden und ihr „Traumkind" zu vergessen. Es war wichtig für sie, ihre wahren Gefühle zur Kenntnis zu nehmen.

### Engagement

Als Carol sich aktiv an der Betreuung ihres Babys beteiligte, wurde ihr langsam bewußt, wie sehr sie es liebte und wie verzweifelt sie sich wünschte, Alice möge überleben. Die Krankenschwestern zeigten ihr, wie man die Kolostralmilch ausdrückt (siehe Seite 305), so daß Alice damit über die Sonde ernährt werden konnte. Die Kolostralmilch von Müttern Frühgeborener enthält besonders viele Spurenelemente – eben jene Nährstoffe, die das Baby auch im Uterus erhalten hätte – und zusätzliches wachstumsförderndes Eiweiß. Mark interessierte sich mittlerweile brennend für die Geräte auf der Intensivstation und wollte wissen, auf welche Weise sie seiner Tochter zugute kamen. Das Personal nahm sich die Zeit, seine Fragen zu beantworten, obwohl es sehr beschäftigt war.

### Unmittelbarer Hautkontakt

Sobald Alice an Gewicht zugenommen und ihre Atmung sich verbessert hatte, konnte sie auf Beatmungsgerät und künstliche Ernährung durch die Sonde verzichten. Die Belegschaft der Station empfahl Carol dann, Alice unter ihre Bluse zu nehmen und sie aufrecht zwischen den Brüsten zu halten. Alice war nackt bis auf eine Windel, und so hatten Mutter und Kind über längere Zeit unmittelbaren Hautkontakt. Gerade für Frühgeborene hat sich dies als ideal erwiesen. Der Körper der Mutter ist der beste Inkubator, denn ihre Temperatur steigt automatisch, wenn das Baby friert, und sie fällt, wenn ihm zu warm wird. Die Schwestern nannten das „Känguruh"-Methode, denn ähnlich tragen Känguruhs ihren Nachwuchs im wärmenden, schützenden Beutel mit sich herum. Der direkte Hautkontakt festigt außerdem die Mutter-Kind-Bindung, die für das Überleben von zentraler Bedeutung ist. Alice begann spontan zu saugen. Das Personal freute sich ungemein über ihre Fortschritte, und Carol und Mark wollten sie nun so schnell wie möglich mit nach Hause nehmen. Der Geburtshelfer erklärte ihnen, Alice müsse kein bestimmtes Zielgewicht erreichen. Jedes Baby wird auf der Intensivstation als Einzelfall betrachtet und entlassen, wenn sein Gewicht und sein allgemeiner Gesundheitszustand befriedigend sind.

### Zu Hause

Als Carol und Mark Alice mit nach Hause nehmen durften, sahen sie sich einer Reihe völlig unvorhergesehener Probleme gegenüber. Die meisten Babysachen waren Alice zu groß. Die Verwandten begannen, winzige Kleidungsstücke zu fertigen, während sich Mark bei Spezialfirmen nach Miniaturgrößen erkundigte. Normale Windeln reichten Alice fast bis zu den Achselhöhlen, also schnitt Carol Wegwerfwindeln passend zurecht, die dann mit Klebeband befestigt wurden. Alice gedieh prächtig und hatte den Rückstand zu reif geborenen Babys gleichen Alters bald aufgeholt.

## Carols Baby

**Alice war fünf Wochen zu früh geboren, und ihr fehlten die Fettdepots, die Babys normalerweise in den letzten Wochen anlegen. Es sah aus, als wäre ihr die runzlige, rote Haut eine Nummer zu groß. Sie sah jammervoll aus.**

- Der Kopf wirkte sehr groß im Vergleich zum Körper, der mager und winzig war.
- Die Haut „saß" sehr locker und war ziemlich trocken.
- Sie hatte Flaum (Lanugohaare) auf dem Rücken und an beiden Seiten des Gesichts.
- Der Brustkorb sah schmal aus, und die Rippen stachen heraus.
- Beim Atmen hob und senkte sich der Brustkorb übermäßig stark.
- Das Gesäß sah infolge des Fettmangels knochig und spitz aus.
- Aufgrund des noch nicht voll entwickelten Nervensystems waren unkontrollierte, zuckende Bewegungen zu beobachten.
- Jeder Atemzug schien sie ungeheure Mühe zu kosten. Manchmal setzte die Atmung ein paar Sekunden aus (was bei einem Frühgeborenen nichts Ungewöhnliches ist).

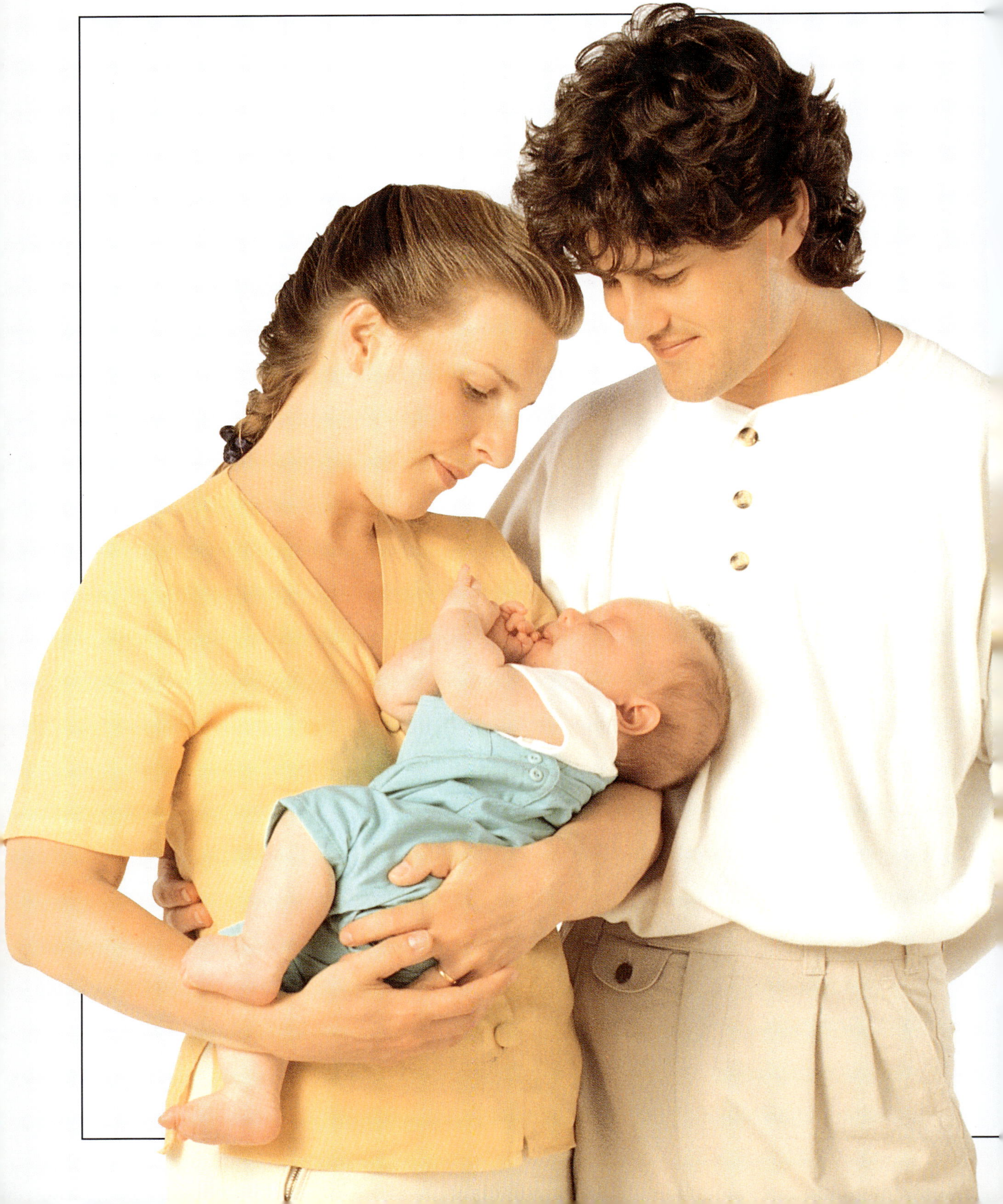

Kapitel 15

# Gewöhnung an die Elternrolle

*Die Herausforderungen, die Sie als Eltern zu bewältigen haben, können schwer auf Ihnen lasten, vor allem wenn sie mit tiefgreifenden Veränderungen in Ihrer bisherigen Lebensführung einhergehen. Doch zu beobachten, wie Ihr Baby Tag für Tag wächst und sich entwickelt, wird Ihnen unermeßliche Freude bereiten, und Sie werden die Nähe spüren, die man nur in einer Familie erfährt.*

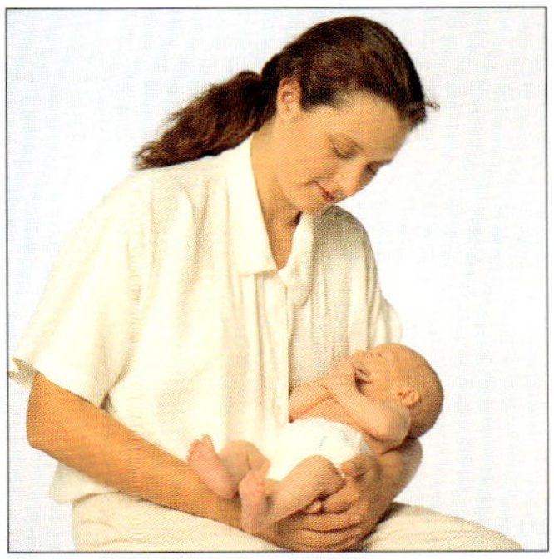

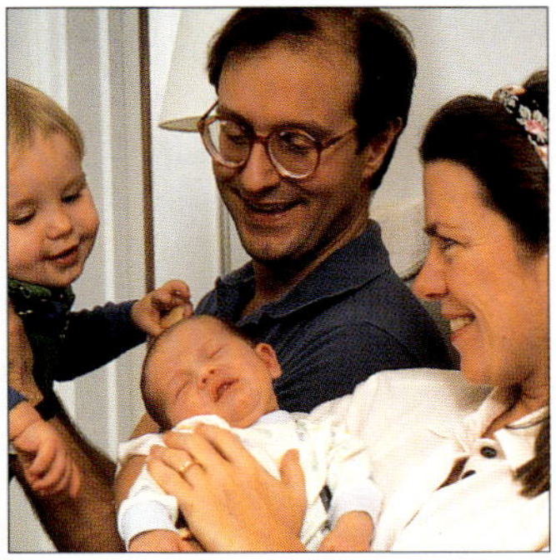

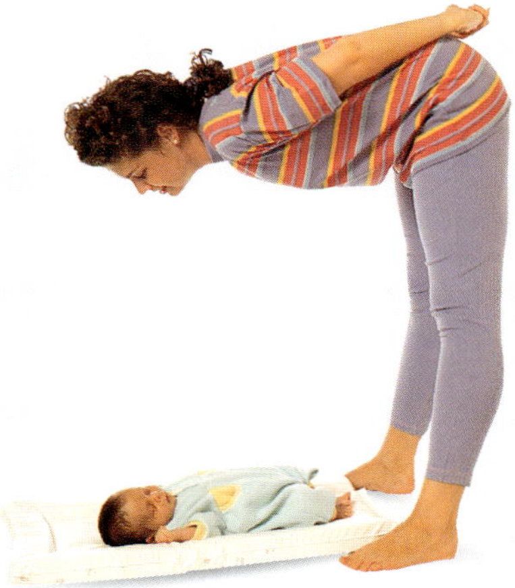

# Die ersten Wochen

*Früher war es üblich, daß sich Frauen nach der Geburt eines Kindes eine Zeitlang aus dem gesellschaftlichen Leben zurückzogen. Sie nutzten das Wochenbett, um wieder zu Kräften zu kommen. Heutzutage ist man wieder zu der Auffassung gelangt, daß eine Periode der friedvollen Ruhe und Entpannung in den Tagen unmittelbar nach der Entbindung einen unschätzbaren Wert hat. Sie bietet beiden Partnern die Gelegenheit, die Geburt des Kindes zu feiern, das neue Familienmitglied willkommen zu heißen und besser kennenzulernen und sich an die neue Elternrolle zu gewöhnen.*

### In die Elternrolle schlüpfen

Normalerweise brauchen Eltern einige Zeit, um sich an ihre neue Rolle zu gewöhnen. Manche geraten beinahe in Panik angesichts des Gedankens, daß sie nun die Verantwortung für dieses winzige, von ihnen abhängige menschliche Wesen übernehmen sollen. Es kann eine Weile dauern, bis Sie Ihre Vater- oder Mutterrolle voll akzeptiert haben und sich darin wohl fühlen. Zu Beginn ertappen Sie sich vielleicht dabei, daß Sie hoffen, irgend jemand möge Ihnen die Last der Verantwortung abnehmen.

**Ihr Baby willkommen heißen** Jede Mutter gibt sich Tagträumen über ihr ungeborenes Kind hin. Das Bild dieses „Traumkindes“ mit der Realität des Neugeborenen in Ihrem Arm in Einklang zu bringen, ist nicht immer ganz leicht – vor allem, wenn Ihr Baby nicht das ersehnte Geschlecht besitzt, nicht dem „Bilderbuch“ entsprungen zu sein scheint oder einfach nur anders ist, als Sie erwartet hatten.

Sie brauchen Zeit, die Liebe zu Ihrem Kind zu entwickeln und zu lernen, der Mutter- oder Vaterrolle gerecht zu werden. Die Stunden, die Sie miteinander verbringen, bieten Ihnen den erforderlichen Spielraum, um sich anzupassen, aneinander zu gewöhnen und langsam in Ihren neuen Aufgabenbereich hineinzuwachsen.

Anfangs finden Sie es vielleicht bequemer, Ihr Baby im Elternschlafzimmer unterzubringen, selbst wenn das Kinderzimmer schon lange vorbereitet ist. Das Stillen/Füttern läßt sich einfacher bewerkstelligen, und Sie werden nachts vermutlich eher zur Ruhe kommen.

### Ruhen und Entspannen

Die ersten Wochen können wie eine endlose Tretmühle aus Füttern und Windelnwechseln erscheinen, und die kurzen Pausen dazwischen, wenn Ihr Baby schläft, nutzen Sie, um Liegengebliebenes zu erledigen oder sich selbst ein wenig Ruhe zu gönnen.

Wenn Sie sich gleich nach der Geburt eine Zeitspanne setzen, die ausschließlich dem engen Kreis Ihrer Familie vorbehalten ist – Zeit, in der Sie sich gegenseitig verwöhnen, sich über das neue Lebewesen freuen, das Ihnen anvertraut wurde, im Bett kuscheln und gemeinsam frühstücken –, erleichtern Sie sich nicht nur die Anpassung an die Elternrolle, sondern schöpfen auch neue Kraft.

## Zeit der Ruhe und Gemeinsamkeit

**Planen Sie eine Ruhezeit unmittelbar nach der Geburt des Babys ein. Fühlen Sie sich nicht gezwungen, sofort zum gewohnten Alltagstrott zurückzukehren, sonst werden Sie bald völlig übermüdet sein, und damit schmälert sich die Freude an Ihrem Kind.**

**Vorräte** Vergewissern Sie sich schon vor der Entbindung, daß Sie alle Produkte auf Vorrat gekauft haben, die Sie in der ersten Zeit brauchen: nahrhafte Lebensmittel für Ihre Lieblingsgerichte, Getränke (Sie brauchen viel Flüssigkeit, wenn Sie stillen), Kleidung, Papiertücher, Watte und Windeln.

**Zärtlichkeit** Sie und Ihr Partner werden Ihrem neugeborenen Baby liebevolle Fürsorge und Zuwendung angedeihen lassen, und Ihr Partner wird für Sie sorgen. Verwöhnen Sie sich gegenseitig!

**Emotionale Bindung** Lassen Sie sich beide die Zeit und den Freiraum, um Ihr Baby besser kennenzulernen und eine enge Beziehung zu ihm zu entwickeln.

**Kuschelwiese** Machen Sie Ihr Bett zum Mittelpunkt: eine Kuschelwiese zum Reden, Spielen, Entspannen und Schmusen.

**Besucher** Schränken Sie die Besuchsstunden ein. Fühlen Sie sich nicht verpflichtet, dauernd die Gastgeberin zu spielen! Hängen Sie, wenn Sie ungestört sein möchten, ein Schild mit dem Hinweis an die Tür, daß Sie sich gerade hingelegt haben – Ihre Besucher kommen gern ein anderes Mal wieder.

**Anrufe** Wenn Sie einen Anrufbeantworter besitzen, können Sie die Ansage ändern und die Geburt des neuen Familienmitgliedes bekanntgeben und vielleicht erklären, daß Sie sich im Moment noch erholen und sich freuen, in einigen Tagen mit dem Anrufer zu reden.

### Freunde und Familie

Freunde oder Familienmitglieder können Ihnen diese Zeit noch „versüßen", wenn sie sich bereit erklären, Sie zu unterstützen, zum Beispiel bestimmte Arbeiten im Haushalt zu übernehmen, Mahlzeiten zuzubereiten usw. Sie werden möglicherweise entdecken, daß die eine oder andere Person nicht nur mit tatkräftiger Hilfe, sondern auch mit unschätzbar wertvollen Tips aufwarten kann, vor allem wenn ihre Kenntnisse über die Betreuung und Verhaltensweisen von Säuglingen fundiert sind (oder auf eigener Erfahrung beruhen). Andererseits erhalten frischgebackene Eltern oft Ratschläge, die einander widersprechen oder sich nicht mit ihren eigenen Vorstellungen vereinbaren lassen. In solchen Fällen sollten Sie nicht zögern, mit Ihrem Kinderarzt zu sprechen oder sich in der Mütterberatung die nötige Klarheit zu verschaffen.

Wahrscheinlich werden sich unzählige Leute nach Ihrem Befinden erkundigen, entweder persönlich oder per Telefon. Entscheiden Sie gemeinsam mit Ihrem Partner, wie Sie darauf reagieren wollen. Sie müssen mit Ihren Kräften haushalten, und wenn Sie in der ersten Woche nach der Rückkehr aus der Klinik jeden Nachmittag eine Kaffeegesellschaft veranstalten, sind Sie bald völlig ausgebrannt. Lassen Sie also keine Schuldgefühle aufkommen, wenn Sie die Besuchsstunden zu Hause drastisch einschränken. Hängen Sie einfach einen Zettel an die Tür mit dem Vermerk: „Mutter und Kind schlafen, bitte nicht stören!"

### Geschwister

Falls Sie bereits ein älteres Kind oder mehrere Kinder haben, sollten Sie dafür sorgen, daß sie jetzt voll einbezogen werden. Wenn Ihr Baby in der Klinik geboren wurde und Sie eine Zeitlang von zu Hause weg waren, werden sie ihren Anteil an Aufmerksamkeit und Zuwendung fordern. Auch sie genießen es, mit Ihnen zu kuscheln und mit dem Baby zu reden.

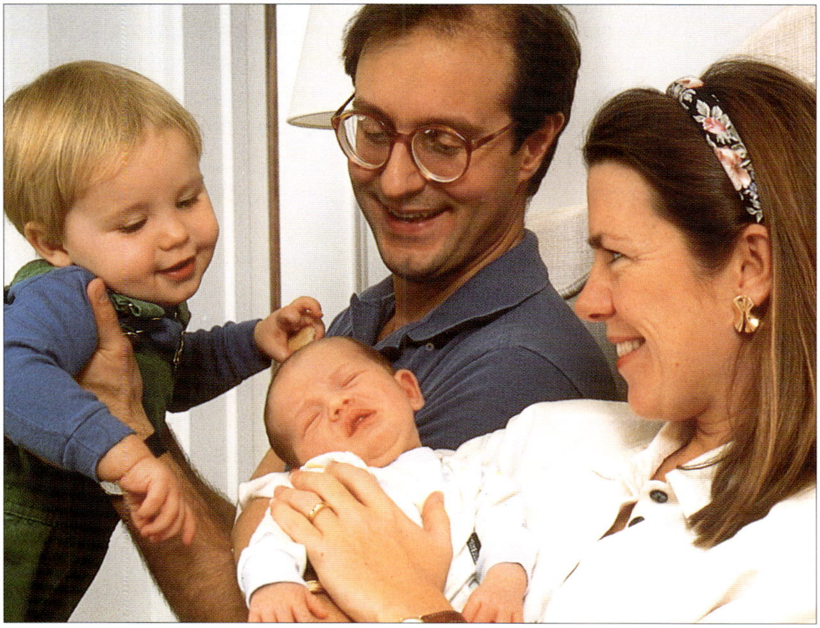

## Die Erfahrungen Ihres Babys

**Es ist in eine für ihn ganz neue Welt hineingeboren, die ihm Wärme, Nähe und Liebe vermittelt.**

**Tägliche Routine** Zunächst ist bei ihm noch keine Grundlinie im Verhalten zu erkennen. Es dauert drei bis sechs Wochen, bis es seinen eigenen Trink- und Schlafrhythmus gefunden hat.

**Empfindungen** Es zieht es vor, Ihr Gesicht anzusehen; fremden Menschen oder unvertrauten Gegenständen kann es weniger abgewinnen. Es fühlt sich geborgen, wenn es den Duft der Haut seiner Mutter oder seines Vaters einatmet. Es wendet sein Gesicht den Quellen neuer Geräusche zu, erschrickt aber, wenn sie laut oder unerwartet sind. Es liebt den Geschmack der Muttermilch, und es mag Schmusen, Berührung und Massage.

**Kommunikation** Sein wichtigstes Kommunikationsinstrument ist die Stimme. Es weint oder schreit, wenn es hungrig, müde oder wütend ist, wenn es sich langweilt oder einsam fühlt. Es weint auch, wenn es spürt, daß Sie oder sein Vater innerlich angespannt oder müde sind.

**Familienbande**
Die Zeit, die Sie mit Schmusen, Reden oder einfach Zusammensein verbringen, ohne sich den Herausforderungen des Alltags stellen zu müssen, bietet allen Beteiligten die Gelegenheit, sich an die Veränderungen innerhalb der Familie zu gewöhnen.

# Wechselbad der Gefühle

*In den Tagen und Wochen nach der Geburt befinden Sie sich in einem emotional labilen Zustand, eine Folge des plötzlichen Stillstands der Produktion von Schwangerschaftshormonen (siehe Spalte links). Dadurch können persönliche Probleme noch verstärkt werden oder ungelöste, verdrängte Konflikte wieder neu aufflammen. Es läßt sich jedoch nur schwer voraussagen, wie Sie auf die Geburt Ihres Kindes reagieren werden. Manchmal folgt auf eine völlig komplikationslose Schwangerschaft, in der sich die Mutter in Hochstimmung befand, eine Periode tiefer Niedergeschlagenheit nach der Geburt.*

Emotionale Probleme nach der Geburt sind bezüglich ihrer Beschaffenheit, ihres Schweregrads und ihrer Dauer von Frau zu Frau und von Schwangerschaft zu Schwangerschaft unterschiedlich. Eine Frau kann sich nach einer Entbindung phantastisch und nach einer weiteren am Boden zerstört fühlen.

### Seelisches Tief

Weil die wichtigste auszumachende Ursache für emotionale Probleme nach der Geburt der abrupte und unvermeidliche Abfall des Hormonspiegels ist, sollten Sie nicht erstaunt sein, wenn Ihr Gefühlsbarometer wie bei vielen Frauen nach der Geburt bis zu einem gewissen Grad in den Keller geht. Da dieses Phänomen bei 80 % der frischgebackenen Mütter auftritt, ist es eher die Regel als die Ausnahme, und Frauen, die ganz davon verschont bleiben, gehören zur Minderheit, die sich glücklich schätzen darf. Während der neunmonatigen Schwangerschaft war Ihr Hormonspiegel sehr hoch, und aus heiterem Himmel ist er nun wieder auf einen verhältnismäßig niedrigen, normalen Pegel abgesunken. Diese drastische, aber naturgemäße Umstellung bewirkt bei den meisten Frauen, daß sie bei der kleinsten Kleinigkeit in Tränen ausbrechen, launenhaft, reizbar, unentschlossen und nervös sind. Dieses seelische Tief setzt meistens drei bis fünf Tage nach der Geburt ein und dauert rund sieben bis zehn Tage an. Es beginnt oft mit dem Einschuß der Milch (der ebenfalls unter dem Einfluß von Hormonveränderungen erfolgt), und aus diesem Grund sprach man im 19. Jahrhundert vom „Milchfieber“.

**In die Mutterrolle hineinwachsen** Wenn Sie sich nach der Geburt niedergeschlagen fühlen, könnte es dafür vor allem einen Grund geben: Sobald die Euphorie über die Ankunft des neuen Familienmitglieds verflogen ist, sehen Sie sich mit der Realität der Mutterrolle konfrontiert und haben Angst, ob Sie ihr wirklich gewachsen sind. Möglicherweise entdekken Sie an sich nicht nur die oben beschriebenen Symptome, sondern fühlen sich darüber hinaus auch noch verwirrt, verunsichert ob Ihrer Fähigkeit, das Baby angemessen zu versorgen, und frustriert, weil Sie scheinbar so lange brauchen, bis Sie gelernt haben, eine gute Mutter zu sein. Gehen Sie nicht zu hart mit sich selbst ins Gericht; keine Frau besitzt ein Geheimrezept, das sie auf Anhieb in eine Supermutter verwandelt.

## Veränderungen nach der Geburt

**Die plötzliche hormonelle Umstellung nach der Geburt wird heute als Hauptursache für das seelische Tief und die Wochenbettdepression angesehen.**

Schon bald nach der Empfängnis werden bestimmte Hormone im Körper, vor allem Progesteron und Östrogen, in großer Menge produziert, und die Konzentration bleibt bis zum Ende der Schwangerschaft hoch. Und dann, in den ersten 72 Stunden nach der Geburt, fällt der Hormonspiegel jäh ab. Die Progesteronmenge im Blut senkt sich von 150 ng/ml (Nanogramm = Tausendmillionstel eines Gramms) auf 7 ng/ml, und die Östrogenkonzentration von 2000 ng/ml auf 20 ng/ml ab. Danach schraubt sich der Progesteronspiegel langsam auf null herunter, und der Östrogenspiegel pendelt sich bei 10 ng/ml ein.
Wenn Östrogen- und Progesteronmengen zurückgehen, fällt es dem Körper sehr schwer, sich anzupassen. Die Umstellung kann merkliche Auswirkungen auf emotionale und mentale Prozesse haben und mit anderen Einflußfaktoren – zum Beispiel mit persönlichen Konflikten oder Beziehungsproblemen – zu einem Stimmungstief oder sogar zu einer ausgewachsenen Wochenbettdepression führen.
Ein schwerer Erschöpfungzustand – ein weiteres Problem, das nach der Geburt auftreten kann – wird durch einen Kaliummangel im Körper noch verstärkt. Ein niedriger Kaliumspiegel läßt sich leicht durch kaliumhaltige Nahrung ausgleichen, wenn Sie zum Beispiel viel Bananen oder Tomaten essen.

Vielleicht stellen Sie auch fest, daß sich Ihre Gefühle gegenüber dem Partner ändern. Das bedeutet nicht, daß Sie weniger für ihn empfinden oder daß es mit Ihrer Beziehung bergab geht, sondern nur, daß sich Ihre Empfindungen gewandelt haben. Aller Wahrscheinlichkeit nach wird sie allmählich sogar reifer und reicher werden. Es ist wichtig, offen mit Ihrem Partner zu reden, denn das ist die beste Methode, die körperlichen und seelischen Belastungen der Mutterschaft in die richtige Perspektive zu rücken.

Es ist auch wichtig, sich nicht zu überfordern. Müdigkeit ist in den ersten Tagen unvermeidlich, sollte aber niemals ignoriert werden. Wenn Sie sich erschöpft fühlen, lassen Sie alles stehen und liegen und ruhen Sie sich aus, wobei Sie die Füße höher als den Kopf lagern sollten. Sie müssen nicht unbedingt schlafen, um bei Kräften zu bleiben; dann und wann eine kleine Ruhepause ist alles, was Sie brauchen.

**Wochenbettdepression**

Rund 10% aller Mütter leiden unter einer Wochenbettdepression. Dieser Zustand unterscheidet sich in vieler Hinsicht sehr stark vom soeben geschilderten seelischen Tief. Er dauert länger an, ist schwerwiegender und bedarf einer sofortigen, ärztlichen Behandlung. Hier handelt es sich um eine psychische Störung, die außer Kontrolle geraten kann, wenn sie unbehandelt bleibt. Es ist sehr wichtig, daß die betroffenen Frauen schnellstmöglich um professionelle Hilfe bitten. Wird die Depression sofort behandelt, verschwindet sie normalerweise wieder in wenigen Wochen.

**Symptome** Es gibt viele Symptome in Zusammenhang mit der Wochenbettdepression, und sie werden von jeder Frau in einer anderen Kombination erlebt. Sie umfassen nicht nur die typischen Anzeichen wie Hoffnungslosigkeit und ausgeprägte Niedergeschlagenheit, sondern auch Lethargie, Angstzustände, Nervosität, Panik, Schlafstörungen, Verlust des sexuellen Interesses, Zwangsvorstellungen und Verlust der Selbstachtung.

**Behandlung** Medikamente helfen, die Wochenbettdepression zu lindern, aber die Unterstützung von Familienmitgliedern und Freunden ist gleichermaßen wichtig. Es gibt jedoch auch einige Möglichkeiten, selbst zur Heilung beizutragen. Der Arzt wird Ihnen vermutlich Antidepressiva verordnen. Im Laufe der Zeit bringen diese eine schrittweise allmähliche Besserung, und deshalb sollten Sie diese auch dann weiternehmen, wenn Sie sich besser zu fühlen beginnen. Einige haben Nebenwirkungen, zum Beispiel Mundtrockenheit, Schläfrigkeit und Verworrenheit. Falls diese Nebenwirkungen Ihren Alltag sehr stark beeinträchtigen, sollten Sie mit Ihrem Arzt über eine Änderung der Medikation sprechen.

**Wochenbettpsychose**

Diese seltene Form der Wochenbettdepression, unter der ungefähr jede 1000. Mutter leidet, äußert sich darin, daß die Betroffene den Bezug zur Realität verliert und Wahnideen oder Halluzinationen hat (optisch und akustisch). Eine Klinikeinweisung ist immer unumgänglich. Die Gabe hochpotenter Medikamente, eine Psycho- und Soziotherapie und/oder eine Elektroschockbehandlung werden in solchen Fällen angeboten.

## Selbsthilfe bei einem seelischen Tief

**Wenn Sie sich niedergeschlagen fühlen, gibt es einiges, was Sie dagegen tun können. Sie müssen sich jetzt vor allem immer wieder eines sagen, bis Sie fest davon überzeugt sind: Es wird mir wieder bessergehen, ganz gleich wie lange es auch dauern mag.**

- Ruhen Sie sich so oft wie möglich aus. Müdigkeit verschlimmert die Depression noch, so daß sie noch schwerer in den Griff zu bekommen ist. Legen Sie sich tagsüber hin, und suchen Sie sich eine Hilfe für die nächtlichen Mahlzeiten des Babys.
- Achten Sie auf eine gesunde Ernährung. Nehmen Sie öfter kleine Portionen zu sich. Halten Sie keine strikte Diät.
- Sorgen Sie für ausreichende Körperbewegung. Gönnen Sie sich eine Verschnaufpause von Ihren häuslichen Pflichten oder der Babybetreuung. Ein Spaziergang an der frischen Luft kann Ihre Lebensgeister wieder wecken.
- Überfordern Sie sich nicht. Sie sollten jetzt nicht gerade einen Umzug oder eine Renovierung Ihres Hauses planen.
- Versuchen Sie, sich nicht ungebührlich zu ängstigen. Beschwerden und Schmerzen sind nach der Entbindung üblich. Sagen Sie sich: Das schaffe ich schon, und Sie werden sehen, daß sie mit an Sicherheit grenzender Wahrscheinlichkeit von allein vergehen, sobald Sie eine unverkrampfte Einstellung dazu gewonnen haben.
- Seien Sie nett zu sich selbst. Zwingen Sie sich nicht zu etwas, wozu Sie absolut keine Lust haben oder was Ihnen zutiefst zuwider ist. Reden Sie sich keine Schuldgefühle ein, wenn die Wohnung nicht auf Hochglanz gebracht ist oder wenn Sie bestimmte Arbeiten im Haushalt auf die lange Bank schieben.
- Sprechen Sie offen über Ihre Gefühle. Verdrängen Sie Ihre Gefühle nicht; sie stauen sich auf, und das macht die Sache nur noch schlimmer. Sprechen Sie mit anderen darüber, vor allem mit Ihrem Partner.

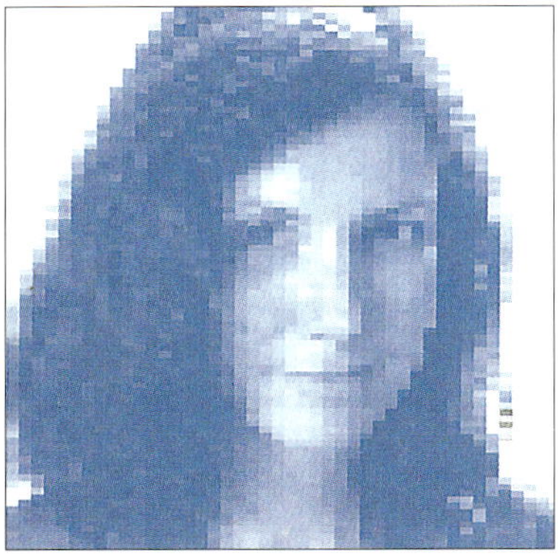

| | |
|---|---|
| **Name:** | Christine Rance |
| **Alter:** | 33 Jahre |
| **Medizinische Vorgeschichte:** | Nichts Außergewöhnliches |
| **Geburtshilflicher Hintergrund:** | 3 Kinder, ein 4jähriger Junge, eine 2 1/2jährige Tochter und das Baby, ein 4 Monate alter Junge. Alle Schwangerschaften und Entbindungen verliefen normal |

Christine fühlte sich bei jeder Schwangerschaft in Hochstimmung, obwohl sie danach unsanft auf den Boden der Tatsachen zurückgeholt wurde. Nach der Geburt ihres ersten Kindes Thomas hatte sie ein kurzes seelisches Tief, das in wenigen Tagen vorüber war. Nach der Entbindung von Laura, dem zweiten Baby, fühlte sie sich rund zwei Wochen lang ausgelaugt und niedergeschlagen. Sie hatte außerdem einiges an Gewicht zugelegt und ihre jugendlich schlanke Figur nicht zurückerlangt. Drei Tage nach der Geburt von Oliver, dem dritten Kind, hatte sie wieder „nahe am Wasser gebaut" und fühlte sich total lustlos. Die Situation spitzte sich zu, bis man drei Wochen nach der Entbindung eine Wochenbettdepression bei ihr feststellte.

**Fallstudie**

# Depressive Mutter

*Während ein leichtes seelisches Tief ein paar Tage nach der Geburt nicht selten vorkommt, können Depressionen, die sich verstärken und länger als zwei Wochen anhalten, Anzeichen für eine schwerwiegende psychische Störung sein, die ärztliche Behandlung erfordert. In solchen Fällen zeigen die betroffenen Mütter immer stärkere Erschöpfung, Rückzugstendenzen und die zunehmende Unfähigkeit, den Bezug zur Realität und zu ihren Kindern herzustellen.*

## Faktoren, die für eine erhöhte Anfälligkeit sprechen

Christine konnte Veränderungen in ihrem Leben schon immer schwer bewältigen; sie zieht berechenbare, „auf ewig festgeschriebene" Situationen vor. Sie hatte schon immer unter Minderwertigkeitskomplexen und mangelnder Selbstsicherheit gelitten, besaß kein klares Identitätsbewußtsein und eine ziemlich geringe Selbstachtung. Die Neigung zur Fettleibigkeit war zu einem Problem geworden, und sie stopfte sich vor allem dann mit Nahrung voll, wenn sie sich deprimiert fühlte. Sie hatte in jeder Schwangerschaft zuviel zugenommen und festgestellt, daß es immer schwerer wurde, abzunehmen. Nach dem ersten Kind hatte sie beinahe 6,5 kg Übergewicht, und sie brauchte ein Jahr, um die überschüssigen Pfunde wieder loszuwerden. Dann wurde sie mit ihrem zweiten Kind, Laura, schwanger, und wieder legte sie kräftig an Gewicht zu. Nach Lauras Geburt schaffte sie es nicht, abzunehmen, im Gegenteil: Im ersten Monat nach der Entbindung war die Gewichtszunahme sogar größer als während der gesamten Schwangerschaft.

Christines Mann Stephen beklagte sich oft, weil sie keine Ähnlichkeit mehr mit der Frau besaß, die er einmal geheiratet hatte, und Christine probierte eine Diät nach der anderen aus, um ihre alte Figur zurückzuerhalten, jedoch ohne Erfolg. Sie fühlte sich wegen ihres Körperumfangs sehr befangen und zog formlose Kleidung vor, um ihre Rundungen zu verhüllen. Manchmal zweifelte sie an ihren Fähigkeiten als Mutter.

## Eine Prophezeiung, die sich selbst erfüllt?

Christine war an das seelische Tief unmittelbar nach der Geburt gewöhnt und rechnete auch beim dritten Kind damit. Als die Depression dann einsetzte, war es fast, als habe sie diese heraufbeschworen. Am dritten Tag nach der Geburt hatte sie ihren sogenannten „Heultag" – selbst das kleinste Hindernis schien ihr unüberwindlich, und aus einer Mücke wurde ein Elefant. Sie begann Hilflosigkeit zu zeigen und weigerte sich oft, das Bett zu verlassen.

Stephens Mutter zog vorübergehend zu ihnen, um Thomas und Laura unter ihre Fittiche zu nehmen und bei der Hausarbeit zu helfen. Obwohl sie ihr Bestes tat, reagierte Christine mit ständiger Kritik. Die Atmosphäre wurde außerordentlich gespannt, und ihre Schwiegermutter neigte dazu, sie lieber in Frieden zu lassen, als einen Wutanfall zu riskieren.

Dann begannen die Streitereien zwischen Christine und Stephen. Christine meinte, Stephen habe kein Verständnis für ihre Situation. Sie wollte, daß er ein paar Tage Urlaub nahm, um sie im Haushalt und auch moralisch zu unterstützen. Stephen, der nicht recht begriff, was mit seiner Frau nicht stimmte, wurde selber depressiv, und seine berufliche Tätigkeit begann darunter zu leiden.
Christine war so sehr mit ihrer eigenen Misere beschäftigt, mit Erschöpfung, Hoffnungslosigkeit, Schuldgefühlen, Überforderung bei der Betreuung der Kinder und der Bewältigung des Haushalts, dazu noch die Spannungen zwischen ihr und Stephen und ihrer Schwiegermutter – das alles setzte ihr so zu, daß sie an nichts anderes mehr denken konnte. Sie hörte auf, mit ihrer Familie zu kommunizieren und redete nur noch mit dem Baby Oliver. Und nach einigen Wochen stellte sie fest, daß sie sogar unfähig war, eine Beziehung zu ihm aufrechtzuerhalten. Sie begann darüber nachzudenken, wie sie ihm wohl das Schreien abgewöhnen könnte; sie hatte kein Interesse mehr daran, ihn zu füttern, und ließ ihn einfach schreien.

### Es gibt Hilfe

Nachdem zwei Wochen vergangen waren und die Hebamme ihr versichert hatte, alles werde bald besser werden und sie müsse nur ein wenig Geduld aufbringen erhielt Christine den Besuch einer Sozialarbeiterin, der aufgefallen war, daß ihr Verhalten und ihre Gefühle sowohl gegenüber dem Baby als auch dem Rest der Familie alles andere als normal waren. Sie setzte sich mit Christines Arzt in Verbindung, der drei Wochen nach der Entbindung einen Hausbesuch machte. Er stellte eine Wochenbettdepression im Anfangsstadium fest und zog einen Psychiater hinzu, der Christine aufsuchte.
Rund zwei Wochen später ging es Christine erstmals besser, wohl infolge der Ratschläge, die der Psychiater ihr gegeben hatte. Als erstes empfahl er ihr zu vergessen, in welchem Zustand sich das Haus befand. Sie solle sich nur um das Baby und sich selbst kümmern. Zweitens erklärte er ihr, daß Schlaf von entscheidender Bedeutung sei. Sie solle jemand anderen bitten, das Baby nachts zu füttern, so daß sie einmal ungestört durchschlafen könne. Und drittens riet er ihr, Kontakt zu anderen Müttern zu suchen, die sich in einer ähnlichen Situation befanden, um die Isolation zu überwinden, und sich nach Organisationen und Initiativgruppen zu erkundigen.
Der Arzt verordnete Christine außerdem ein leichtes Medikament gegen die Depressionen und ein leichtes Schlafmittel, um sie über die ersten schwierigen Wochen zu bringen. Danach soll sie nur noch das Antidepressivum weiternehmen; die Dosis wird langsam verringert, bis sich Christine imstande fühlt, ihr Leben aus eigener Kraft zu bewältigen.

### Ein Silberstreifen am Horizont

Nach sechs Wochen schlief Christine wesentlich besser, und sie bat darum, das Schlafmittel absetzen zu dürfen, was ihr keine Probleme bereitete. Nun nimmt sie nur noch das Antidepressivum; die Dosis soll innerhalb der nächsten vier Wochen um die Hälfte verringert und in weiteren sechs Wochen ganz abgesetzt werden. Stephen fühlt sich viel wohler, seit seine Frau beinahe wieder gesund ist, und die Kinder sind entspannter.

## Christines Kinder

**Christines Fähigkeit, eine emotionale Beziehung zu ihrem neugeborenen Baby aufzubauen, hat keinen bleibenden Schaden erlitten. Sobald sie sich besser fühlte, war sie auch in der Lage, die Beziehung zu ihren älteren Kindern wieder aufzunehmen.**

Während Sie sich depressiv und außerstande fühlte, ihnen viel Aufmerksamkeit zu widmen, entwickelten sich bei ihren Kindern Ängste, Verhaltensprobleme und Aufsässigkeit. Sie probten den Aufstand gegen die Großmutter, die sie versorgte, und forderten mehr Zuwendung von ihren Eltern.
Wenn Frauen unter einer Wochenbettdepression leiden, brauchen die Kinder Unterstützung, bis sich der Zustand der Mutter gebessert hat. Es gibt verschiedene Stellen, an die Sie sich in solchen Fällen um Hilfe oder die Vermittlung von Kontaktadressen wenden können.

# Ihre Gesundheit nach der Geburt

*Nach der Entbindung beginnt Ihr Körper mit der Umkehr der Veränderungen, denen er während Schwangerschaft und Geburt unterworfen war. Mit dem Entzug großer Mengen von Schwangerschaftshormonen büßen Sie einen großen Teil Ihrer Antriebskraft ein, und die Zeit, die unmittelbar auf Wehen und Niederkunft folgt – in der medizinischen Fachsprache postnatale oder postpartale Periode genannt –, kann für Sie sehr ermüdend sein. Versuchen Sie, sich soviel Ruhe und Entspannung wie möglich zu verschaffen, und achten Sie außerdem darauf, daß Sie sich gesund ernähren und Ihr Körper genug Flüssigkeit erhält (mindestens ein Glas Milch am Tag und vier Gläser Wasser oder Fruchtsaft). Wenn Sie stillen, sollten Sie Ihre Brüste und Brustwarzen sorgfältig pflegen.*

**Beckenbereich**

Nach der Entbindung beginnen Gebärmutter, Zervix und Bauch ungefähr auf die Größe zu schrumpfen, die sie vor der Schwangerschaft und Geburt hatten. Die Rückbildung des Uterus wird vom Wochenfluß, den sogenannten Lochien (siehe Spalte links), und Kontraktionen oder Krämpfen begleitet, die man als Nachwehen bezeichnet.

**Nachwehen** Alle Frauen spüren Uteruskontraktionen während der Zeit, in der sie fruchtbar sind. Während der Regelblutung spricht man von Menstruationskrämpfen, während der Schwangerschaft von den Braxton-Hicks-Kontraktionen und bei der Austreibung der Plazenta von Nachgeburtswehen. Nach der Niederkunft sind die Uteruskontraktionen zumeist stärker und schmerzvoller als üblich, weil sie ein Mittel darstellen, um die Gebärmutter auf ihre frühere nichtschwangere Größe zurückzubilden. Je schneller und kräftiger die Kontraktionen, desto geringer die Gefahr, daß Nachblutungen auftreten. Sie spüren die Nachwehen vermutlich noch stärker, wenn Sie vorher schon einmal ein Kind geboren haben. Die Uterusmuskulatur ist durch die vorherige Schwangerschaft gedehnt, und folglich muß sie härter arbeiten, um sich wieder zu normalisieren. Diese Muskelkrämpfe bemerken Sie vielleicht auch, wenn Sie stillen, weil das Hormon Oxytozin nicht nur beim Milcheinschuß eine Rolle spielt (siehe Seite 304), sondern auch Uteruskontraktionen bewirkt.

**Darm und Blase** Sie sollten nach der Entbindung so oft wie möglich aus dem Bett aufstehen und die Toilette benutzen. Der Darm wurde schon vor der Geburt oft genug entleert, so daß Sie 24 Stunden oder länger kein Bedürfnis dazu haben, und das ist völlig normal. Jeder Druck auf den Dammbereich dehnt das Gewebe und verursacht Schmerzen, wenn Sie eine Episiotomie (Dammschnitt) hatten (siehe Spalte rechts). Um dies zu vermeiden, pressen Sie einen sauberen Wattebausch fest nach oben gegen die Naht, während Sie Stuhl ausscheiden. Tun Sie alles, um einer Verstopfung und der Notwendigkeit vorzubeugen, Druck auf den Darm auszuüben. Setzen Sie ballaststoffhaltige Nahrung wie Obst und Gemüse auf Ihren

## Lochien

**Während sich der Uterus krampfartig zusammenzieht und sich auf seine normale Größe zurückbildet, haben Sie einen vaginalen Ausfluß, Lochien oder Wochenfluß genannt.**

Der Wochenfluß ist ein ganz normales Zeichen dafür, daß der Heilungsprozeß des Uterus begonnen hat. Die Dauer ist bei jeder Frau verschieden, sie kann zwischen 14 Tagen und sechs Wochen liegen, durchschnittlich dauert es etwa 21 Tage. Stillen verkürzt diese Periode, weil das Hormon Oxytozin (das für die Milchproduktion sorgt) auch dazu beiträgt, daß die Gebärmutter wieder auf ihre normalen Maße schrumpft und sich die Blutung somit verringert. Wie lange die Lochien auch anhalten, es lassen sich klar drei Phasen der Wundheilung unterscheiden: In den ersten drei bis vier Tagen ist der Wochenfluß hellrot; danach wird die Menge langsam weniger, und er nimmt eine rosa oder bräunliche Farbe an, sobald die Uterusschleimhaut abgestoßen ist. Ungefähr am zehnten Tag wird er gelblichweiß oder farblos.

Der Wochenfluß sollte einen frischen, blutähnlichen Geruch aufweisen. Wenn er faulig riecht, sollten Sie sofort Ihren Arzt verständigen, weil das ein Zeichen für eine Infektion sein könnte. Informieren Sie auch dann Ihren Arzt, wenn die Lochien plötzlich wieder hellrot werden. Das bedeutet meistens, daß die Haftstelle der Plazenta keine Möglichkeit hatte, richtig auszuheilen, vielleicht weil Sie zuviel Gymnastik machen. Ihr Arzt wird Ihnen vermutlich empfehlen, sich ein paar Tage zu schonen und die Dinge generell langsamer anzugehen.

Da ein Infektionsrisiko besteht, sollten Sie bis sechs Wochen nach der Entbindung keine Tampons benutzen. Sie brauchen also Monatsbinden, bis der Wochenfluß aufhört.

Speiseplan, vor allem Pflaumen und Feigen, und trinken Sie viel Wasser (siehe Spalte Seite 335).

Reichlich Wasser trinken, aufstehen und herumlaufen bringt nicht nur die Darmtätigkeit, sondern auch die Blasenfunktion wieder in Gang. Es kann eine Weile dauern, bis der Urin zum erstenmal wieder richtig fließt. Deshalb müssen Sie sich keine Sorgen machen, weil sich diese Harnverhaltung normalerweise auf die Schwellung von Perineum und Gewebe rund um die Blase und Harnröhrenöffnung zurückführen läßt. Eine gute Möglichkeit, dem Harnfluß nachzuhelfen, besteht darin, die Beckenbodenübungen in einer großen Schüssel mit Wasser zu beginnen (siehe Seite 130). Das ist nicht so unhygienisch, wie es zunächst klingen mag, wenn Sie sich hinterher abwaschen, denn der Urin selbst ist steril.

**Zervix und Vagina** (Gebärmutterhals und Scheide) Beide wurden während der Wehen stark gedehnt und werden noch eine Zeitlang weich und nachgiebig bleiben. Der Gebärmutterhals braucht ungefähr eine Woche, bis er wieder verengt und fest geworden ist, was von allein geschieht. Sie können die Rückbildung der Scheide jedoch unterstützen, wenn Sie die Vaginalmuskeln anspannen und lockern (Beckenbodenübungen). Sie sollten mit den Übungen innerhalb von 24 Stunden nach der Geburt beginnen; spannen Sie die Muskeln fünfmal an, zunächst dreimal am Tag, und steigern Sie sich langsam auf zehnmal am Tag. Sie können diese Übungen auch durchführen, um die Bauchmuskulatur zu straffen (siehe Seite 336), aber warten Sie damit, bis der Wochenfluß vorüber ist.

**Kaiserschnittwunde** Wenn Sie einen Kaiserschnitt hatten, sollten Sie mit der Bauchgymnastik warten, bis die Wunde vollkommen verheilt ist. Es ist besser, keine schweren Gegenstände zu heben und nicht mehr als einmal am Tag Treppen zu steigen. Passen Sie außerdem auf, wie Sie sich bewegen, wenn Sie aus dem Liegen oder Sitzen aufstehen, und versuchen Sie überhaupt, Ihre Bauchmuskulatur nicht zu stark zu belasten.

**Hämorrhoiden** Sie kommen nach der Geburt ziemlich häufig vor und werden durch den extremen Druck verursacht, der während Wehen und Geburt auf die Venen im Beckenboden ausgeübt wird. (Innere) Hämorrhoiden sehen wie knotenförmige Erweiterungen aus, sitzen knapp innerhalb des Afterschließmuskels und schrumpfen schließlich weg (sprechen Sie mit Ihrem Arzt oder der Hebamme).

### Menstruation und Eisprung

Der spektakuläre Abfall des Schwangerschaftshormonspiegels nach der Geburt hat zur Folge, daß die Regelblutung wieder einsetzt. Manchmal kommt es auch zu Hitzewallungen oder Schüttelfrost (auch beides gleichzeitig). Ihre Periode beginnt normalerweise wieder irgendwann zwischen der 8. und 16. Woche nach der Entbindung; sie kann sich aber, genau wie der Eisprung, um einiges verzögern, wenn Sie stillen (siehe Seite 338). Wenn Sie den sexuellen Kontakt vor dem Einsetzen der ersten Menstruation wieder aufnehmen möchten, sollten Sie in irgendeiner Form verhüten, weil der Eisprung der Regelblutung vorausgeht.

## Dammschnitt

**Die Schmerzen nach einer Episiotomie (Dammschnitt) werden erst einmal schlimmer, bevor sie abklingen. Die Wunde befindet sich an einer Stelle, wo sich die Flüssigkeit in den Schnittkanten sammeln kann. Dann beginnt das Gewebe zu schwellen, mit dem Ergebnis, daß die Stiche immer enger werden und sich in die zarte Haut rund um die Wunde pressen.**

Wenn Sie wund sind oder die Naht wirklich stark schmerzt, hilft es vielleicht, wenn Sie sich auf einen aufblasbaren Gummiring setzen; nehmen Sie ihn nach Möglichkeit mit, wenn Sie außer Haus gehen. Die Hygiene ist von entscheidender Bedeutung während der Wundheilung, und deshalb sollten Sie stets auf peinliche Sauberkeit im Vaginalbereich achten. Meistens wurde Nahtmaterial verwendet, daß sich nach fünf oder sechs Tagen von allein auflöst. Warme Bäder oder Duschen und Spezialeinlagen (mit Wundsalbe), die zwischen Monatsbinde und Wunde getragen werden, kühlen und beschleunigen den Heilungsprozeß, ebenso wie Beckenbodengymnastik. Auch Eisbeutel oder Lokalanästhetika in Form von Cremes können Linderung verschaffen. Ihr Arzt oder Ihre Hebamme wird Sie über die Anwendung informieren. Versetzen Sie das Badewasser nicht mit antiseptischen Mitteln, weil sie Hautreizungen hervorrufen können. Nach dem Baden trocknen Sie den Bereich sorgfältig mit dem Fön statt mit dem Handtuch, um sich Schmerzen zu ersparen. Wenn Sie sich bei der Benutzung der Toilette hinsetzen, kann stark säurehaltiger Urin über die Wunde laufen und ein Brennen auf der Haut verursachen. Im Stehen Wasser zu lassen ist vermutlich besser.

## Erschöpfung

**Genügend Ruhe und Schlaf sind wichtig, um gegen die unvermeidbare Erschöpfung anzukämpfen, die sich in den ersten Wochen zu Hause einstellt.**

Versuchen Sie, sich so oft wie möglich auszuruhen, vor allem während der ersten Woche, in der Sie sich noch von den Anstrengungen der Wehen erholen müssen. Vermeiden Sie, wenn es geht, Treppen zu steigen oder schwer zu heben, und bitten Sie Ihren Partner oder eine andere Person, Ihnen ab und zu bei der Versorgung des Babys oder bei der Hausarbeit zu helfen. Nutzen Sie die Zeiten, in denen Ihr Kind tagsüber schläft – legen Sie eine Ruhepause ein, oder schlafen Sie selbst ein wenig. Vergeuden Sie so unschätzbar wertvolle Gelegenheiten zur Entspannung nicht damit, liegengebliebene Hausarbeiten zu erledigen.
Achten Sie darauf, daß Sie genug Schlaf erhalten. Gehen Sie eine halbe Stunde vor der geplanten Schlafenszeit zu Bett, um Abstand vom Tagesgeschehen zu gewinnen. Nehmen Sie schlückchenweise ein warmes Milchmischgetränk zu sich, hören Sie Musik oder lesen Sie ein paar Seiten (leichte Lektüre), um vor dem Einschlafen physisch und mental zu entspannen. Wenn Sie stillen, pumpen Sie die Milch ab und zu einmal ab (siehe Seite 306), so daß Ihr Partner dem Baby nachts die Flasche geben kann (auch mit Fertignahrung möglich). Eine gesunde Kost ist eine wichtige Waffe im Kampf gegen die Erschöpfung. Essen Sie aber nicht mehr spätabends, weil die Verdauung Ihren Schlafrhythmus stören könnte.

### Brüste und Brustwarzen

Aufgrund der Größe und Schwere der Brust ist ein gut sitzender Baumwollstillbüstenhalter von guter Qualität praktisch und bequem. Ziehen Sie jeden Tag einen frischen an, und wenn Sie Stilleinlagen verwenden, sollten Sie keine kaufen, die innen oder außen eine Plastikschicht haben. Wechseln Sie die Stilleinlagen nach jeder Mahlzeit und immer dann aus, wenn sie feucht geworden sind.

**Säubern und Waschen** Säubern Sie Brüste und Brustwarzen jeden Tag mit Watte und Babylotion oder Wasser. Benutzen Sie möglichst keine Seife, weil Sie damit den natürlichen Fettfilm entfernen, der die Haut vor Austrocknen und Sprödigkeit schützt, und außerdem verschlimmern sich wunde oder aufgesprungene Brustwarzen damit noch.
Es besteht keine Notwendigkeit, vor oder nach jeder Mahlzeit die Brustwarzen zu waschen; bevor Sie den BH nach dem Stillen wieder anlegen, sollten Sie sie jedoch an der Luft trocknen lassen. Und waschen Sie sich immer die Hände, bevor Sie die Brüste berühren, um eine Infektion zu verhindern.

**Milchstau** Am dritten oder vierten Wochenbettag füllen sich Ihre Brüste mit Milch. Sie werden größer und schwerer und fühlen sich bei Berührung weich und warm an. Schießt zuviel Milch ein (die nicht richtig entleert wird), entsteht ein Milchstau. Er dauert in der Regel nur einen Tag oder höchstens zwei an, kann aber unangenehm sein und erneut auftreten.
Um sich Erleichterung zu verschaffen, können Sie die Milch entweder von Hand ausdrücken/abpumpen oder stillen. Unter Umständen müssen Sie vorher eine kleine Menge ausdrücken, so daß Ihr Kind die Brustwarze mit dem Mund ganz umschließen kann (siehe auch Seite 304 und 306).

**Verschlossene Milchgänge** Ein Milchgang kann sich in den ersten Stillwochen verschließen, entweder infolge eines Milchstaus, eines zu eng sitzenden Büstenhalters oder wegen getrockneter Sekrete auf der Brustwarzenspitze, die eine Milchpore verstopfen. Wenn sich ein Milchgang verschließt, fühlen sich die Brüste weich und klumpig an, und die Haut kann gerötet sein.
Um die verschlossenen Milchgänge freizubekommen, legen Sie Ihr Kind zuerst an der betroffenen Brust an; massieren Sie behutsam oberhalb des Bereichs, während Sie die Milch beim Stillen vorsichtig nach unten drükken. Löst sich der Verschluß nicht, sollten Sie dem Kind diese Brust nicht mehr geben. Konsultieren Sie sofort Ihren Arzt, weil eine Entzündung oder ein Brustabzeß daraus entstehen kann.

**Wunde Brustwarzen** Wenn Sie mit dem Stillen beginnen, fühlen sich die Brustwarzen während der ersten Minuten des Saugens vielleicht ein wenig weich an. Das ist ganz normal und verschwindet meistens nach ein paar Tagen. Wunde Brustwarzen sind jedoch ein weitverbreitetes Problem in den ersten Wochen und können das Stillen, das eigentlich ein Vergnügen sein sollte, in eine Qual verwandeln. Falsches Anlegen und Nachlässigkeit, wenn das Kind von der Brust genommen wird (siehe Seite 304), sind die Hauptursachen für wunde und aufgesprungene Brustwarzen. Mit

ein wenig Achtsamkeit und der richtigen Stilltechnik lassen sich solche Probleme von vornherein vermeiden, und sollten sie bereits aufgetreten sein, ist es wichtig, die Brustwarzen ausheilen zu lassen.
Der Heilungsprozeß wird beschleunigt, wenn die Brustwarzen der Luft ausgesetzt werden. Also bleiben Sie ab und zu „oben ohne", oder verzichten Sie auf den BH, vor allem wenn Sie schlafen.

**Aufgesprungene Brustwarzen** Wenn wunde Brustwarzen rissig werden, dürfen Sie Ihr Baby unter Umständen 72 Stunden lang nicht anlegen, sondern müssen die Milch ausdrücken/abpumpen, um einem Milchstau vorzubeugen. Aufgesprungene Brustwarzen können zu einer Brustentzündung führen. Sie können sich davor schützen, wenn Sie immer einen Tropfen Babylotion auf die Stilleinlage geben.

**Mastitis** (Brustdrüsenentzündung) Die ersten Anzeichen einer Brustdrüsenentzündung sind Schwellung, weiches Gewebe und Rötung des betroffenen Bereichs, begleitet von grippeähnlichen Symptomen, wie erhöhte Temperatur, Schüttelfrost, Gliederschmerzen, Kopfweh und möglicherweise Übelkeit und Erbrechen. Wenn Sie vermuten, daß Sie eine Brustdrüsenentzündung haben, setzen Sie sich sofort mit Ihrem Arzt in Verbindung. Wenn die Mastitis unverzüglich mit Antibiotika behandelt wird, klingt sie meistens schon nach einem Tag ab. Sie können Ihr Baby nicht anstecken, weil nur das Brustgewebe betroffen ist, nicht die Milch.

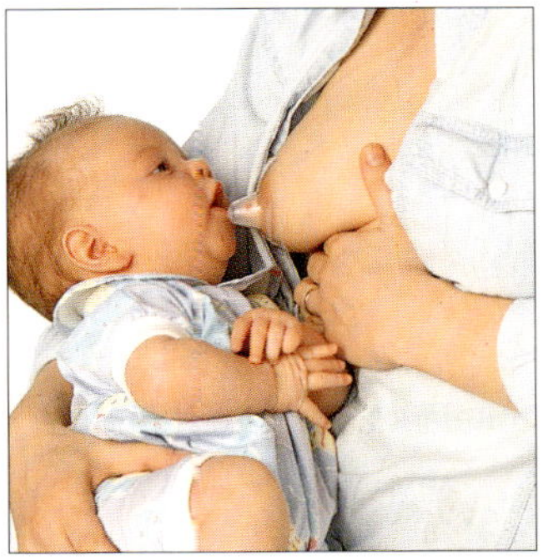

*Ihr Baby wird sich schnell an das Stillhütchen gewöhnt haben*

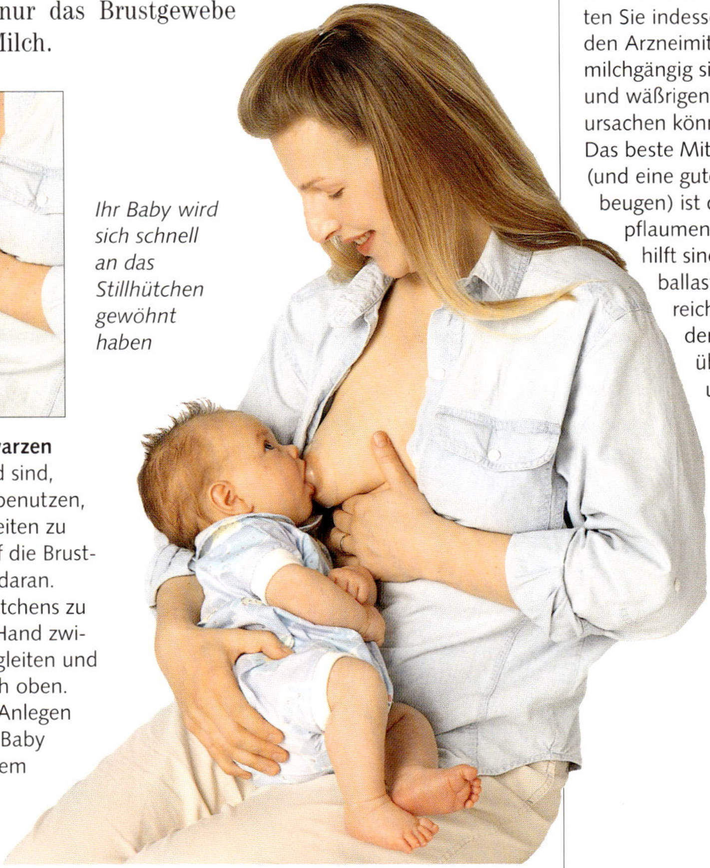

**Schutz vor wunden Brustwarzen**
Falls Ihre Brustwarzen wund sind, sollten Sie ein Stillhütchen benutzen, um sie während der Mahlzeiten zu schützen. Es paßt genau auf die Brustwarze, und das Baby saugt daran. Um das Anlegen des Stillhütchens zu erleichtern, lassen Sie Ihre Hand zwischen Brust und Brustkorb gleiten und drücken die Brust sanft nach oben. Das ist auch hilfreich beim Anlegen ohne Stillhütchen, weil das Baby die ganze Brustwarze mit dem Mund umschließt – der allerbeste Schutz davor, daß sie wund wird.

## Verstopfung

**Viele Frauen leiden nach der Entbindung an Verstopfung. Mit Gymnastik, einer vernünftigen Kost und viel Flüssigkeit können Sie Abhilfe schaffen.**

Nach der Geburt verlangsamt sich oft die Darmperistaltik, und das führt möglicherweise zu einer Verstopfung. Die Ursache kann darin liegen, daß die Bauchmuskeln entspannt und gedehnt sind, so daß der Druck im Bauch geringer ist als sonst üblich. Die Erschlaffung der Darmmuskeln selbst, eine Folge des hohen Progesteronspiegels während der Schwangerschaft, kann die Darmbewegungen ebenfalls verringern. Wenn Sie einen Dammschnitt hatten, halten Sie den Stuhl vielleicht bewußt oder unbewußt zurück, aus Angst vor Schmerzen. Abführmittel, die den Stuhl weicher machen, oder Zäpfchen können dazu beitragen, die Darmentleerung wieder zu normalisieren. Wenn Sie stillen, sollten Sie indessen alle oral einzunehmenden Arzneimittel meiden, weil diese milchgängig sind und Magenkrämpfe und wäßrigen Stuhl bei Ihrem Baby verursachen können.
Das beste Mittel gegen Verstopfung (und eine gute Möglichkeit, ihr vorzubeugen) ist der Verzehr von Trockenpflaumen und Feigen. Was auch hilft sind viel Flüssigkeit und ballaststoffreiche Nahrung, reichlich Bewegung und, nachdem der Wochenfluß vorüber ist, Bauchgymnastik, um die Muskulatur zu straffen (siehe Seite 336). Die Beckenbodenübungen verbessern auch den Anal- und Schließmuskeltonus.

## Die ersten Tage

**Schon in den ersten Tagen nach der Geburt können Sie behutsam mit den Übungen beginnen. Gleich ob Sie im Bett liegen oder auf einem Stuhl sitzen, versuchen Sie sich anzugewöhnen, ständig etwas für die Straffung Ihrer Muskulatur zu tun.**

Denken Sie daran, wie wichtig die Beckenbodenmuskeln sind (siehe Seite 130). Sie zu stärken beugt einer Inkontinenz vor.

Straffen Sie die Bauchmuskeln, indem Sie diese beim Ausatmen vorsichtig einziehen, die Spannung ein paar Minuten halten und die Muskeln wieder lockern. Sie können Schwellungen an Knöcheln und Füßen vorbeugen oder sie zum Abklingen bringen, indem Sie einfach die Füße auf und ab bewegen, wie beim Radfahren, wenn Sie in die Pedale treten.

### Vorsicht

Nach einem Kaiserschnitt sollten Sie vier bis sechs Wochen warten, bevor Sie mit der Gymnastik beginnen, und vorher stets den Arzt fragen. Bei einem Dammriß oder -schnitt warten Sie bitte mit den Dehnübungen, bis die Wunde völlig verheilt ist.

# Gymnastik nach der Geburt

Einige Wochen nach der Entbindung sollten Sie versuchen, die Gymnastikübungen fest in Ihren Tagesablauf einzubauen. Die Übungen straffen Muskeln, die während Schwangerschaft und Geburt stark gedehnt wurden, und Sie füllen damit außerdem Ihr Energiereservoir wieder auf. Absolvieren Sie die Übungen zweimal oder öfter verteilt am Tag, statt auf einen Streich. Die Übungen wirken auch sehr positiv auf Ihr emotionales Wohlbefinden.

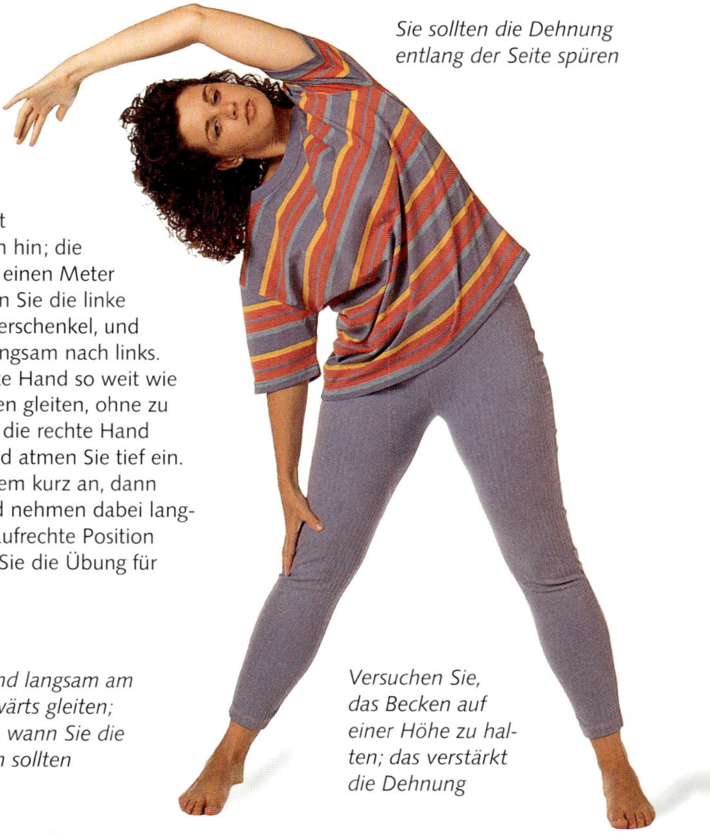

*Sie sollten die Dehnung entlang der Seite spüren*

**Seitenbeugen**
Stellen Sie sich mit gespreizten Beinen hin; die Füße stehen rund einen Meter auseinander. Legen Sie die linke Hand auf den Oberschenkel, und beugen Sie sich langsam nach links. Lassen Sie die linke Hand so weit wie möglich nach unten gleiten, ohne zu ziehen; heben Sie die rechte Hand über den Kopf, und atmen Sie tief ein. Halten Sie den Atem kurz an, dann atmen Sie aus und nehmen dabei langsam wieder eine aufrechte Position ein. Wiederholen Sie die Übung für die andere Seite.

*Lassen Sie die Hand langsam am Oberschenkel abwärts gleiten; spüren Sie heraus, wann Sie die Dehnung beenden sollten*

*Versuchen Sie, das Becken auf einer Höhe zu halten; das verstärkt die Dehnung*

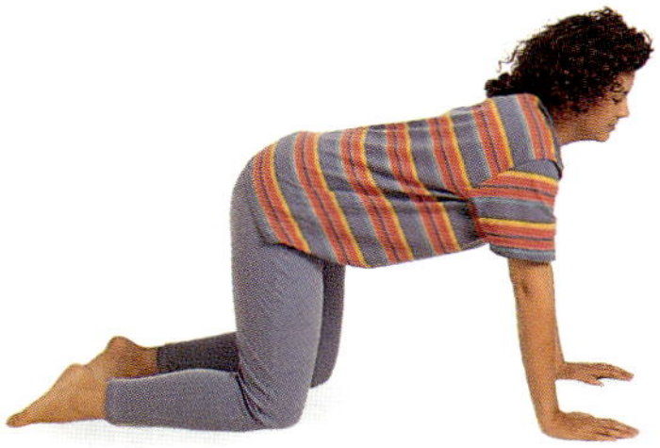

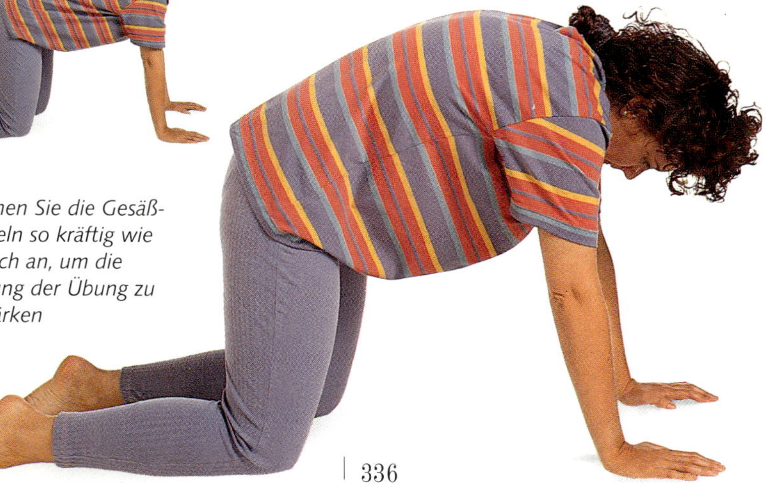

*Spannen Sie die Gesäßmuskeln so kräftig wie möglich an, um die Wirkung der Übung zu verstärken*

**Becken einziehen**
Vielleicht haben Sie diese Übung schon vor der Entbindung gemacht, weil sich damit der Beckenwinkel korrigieren läßt. Knien Sie sich auf alle viere, die Hände im Abstand von 30 cm aufgestützt. Spannen Sie die Gesäßmuskeln an, ziehen Sie das Becken ein, und machen Sie einen runden Rücken. Die Spannung einige Minuten halten, dann lockern Sie die Muskulatur. Achten Sie darauf, daß Sie dabei kein Hohlkreuz machen. Wiederholen Sie die Übung mehrmals.

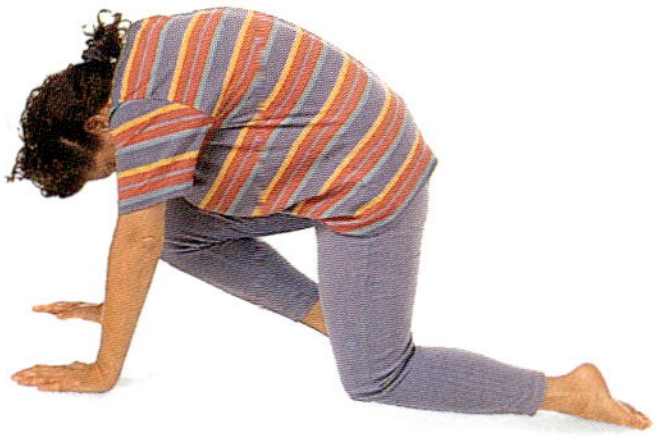

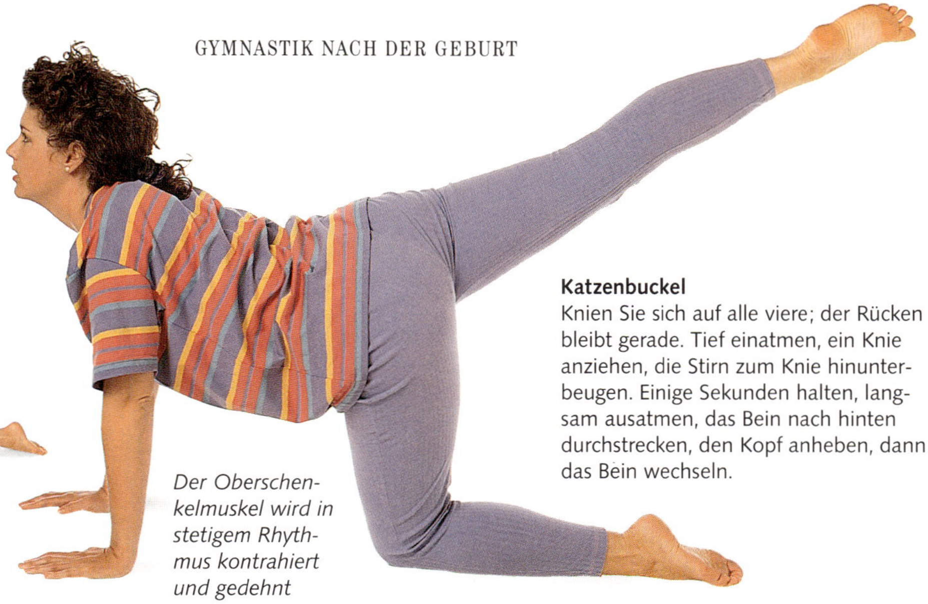

*Dehnen Sie den Nacken, und strecken Sie Ihr Kinn vor*

*Der Oberschenkelmuskel wird in stetigem Rhythmus kontrahiert und gedehnt*

**Katzenbuckel**

Knien Sie sich auf alle viere; der Rücken bleibt gerade. Tief einatmen, ein Knie anziehen, die Stirn zum Knie hinunterbeugen. Einige Sekunden halten, langsam ausatmen, das Bein nach hinten durchstrecken, den Kopf anheben, dann das Bein wechseln.

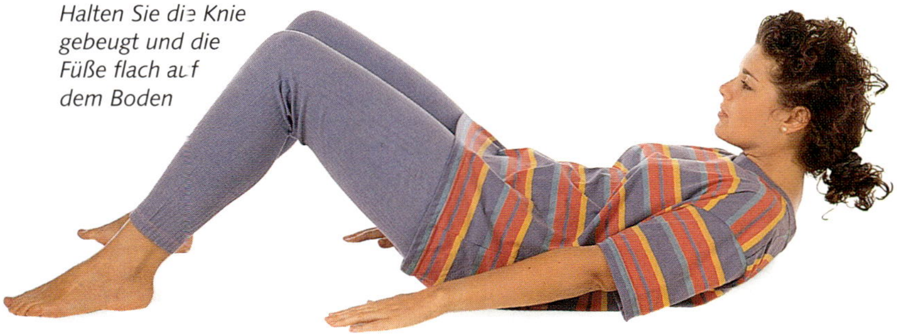

*Halten Sie die Knie gebeugt und die Füße flach auf dem Boden*

*Atmen Sie aus, wenn Sie die Bauchmuskeln anspannen*

**Bauchübung**

Legen Sie sich flach auf den Rücken; die Knie sind angewinkelt, die Arme neben den Seiten ausgestreckt. Atmen Sie tief ein. Beim Ausatmen heben Sie Kopf und Arme vom Boden; die Handflächen zeigen dabei nach oben. Die Spannung ein paar Sekunden halten, dann lockern. Zehnmal wiederholen. Bei regelmäßiger Übung werden Sie den Kopf immer höher anheben können.

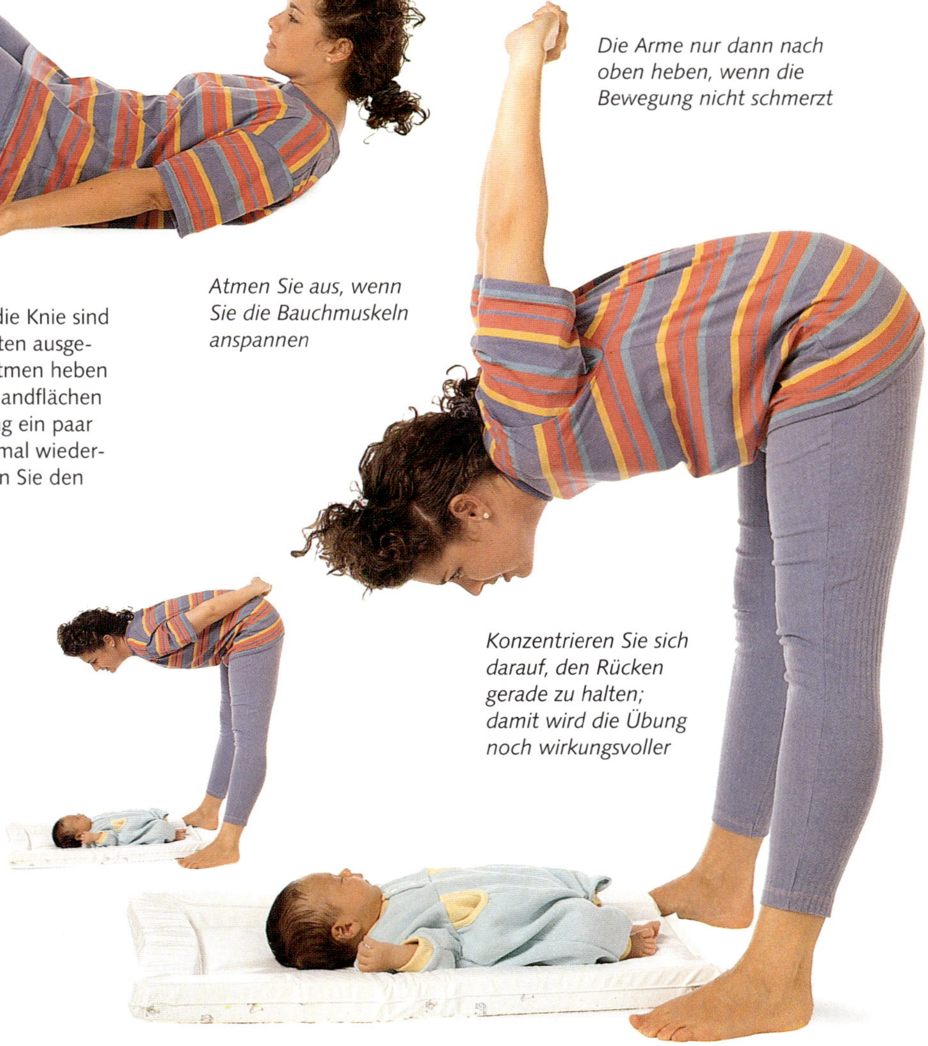

*Die Arme nur dann nach oben heben, wenn die Bewegung nicht schmerzt*

*Konzentrieren Sie sich darauf, den Rücken gerade zu halten; damit wird die Übung noch wirkungsvoller*

**Nach vorne beugen**

Stellen Sie die Füße im Abstand von 30 cm parallel nebeneinander, die Hände sind hinter dem Rücken leicht verschränkt. Halten Sie den Rücken gerade, und beugen Sie sich aus der Hüfte heraus nun langsam nach vorn. Nehmen Sie die Hände nach oben, bis sie so weit wie möglich über den Kopf reichen. Atmen Sie einige Male tief ein und aus, dann kommen Sie langsam hoch und wiederholen die Übung.

# Wiederaufnahme der sexuellen Beziehung

*Vermutlich werden Sie in den ersten Tagen oder sogar Wochen nach der Geburt nicht in der Stimmung sein, mit Ihrem Partner zu schlafen, weil allein die physische Anstrengung der Wehen und die drastischen Veränderungen im Hormonhaushalt die Libido hemmen. Das anfängliche sexuelle Desinteresse ist sowohl natürlich als auch wünschenswert, denn der Körper braucht Zeit, um sich von den Veränderungen und Belastungen der Schwangerschaft und Niederkunft zu erholen. Sprechen Sie offen mit Ihrem Partner – er wird sicher Einfühlungsvermögen und volles Verständnis zeigen.*

### Ihr Partner

Die Ankunft des Babys kann auch eine dämpfende Wirkung auf die Libido Ihres Partners haben; es ist nicht ungewöhnlich, daß ein frischgebackener Vater keine Lust auf Sex verspürt und sogar außerstande ist, eine Erektion zu haben. Manche Männer finden es schwer, sich auf Ihrer beider Doppelrolle als Eltern und Liebhaber einzustellen.

Sie sollten auf solche Probleme vorbereitet sein und sie nicht persönlich nehmen. Wenn Sie Ihre Schwierigkeiten offen und mit Gelassenheit angehen, sie liebevoll und einfühlsam diskutieren, dann verhindern Sie, daß sie sich zu langfristigen unterschwelligen Konflikten auswachsen.

### Wiederaufnahme der sexuellen Kontakte

Der Zeitpunkt, an dem die Lust auf Sex zurückkehrt, ist bei jedem Paar und selbst von einer Schwangerschaft zur nächsten anders. Eine Frau kann zum Beispiel drei Wochen nach der ersten Entbindung sexuelle Bedürfnisse, nach der nächsten Geburt aber drei Monate lang nicht das mindeste Interesse haben.

Zu klären wäre auch noch die Frage, wie lange die sexuelle Abstinenz aus medizinischen Gründen andauern sollte. Früher wurde Paaren nahegelegt, sechs Wochen vor Geburtstermin und sechs Wochen danach Enthaltsamkeit zu üben. Dieser wohlgemeinte Rat gilt heute als unnötige Vorsichtsmaßnahme. Die Ärzte sind allgemein der Ansicht, daß Sie in der Schwangerschaft so lange wie Sie möchten Geschlechtsverkehr haben können (siehe Seite 214) und den Sexualkontakt (mit oder ohne Penetration) nach der Geburt wann immer Sie wollen wieder aufnehmen dürfen. Wenn Sie und Ihr Partner sich nicht ganz sicher sind, sollten Sie mit Ihrem Hausarzt oder Gynäkologen darüber sprechen.

Wenn Sie beide Spaß daran haben und es keine medizinischen Einwände gibt, dürfen Sie Ihre sexuellen Aktivitäten wiederaufnehmen, wann immer Sie möchten. Das kann sich aus verschiedenen Gründen positiv auswirken. Es ist nicht nur eine Bestätigung, daß Sie einander noch lieben und begehrenswert finden, sondern die Hormone, die während des Liebesakts ausgeschüttet werden, verursachen Kontraktionen, die zur Rückbildung des Uterus beitragen.

## Familienplanung

**Sie müssen irgendeine Form der Empfängnisverhütung in Betracht ziehen, wenn Sie nach der Geburt den Geschlechtsverkehr wiederaufnehmen, denn der Eisprung kann jederzeit wieder eintreten.**

Wenn Sie nach der Geburt Geschlechtsverkehr haben, bevor Ihre Periode wieder eingesetzt hat, sollten Sie nicht davon ausgehen, daß Sie aus diesem Grund nicht schwanger werden können. Der Eisprung findet zwei Wochen vor der ersten Regel statt; wenn Sie mit der Verhütung erst danach beginnen, haben Sie vielleicht zu lange gewartet. Selbst wenn Sie noch stillen und die Menstruation ausbleibt, bis Sie abgestillt haben, kann ein Eisprung stattfinden. Geschlechtsverkehr ohne Empfängnisverhütung kann also zu erneuter Schwangerschaft führen.

**Kontrazeption** Östrogenhaltige Pillen verordnet man Frauen, die stillen, in der Regel nicht, weil sich die Milchproduktion dadurch verringert. Statt dessen kann die Minipille, die aussschließlich Gestagen enthält, verschrieben werden; sie hat keinen Einfluß auf die Laktation, aber die langfristigen Wirkungen auf das Baby sind noch unbekannt.
Manche Experten glauben auch, daß sie Wochenbettdepressionen verstärkt, weil sie die natürliche Progesteronausschüttung unterbindet.
Deshalb könnten Ihnen andere Kontrazeptionsmethoden lieber sein, solange Sie stillen, zum Beispiel Kondome, kombiniert mit spermienabtötendem Gel oder Creme. Wenn Sie ein Scheidendiaphragma oder IUP (Intrauterinpessar, Spirale) bevorzugen, müssen Sie bis zur Nachuntersuchung (sechs Wochen nach der Entbindung) warten. Wenn Sie vor der Schwangerschaft ein Intrauterinpessar hatten, wird man das alte nicht wiederverwenden, sondern Ihnen ein neues anpassen, weil sich der Muttermund vergrößert haben könnte und das alte nicht mehr paßt.

### Keine Lust

Machen Sie sich keine Sorgen, wenn der Sexualtrieb vorübergehend nachläßt – das ist ganz normal. Es gibt bestimmte Faktoren, die sich gegen Ihr sexuelles Verlangen und den sexuellen Genuß nach der Geburt verschworen haben. Abgesehen von einem vagen Unbehagen, finden sich viele Frauen kurz nach der Geburt unattraktiv, und das bremst oder nimmt die Lust. Der Bauch ist nicht so straff wie früher und in Ihren Augen unerotisch, und deshalb sollten Sie sich Ihrem Selbstwertgefühl zuliebe so früh wie möglich durch Gymnastik wieder in Form bringen. Die Beckenbodenübungen tragen dazu bei, die Vaginalmuskeln zu festigen.

Ängste und Ablenkungen können dem sexuellen Bedürfnis oder Genuß ebenfalls im Wege stehen. Vielleicht quält Sie auch die Sorge, erneut schwanger zu werden. Selbst Ihr Baby hat nachhaltigen Einfluß auf Ihr Sexualverhalten, denn es ist oft nicht einfach, sich an seine Anwesenheit im Haus zu gewöhnen. Sie fühlen sich vielleicht nicht so frei wie vorher oder unfähig, sich ganz fallenzulassen. Vielleicht können Sie auch nicht richtig entspannen und den Liebesakt genießen, weil Sie immer halb erwarten, daß Ihr Kind jeden Augenblick zu schreien beginnt und Ihre Aufmerksamkeit fordert.

Es ist möglich, daß Sie sich so sehr von Ihrem Kind vereinnahmen lassen, daß Sie kaum noch das Bedürfnis nach anderen emotionalen Bindungen oder Körperkontakt verspüren, was Ihren Partner ausschließt.

Das liegt daran, daß Oxytozin – das Hormon, das während des Stillens produziert wird – sexuell stimulierend wirkt. Manchmal kann eine Frau dadurch bis zum Orgasmus stimuliert werden.

### Steigerung der sexuellen Lust

Sie werden vielleicht feststellen, daß Sie beide eine Weile brauchen, bis Sie wieder das gleiche sexuelle Interesse wie vor der Geburt des Kindes empfinden. Sie brauchen möglicherweise mehr Zärtlichkeit, Küsse und ein längeres Vorspiel, bis Sie sexuell erregt sind. Wenn Sie die ersten Male miteinander schlafen, sollten Sie die Penetration vermeiden und sich auf sanften oralen Sex oder manuelle Befriedigung beschränken. Die Naht bei einem Dammschnitt kann während des Geschlechtsverkehrs erstaunlich empfindlich sein, und es dauert manchmal Monate, bis sie völlig schmerzfrei ist. Falls Sie beim Geschlechtsverkehr Beschwerden oder Schmerzen haben, sollten Sie es Ihrem Partner offen sagen. Wenn er die Narbe fühlt, wird er verständnisvoll reagieren; ein warmes Bad vor dem Koitus und ein wasserlösliches vaginales Gleitmittel können ebenfalls eine große Hilfe sein.

Ein Gleitmittel ist meist erforderlich. Bis sich der Hormonspiegel wieder normalisiert hat, wird die Scheide nicht mehr so schnell feucht wie vor der Geburt, wie intensiv das Vorspiel auch sein mag. Verwenden Sie keine Gleitmittel wie Vaseline, die nicht wasserlöslich sind, denn sie verhindern, daß Luft an die Schleimhaut der Vagina dringt, was dem Wachstum schädlicher Bakterien Vorschub leisten kann.

Wenn Sie den Geschlechtsverkehr wiederaufnehmen, stellen Sie vielleicht fest, daß Ihnen die „Missionarsstellung" unbequem ist. Probieren Sie andere Positionen aus (siehe Seite 214); die Seitenlagen könnten angenehm sein, wenn Sie einen Dammschnitt hatten.

## Postpartuale Untersuchungen

**Ihr letzter Besuch bei Ihrem Gynäkologen findet rund sechs Wochen nach der Entbindung statt, und Sie werden gründlich untersucht.**

Bei diesem Besuch überprüft man Ihr Gewicht, mißt den Blutdruck und tastet die Brüste nach Knoten ab (nicht wenn Sie stillen, weil Knoten nicht leicht von Milchdrüsen zu unterscheiden sind).

Ihr Becken wird ausgetastet, um unter anderem festzustellen, ob der Dammschnitt gut verheilt, der Muttermund geschlossen und der Uterus zurückgebildet ist. Der Arzt wird Sie vermutlich nach Ihrem emotionalen Befinden fragen und sich erkundigen, wie Sie mit der Mutterrolle zurechtkommen. Vielleicht spricht er mit Ihnen außerdem über künftige Verhütungsmethoden und setzt Ihnen ein Scheidendiaphragma oder eine Spirale ein.

Die erste Untersuchung Ihres Babys findet normalerweise an einem anderen Tag statt. Der Gynäkologe oder Kinderarzt prüft seine Ohren, Augen, Gliedmaßen, Muskeltonus, Herztöne und die Fähigkeit, die Kopfbewegungen zu steuern. Er mißt den Kopfumfang, hält nach einer Hüftgelenkluxation Ausschau und wiegt das Baby. Sein Gewicht wird bei jedem nachfolgenden Besuch im Untersuchungsheft eingetragen, das ein ein wichtiges Mittel ist, um die Fortschritte Ihres Babys laufend festzuhalten.

### Zeit für sich selbst

**Halten Sie sich in Ihrem Zeitplan ein paar Stunden frei, die Sie mit Ihrem Partner allein verbringen. Das ist sehr wichtig, um Ihre Beziehung lebendig und stabil zu halten.**

**Zu Hause** Führen Sie kleine Rituale als Teil Ihres gemeinsamen häuslichen Lebens ein. Wenn Sie früher am Abend einen Dämmerschoppen miteinander getrunken haben, abends gemeinsam gebadet haben, Kreuzworträtsel zusammen gelöst oder sich in ein Buch oder die Zeitung vertieft haben, dazwischen ein wenig geplaudert oder dem anderen eine Passage vorgelesen haben, sollten Sie diese Gewohnheiten beibehalten. Sie verbringen nicht nur kostbare Stunden miteinander, sondern tragen auch dazu bei, wieder zur Normalität des Alltags zurückzukehren.

**Ausgehen** Ihr Baby ist in den ersten Lebensmonaten außerordentlich mobil, aber Sie sollten auch allein miteinander ausgehen. Suchen Sie sich einen Babysitter, dem Sie voll vertrauen. Wenn Sie stillen, können Sie die Milch ausdrükken/abpumpen, die Ihr Kind dann in der Flasche erhält, während Sie außer Haus sind. Das alles mag Ihnen anfangs schwierig oder zu umständlich erscheinen, aber lassen Sie sich nicht abschrecken. Es ist wichtig für Sie und Ihren Partner, auch einmal Zeit gemeinsam, ohne Ihr Baby, zu verbringen.

**Aktivitäten für Paare** Wenn Sie eine neue Sportart erlernen oder neue Fähigkeiten erwerben möchten oder wenn Sie vorhaben, eingerostete Kenntnisse wieder aufzufrischen, sollten Sie diese Aktivitäten jetzt gemeinsam angehen. Nehmen Sie sich jede Woche zwei bis drei Stunden Zeit für solche Dinge. Auf diese Weise gewährleisten Sie außerdem, daß Sie nicht nur als Eltern, sondern auch als zwei Einzelpersonen Zeit miteinander verbringen können.

# Veränderungen in der gewohnten Lebensführung

*Viele Menschen unterschätzen die Auswirkungen, die mit der Betreuung eines Babys verbunden sind. Es ist eine Aufgabe, die anspruchsvoll ist, Ihnen ungeheuer viel abverlangt und Ihr Leben völlig auf den Kopf stellen kann. Vielleicht fragen Sie sich ab und zu, ob Sie und Ihr Partner je wieder in der Lage sein werden, ein paar Stunden allein miteinander zu verbringen. Sämtliche Bedürfnisse unter einen Hut zu bringen, mag angesichts Ihrer begrenzten Zeit und Energie anfangs schwierig erscheinen, aber wenn Sie die Situation vernünftig angehen und vor der Geburt hinlänglich darüber gesprochen haben, müßten Sie eigentlich imstande sein, Ihren Lebensstil mit einem Mindestmaß an Störungen beizubehalten und einige Zeit für sich allein zu haben.*

## Den Überblick behalten

Die Pflege des Neugeborenen wird vermutlich viel schwieriger sein, als Sie erwartet hatten. Erstens sind Wehen und Geburt physisch und emotional kräftezehrend, und zweitens werden Sie feststellen, daß während des Tages eine Arbeit oder Aktivität der anderen folgt, ohne Verschnaufpause.
Genug Ruhe zu bekommen, ist jetzt ganz wichtig. Nur selten läßt ein Baby seine Eltern nachts mehr als vier Stunden hintereinander schlafen; also sollten Sie lernen, tagsüber ein wenig zu schlafen. Ihre Kost ist ebenfalls wichtig, vor allem wenn Sie stillen. Ernähren Sie sich so gesund und ausgewogen, wie Sie es während der Schwangerschaft getan haben.
Machen Sie sich das Leben so leicht wie möglich, zumindest in den ersten paar Monaten. Auf diese Weise schaffen Sie es eher, Ihre Aufgaben zu bewältigen. Sich auszuruhen ist zum Beispiel wesentlich wichtiger, als das Haus zu putzen. Ihr Partner kann das Staubwischen und Staubsaugen übernehmen, wenn er von der Arbeit zurückkommt, oder vielleicht erledigen Sie solche Arbeiten gemeinsam am Wochenende.

**Reden Sie sich keine Schuldgefühle ein!** Schuldgefühle scheinen eine Last zu sein, mit der sich die meisten frischgebackenen und sogar einige sturmerprobte Mütter abplagen. Denken Sie daran: Sie können nicht mehr als Ihr Bestes tun, und Sie und Ihre Gesundheit haben auf der Prioritätenliste absoluten Vorrang. Vergessen Sie auch nicht, daß es rund ein Jahr dauert, bis sich der Körper wieder erholt hat und genauso leistungsfähig wie vor der Schwangerschaft ist. Vergewissern Sie sich also, daß Ihre Familie anfangs nicht zuviel von Ihnen verlangt – und daß Sie selbst auch keine allzu hohen Ansprüche an sich stellen.

**Finden Sie Ihren eigenen Rhythmus** Das bedeutet nicht, daß Sie Ihrem Baby beibringen müssen, nach Ihrem Zeitplan zu essen, zu schlafen und zu spielen. Passen Sie sich lieber seinem Rhythmus an, indem Sie Ihren Tagesablauf auf seine Bedürfnisse abstimmen. Das heißt nicht, daß Sie Ihr Leben völlig umändern müssen, um seinen Wünschen gerecht zu werden.

### Die neuen Rollen akzeptieren lernen

Zunächst mag es schwieriger sein als erwartet, sich in die neue Elternrolle hineinzufinden. Sie bedauern vielleicht den Verlust Ihres eigenen Einkommens und die Befriedigung, in einem anspruchsvollen Beruf gute Leistungen zu erbringen, und Sie beneiden Ihren Partner um seinen relativ weitgesteckten Freiraum und seine weitgehende Unabhängigkeit.
Ihr Partner könnte es seinerseits schwer finden, sich den Belastungen und Anforderungen gewachsen zu zeigen, die mit seiner Rolle als Alleinverdiener einhergehen, und fühlt sich vielleicht aus der vertrauten Beziehung zwischen Ihnen und dem Baby ausgeschlossen. Er könnte Sie außerdem darum beneiden, zu Hause bleiben zu dürfen, vor allem wenn ihm nicht bewußt ist, wie anstrengend ein Säugling sein kann.
Diese unterschiedlichen Erfahrungen können dazu führen, daß Sie sich fragen, wo denn die Nähe und Intimität zwischen Ihnen geblieben sind und ob die Beziehung zwischen Ihnen je wieder so unkompliziert sein wird wie in der Zeit, als Sie noch zu zweit waren.

### Zeit für sich selbst finden

Eine der schwierigsten Veränderungen ist der plötzliche Zeitmangel. Die meisten Tages- und Nachtstunden sind der Betreuung des Babys gewidmet; das kann frustrierend sein und einen heimlichen Groll in Ihnen wecken. Isolieren Sie sich nicht, sondern suchen Sie den Kontakt zu Menschen außerhalb Ihres engen Familienkreises. Führen Sie Ihr bisheriges Leben soweit wie möglich fort, und halten Sie die Kommunikationskanäle zwischen sich und Ihrem Partner offen. Auf diese Weise werden Sie wesentlich besser mit den unterschiedlichen Erfordernissen fertig.

**Gemeinsame Aktivitäten** Sie sind besonders wichtig, sobald das Kind da ist. Babys lassen sich fast überallhin mitnehmen, also zögern Sie nicht, es in Ihre Pläne einzubeziehen. Sie werden erstaunt sein, wie wenig es Ihr gesellschaftliches Leben in den ersten Monaten einschränkt.
Sie brauchen aber auch Zeit für sich allein, und obwohl es merkwürdig klingen mag, dafür einen Termin festzusetzen, sollten Sie doch genau das tun. Eines der Probleme, die Sie wahrscheinlich nach der Geburt des ersten Kindes entdecken, ist, daß die Spontaneität, die Sie als kinderloses Paar ohne große Verpflichtungen genießen konnten, ziemlich schnell verlorengeht. Darum ist es so wichtig, Zeit einzuplanen, die Sie gemeinsam mit Ihrem Partner verbringen. Das müssen keine besonderen Aktivitäten sein. Oft genügt es schon, am Ende des Tages ein Glas Wein miteinander zu trinken oder jeden Sonntag miteinander schwimmen zu gehen.

**Zeit für sich allein** Wir alle brauchen Zeit und den Freiraum, um unsere Kräfte zu regenerieren. Wenn Sie ein Baby haben, geraten Sie leicht in eine endlose Tretmühle, in der sich alles um Ihr Kind dreht, und Sie verlieren dieses ungeheuer wichtige Bedürfnis aus den Augen.
Sie sollten sich jede Woche ein paar Stunden gönnen, in denen Sie tun, wozu Sie Lust haben, zum Beispiel ausgehen, Freunde besuchen oder Ihrem Hobby oder persönlichen Interessen nachgehen. Halten Sie nach einer Vertrauensperson Ausschau, die Ihr Kind in der Zeit versorgt.

## Babysitting

**Sie werden sicher viele Angebote von Freunden und Verwandten erhalten, ab und zu Ihr Kind zu betreuen. Nehmen Sie diese Hilfe dankbar an.**

**Vater** Soweit es Ihr Baby betrifft, ist der Vater nach Ihnen die zweitwichtigste Person in seinem Leben. Es gibt nichts, was er nicht genauso könnte wie Sie – er ist sogar imstande, ihm die Muttermilch in der Flasche zu geben. Also ermutigen Sie Ihren Partner, sich aktiv an der Betreuung des Kindes zu beteiligen.

**Großeltern** Sie freuen sich oft darauf zu helfen, und mit einiger Erfahrung in der Kindererziehung ausgerüstet, sind Großeltern ideale Babysitter und Betreuer. Sie werden, genau wie Ihr Kind, das Beisammensein genießen, und das trägt zum Aufbau einer starken, liebevollen Beziehung bei.

**Verwandte und Freunde** Ihre Familie wird sich wahrscheinlich freuen, Ihnen bei der Pflege des neuen Familienmitglieds helfen zu dürfen. Auch Freunde machen oft begeistert mit, und diejenigen, die selbst Kinder haben, können Ihnen vielleicht zusätzlich mit unschätzbar wertvollen Ratschlägen zur Seite stehen. Vergewissern Sie sich immer, daß kinderlose oder sehr junge Helfer wissen, wie man richtig mit einem Baby umgeht. Versuchen Sie aber, sie nicht so scharf im Auge zu behalten oder zu viel Besorgnis zu zeigen, daß sie sich unwohl fühlen – Babys sind viel robuster, als sie aussehen!

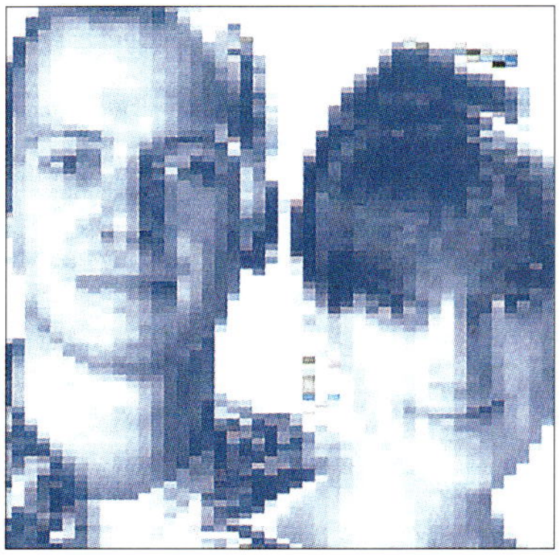

| | |
|---|---|
| **Namen:** | John und Sue Benton |
| **Alter:** | 25 und 24 Jahre |
| **Medizinische Vorgeschichte:** | Nichts Außergewöhnliches |
| **Geburtshilflicher Hintergrund:** | Sue hat vor kurzem ein Mädchen zur Welt gebracht; Geburtsgewicht 3700 g |

John arbeitet in der Marketingabteilung eines ingenieurtechnischen Unternehmens; Sue ist Sekretärin in einem Pharmakonzern. Sue und John hatten auf den richtigen Zeitpunkt gewartet, um ein Kind zu bekommen – bis sie merkten, daß dieser vermutlich nie der richtige ist. Nach ihrem Umzug in ein größeres Haus unterhielt sich Sue mit ihrem Personalchef über Mutterschutz. Sie war mehr als glücklich, daß sich ihre Firma als besonders flexibel und weitsichtig erwies und sich auf ihre speziellen Bedürfnisse während der Schwangerschaft einstellte. Sue hörte auf zu rauchen, trank keinen Alkohol mehr und setzte die Pille ab. Wenige Monate später war sie schwanger.

**Fallstudie**

# Frischgebackene Eltern

*Während der Schwangerschaft hatten John und Sue sich ausgiebig über Schwangerschaft, Geburt und Elternschaft informiert. Sie lasen einschlägige Bücher, besuchten einen Geburtsvorbereitungskurs, sammelten praktische Erfahrungen mit den Kindern von Freunden und machten jede Menge Pläne. Sie mußten jedoch bald erkennen, daß man sich nie hundertprozentig auf die Elternrolle vorbereiten kann und daß man gut daran tut, anpassungsfähig und flexibel zu bleiben.*

## Pläne schmieden

John und Sue hatten sich von Anfang an darauf geeinigt, sich die Kinderbetreuung zu teilen. Sue wollte keinesfalls zu Hause bleiben und die traditionelle Mutterrolle übernehmen, zumal ihre Firma flexible Arbeitszeiten eingeführt hatte. Sue plante, drei Monate nach der Geburt des Babys wieder ins Berufsleben zurückzukehren.

John machte sich Sorgen, in welchem Ausmaß sie ihre Lebensgewohnheiten ändern müßten, aber Sue versicherte ihm, daß man Neugeborene unbedenklich überallhin mitnehmen kann.

## Die Erfahrung der Geburt

Ich hatte Sue und John geraten, sich mit den grundlegenden Fakten bezüglich der Entbindung und den verschiedenen Geburtsmethoden vertraut zu machen und einen Geburtsplan auszuarbeiten. Sie statteten der Klinik vor Ort einen Besuch ab, unterhielten sich mit dem Personal, lasen Bücher und Broschüren und planten eine Klinikgeburt, nach Möglichkeit ohne Medikamente und Dammschnitt.

Als die Wehen einsetzten, stellte Sue indessen fest, daß sie die Schmerzen kaum noch ertragen konnte. John fand es zunehmend schwierig, zusehen zu müssen, wie sie litt, obwohl es ihm gelang, Ruhe zu bewahren. Er erwies sich als echte Hilfe und sparte nicht mit Zuspruch. Gegen Ende der Eröffnungsperiode, als die Wehen dicht aufeinanderfolgten, wurde Sue nervös und gereizt, und schließlich bat sie um ein Schmerzmittel. John ermutigte und lobte sie und half ihr, die Position zu wechseln. Da sie die Wehen trotzdem kaum ertragen konnte, verabreichte ihr die Hebamme eine niedrige Dosis (50 mg) Pethidin, das sehr schnell wirkte und Sue half, sich zu entspannen und ruhig zu bleiben.

Ungefähr eine Stunde später war der Muttermund voll eröffnet, und Sue begann zu pressen. Es dauerte nicht lange, bis der Kopf des Babys geboren wurde. Zu diesem Zeitpunkt drängte die Hebamme Sue, nicht mehr zu pressen, so daß sich der Damm voll dehnen konnte. Sue hielt sich zurück, so daß ihr Baby mit der nächsten Wehe sanft ausgestoßen wurde, und einen Augenblick später war Emma geboren.

**Gefühle nach der Geburt** Sue und John verliebten sich in dem Augenblick in ihre Tochter, als sie geboren war. John konnte es einfach nicht fassen, wie winzig sie war, und Sue ließ von Anfang an starke mütterliche

Gefühle erkennen. Sie litt aber auch unter einem Anflug von Schuldgefühlen, weil sie es nicht geschafft hatte, Emma ohne Schmerzmittel zur Welt zu bringen. Allerdings war sie vernünftig und bemühte sich, davon ihre Freude und ihren Stolz nicht beeinträchtigen zu lassen. Ich erklärte Sue, man könne unmöglich im voraus wissen, wo die eigene Schmerzgrenze liegt, und sie solle sich keine Schuldgefühle einreden, weil sie um ein Schmerzmittel gebeten habe. Emma ist ein körperlich und geistig gesundes Mädchen, und Sue hat somit allen Grund, stolz auf sich selbst und ihre Leistung zu sein.

**In die Elternrolle hineinwachsen**

Als Sue und John sich den täglichen Aufgaben gegenüber sahen, die mit der Betreuung eines Säuglings einhergehen, waren sie ziemlich schockiert, wieviel ihnen abverlangt wurde. In den ersten zehn Tagen war John noch zu Hause, aber selbst da schien ihnen das Wechselspiel von Füttern, Windeln wechseln und kurzen Schlafperioden dazwischen endlos.

Sue fragte sich, wie sie es ohne John Hilfe schaffen sollte. Sie wünschte sich, wieder arbeiten zu gehen, während John zu Hause bleiben und die Pflege des Kindes übernehmen sollte. Sie erzählte mir, sie habe sich an ihrem ersten Tag ohne John einsam und verlassen gefühlt wie ein Kind am ersten Schultag. Sie paßte sich jedoch an ihre neue Rolle an, trotz des Gefühls, nie zuvor im Leben so erschöpft gewesen zu sein. Als Emma begann, auf sie zu reagieren und sie dann richtig anzulächeln, stellte Sue überrascht fest, daß sie es wirklich genoß, mit ihrem Kind zusammenzusein und es zu betreuen. Sie freundete sich auch mit anderen Müttern in der Nachbarschaft an; das gab ihr die Gelegenheit, Erfahrungen mit ihren neuen Bekannten auszutauschen, die das gleiche mit ihren Kindern erlebten und ähnlich empfanden.

Sue und John gelang es, den sozialen Kontakt zu ihren Freunden in stärkerem Maß aufrechtzuerhalten, als sie gedacht hatten, weil sie Emma wirklich überallhin mitnehmen konnten, sogar auf eine kurze Urlaubsreise ins Ausland.

Der Beruf schien Sue einer fernen Vergangenheit anzugehören, und irgendwie freute sie sich nicht mehr so sehr auf die Rückkehr, wie sie erwartet hatte. John machte es Spaß, wieder zur Arbeit zu gehen, obwohl er es ziemlich belastend fand, daß seine Nachtruhe so häufig gestört wurde. Er freute sich darauf, abends nach Hause zu kommen, Emma zu sehen und mit ihr zu schmusen und sich mit Sue über den Tagesverlauf zu unterhalten. Er war froh, daß sie es genoß, zu Hause zu sein, aber er stellte sehr schnell fest, daß sie ihre Hypothek auf das Haus nur dann abbezahlen konnten, wenn Sue wieder arbeiten ging.

Folglich kehrte sie, wie mit ihrer Firma vereinbart, an ihren Arbeitsplatz zurück. Emma wurde tagsüber von Sues Mutter betreut und um $16^{30}$ Uhr von Sue abgeholt.

Obwohl alles genauso eingetroffen war, wie Sue es vor Emmas Geburt geplant hatte, änderten sich ihre Gefühle bezüglich der Einschränkungen, die mit der Mutterschaft einhergingen. Sie gestand, daß sie nicht so schnell ins Berufsleben zurückgekehrt und lieber ganz bei Emma zu Hause geblieben wäre, bis sie in den Kindergarten gehen konnte, wenn John genug verdient hätte.

## Sues und Johns Baby

**Sue stillte Emma, bis sie wieder in ihren Beruf zurückkehrte; damit hatte das Baby einen hervorragenden Start ins Leben. Danach pumpte Sue noch rund zwei Monate die Milch für Emma ab.**

- Emma genoß den engen Kontakt, den sie in den ersten drei Lebensmonaten mit ihrer Mutter hatte.
- Sie liebt es, abends und an den Wochenenden mit Vater und Mutter beisammenzusein.
- Sie hat eine enge und liebevolle Beziehung zu ihren Großeltern entwickelt, vor allem zur Großmutter, die sie nun tagsüber betreut, bis Sue von der Arbeit zurückkehrt.

# Glossar

## A

**Alpha-Fetoprotein (AFP)**
Wichtiger embryonaler Eiweißbaustein

**Amniozentese**
Punktion der Amnionhöhle zur Gewinnung von Fruchtwasser, um unter anderem genetische Defekte aufzuspüren

**Atemnotsyndrom**
Gesamtheit aller Neugeborenenerkrankungen, die zu einer Atemnot führen, bedingt durch die Unreife des Lungengewebes

## C

**Chorionzottenbiopsie**
Gewinnung von Choriongewebe durch den Muttermund zur genetischen Untersuchung

## D

**Dehydratation**
Entzug von Wasser

## E

**Einstellung**
Beziehung des vorangehenden Kindsteils zum Geburtskanal

**Ektope Schwangerschaft (Eileiterschwangerschaft)**
Einnistung eines befruchteten Eis außerhalb der Gebärmutter, zum Beispiel in Eileiter, Eierstock oder Bauchhöhle

**Endometrium**
Schleimhaut des Gebärmutterkörpers, deren Aufbau und Gestaltwechsel von den Hormonen der Eierstöcke abhängig ist

**Episiotomie**
Dammschnitt zur Erweiterung des Geburtskanals z. B. bei Geburtsbeendigung, bei Kopf in Beckenausgang, absinkender Herztöne oder eines drohenden Dammrisses

## F

**Fetal distress**
Oberbegriff für alle Notsituationen des Kindes vor, während und kurz nach der Geburt

**Fetales EKG**
Die direkte Fetalelektrokardiographie leitet das EKG von einem kindlichen Teil, zum Beispiel dem Kopf ab; bei der indirekten Methode wird mittels eines Ultraschallkopfes von der Bauchdecke der Mutter abgeleitet

**FSH (Follikelstimulierendes Hormon)**
Regt die Heranreifung der Eifollikel im Ovar und die Östrogenbildung an, wird im Hypophysen-Vorderlappen gebildet

**Fruchttod**
Absterben des Fetus während der Schwangerschaft im Mutterleib

## G

**Gestationsalter**
Schwangerschaftsdauer

## H

**HCG (humanes Choriongonadotropin)**
Ein von der Plazenta gebildetes Hormon, das schon sehr früh in der Schwangerschaft nachweisbar ist

**HMG**
Ein Gemisch aus LH und FSH, das aus dem Harn von Frauen nach der Menopause gewonnen wird

## I

**Insemination**
Künstliche Befruchtung

**Intrauterine Wachstumsretardierung**
Mangelentwicklung des Fetus innerhalb der Gebärmutter

## K

**Kardiographie**
Fortlaufende apparative Aufzeichnung der fetalen Herzfrequenz

## L

**Laktation**
Produktion und Sekretion von Muttermilch

**Listerien**
Stäbchenbakterien

**L/S-Quotient**
Abkürzung für Lecithin/Sphingomyelin-Quotient im Fruchtwasser, eine Methode zur Beurteilung der Lungenreife beim Fetus und beim Neugeborenen

**LH (luteinisierendes Hormon)**
Wichtig für Follikelreifung und Follikelsprung, bewirkt die Entwicklung des Gelbkörpers, wird im Hypophysen-Vorderlappen gebildet

**Lumbalpunktion**
Punktion des Lendenwirbelkanals

## M

**Maturus**
Reifezustand des Neugeborenen

**Mekonium (Kindspech)**
Der Stuhl des Kindes, der sich während der Intrauterinzeit gebildet hat

**Myome**
Gutartige Geschwülste der Uterusmuskulatur

## O

**Ovarien**
Eierstöcke

## P

**Periduralanästhesie (PDA)**
Betäubung der unteren Körperhälfte, so daß der Wehenschmerz nicht gespürt wird. Das Anästhetikum kann wiederholt über einen liegenden Katheter in die Umgebung des Rückenmarks gespritzt werden

**Perineum**
Damm. Die Weichteilbrücke zwischen After und äußeren Geschlechtsteilen

**Placenta praevia**
Die Plazenta hat sich tief unten in der Gebärmutter vor dem Muttermund eingepflanzt

**Plazentainsuffizienz**
Mangelnde oder nachlassende Plazentafunktion

**Polypen**
Gestielte, meist gutartige Geschwülste

**Präeklampsie**
Schwangerschaftsbedingte Erkrankung, die aus einer Schwangerschaftstoxikose hervorgeht und sich bis zum Krampfanfall (Eklampsie) steigern kann

## R

**Rektum**
Mastdarm

**Retardierung, mentale**
Verlangsamung der geistigen Entwicklung

**Rhesus-Unverträglichkeit**
Konstellation von Rh-negativer Mutter und Rh-positivem Kind, die zu Komplikationen führen kann

## S

**Schwangerschaftstoxikose (Gestose)**
Vergiftungsartiges Krankheitsbild in der Schwangerschaft, mit Bluthochdruck, Eiweißausscheidung im Urin und Ödemen

**Spätabort**
Fehlgeburt in der 13. bis 28. Schwangerschaftswoche

**Spekulum**
Trichterförmiges Instrument zur Untersuchung, zum Beispiel Scheidenspekulum

**Spina bifida**
Spaltbildung der Wirbelsäule

## T

**Tokographie**
Darstellung des Wehenverlaufs

**Trimenon**
Zeitabschnitt in drei Monaten

## Z

**Zeichnen**
Der leicht blutige Schleimpfropf im Muttermund löst sich

**Zervikalkanal**
Halskanal des Uterus

**Zervix**
Halsförmiger Abschnitt der Gebärmutter (Gebärmutterhals)

# Register

## A

Abführmittel 335
Abnabelung 290
Abort 200
Abruptio placentae 202
abstillen 310
Abstrich 161
Adenin 23 f.
Äderchen, geplatzte 140
Adrenalin 175
AFP-Spiegel 20, 105, 159 f.
Aidsinfizierte Schwangere 19
Akne 140
Akrosom 39
aktive Phase 255
Akupunktur 267
Alkohol 9, 17, 36, 59, 65, 70, 122
Alkoholembryopathie 17
Alleinerziehende 104, 105
Alphafetoprotein (AFP) 159, 164, 166, 180
Alphafetoproteinspiegel s. AFP-Spiegel
Alter bei Schwangerschaft 17, 32
ältere Erstgebärende 32
Amenorrhö 50
Aminosäuren 115 f.
Amnionhöhle 253
Amnionsack 64, 69, 78, 80, 201
Amnionzellenschicht 65
Amniotomie 91, 253
Amniozentese 11, 20, 33, 60, 63, 104, 159, 164 ff., 180, 185
Analöffnung, fehlende 178
Analyse, genetische 25
Anämie 113, 117, 160, 184
  fetale 165, 182
Angst 137, 175, 206, 219, 250, 269, 293
Anomalien, Baby 293
Anovulation 40
Ansteckung 152
Antazide 117
Anti-D-Immunglobulin 185
Antibabypille 17, 52, 53
Antidepressiva 36, 52
Antihistamine 153
Antikörper 200, 228 f.
Antikörperbildung, Mutter 183 ff.
Anus imperforatus 178
Apgar, Virginia Dr. 290
Apgar-Index 96, 98, 290
Appetit 59
Arbeitskleidung 144
Arbeitsplatz 146 ff. 151
Arme, Embryo 66
  Übungen 128
Asthma 18, 266
Ataxie 180
Atem, Baby 299
Atembeschwerden, Baby 97, 318
  Fetus 265
Atembewegungen 290
Atemhilfe 269
Atemnotsyndrom (RDS) 180, 259
Atemtechniken 87, 94 f., 108, 126, 266, 274, 279, 282
Atemzug, erster 283
ätherische Öle 135
Athetose 180
Atmung 62
  Fetus 74, 76
Au pair 237
Aufnahmeverfahren 262
Aufschwimmtest 146
aufstehen 143
aufstoßen lassen 311
Aufwachtemperatur 42
Augen, Embryo 67
  Fetus 68 f., 73, 78 – 80
Augenlider, Fetus 71, 76 f.
  geschwollene 297
Augenringe, dunkle 140
Ausfluß 83
Auslandsreisen 153
Ausschabung 201, 289
Ausschlag 143
Aussehen 290
Austreibungsperiode 13, 93 – 97, 98, 260, 274 f., 278 f.
Austreibungswehen 83
Auto 153

## B

Babyausstattung 226 f.
Babysitter 340 f.
baden, Baby 316 f.
Badewanne 225
Bandl-Kontraktionsring 258
Bart's Dreifachtest 166
Basaltemperatur 42, 44
Bauch 70, 72, 78
Bauchgymnastik 335
Bauchmassage 213, 319
Bauchmuskeltraining 127
Bauchübung 337
Beatmung, Frühgeborenes 322
Becken 78
Beckenausgang 160 f.
Beckenbodenübungen 330, 333, 339
Beckeneingang 160
Beckenendlage 78, 86, 92 – 95, 170, 239, 241, 257, 260 f., 280 f., 284
Beckenfehlproportion 170
Beckengröße 158, 160 f.
Beckenraum 250
Beckentumore 258
Beckenübung 336
Befruchtung 30
  extrakorporale 44
Behinderung, geistige 24
Beihilfen, staatliche 55
Beine 158
  embryonale 66
  Übungen 129
Beinknospen 66
Beißring 308
Beleuchtung 223
Benommenheit 264 f.
Berufstätigkeit 146, 148 f.
Beruhigungsmittel 322
Beschwerden, häufige 12, 188
Besenreiser 141
Beta-HCG 47
Betäubungsmittel 264
Betreuung bei Geburt 102
Beurkundung der Geburt 301
Beweglichkeitsbestimmung 46
Beziehung aufbauen 14
Bikini-Schnitt 284
Bilirubin 185, 318
Bilirubingehalt 164
Blähungen 311
Blasenentleerung 332 f.
Blasensprengung 252 f.
Blasensprung 12, 13, 218, 243, 254 f., 258 f., 286
Blastozyste 30, 40, 64
Blastozyt 31
Blastula 30
Blut im Stuhl 313
Blutabgang 13
Blutdruck 68, 161, 167
  erhöhter 190, 204
Bluterkrankheit 21, 25, 165
Blutgruppenunverträglichkeit 44
Bluthochdruck 12, 252
Blutkörperchen, Analyse 25
  rote 77
Blutkreislauf 66
Blutschwamm 297
Bluttest 51
Bluttransfusion, intrauterine 182, 184
Blutungen 12, 83, 201 f., 205, 218 f., 252, 258, 283, 287 f., 300
Bluntersuchung 159, 300
Blutzellenproduktion 68
Blutzuckermangel, Frühgeborenes 322
Botulismus 123
Bradley, Robert Dr. 94
Bradley-Methode 94
braunes Fett 72, 81
Braxton-Hicks-Kontraktionen 63, 78, 250 f., 332
Brechreiz 210, 264, 267
Brustabszeß 334
Brustdrüsenentzündung 335
Brüste 66, 158, 210, 213, 218 f., 334
  Neugeborenes 297
  schmerzende 194
  Veränderungen 51, 58, 59
Brustentzündung 228
Brustkrebs 228
Brustpflege 307
Brustwarzen 70, 211, 228 f., 283, 301, 306
  aufgesprungene 335
  wunde 307, 334
Brutkasten 321 f.
bücken 142
Büstenhalter 145

## C

Cerclage 203
Chemikalien, schädliche 147, 151 f.
Chloasma 141
Cholamin 175
Chorion 64, 83
Chorionbiopsie 164, 165, 285
Chorionplatte 68
Chorionzotten 65
Chorionzottenbiopsie 20, 63
Chromosomen 20, 22 – 24, 30 f.
Chromosomenaberration 21, 24
Chromosomenanomalien 61
Chromosomendefekte, Tests 166
Chromosomentransfer 30
Chromosomenzahl 164
Chromosomenzahlbestimmung 166
Coombs-Test 185

Corpus luteum 27, 64, 210
CTG (Cardiotokogramm) 92, 96 f., 161, 167, 262, 280, 286
internes 263
-Überwachung 260

## D

Dammriß 96, 336
Dammschnitt 87, 90–93, 95 f., 98, 259, 261, 276, 281, 332 f., 336
Darmentleerung 332 f., 335
Dehnübungen 128 f.
Dehnungsstreifen 72
Dehydratation 181
Desensibilisierung 184
systematische 109
Diabetikerin 18, 168 f., 180, 203, 241 252, 284, 292, 305
Diabetes mellitus 18
Dick-Read, Grantley Dr. 94
DIPI (Direct Intra-Peritoneal Insemination) 47
DNS 20, 22 f.
-Basen 22 f.
-Replikation 23
dominante Erbkrankheit 20
Gene 22
Domino-Hebammen 103
Doppelhelix 22 f.
Dottersack 25, 64, 68
Down-Syndrom 20 f., 24, 33, 159, 164–166, 180
Drogen 17, 35, 59, 65, 229
Druckmassage 267
Duchenne-Muskeldystrophie 21
Duncan-Modus 288
Duplikationsprozeß 23
Durchfall, Baby 318

## E

Echokardiographie 178
Edwards-Syndrom 180
Effleurage 135
Eierstöcke 26 f., 40, 48, 64, 210
Fetus 81
Eierstockzyste 258
Eihäute 283, 289
Eileiter 26, 29 f., 41–43, 47
Eileiterschwangerschaft 204
Einlauf 90
Einnistung 31, 47 f., 50
Einschlafstörungen 238
Einstellung 250 f.
Eisen 115, 117, 121
Eisenpräparat 305
Eisenzufuhr, tierische 117
Eisprung 38–40, 42, 44, 46, 49, 333, 338
Eiweiß 116, 159
im Urin 204
Eizellen 20, 22 f., 26, 29 ff., 48 f.
absaugen 48
Entwicklung 27, 41
gespendete 45
-Penetrationstest 39
Entnahme 46, 49
Ejakulat 36, 38, 45
Ejakulation 28 f.
retrograde 37
EKG, fetales 161, 166, 171
Eklampsie 204
ektope Schwangerschaft 162 f., 204 f.
Elterngruppen 139
Elternrolle 14, 326, 341 f.
Embryo 31, 64 f., 210
embryonale Entwicklung 31
Embryonentransfer 46
Embryospende 45
emotionale Probleme 328
Unterstützung 269
Empfängnis 26, 30
Empfängnisverhütung 17, 338
Endometriose 41
Endometrium 26 f., 31, 45
Endometriumbiopsie 42
Endorphine 89, 95, 126 f., 175, 265
Entbindungspfleger 103
Entbindungszimmer 91, 101, 268
Entspannung 133, 279, 326
Entspannungstechniken 87, 94, 105, 108 f., 126, 132, 146, 177, 238 f., 251
Entwicklung des Kindes 9
EPH-Gestose 190
Epiduralanästhesie 196
Epilepsie 18
Episiotomie 89, 91 ff., 98, 275, 280, 332 f.
Epispadie 181
Erbkrankheiten 16, 20
geschlechtsgebundene 21
Erbrechen 66, 68
Baby 318
Ergometrin 289
Ergotamine 289
Erkältung 152
Ernährung 10, 17, 59, 61, 63, 112, 114
Eröffnungsperiode 93, 251, 253, 255, 262, 266, 280 f., 286
Eröffnungsphase, Positionen 270 f.
Eröffnungswehen 243
Erschöpfung 66
Erstgebärende 80, 99, 108, 190, 204, 206, 257
Erziehungsgeld, -urlaub 54
Eßgewohnheiten 114
Euphorie 250
Extrauteringravidität (EU) 205

## F

Familie 327
Familienanamnese 25
Familienplanung 338
Familienstammbaum 24 f.
Familienstammbuch 54, 301
Farbenblindheit 33
Farbsonographie 67
Fasten 91
Fehlbildungen 152
fetale 181
Fehlernährung 122
Fehlgeburt 12, 24, 68, 122 f., 153, 162 f., 182, 200, 206 f., 218 f.
Fertignahrung 228, 229, 319
Fetal distress 83, 169, 259, 286
fetale Überwachung 262 f.
Fetalstethoskop 97
Fetoskop 262
Fetoskopie 73, 80, 166
Fettdepots 62, 76, 228
Fettgewebe, Fetus 72, 77 f.
Feuermal 297
Fieber 152, 205
Baby 319
finanzielle Probleme 139
Finger, Embryo 67
Fetus 68
Flammennävus 297
Flasche geben 310
Flaschenernährung 308 f.
Flaschennahrung 229, 310
Flüssigkeit 117
Flüssigkeitsansammlungen 194
Flüssigkeitsbedarf 59
Follikel 26 f., 30, 46, 48 f.
Follikelsprung 27
follikelstimulierendes Hormon (FSH) 26, 28, 36 f., 40, 42
Follikelwachstum 44
Folsäure 121
Fontanelle 296 f.
Einbuchtung 318
forografieren 278
Fortpflanzungstrakt, männlicher 29
weiblicher 26
Frauenkliniken, kleine 102
Fruchtblase 93, 98, 219, 253, 258, 263, 280
Fruchtschmiere 72 f., 296
Fruchttod, intrauteriner 201, 292
Fruchtwasser 62, 69, 71, 80, 91, 165 f., 219, 255, 284, 286
Fruchtwasseruntersuchung 33, 164
Frühgeborenes 179, 180, 320–323
Frühgeburt 76, 83, 183, 258 f., 280, 293, 322
Fundusstand 61, 68, 157, 160
Füße, Fetus 69
Neugeborenes 297
Fußkrämpfe 189
Fußmassage 212

## G

Gebärmutter 30 f., 40, 46 f., 58, 62, 228, 258, 288, 332
Gebärmutterhals 26
Gebärmutterhöhle 26, 29
Gebärmutterschleimhaut 45
Gebärmutterwand 64
Gebärposition 89, 95 f., 101, 270 f., 278
Gebärstuhl 89
Geborgenheit 175
Geburt 276, 279, 286
aktive 89
familienorientierte 101
komplizierte 280
medizinisch kontrollierte 86
natürliche 87, 94
partnergestützte 89
plötzliche 282 f.
sanfte 94
Geburtseinleitung 86, 252 f.
Geburtsgewicht, niedriges 83, 320
Geburtshelfer 102 f., 106
Geburtshindernisse 257 f.
Geburtskanal 80, 87, 90, 255 f., 259, 274, 285
Geburtsmethoden 59, 86
Geburtsphilosophien 86, 94, 108
Geburtsplan 106 f., 165, 262
Geburtspool 87 f.
Geburtspositionen 87
Geburtsprotokoll 262
Geburtsstillstand 293
Geburtstermin 52 f., 170
Geburtstrauma 94
Geburtsurkunde 54
Geburtsvorbereitungskurse 10, 89, 94 f., 106, 108 f., 139, 216, 247
Geburtszange 86, 92, 280 f., 285
Gefäßreiser 72

Gefühle 176
Fetus 175
negative 175
Gehirn, Embryo 65 f.
Fetus 70, 75 f.
Gehirnentwicklung 122
Gehör, Baby 298
Gehör, Fetus 73 f.
Gelbfieberimpfung 153
Gelbkörper 26 f., 210
Gelbsucht 318
Gene 20, 22-24
genetische Beratung 24
Defekte 20
Genitalbereich säubern 314
Genitalien 66, 218 f.
vergrößerte 296
Geräusche 267
Geruch, Schwangerschaft 51
Geruchssinn, Baby 29, 98
Geschlecht des Kindes 29
Geschlechtsbestimmung 164
Geschlechtschromosomen 31
Geschlechtskrankheiten 19
Geschlechtsverkehr 210 ff., 218 f., 339
Positionen 214 f.
Geschmack, Fetus 73
Geschmacksknospen, Fetus 71
Geschmackssinn, Baby 298
Geschmacksveränderungen 50
Geschmacksverstärker 122
Geschwister 327
Gesicht, Embryo 67
Fetus 71, 77, 79
Gesichtslage 257
Gesichtszüge, Embryo 66
Fetus 75
Gestagen 338
Gestationsalter 157, 170
Gestationsperiode 259
gesundheitliche Überlegungen 18
Gesundheitsschutz 146
Getränke 123
gesüßte 113
Gewebssauerstoffmangel 169, 259, 322
Gewicht 68, 158, 160, 191
Gewichtszunahme 58, 60, 62, 74, 112 f.
Fetus 79
GIFT (Gamete Intra-Fallopian Transfer) 47
Giftstoffe 70
Gleitmassage 135
Glutamat 122
Greifreflex 298
Grippe 80
Großeltern 139
Grundtonus 290
Gymnastik 10, 17, 33, 108, 126 f., 189
Gynäkologe 102

# H

Haarausfall 141
Haare waschen 317
Haare, Fetus 78
Haarfollikel 66
Halsmassage 135
Halsübungen 128
Hämangiom 297
Hämatom, reproplazentares 288
Hämoglobinanomalie 165
Hämoglobinproduktion 117
Hämoglobinspiegel 78, 160
Hämophilie 21, 25, 104
Hämorrhoiden 192, 333
Hände 158
Fetus 69
Neugeborenes 297
Harndrang 76
Harnröhre 29
Harnsäurestein 313
Harntraktprobleme 183
Harnweganomalie 313
Harnweginfektion 319
Hasenscharte 179
Hausgeburt 9, 87 f., 96 f., 102, 241, 265, 268, 300
Vorbereitungen 240
Haushaltshilfe 236
Haut 72
Embryo 66
Fetus 72, 75, 78
Neugeborenes 296
Hautfarbe, Neugeborenes 297
Hautkontakt 94, 97, 217, 229, 323
Hautpflege 140
Hautprobleme 66, 140, 143
Hawthorne-Effekt 109
Hb-Werte 157
HCG (Choriongonadotropin) 51 f., 64, 166
-Produktion 50
-Spritze 46
Hebamme 103, 106, 241, 262
freiberufliche 87, 103
Hefepilzinfektion 194
Heißhungeranfälle 50
Heizkissen 256
Hemiplegie 180
Herpes genitalis 19
-simplex-Typ-2-Infektion 284
-Virus 166
Herz, Embryo 65 f.
Herzaktion, Fetus 90
Herzfehler 180
Herzförderleistung 58
Herzfrequenz 58
Embryo 67
Fetus 63, 68, 73, 92, 161, 166 f., 171, 182, 253, 257, 263, 286
Herzkammerscheidewanddefekt (VSD) 178
Herzleiden 19, 252
angeborenes 178
Herztöne, Fetus 61, 98, 163
Herzüberwachung, neonatale 178
Hinterhauptslage 256, 258
Hirnhautentzündung 319
Hocke 133, 146
Hoden 28 f.
Fetus 81
Hodenversagen 36
Hohlwarzen 158
Hören, Fetus 174 f.
hormonale Steuerung 26
Störungen 36, 40, 200
Veränderungen 136, 328
Hormone 26, 61, 64, 68, 80, 127, 210 f., 251
hodenstimulierende 36
Hormonspiegelmessung 63
Hormontests 42
Hüftgelenkluxation, angeborene 179
Hüfthalter 145
Hydronephrose 183
Hydrozele 37
Hydrozephalus 179 f., 182, 257
Hygiene 309
in der Küche 123
Hypercholesterinanämie 20
Hyperemesis gravidarum 193
Hyperspadie 181
Hypertonie 62, 190
Hypnose 267
Hypoglykämie 169, 320, 322
Hypophyse 26, 40
Hypothalamus 26, 40
Hypothermie 322
Hypoxie 169, 259, 322
Hysterektomie 203
Hysterosalpinographie (HSG) 43

# I

Identifizierungsmerkmal 291
Immunisierung 151
Immunreaktion 207
Immunsystem 37
Fetus 72, 80
Spermien 37
Impfungen 151
In-vitro-Fertilisation (IVF) 44–47
Infektionen 200 f., 229
postnatale 205
Infektionskrankheiten 153
Infektionsrisiko 152
Inhalationsanalgetika 266
Inkubator 321 f.
Insemination 42, 44 f.
Intensivstation für Säuglinge 320–322
Intrauterinpessar (IUP) 17
Isolation 139
IUP (Intrauterinpessar, Spirale) 338
IVF-Behandlung 39
-Techniken 48

# J

Janov 94
joggen 127

# K

Kaiserschnitt 86–95, 170, 202–205, 239, 257–260, 266, 280, 282, 284–287, 292, 300 f., 336
Kaiserschnittwunde 333
Kalzium 117, 121
Kalorien 116, 121
Kardiographie 90
Karpaltunnelsyndrom 188
Käseschmiere 72 f., 78, 80, 283, 296
Kaudalanästhesie 265
Keimzellen 26 f.
Ketonkörper 159, 168 f.
Ketose 168 f.
Kindbettfieber 205
Kinderbetreuung 148, 236, 342
Kinderbett 224 f.
Kinderfrau 237
Kindersitz 224
Kinderwagen 224
Kinderwunsch 34
Kinderzimmer 222 f.
Kindsbewegungen 68–76, 79, 81, 171, 176, 251
Überwachung 177
Kindslage 157, 239
Kindspech 80, 312
Kitzinger, Sheila 95
Kleidung 59
Klinefelter-Syndrom 21, 36
Klinik 243
Klinikarten 100
Klinikaufenthalt 33
Klinikbesichtigung 100
Klinikentbindung 242
Klinikgeburt 88, 98, 102
Klinikhebammen 103
Klinikwechsel 101
Klumpfuß 181
Knochen, Fetus 69
Koffein 36, 59, 123
kognitive Kontrolle 109
Kohlenhydrate 112, 116
Koliken, Baby 319

Kolorit 290
Kolostralmilch 60, 76, 228 f., 299, 323
Kolostrum 304, 321
Kommunikation 139, 327
mit dem Baby 298
mit dem Fetus 174
Konserven 114
konservierte Produkte 123
Konservierungsstoffe 122
Kontakt zum Kind 174
Kontraktionen 83
Konzentration 146
Kopf, Fetus 68 – 71, 79
Neugeborenes 296
Kopfschmerzen 190
Kopfschwartenelektrode 99, 262
Körperform, Embryo 67
veränderte 236
Körpergröße 158
Körperhaltung 80, 142
Körperkontakt 299, 302 f.
Körperpflege 140
Körpertemperatur, Fetus 77
Kortison 80
Kosten fürs Baby 16
Kotyledonen 288
Krampfadern 158, 194 f.
Krampfadervorfall 37
Krämpfe 126, 188, 204
Kreislauf 68 70
Kreismassage 135
Kreißsaal 91, 94, 101, 268
Kündigungsschutz 54
Kürettage 201
Kurzatmigkeit 62, 126

# L

Lachgas 264, 266
Lähmung, spastische 180
Laktation 70, 113, 148, 194, 304
Lamaze-Methode 95
Lanugohaare 72 – 76, 80, 296, 323
Laparoskopie 43, 49
Latenzphase 255
Lebensführung überdenken 16
Lebensmittelzusätze 122
Leboyer, Frederick 94
Leboyer-Methode 94 f., 101
Lehrkrankenhäuser 100
Leibesumfang 60
Leihmütter 46
LH-Bestimmungstest 44
-Mengen 42
-Werte 207
Libido 218, 338
Lichttherapie 185
Linea nigra 61, 70, 140
Listerien 201
Listeriose 123, 153
Lochien 289, 300, 332
Löffelposition 214 f.
Lokalanästhesie 265 f.
L/S-Quotient 164, 181
Lumbalpunktion 179
Lunge, Fetus 71, 73, 75, 78 – 81
Lutealphase, Insuffizienz 40
luteinisierendes Hormon (LH) 26, 28, 36 f., 40

# M

Magenausgangsverengung 181
Malariamittel 153
Mangelernährung 122
Mangelgeborenes 320
Massage 134, 189, 244, 267, 270, 279
erotische 212, 219
Massageöl 213
Mastitis 335
Medikamente 36, 59, 65, 150, 229
fertilitätsfördernde 52
für den Fetus 182
rezeptfreie 17
säureneutralisierende 117
medizinische Probleme 241
Mehrlingsgeburt 280
Mehrlingsschwangerschaft 31, 35, 82, 87, 122, 152, 156, 159, 162, 204, 218, 241, 293
Mekonium 80, 91, 166, 253, 312
Menstruation 27, 50, 64, 333
Menstruationskrämpfe 332
Menstruationszyklus 42
Meßdaten, Baby 65, 67, 69, 71, 73, 75, 77, 79, 81
Miktion 50
Milch abpumpen 305
Milchallergie 229
Milchdrüsen 304
Milcheinschuß 304, 305, 328
Milchgänge, verschlossene 334
Milchmenge 305
Milchprodukte 117, 121
Milchproduktion 304
Milchstau 228, 305 f., 334
Mineralstoffe 112, 116 f.
Mineralstofflieferanten 119
Minipille 338
Mittelmeeranämie 21
Mittelohrentzündung 319
Mobilität, Mutter 300
Mongolenfleck 297
Mongolismus 20, 33, 165, 180
Morbus haemolyticus neonatarum 318
Moro-Reflex 299
Morphine 259
Morula 30
MS s. Multiple Sklerose
MS-Medikamente 197
Müdigkeit 63, 76, 82, 210
extreme 50
Mukoviszidose 21 – 24
Mukus 38, 39
Multigravida 157
Multiple Sklerose (MS) 196 f.
Mumps 36, 80, 152
Mundphänomen 299
Mundschleimhautentzündung 18
Mundzellenanalyse 25
Musik 267
Muskeldystrophie 165
Muskelentwicklung 72
Muskelkrämpfe, Baby 318
Muskeln, Fetus 74
mutante Gene 23
Mutter, alleinerziehende 104 f.
berufstätige 148
mit Multipler Sklerose (MS) 196
Rh-negative 44, 184
Muttermale 297
Muttermilch 76, 105, 113, 149, 228 f., 299, 304, 306
Muttermund 64, 81, 98, 161, 203, 211, 219, 251, 254, 271, 274, 280 – 282, 286
Blockierung 202
Mutterpaß 157
Mutterrolle 328
Mutterschutz 146
Mutterschutzgesetz 54
Myelin 70
Myom 40 f., 200 f., 258

# N

Nabelbruch 178
Nabelpflege 317
Nabelschnur 67 f., 78, 96 – 99, 120, 260, 275, 277, 282 – 284, 288 – 290, 297
Vorfall 282, 285 f.
Nabelvenenkatheterisierung 165
Nabelvenenportographie 63
Nachblutung 288 f., 332
Nachgeburt 96, 98, 283, 285
Nachgeburtsperiode 13, 288 f.
Nachgeburtswehen 332
Nachmilch 305, 307
Nackenübungen 128
Nagelprobleme 143
Nährstoffbedarf, Baby 113
Nahrungsmittel, aufbereitete 122
Nährwerttabellen 118
Narkosegas 152
Narkotika 266
Nebenhoden 28 f.
Nebennieren, Fetus 78, 80
Nervensystem, Embryo 65 f.
Fetus 70, 76
Nestbauinstinkt 80, 96, 251
Neugeborenen-Erythroblastose 318
Neugeborenengelbsucht 169, 318, 320
Neugeborenes 88, 291, 296
Nierenerkrankung 19
niesen, Baby 299
Nikotin 9, 16, 36, 59, 65, 70
Notfälle 12
Notfallentbindung, operative 286

# O

Ödeme 83, 158, 204
Odent, Michel Dr. 88, 90, 95
Ohrenentzündung, Baby 319
Operation, Fetus 183
Organausbildung, Embryo 64, 65
Organe, innere, Embryo 67
Orgasmus 210 – 212, 219
Orientierung, Fetus 76
Orientierungslosigkeit 264
Osteoporose 228
Östriol 166
Östriolbestimmung 171
Östrogen 26, 27, 42, 49, 58, 78, 210, 304, 328
Ovarialzyklus 26, 27, 48, 64
Ovarien 26
Fetus 72
Funktionsschwäche 40
polyzystische 207
Ovulation 27, 40, 42
Ovulationstests 42
Oxytozin 228, 252 f., 258 f., 283, 289, 304, 332, 339
Belastungstest 171
Infusion 93, 98

# P

Paraplegie 180
Pars fetalis 288
Partnermassage 135
Partogramm 257
Partus praematurus 320
Patau-Syndrom 180
Pawlow, Iwan 95
PCB (polychlorierte Biphenyle) 36
Penis 28 f.
Periduralanästhesie 86, 90 f., 93, 99, 260, 263 – 266, 280 – 285

Perineum 90, 92, 93, 98, 132, 275, 280
Pethidin 259, 264–266
Phototherapie 185, 318
Pigmentierung 60 f., 70, 140–143, 211
Pinnard-Stethoskop 161
Plazenta 31, 58, 61–64, 67–70, 80, 83, 88, 98, 122, 127, 165, 170, 171, 201, 210, 251, 259, 265, 282–284, 287 f., 291
praevia 12, 200–203, 218, 284 f.
Plazentaablösung 201 f., 288
Plazentaausstoßung 90
Plazentainsuffizienz 33, 200, 203, 252
Plazentaretention 97
Plazentastörung 292
Polioschutzimpfung 153
Polyhadramnie 169
Polypen 43
Polysaccharide 116
Positionswechsel 256
POST (Peritoneal Ovum and Sperm Transfer) 47
Postkoitaltest 38, 39
postpartuale Untersuchungen 339
Präeklampsie 12, 18, 32, 62, 83, 104, 113, 158, 169, 190, 204, 252, 266
Pränatalchirurgie 182
offene 183
pränatale Überwachung 156
Preßwehen 13, 92, 95, 274–276, 279, 281, 282
Primagravida 32, 157
Progesteron 26, 27, 47, 58, 127, 130, 141, 188, 210, 304, 328
Progesteronmengen 42
Progesteronpessar 329
Progesteronspiegel 50
Prolaktin 42, 305
Prolaktinreflex 304
Prostaglandin 258
Prostaglandinpessare 252
Prostata 28 f.
protrahierter Geburtsverlauf 256, 258
Psychopharmaka 267
Psychoprophylaxe 95, 108
Pudendus-Anästhesie 266
Puls 290
Pusteln, Neugeborenes 297
Pylorusstenose 181

# Q

Quadriplegie 180
Querlage 284

# R

Rasur 90
rauchen 16, 36, 122
Read-Verfahren 94
Reflexe, Embryo 67
Reflexerregbarkeit 290
Reifezeit 170
Reisen 153
reiten 127
Rekonvaleszenz 287
Retardierung, geistige 17
Retortenbaby 46, 48, 49
rezessive Erbkrankheit 20
Gene 22
Rhesus-Iso-Immunisierung 166
-Unverträglichkeit 12, 182–185, 200, 292, 318
Rippenschmerzen 74, 194
Risikofaktoren 17
Risikogeburt 322
Risikoneugeborenes 320 f.
Risikoschwangerschaft 11, 156, 211, 218
Rooming-in 93, 98, 101
Röteln 19, 25, 80, 166, 300
Rötelnantikörper 160
Routineuntersuchungen 153
Rückbildung 148, 300, 332 f.
Rückbildungsgymnastik 336
Rückenlage 89 f.
Rückenmark, Embryo 65
Fetus 72
Rückenmassage 213
Rückenmuskulaturübung 131
Rückenschmerzen 61, 63, 75, 90, 126 f., 142, 145, 188, 244, 255, 260, 264, 267, 270 f., 279
Ruhe 33, 62, 80, 326

# S

Salmonellen 123
Samenbläschen 28 f.
Samenflüssigkeit 28
Samenleiter 29
Samenspende 44 f.
Samenzellen 22 f., 26, 28, 30 f., 36, 41
sanfte Geburt 94
säubern, Baby 316
Neugeborenes 314
Sauger herausziehen 311
Saugextraktion 256
Saugglocke 92, 280 f.
Säuglingspflege 237
Säuglingssterblichkeit 113, 122
Saugreflex 68, 306
Sauna 151
Schädellage 78–81
Schamlippen 210
Scheidendiaphragma 338 f.
Scheidensekrete 66, 210
Schilddrüse 72
Fehlfunktion 37
Schlaf 238
Schlafprobleme 76, 192
Schleimpfropf 64, 219, 243, 251
Schluckauf, Baby 299
Schluckreflex 299
Schmerzbewältigungstechniken 109
Schmerzen 87–90, 94–96
Schmerzlinderung 264 f., 267, 269
Schmerzmittel 89, 95, 97 f., 264 f., 269, 285, 292, 301
Schneidersitz 132, 256
Schnittentbindung, primäre 284
sekundäre 285
Schnuller 308
Schreitreflex 298
Schuhe 144
Schultermassage 213
Schultze-Modus 288
Schutzfristen 54
Schwangerenvorsorge 156
Schwangerschaft, ektope 12, 41
Dauer, kürzere 83
Diabetes 18, 159, 168
Hormone 9
Maske 141
Streifen 141
Tests 51, 64
Toxikose 190, 204, 322
schwimmen 127
Schwindelgefühl 190
sedative Mittel 267
Sehen, Fetus 174, 175
Selbstmassage 134, 192
Sexualität 12, 210–219, 338, 339
Sexualorgane, Fetus 70, 72–74, 77
Sexualorganentwicklung, äußere 69
sexuelle Abstinenz 338
Shunt 183
Sichelzellenanämie 21, 24, 165
Sicherheitsvorkehrungen 223, 225
Sit-ups 127
Sitzbeinhöcker 160, 161
skifahren 127
Skrotum 29
Socken 145
Sodbrennen 60, 72, 74, 190
Sonnenbestrahlung 140
Sonographie 42
Soor 18, 169, 194
Spaltgaumen 179
Spätabort 12
spazierengehen 127
Speiseplan 113
Sperma-Untersuchungen 39
Spermatogenese 28
Spermien 27 f., 36, 41, 46, 48
Akrosomentest 39
Anomalien 36, 38
Entwicklung 28
Invasionstest 39
Qualität 38
Wanderung 29
Zahl, niedrige 36
Spermiogenese 28, 36–38
Spermiogramm 38
Spielzeug 223
Spina bifida 33, 179 f.
Spinalanästhesie 259
Spinnbarkeit, Zervixschleim 38 f.
Spinnennävi 72
Spirale 17, 338 f.
Spontanabort 113
Sport 126
Sportwagen 225
Steißfußlage 261
Steißgeburt 93, 280 f.
Steißlage 170, 251, 257, 261
Sterblichkeit, intrapartale, neonatale 292 f.
Sterblichkeitsrate, perinatale 87
sterilisieren 308
Sterilisiergerät 309
Sterilität 34
männliche 35, 37 f.
weibliche 40, 42
Still-Gruppen 307
Stillbüstenhalter 145
Stilleinlagen 307, 334
stillen 96, 105, 149, 158, 228 f., 287, 301, 304 f., 307, 311, 332 f., 338 f.
Stillhütchen 158
Stillpositionen 306
Stilltechnik 306
Stillzeiten 54
Stimme 217
Stimmungsschwankungen 113, 136 f., 192, 217
Stimmungswechsel 250
Stirnlage 257
Stoffwechsel 66
Stoffwechselanomalien 164
Stoffwechselstörungen 165
Stoffwechselveränderungen 72
Stoffwindeln 312–315
Storchenbiß 297
Strahlung, ionisierende 152
Streichmassage 135, 267
Streß 36
Striae 72, 141
Strumpfhosen 145
Stuhl, grüner, wäßriger 318

Stuhlgang, Neugeborenes 312 f.
Stütz-BH 195
Stützen des Babys 302
Stützstrümpfe 145
Stützstrumpfhosen 195
Subfertilität 34
Suchreflex 299
Surfactant 76, 78
Süßigkeiten 113
Syntocinon 257, 289
Syntometrin 98, 287, 289

# T

Taillenübung 128
Tannin 123
tanzen 127
Tastkörper 66
Tastuntersuchung 160
Tay-Sachs-Krankheit 21, 24
Telemetrie 263
Temperatur 222
  Bab 318
TENS (Transkutane elektrische Nervenstimulation) 267
TEST (Tubal Embryo Stage Transfer) 47
Testosteron 28, 42, 74
Tetanusimpfung 153
Thalassämie 21, 165
Thymin 22 f.
Tokographie 90
Tollwutimpfung 153
Totgeburt 122, 171, 292 f.
Toxoplasmose 123, 151, 166
Tragetasche 224
Tranquilizer 267
Transfer-Oozyten 39
Translokation 20, 21
Transport 243
Träume 138
Trimenon 9
Trimester, erstes 58
  zweites 60
  drittes 62
Trisomie-Symptome 180
  -Syndrom 21
Tubarruptur 205
Tuben 43, 47
Tubendurchgängigkeitsprobe 42
Tubenverschluß 41
Tubercula Montgomery 58
Turner-Syndrom 21
TV-Strahlen 151
Typhusimpfung 153

# U

Übelkeit 51, 66, 68, 72, 82, 113, 192 f., 218
Übergangsphase 255 f., 264 f., 271, 274
Überreife 170
übertragenes Kind 171, 293
Übertragungszeichen 170
Überwachung, elektronische 86
  fetale 90, 92, 98
Übungsprogramm 126
Ultraschall 11, 42, 63, 71–75, 203, 280
  Untersuchung 49, 61, 70, 159, 162 f., 166, 292
Umbilikalhernie 178
Umbilikalzentese 165, 185
Umstandskleidung 144
Umzug 139
Unfruchtbarkeit 34
Ungeduld 250
Unterkühlung, Frühgeborenes 322
Unterleibsschmerzen 205
Untersuchungen 262
Unterwäsche 144 f.
Urin, Fetus 77
Urintests 18, 51 f., 159
Ursamenzellen 28
Utensilien, persönliche 245
Uterinsegment 284
Uterus 26, 31, 41, 43, 51, 60–64, 78, 160 f., 228, 250, 253, 300
  Anomalien 200
  bicornus 201
  Fehlbildungen 258
  Kontraktionen 90
  Mißbildungen 201
  subseptus 201

# V

Vagina 66, 333
  Untersuchung 51, 161, 251, 259
Vaginalblutung 200
  Baby 80
Vaginalmuskulatur 130
Vaginalsmear 157
Vakuumextraktion 92, 266, 280
Varikozele 37
Vater werden 216 f., 268
Vater, älterer 246, 247
väterlicher Einfluß 175
Vegetarierinnen 117, 120 f.
vegetarische Küche 115
Veränderungen, physische 58, 60, 62
Verdauungsbeschwerden 60 f., 74
Verdauungssystem, Embryo 66
  Fetus 73
Verhütung s. Empfängnisverhütung
Vernix caseosa 72, 73
Versorgungssystem, Embryo 64
  Fetus 68, 70, 78, 80
Verstopfung 60, 72, 181, 188, 335
  Baby 319
Visualisierungstechnik 267, 269
Vitamin(e) 112, 116
  $B_{12}$ 121
  D 117
Vitaminlieferanten 119
Vollkornprodukte 114
Vollnarkose 266, 284
Vorbereitung auf die Schwangerschaft 9
Vorgeburt 283
Vorhänge 223
Vormilch 304–307
Vornamen 230–235
Vorsorgeuntersuchung 11, 54, 59, 61, 63, 156–158, 184, 256, 160
Vorsteherdrüse 29
Vorwehen 13, 80, 243, 250
Vulva 66
Vulvovaginitis 194

# W

Wachstumsretardierung 19
Wadenkrämpfe 113
Wärmebett 321
Wasser 267
Wasserbruch 37
Wassereinlagerungen 104
Wassergeburt 88
Wasserkopf 179
Wasserlassen, häufiges 50
  Probleme 319
Wasserretention 194
Wegwerfwindeln 312–315
Wehen 13, 62, 78, 86–96, 98 f., 109, 113, 126, 167–171, 241–243, 250–259, 263 f., 267–271, 274, 276, 282, 292
  falsche 254
wehenhemmende Medikamente 259
Wehenschmerz 254
Wehenverlauf 257
Wehenvorbereitung 132
Whirlpool 151
Wickelkommode 222
Wiege 224 f.
Windelarten 312
Windeln wechseln 312, 314
Windelservice 312
Windpocken 152
Wochenbettdepression 14, 217, 328–331, 338
Wochenbettpsychose 329
Wochenfluß 289, 300, 332
Wollhaare 296

# X

X-Chromosom 20 ff., 31, 36

# Y

Y-Chromosom 22, 31
Yoga 109, 127

# Z

Zähne 141
  Fetus 73
Zahnfleischbluten 141
Zahnknospen 69
Zangengeburt 87, 89, 92 f., 95, 98, 256, 260 f., 266, 280
Zehen, Embryo 67
  Fetus 68
  Massage 212
zeichnen 243, 251
Zeiteinschränkungen 16
Zeitmangel 341
Zellkern 22
Zellteilung 30
Zerebralparalyse 180
Zervix 26, 51, 64, 254–256, 332 f.
  Insuffizienz 203
  Schleim 38–41, 64
Zeugung, Häufigkeit 29
Zeugung, Zeitpunkt 29
ZIFT (Zygote Intra-Fallopian Transfer) 47
Zigarettenrauch 152, 193
Zottenhaut 64
Zubereitung der Nahrung 119
Zucker 113, 116, 159
Zuckerausscheidung 18
Zufriedenheit 250
Zwillinge 31, 82 f., 99, 232, 257, 280
Zwillingsgeburt 83
Zwillingstod 293
Zwischenmahlzeiten 146
Zygote, Teilungen 30
Zysten 40
Zystofibrose 165
Zytosin 22 f.

# Damit es uns rundum gutgeht

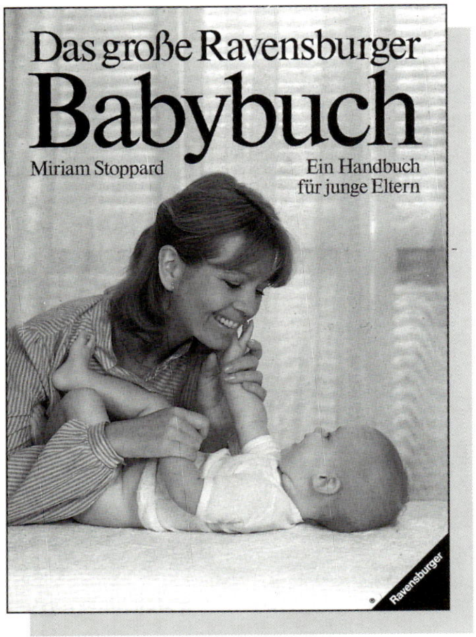


Dr. Miriam Stoppard
**Das große Ravensburger Babybuch**
Ein wirklich praktikables Handbuch für junge Eltern, das ihnen die Sicherheit bietet, die sie suchen.
ISBN 3-473-**42376**-9

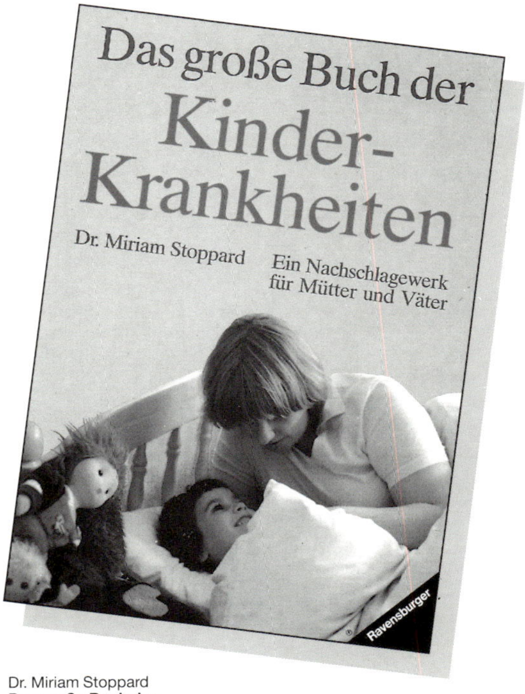


Dr. Miriam Stoppard
**Das große Buch der Kinderkrankheiten**
Ein alphabetisches Nachschlagewerk über Symptome, Diagnosen und Behandlung der häufigsten Kinderkrankheiten. Dazu Erste Hilfe bei Unfällen und Vorsorgesmaßnahmen.
ISBN 3-473- **42368**-8

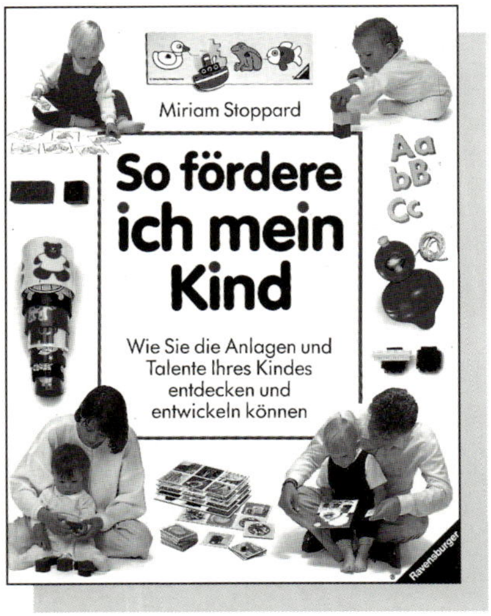


Dr. Miriam Stoppard
**So fördere ich mein Kind**
Dieses Buch hilft, die Fähigkeiten eines Kindes zu entdecken und spielerisch optimal zu fördern.
192 Seiten.
ISBN 3-473-**42377**-7

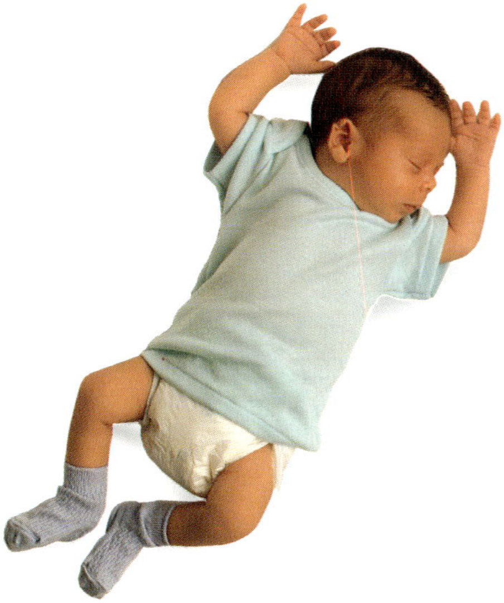